Schwarzes Schaf in weißem Kittel

Dr. med. Gunter Boden

Dr. med. Gunter Boden

Schwarzes Schaf in weißem Kittel

Erinnerungen und Erfahrungen eines Hausarztes

Autobiografie

DeBehr

Herausgeber: Verlag DeBehr, Radeberg
Erstauflage: 2023
ISBN: 9783987270864
Umschlaggrafik erstellt über Midjourney.com

Inhalt

Vorwort 9
Vorfahren und Verwandte 10
Meine Kindheit 11
An der Sportschule 20
Lesen in der Jugend 23
Der Wehrdienst 29
Wirren vor dem Studium 32
Intermezzo in der Wirtschaft 32
Noch mal Hilfspfleger 33
Studium der Medizin von 1977 bis 1983 33
Studium der klinischen Fächer an der Medizinischen Akademie Dresden 38
1981 39
1982 42
1983 45
An einer anderen Chirurgie 50
1984 52
1986 63
1987 70
Privates 1987 73
1988 75
1989 - das Jahr der Wende 78
Noch ein kurzes Intermezzo an der Poliklinik Zschertnitz 80
Der Gang nach Westdeutschland 82
1990 83
1992 88

1993 90
1994 95
1995 98
1996 105
1997 110
1998 112
1999 118
2000 126
2001 134
Mehr Privates in 2001 135
2002 141
In der Praxis 141
Außerhalb der Praxis 2002 142
Die große Flut August 2002 147
2003 151
Privates in 2003 154
2004 163
Fachliches aus der Praxis 163
Außerhalb der Praxis 2004 165
2005 173
Mehr Privates in 2005 175
2006 187
Mehr Privates im Jahr 2006 188
2007 198
2007 außerhalb der Praxis 199
2008 213
2008 außerhalb der Praxis 214

2009 224
2009 außerhalb der Praxis 226
2010 237
2010 außerhalb der Praxis 240
2011 252
2012 272
2013 285
2014 302
2015 320
2016 Das Unglücksjahr 343
2017 367
2018 387
2019 - Das Jahr der Praxisabgabe 417
Übergang in den Ruhestand 2019 424
Ein Ausflug in die Klimapolitik 427
2020 460
2021 490
2022 514
Anhang: 526
Sterbefälle in der Allgemeinpraxis 526
Material und Methode 527
Ergebnisse 528
Verstorbene mit Demenz 528
Typischer Raucher-Krebs 528
Statistische Vergleiche 529
Männer / Frauen: 529
Patienten mit Hochdruck oder Diabetes versus alle / nicht

Erkrankte: 529
Hoher Alkoholkonsum versus alle: 529
Krebstote, Nichtraucher versus Raucher: 530
Herztote-Gruppen: 530
Zeitverlauf der Sterbefälle: 531
Sterbefälle 531
Danksagung 532
Ausgewählte Sterbefälle, zum Teil schon oben erwähnt 533
Einige Gedanken zum Altern, der schlimmsten Krankheit 540
Die Kryonik-Hypothese, eine Überlebenshoffnung: 545
Zur Theorie der Kryonik: 547
Die Technik der Kryo-Versorgung 549
Zur heutigen Ablehnung der Kryonik: 550
Einige politische Gedanken 551
Zur Preispolitik: 551
Zur Steuerpolitik: 552
Zum Rentensystem: 553
Zur Kinderpolitik: 554
Zur sogenannten Verteidigungspolitik: 555
Zur Energiepolitik: 556
Zur Umweltpolitik: 557

Vorwort

Wenn sich das eigene Leben altersmäßig dem Ende nähert, entsteht bei manchem der Wunsch, es irgendwie für die Nachwelt festzuhalten. Die eigene, über geraume Jahrzehnte erworbene Erinnerungs-, Erfahrungs-, Gefühls– und Gedankenwelt soll nicht zu Staub werden wie unser vergänglicher Körper. Das versuche ich mit meinen hier vorliegenden Memoiren, aus Tagebüchern und alten Unterlagen erstellt. Mein Privatleben könnte Verwandte und Bekannte interessieren, der fachliche, medizinische Anteil mehr jüngere Kollegen, die vielleicht von Erfahrungen der Älteren profitieren wollen. Auch persönliche wissenschaftliche und politische Gedanken sind enthalten.

Vorfahren und Verwandte

Als Vorfahren meiner Mutter Gisela Boden (Jahrgang 1929) tauchen bei den Urgroßeltern die Namen Peschel, Förster, Eichler, Franke, Hantusch, Täubel und Heinze auf. Als Vorfahren meines Vaters Karl-Heinz Boden (Jahrgang 1925) sind mir nur dessen Eltern Walter und Rosa Boden (geb. Wellschmidt) bekannt, beide im Jahr 1900 geboren.
Mein Urgroßvater mütterlicherseits, Ernst August Peschel, geboren 1871, hatte 7 Kinder, darunter meinen 1901 geborenen Großvater Martin Peschel und Großtante Elsa auf dem Lande nördlich von Dresden, mit deren Nachkommen ich heute noch Kontakt habe.
Mein Großvater mütterlicherseits, Martin Peschel, war Zimmermann mit eigener Werkstatt gleich neben seinem Einfamilienhaus. Mit seiner ersten Frau Alma Liddy, geborene Hantusch, zeugte er 4 Kinder, regelmäßig im Abstand von 5 Jahren, zuerst meine Mutter, dann meine Onkel Karl, Fritz und Armin. Meine Oma Liddy starb mit 63 Jahren an einem großen Schlaganfall.
Mein Großvater väterlicherseits, Walter Boden, war Musiker in der Glasbläserstadt Rietschen in der Oberlausitz, spielte Klavier und Geige und unterhielt damit auch die Familie. Mit seiner Frau Rosa hatte er 3 Kinder, meinen Vater und die Tanten Gerda und Anita. Tante Gerda hatte mit Willi Kunisch 2 Kinder, Ralf-Peter und Ines, Tante Anita mit ihrem Mann Herbert Schmidt einen Sohn, Frank-Michael. Diese Nichte und Neffen trafen wir öfter in der Kindheit, später verlief sich der Kontakt. Die angeheirateten Onkel Herbert und Willi habe ich als sehr lustig und humorvoll in Erinnerung. Beide starben vorzeitig, Herbert an übermäßigem Alkoholkonsum, Willi an Pankreaskrebs. Onkel Karl war als Archäologe oder Historiker in Jena tätig und schuf mit seiner Frau Karin 4 Kinder namens Thomas, Ulrike, Ulf und Henrike. Onkel Fritz war Lehrer und hatte mit seiner Frau Hannelore nur 1 Kind, den Peter. Onkel Armin war Bauingenieur und hatte ebenfalls nur 1 Kind, die Petra. Meine Eltern hatten sich auf einem Neulehrer-Studium in Rammenau kennengelernt und schufen 3 Kinder, meinen Bruder Volker, geboren 29.12.1951, dann mich am 09.01.1953, als Nachzüglerin meine 13 Jahre jüngere Schwester Franziska, am 08.06.1966 geboren. Deren späterer Mann hieß Hagen, so dass wir fast die Helden des Nibelungenliedes zusammen hatten, Spielmann Volker, König Gunter und den finsteren Recken Hagen.
Unser Heimatort in Kindheit und Jugend:
Mein Großvater wohnte Am Kronenhügel in Rähnitz, einem Vorort nördlich von Dresden, direkt an die Gartenstadt Hellerau grenzend. In seinem Haus und Garten verbrachten wir die ersten Lebensjahre. Die Gartenstadt Hellerau war in sozialer Absicht gebaut worden, auch ärmeren Schichten ein eigenes Heim zu ermöglichen, mit vielen Einfamilien- und Reihenhäusern. Rähnitz

wurde verwaltungsmäßig Hellerau zugeordnet, im Nordosten schloss sich der Dresdner Vorort Klotzsche mit dem Flughafen an. Daneben liegen bis Radeburg Wiesen und Felder mit Waldinseln, „Bauernbüsche“ genannt. Südlich Helleraus liegt ein Waldstreifen als Verbindung der Waldgebiete Dresdner Heide und Junge Heide. Dann folgt das Sandgelände „Heller“ bis zum Nordrand Dresdens, nach dem Hellerau benannt ist. Es diente dem Sandabbau und in der DDR-Zeit als russischer Truppenübungsplatz, besonders für Panzer und Hubschrauber.
Die Flugzeuge vom Flughafen Dresden-Klotzsche flogen oft auch nach Süden, über Hellerau ab. Wir waren den Lärm so gewöhnt, dass wir sie kaum noch bewusst hörten. In dieser grünen, naturnahen Umgebung mit Wiesen, Feldern und Wald durften wir in Kindheit und Jugend leben.

Meine Kindheit

Am 09.01.1953 soll ich gegen 10 Uhr auf dem Küchentisch in Opas Haus aus meiner Mutti gekrabbelt sein. Klinikentbindungen waren noch nicht so üblich. Den Beginn eines Menschenlebens darf man wohl als Wunder der Natur empfinden.
Gut behütet und liebevoll umsorgt verbrachten mein Bruder und ich die ersten Lebensjahre in Haus und Garten des Großvaters. Meine Mutter sang und trällerte viele Volkslieder, die ich schon als Kleinkind mitlallte und so eine gewisse musikalische Ader bekam. Die kindlichen Dummheiten blieben nicht aus, beim „Kokeln“ geriet einmal fast die Küche in Brand.
Mein 1 Jahr früher geborener Bruder war größer und robuster als ich, und hatte vielleicht meiner Mutter so viel Calcium entzogen, dass es für mich nicht mehr optimal reichte. So verfolgten mich schlechte Zähne wegen später von Zahnärzten bemerkten „weichen Zahnschmelzes“ durch das ganze Leben, die erste Zahnkrone bekam ich schon mit 19 Jahren.
Unser Opa schützte uns Kinder sorgfältig vor seiner Holzwerkstatt mit Kreissäge, Bandsäge, Fräsmaschine, die wir lange nicht betreten durften. Er schimpfte öfter über die russische Mangel- und Misswirtschaft und legte bei uns damit eine gewisse Grundlage für spätere politische Meinungen, er schien bessere Zeiten gekannt zu haben. Die damaligen Sowjetsoldaten wurden im Volksmund aus alter Gewohnheit immer noch „die Russen“ genannt. Von einigen Berichten über deren Untaten nach dem Kriege mal abgesehen, hatten wir persönlich keine schlechten Erfahrungen mit ihnen, sie wurden auch weitgehend von der deutschen Bevölkerung abgegrenzt.
Opa Martin war natürlich eine Leitfigur für uns Kinder. Trotz seines Zigarrenrauchens wurde er immerhin 86 Jahre alt, damals ein hohes Alter, und

überlebte seine 2 Frauen. Seine privaten Heilmethoden sind mir noch erinnerlich. Gegen Magenschmerzen oder -geschwüre schwor er auf Honig (soweit in der DDR erhältlich), bei verknackstem Fuß rannte er eine Runde ums Haus, den Fußpilz bekämpfte er mit Seifenbädern. Nachdem Opa seine erste Frau Liddy durch Schlaganfall verloren hatte, schenkte ihm das Schicksal Jahre später noch eine deutlich jüngere Lisbeth, die ich als ganz lieb und lustig in Erinnerung habe. Um den Verdacht der Erbschleicherei auszuräumen, zahlte Opa einen vorzeitigen Erbanteil an seine Kinder aus. Aber es kam anders. Lisbeth starb viel zu früh an Magenkrebs. Sie hatte früher einmal angedeutet, nach den Hungerjahren gern rohes Fleisch zu naschen. Als der Bestatter sie abholte, war ich gerade da, musste den Zusammenbruch meines Großvaters miterleben und wurde schon im zarten Alter von der grausamen Endlichkeit des menschlichen Lebens angehaucht.
So verbrachte ich die ersten 6 Jahre im Haus und Garten des Großvaters am Kronenhügel, erforschte die Flora und Fauna von Sauerampfer bis Regenwurm und hatte Kontakt zu edlem Holzhandwerk.
Meine Onkel waren lustige Burschen. Einmal „zauberte“ Onkel Fritz ein Ei durch die Zimmerdecke und behauptete später, damit meine grüblerisch-philosophische Neigung begründet zu haben, Onkel Armin stiftete mich an, die schmackhaften Wasserrüben für ihn vom nahen Feld zu klauen, da er dafür zu groß und ich als Kind nicht strafmündig sei. Sollten wir etwas nicht hören, gab es den verschlüsselten Hinweis: „Achtung, das Ofenloch steht offen“. Es war ja die Zeit der kohlegeheizten gemütlichen Kachelöfen.
Weihnachten und Ostern wurden traditionell feierlich begangen, wobei unsere Familie nicht allzu kirchlich orientiert war. Die Ostereier wurden so gut versteckt, dass wir manche erst Monate später in Opas Bretterstapeln fanden.
Vom 4. bis 6. Lebensjahr ging ich in den Kindergarten auf dem Kiefernweg in Hellerau. Das war sicher für die soziale Entwicklung günstig und bei berufstätigen Eltern auch kaum anders möglich. Das Basteln, Malen, Spielen, Vorlesen, Spaziergänge im Kindergarten waren sicher für die geistige Entwicklung von Vorteil.
Das Krippen- und Kindergarten-System war in der DDR gründlich ausgebaut und fast kostenlos, wozu unser heutiger Staat offenbar nicht in der Lage ist, trotz größeren Wohlstandes.
Auf dem Kiefernweg gab es noch die Physiotherapie Keffel, wo wir Kinder UV-Licht erhielten, mit starken Sonnenbrillen geschützt, zwecks Vitamin D-Bildung, und die Hausarztpraxis des schon betagten Dr. Bürger. Mit diesem bekam ich im 6. Lebensjahr zu tun, nach einem Nasenbeinbruch wegen eines Sturzes auf vereister Straße. Außer dem Ausschnauben der Blutkoagel fiel dem guten Doktor zur Behandlung nichts weiter ein, er vergaß die Aufrichtung der Nasenfraktur. So ging ich mit einer unschönen traumatischen

„Sattelnase“ mit beengter Nasenatmung durchs weitere Leben, ein erster nachhaltiger Eindruck von der Unzulänglichkeit der Medizin(er). Mit Pfuschmedizin sollte ich später noch oft Bekanntschaft machen.
Mein Vater begann mit dem Bau eines Einfamilienhauses in Hellerau an einem Weg mit dem romantischen Namen „An den Teichwiesen“. In der Nähe lag der markante Wasserturm, ein hoher, viereckiger Betonklotz. Auch die Autobahn war aus der Ferne zu hören. Am 25.09.1959 erfolgte der Einzug in unser neues Domizil, mein Bruder und ich bekamen je ein kleines Zimmer oben, mit schräger Giebelwand.
Vaters Hausbau in dem wilden Garten war natürlich ein Abenteuerspielplatz für uns Kinder. Ein Sturz von der 2 Meter hohen „Baubude“ (Schuppen) blieb ohne Folgen. Unser sportlich gestählter Vater ließ seine eindrucksvollen Muskeln spielen und wurde auch mit den harten Granitbrocken fertig, die unter der Erde auftauchten, Ausläufer der Lausitzer Granitplatte.
Mein Vater hatte nach körperlicher Ertüchtigung im „3. Reich“ als Luftwaffenhelfer die letzten Kriegstage noch miterlebt und geriet alsbald für drei Jahre in angloamerikanische Gefangenschaft. Dort hatte er viel Sport getrieben, war danach Eishockeyspieler beim Dresdener „SC Einheit“ als berühmte Nummer 4, wie mir Bekannte noch viele Jahre später berichteten. Er wurde in der sportaffinen DDR Sportlehrer und Trainer der Frauen-Leichtathletik beim SC Einheit. Sein Faible für die englische Sprache und sportliche Erziehung gab er an uns Kinder weiter. Er regierte uns niemals durch Schläge, sondern gelegentlich brüllende Lautstärke, wie er das vom Sportplatz gewöhnt war, und wobei uns die Knie schlotterten.
„An den Teichwiesen“ gab es tatsächlich Wiesen mit einem kleinen Bächlein zwischen umliegenden Gärten, das wir im Winter anstauten, um eine Eisfläche für Schlittschuhlaufen und Eishockey zu gewinnen. Wir waren als Kinder viel in der Natur, streiften auch durch fremde Gärten. Die heutigen Handys, Computer und Gameboys gab es nicht, der erste Schwarz-weiß-Fernseher tauchte auf, als ich 11 Jahre alt war.

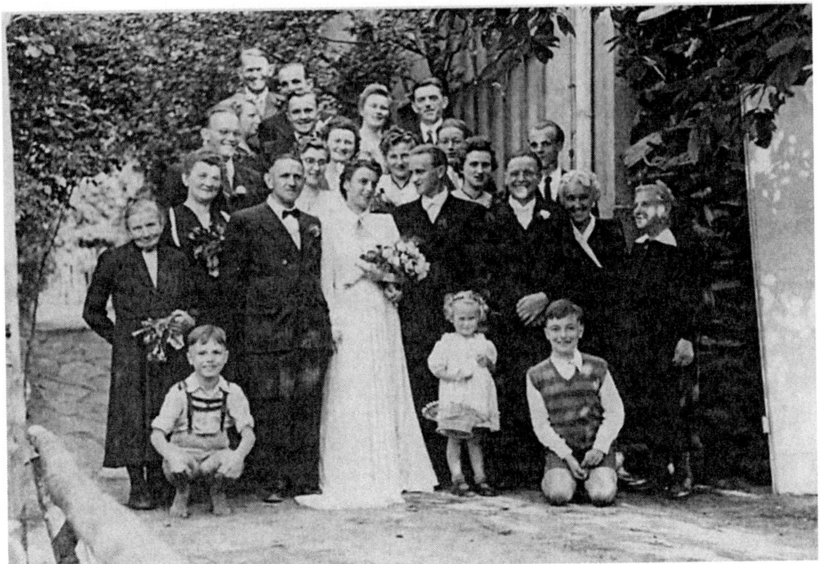

Die Vorfahren. Vorn: Onkel Armin, Onkel Fritz, 1. und 2. Reihe: Großtante Elsa, Großeltern Rosa und Walter Boden, Eltern Gisela und Karl-Heinz Boden, dahinter die Tanten Gerda und Anita, die Großeltern Martin und Liddy Peschel.
Bild von 1951, Hochzeitsbild meiner Eltern

Im September 1959 begann meine Schulzeit in der 84. POS (Polytechnische Oberschule) in Hellerau. Das schuf neue gleichaltrige Geselligkeit.
Auch die Nachbarn am neuen Wohnort waren kennenzulernen. Nebenan wohnte Henry Hoffmann mit seiner Erika und den Kindern Steffen und Margit. Dann folgte ein Wiesenpfad, dann der erwähnte Bach hinter einer großen Weißdornhecke, dann ging es mit den Gärten der Familien Sickert und Aikele wieder den Hang hinauf. Mit Steffen Hoffmann verband mich eine sportlich getönte Kinder- und Jugendfreundschaft und als er groß war, wurde er auch Sportreporter. Hinten schloss sich der 3-mal so große Garten der Familie Herbert Weiß an, dessen Frau ihren Sohn mit einem langgezogenen „H-a-ans-üüü“ (Hansi) zu rufen pflegte. Hans-üüü baute später ein eigenes Haus im elterlichen Garten. Auch er war eine angenehme Frohnatur. Vor einiger Zeit hörte ich, dass er viel zu früh verstorben ist. Über die schmale Straße „Teichwiesen“ gegenüber wohnte der gute Tischler Berthold Illguth mit seiner Edith, daneben Familie Köhler. Auf unserer Straßenseite wohnten Familie Koch und Augstens mit der in unserem Alter befindlichen Tochter Claudia.

Ulrich Sickert ging in meine Klasse, auch eine Kinderfreundschaft, unter anderem erkundeten wir die Wirkung des Alkohols mit einer Flasche alten, vergorenen Weins und zogen durch die Teichwiesen und Gärten. Südlich mündeten die „Teichwiesen" in den „Hohen Weg", wo auch interessante Leute wohnten, so der Waldhornbläser der Staatskapelle Prof. Alois Bambula mit Frau und 4 Töchtern, eine hübscher als die andere, namens Juliane, Ludmilla, Adele und Libuscha, die natürlich unsere kindliche Bewunderung erregten. Herr Bambula pflegte seine Töchter mit dem Waldhorn heimzurufen, jede mit ihrem eigenen Dreiklang, was wir lustig fanden. Südlich des Bambula-Gartens folgte ja schon der „Hellerwald", der Ausläufer der Jungen Heide, vor der buschbewachsenen Sandwüste, dem Heller. Die Kinder der Gegend streunten wie wir gern in diesem Wald herum. Am Hohen Weg lagen auch Haus und Garten der Familie Wolf, mit dem alten Herrn Bensch, der kriegsversehrt nach Oberschenkelamputation an Krücken ging.

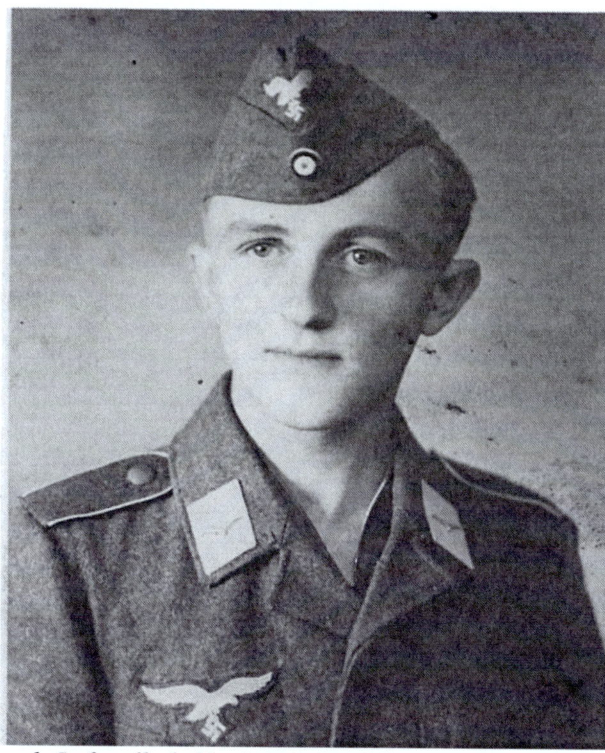

Mein Vater als Luftwaffenhelfer im „3. Reich"

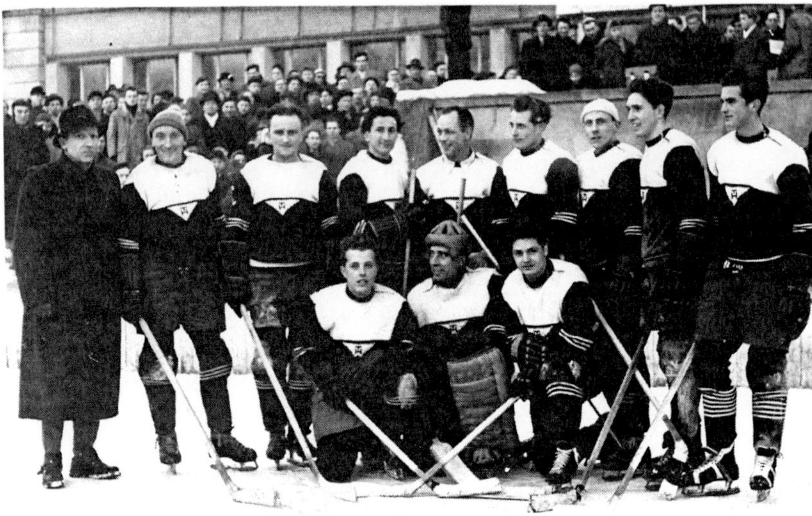

Mein Vater beim SC Einheit Dresden, (Hintere Reihe, 3. von links)

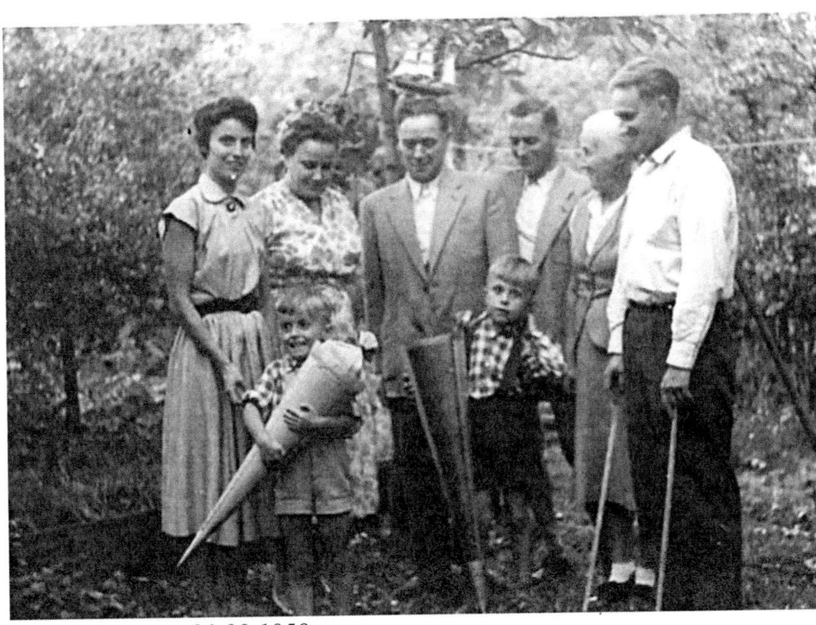

Einschulung am 01.09.1959

Helfried Wolf, auch „Helli“ oder „der Wulf“ genannt, war ein Jahr älter als mein Bruder, also 2 Jahre älter als ich, und war eine markante Gestalt unserer Kindheit und Jugend, dessen Raketenstartversuche zu Silvester uns beeindruckten. Aus vielen kleinen Raketen bastelte er große, die nach kurzem Bogen gen Himmel auf die Erde zurückkehrten und weiter über das Feld hoppelten.
Wolfs gegenüber wohnte der Schriftsteller Hubert Gerlach, der Onkel des später in der DDR bekannten Musikers Hartmut Schulze-Gerlach („Muck“). Sein Sohn Thomas war auch im Alter meines Bruders und wandte sich später der Archäologie zu, mit Ausgrabungen historischer Art.
Die Schwester von Hubert Gerlach, Tine Schulze-Gerlach, die Mutter von „Muck“, und Letzteren habe ich nie persönlich gesehen.
Mit der Familie Loßnitzer, die in der Villa Bambula wohnte, verband meine Eltern eine engere Freundschaft mit gemeinsamen Grillabenden, deren Tochter Cornelia war in unserem Alter.
Mein Klassenkamerad Rainer Angermann wohnte an meinem Schulweg gegenüber der Russenkaserne von Hellerau, wir vertrieben uns öfter die Freizeit gemeinsam. Auch mit dem gehbehinderten Ulrich Mittag verband mich eine Jugendfreundschaft auf der Basis unserer Indianer-Verehrung, er wohnte im elterlichen Haus „Auf dem Sand“. Wir übten Messer-, Tomahawk- und Lassowerfen und versetzten uns in eine romantische Indianer-Welt. Die Lektüre der Lederstrumpferzählungen von J. F. Cooper und Karl Mays „Winnetou“ trugen viel dazu bei. Während ich später andere Hobbies hatte, setzte der Ulli seine Indianer-Verehrung noch lange treu in der Hobby-Gruppe des Karl May-Museums Radebeul fort.
Im zarten Jugendalter erwachte schon hormonbedingt ein gewisses Interesse am schönen Geschlecht, immer hatte ich eine Vertreterin desselben in schwärmerischer Verehrung, natürlich platonisch wegen völliger praktischer Unkenntnis und Scheu vor der wirklichen körperlichen Liebe. Diesbezüglich hatte ich langjährige Hemmungen, die man bis heute bereuen kann. Bei aller guten Erziehung, das Thema Sex war zuhause tabu und wurde völlig gemieden.
Durch meine geringe Körpergröße und unschöne Sattelnase hatte ich generell damals und durchs ganze Leben nicht viel Glück mit der Frauenwelt. Zu den (vergeblich) Verehrten gehörten Ludmilla Bambula und die dunkelhaarige Birgit Rothmann aus meiner Klasse. Letztere schnappte mir ein gewisser Hans Krüger weg, der größer, robuster und in der Liebespraxis fortgeschrittener war.
Eine hübsche Verehrte vom Hellerauer Markt namens Uta Heidenreich nahe dem romantischen Gondelteich („Gondler“) antwortete auf meine Liebesbotschaft nur mit „waaas, der kleene Knop?“ Das war ein herber Einschnitt in

mein zartes jugendliches Seelenleben. Nach der diesbezüglich vergeudeten Jugendzeit hatte ich im späteren Leben oft das Gefühl, etwas nachholen zu müssen, nach dem Motto „im Krieg und in der Liebe ist alles erlaubt …"
In der Schule konnte ich gut folgen und hatte gute Zensuren von 1, 2 bis 1, 4, hatte sogar Spaß daran, das logische Denken und das Lernen zu üben. Die ersten Jahre hatten wir die liebe Frau Zetsch, dann die gute Frau Wernecke als Klassenlehrerin.
In der DDR gab es vor der „Pionierorganisation Ernst Thälmann" und der „DSF" (Deutsch- Sowjetische Freundschaft) kein Entkommen, alle waren da drin. In „Staatsbürgerkunde" und „Marxismus-Leninismus" wurden wir von den Vorzügen des Sozialismus überzeugt, mit fraglicher Wirkung.
Unser großer Freund Sowjetunion machte wohl den Fehler, im Sinne der Kriegsentschädigung viel Material aus der DDR in die SU zu schaffen, besonders Eisen und Stahl und Maschinen. So soll im bekannten Möbelwerk „Deutsche Werkstätten" Hellerau der Maschinenpark 3-mal demontiert und weggeschafft worden sein.
Im Westen Deutschlands dagegen steckten die USA Geld und Material hinein in Form des Marshall-Plans und schuf die Grundlagen für das „Wirtschaftswunder", was wohl die bessere Strategie war, und an dessen Anziehungskraft die DDR letztlich scheiterte.
Die ständige Propaganda und Hetze gegen den kapitalistischen Westen war für die Volksmeinung eher abträglich, inklusive Karl Eduard von Schnitzlers (Sudel-Ede genannt) „Schwarzer Kanal". Durch die konservative Erziehung und Westkontakte des Vaters waren wir eher prowestlich eingestellt, was man vor der Obrigkeit sorgsam verbergen musste.
Wir wuchsen in Haus und Garten auf und lernten die damit verbundenen Tätigkeiten wie Gärtnern, Basteln mit Holz und Metall, Malern. Meine künstlerische Ader zeigte sich im Schnitzen hübscher Gipsfiguren. Kaninchenställe und eine Grillhütte wurden gebaut, mein Bruder richtete eine Drechselbank im Keller ein, die von da an regelmäßig lief. Da wurden schöne Stehschalen, Kerzenständer und Eierbecher produziert, meist aus Buche oder Eiche oder Nussbaum mit seinem marmorartigen Muster. Das schuf später auch einen kleinen Nebenverdienst.
Zwecks Abhärtung schlachtete ich ein paar Kaninchen selbst. Diese wurden durch den „Kaninchenschlag" auf den Hinterkopf komplett betäubt, dann die Halsschlagader eröffnet. Meist überließen wir das aber den Fachleuten. Später kam eine Seuche in den Stall, Myxomatose oder etwas Ähnliches, und ich gab die Kaninchenzucht auf. Die Zeit reichte auch nicht mehr für alle Hobbys, wie es allgemein im Leben so ist.

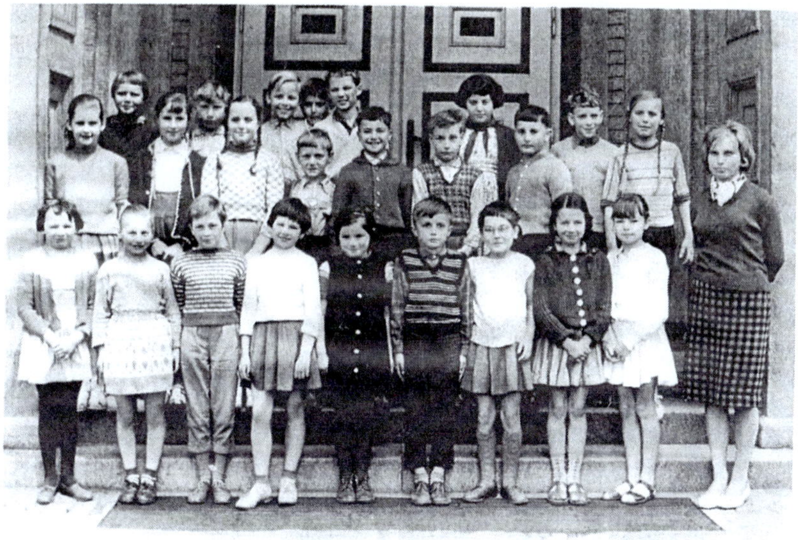

Die 1. Schulklasse, 1960, rechts Frau Zetsch, ich unten in der Mitte

Eine Weile ging ich auch zu einer Gitarre-Lehrerin in Rähnitz, auch diese musikalische Bildung kam nicht bis zur Perfektion und reicht nur für den Hausgebrauch, also einfache Noten abspielen und Lieder begleiten.
An gesundheitlichen Ereignissen sind mir noch die Appendektomie („Blinddarm“) mit 6 Jahren im Marienkrankenhaus Klotzsche, der Sturz von einer Trauerweide mit Thoraxprellung und langem Ringen um Luft (als habe das letzte Stündlein geschlagen) und ein Hamsterbiss in den Finger mit psychogener Ohnmacht im Schulhort in Erinnerung. Wo Leben ist, ist auch Lebensgefahr!
Von den Klassenkameraden an der 84. POS sind mir noch die Namen Eckehard Reihwald, Hans Krüger, Ralf Stephan, Günter Rösch, Bernd Knobloch, die erwähnten Rainer Angermann, Ulrich Sickert und Ulrich Mittag, Steffen Meerländer, Wolf Peter Frenzel, Wolfgang Schneider – auch ein enger Freund –, die verehrten Ludmilla Bambula und Birgit Rothmann, Ute Rößler, Christine Handrick, Ria Hübschmann und Liane Dienewald erinnerlich. Alle Schulbekanntschaften verliefen sich später, wie das Leben so spielt.
Die Urlaube verbrachten wir naturnah mit den Eltern, meist am Wasser mit Camping und Faltboot aus DDR-Produktion. Einmal waren wir an der Talsperre Hohenwarte mit den befreundeten Familien Miosga und Skade und ihrem Sohn, sonst meist am Schwielochsee südlich von Berlin. Auch geangelt wurde dort gern (meist Bleie und Rotfedern), später kam noch Windsurfen

dazu, wozu unser aktiver Vater die Familie animierte. Die Surfbretter wurden selbst aus Polyesterharz und Glasfaser gebaut, das war eine Kunst wie das Surfen selbst.
Öfter besuchten wir die Großeltern in Rietschen, mit den Tanten Anita und Gerda und ihren Familien. Der Opa unterhielt uns mit Musikeinlagen, zum Beispiel mit dem Witzlied „Kommt herbei ihr Pupskameraden", bei dem es um einen unvermeidlichen physiologischen Vorgang ging. Einmal durften wir die Glasfabrik besuchen, und spielten gerne am „Fließ", einem Bach, der die geheimnisvollen „Neunaugen" beherbergte.

An der Sportschule

Mein Vater war Trainer der Frauen-Leichtathletik beim SC Einheit Dresden und brachte mich auf meine nervigen Bitten hin ab der 6. Klasse an die KJS, die Kinder- und Jugend-Sportschule. Der Leistungssport, auch der Volkssport, wurden in der DDR ja sehr gefördert, auch wegen internationaler Anerkennung, an der es ja etwas haperte.

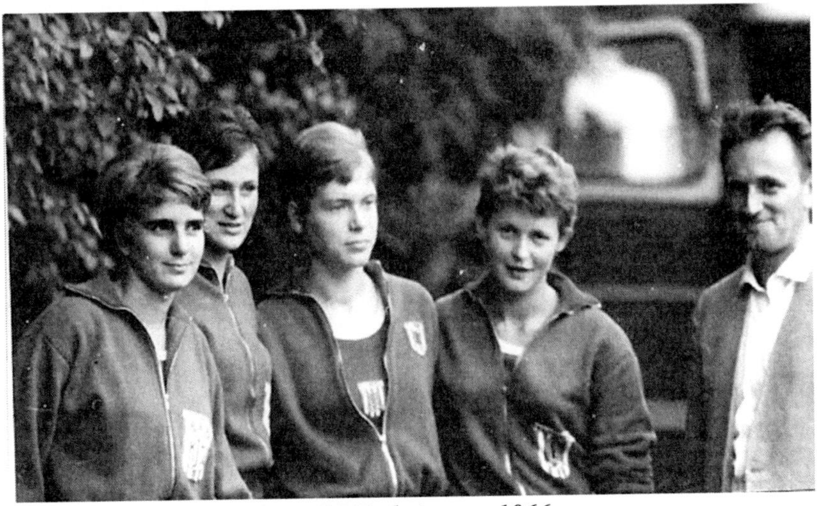

Mein Vater als Trainer beim SC Einheit etwa 1966

So wurde ich ab September 1964 Sportschüler an der KJS. Das war eine Barackensiedlung in Klotzsche, die Trainingsstätte mit Stadion und Schwimmhalle lag in der Nähe, in Weixdorf.
Mein erster Klassenlehrer war mein Onkel Fritz Peschel, Fach Deutsch, mit viel erfrischendem Humor, übrigens auch im Familienkreis. Der erste Trainer

hieß Gudopp, es folgten die Herren Mielich, Trepte, Stanchina und Winkler. Wir übten die Leichtathletik durch von Speerwerfen bis Hochsprung. Aufgrund meines zu geringen Körperwachstums blieb am Ende nur der Langlauf für mich übrig, wo mehr Ehrgeiz und Ausdauer eine Rolle spielen. Die Langläufer hatten in der Heide eine 12-km-Runde, am Heinz-Steyer-Stadion eine 5-km-Runde mit Wendepunkt am Schlachthof, und die Stadien. Das Höchste, was ich erreichte, war ein 3. Platz über 2000 m in der Bezirksmeisterschaft 1966 der Jungen A, und ein 1. Platz über 3000 m 1968 in der Jugend B im Stadtbezirk Dresden Nord. Höher ging es nicht, das gelingt nur sehr wenigen. Die Schule trat an der KJS etwas hinter das Training zurück, wurde aber natürlich weiter gepflegt, meine Zensuren lagen zwischen 1,2 und 1,6. (Streber) Wie so üblich gingen wir von den „Pionieren" zur „FDJ" über, der „Freien Deutschen Jugend". Zur Jugendweihe 1967 erfolgte eine eindrucksvolle Klassenfahrt zu der gruseligen KZ-Gedenkstätte Buchenwald, unter Mitnahme Weimars (Goethe-Gedenken), Jenas, der Saaleburgen und Naumburgs mit den legendären Stifterfiguren am Dom, Uta und Ekkehard.

Die deutsche Geschichte hatte uns angehaucht, die natürlich auch im Unterricht gebracht wurde.
An KJS-Lehrern fallen mir noch Herr Graf (Biologie) und Frau Ernst (Deutsch) ein. Herr Graf zeigte uns ein typisches Wald-„Biotop", Frau Ernst lobte meinen Aufsatz mit den Worten: „Ein neuer Stern ist aufgegangen", wobei sie auf mich zeigte. Das ging natürlich herunter wie Öl, aber ich konnte nicht auch noch Schriftsteller werden. Unsere begrenzte Lebenszeit reicht wie gesagt nicht zum Ausleben aller Talente und Hobbys aus! An der KJS war ich mit Lothar Noack, „Lodl" genannt, enger befreundet. Er war Leistungsschwimmer. Mit Gert Merkert spielte ich gern mal Schach. Seine Eltern hatten eine Gärtnerei am Spitzhaus über Radebeul. Roland Drittel und Peter Schröder gehörten zum engeren Freundeskreis, Joachim Kaps wurde später Schauspieler.
Mit dem schönen Geschlecht wurde geflirtet, namens Petra Frisch und Astrid Langhans aus der Lausitz, ich war aber leider nach wie vor zu gehemmt für die Praxis der Liebe. So versanken sie alle später in der Vergangenheit, aber wie man sieht nicht ganz in der Vergessenheit.
In der Marienallee am Rand der Dresdner Heide lag neben unserem Trainingslager auch die Landesbibliothek, die ich als Leseratte frequentierte. Von dort hatte man Einblick in eine Russenkaserne und konnte den Drill und Sport der „Muschkoten" beobachten. Die Russen hatten auch eigene Schweineställe, deren Gülle den Steilhang hinab in die Prießnitz lief, das Flüsschen in der Heide und von dort in die Elbe. Einmal erlebte ich die brutale Disziplin der russischen Armee. Auf der Fischer-Allee (heute Stauffenberg-Allee)

stellte eine Armeestreife einen betrunkenen russischen Soldaten, schlug ihn erst zusammen, fasste ihn dann an seinen 4 Enden und warf ihn mit Schwung auf den offenen Geländewagen wie ein Stück Vieh. Weit entfernt von aller Menschenwürde. Man hörte auch Fälle, dass russische Deserteure gar nicht erst verhaftet, sondern gleich auf freiem Feld erschossen wurden. Russische Soldaten durften die Deutschen kaum kontaktieren oder gar Bekanntschaften knüpfen, allenfalls den Offizieren gelang es manchmal, eine deutsche Frau zu ergattern. Trotzdem versuchten die Russen manchmal, ihr Benzin an die Einheimischen zu verkaufen, welches man aber an seinem typischen Geruch erkannte, so dass Vorsicht angezeigt war. Wie überhaupt in der DDR mit ihren „5-Jahr-Plänen" gab es auch eine Planung des Trainings im Langlauf, die Laufkilometer pro Woche waren geplant, wer welche versäumte, musste dies später nachholen, als ob der Mensch eine Zählmaschine sei. Wir liefen viel harte Straßen im Wachstumsalter, so dass ich mir damals eine Hüftarthrose mehr links einhandelte. Solche Sport-Folgen wurden bagatellisiert. Die ersten Hüftschmerzen kamen mit 23 Jahren, Seitspagat tat weh.

Im 8. Schuljahr hatte ich die „Schlatter-Krankheit", wobei die Kniesehne eine Hucke aus dem Schienbeinknochen zieht, eine Rippenfellentzündung und Blutgeschmack im Mund nach scharfen Läufen, eine sogenannte „Lungenstauung". Diese Kränkeleien und ausbleibende Erfolge führten dann zur Aufgabe des Leistungssports, und ab dem 9. Schuljahr ging es dann an die EOS (Erweiterte Oberschule) „Pestalozzi". Die Zeit an der KJS möchte ich aber nicht missen. Neben körperlicher Kräftigung fördert der Sport auch charakterliche Werte wie Ehrgeiz, Ausdauer, Siegeswillen, und die Fähigkeit, sich selbst schinden zu können, das Selbstmitleid zu überwinden.

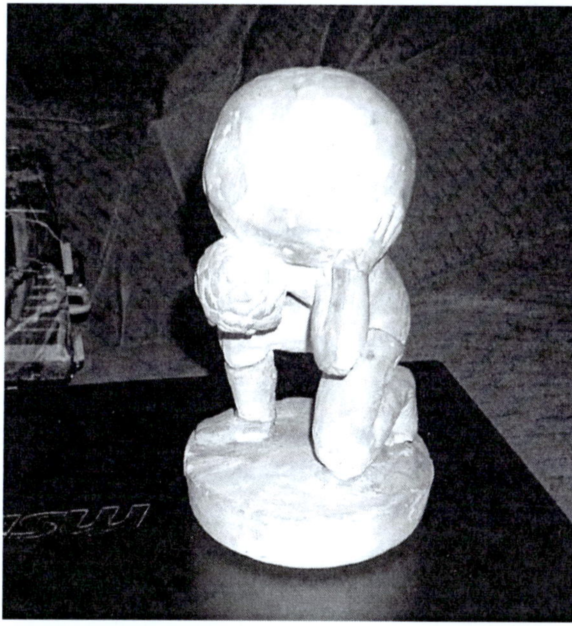

Eine selbstgeschnitzte Gipsfigur, „Atlas" beim Tragen der Erde

Lesen in der Jugend

Wie gesagt las ich viel in den jungen Jahren. Als Kinder beschäftigten uns die Märchen der Gebrüder Grimm, Hauffs und Andersens. Das Nibelungenlied, Parzival und König Arthu`s Tafel waren faszinierend. Französische und englische Klassiker wurden konsumiert, Victor Hugos „Die Elenden" und „Notre Dame von Paris" mit dem unvergesslichen Quasimodo, „Henri Quatre", Alexandre de Dumas „Musketiere" und anderes, die englischen Klassiker wie Daniel Defoes „Robinson Crusoe", Robert L. Stevensons „Schatzinsel", Dr. Jekyll und Mr. Hyde, „Der schwarze Pfeil", die englischen Rosenkriege waren faszinierend samt dem eindrucksvollen „Richard dem Buckligen" (Richard der Dritte), „Robin Hood" sorgte im Sherwood Forest für Gerechtigkeit.

Arthur Conan Doyles „Sherlock Holmes" und „Hund von Baskerville" gehören wohl zur Allgemeinbildung. Die Klassiker von Shakespeare versuchte ich später auch mal in Englisch zu lesen. Auch die amerikanischen Schriftsteller waren uns zugänglich wie James F. Cooper von „Wildtöter" bis zum „Letzten

Mohikaner“, Jack London mit „Wolfsblut“, „Alaskagold“, „King Alcohol“, „Ruf der Wildnis“ und „Südseegeschichten“ und der humorige Mark Twain mit seinem Tom Sawyer und Huck Finn.
Als deutsche Klassiker waren natürlich der unvergleichliche Goethe und Schiller in der Schule dran. In Goethes „Faust“ habe ich immer mal wieder gelesen. Der ergötzliche Wilhelm Busch ist mit seinem Humor, Reimkunst und Menschenkenntnis fast unerreicht. Die prägnante Schreibweise von Leonhard Frank war gut lesbar mit „Die Räuberbande“, „Die Jünger Jesu“ und „Mathilde“.
Viele Jahre später fuhr ich bei der Ausreise kurz vor der „Wende“ (deutsche Einheit) am Würzburger Schloss vorbei und dachte von der Wenderomantik ergriffen an diese Romane …
Später beeindruckte der hervorragende Schriftsteller Robert Merle mit seinen Werken „Die Insel“, „Die geschützten Männer“, „Der Tod ist mein Beruf“ und „In unseren grünen Jahren“ mit meisterlicher Psychologie seiner Figuren. Mit höchster Bewunderung las ich mehr als einmal „Die Ethik“ von Benedikt Spinoza, eine geometrische Analyse der menschlichen Psyche, streifte auch andere Philosophen wie Hans Sachs und Immanuel Kant.
Da unser Jahrgang von den Nachwehen des 2. Weltkrieges noch angehaucht wurde, waren „Die Abenteuer des Werner Holt“ von Dieter Noll ein fesselnder Bericht über diese Zeit, deren Stimmung und Jargon und das System im „3. Reich“ Hitlers glaubwürdig dargestellt wurde. Auch Hitlers „Mein Kampf“ hatte ich mal Gelegenheit, zu überfliegen.
Frederick Forsyth fesselte spannend mit seinem „Schakal“ und anderen Werken, der Film dazu mit Edward Fox ist unvergesslich. In der Schule wurden die Schriftsteller Heine, Fontane und G. Herwegh gestreift, auch die Philosophen Kant, Hegel und Feuerbach, natürlich Karl Marx als Ikone des Sozialismus mit seinem klugen Freund Friedrich Engels.
Den Spruch aus Goethes „Faust“ von Mephisto über die Medizin zitierte ich lebenslang gern:
„Der Geist der Medizin ist leicht zu fassen, Ihr durchstudiert die groß` und kleine Welt, um es am Ende gehen zu lassen, wie`s Gott gefällt“. Nach etwa 200 Jahren noch völlig zutreffend!
Das war ein kleiner Auszug der von mir gelesenen Literatur, der ich viele Anregungen und Weisheiten verdanke.
Neben Schule, Sport und Lektüre blieb in Kindheit und Jugend noch Zeit für praktische Betätigung in Garten und Umgebung. Wir streiften gern durch den Hellerwald und erwarben Pilz-Kenntnisse, trafen dabei russische Soldaten, die sich nach deutschen „Frolleins“ erkundigten, wobei wir nicht helfen konnten. Als Kind soll ich mal versucht haben, einem Russen die „Kalaschnikow“ zu klauen, was natürlich misslang. Hier zeigte sich schon eine

gewisse Affinität zu Waffen meinerseits, vielleicht wegen gefühlter körperlicher Unterlegenheit. Nach der KJS ging ich einige Jahre ins Judo, nach der „Wende“ in den Heidenauer Schützenverein.
Unser toleranter Vater borgte uns sein starkes Motorrad „AWO 250“ (4 Takter) zum Fahrenlernen, das taten wir auf dem Heller, am Steilhang oder die Panzersperren hinauf rannten wir nebenher und ließen uns von der Maschine hinaufziehen. Später hatte ich eine alte 350er JAWA, die dauernd kaputt ging, danach eine 250er ETS, eine starke 2 Takt-Maschine, die man schon mal auf 130 km/h ziehen konnte. Zum Leben gehört auch Lebensgefahr.
Die Schule in der DDR war übrigens hervorragend, uns wurde viel technisches, physikalisches, chemisches, biologisches und historisches Wissen vermittelt, etwas Russisch war auch kein Fehler, Englisch legte ich später an der „Volkshochschule“ etwas nach, bis heute aber nicht perfekt gelungen. Etwas abtörnend war dagegen der „Marxismus-Leninismus“ in Schülerkreisen „Rotlicht“ genannt. Dort wurde die „Arbeiterklasse“ als führende Schicht verherrlicht, also viel wertvoller als die „Intelligenz“ (auch besser bezahlt in der DDR). Revolutionen waren immer etwas Gutes, sogar die französische mit ihrer klappernden Guillotine, eine fragwürdige Auffassung von Humanität. Der „Unterrichtstag in der Produktion“ (UTP) war auch nicht mein Fall, zu liederlich, schmutzig und mangelhaft sah es in den besuchten ostdeutschen Fabriken aus, so dass ich doch lieber das Abitur in Richtung „Intelligenz“ anstrebte.
Die „Westpäckchen“ und Westbesuche von alten Freunden meines Vaters wie Peter Häuser und Harry Hemmo trugen bei uns dazu bei, die DDR-Hetze gegen den bösen Kapitalismus nicht ganz für voll zu nehmen.
Nach der KJS ging es ab 1967 an die EOS Pestalozzi (Erweiterte Oberschule) für die 4 Jahre bis zum Abitur. Meine guten Zensuren machten es möglich.
Unser Klassenlehrer und Russischlehrer hieß Herr Focker, der für Chemie Herr Matthe, bei Herrn Rößger (Physik) bauten wir als eine Art Gesellenstück eine „Nachlaufregelung“, in Mathematik brachte uns der eindrucksvolle Herr Koch logisches Denken bei. Letzterer war Langstreckenläufer gewesen und spielte sehr gut Volleyball, in seinen späten Jahren soll ihn die Parkinson’sche Krankheit getroffen haben. Die anderen Lehrer namens Schütz, Heinrich, Dittrich, Sempert und Mierisch sind mir kaum noch erinnerlich.
In der Mathematik ging es mit den Formeln und Funktionen bis hinauf zur Differential- und Integralrechnung. Bei der „Relativitätstheorie“ von Lorentz und Einstein hörte leider mein Verständnis auf, bis heute glaube ich nicht so recht daran. Darauf wird weiter unten noch etwas eingegangen.
Auch im Fach Physik wurde das logische Denken geschult mit Mechanik, Optik, Elektrizitätslehre, Atomphysik und den zugehörigen Formeln.
Die Biologie mit Abstammungslehre nach Darwin und Genetik nach Mendel

waren interessant, auch die Einordnung der Tiere nach SKOFGA-Stamm, Klasse, Ordnung, Familie, Gattung, Art. Dazu schmökerte ich auch mal im „Urania Tierreich", eine zu umfangreiche Buchsammlung. Auch andere Fächer wie Geschichte, Erdkunde, Musik und Sprachen hatten ihren Reiz und waren gut fundiert angelegt. Leider gibt es in unserem Gedächtnis die exponentielle „Vergessenskurve", die später nur Bruchteile von allem Gelernten übrig lässt.
Die Schulbildung in der DDR kann man im Nachhinein als sehr gut einschätzen.

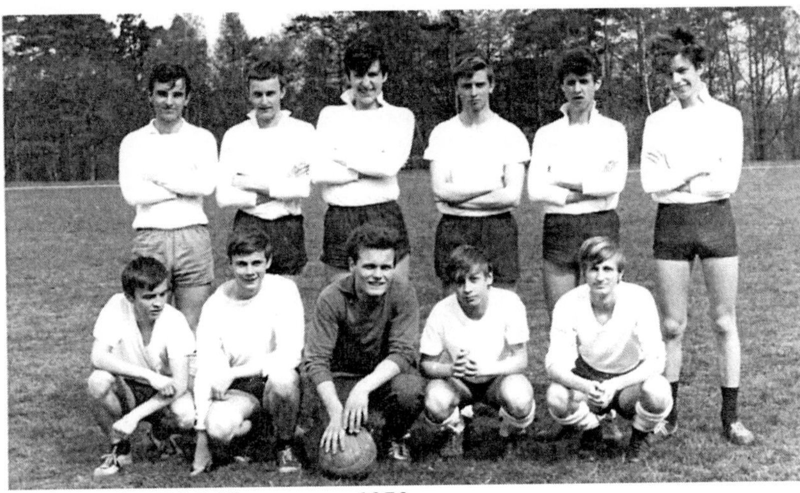

Die Jungs der EOS-Klasse, etwa 1970

An Mitschülern in der EOS-Klasse sind mir noch Matthias Frummet, Wolf-Peter Frenzel, Hans -J. Hieke, Bernd Ruschig, Wolf-Rüdiger Meyer, Wolfgang Schneider, Hans-Jörg Standtke, Gert Slama, Ralf Stephan, Horst Baltuttis, Ekkehard Reihwald, Carola Rölke, Ria Hübschmann, Christine Röller, Anita Walter, Heidi Kaiser, Hanna Gruve, Beate Naumann, Angelika Weigel und Martina Pilz erinnerlich. Der Kontakt verlor sich später nach sehr spärlichen Klassentreffen.
Ein Ereignis der besonderen Art fand im Schulhof statt. Ein Schüler aus anderer Klasse trat auf einen wehrlos am Boden liegenden Jungen ein, das erboste mich sehr und ich brachte den Angreifer, alles Judo vergessend, mit einer „geraden Rechten" samt Verlust einiger seiner Frontzähne zur Räson. Rechtlich fiel das wohl unter Notwehr, dennoch musste ich beim Direktor Fischer Rechenschaft ablegen, der Fall verlief dann im Sande.
Nach der sportlichen Zeit an der KJS trieb ich lebenslang weiter Sport,

machte Langläufe bis zum Indianermuseum in Radebeul, etwa 15 km, ging eine Weile in Hellerau zum Fußball und ins Judo.
Der „weiche Kampfsport“ hatte exotisch japanische Namen. Die Fallübungen waren bei mir so automatisiert, dass ich sie noch 40 Jahre später bei einem Sturz auf Glatteis beherrschte. So fällt ein Judoka zum Beispiel niemals auf den Kopf. Bei den Würfen gefielen der De Ashi Barai, die „Fußfege“, die Beinwürfe O Soto Gari und Tai Otoshi, der Schulterwurf Seoi Nage. Faszinierend auch der „Feuerwehrgriff“ Kata Guruma, der auch zum Tragen eines Menschen dienen kann. Im Bodenkampf lag mir besonders der „Große Kreuzhebel“, der Ude Hishigi Juji Gatame.
Unvergesslich blieb die Ohnmacht eines Judokämpfers beim Wettkampf durch einen Würgegriff des Gegners, mit beginnenden Streckkrämpfen, der vom Kampfrichter mittels Ohrfeigen erfolgreich „wiederbelebt“ wurde. In Wettkämpfen gefürchtet war die versierte Judogruppe der Kamera-Fabrik Pentacon.
In der EOS-Zeit trat ein kulturelles Phänomen in unser Leben. Die Musik der Beatles und Rolling Stones traf uns bis ins Mark und prägte uns fürs weitere Leben. Bald wurden „Beatles- und Stones- Fans“ unterschieden, ich fand beide Gruppen genial. Die Beatmusik boomte dann mit nachfolgenden Bands wie den Kinks, Manfred Mann, Status Quo, Queen, ELO, Cat Stevens, Shocking Blue, Ohio Express, Beach Boys, Steve Wonder, The Animals, Jimi Hendrix, Simon and Garfunkel, Jim Morrison, Slade, Elton John und vielen anderen. Diese neue Musik kam wieder, wie alles Neue, aus dem Westen, und hat vielleicht auch etwas zum späteren Niedergang der DDR und des Ostblocks beigetragen.
Im Gegensatz zu heutigen degenerativen Moden wie der „Techno“ und „Rap“-„Musik“ mit ihren geistlosen Sprechgesängen hatte die ursprüngliche Beatmusik neben phantastischen Melodien und Rhythmus auch sinnvolle, zum Teil gar philosophische Texte, und eine umwerfende, herzergreifende und berauschende Wirkung, und schuf neue Idole für die Jugend.
Echtes Rauschgift gab es übrigens in der DDR kaum, außer vielleicht Morphium, an das nur der Medizinbereich herankam.
Während der Schulzeit und danach lief auch das Drechsel-Hobby gelegentlich weiter.

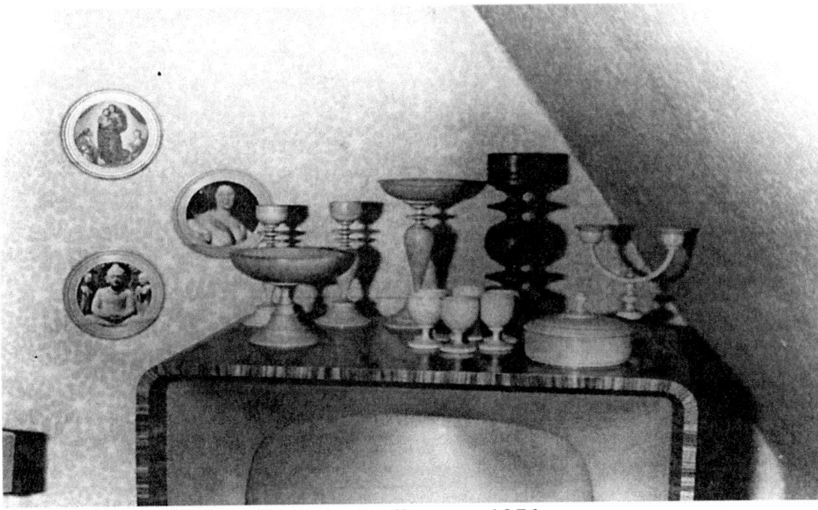

Kunstwerke in Holz, selbst hergestellt, etwa 1971

In dieser Zeit hatte ich eine erfinderische technische Idee. Ein Tiefensicht-Gerät auf Infrarot-Basis sollte Einblick in den menschlichen Körper gewähren, auch die Weichteile darstellen, weil das herkömmliche Röntgen nur für Knochen und Lunge geeignet war. Die Echo-Impulse des Infrarot sollten über ihre Laufzeit herausgesiebt und so eine Schnittebene als Bild dargestellt werden. Die Idee schickte ich an das berühmte Institut Manfred von Ardenne, ohne je eine Antwort zu erhalten. Wenige Jahre später wurde der diagnostische Ultraschall nach dem Echo-Prinzip erfunden. War meine Idee die Anregung dafür gewesen? Wenn die Zeit für eine Erfindung reif ist … Die beste Vermeidung von Ideenklau ist bekanntlich, keine Ideen zu haben!
In den letzten Schuljahren ermüdete mein schulischer Eifer und ich sackte auf den Zensuren-Durchschnitt 1,8 im Abitur ab. Das sollte noch Folgen für meinen Berufswunsch Medizin haben, zu dem mich mein Vater zart animierte, da er eine hohe Achtung vor dem Arztberuf hatte.
Es gibt ja auch nichts Spannenderes als den Kampf gegen Krankheit und Tod. Für das Studium der Medizin war allerdings 1,4 in den Zensuren nötig. Am Ende der Schulzeit kamen die Armee-Werber. Man konnte sich in der DDR so ein Studium durch 3 Jahre Armeezeit erkaufen, die normale Pflicht-Dienstzeit war 1,5 Jahre. Das musste ich tun. In der Jugend glaubt man noch, ein ewiges Leben vor sich zu haben.
Mein Wehrdienst dauerte so von November 1971 bis November 1974.

Der Wehrdienst

Ich wurde zur Grenztruppe eingeteilt, worauf man keinerlei Einfluss hatte. Erst erfolgte die übliche Motschützen-Ausbildung an der Unteroffiziersschule Nordhausen, das konnte man von der sportlichen Seite sehen. Von der Obrigkeit wurde ständig Kriegsangst geschürt zur Stärkung der militärischen Motivation. Die Aufgabe der Grenztruppen sollte sein, den von Westen anrückenden Feind so lange (als Kanonenfutter) aufzuhalten, bis der große sowjetische Bruder seine Streitkräfte im Hinterland entfaltet hätte. Wie wir wussten und wissen, war die DDR-Grenze eher zur Verhinderung der DDR-Flucht gedacht, also mehr nach innen gerichtet.

Die Motschützen-Ausbildung war eine Art sportliches Abenteuer für uns Jungen. Neben dem Kasernendrill mit Appellen, Marschieren im Gleichschritt, rechtsum, linksum und „rührt Euch“ gab es die 50 kg-Hantel und Klimmzüge, Läufe, auch Fußball, Bewegung im Geländ, kriechend bis geduckte Sprünge vorwärts, eingraben mit dem Feldspaten. Alles wie in alten Zeiten. Spannend war das Erlernen der Bedienung der russischen Waffen. Auf dem Schießgelände bei Friedrichslohra übten wir Schießen mit der berühmten Maschinenpistole Kalaschnikow und dem zugehörigen leichten Maschinengewehr, mit der Pistole Makarow 9 mm, der Panzerbüchse RPG 7 und das Werfen von Handgranaten. Die Panzerbüchse hatte auch ohne Sprengkopf eine enorme Durchschlagskraft, aus einer dicken Eiche schaute nur noch das Ende des Treibsatzes heraus. Wir schossen damit sicher vorschriftswidrig nur mit Gasmaske, ohne Gehörschützer, wovon ich ein Knalltrauma im linken Ohr erlitt und einige Tage die Alarmklingel und anderes nicht mehr hörte. Die dann vorausgesagte Schwerhörigkeit ab 50 trat bei mir Gott sei Dank nicht ein. Das gelegentliche Ohrensingen (Tinnitus) kommt bei mir wohl eher von einem chronischen Tubenkatarrh.

Unser Zugführer hieß UfW Deuse, der am Kriegspielen sichtlich Spaß hatte und uns gern durch das Gelände jagte, aber trotzdem sympathisch war. Von Kompaniechef Hauptmann Wussow sind mir markante Sprüche erinnerlich, wie „im Grunde genommen sind wir doch alle Soldaten“, eine Art Verbrüderungsgeste, und wenn ihm ein Rekrut frech erschien, brüllte er „ein Flöz sind sie, jawohl, das sind sie“. Er sagte tatsächlich „Flöz“, eher ein Wort aus dem Bergbau, womit wohl „Flez“, die Kurzform von Flegel gemeint war. Hinter dem Rücken machten wir uns gern über die Vorgesetzten lustig, was dem gebotenen allgemeinen Gehorsam natürlich keinen Abbruch tat.

Nach dem Hörensagen hatte der erste im Krieg von den Russen gekaperte deutsche General Paulus die Dienstvorschriften der NVA mit ausgearbeitet.

Eine Gruppe Soldaten traf sich manchmal heimlich in der Sporthalle zu gewissen Schwulitäten.

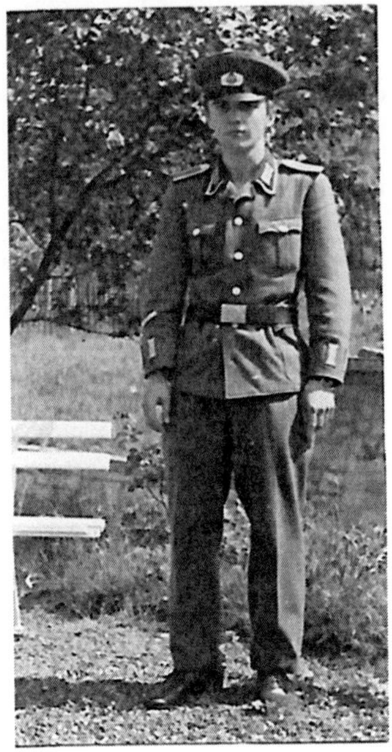

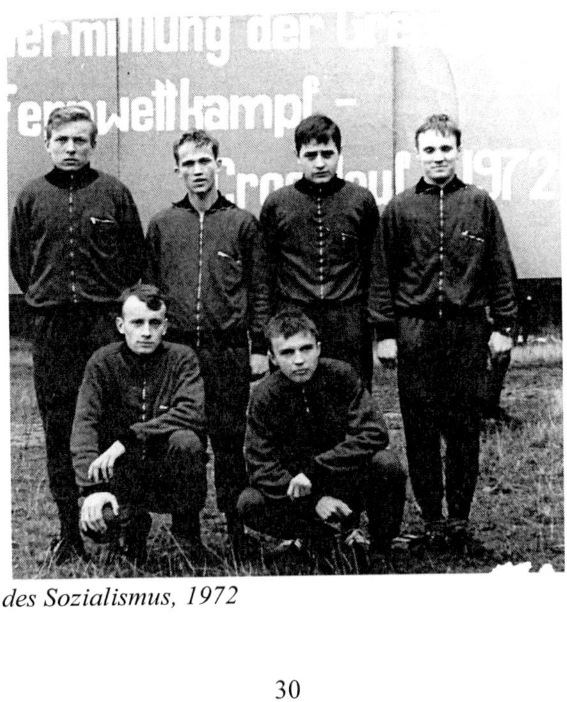

Verteidiger des Sozialismus, 1972

Die Homosexualität erschien mir seitdem nicht nur angeboren, sondern auch durch Frauenmangel verursacht. Frauen konnte man als Soldat nur im Ausgang kennenlernen oder sehen.
Romantisch schien uns das Nachtschießen mit Leuchtspurmunition. Die sportliche Seite der Ausbildung fiel mir leicht, aufgrund des früheren Leistungssports.
Nach der Motschützen-Ausbildung, die ich nicht missen möchte (der Umgang mit Waffen gehört vielleicht zur Allgemeinbildung) kam ich ins Grenzregiment 4 in Heiligenstadt im Eichsfeld. Wegen des Berufswunsches Medizin sollte ich Sanitäts-Unteroffizier werden. Dazu gehörte die Fahrausbildung zum Sankra-Fahrer. Hierbei krachte ich aber bei einer Übungsfahrt mit dem großen, viereckigen Kasten des Sankras an eine flache Brücke samt Demolierung des Fahrzeugs, damit wurde meine Sani-Ausbildung schnell beendet. Unabhängig davon hätte man mich bei meiner medizinischen Unerfahrenheit in dieser Zeit sowieso nicht auf Patienten loslassen können.
Die Fahrerlaubnis erreichte ich später doch noch in der Armeezeit.
Nach dem Autounfall wurde ich erst in die Kaderabteilung mit den Kollegen Labonvois und Cziuppa gesteckt und später Kartenzeichner. Die „Linie“, die eigentliche Grenze, als Gruppenführer oder Grenzpatrouille, blieb mir die ganze Zeit bei den Grenztruppen erspart. Wir hatten mit Schreibschablonen und Tusche zu tun und inhalierten auch das verwendete Ammoniak.
Das „Militärsportabzeichen“ und eine Urkunde über „gute Leistungen im Judosport“ bauten auf, keine Armee ohne ihre Symbole. Auch bei der NVA gab es Mobbing, wie schon von Dieter Noll für frühere Zeiten beschrieben. An einem boshaften, schikanösen Feldwebel erfolgte Rache, indem ich mit einem Karatetritt die schwache Holztür der VS-Stelle eintrat. Der Feldwebel hatte den gewünschten Ärger, der Täter nie ermittelt, und die Tür nun richtig befestigt. Allgemein waren die mittleren Chargen bei der Armee, von Feldwebel bis Hauptmann, „scharf“ und unangenehm, während die höheren ab Oberstleutnant wieder zivil, menschlich und gemütlich wurden. Vor dem Bildungsgrad und der Belesenheit der höheren Offiziere konnte man schon Hochachtung entwickeln. Um 1974 wurde ich an den Stab des „Grenzkommando Süd“ in Erfurt, am Schwemmbach, versetzt als Kartenzeichner. Wir trugen den Grenzausbau samt Minenfeldern, Selbstschussanlagen, Leinenhunde-Anlagen und Militärobjekten in die Karten ein und waren somit „Geheimnisträger“. In Erfurt regierten die Oberste Lorenz und Baumgarten, denen die Grenztruppen von Vogtland bis Harz unterstanden, die südliche Hälfte der DDR-Grenze. Oben auf dem „Steiger“ lagen die Mot-Schützen und erinnerlich ist noch das grandiose Bild bei Nacht, wenn deren Kolonne die Serpentinen herunter zu einer Übung fuhr.
Auf dem Stab gab es einen Genossen Jürgen Sieber, der später noch einmal

als Patient in meinem Leben erscheinen sollte, mit unheilbar kaputter Leber. Am Ende der Armeezeit ereilte mich noch beim Fußball eine üble Sprunggelenksfraktur rechts Typ „Weber C“, wobei sich der Fuß rechtwinklig nach außen verdreht und beide Knöchel abgeschert hatte. Bei dieser Gelegenheit lernte ich den sogenannten „Wundstupor“ aus eigener Erfahrung kennen. Bei solcher Schmerzüberflutung schaltet das Gehirn irgendwie seinen Eingang ab, alles versank in einem violetten Nebel, der Frakturschmerz setzte erst später ein. Das Phänomen ist aus dem Krieg bekannt, als Soldaten mit abgerissenen Füßen auf den Beinstümpfen weiterrannten …
Die Fraktur wurde im Krankenhaus Erfurt erfolgreich geflickt, mit einer Schraube durch den medialen Knöchel und einer Schraubplatte am Wadenbein. Aus Scham vor den Krankenschwestern mied ich den „Unterschieber“ und schleppte mich am 3. Tag an Krücken zur Toilette. Das 8 Mann-Krankenzimmer trug zu Unterhaltung und Allgemeinbildung bei. So schwärmte einer von der Nachkriegszeit mit Männermangel, wo er 7 Frauen beglücken durfte, wofür wir natürlich Hochachtung zeigten. Ein anderer erklärte, er sei der bekannte Boxer „Bubber“ Henning, duldete keinen Widerspruch und dominierte als „Führernatur“ den ganzen Saal.
Im krankgeschriebenen Zustand erfolgte die Armeeentlassung nach den 3 Jahren, nach einem Vierteljahr spielte ich wieder Fußball.

Wirren vor dem Studium

Hilfspfleger mit Abitur an der Medizinischen Akademie Dresden
Das Studium verschob sich durch die Fraktur vorgesehen um 1 Jahr, es sollte länger werden.
Ab 17. 02. 1975 wurde ich Hilfspfleger an der MAD. Dort regierte die gestrenge und gefürchtete Oberin Mathilde Wodetzki das niedere medizinische Personal mit allen Schikanen. Deren Wohlwollen blieb mir leider versagt, ich war vielleicht hier und da etwas renitent. So kümmerte sich die einflussreiche Mutter Oberin darum, dass ich das Studium der Medizin auch dieses Jahr nicht aufnehmen konnte, da ich „nicht für Medizin geeignet“ sei. Die Zeit als Hilfspfleger war nicht umsonst. Sozusagen Medizin von der Pike auf, Patienten betten und umlagern, Hintern wischen, Windeln, Verpflegung, auch die Basis der Pflege sollte ein Mediziner kennen.

Intermezzo in der Wirtschaft

Mit Entsetzen über das Mobbing und die Maßnahmen der ominösen Oberin Wodetzki, die mein Studium trotz 3 Jahren Armee erst einmal verhindern

konnte, verließ ich den Medizinbereich und arbeitete 1975 und 1976 in der EDV-Firma VEB Robotron und im VEB Messelektronik. Die EDV war auf dem Stand riesiger, schwerer Plattenstapel und Lochstreifen, weit entfernt vom heutigen Stand. Es kursierte ein Witz: Eine japanische Delegation in der DDR wurde gefragt, was ihr hier am besten gefallen habe, die Antwort: „Am besten gefielen uns ihre schönen Museen, Pergamoon, Pentacoon, Robotroon“ (Pentacon war eine Dresdner Kamera-Firma). Die DDR-Bürger mochten systemkritische Witze.
Neben dieser Arbeit in 3 Schichten liefen mein Sport und das Englisch an der Volkshochschule weiter. Auch eine Bewerbung an der Pädagogischen Hochschule Dresden zum Lehrerberuf wurde aus unerfindlichen Gründen abgelehnt. Dazu kann man mit Wilhelm Busch sagen: „Was ihm erst verdrießlich schien, war am Ende gut für ihn“!

Noch mal Hilfspfleger

Der Wunsch Medizin war noch präsent, so fing ich ab 01.11.1976 wieder als Hilfspfleger am Stadtkrankenhaus Dresden-Friedrichstadt an. Eine wunderbare Liebe zu einer hübschen Kleinen aus der Verwaltung verklärte diese Zeit. Noch heute bereue ich meinen überheblichen Entschluss, sie später wegen einer anderen zu verlassen, einfach um Neues kennenzulernen. Das Neue ist zwar anders, aber nicht immer besser. Bitte verzeih mir, liebe B …
Aus der neuen Bekanntschaft mit Heidrun entstand mein erster Sohn Helge, zu dem ich im Weiteren nach der erneuten Trennung kaum noch Kontakt hatte. Von seinem frühen Tod im Rauschgiftmilieu erfuhr ich 20 Jahre später voller Entsetzen durch eine Erbschafts-Anfrage des Riesaer Gerichts …
Sogenanntes „Vitamin B“, damit waren „Beziehungen“ gemeint, waren in der Mangelwirtschaft der DDR ohnehin wichtig. Mein Vater ließ nun seine Beziehungen spielen über einen Freund namens Göbel aus der höheren Verwaltung, durch diesen gelang meine Zulassung zum Medizin-Studium für September 1977. Ein Wunder war geschehen.

Studium der Medizin von 1977 bis 1983

Das Grundstudium der Medizin, 2 Jahre bis zum Physikum, fand in Berlin statt, da Dresden keine Anatomie und Physiologie aufwies. Wir besuchten Institute der Humboldt-Universität und Charité. Aus der Anatomie sind mir noch die Namen der Dozenten Prof. Staudt, Oberarzt Kuntz, die Dres. Wenk, Pfister, Frotscher (der beizeiten in den Westen ging) und Loetzke geläufig. Letzterer soll Jahre danach in anatomischer Weise Selbstmord begangen

haben mittels eines Schnittes durch die Halsschlagader (Carotis) in der Badewanne. Die Anatomie ist ein faszinierendes, aber umfangreiches Lernfach, im praktischen Teil präparierten wir Leichenteile. Eine Horrorgeschichte kursierte: Ein Student neckte einen anderen im Schlaf mit einem toten Arm, der griff zu und hatte einen abgetrennten Arm in der Hand, erlitt einen seelischen Schock und war für die Medizin nicht mehr zu gebrauchen.
Auch die Physiologie, die Lehre von den Lebensvorgängen, war eindrucksvoll, die Lehrer hießen Kolle, Pophei, Ihlow, OA Bartusch und Prof. Rüdiger. Da gab es Tierversuche, meist an Fröschen, die per Schere „dekapitiert" (enthauptet) wurden und Versuche am schlagenden Herzen und zuckenden Muskeln erfolgten. In der Physiologie lernten wir die Grundlagen der Atemmechanik, des Kreislaufs, des EKG und EEG, Blutgasbestimmung, Stoffwechsel, Seh- und Hörfunktion, Wirkung der Elektrolyte usw. In den Abfalltonnen im Hof sahen wir tote, rasierte Katzen mit Elektroden im Schädel.
In der Biochemie, einem endlosen Feld mit dem dicken Lehrbuch des großen Rapoport, das keiner komplett lesen konnte, gab es die Lehrer Heß, Kaufmann, Saul, Dubiel, Schewe, Müller. Grundlagen der Proteinstruktur, Stoffwechselzyklen wie der Citratzyklus, Labormethoden wie Titration, Pipettieren, Gelfiltration, Elektrophorese (elektrische Eiweißtrennung), Zentrifugieren, Enzyme, Atmungskette, Säure-Basen-Haushalt, Redoxreaktionen, Polarimeter, Harnsteinanalyse usw. Die interessante Aussage des Prof. Rapoport, jede Eiweißdenaturierung sei prinzipiell reversibel, sollte mich später noch beschäftigen, als es um das Einfrosten von Organen und ganzen Menschen ging. Danach müsste man ja aus einem gekochten Ei (sogenannte Hitzedenaturierung) wieder ein rohes machen können!
Englisch hatten wir bei Herrn Hummitzsch, Biologie bei dem berühmten Original Prof. Tembrock. Diesem wurde nachgesagt, auf dem Weg zur Arbeit krieche er mit dem Mikrofon durch Gebüsche, um Vogelstimmen aufzunehmen. Eine wunderbare Welt der Wissenschaft tat sich auf, mit ihren Käuzen und Originalen, die nur für ihr Fach lebten.
Natürlich durfte das „Rotlicht" auch im Studium nicht fehlen in Form des Faches „Politische Ökonomie", das pflichtgemäß mit abgearbeitet wurde.
Die Studiosi des Seminars hießen Beate Köllner, Petra Schuster, die schöne Silke Patzner, die alsbald einen viel älteren Orthopäden heiratete, Annerose Edel, die Tochter des bekannten Professors der MedAk Dresden, die später eine chirurgische Praxis daselbst betrieb, Ulrike Waurisch, Sabine und Martin Böhmer die sich auch als Studenten fanden und dann in die Kinderheilkunde in Bautzen gingen, Rene Grube, der später niedergelassener Internist in Dresden wurde und mir die Waldschlösschen-Brauerei zeigte, wo er zur Familie gehörte. Rene half auch mal beim Surfbrettbau mit und wir machten einen schönen Surfurlaub am See bei Doksy in der Tschechei. Unvergesslich dabei

war ein Forellen-Essen in Melnik, mit Blick auf den Elbe-Moldau-Zusammenfluss. Anette Roch fand sich mit Bernd Glowacki zusammen und wurde wohl später Psychiaterin. Michael Assmann wurde dann Internist in Riesa, Gunter Michel vereinigte sich mit der Annerose und wurde Internist mit Endoskopie, befand sich also öfter mal im Inneren von Menschen. Hanno Pethke wurde Anästhesist, der lustige Stimmungsmacher Uwe Roy wohl Radiologe, Christa Fritzsche Allgemeinärztin in Dresden, Karin Barth ging nach Zittau, Petra Langner wurde zur Urologin, Paul Grabowski niedergelassener Orthopäde in Dresden und Andreas Mesech, der Opern-Kenner, Chirurg. Auch Angelika Bachmann wurde Urologin, Kathrin von Günz, Beate Otto und Kerstin Wenzel weiß ich nicht mehr. Kersten Kreutel, der Frauenschwarm, hatte nach dem Facharzt eine chirurgische Praxis in Radebeul. Er war ein großer, muskulöser Belmondo-Typ, auf Studentenfeiern immer von einer ihn anhimmelnden Traube von Mädchen umgeben, während Rene und ich bescheiden und etwas neidisch in einer Ecke beim Bier saßen … Bei mir reichte es nur zu einem Techtelmechtel mit einer Kommilitonin aus einem anderen Studienjahr. Studenten sind ja ein lustiges Völkchen, wie in Goethes „Faust“ beschrieben. Da wurde gegenseitig gefrotzelt und Witze gerissen, es fielen markige Aussprüche wie „Der Morgenschiss kommt ganz gewiss, und wenn's am späten Abend is“. Für „Außenhobler“, die zu ihrer Liebe fahren mussten, war der „BUKO“ nötig, der „Beischlaf-Utensilienkoffer“.
Ein unvergessliches Erlebnis war ein Ernteeinsatz in Meyenburg in dem ländlichen Mecklenburg.
Wir kampierten auf Feldbetten in der Dorfhalle, die sonst für Feiern und Tanz diente und dafür eine Bühne besaß. Auf dieser wurden noch ein Tisch mit einem Stuhl daraufgestellt, auf dem von oben jeder eine Ansprache als fiktiver „Gott“ halten konnte. Die schönste Rede hielt „Chayenne“ aus dem Nachbarseminar, bei der wir uns kringelten. Der Einsatz wurde zum durchgehenden Trinkgelage. Die Kerle waren schon am helllichten Tage so besoffen, dass manche steif wie ein Brett mit der Heugabel in der Hand ins Stroh fielen und den restlichen Tag nicht mehr brauchbar waren. Dann fand noch ein individueller Gruppensex statt, jeder mit einer Kommilitonin auf seinem Feldbett unter der Decke, was ehrbar entschuldigt wurde mit der Aussage: „Wir können unseren Frauen doch kein abgestandenes Zeug anbieten.“ Alles in allem ein herausragender Einsatz für den weiteren „Aufbau des Sozialismus“!
Ein weiterer „Subbotnik“ in der neuen Plattenbausiedlung Berlin-Marzahn durfte auch nicht fehlen.

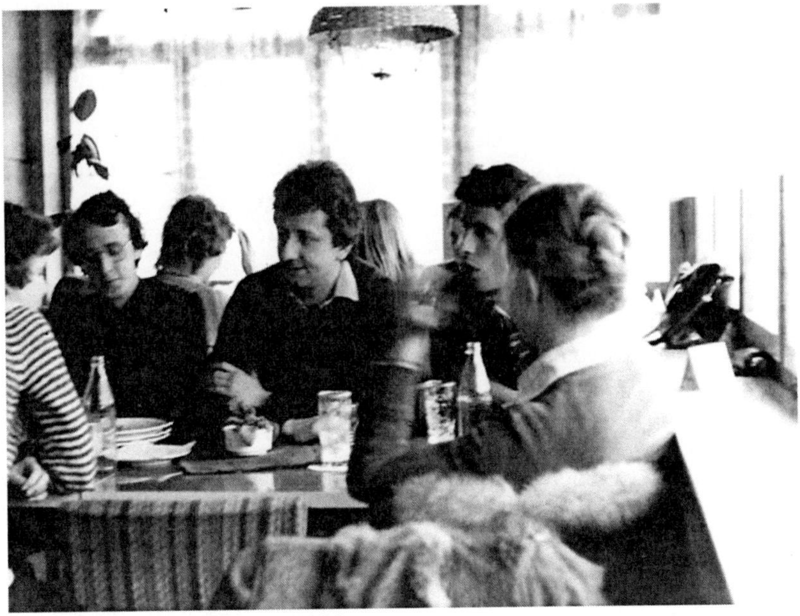

Lustiges Studentenvolk ca. 1979

Als Studenten fuhren wir auch gelegentlich als Hospitanten bei der DMH (Dringliche Med. Hilfe) mit. Einer der Fahrer mit „Berliner Schnauze“ meinte, die Mauer solle eingerissen werden, ein Anzeichen für die Stimmung im Volk.

Im Grundstudium in Berlin wurde ich in die Gruppe der „Beststudenten“ aufgenommen und enttäuschte somit nicht die Erwartungen meines Vaters und Herrn Göbels. Im Juli 1979 fanden die Abschlussprüfungen zum Physikum statt, die nur 16 % der Studenten nicht schafften. In der harten Prüfungszeit voller Stress gingen wir manchmal sogar mit der Lernkladde in der Hand auf das Klo, um auch diese Minuten nicht zu verlieren. Das geflügelte Wort „Mut zur Lücke“ traf die Situation, denn Wissenslücken hat jeder. Trotz dieser Lücken kam ich gut durch das Physikum. Wer das geschafft hatte, absolvierte den Rest des Studiums meistens auch.

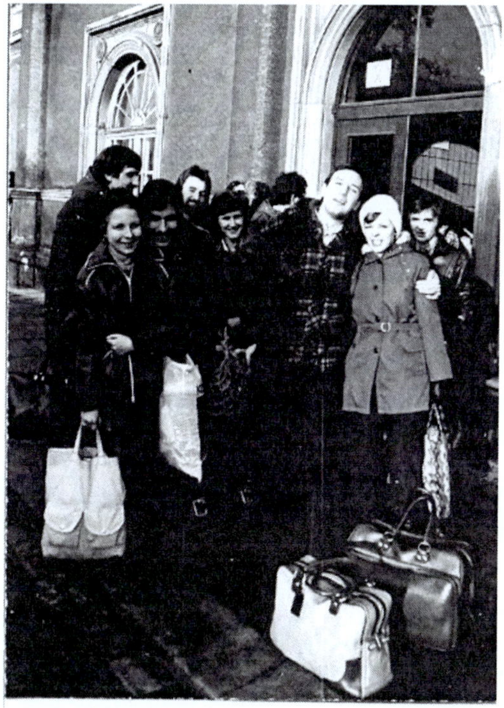

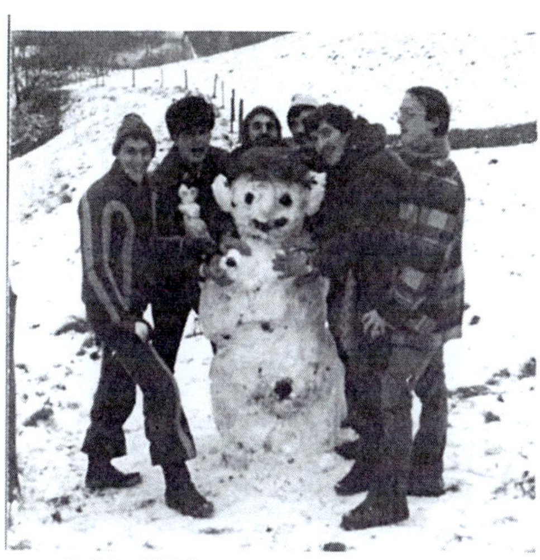

Studentenfahrt zum Oybin 1980

Studium der klinischen Fächer an der Medizinischen Akademie Dresden

Am 10.09.1979 meldeten wir uns in Dresden zum Beginn der klinischen Fächer zurück. Auch die außerfachlichen Ereignisse setzten sich fort. So gab es ein Beatkonzert mit östlichen Musikgrößen wie der Gruppe „Engerling", „Berluc" und Gijon Delhusa im Kulturpalast, und einen Festakt zum Beginn des neuen Studienabschnitts. Ein Wehrsportfest an der Elbwiese, ein Fußballturnier fanden statt. Der Professor der Dermatologie, Kleine-Natrop, spendete für die Studenten ein Wildschwein am Spieß, verbunden mit einem Fackelzug und Tanz, ein unvergessliches Erlebnis.
Die klinischen Fächer hatten es in sich. Seminarbetreuer war Oberarzt Kobe aus der Endoskopie. Die Chirurgie leitete Prof. Lauschke, die Pathologie mit Schausektionen OA Zoller, Pharma hatten wir bei Prof. Schmidt und Dr. Lepetit, Mikrobiologie bei Prof. Witzleb, Gerichtsmedizin bei Oberärztin Dr. Klein, Radiologie bei Dozent Platzbecker, Neurologie bei Prof. Lange, Innere bei Prof. Heidelmann und Fleischer, Pädiatrie bei Prof. Gmyrek und OA Klimt, Dermatologie bei OA Löffler, Orthopädie bei OA Dürrschmidt, der bei einer Schau-Untersuchung meine Hüftarthrose verifizierte (gehemmte Innenrotation, eine Folge der Langlauf-Zeit) und mir äußerste körperliche Schonung empfahl, die ich nie einhielt.
Der gerüchteumwitterte Chefarzt der Orthopädie, Prof. Hellinger, durfte wegen seiner Prominenz etwas unsozialistisch vieles auch „privat" machen. Er soll einen Patienten einmal erpresserisch gefragt haben: „Wie viel ist Ihnen Ihr Bein eigentlich wert?" Er setzte sich noch vor der Wende in den Westen ab.
Weitere Fächer waren Psychiatrie, Pathobiochemie, Gynäkologie, Arbeitshygiene, Topografische Anatomie, Embryologie, Genetik, Geschichte der Medizin, Militärmedizin, und die unvermeidliche Politische Ökonomie.
Fachliche Praktika wie im Kreißsaal, einer Apotheke, Übung chirurgischer Nähte in der Pathologie am toten Objekt wechselten sich ab mit nicht-fachlichen Ereignissen wie Ernteeinsatz, einem „Subbotnik" im Wald bei Klotzsche, der Tanzschule Wolfgang Zeh, einem Winterausflug nach Zittau auf den Berg Oybin, dem Bergfest in Augustusburg. Ein Klassentreffen der EOS gab es im Gasthof Serkowitz. 1980 gingen die „klinischen Fächer" mit vielen Testaten weiter, aufgelockert durch einen Beststudenten-Treff mit dem Rektor, den Polterabend eines Mitstudenten, die Jugendweihe meiner Schwester, einem Seminar bei OA Knothe in der HNO-Klinik. Bei einem Praktikum auf der chirurgischen Station „Süd III" lernte ich meine spätere Lebensgefährtin und Mutter meiner Kinder kennen, Stationsschwester Martina.
Auch zum Eintritt in die Einheitspartei SED wurde geworben. Meine

sozialistische Überzeugung war dazu nicht ausreichend gefestigt.

1981

Die Fach-Testate gingen weiter. Die DDR-„Wahlen“ der SED am 14.06. waren die übliche Farce, was wir alle wussten. Die „Diktatur des Proletariats“ herrschte unverändert weiter, von einer Prominenz-Siedlung in Wandlitz mal abgesehen. Über die Ausbeutung im Kapitalismus und die sozialistische Aufforderung „Plane mit, arbeite mit, regiere mit“ gab es einen guten Witz:
Der amerikanische Arbeiter sagt: Früh schlage ich mir 12 Eier in die Pfanne, schwinge mich in den Cadillac, fahre in die Firma und lasse mich ausbeuten.
Der westdeutsche Arbeiter sagt: Früh schlage ich mir 6 Eier in die Pfanne, schwinge mich in den Mercedes, fahr in die Firma und lasse mich ausbeuten!
Der ostdeutsche Arbeiter sagt: Früh schlage ich meine 2 Eier in die Hose, schwinge mich aufs Fahrrad, fahre in den Betrieb und regiere mit!
Im Juli 1981 fuhren wir zu einem deutsch-sowjetischen Studenten-Austausch mit Arbeitseinsatz und Touristik. In dem Dorf Komarow bei Leningrad halfen wir beim Bau einer Kartoffelhalle. Leiter des Ausflugs war der stramme Sozialist Jürgen Musculus (so hieß er tatsächlich).

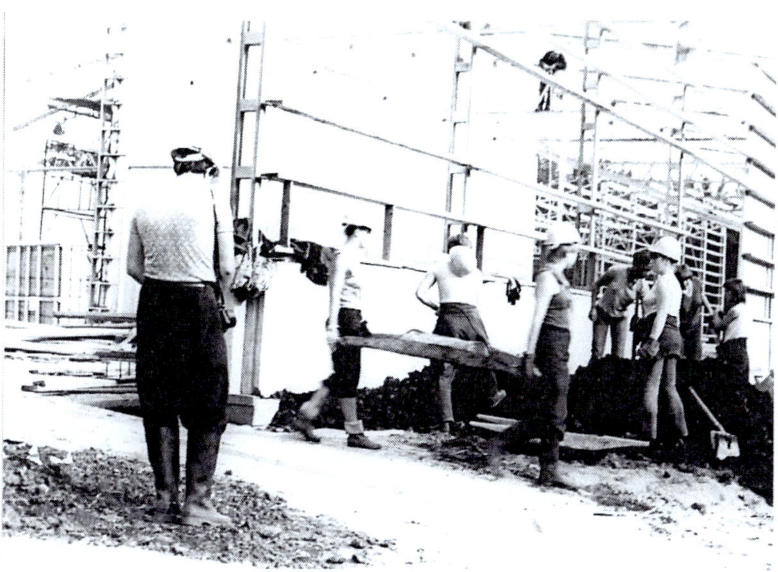

Bau einer Kartoffelhalle in der Sowjetunion 1981, mit der „Nosülka“ (Trage)

„Komarow“ heißt verdeutscht vielleicht „Mückendorf“ von Komarui, die Mücken. Der Beton wurde auf Tragen von 2 Personen transportiert, denn Schubkarren gab es nicht. Für Duschen und Waschen diente kaltes Wasser im Freien, echt russische Abhärtung, die „Bar“ war eine rustikale Bretterbude, wo wir uns abends zum „Tschai“, zum Tee, versammelten.
In dieser „Bar“ trat einmal ein junger Dissident mit einem Heimatlied „Mnje nje nuschna Moskwa“ (ich brauche Moskau nicht) auf. Eine Art Aufmucke im Sowjetstaat schien das zu sein. Das Riesenreich konnte wohl seit den Zaren nur mit eiserner Hand zusammengehalten werden. Trotzdem vermittelte das russische Volk ein Gefühl von urwüchsiger Kraft mit großer Zukunft.

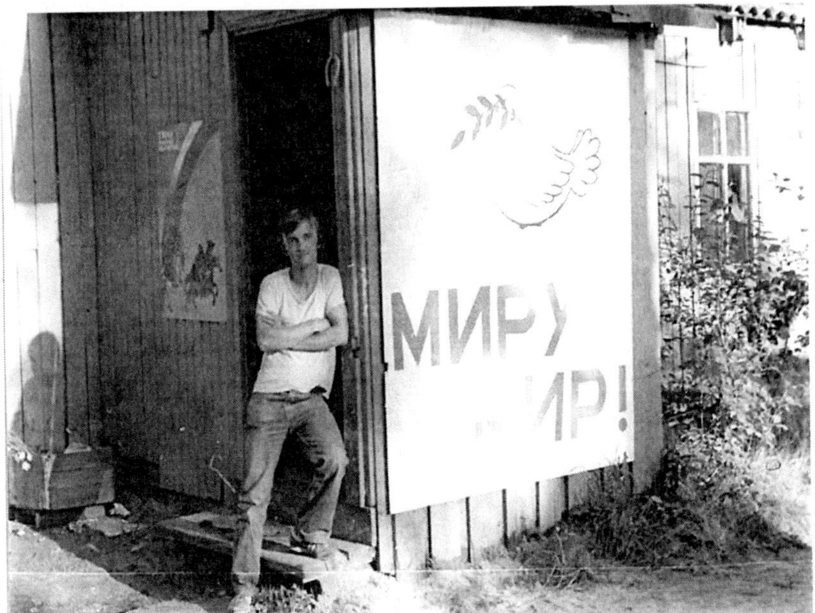

Vor der Baracke in Komarow - „Miru mir“– Der Welt den Frieden

Es folgte ein interessanter touristischer Ausflug zu dem grandiosen, goldstrotzenden Petershof, nach Moskau samt Lomonossow-Universität und Kaufhaus GUM (Staatliches Universal Magazin), wo wir auch eine rustikale Milch-Verkäuferin mit Tankwagen auf der Straße bemerkten. Dann besichtigten wir den „Goldenen Ring“ um Moskau mit den Städten Nowgorod, Puschkin, Susdal, Wladimir und das Kloster Sagorsk. Ein beeindruckendes Erlebnis.

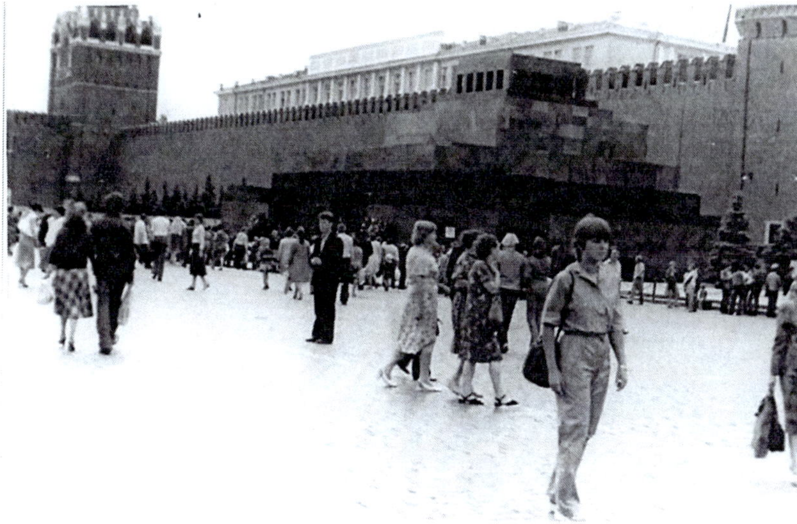

Die Kreml-Mauer 1981 mit dem Lenin-Mausoleum

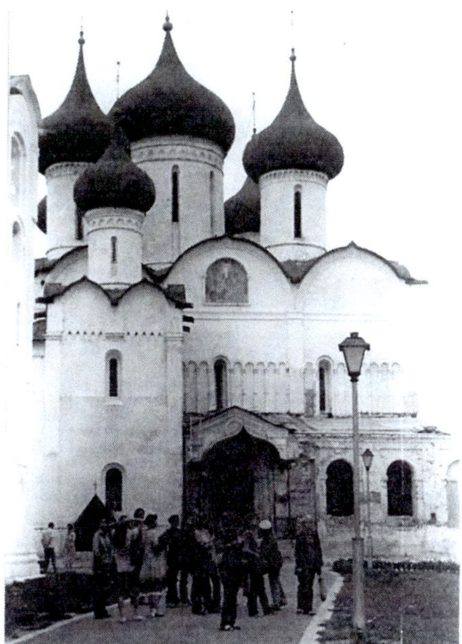

Typische Zwiebeltürme in Wladimir - Einblick in die russische Geschichte

Wieder zurück, schafften wir im privaten Bereich auch mal einen familiären Surf-Ausflug an den Bautzener Stausee, einen Polterabend in der Hellerauer Nachbarschaft bei Augsten's, wo wir auch Silvester feierten, und einen Besuch bei den Großeltern in Rietschen. Unser Vater war sehr familiär. Im Studium gingen unaufhörlich die „Testate" weiter. Es gab eine Besichtigung im berühmten Textilwerk „Plauener Spitze". Bei einer Besichtigung der Psychiatrie-Klinik in Arnsdorf erschreckten uns grunzende und schreiende Patienten, nicht sehr einladend für dieses Fach. In der HNO-Klinik der MedAk (Medizinischen Akademie) gab ich das Konzept meiner Diplomarbeit zum Thema „Akuter Hörsturz" bei HNO-Chefarzt Keßler ab.

1982

Der Opern-Fan unseres Seminars, Andreas Mesech, feierte seinen Polterabend in der „Köhlerhütte" in Weixdorf, dem wir gerne beiwohnten.
Die Vorlesungen liefen im Januar aus, dann ging es zu einem 5-wöchigen Reservedienst zum Militär in Drewitz. Der Aufbau und Schutz des Sozialismus spielten immer eine wichtige Rolle.
Im April und Mai 82 erfolgte das Staatsexamen, die Prüfungen in den klinischen Fächern im Abstand von 3-5 Tagen für jedes Fach. Wieder gingen wir mit dem Hefter in der Hand auf Toilette, um keine Minute zu verlieren. Der „Mut zur Lücke" war wieder aktuell. Ich bestand mit einem Zensurendurchschnitt von 2,5, im Juli das Diplom mit der Note „gut".
Am 18. 06. 82 stieg die Seminar-Abschlussfeier in dem noblen Parkhotel auf dem Weißen Hirsch.
Einige familiäre Ereignisse fielen in dieses Jahr: Neffe Peter hatte Jugendweihe, der Boden-Opa starb mit 85 Jahren im Juni, mein Bruder Volker ging auch im Mai zum Reservedienst, ein schöner Urlaub am Schwielochsee mit Freundin und Familie war wieder mal dran, meine Eltern hatten „Westbesuch" von Harry Hemmo und Häusers, wobei wir wieder Augen und Ohren aufsperrten.
Am 01.09.82 begann die „Pflichtassistenz", das 6. Studienjahr, für mich auf der Inneren Aufnahme-Station und Hämatologie, Station 2A der MedAk (MAD).
Ich hatte großspurig an der Grenze von Leben und Tod arbeiten wollen, diese Front war nun erreicht, der Horror der täglichen Wirklichkeit machte jeden Horrorfilm überflüssig.
Als „Pflichter" (Pflichtassistenten) waren wir nur „Kollegoide", also noch keine richtigen Kollegen wie Prof. Rose, OA Krause, OÄ Liebscher, OA Hempel, OA Julius, OA Fritz, Doctores Weck, Weise, Meisel, Rogner, Hora,

Lehmann und der tüchtige Pflichter Thomas Mehner.
Das Krankheiten-Spektrum der Patienten reichte von PAVK (Periphere Arterielle Verschlusskrankheit), im Volksmund „Raucherbein“ oder „Schaufensterkrankheit“ genannt, koronare Herzkrankheit (Angina Pectoris) bis Herzinfarkt, Laundry-Paralyse, Lungenembolie, Multiple Sklerose, Magenblutung, Nierenversagen, Apoplexie (Schlaganfall), tiefe Beinvenenthrombose, Leberzirrhose mit oder ohne Oesophagusvarizenblutung (Blutung aus der Speiseröhre), Herzinsuffizienz mit Lungenödem, Status asthmaticus (langer Asthmaanfall), Intoxikationen in suizidaler Absicht, meist mit Schlaftabletten, Epilepsie, diabetisches Koma durch Über- oder Unterzucker, akute Pankreatitis – „das große abdominale Drama“ laut Dieulafoy, Leriche-Syndrom (Verschluss der Bauchaorta, meist tödlich), Spontanpneu (Zusammenfallen einer Lungenhälfte) (der Pneumothorax wird mit „Pneu“ abgekürzt, das heißt Luft im Brustraum), Pneumonie (Lungenentzündung), Rheuma, MAS-Anfälle (nach Morgagni -Adams-Stokes), die Ohnmacht durch zu lange Herzaussetzer), als Rarität ein Morbus Wilson (Leberschaden durch Kupfer). Einen MAS-Anfall konnte ich live beobachten, die Augen der Patientin „brachen“ schon durch die Ohnmacht, der Herzschlag setzte aber rechtzeitig wieder ein und sie wurde wieder munter.
Horror-Höhepunkte auf dieser Station waren mein Beisein bei einer tödlichen Magenblutung einer 60-jährigen Frau, die noch vor ihrem Ende nach Vater und Mutter um Hilfe wimmerte. Verbluten (und Ersticken) sind Todesarten mit Todesangst. Ehe die Blutkonserven aus der etwas abgelegenen Blutbank da waren, war es bei dieser Patientin schon zu spät, vielleicht hatte ihr Geschwür (Ulcus) die gefürchtete Arteria gastroduodenalis an der Rückseite des Magens angefressen.

Der nächste Horror kam bei einem Dienstbeginn, als Pflichter-Kamerad Thomas Mehner sagte:
„Kuck mal ins Zimmer 7“. Das tat ich, und dort lagen ein jüngerer und ein älterer Mann, beide tiefblau und mit nach hinten überstreckten Köpfen tot in ihren Betten nebeneinander, ringsum eine Wüstenei aus blutigen Kompressen und Ähnlichem. Sie hatten beide innerhalb einer Stunde eine tödliche Lungenembolie erlitten (Verschluss einer großen Lungenarterie durch einen aus dem Bein abgeschwemmten Thrombus). Als das Rettungsteam die Reanimation des ersten aufgab, fingen die Symptome bei dem zweiten an und sie machten nahtlos bei diesem weiter, ebenso vergeblich. Ein unvergesslicher Horror-Anblick.
Der Thomas war ein tatkräftiger Pflichtassistent, sah irgendwie dem großen Sauerbruch ähnlich und war vielleicht wegen seiner Fußprothese zur Kompensation besonders ehrgeizig. Das bewies er bei einer erfolgreichen

Herzmassage, bei der dem Patienten zwar ein paar Rippen brachen, aber er lebte wieder. Damit gewann er unser aller Hochachtung, denn gelungene Wiederbelebungen sind relativ selten, lagen wohl um die 16 %.
Die junge Ärztin Hora stellte einmal ein Glasgefäß mit Blut auf den Frühstückstisch zur Appetitanregung oder Abhärtung der „Kollegoide" und bewies so ihren makabren Humor. Die Polyzythämie (überschießende Blutbildung mit Blutverdickung) wurde, wie heute noch, mit Aderlässen behandelt. Auch Prominenz wird krank und kam dann oft in die Medizinische Akademie (MedAk) als führendes Krankenhaus in Dresden. So auch der General a. D. Sieg, der Prof. Werner Reinhardt, Prof. Rolf Sonnemann – der Leiter des „Klubs der Intelligenz", Erich Sindermann – Bruder von Horst Sindermann aus dem Zentralkomitee, die Dresdner Ärzte Dr. Schneider, Jarosch, Lieske und Vietze.
In der Inneren lernten wir das klinische Handwerk, die Untersuchung wie Herz-Lungen- und Darm-Auskultation (Abhorchen), Abdomen-Palpation (Bauch-Abtasten) und die Venenpunktion, bei der wir später eine gewisse Sicherheit erreichten. Da gab es gute Venen, schlechte Venen oder gar keine Venen am Arm, bei letzterem suchte man nach Krampfadern am Bein oder nahm die Vena jugularis externa am Hals, eine normale Hautvene, vor der manche aber Hemmungen hatten, als letzte Maßnahme blieb noch die Punktion der tiefen Oberschenkelvene (V. Femoralis) oder der V. Subclavia unter dem Schlüsselbein. Die Venenpunktion war praktisch bei jedem Patienten nötig, zur Blutabnahme für das Labor und die Zuführung von Infusionen und Medikamenten. Im Dezember durfte ich die erste Lumbalpunktion ausführen, die Entnahme von Nervenwasser (Liquor) aus dem Rückenmarkskanal.
Im Privatleben geschah in 1982 auch Einiges, so ein EOS-Klassentreffen, was immer spannend ist (wir sind ja nicht neugierig), wieder ein Westbesuch von Peter und Hanni Häuser aus Okriftel am Main, der Tod und die Beerdigung meiner zweiten Oma Lisbeth Peschel (Magenkrebs), das Abfischen in Moritzburg im Schlossteich mit Karpfen-Kauf, Schachkämpfe mit Volker Pönitz, dem netten Nachbarn. Die Drechsel-Produktion auf meines Bruders Maschine lief auch weiter. Beim Zahnarzt war ich Dauergast mit meinem desolaten Gebiss, bei dem außer dem Kalziummangel mit schwacher Schmelzanlage vielleicht auch langsam das Rauchen relevant wurde als sogenanntes „Rauchergebiss". Gelegentlich besuchten wir mit Steffen Hoffmann die Springer-Halle in der Freiberger Straße, mein Höhepunkt war ein Fußsprung vom 10-Meter-Turm, der mein „Gemächt" dermaßen traf, dass ich danach nicht mehr so recht wusste, ob ich Männlein oder Weiblein war. Die verbliebene Leistungsfähigkeit dieser Region bewies sich aber noch danach.
Laut Gerücht sollte im Waldbad Klotzsche ein Russe an einem „Bauchklatscher" vom 10-Meter-Turm gestorben sein, also Schuster, bleib bei deinem

Leisten. Das 3-m- und 5-m-Brett ließ sich dagegen gut mit Kopfsprung meistern.

1983

Am 03.01.83 begann meine Zeit als Assistenzarzt in der Chirurgie. An diesem Fach reizten mich die Dramatik und das „Heldentum" des OP-Saals und das Handwerkliche, welches bei mir in anderen Bereichen schon entwickelt war. Auch hatte ich die falsche Vorstellung, die Chirurgen als die „Handwerker" unter den Ärzten seien gute Kumpels untereinander. Das Gegenteil ist der Fall, wie bald zu merken war, keine andere Arztrichtung ist so arrogant, überheblich und auf Konkurrenz gepolt wie die Chirurgen.
Im Mittelalter galten die „Wundärzte", „Steinschneider" und „Bruchschneider" nicht als vollwertige Ärzte, das hat sich heute umgekehrt, jetzt sind sie die „Größten", jedenfalls in ihrer Eigenwahrnehmung.
Schon vor meinem Start in der Chirurgie musste jemand gegen mich gehetzt und die Kollegenschaft bis hin zu Chefarzt Prof. Lauschke gegen mich eingenommen haben. Wer das war und was der Inhalt der Hetze war, weiß ich bis heute nicht, vielleicht sogar die unsägliche Oberin Wodetzki. Von Anfang an merkte ich ein unerklärliches Misstrauen, vielleicht sogar Feindseligkeit gegen meine Person an der chirurgischen Klinik, noch bevor irgendein Grund dafür vorliegen konnte.
Das schmerzte besonders bei Chefarzt Lauschke, der ja gottgleich das Sagen hatte und mir von Anfang an kein Promotionsthema gab und nach wenigen Tagen zu meiner Eignung für Chirurgie Zweifel kundtat, obwohl ich noch kein Messer oder sonstiges Instrument in der Hand gehabt hatte.
Offenbar hatte er seherische Fähigkeiten! Mein Los als „schwarzes Schaf" begann.
Vielleicht liest das ein Kollege von damals und klärt mich im Alter noch darüber auf, wer und was damals hinter meinem Rücken über mich geredet wurde.
Zugeben muss man, dass ich als notorischer, lebenslanger „Eulentyp" (Spät ins Bett und spät heraus als Morgenmuffel) gelegentlich ein paar Minuten zu spät kam. Ein schwerwiegender „Beweis" für die Nichteignung für ein Fachgebiet.
Bei all der Arroganz und Überheblichkeit der meisten Chirurgen lehnte man sich natürlich an einen kumpelhaften Kameraden an, um wenigstens eine Art Achtung zu erfahren. Das war Herrmann Uhlenhof, der wegen einer gewissen Lässigkeit und Neigung zum Alkohol, und weil er einem Professor eine Villa auf dem Weißen Hirsch weggeschnappt hatte auf dem „Kieker" bzw. auf der

„Abschussliste“ des Chefs war. Er wurde diskriminiert und bekam unschöne Aufgaben, wie bei Verstorbenen in der Pathologie die Hüftprothesen zur Wiederverwendung mit Hammer und Meißel zu entfernen. Der Freund eines Verfemten zu sein bringt, natürlich nichts Gutes für die eigene Entwicklung. Der einzige zweite, nette Kollege hieß Dr. Wündrich, mit dem ich im späteren Leben noch zu tun haben sollte. Er war und blieb ein sympathischer, tüchtiger Kollege zeit meines Berufslebens.
Es ging also auch anders, wenn man nur gewollt hätte.
Einen Oberarzt sprach ich auf der Treppe an mit der barschen Reaktion: „Quatschen Sie mich nicht von der Seite an!“ Assistenzärzte wurden in der Ostzeit teilweise wie Dreck behandelt.
Zur Situation in der MedAk sagte ein Kollege treffend: „Hier versucht jeder, mit dem Arsch an die Wand zu kommen, aber es gibt hier mehr Ärsche als Wände.“
An Kollegen sollen hier genannt werden: Chef Prof. Lauschke, der mich von Anfang an chancenlos als späteren Kollegen abgehakt hatte, noch ohne sich eine eigene Meinung bilden zu können, die Oberärzte Diettrich (Bauchchirurgie), Halm, Czornack, Bernhard (Traumatologe), Prof. Schaps (Neurochirurgie), die Dres. Schmidt, Weitzel, Sinkwitz, Blume, Weber, Teichert, Kinder (der tatsächlich mehrere Kinder hatte), Hotz, Kutschka, die genannten Uhlenhof und Wündrich, Gatzweiler (Gefäßchirurgie) und andere. Dr. Gatzweiler war irgendwie über 3 Ecken verwandt mit mir, über den Mann meiner Tante Gerda, Willi Kunisch, was mir nicht half. Er war für seine langsame, flapsige Art bekannt. Frau Dr. Teichert starb viele Jahre später selbst an dem Pankreaskarzinom, das sie im Berufsleben oft operiert hatte, eine Ironie des Schicksals. Dr. Blume war ein ruhiger und wortkarger Kollege, der gern träumend aus dem Fenster schaute. Er ließ sich danach am Fetscherplatz als plastischer Chirurg nieder und starb geraume Zeit später an BSE, der gefürchteten Creutzfeld-Jacob-Krankheit, die das Gehirn in große Wasserblasen verwandelt.
Seine Praxis lag neben der Rindfleisch-Gaststätte „Artushof“, von welcher vielleicht die Verpflegung kam, eine dunkle Vermutung im Nachhinein.
Von Oberarzt Diettrich ist mir noch das genüsslich gequetschte Wort „Quenüüü“ im Ohr, das häufig bei der täglichen OP-Planung fiel. Bei seiner Korpulenz mit dicken Lippen klang das eindrucksvoll und trotz seiner dicken Wurstfinger war er ein beeindruckend geschickter und erfolgreicher Operateur. Der „Quenu“ bezeichnet übrigens die Rektumexstirpation (Entfernung des Mastdarms) und Anlage eines Anus praeter (Darmausgang am Bauch) wegen Darmkrebs.
Das fachliche Spektrum in der Knochenchirurgie, Station Nord I, war schon interessant.

Da gab es Einsatz von Hüftprothesen, Meniskus-OPs, Osteosynthesen von Frakturen aller Art mit Lochplatten und Schrauben, die an Holzschrauben erinnerten, Kniepunktionen, Sehnennaht, Materialentfernung nach Osteosynthese, Schulterluxationen (Ausrenkung) mit Reposition (Einrenkung) nach Hippokrates oder Koch, Schädeltraumen, Tumorentfernungen, OP der Dupuytren-Handkontraktur-eine seltsame Verdickung der Handsehnen, Amputationen, Brustoperationen meist wegen Krebs bis Gefäßoperationen und anderes. Wir Anfänger waren dabei meist die 2. Assistenz, d. h. mussten das OP-Gebiet mit Haken freihalten.
Mein absolutes Chirurgie-Highlight war die erste Assistenz bei Prof. Schaps bei einer Schädeltrepanation (Eröffnung) im Nachtdienst. Prof. Schaps war eine europaweit geachtete Größe der Neurochirurgie, eine Koryphäe seines Faches, und stand hoch über allem Gewöhnlichen. So sah er uns Assistenten auch als richtige Menschen an und war erhaben über alles Mobbing und Anschnauzen, wie es bei anderen „Kollegen" üblich war.
Die denkwürdige Operation fand am 05.03.83 statt. Ein junger Mann mit epiduraler Blutung (neben der harten Hirnhaut) nach Schädeltrauma war bereits im Koma und hatte Streckkrämpfe.
Prof. Schaps wurde aus seinem häuslichen Milieu herangeholt. Seine einzige Kritik war: „Warum liegt der Patient noch nicht auf dem Tisch, wenn ich komme?" Als einziger Assistent durfte ich dabei sein bei der grandiosen Op. Der Professor schnitt die Galea (Kopfschwarte) U-förmig auf, setzte Bohrlöcher in die Schädeldecke, die per Drahtsäge verbunden wurden und klappte einen seitlichen Kalottendeckel von etwa 6 x 6 cm auf. Sofort sprudelte uns ein pulsierender Blutsee aus einer Arterie entgegen, der abgesaugt wurde. Prof. Schaps schob das Gehirn von der Seite mit den Fingern ab und verstopfte den Eintritt der Arteria meningea media mit Knochenwachs. Die Blutung stand, es folgten Zurückklappen des Kalottendeckels und Naht der Galea. Der junge Mann war in kurzer Zeit folgenlos geheilt, eine Meisterleistung des Professors, die wohl kein anderer vermocht hätte! Und ich durfte dabei sein!
Die „epidurale" (außerhalb der Dura, der harten Hirnhaut gelegene) Blutung ist meist arteriell bedingt und geht daher schneller, die „subdurale" Blutung unter der Dura meist venös. Der desolate Effekt ist derselbe: Das Gehirn wird nach der Seite und unten verdrängt, das führt zu cerebralem (hirnbedingten) Koma und Tod. Die Blutung muss also gestoppt und das Hämatom entfernt werden, Manchmal reicht die Absaugung über ein Bohrloch im Schädel, was im obigen Fall nicht genügt hätte.
Das Schädeltrauma ohne Blutung, aber mit Hirnödem, wurde mit Dexamethason und Sorbitol 40 % intravenös, sowie Glucose plus Insulin behandelt.

Ein Kollege bemerkte, damit könne man das Gehirn „bis auf Stechapfelgröße" schrumpfen lassen.
Am 04.02.83 gab es ein „Pflichter-Treffen" bei Dr. Arnold, welche da hießen: Thomas Mehner, Sieglinde Kohtsch, Irina Reichel, Hannes Rietsch, Ina Baumann, Heidi Liebscher, Jörg Liebscher, Max Finke, Carmen Scholz, Michael Zillmann und meine Wenigkeit. Alle jene verschwanden dann im Nebel der Vergangenheit. Max Finke saß wegen einer Lähmung im Rollstuhl und hatte mit eisernem Ehrgeiz sein Studium absolviert. Als er einmal in der Mensa an den finsteren Typen der Sektionsgehilfen aus der Pathologie vorbeifuhr, knurrte einer davon: „Wir können warten." Sie mussten lange warten. Jahre danach sah ich Max auf einem Ex-Studenten-Treffen wieder, der sein Dasein mit medizinischen Gutachten bestritt. In den Nachtdiensten waren wir Assistenten gefragt und erlebten die interessantesten Operationen, wie im April eine Sigma-(S-Darm)Perforation oder eine Embolektomie (Entfernung eines thrombotischen Embolus) aus der Armarterie durch Dr. Gatzweiler.
Ansonsten gab es Appendektomien („Blinddarm"), kollegial auch „Wurm" genannt, Bruchoperationen (Herniotomien), Pankreatitis-OPs, Strumaresektionen, Bougierung (Aufdehnung) gutartiger Oesophagusstenosen (Speiseröhrenverengung), Ileusop, Karzinomen des Bauchraums, falls metastasiert, wurde nur auf- und wieder zugemacht, „die Vöglein sind verflogen" war der diesbezügliche Spruch. Im April durfte ich die erste „Venae sectio" machen, das Freilegen und Einschieben eines Katheters in eine Armvene.
Von Oberarzt Bernhard, der nicht mehr unter den Lebenden weilt, möchte ich noch zwei kleine humorige Anekdoten berichten: Einmal deutete er einer jungen Kollegin an, sie gern mal zu vernaschen, worauf diese dem deutlich älteren Mann antwortete, er solle dabei bitte seine Herztablette nicht vergessen. Und im Garten seiner Villa auf dem Weißen Hirsch verfolgte OA Bernhard einen Einbrecher. Dieser sprang eine Mauer hinab und brach sich dabei das Bein. Der Oberarzt lud ihn in sein Auto, brachte ihn in die MedAk, und versorgte die Fraktur als Knochenchirurg persönlich. Er war ein Urgestein der Chirurgie und voller Humor.
Im privaten Bereich ging auch in 1983 meine Zahnbehandlung immer weiter. Die Zahntechnik war in der DDR mangelhaft, dafür aber kostenlos.
Der vereinsamte Peschel-Opa, der 2 Ehefrauen überlebt hatte, kam mit seinem Dackel Rico manchmal zu uns zum Essen, um unter Leute zu kommen.
Die Liebesbeziehung zu Schwester Martina von Station Süd 3 entwickelte und festigte sich. Sie wurde später die Mutter meiner restlichen 2 Kinder, eine ganz liebe Mutter und Frau mit durch den Beruf anerzogener Empathie und Hilfsbereitschaft, die eine Tochter (Janette) aus einer früheren Ehe mitbrachte.
Kulturelle Ereignisse gab es mit dem Auftritt von Ina Maria Federowski im

berühmten „Café Prag“ am Altmarkt, der Gruppe „Heureka“ in der romantischen Studentenkneipe „Bärenzwinger“ an der Brühlschen Terrasse und mit „Cosi fan Tutte“ im Großen Haus. Die Familienfeiern samt Grillabenden gingen immer weiter, mit dem ehemaligen Bio-Lehrer Bernhard Graf gab es einen Ausflug nach Prag. Dessen Bruder Werner war Arzt.

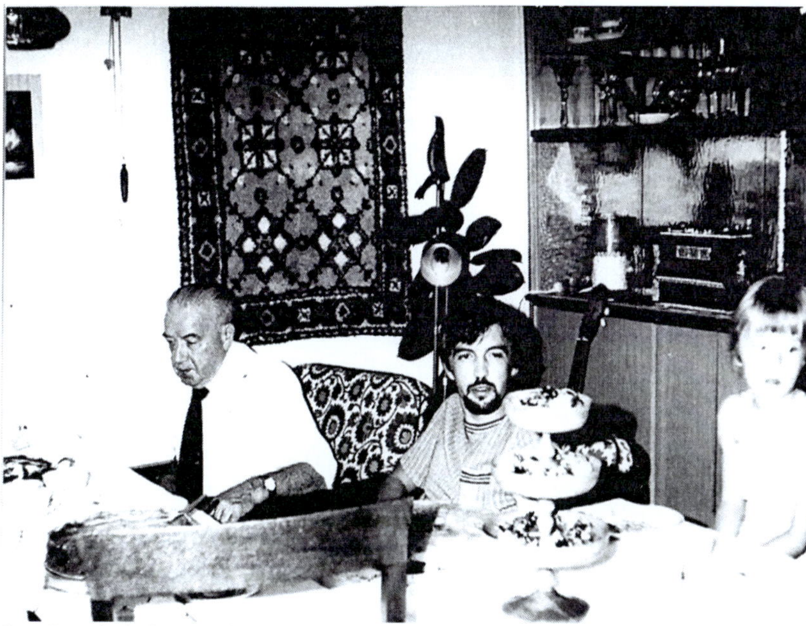

Der Peschel-Opa im Sept. 1983, rechts meine Nichte Rita, unten Dackel Rico

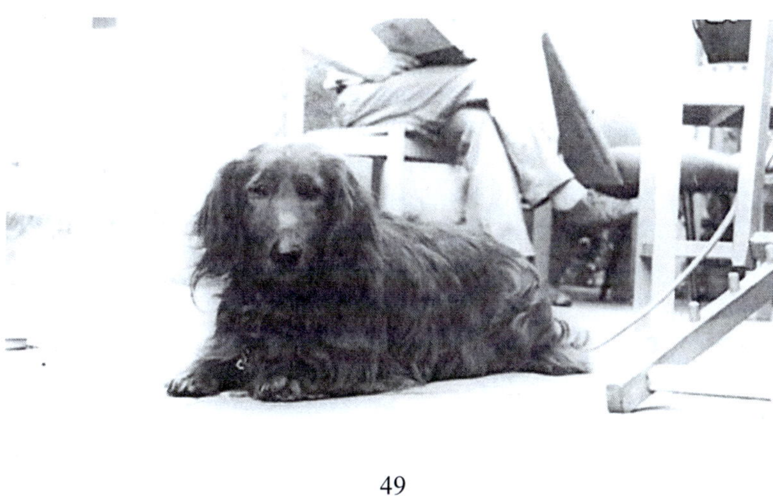

Manchmal gab es einen Ausflug zum Windsurfen und einen in die rustikale Gaststätte „Räuberhütte“ in Moritzburg.
Ein dickes Chirurgie-Buch, „der Littmann“, wurde provisorisch per Foto kopiert, um es nicht kaufen zu müssen. Gelesen wurde weiter, Graham Greene, Father Brown von Chesterton, John Updike („Der Zentaur“), Karl May, Halldor Laxness und mehr fachlich wie die Sauerbruch-Biografie von Wolfgang Genschorek und Wiederholung der Anatomie von Voss / Herrlinger.
Ein Praktikum in der HNO-Klinik im Mai wurde wieder zum Horrortrip, dort sah ich üble Krebs-Fälle, auch eine Oberkieferkrebs-Operation mit Ausräumung einer Augenhöhle (Exenteratio orbitae). Not-Tracheotomien (Luftröhrenschnitt mit Einsetzen einer Atem-Kanüle) gab es öfter.
Es gab Laryngektomien (Kehlkopfentfernung) mit Neckdissektion (Lympknotenausräumung) und andere unschöne OPs. Die Krebse im HNO-Bereich sind besonders entstellend, und daher erschreckend. Eine Tracheostoma-Blutung stillte OA Busse meisterhaft durch Unterbindung zuführender Arterien (A. maxillaris und thyr. superior). Ein 77-jähriger Patient erlitt einen postoperativen Atemstillstand und konnte trotz Tracheotomie nicht gerettet werden.
Am 29.08.83 wurden bei der feierlichen Exmatrikulation von der MAD durch Rektor Knoch, im Beisein des Stellvertretenden Bezirksarztes Jähnicke und des Justitiars Janz, unsere Approbationsurkunden überreicht. Erste Promotionen wurden vorgestellt, skurril war die von Hannes Rietsch über „postmortale Todeszeitbestimmung anhand der postmortalen Fauna“, also über Würmer und Leichenkäfer.
Gegen Ende meiner Zeit an der MAD erfolgte dort noch ein Schildbürgerstreich. Die einzelnstehenden Kliniken waren durch unterirdische Gänge verbunden, in denen Patienten und Verstorbene auf Liegen transportiert wurden. Die Heizungsrohre wurden erneuert, und deren Dehnungs-Kniee ragten so weit in die Gänge hinein, dass eine Trage nicht mehr durchpasste. Von da an wurden die Patienten oben im Freien bei Wind und Wetter entlanggefahren, ebenso wie die Toten, bei denen die nackten Füße mit dem bekannten Zettel am Zeh manchmal unter der Decke herausschauten. Einsteins Spruch von der Dummheit der Menschheit bewährte sich wieder.

An einer anderen Chirurgie

Der gottgleiche Chefarzt Prof. Lauschke zog seine (alternativlose) vorgefasste unerklärliche, schlechte Meinung über mich durch und schob mich ab an ein anderes Krankenhaus. Das Misstrauen und die Hetze gegen mich, aus welchen Gründen auch immer, wurden nahtlos weitergereicht. Ich war ein

ganz normaler Assistent, der nur (wie alle) ein wenig Förderung gebraucht hätte, um ein guter Chirurg zu werden. Das war mir nicht vergönnt. Neues Haus, neue Namen und Gesichter.
Ein großes Krankenhaus in einer Großstadt.
Mehr darf ich laut Rechtsberatung bei der heutigen Rechtslage nicht sagen.
Falls es jemanden interessiert, dem Autor sind die Namen von damals bekannt.

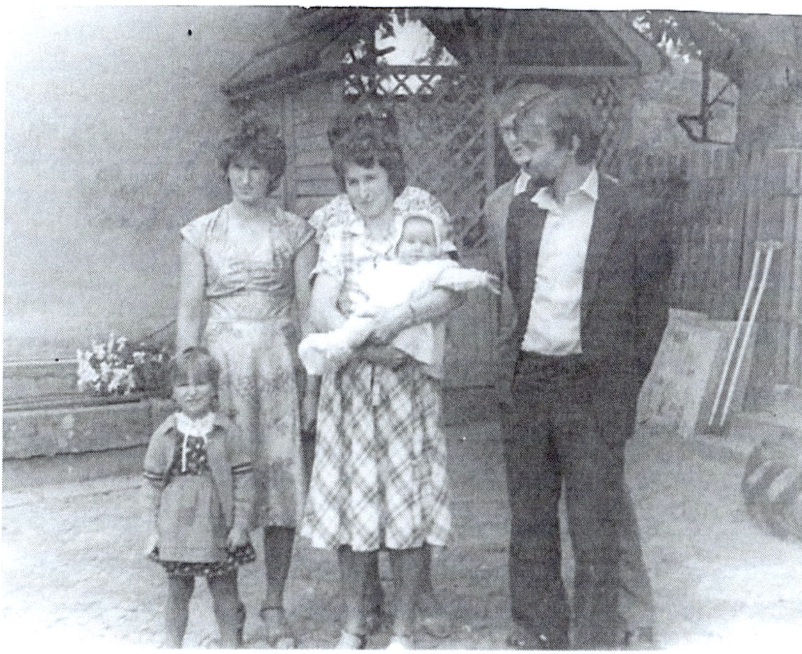

Patenonkel Gunter am 18.09.1983

Im September 83 gab es ein schönes Privatereignis, ich wurde zum Patenonkel meiner Großnichte Anett ernannt, im Rahmen ihrer romantischen Taufe in der Kirche zu Lomnitz nördlich von Dresden. Bis heute gibt es guten Kontakt zu diesem ländlichen Zweig der Familie, dato ist die Anett 39 und hat 2 Kinder.

Das chirurgische Spektrum an dem neuen Haus war wie gewohnt: Appendizitis, Gallen-, Magen- und Darm-OPs, (Magen als Billroth I), Hämorrhoiden, Leistenhoden, Abszesse, Mastektomien (Brustentfernung bei Krebs), Knochenzysten, Exostosenentfernung, Sehnenplastik und Knochenverlängerung,

Amputationen, Frakturversorgung, Dupuytrensche Kontraktur, Varizen und andere Gefäß-Operationen usw. .
Die Reposition von Radiusfrakturen mittels Zugschlinge und Gips war fast täglich Brot, der Radius (Speiche) bricht beim Abstützen mit der Hand beim Sturz (die häufigste Fraktur überhaupt).
Bei Schenkelhalsfrakturen wurde ein Streckverband über einen am Schienbein angebrachten Zug-Bügel angelegt und das Bein auf der Braun'schen Schiene gelagert. Diese „Tibiastrecks" zu „schießen" war häufige Übung für uns Assistenten. Dabei wurde ein dicker Draht durch die Rauigkeit des Schienbeins, die Tuberositas tibiae, gebohrt, woran der Zugbügel befestigt wurde.
Der Chefarzt und Professor operierte gern die akute nekrotisierende Pankreatitis mit wechselhaftem Erfolg, also auch mit genügend „Verschleiß" an Leben.
Meine erste Materialentfernung, ein Küntschernagel, durfte ich am 04.10. machen, und den ersten Tibiastreckverband mit dem Zugbügel bei Schenkelhalsfraktur anlegen. Meine erste geplante Appendektomie am 06.12. erwies sich in der Operation als Pyosalpinx (vereiterte Tube), worauf der Oberarzt übernahm und die Salpingektomie durchführte. Meist hielten wir die Haken als 2. Assistenz und der Operateur überließ uns beim „Zumachen" die Hautnaht, als Naht-Training.

1984

Mit der Chirurgieschwester Martina und ihrer Tochter Janette hatte sich ein richtiges Familienleben entwickelt. Wir besuchten die Astoria-Disko, die Museen im Zwinger, eine Rassekatzen-Ausstellung mit wunderhübschen Birma-, Perserkatzen, Colourpoint- und Siamkatzen, waren zur Countrymusik und zu Geburtstagen der Verwandtschaft und kauften ein possierliches Zierkaninchen namens „Nucki". Das machte uns Spaß, wenn es mit rasanten Haken zwischen Tisch- und Stuhlbeinen durchsauste, ohne anzustoßen. Im August machten wir einen Surf- und Badeurlaub an dem geliebten Schwielochsee mit einem Ausflug in die Weltstadt Berlin. Die Freundschaft zu Mitstudenten versuchte ich zu erhalten, war mit Rene Grube im Louisenhof, dem „Balkon Dresdens" in Bühlau und mit Thomas Mehner im Ringcafé. Das Leben rast aber so weiter, dass viele Freundschaften in der Vergangenheit verschwinden …
Im Januar gab es eine denkwürdige, lustig kommentierte Materialentfernung aus dem Oberschenkelknochen. Die Schrauben waren festgewachsen, deren Köpfe bereits abgedreht, so dass unsere Instrumente nicht reichten, sie zu

lockern. Der Hausmeister wurde zum OP beordert, um seine Rohrzange abzuliefern, mit dieser gelang dann (nach Desinfektion mit Peressigsäure) die Entfernung. Improvisation war in der DDR häufig.
Am 3. März durfte ich die erste Schulterluxation (Ausrenkung) reponieren, mit der alten, aber guten Methode nach Hippokrates. Dabei wird die eigene Ferse in die Achselhöhle des Patienten gestemmt, der Arm langgezogen, und der Oberarmkopf über die Fußkante wieder in seine Gelenkpfanne gehebelt, was erstaunlich leicht gelingt. Es erinnerte etwas an einen Judogriff, mit denen ich ja Übung hatte.
In einem Klinik-Nachtdienst gab es 2 Magenperforationen (das Loch im Magen muss bis in 6 Stunden verschlossen, also „übernäht" werden), und einen Ileus (Darmverschluss) durch eine „en bloc" reponierte Hernie (Bauchwandbruch). Das heisst, dass beim Versuch, den Bruch in die Bauchhöhle zurückzudrücken (was übrigens der eine Oberarzt meisterhaft konnte) auch die einengende Bruchpforte fehlerhaft mit hineinverlagert wird. Am 18.05.84 durfte ich den ersten periproktitischen Abszess eröffnen, mit „Periprok" abgekürzt. Solche Eiterherde am Anus werden aufgeschnitten, der Eiter abgelassen und ausgeräumt und mit einer Lasche etwa 2 Tage offen gehalten für den Restabfluss.
Neben dem Klinikbetrieb gab es fachliche Tagungen, so im April in der „Schauburg", einem berühmten Dresdner Kino mit den Professoren Knoch, Lauschke und Klug, einen Vortrag vom Kreisarzt über „rationelle Arzneitherapie" (die Sparwut der Obrigkeit verfolgte uns auch nach der „Wende" lebenslang weiter), ein Vortrag von OA Bernhard, dem Neurochirurgen Mikulin über Wirbelsäulenverletzungen. Herrn OA Zotter von der MAD arbeitete ich etwas zu bei seiner Studie über „CEA", einen heute noch verwendeten Tumormarker im Blut, ein Vortrag über Reanimation von Anästhesie-Chefarzt Hache, welcher kurz nach der „Wende" bei einem Banküberfall erschossen werden sollte, weil er zur falschen Zeit am falschen Ort war. Von Prof. Herzog hörten wir einen Vortrag über Magenkrebs.
In der Klinik gab es auch dramatische Operationen wie die Stillung einer Speiseröhren-Blutung mittels Sengstaken-Sonde (einem wurstähnlichen aufblasbaren Ballon), Darmverschluss verschiedener Ursache, ein subphrenischer Abszess (unter dem Zwerchfell gelegener Eiterherd) einer retroperitonealen Blutung (unter dem hinteren Bauchfell). Sonst lief die übliche Routine, Appendektomien, Leistenhernien, Varizen „strippen" (ziehen), Hämorrhoiden-OP nach Milligan- Morgan, Cholezystektomien (Gallenblasenentfernung), Magen- und Darm-OPs, Frakturen usw. .
Am 26.11. gab es wieder eine Horror-Einlage: Der bei einem Unfall komplett abgerissene Arm eines 31-jährigen Mannes, den ich mit dem eisgekühlten Arm in den Händen in die Berliner Charité in das Replantationszentrum

begleiten musste. Wir hörten dann, dass die Berliner 8 Stunden operiert hätten, der Arm starb trotzdem ab und wurde 1 Tag danach wieder amputiert. Ein Graus ohnegleichen.
Im Privaten ging auch 1984 meine endlose Zahnbehandlung weiter, immer mehr Brücken wurden durch Zahnverluste nötig.
Unser Peschel-Opa durchtrennte sich eine Fingersehne an der Kreissäge, war also mit über 80 Jahren noch beruflich aktiv. Diese wurde am KH Dresden-Neustadt geflickt.
Unsere liebe Nachbarin Edith Illguth starb mit 48 Jahren an Darmkrebs. Ihr Mann Berthold fand später eine neue Frau mit demselben Vornamen. Meine Mutter äußerte anlässlich dessen wieder den alten Kriegsspruch „Die Einschläge rücken näher“.
Freundin Martina zog aus Löbtau in die Hochschulstraße nahe am Hauptbahnhof, wobei ich mithalf.

Im September bekam ich auch die erste eigene 1 Raum-Wohnung im Plattenbau in Gorbitz, im Volksmund „Arbeiterschließfach“ genannt, und richtete sie ein, als Holzfachmann auch mit selbstgebauten Regalen. Dort fand sich ein guter Nachbar und Freund, der Kraftfahrer Gerhard Lange, mit dem wir beim Bier ausführlich über die DDR lästerten. Er setzte sich noch vor der „Wende“ in den Westen ab. Auch dieser Kontakt verlor sich später. Unser Beruf ließ auch nicht viel Zeit für Privates übrig.

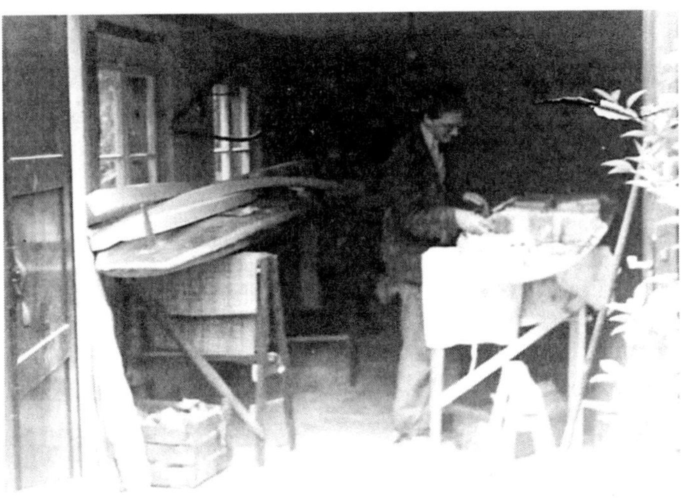

Weiter bastelten wir in Hellerau an den Surfbrettern

Ein Ballon Sauerkirschwein gelang gut und existierte demzufolge nicht mehr allzu lange. Mein Bruder Volker baute ein Haus an der Kossuthstraße in Hellerau, eine Grillhütte gleich dazu, dazu war er als Tiefbauingenieur gut in der Lage. Sein Schwager besorgte uns öfter Karten für Studenten-Ereignisse an der HfV, auch für den Fasching, ein Fest für geprägte Beatles- und Stones-Fans.
Obwohl meine Ausbildung an diesem Krankenhaus zunächst scheinbar normal verlief, schwelte das von der MAD mitgelieferte unerklärliche Misstrauen und Hetze unterschwellig weiter. Besonders die Gefäßchirurgen hetzten und kritisierten gegen mich beim gottgleichen Chefarzt. Etwas Fassbares fand sich (endlich) gegen mich am 17.09.84, als ich einen Abszess am Bein meines Bruders in der Klinik in Lokalbetäubung eröffnete. Dessen Medizinangst hatte ich völlig unterschätzt. Er bekam eine psychogene Ohnmacht und fiel vom Stuhl auf die harten OP-Fliesen, bevor ich ihn auffangen konnte, dann wurde ihm noch eine „Schädelfissur" (Riss) angedichtet, die ich auf dem Röntgenbild nicht entdecken konnte. Am 4. Tag verließ er die Klinik mit gut geheilter Wunde und ohne Folgen. Für mich war das eine Lehre für das restliche Berufsleben, nie wieder operierte ich am sitzenden Patienten, nur noch im Liegen, auch wenn es nur eine kleine Warze war. Wer liegt, kann nicht mehr umfallen.
Jetzt hatten sie etwas in der Hand, und die Hetze gegen mich nahm Fahrt auf. Der Professor machte auf Jähzorn und putzte mich im Gespräch herunter, verbot mir jede „manuelle Tätigkeit" und Klinikdienste. Es kam allerdings anders. Am 01.10. machte ich den nächsten Klinikdienst mit einer selbst (manuell) durchgeführten Radius-Reposition.
Das Mobbing gegen mich schärfte meine Aufmerksamkeit für Fehler und Misserfolge der höherstehenden, „geeigneten" Kollegen, die eine ganz andere Dimension als meine hatten.
So kam es am 23.10. zu einer Nachblutung bei einer Struma-OP, die zu Atem- und Herzstillstand bei der Patientin führten. Sie konnte mühsam gerettet werden. Eine Nachblutung ist immer OP-Pfusch. Bei einer Carotis-Revision (Halsschlagader) durch Oberarzt M. am 01.10. verstarb der Patient auf dem Tisch. Von diesem Herrn wird noch mehr zu berichten sein. Dr. K. riss bei einer Routine-Gallen-OP das Duodenum ein (Zwölffingerdarm), ungewöhnlich bei einer „Galle", was mühsam geflickt werden musste. Kurz nach einer Aortenprothese, Operateur war mein Haupt-Mobber-Oberarzt, verstarb der Patient an postoperativer Blutung, eine wahre Meisterleistung dieses sauberen Herrn. Bei der Operation eines Speiseröhrenkrebses durch den Ober-Professor verstarb die 44jährige Patientin auf dem Tisch wie auch eine ganze Reihe seiner Pancreas-OPs, wie schon erwähnt. Ein anderer Doktor der Mobbing-Kunde zeigte in der Bauchchirurgie, so bei einer Anusrückverlegung

und einer Magen-OP erhebliche Unsicherheiten, seine Frage in den Raum „was mache ich denn jetzt?“ ist mir heute noch im Ohr, und er musste den souveränen Bauch-Chirurgen zu Hilfe rufen.
Kollegen hatten eine Dens-Fraktur nicht erkannt, ein heißes Eisen in der Traumatologie, der Dens rutschte nach einigen Tagen ab, und der Patient erlitt eine hohe Querschnittslähmung. Der Dens axis ist die Achse am 2. Halswirbel, um die sich der Kopf dreht. Dr. F., ansonsten eine freundliche, neutrale Kollegin, brauchte 2 Stunden für eine Nabelhernie, die eigentlich eine Bagatelle ist. Gute Chirurgie zeichnet sich auch durch Zügigkeit aus. Oberärztin Z. nähte eine Darm-Verbindung verkehrt herum, der Fehler musste korrigiert werden. So sahen die Leistungen einiger bestens für Chirurgie „Geeigneten“ aus. Der Höhepunkt folgt noch.
Ende 1984 und Anfang 1985 steigerte sich das nun offensichtliche Mobbing gegen mich mit Anschnauzen und Beleidigungen unerträglich, wie „Sie halten die Haken schief, Sie haben kein Interesse an der Chirurgie“ und „Sie warten auf Anweisungen, Sie haben ja einen Klaps“. Natürlich durfte der 2. Assistent nur auf Anweisung handeln. In einem „Kadergespräch“ versuchte der Professor, mich zu erpressen: „Wenn Sie in ein anderes Fach gehen, schreibe ich Ihnen auch eine gute Beurteilung.“ Da biss er bei mir auf Granit, denn ich hatte schon viel Mühe und Zeit in die Chirurgie gesteckt und war durch das späte Studium schon so spät dran. In seiner Beurteilung Ende 1984 bezeichnete er mich als „passiv“, ich hätte mich „nicht in die Ärzteschaft eingefügt“, was großer Quatsch war, „Fehlverhalten gezeigt“ (Anspielung auf den Fall meines Bruders, ohne Folgen), stimmte aber weiterer Chirurgie-Ausbildung zu und teilte mich auch weiter für Klinikdienste ein, verlogener und schizophrener ging es nicht!
In dieser Zeit war der wöchentliche Gang in die pathologische „Arena“ spannend, einen kleinen Hörsaal mit steil aufsteigenden Bänken, das Amphitheater der Pathologen. Von diesen, auch „postmortale Klugscheißer“ genannt, ging einer mit der „kalten Platte“ herum und zeigte an den zerschnittenen Organen die pathologischen Stellen. Wir erfuhren so viele Fehler der prämortalen Diagnostik, was ja der Sinn der Übung war. So eine Subarachnoidal-Blutung (unter dem Gehirn), zu Lebzeiten als „vaskuläre Demenz“ fehldiagnostiziert, eine Darmperforation aufgrund einer unerkannten Colitis ulcerosa, „Herzinfarkte“ wurden in der Pathologie zu Lungenembolien usw. Fast alle im Krankenhaus Verstorbenen wurden in der DDR seziert, ein Manko des heutigen Krankenhauswesens, wo das nur selten und immer weniger erfolgt.

Natürlich war ich nicht der Einzige „auf dem Kieker“. Der unauffällige, bescheidene Assistent W. wurde an die Poliklinik delegiert. Offenbar gab es hier auch „mehr Ärsche als Wände“ wie an der MAD.

Die mir eigentlich „verbotene manuelle Tätigkeit“ setzte sich doch fort, z. B. mit einer Splitter-Entfernung aus der Hand, Wundnähten, Radiusreposition und „Tibiastrecks“. Als völlig Ungeeigneter durfte ich weiter Klinikdienste machen, also völlig schizoid. Die Pfuscherei dieser chirurgischen Truppe ging auch dieses Jahr weiter. Am 03.02. perforierte OA B., sonst ein souveräner Darmchirurg, mehrfach ungewollt den Darm bei einer Ileus-Op. Aus Wut über seinen eigenen Pfusch schnauzte er mich als Hakenhalter grob an. Jeder hat mal einen schlechten Tag. Eine 71-jährige Frau mit Schädelfraktur erlitt bei der OP derselben eine profuse Sinus-Blutung (aus der Hirnvene) und starb auf dem Tisch. Das wäre einem Prof. Schaps nicht passiert … Ein 84jähriger Mann starb 2 Tage nach seiner Magen-Op. Eine von Dr. B. operierte Struma erlitt die bekannte Komplikation der „Rekurrenslähmung“, was lebenslange Heiserkeit bedingt. „Rekurrens“ ist der „zurückkehrende Nerv“, weil er nach einem Bogen nach unten an der Schilddrüse liegend zu den Stimmbändern zurückkehrt. Dr. B. war Chefs Liebling und wurde gefördert, durfte viel operieren und war daher versiert, aber auch solchen „Kronprinzen“ konnte mal etwas passieren. Frau Dr. A. fand die Ileus-Ursache bei einer Bauchoperation nicht und „machte zu“, ohne den Ileus (Darmverschluss) zu beseitigen. Was aus dem Patienten wurde, weiß ich nicht. Im März starb eine 69-jährige Frau an einer Pancreas-Op des „unfehlbaren“ Professors, eine weitere in der Reihe. Ich durfte weiter einen Tibia- und Fersenstreckverband „schießen“ (durch den Knochen bohren) und eine Fußfraktur einrichten, die dann gut stand, trotz aller „Unfähigkeit“. Ende März brauchte Kollege Dr. F. geschlagene 4,5 Stunden für eine Struma-OP, weil er den Halsschnitt quer statt U-förmig legte und dann schlecht in die Ecken hineinkam und keine Übersicht hatte. Im März schickte der Unfehlbare (Chef) auch einen 24-jährigen Mann bei einer seiner Pancreas-OPs ins Jenseits. Bei noch einer Struma-OP des Dr. F. von abermals 4,5 Stunden wurde eine Tracheotomie nötig, bei einer weiteren trat eine beidseitige Rekurrensparese auf, die (fast) Ersticken bedeutet und in diesem Fall zum Hirnschaden durch Sauerstoffmangel führte. Dr. F. verursachte bei einem Schenkelbruch (Femoralhernie) eine massive Nachblutung und eine Embolusentfernung aus der Armarterie misslang ihm. Dieser Pfuscher und Hetzer verhinderte auch meine erste Mamma-DE (Probenentnahme aus der Brust).

Schlimm, wenn man im Ernstfall als Patient auf solche „Experten“ angewiesen ist, genauso schlimm, wie diese über das Schicksal ihrer Assistenten entscheiden können, obwohl sie selber ihr Fach nicht beherrschen! Aber es gilt: Einmal schwarzes Schaf, immer …

In einer Konferenz rügte der Chefarzt einen im Westen verbliebenen, also abwesenden Kollegen, der eine Mullplatte bei einer Hüft-OP im Körper eines 71-jährigen Patienten vergessen hatte, der dadurch an Sepsis gestorben war.

Bei einer Halswirbel-Luxationsfraktur C5 im Juni legten die Pfuscher nur eine Crutchfield-Klammer an, als es dann doch zur geplanten Wirbel-OP kam, hing der Patient bereits an der Beatmung.
Der Atemnerv zum Zwerchfell (Nervus phrenicus) tritt bei C4 aus (4. Halswirbel). Über diesen Verlauf und Behandlungsfehler war ich echt entsetzt.
Die Amputationen von Diabetikerfüßen waren scheußliche Erlebnisse.
Eine Speiseröhren-Naht vom Chef hielt leider nicht, der Patient starb an eitriger Mediastinitis. (Mittelfellentzündung) Der unfehlbare Halbgott in Weiß hatte halt öfter mal Pech.

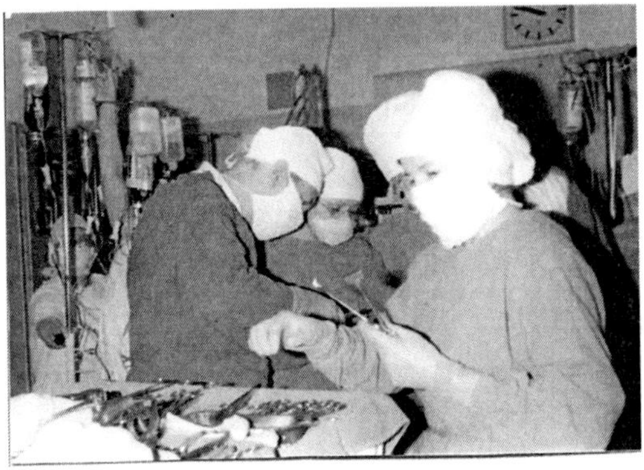

Im OP-Saal 1985

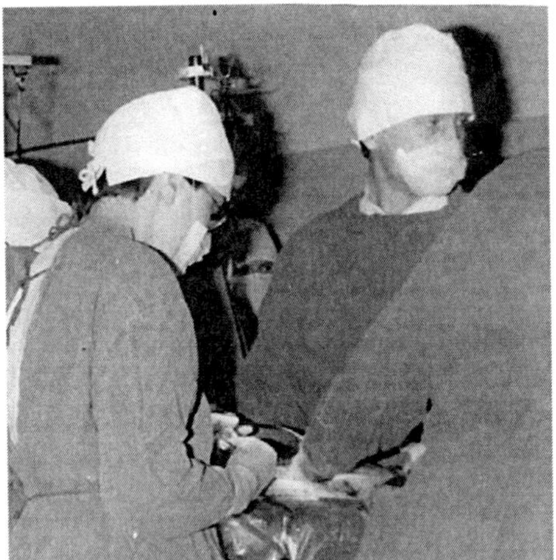

Versuchte „Helden" des Operationssaales

Bei einer unerkannten Sigmaperforation (Durchbruch des S-Darms) war beim Kontrast-Röntgen Bariumbrei in die Bauchhöhle gelaufen, der 77-Jährige starb an Peritonitis (Bauchfellentzündung).
Den Höhepunkt aller erlebten Pfuschoperationen bildete die Aorten-Operation des Ober-Mobbers und Hetzers Oberarzt M. am 24.09.1985. Der Patient, Kurt S., 73 Jahre alt, hatte eine Ruptur seines Aortenaneurysmas erlitten, die Blutung war erst mal spontan zum Stehen gekommen, wie bei solchen Fällen möglich. Er ging selbst zum OP-Tisch und legte sich mit einer optimistischen Bemerkung darauf. Er sollte den Saal „mit den Füßen zuerst", also tot, verlassen. Bei dieser Superleistung eines „Doktors der Medizin" durfte ich die Haken halten und konnte diesem Pfusch aus erster Reihe zusehen.
Der Bauch des Patienten wurde eröffnet, das Darmkonvolut beiseite gewälzt, das riesige Hämatom vor der Aorta wurde blau schimmernd sichtbar etwa von halber Fußballgröße, der Gegendruck des elastischen Peritoneums (hinteres Bauchfell) hatte die Blutung zum Stehen gebracht. Wenn dieses einreißt, verbluten solche Fälle gleich in die Bauchhöhle. Der Pfuscher-Oberarzt schnitt in das Riesenhämatom hinein, statt die Aorta (Hauptschlagader) erst mal weiter oben abzuklemmen! Eine Blutfontäne sprang auf, die den Bauchraum des armen Patienten in einen sprudelnden Blutsee verwandelte. Nun ohne Sicht, wühlte der Pfuscher in dem See herum und versuchte, im Nachhinein die Aorta oberhalb des Aneurysmas abzuklemmen. Dabei riss er offenbar (ohne Sicht) ein paar Seitenäste derselben ein, so dass es nach dem Abklemmen immer weiter blutete. Statt die Blutungsquellen zu suchen und zu stillen, nähte der elende Pfuscher in aller Ruhe weiter an der Bifurkations(Aorten-)Gefäßprothese. 3 Saugerflaschen à 5 Liter waren voll (der Mensch hat etwa 6 Liter Blut), die Anästhesisten pumpten oben 20 Konserven hinein, kamen aber diesem Blutverlust nicht nach, der Patient „lief aus", Blutdruck nicht mehr messbar, Schock, Tod auf dem Tisch. Über den Vorgang war ich maßlos entsetzt. Der Pathologe schrieb im Sektionsbericht als Todesursache: „hämorrhagischer Schock nach rupturiertem Aortenaneurysma", ohne die unglaubliche Pfusch-OP zu erwähnen, eine Vertuschung sondergleichen nach dem Motto: Eine Krähe hackt der anderen kein Auge aus! So sah die Leistung eines chirurgischen „Leiters" und „Oberarztes" aus, der junge Kollegen diskriminieren, beleidigen und deren Ausbildung beenden durfte! Erst wollte ich die Angehörigen des Patienten S. zur Klage animieren, hatte dann aber nicht den Mumm dazu, steckte zu sehr in der Hierarchie. Nachdem ich einige Kollegen von der Sache unterrichtet hatte, wurde ich vom Chef eine Weile an die Poliklinik strafversetzt, obwohl es unter Kollegen keine Schweigepflicht gibt. Einmal schwarzes Schaf, immer schwarzes Schaf in Weiß.
Dieser ominöse Oberarzt setzte sich noch vor der Wende in den Westen ab und machte im Schwarzwald eine Gefäßpraxis auf.

Er dürfte gewusst haben, warum.
Dann liefen die Routine-OPs weiter wie Appendizitis, Mamma-Zyste, Analfistel, Hernien, Hemicolektomien, (Darmresektion) Varizen, Gallen, Strumen, Ileus (Darmverschluss durch „Briden"-Narbenstränge, Karzinome, Invagination u. ä.), Mamma-Karzinom-Radikaloperation nach Rotter-Halsted, Darmperforation, Hämorrhoiden, Embolektomie aus der Beinarterie, Knochenmarkspülung bei Osteomyelitis (Vereiterung), Faszienspaltung bei Kompartmentsyndrom, Abszess nach Ziehen eines Gallen-Drains, Magen-OP nach B I, eine interessante OP des Handchirurgen OA T. (Ersatz des Hand-Mittelnervs Medianus durch einen Wadennerv (N. Suralis) der übrigens mir gegenüber neutral und nett war und sich nicht an dem Mobbing beteiligte.
Infolge der Hetze und Diskriminierung gegen mich hatte ich eine Anzeige dieser Pfuschtruppe von diesem Krankenhaus angedroht, worauf mich der Chef anbrüllte: „Jetzt zeigen Sie auch noch einen schlechten Charakter!" Die Wahrheit sagen bedeutete also für ihn, einen schlechten Charakter zu haben. Manchmal fragte er scheinheilig, wie ich mir meine weitere Zukunft vorstelle.
Einmal lobte mich ein Oberarzt, sonst der Haupt-Mobber, scheißfreundlich, dass ich eine akute Galle richtig diagnostiziert hatte, die fälschlich als „Appendizitis" anoperiert worden war. Da hatte der „Ungeeignete" mal den besseren Riecher gehabt als die Etablierten.
Der kameradschaftliche Herrmann Uhlenhof war nun auch von der MAD an dieses Haus geschasst worden. Leider war er dem Alkohol zugeneigt. Als er einmal im September Visite und Konferenz verschlafen hatte, sagte die „graue Eminenz", ein OA, zu ihm: „An Ihrer Stelle würde ich mich aufhängen" – ein Beispiel für den netten Ton unter Chirurgen. Herrmann wurde später die Approbation entzogen, er wurde auch nicht alt. Wir hatten ein paar schöne Abende auf seinem Anwesen auf dem Weißen Hirsch verbracht.
Über die zupackende Art der Chirurgen kursierte ein Witz: Ärzte gehen auf Entenjagd. Ein Vogel fliegt vorbei, der Psychiater wiegt seinen Kopf hin und her – ist das nun eine Ente, oder ist das keine Ente – der Vogel ist weg. Wieder fliegt ein Vogel vorbei– der Internist holt ein dickes Buch heraus und schlägt nach, ob das eine Ente ist – der Vogel ist weg. Dann fliegt ein Vogel am Chirurgen vorbei, der schießt ihn ab und sagt zum Pathologen: Guck mal nach, ob das eine Ente war!
Auch in diesem Jahr fachliches Lesen angesagt, was nun mal zum Arztjob gehört, so über Nervendruckschäden, Magenoperationen, Metatarsalgie, extra-intrakraniellen Bypass (Gefäß-Verbindung zum Gehirn), die laut Prof. Schaps gute Ergebnisse zeitigte, aber wohl etwas in Vergessenheit geraten ist, Pleuradrainage, Pankreatitis, Analfistel, Morbus Sudeck - die seltsame posttraumatische Entzündung, System der Blutgerinnung, Durchführung der

Totenschau und vieles mehr.
Auch mein Englisch versuchte ich zu verbessern, mit Übersetzung von Rider Haggards „King Solomons mines“ – eine herrliche Abenteuergeschichte, „The goldbug“ von E. A. Poe, „Port of call“ und „The light that failed“ von Rudyard Kipling. Auch für die Gitarre gab es englische Lieder, hier wie bei der Sprache blieb es aber bei dem bekannten Spruch: „Nobody is perfect“, und das bis heute. Onkel Karl, der Archäologe, feierte in Jena seine Silberhochzeit mit Frau Karin und den 4 Kindern, Ulrike, Thomas, Ulf und Henrike.
Im Januar, mit 32 Jahren, kam mein erstes Auto, ein 25 Jahre alter Trabant. Man vergleiche mit der heutigen Jugend … Der gute Nachbar Gerhard Lange, Kraftfahrer beim SC Einheit, besorgte Ersatzteile, die es schwer gab. Damals gab es noch richtige Winter, im Februar herrschten schon mal minus 20 Grad. Der nette Chef Günther von Bischofswerda hätte mich in die Chirurgie genommen, was der jetzige Chef zu verhindern wusste.
Bruder Volkers Hausbau war bis zum Richtfest gediehen, am 23.05. wurde die Grillsaison wie üblich zum Geburtstag meiner Schwägerin Dagmar eingeläutet, die mir 2 ansehnliche Nichten bescherte, Christiane und Rita.
Im April bemerkte Freundin Martina ihre Schwangerschaft. Im Juni besuchten wir die Operette „Die Gräfin vom Naschmarkt“, im Sommer gab es Urlaub mit Surfen am Scharmützelsee, auch Martinas Mutter Brigitte Melzer war dabei.
Der gütige Prof. Seebacher von einer Hautklinik in der Nähe gab mir endlich ein Promotionsthema im Gegensatz zu den abweisenden Chirurgie-Bonzen, ein Thema über eine Zusatztherapie (adjuvant) beim Malignen Melanom (schwarzer Hautkrebs). Damit wurde er mein hilfreicher „Doktorvater“.
Öfter half ich in der Wohnung meiner Freundin Martina, bastelte eine Liege, bohrte Wandlöcher, und steuerte eine selbst gedrechselte Stehschale zur Verschönerung bei. Vom Heiraten hielten wir beide nicht viel, und unsere „wilde Ehe“ hielt sehr lange. Die Ehe suggeriert ja nur eine scheinbare Sicherheit, was bekanntermaßen oft schiefgeht.
Ein auswärtiger Chirurg, Prof. R., den ich bald kennenlernen sollte, war in Zwickau wegen eines tödlichen Gasbrand-Falles „abgesägt“ worden und bewarb sich um die Chefarztstelle an einem Krankenhaus in der Großstadt, das mein nächstes werden sollte. Dazu soll der damalige Bezirksarzt Niemann gesagt haben: „Der wird nur über meine Leiche hier Chefarzt.“ Bald darauf starb der Bezirksarzt wirklich, und Prof. R. wurde wirklich über seine Leiche Chefarzt der Chirurgie an einem ungenannten Krankenhaus einer ungenannten Stadt.
Ende August hatte ich ein Gespräch mit diesem, meinem künftigen Chef, der mir in Absprache mit dem „Unfehlbaren“, dem bisherigen Chef, noch eine

Chance geben wollte, „damit eine dritte Stimme dazukommt". Eigentlich eine Farce, denn ich arbeitete die 2 ½ Jahre am letzten Haus als normaler Assistent, und dass sie mich nicht öfter operieren ließen, war nicht meine Schuld.
Im August kam auch wieder einmal „Westbesuch", Harry Hemmo, Nationaltrainer im Frauen-Fußball der BRD und ein alter Freund meines Vaters. Dann machten wir eine Woche Urlaub in Binz an der Ostsee, wobei man die Natur auch am FKK bewundern konnte. Dort trafen wir auch zufällig den früheren Mitstudenten Friedemann Pabst, der Jahre später Chefarzt der HNO am Krankenhaus Dresden-Friedrichstadt werden sollte.
Am 01.09.85 verstarb Prof. Kleine-Natrop, Haut-Chefarzt an der MAD, worauf wir uns wehmütig an seine Wildschwein-Spende anlässlich unserer Aufnahmefeier an der MAD erinnerten.
Sic transit gloria mundi – so vergeht der Ruhm der Welt …
Im September 1985 lernte ich den tüchtigen Peter Steidl beim Trabant-Basteln kennen, was eine lebenslange Freundschaft einleitete, er wurde auch mein Patient und zeitweise Steuerberater, und spielte auch mal eine Runde Tischtennis mit.
Martina kam am 27.11.85 in die Wehen, wir besuchten sie mit Oma Melzer dort in der Frauenklinik Friedrichstadt, um 22:35 kam mein Töchterlein Lydia auf die Welt.

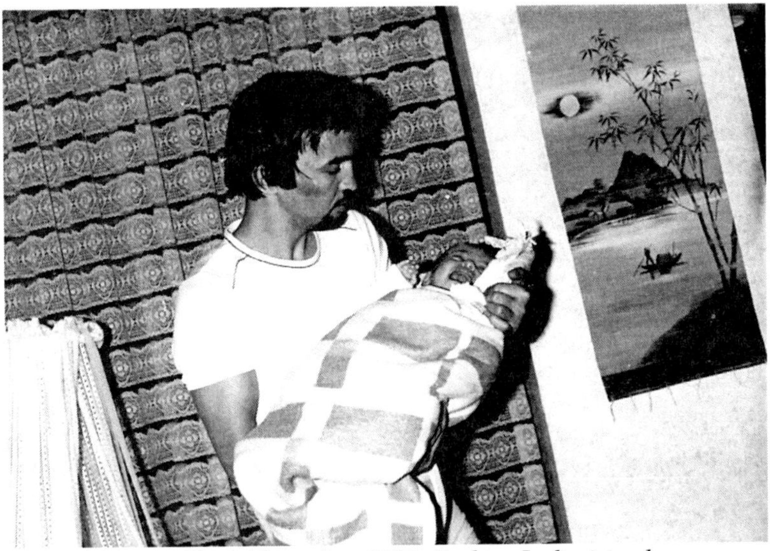

Vater- und Mutter-Glück November 1985, Tochter Lydia ist geboren

In der jetzigen Chirurgie ging es bis Jahresende weiter. Oberarzt B. bewies seine auch außerberufliche Tüchtigkeit, indem er im Klinikkeller eine Ratte erschlug, ein wichtiger Beitrag zur Krankenhaushygiene. Im Dezember musste ich einen 80-jährigen Patienten an ein anderes Haus zur Papillotomie (Papillenspaltung wegen Gallengangsstein) begleiten. Diese machte Prof. S. von der Endoskopie und setzte dabei leider eine massive Papillenblutung, an der der Patient verstarb, eine Viertelstunde zu spät war die erste Blutkonserve da, was an den damaligen Fall der tödlichen Magenblutung erinnerte. So kehrte ich ohne Patient an „mein" Krankenhaus zurück.
Im Dezember 85 erfuhren wir auch von dem üblen Vulkanausbruch in Kolumbien, wobei unser ehemaliger tüchtiger und lustiger Kollege Juan G. gerade so noch aus dem Schlamm gezogen worden und gerettet wurde. Das bewegte uns alle.
Mein Vater beging am 20.12.85 seinen 60. Geburtstag im Familien- und Freundeskreis, ich lieferte eine Laudatio dazu.
Im Dienst am 31.12.85 (verbraten bis zuletzt) durfte ich noch eine Unterarmfraktur einrichten. Eine vordere Kieferluxation (Ausrenkung) gelang nur, weil ich den Akteur darauf hinwies, dass diese mit den Daumen auf den unteren Zahnreihen mit Druck nach unten und hinten zu beheben sei, statt nach vorn zu ziehen. Das gelang dann auch, nach meinem Ratschlag an „besser Geeignete".
Nach dem Dienst gab ich die Schlüssel ab, die Zeit an diesem Haus war zu Ende, der „große" Professor, der (mehr oder weniger) „Unfehlbare" gab mir sogar die Hand zum Abschied, was an seinem fiesen Verhalten in meinen Augen nichts änderte.
Warum mich als schwarzes Schaf das Mobbing im sozialistischen Staat verfolgte, ist mir wie gesagt bis heute unbekannt. Vielleicht stand etwas Falsches in der „Kaderakte", die damals akribisch und umfangreich war, und das Berufsleben wesentlich bestimmte.

1986

Die Zeit als „schwarzes Schaf" in der nächsten Chirurgie-Klinik.
Bei minus 10 Grad am 01. Januar 86 startete meine halbjährige „Probezeit" am neuen Haus, „damit eine dritte Stimme dazukommt". Die Stimme von Prof. R., der „nur über die Leiche" des Bezirksarztes Chefarzt geworden war. Er war stark in der Einheitspartei SED engagiert, in der DDR ein wichtiger Beitrag zur Karriere. Das war bei mir leider nicht der Fall.
Zuerst kam ich in die Kinderchirurgie unter dem freundlichen und mir gewogenen OA Dr. M. und der lieben Dipl. Med. Andrea D. Die häufigsten Fälle

in der Kinderchirurgie waren Leisten- und Nabelbrüche, Leistenhoden, Phimosen und Angiome.
Dr. Z. hielt einen Vortrag über Proktologie und beschrieb die Chirurgie mit ihren mörderischen Nachtdiensten wie folgt: „Jedes Jahr lassen die Kräfte nach, und mit 40 bist Du fertig“, was mir doch zu denken gab. Im Januar und Februar durfte ich je eine Nabelhernie operieren, was technisch überschaubar ist, und konnte meist die 1. Assistenz machen. Bei einer „Galle“ von OA M. durfte ich die 1. Assistenz machen, bei einer Struma von Chef R. die 2. Im Februar durfte ich Mamma-DE`s (diagnostische Exzision aus der Brust), Leistenbrüche und Phimosen selbst operieren, natürlich immer unter Aufsicht.
Neues Haus, neue Namen, neue Gesichter.
Eine junge Kollegin wurde ihrer knallroten Haare wegen „brennender Dachstuhl“ genannt, Spaß muss sein.
Ein ehemaliger Mitstudent war hier auf dem Weg zum Knochenchirurgen, welche man auch Traumatologen nennt.
Auch an diesem Haus gab es wohlwollende, neutrale Kollegen, und welche, die sich im Mobbing übten, hier die fiese Oberärztin J. Einmal schwarzes Schaf, immer …
In einem ausgefüllten Nachtdienst am 23.01. konnte ich die chirurgische Souveränität des trotz seiner Leibesfülle sehr geschickten und versierten Oberarztes M. bewundern (der mir wohlgesonnen war), indem er eine Milzruptur, Sigmaperforation mit Peritonitis, gallige Peritonitis und 2 Appendektomien meisterlich operierte.
Dr. B. erzählte die Anekdote, ein Patient habe sich „Held der Arbeit“ auf seinen Penis tätowieren lassen, also die begehrte Auszeichnung in der DDR. Auch in der Chirurgie gab es mal was zum Lachen. Weitere Werke von mir waren Wundversorgung am Kopf, eine suprapubische Blasenpunktion (durch die Bauchdecke), eine Materialentfernung am Ellbogen, eine Venae sectio und ein schnellender Finger (Digitus saltans).
Der junge Kollege G. schnitt mal versehentlich in den Choledochus (Hauptgallengang), was vom Chef selbst genäht wurde. Dieser Gang hat eine hohe Vernarbungstendenz mit drohender Gallenstauung. Trotzdem waren Kollegen mit kleinen Lapsi (siehe oben) alle besser geeignet als ich vorbestimmtes „schwarzes Schaf“.
Das Schlüsselbein, ein halb spongiöser, halb Röhren-Knochen, scheint ein besonderes Problem in der Traumatologie zu sein, obwohl es gut erreichbar gleich unter der Haut liegt. Das sollte ich viel später noch am eigenen Leibe erfahren. Ein Reparaturversuch mit Lochplatte in einem solchen Fall scheiterte, die Schrauben rissen gleich wieder aus, die Fraktur wurde irgendwie mit Draht geflickt.

Außerhalb des OP-Saals lief die übliche klinische Arbeit mit Aufnahmeuntersuchungen, Visiten, Abschlussberichten, Verbänden, nebenbei die Arbeit an der Promotion.
Obwohl ich an diesem Haus relativ viel operieren durfte, und das ohne Fehler oder Schäden für Patienten, holte mich die unerklärliche, mitgelieferte Hetze auch hier ein. Oberärztin J. und eine fiese Schwester Bärbel machten mich vor einer Leistenbruch-OP sogar vor dem Patienten schlecht mit Voraussagen wie „die Lokalbetäubung wird nicht wirken", „vielleicht gehen Sie danach krumm", „vielleicht können Sie nach der OP nicht mehr" (bei der Leistenbruch-OP muss der Samenstrang geschont werden). Eine absolut üble Frechheit. Das trat natürlich alles nicht ein.
Dann kamen kleinliche Anwürfe dazu, wie ich hätte fremde OP-Schuhe angezogen und fremde Bettwäsche benutzt … Wenn die keine anderen Sorgen hatten! Das Mobbing ging wieder los.

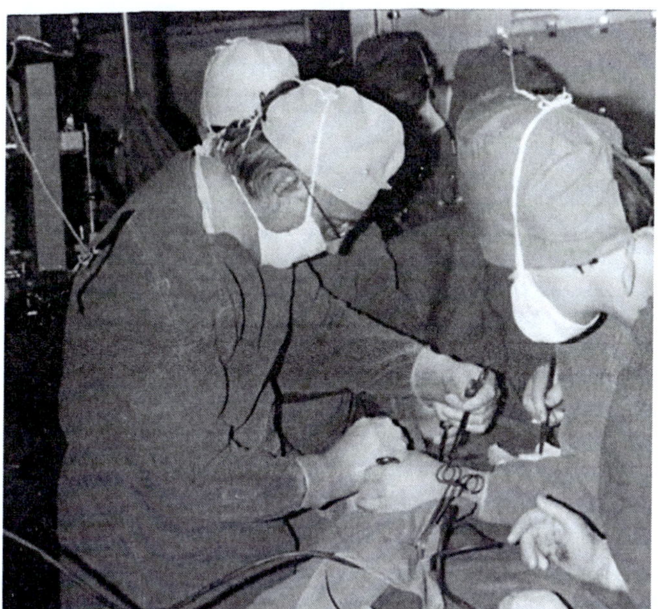

Chefarzt in Aktion bei einer Operation 1986

Im März verlängerte Chef R. meine „Probezeit" um 3 Monate. OA M. konnte keine Mängel bei mir entdecken und meinte, „es geht mit Herrn Boden", er war auf meiner Seite, was am Ende aber nicht gegen die Miesmacher half.
Auch der Chirurgie-Horror ging weiter, so mit einer grässlichen hohen

Oberschenkelamputation wegen Verdacht auf Gasbrand im März. Im April starb ein 35-jähriger Mann mit perirektalem Abszess an Narkosefolgen bzw. Ersticken, weil die Intubation nicht gelang.

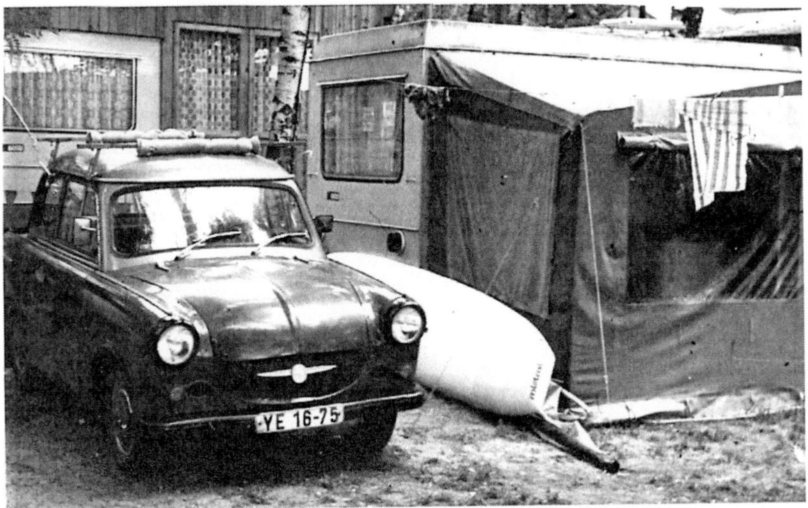

Meine „fliegende Pappe" - „Und sie bewegt sich doch"

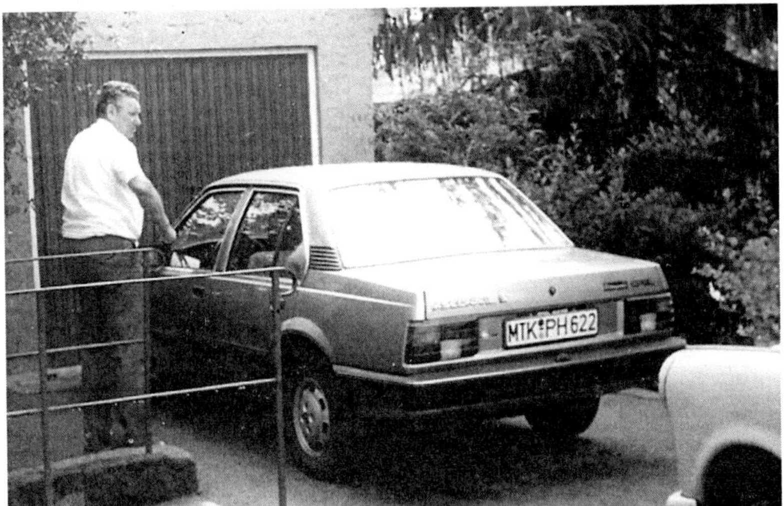

Vergleich bei „Westbesuch" 1986

Bei einer „Galle“ (Gallenblasenentfernung, Cholezystektomie) zeigte OA M. (der Gute) wieder seine Meisterschaft, er brauchte schlappe 40 Minuten dafür, während Dr. M. für ein normales Varizen-Stripping geschlagene 3 Stunden brauchte.
Am 25.06.86 erfolgte das Abschlussgespräch des vorgeimpften Parteigenossen Prof. R. und dem vorgeimpften Dr. Z., in dem, wieder ohne einleuchtende Begründung, mein Ende in dieser Chirurgie besiegelt wurde. Komischerweise stimmte der Chef meiner weiteren Chirurgieausbildung an einem kleineren Haus weiter zu, also war ich einerseits nicht für das Fach geeignet, andererseits aber irgendwie doch! Die „Entscheider“ entlarvten sich selbst mit ihren Lügen.
Privat durfte ich die typischen Vaterfreuden in 1986 erleben und sehen, wie ein Säugling sich zum Kleinkind entwickelt, dieses Wunder der Natur.

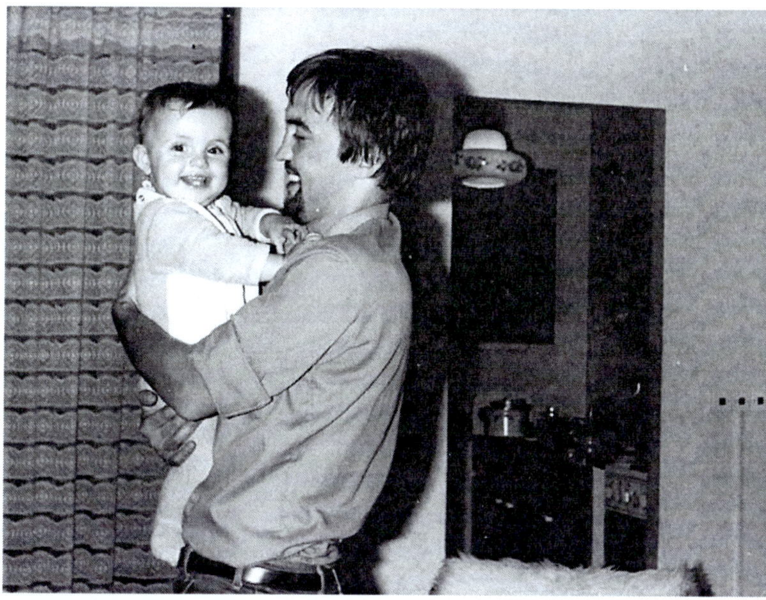

Vaterfreuden 1986, Tochter Lydia ist etwa 1 Jahr alt

Oberarzt M. äußerte einmal eine originelle Idee:
Ob man Nerven-Extrakt gegen Krebs verwenden könnte, da der Krebs nie in Nerven eindringt, sondern diese nur verdrängt, diese also einen „Krebsschutz“ haben müssten. Sogar Chirurgen haben wissenschaftlich interessante Gedanken!

Im Januar konnte unser Töchterchen Lydia ihr Köpfchen in Bauchlage heben und fing bald an, herumzukrabbeln, wofür sie zur „Raupe“ ernannt wurde. Medizinisch hatte sie eine Spreizhose gegen Hüftdysplasie und eine „Hucke“ am Hals als Folge der Zangengeburt, was erst als „Tumor“ verdächtigt wurde. Im April lallte sie ihre erste Melodie, im November hatte sie schon den reichen Wortschatz „Papa“, „Mama“, „Mamam“ (Essen), „Tedde“ (Teddy), „Wawa“ (Wauwau), „Oh-wa“ (Oh weih) und „A-A“ (kein Kommentar), und erwarb den aufrechten Trippelgang. Welch unsägliches Glück für liebende Eltern, das zu erleben. Die Hauptlast der Fürsorge trug natürlich meine liebe Freundin Martina, eine liebe und gute Mutter, die durch ihre erste Tochter schon die Übung dafür hatte.
Mein Zahn-Drama ging auch 1986 weiter, die erst Teilprothese wurde fällig. Ende Januar erschütterte uns mental die Explosion der amerikanischen Rakete „Challenger“ mit dem Tod der 7 Astronauten darin. Ein Hinweis, dass auch die große USA nur mit Wasser kochte.
Am 15.02. waren wir wieder auf dem HfV-Fasching dank Rainers Karten, wo die Oldiemusik und besonders die Pfannkuchen-Wurfmaschine imponierten. Zwischendurch ging Martina zum Stillen hinaus.
Auch das Basteln am alten Trabant samt Kampf um Ersatzteile ging weiter. Dieser war öfter mal kaputt. Erst im November konnte ich mir den nächsten (gebrauchten) Trabant 601 leisten. Die ETS 250 (mit Büffeltank), die sportliche Maschine, wurde verkauft.
Oma Melzer, Martinas Mutter, wurde im April an der MAD von OA Diettrich höchstpersönlich von ihrer Struma per Messer befreit.
Im April beobachteten wir vom Balkon aus, wie ein Fremder mein Auto knackte und sich hineinsetzte, ich eilte hinunter und es gab eine kleine Schlägerei, bei der der Kerl den Kürzeren zog und dabei seine Brille einbüßte. Sehr mutig kam Martina dazu, nach Klärung der (ärmlichen) Lage des Täters verzichteten wir auf eine Polizeianzeige.
Für Lesen war in 1986 nicht viel Zeit, die reichte aber, sich an Mark Twains „Springfrosch von Calasveras“ und Brigitte Reimanns „Franziska Linkerhand“ zu erfreuen. Im Fernsehen war die „Olsenbande“ ergötzlich und beliebt.
Zum Baden ging es an den „Oberen Waldteich“, wir hatten Skat- und Grillabende in Hellerau und bauten an Surfbrettern.
Bruder Volker und seine Frau Dagmar bezogen ihr neues Haus im September 1986.
Zum 1. Mai marschierten wir wie immer zur Huldigung des Sozialismus auf der Thälmannstraße.
Ich bastelte eine „laufende Scheibe“ mit kleinen Wildschweinen aus Blech, die beim Treffer mit dem Luftgewehr umkippten.

In der nächsten Chirurgie an einem Landkrankenhaus im damaligen Bezirk Cottbus.
Zur Überbrückung hospitierte ich einige Wochen in der ambulanten Orthopädie, was fachlich interessant war, und bekam im Oktober eine Einliegerwohnung im Haus des Diabetologen Dr. R. in einer idyllischen ländlichen Kleinstadt in der Nähe von Cottbus. Die Ausbildung an einem kleineren Krankenhaus war ja genehmigt worden. Das unerklärliche Misstrauen gegen mich (Grund bis heute unklar) wurde wie immer mitgeliefert. Die Namen der Kollegen dieser Zeit an dem Landkrankenhaus sind dem Autor ebenfalls bekannt.
Neues Haus, neue Gesichter: Der gütige Ärztliche Direktor, MR S., gelernter Chirurg, war auch Jäger und starker Raucher. Als Erstes fragte er, ob ich vorbestraft oder Trinker sei, nach Verneinung war die Sache für ihn erledigt. Ein Schlummertrunk am Abend ist ja noch kein Saufen.
Chefarzt der Chirurgie war ein Dr. D., 1. Oberarzt der gütige und kluge OA W., auch OA B. war nett und freundlich, Assistenzarzt im 5. Jahr war DM H., der alsbald Antrag auf Ausreise stellte, Pflichtassistenten gab es mehrere. „Kronprinz“ der Chirurgie-Assistenten war der Sohn des Chefs, Martin D., der als „Naturtalent“ (von seinem Vater so bezeichnet) besonders gefördert wurde und wohl mal sein Nachfolger werden sollte. Es kam allerdings dann anders.
An meinem ersten Arbeitstag an dem Landkrankenhaus geschah ein Massenunfall mit einem Lkw der „Kampfgruppen“, der paramilitärischen Organisation in der DDR, wobei ein Mann gleich verstarb und 11 Schwerverletzte in das Krankenhaus eingeliefert wurden. Da gab es massenhaft Kopf- und andere Wunden zu nähen und Frakturen zu versorgen, wobei man die Effizienz, Schnelligkeit und Tüchtigkeit des Chefs und der anderen Chirurgen bewundern konnte.
Der Chefarzt Dr. D. war ein überaus versierter Struma-Operateur, wie ich es so noch nicht kennengelernt hatte. Er brauchte für die Entfernung einer Struma (Kropf) etwa 40 Minuten, an anderen Häusern waren bis zu 3 Stunden üblich. Dabei machte er mit tiefgreifenden Nähten an der Basis der Struma die Blutstillung vor dem Schnitt, woraus eine blutarme und schnelle Operation resultierte. Es war eine Augenweide!
Im November durfte ich bei OA B. die erste Intubation und die erste Appendektomie an dem neuen Haus machen.
Am 29. 12. 86 gab es noch ein trauriges Ereignis in der Hellerauer Nachbarschaft: Die liebe Nachbarin Erika Hoffmann starb an Ovarial-Karzinom (Eierstockkrebs), der auch heute noch absolut tödlich ist, da er so schnell auf das Bauchfell (Peritoneum) übergreift. Ihrem Mann Henry kondolierte ich zu Neujahr, der danach dem Alkohol noch mehr verfiel und auch starker Raucher war. Er sollte auch nicht alt werden.

1987

Am 02. 01. gab es ein „Kadergespräch“ bei Chef Dr. D., in dem sofort klar wurde, wie weit er zu meiner Person „vorgeimpft“, das heißt voreingenommen war. Er zeigte sein Misstrauen und Ressentiments ohne Umschweife, schon bevor sich selbst davon überzeugt zu haben (wie üblich) und wollte meine Ausbildungszeit möglichst verlängern, um nebenbei noch lange einen „Hakenhalter“ ausbeuten zu können. Dem Mobbing war nicht zu entkommen, an diesem Haus hauptsächlich durch Chefarzt D. realisiert. Damit war schon vorher zu rechnen gewesen.
Einmal schwarzes Schaf in Weiß, immer …
Auch sollte sein Sohn Martin, das „Naturtalent“ in der Chirurgie, keine Konkurrenz und möglichst viele Operationen zugeschanzt bekommen. Assistent Peter H. war im 5. Ausbildungsjahr und damit auch zu lange hingehalten worden, die normale FA-Ausbildung dauerte 4 Jahre, er stellte samt seiner Familie Ausreiseantrag.
Wenn ich beim Chef assistierte, klopfte er mir gern mal auf die Finger, um den anderen zu zeigen, wie unfähig ich sei. Einmal hielt ich den Ellbogen zu hoch, dann das Messer zu „schief“ (die Chirurgen sagen „Messer“ statt Skalpell), Gängelei mit dem Ziel psychischer Verletzung.
Im OP lief das übliche chirurgische Fallspektrum mit Appendektomien (Blinddarm), Cholezystektomien (Gallen), Struma, Leistenbrüche (Hernien), Magen-OP Billroth II, Probelaparotomie (Bauchschnitt) bei Metastasen, A-nus-Anlage bei Darmkrebs, wobei letzterer belassen wurde, eine 38-jährige Frau starb an Darmkrebs, ein Graus in diesem Alter, Varizenstripping, Ganglien, periproktitische und andere Abszesse, Hämorrhoiden, Analfisteln, Sehnennaht, Nagelung bei Frakturen, Olekranon-Zuggurtung (Ellbogenfraktur) usw. usw. …
Ein Mann starb kurz nach der Oberschenkelamputation. Im Mai durchtrennte der ansonsten sehr versierte OA W. bei einer Rektum-OP (Mastdarm) versehentlich den linken Ureter (Harnleiter), dessen Naht dann zur narbigen Einengung führte mit Harnstauung und Verlust der linken Niere.
Also, alle kochen irgendwie nur mit Wasser. Der Unterschied ist nur, dass bei der Obrigkeit über alle Fehler und Patientenschäden hinweggesehen wird – kann ja mal passieren – während kleine Assistenten wegen Bagatellen schikaniert und fertiggemacht werden!
Bei dem ambulanten Chirurgen Dr. P. konnte ich viele Operationen der kleinen (Haut-)Chirurgie ausführen, was ich im ganzen Berufsleben beibehielt. Die Nagelwallplastik z. B. will gelernt sein und braucht etwas Übung.
Im Juni operierte ich eine Appendizitis und einen Leistenbruch unter Aufsicht des Chefs, der sich mit dem „Ungeeigneten“ zufrieden zeigte.

Bald kam heraus, dass der „Kronprinz“ Martin D. nicht nur dem Alkohol, sondern auch dem Morphium zugeneigt war. Beim Abholen eines kranken Kindes im Notbesuch war sein schwankender Gang aufgefallen, ab September 1987 wurde er auch beim Operieren fehlerhaft und zittrig, wollte dann freiwillig Anästhesist statt Chirurg werden, ein schwerer Schlag für seinen Chefarzt-Vater. Das „Naturtalent“ schaltete sich selbst per Drogen aus.
Nach einem straffen 12-Stunden-Tag musste man sich anhören, doch „mehr Einsatzbereitschaft zu zeigen“, so recht passend, und wochenlang durfte ich nicht selbst operieren, damit ja mein OP-Katalog nicht voll werde, die Voraussetzung für den Facharzt. Bewusste Schikane wie üblich.
In der Knie-Punktion, zur Therapie durch die große Knie-Sehne, zum Abziehen eines Ergusses am oberen Kniescheiben-Rand, erlangte ich Sicherheit und machte dies auch lebenslang.
Einige Erfahrungen an diesem Haus blieben mir lebenslang in Erinnerung. Ein 62-jähriger Lehrer wurde wochenlang wegen „HWS-Syndrom“ gequaddelt, bis das Röntgen eine Metastase im 7. Halswirbel zeigte. Als Primärtumor erwies sich dann ein Nierenkarzinom, „die Vöglein sind verflogen“ wie der Mediziner sagt. Auch die weise Erfahrung von OA W. vergaß ich nie: „Die Trinker hören wegen ihrer Gastritis (schmerzhafte Magenentzündung) auf, und kommen dann am 2. Tag ins Entzugs-Delirium“. Im Noteinsatz, wir fuhren auch DMH, sah ich einen 19-jährigen (!) mit monströser Fettsucht tot auf seiner Liege, seine Fettmassen hingen auf beiden Seiten herunter …
Er war nach seinem Frühstück ins Bett gegangen und gestorben… Sein Herz hatte wohl die riesige Fettmasse nicht mehr versorgen können.
Der ÄD (Ärztliche Direktor) kämpfte gegen zu hohe Arzneikosten, dieses Problem verfolgte uns auch nach der „Wende“ durch das gesamte Berufsleben.
Am Jahresende gab es noch einen straffen Klinikdienst mit Fällen wie suizidale Verletzung der Ellen-Schlagader, die mittels Z-Naht umstochen wurde, mehrere Wundnähte an Kopf und Hand, einem Herzinfarkt, einem Lungenödem, einem Schädeltrauma, einem Pseudokrupp (mit Kortisonspritze behandelt), einer Nasenfraktur, einem hysterischen (Panik-)Anfall u. a..
So verlief mein Jahresausklang 1987.

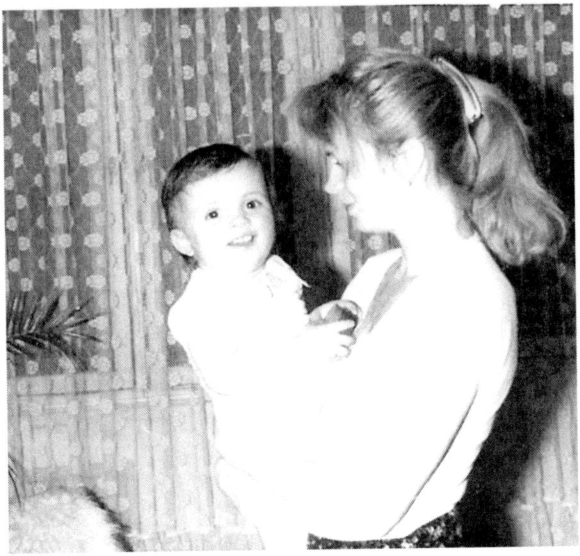

Mutterglück März 1987

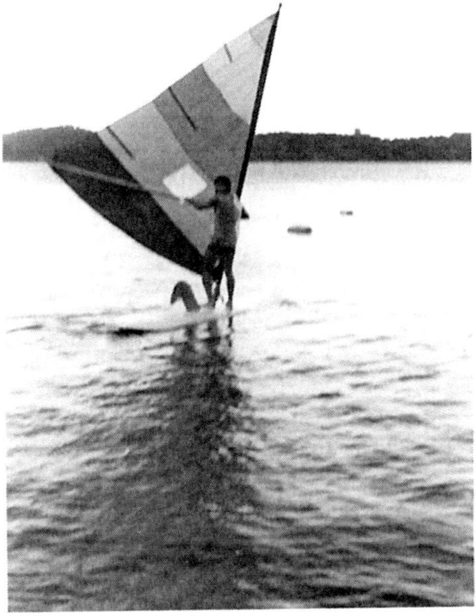

Windsurfen will gelernt sein, 1987

Privates 1987

Gelegentlich gab es ein unterhaltsames Volleyball-Spiel der Ärzte gegen die Lehrer-Mannschaft in der Kleinstadt. Im März hatten wir mit den DDR-abtrünnigen Medizinern einen Treff im Stadtcafé, wobei wir symbolhaft die gute Musik der „Münchener Freiheit" hörten. Im April ging das Gerücht, meinem alten Kameraden Herrmann Uhlenhof sei die Approbation entzogen worden.
Der Husarenstreich von Matthias Rust, der mit einem Sportflugzeug (ohne Abschuss) bis zum Roten Platz in Moskau gelangt war, ergötzte uns alle.
Bei Familiengeburtstagen waren wir da und machten im Juli einen schönen Urlaub am Scharmützelsee in Wendisch Rietz, mit Surfen und Angeln.

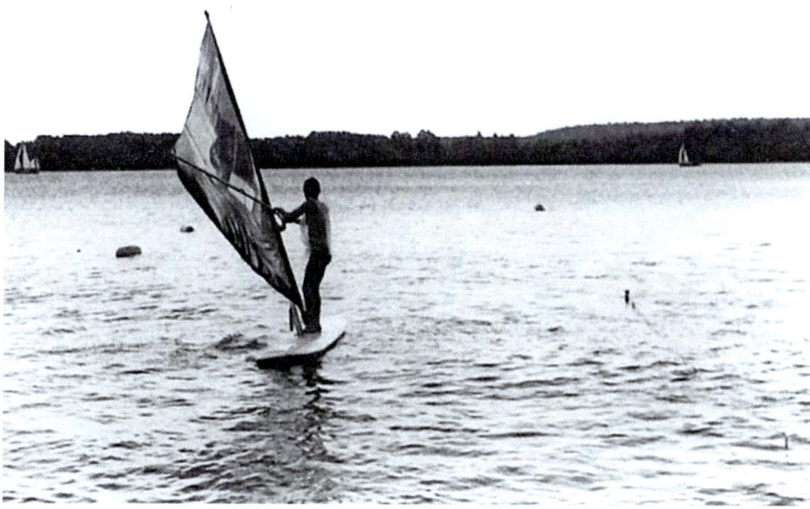

Am Scharmützelsee 1987

Der tolle Kriegsfilm „Das Boot" rührte im Fernsehen an, sind wir doch eine Art Nachkriegsgeneration. An Literatur beeindruckte „Die Insel" des grossen Robert Merle mit seiner perfekten Psychologie, „Die Chouans" des Klassikers Honore de Balzac, „Lady Chatterly" von Lawrence, Bernd Rosemeyer aus der Frühzeit des Autorennsports und eine Biografie von Sauerbruch, deren Nachahmung mir gerade verwehrt wurde.
Am Wochenende machte unser Prachtkind Lydia Freude, streikte aber gelegentlich gegen die „Gindergippe" (Kinderkrippe).

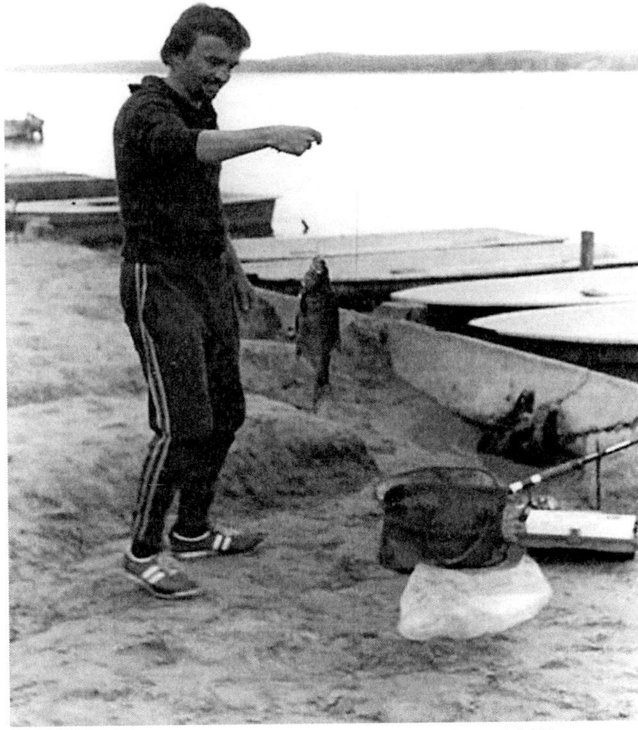

Hobby-Angler mit „Blei" am Haken, Scharmützelsee 1987

Am Trabant musste ständig gebastelt werden, mit dem Problem des Ersatzteilmangels. Über die Mangelwirtschaft in der DDR kursierte ein hübscher Witz: Ein Mann kommt in den Eisenwarenladen und fragt: Ham Sie einen Hammer? - Hammer hammer grade nich. Nägel? Hammer nich. Schrauben? Hammer nich. Da frag ich mal andersrum: Was ham Sie? Wir haben geöffnet! Warum haben Sie geöffnet, wenn Sie nichts zu verkaufen haben? Weil wir kein Schloss für unsere Tür haben!
Sehr lustig, wenn es nicht so traurig gewesen wäre!
Am 20. Mai kreuzte auf dem Weg zur Arbeit mitten im Walde eine Wildsau mit einer Kette von etwa 6 „Läufern" in Reihe die Straße vor meiner „rasenden Pappe" (Trabant), ausweichen ging nicht mehr, und eines der jungen Wildschweine wurde überfahren und unter dem Motorblock zermüllert. Als ich es traurig begutachtete, hielten hinter mir zwei vierschrötige Bauernkerle und fragten, ob ich das junge Schwein bräuchte. Auf mein Nein (noch im Schock) warfen sie den Läufer ohne viel Federlesens auf ihren Anhänger und

waren schnell weg. Erst danach fiel mir ein, dass unser ÄD doch Jäger war und ich eine Gelegenheit zum „Einkratzen“ verpasst hatte. Das große Spanferkel dürfte geschmeckt haben.
In dieser Kleinstadt auf dem Lande durfte das Herz auch mal Sprünge machen und es gab einen herzerfrischenden Flirt mit dem Labormäuschen Elke, wie gewissenlos, wenn in der Heimat jemand wartet. Die Natur scheint stärker zu sein als die Tugend …

1988

Obwohl ich an diesem Haus relativ viel und fehlerlos operieren durfte, ging die verletzende Gängelei mit Psychoterror durch den Chef weiter, weil nicht sein kann, was nicht sein darf. Immerhin hatte ich dort 22 Appendektomien, 18 Leistenbrüche, 3 Gallen, 4 Varizen und 1 Hydrozele operiert, (unter Aufsicht), viele Abszesse, Wundversorgungen, Kniepunktionen, Atherome, einige Ganglien, Radiusrepositionen, Hautchirurgie auch völlig selbstständig gemacht, auch Dr. P. komplett in der Ambulanz vertreten, erstaunlich viel für einen „Ungeeigneten“.
Der Sohn des Chefs war wegen seiner Sucht an einem anderen Haus gescheitert, ihm wurde jede operative Richtung verboten und er musste zur Entziehungskur.
Die neueste Schikane war, dass sie in meine OPs eingriffen und mich keine komplette Blutstillung machen ließen, um sich dann über Hämatome beschweren zu können. Fieser ging es nicht mehr.
Ende April legte ich ein „Protestkrank“ ein, um der Tortur zu entkommen.
Willkommener Anlass war meine ständig behinderte Nasenatmung (durch die Sattelnase), die zu einer Kieferhöhlen-Operation führte durch einen HNO - Arzt Dr. Beyer in Torgau, die wohl an dem Problem vorbeiging. In Halbnarkose sah ich den Operateur als weißen Schemen vor mir sitzen, als er die brutale OP nach Luc-Caldwell machte, wobei mit einer Art Trokar die äußere und innere Wand der Kieferhöhlen durchbohrt und mit kreisender Bewegung das Fenster zur Nasenhöhle erweitert wurde. Danach war die Nasenatmung nicht besser und es bildeten sich große Sekretmengen in den freiliegenden Kieferhöhlen, die dann lebenslang zu gelegentlichem Ausschnauben zwangen. Mit Operationen am eigenen Leibe gab es bei mir keine guten Erfahrungen.
Am 03.03.88 starb unser Peschel-Opa, immerhin mit fast 87 trotz seines Zigarren-Rauchens. Die Beerdigung fand auf dem Friedhof Rähnitz statt. Er hatte uns als Kinder wie gesagt viel beaufsichtigt und erzogen und hatte unsere Liebe und Achtung.

In DDR-Land gärte es, es gab Unruhen und Verhaftungen in Berlin und Dresden, der Ausreiseanträge wurden es mehr und mehr, trotzdem glaubte keiner an die nahende „Wende“.
Freundin Martina erlitt einen Bandscheibenvorfall sub L5 (unter dem letzten Wirbel) mit Fußheberschwäche, die sich nur langsam zurückbildete.

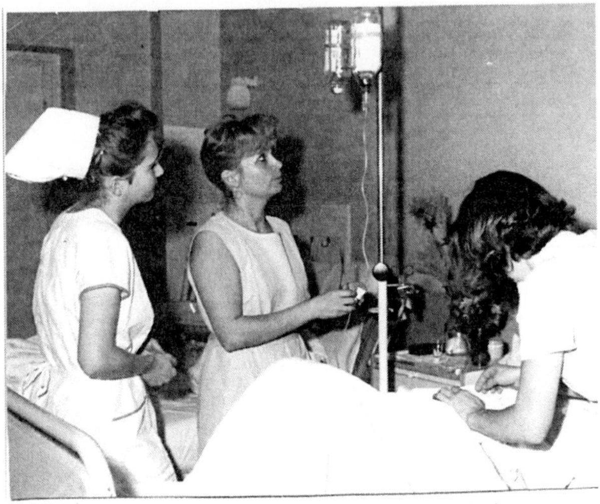

Stationsschwester Martina auf Arbeit an der MAD 1988

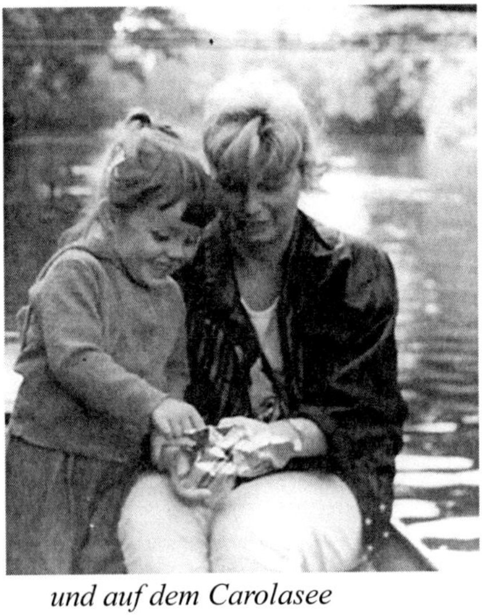

und auf dem Carolasee

Am 17. Mai ging es noch mal zum Reservedienst in Greifswald, zur (vergeblichen) Verteidigung des Sozialismus, wo ich einen Kieferchirurgen namens Eckelt kennenlernte, mit dem ich im Leben noch zu tun bekommen sollte.
Nach 2 Wochen ging der Reservedienst in Plauen weiter, einer früheren Offiziersschule der Grenztruppe mit Oberst Ney, OSL Armbruster, Oltn. Knabner und Hauptmann Hagendorf.
Ein Unterleutnant wurde zum Soldaten degradiert, weil er sich nicht von der West-Flucht seiner Mutter distanzierte.
Beim Dienstsport gab es Schwimmen, Volleyball und Tischtennis, die Zeit wurde auch zum Lesen genutzt, z. B. Harry Thürks „Singapore“, Frederick Forsythes „Der Schakal“ und Theodor Brugsch.
Auch an der Promotion wurde weiter gearbeitet, einer mehr statistischen Studie zum Melanom.
Die Formel 1-Rennen wurden bewundert mit Namen wie Senna, Nigel Mansell, Nelson Piquet und Nannini. Im August folgte auf den Reservedienst ein Surf-Urlaub am Schwieloch- und Senftenberger See. Das gräuliche Flugzeug-Unglück in Ramstein mit 52 Toten erschütterte die Gemüter.

Der gute Peter Steidl bastelte weiter an meinem „Trabant“, damals konnte man die Zündung (Unterbrecher), Vergaser, Fliehkraftregler noch einstellen, heute geht ohne Werkstatt nichts mehr.
Gern waren wir mit Martina zum Gondeln auf dem Carolateich im Großen Garten, um unserem Töchterlein etwas zu bieten. Sie erzählte einen neuen Gruselfall aus der Chirurgie MAD, eine 40-jährige Frau hatte als „Routine-Galle“ einen Atemstillstand, vielleicht durch Re-Kurarisierung erlitten, welcher mit ihrem Hirntod endete. Sie hinterließ 3 Kinder. Ein Ereignis an der Klinik, die mich für „ungeeignet“ erklärt hatte.

Nunmehr wurde ich in die Allgemeinmedizin „gelenkt“ und erschien am 12.09. zu diesem Zwecke in der Inneren Abteilung an dem Landkrankenhaus. Im Gegensatz zu den arroganten Chirurgen erwiesen sich die Internisten als freundlich, gütig und kollegial, insbesondere, wenn man als Assistent keine Konkurrenz darstellte. So waren Chefarzt G., Oberarzt Z. und die Stationsärztin Eva R. .
Das Krankengut wurde nun internistisch: Herzinfarkte, Arrhythmien, Apoplexe (Schlaganfälle), Magenulcera (Geschwüre), Nierenkoliken, Leberzirrhose, Hepatitis, unklarer Ikterus (Gelbsucht) zur Abklärung, Delirium, Teerstuhl (Magenblutung), Bluthusten, unklarer Kollaps, unklares Fieber, Asthma, Rheuma usw. Metastasierte Krebsfälle (verloren) wurden unter Morphium gesetzt wie heute noch. Das „Handwerk“ als Assistent mutierte nun zu Blutentnahmen, Spritzen, Infusionen, EKG schreiben und auswerten (was

kein Chirurg kann), Harnkatheter legen, klinische Untersuchung.
Der fiese Chef D. schrieb eine üble, von Lügen strotzende Beurteilung über mich, darüber waren sogar Kollegen und Klinikschwestern entsetzt. Eine Weile kämpfte ich dagegen an mit Beschwerden „nach oben“, an Bezirksarzt OMR Dellas und Horntrich, die aber vermutlich andere Sorgen hatten.
Trotzdem „schob“ ich noch einige straffe Klinikdienste mit chirurgischen Anteilen, so an dem letzten „Staatsfeiertag der DDR“ am 07.10., an dem ich einen verrenkten Daumen in LA einrenkte, am 13.11. noch eine Radiusfraktur, Eröffnung einer Fingerphlegmone, einen Tibiastreck „schießen“. Der für Chirurgie Ungeeignete hatte wohl doch Einiges gelernt.
Im Pflegeheim einer nahen Kleinstadt machte ich die letzten Visiten.
Am 29.12 machte ich allein Stationsdienst auf der Inneren, mit Stillung einer massiven Nasenblutung per Tamponade und Pamba, saugte eine eitrige Tracheitis ab (Luftröhrenentzündung), behandelte eine Tachykardie (Herzrasen) mit Falicard und Tachmalcor und eine Myokarditis mit Kortison (Prednisolut iv.) und Doxycyclin.
Im Dezember gab es auch noch einen Termin bei meinem gütigen Doktorvater Prof. Seebacher in der Hautklinik.
Die Staatskrise der DDR rückte näher, die Republikfluchten und Ausreiseanträge nahmen immer mehr zu, woran der „Marxismus-Leninismus-Lehrgang“ (Rotlicht) auch nichts mehr änderte.

1989 - das Jahr der Wende

Am 02.01. schmiss ich den „Laden“ auf der Station H8 wieder ganz allein, mit Fällen wie Psychose und Hämaturie, (Blut im Harn), unklare Synkope (Ohnmacht), Verbrennung am Rücken, Zucker-Entgleisung, Tachykardie.
Auf der Station ging es weiter mit Fällen wie Herzschwäche, Nierenversagen, renale Anämie (nierenbedingte Blutarmut), Mantelpneu (Luft neben der Lunge), Darmkrebs, Psychosen, Bradykardie, Hepatitis B, Erythema nodosum, Ikterus, Leukämie, Schlägle (little stroke) und großer Schlaganfall, Gelenkentzündung, Suizidversuchen, meist mit Schlaftabletten. Hierbei ist eine Packung Digitoxin „todsicher“, eine 63-Jährige hatte das genommen und sagte kurz vor ihrem Tod: „Gebt Euch keine Mühe“. Ein Suizident hatte angeblich 2 Minuten am Strick gehangen, überlebte aber ohne Folgen.
Im März machte ich noch eine Stationsarztvertretung mit dem oben erwähnten Fallspektrum.
Ein Klinikdienst im April hatte wieder chirurgische Anteile, so entfernte ich einen Holzsplitter aus der Hand, machte eine Wundnaht, eine 1. Assistenz bei Blinddarm-OP und bei einer offenen Fußfraktur, neben internistischen Fällen

wie Herzinfarkt, Pneumonie (Lungenentzündung), Gallenkolik und Atemnot. Ab 10.04. ging ich im Rahmen der Ausbildung zum „Allgemeinen“ an die Frauenklinik des Hauses und möchte diese Zeit auch nicht missen.
So war ich bei Uterusexstirpation (Gebärmutter-Entfernung), Kaiserschnitt, Tuben-OPs dabei, (Tubargravidität), erlebte Schwangerschafts-Sonografie und Geburten. Wir Assistenten machten die Kurznarkosen für Abrasio, Konisation und Interruption. Es gab Soorkolpitis, Uterusprolaps (Senkung), Myome, Regelstörungen u. a.
Bei der Interruptio (Schwangerschaftsunterbrechung) wurde der Muttermund aufbougiert und der Inhalt der Gebärmutter abgesaugt. Der Absaugschlauch hatte einen Glasanteil, in dem man beim Absaugen ein bohnengroßes weißes Ding vorbeihuschen sehen konnte, den Embryo.
Diese Interruptio gab es in der DDR massenhaft ohne große Fisimatenten, manche Frauen gingen bis zu 3 x im Jahr dahin, dennoch gab es in der DDR ausreichend Kinder, im Gegensatz zur heutigen BRD. Wer die „Vernichtung menschlichen Lebens“ kritisiert, sei gefragt, wie er die vielen jungen Frauen von heute bewertet, die sich kein oder nur 1 Kind zulegen wollen. Sind das auch „Vernichterinnen menschlichen Lebens“, wenn sie hunderttausende Eizellen vergeuden?
Als Grusel-Fall schockte eine 33-Jährige mit metastasiertem Gebärmutterkrebs, „die Vöglein waren verflogen“ bei diesem jungen Leben … Sie hinterließ 3 Kinder …
Ende Juni im Klinikdienst schnappte noch einmal die Chirurgie nach mir, ich nähte 3 Wunden und machte eine Schultereinrenkung nach Hippokrates selbst, und eine 1. Assistenz bei Appendizitis bei OA W. Mein übelster Dienst mit 21 Stunden auf den Beinen kam am 09.07.89: Es gab 7 Zugänge, mehrere Wundversorgungen (selbst), Distorsionen, eine gynäkologische Blutung, 2 abgeschnittene Fingerkuppen bei einer 16-Jährigen, die ich vernähte, unklares Fieber, einen „Akuten Bauch“ (wird so genannt, bis die Diagnose klar ist), Otitis (akute Ohrentzündung), Angina, Bronchitis, Lungenödem, eine Querschnittslähmung nach Mopedsturz und mehr.
Daneben fuhr ich 4 DMH-Einsätze, wie im Dienst üblich, mit einem schockierenden Erlebnis.
Ein junger Mann (24) war unter Alkohol baden gegangen und ertrunken, schien schon hirntot zu sein und roch beim Beatmen nach schlechtem Alkohol und brackigem Wasser. Der Fahrer des Sankra traute mir keine Reanimation zu und raste gleich los über die huckeligen Straßen. Der halbtote Patient hüpfte auf der Liege auf und nieder, es gelang mir daher nicht, ihn zu intubieren.
Das rügte OA B. dann im Krankenhaus mit den schlichten Worten: „Das Ding (der Tubus) muss rein!“ Ich hatte den Patienten mit Maske beatmet, aber seine

„Vita reducta“ erlosch im Krankenhaus. Die wenigsten Reanimationen gelingen. Ein elendes Erlebnis mit Selbstvorwürfen.
Die Vorwürfe „von oben“ blieben aus. Der Patient war der angehende Schwiegersohn der sogenannten „Leichen-Ulla“ gewesen, der Heimbürgin des Ortes. Es war der übelste Dienst meines Lebens, ohne Vergleich vor- oder nachher.
Am 21.07.89 arbeitete ich den „Laufzettel“ ab gemäß „Aufhebungsvertrag“, gab einen Ausstand, packte meine Sachen und fuhr das letzte Mal von diesem Ort heim nach Dresden.

Noch ein kurzes Intermezzo an der Poliklinik Zschertnitz

Nach 3 Wochen Sommerurlaub mit dem üblichen Camping, in dem auch meine Schwester Franziska ihren Hagen heiratete, ging es an der allgemeinen Ambulanz der Poliklinik Dresden-Zschertnitz, weiter. In der DDR gab es das Recht auf und die Pflicht zur Arbeit.

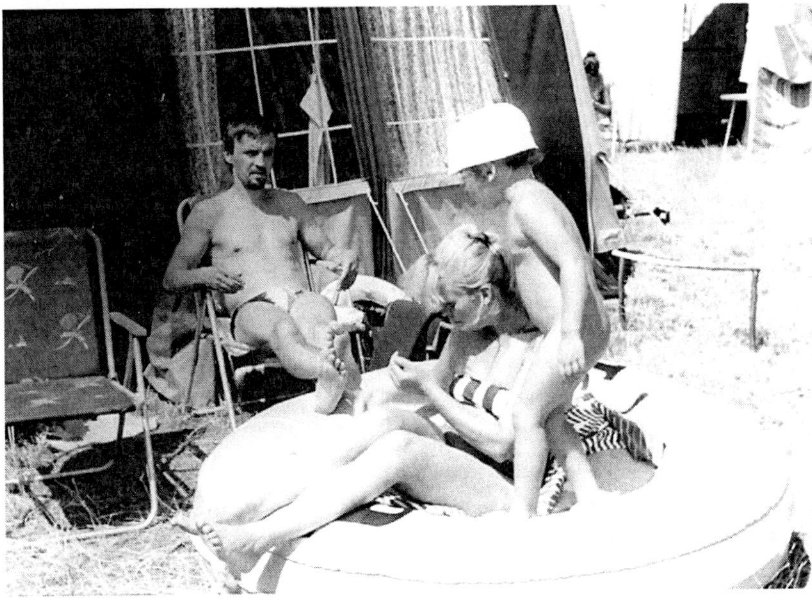

Camping am Schwielochsee 1989

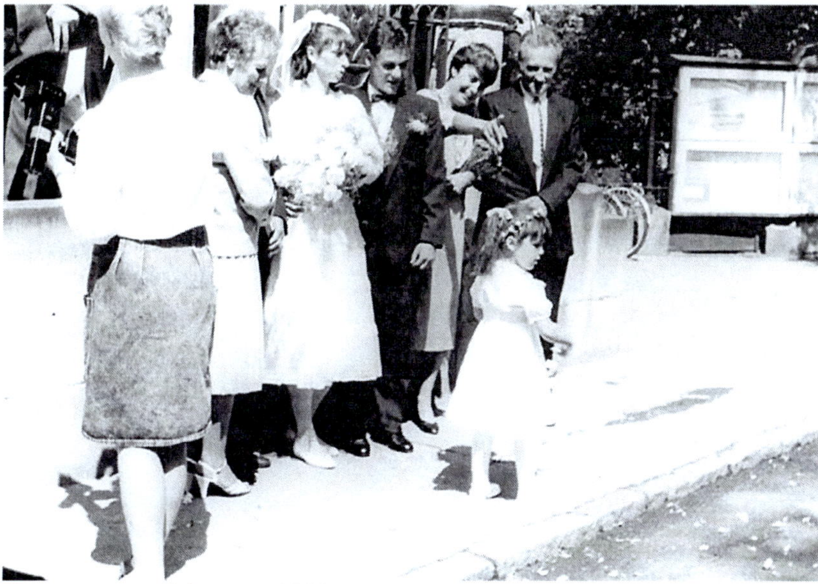

Heirat meiner Schwester 1989

DM Dieterich war an der Poliklinik mein gutmütiger und wohlwollender Vorgesetzter, jeglichem Mobbing abgeneigt.
Mein neuer Ausbildungsvertrag zur Allgemeinmedizin enthielt noch einmal 4 Monate Chirurgie, und das nach 4, 5 Jahren in der Chirurgie! Jetzt war das Maß voll, ich war fertig mit der „DDR“, und ich stellte endlich Ausreiseantrag am 19.09.89, alle Heimatverbundenheit hin oder her.
Da kamen natürlich die anderen Motive wie Mangelwirtschaft, mangelnde Zahntechnik (die ich oft brauchte), und wirtschaftliche Aspekte dazu, eine neue Ausbildung bedeutete ja wieder jahrelange Unterbezahlung.
Das Problem war, Martina wollte nicht mitkommen wegen West-Angst und Heimatliebe. Aber mein Frust in diesem Staat war einfach zu groß geworden, ich konnte nicht mehr anders.
Ende August gab es noch einen kurzen Ostsee-Urlaub mit Seesurfen, Anfang September die Schuleinführung meines Patenkindes Anett in Lomnitz bei Radeberg.
Die allgemeine Sprechstunde in Zschertnitz lief weiter bis zum Ende.
Die deutsche Situation schaukelte sich mehr und mehr auf, Demonstrationen endeten mit vielen Festnahmen, Tausende DDR-Bürger saßen in Ungarn in Lagern und in der Prager BRD-Botschaft. Man hörte von vielen Kollegen, mehreren Oberärzten und anderen Doktoren, dass sie gen Westen entfleucht

waren.
Vor dem Hauptbahnhof Dresden häuften sich Demonstrationen und Krawalle. Die „Führung“ versuchte, die DDR zu retten, das halbe ZK wurde von Egon Krenz abgesägt, alles vergeblich.
Ich kaufte 2 Koffer im Russenladen in der Marienallee, weil es sonst keine mehr gab.

Der Gang nach Westdeutschland

Die tschechische Grenze nach Bayern war offen. Am 09.11. raffte ich allen Mut zusammen und fuhr allein, mit vollgepacktem „Trabi“ und 50, - DM (west) in der Tasche, los, querte die DDR-Grenze bei Oberwiesenthal. Dort hielt mich ein Zöllner an und sagte nur: „Ich kann Sie nicht zurückhalten.“ Vor dem Grenzübergang von Tschechien nach Schirnding in Bayern war eine lange Schlange, wir warteten 7,5 Stunden in der Kälte, es sollten 11.000 DDR-Flüchtlinge an dieser Stelle sein. Nach 40 Jahren in der DDR konnte sich keiner davon vorstellen oder ahnen, dass die DDR-Grenze morgen offen sein sollte! Das erfuhren wir dann aus den Medien.
Der bayerische Bundesgrenzschutz empfing uns mit „deutscher Gründlichkeit“. Jeder empfing einen heißen Tee, einen Verpflegungsbeutel, den Einreiseschein, einen Freitankschein, eine Karte mit seinem Zielort, die Helfer an der Tankstelle rotierten (mit „deutschem Fleiß“). Irgendwie hatte man das Gefühl, jetzt im wahren Deutschland zu sein, und unter dessen Schutz zu stehen …
Mein Zielort war die Kaserne in Walldürn, 300 km von Schirnding entfernt, so dass ich in der Jugendherberge Marktredwitz übernachtete, einer wie gemalten bayrischen Kleinstadt mit blitzenden Westwagen vor den Autohäusern. Am 10.11. fuhr ich an der Schlossmauer von Nürnberg vorbei Richtung Nibelungenkaserne Walldürn, wobei die Romane von Leonhard Frank in den Sinn kamen, wie die „Räuberbande“ und „Die Jünger Jesu“. Die Ergriffenheit und Romantik dieser Tage war unbeschreiblich und einmalig, auch wenn sie bald der täglichen Realität wichen. Auf der Autobahn hupten und blinkerten viele Westwagen meinen kleinen Trabi an, die Euphorie und Hilfsbereitschaft dieser Tage strafte die DDR-Propaganda vom kalten, herzlosen Kapitalismus Lügen.
Bei allem Geldraffen und Konkurrenzkampf waren offenbar noch genügend Mitgefühl und Menschlichkeit übriggeblieben.
Allein schon der Name „Nibelungenkaserne“ war herzergreifend, gehörte doch das Nibelungenlied zu meiner Lieblingslektüre. Dort wurden schnell die ersten Formalitäten erledigt, wie die Anmeldung beim Arbeitsamt. Ein paar

Koffer wurden zu Onkel Armin Peschel nach Stuttgart gebracht.
Unser Arbeitslosengeld wurde berufsentsprechend nach dem Westsatz berechnet, was ich dem kapitalistischen Ausbeuterstaat nie vergesse, das waren bei mir 1800, - DM, weit mehr, als ich je im Osten in Ostmark als Assistenzarzt verdient hatte.
Am 19.11. erstand ich per Ratenzahlung den ersten „Westwagen“, einen alten Mitsubishi Lancer.
Ab sofort kümmerte ich mich um berufliche Zulassung und Stellensuche. Die Umgebung wurde erkundet, die Bibliothek, die Schwimmhalle, die Nibelungen-Halle in Walldürn, im Medizintechnik-Shop und Baumarkt gab es eine Art Anpassungsschock nach der Mangelwirtschaft in der DDR. Anfang Dezember fuhr ich den „Trabi“ nach Hof, wo er von der Familie übernommen und verwertet wurde.
Im Dezember gab es schon die ersten Hospitationen bei Kollegen, deren Freundlichkeit beeindruckte, schließlich war ich im Osten anderes gewöhnt, und nahm an medizinischen Tagungen teil und fing an, die „Rote Liste“, das Arzneiverzeichnis, zu studieren.
Am 19.12. war Helmut Kohl in Dresden, ab Ende Dezember konnten wir visafrei reisen, und zur Weihnacht 89 war ich schon wieder bei Martina und Töchterlein Lydia …

1990

Am 06.01. fand ich eine Bleibe im Gartenhäuschen der Familie Börner in Wiesbaden, romantisch am Waldrand gelegen. Roland Börner war Fahrer beim ZDF, hatte eine nette Frau Sabine, 3 Söhne und den freundlichen Schäferhund Ako. Am 07.01.90 hielt ich meine Hand in den „Vater Rhein“, um symbolisch die deutsche Taufe zu vollziehen.
Wie alle DDR-Flüchtlinge hatte man ja sein Scherflein zum Sturz des Ost-Regimes beigetragen.
Später machte ich den Witz daraus, dass mein Weggang die DDR zu Fall gebracht habe („Wenn der Boden weg ist, können wir aufgeben“). Spaß muss sein!
Im Westen Deutschlands war ich begeistert von der Freundlichkeit der Leute und Kollegen und der (deutschen) Korrektheit. Jedes Telefonat, jeder Brief eines kleinen Würstchens wie mir wurde freundlich und korrekt beantwortet. Sogar mit Oberarzt W. von dem Landkrankenhaus gab es nach meinem Weggang noch einen freundlichen und achtungsvollen Briefwechsel, und das, nachdem er mich im Einklang mit Chef D. gemobbt hatte.

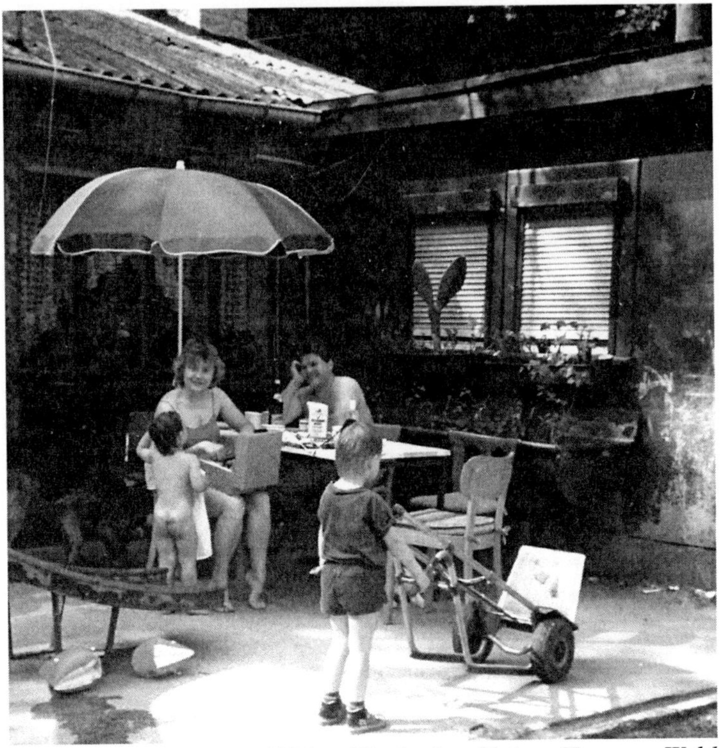

Erstes Quartier bei Börners 1990 in Wiesbaden, kleines Haus am Wald

Im Januar gab die Kassenärztliche Vereinigung Wiesbaden die Auskunft, ein halbes Jahr Assistenz bei einem Kassenarzt würde für die Niederlassung als „Praktischer Arzt“ reichen. Das war nach den Zeitverlusten in der DDR doch mal eine gute Aussicht.

Neben den Bewerbungen als Praxisassistent und Vorstellungsfahrten erkundete ich die Umgebung nach dem Motto: Lerne deine deutsche Heimat kennen!

Die Schwimmhalle in Wiesbaden, Frankfurter Flughafen, Palmengarten, Fernsehturm, Mainz mit dem Rheinufer, Taunus-Wunderland, Bad Schwalbach, Schlangenbad, Schloss Biebrich und die Häusers in Okriftel-Hattersheim wurden besucht. Es war ergreifend.

Gesundheitlich nervte gelegentlich meine Augenmigräne, ein komisches Flackern vor den Augen, das von innen nach außen wandert und genau 25 Minuten dauert, die Version ohne Kopfschmerzen, und meine Zahnsanierung

ging weiter, diesmal mit westlicher Zahntechnik.
In Börners Hof wurde an der Ausstattung eines Faschingswagens gebastelt, schließlich ist die Mainzer Gegend eine Faschings-Hochburg. Holzhacken und Gasflaschen tauschen war auch nötig.
Am 24.02.90 starb Onkel Herbert Schmidt in Görlitz an seinem hohen Alkoholkonsum, er soll zuletzt quittegelb gewesen sein.
Der berufliche Bürokratismus musste absolviert werden, Landesärztekammer, Fortbildung, Ärztliches Versorgungswerk Westfalen-Lippe, eine berufsständige Rentenversicherung. Die Approbation wurde vom Hessischen Sozialministerium erneuert.
Öfter ging es für 2 Tage in den Osten, dort konnte man die allgemeine Verunsicherung und Existenzangst bemerken, vieles in der Wirtschaft wurde plattgemacht.
Ab 03.04. hospitierte ich bei der netten Dr. Angelika Stirn in ihrer psychosomatischen Praxis und lernte das Sucht-Problem kennen, das es in dieser Ausprägung in der DDR nicht gab, vom Alkohol mal abgesehen.
Ab 01.06. wurde ich Assistent bei Dr. B. im Lungenkurort Bad Lippspringe. Der Doktor trug mit einer Kortison-Depotspritze zum „Kurerfolg“ bei, ein etwas fragwürdiger Trick. Er behielt mich nur wenige Monate, vermutlich war ich zu teuer. Die Wohnung war im Einfamilienhaus der Familie Schmidt, ganz nette Leute.
Weiter ging es 6 Monate bei Dr. Heike Wenig in Dorsten, die wie ihr Name schon andeutet, wenig Gehalt zahlte. Dort wohnte ich bei der sehr lieben Familie Förster im „Souterrain“ ihres Häuschens, also im Keller, wo zu meiner starken Raucherei noch die feucht-kühle Kellerluft hinzukam.
Mit allen Wirtsleuten im Westen verband mich danach noch ein freundlicher und dankbarer Briefwechsel, bis auch dieser aus Zeitmangel einschlief …
Die Weiterbildung auf Ärztetagungen lief ständig weiter, so in Borken über Bronchialkarzinom (für Raucher besonders anheimelnd), in Marl über Pankreatitis, in Herne über Magenkrebs, in Recklinghausen über Herznotfälle, in Münster über Hypertonie, in Mainz über Arrhythmie.
Meine schönste Praxisassistenz-Zeit war die in Bielefeld von Oktober 90 bis April 91 bei dem lieben und versierten Dr. Michael Ferdin, nicht nur weil ich dort gut verdiente, wie der Name Ferdin schon andeutet, sondern wegen des familiären und kollegialen Praxisklimas. Mit der Praxisperle Gabi Held versuchte ich, etwas zu turteln, was aber zu keinem „greifbaren“ Ergebnis führte. Diese kam auch aus dem Osten.
In Bielefeld lernte ich auch eine eindrucksvolle alte Dame kennen, mit welcher uns dann eine jahrelange Freundschaft verband. Sie hiess Annelore Stüssel, kurz „Alo“ genannt, war Pharmavertreterin der renommierten Firma Stada gewesen, und der Naturheilkunde zugeneigt, worüber wir ellenlange

Gespräche führten. Sie hatte in Italien in Lignano an der Adria eine Eigentumswohnung, einem beliebten Urlaubsort der Deutschen, wo sie uns einführte, und wohin wir dann jahrelang fuhren.

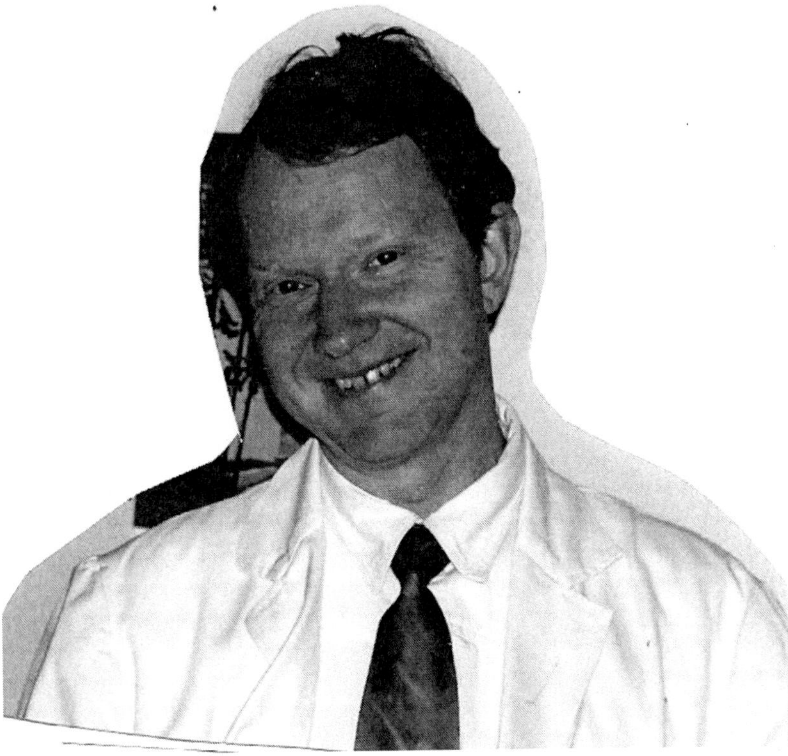

Dr. Ferdin Anfang 1991

Bei Dr. Ferdin lernte ich diagnostischen Ultraschall und machte unzählige EKG-Auswertungen und konnte meiner kleinen Chirurgie weiter frönen, ohne jegliche Probleme.

Dr. Ferdin war im Tennis eine lokale Größe, ich war im Judoverein aktiv und zeigte gelegentlich den Sportfreunden in Bielefeld ihre Grenzen auf. Mit dem lieben Doktor Ferdin, der meine 7-monatige Anstellung wohl auch als Entwicklungshilfe gesehen hatte, habe ich bis heute Kontakt.

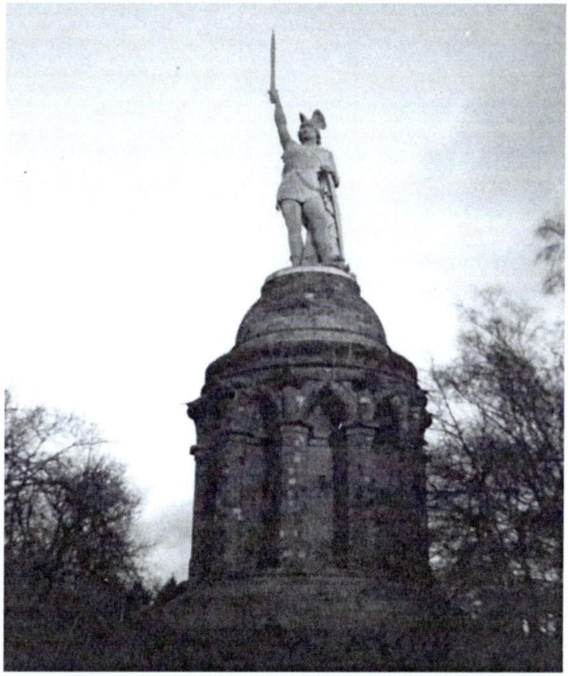

Das Herrmannsdenkmal bei Detmold 1991, Mit der Ahnenreihe Derer von der Lippe

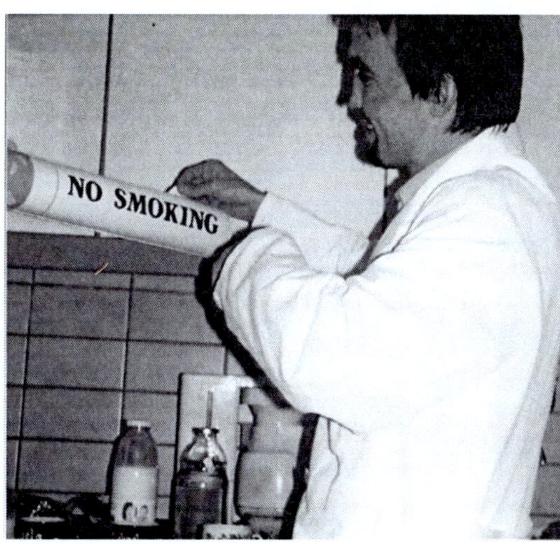

Zarter Hinweis in der Praxis von Dr. Ferdin

1992

Im Frühjahr 1992 machte ich dann die offizielle Sonografie-Ausbildung für Bauch und Schilddrüse am Krankenhaus Marl unter dem auch sehr netten Chefarzt Jax, dafür waren je 400 Fälle erforderlich. Der obligate Lehrgang „Praktischer Arzt" wurde absolviert und andere Weiterbildungen.
Nun ging es langsam an die Niederlassung, ich besuchte verkäufliche Praxen im Westen und staunte über deren Preise von ¼ bis ½ Millionen DM, für unser Gefühl schwindelnde Höhen.
Am Ende entschied ich mich doch für den Dresdner Raum, da Martina immer noch Angst vor dem „Westen" hatte, und man in der Heimat seine Wurzeln hat.
Der Briefwechsel mit einigen ehemaligen Kollegen lief noch, auch mit Dr. P., dessen Sohn mit 31 traurigerweise am Alkohol gestorben war. Der nun ganz freundliche Oberarzt W. hatte den Herrn Dr. D. als Chefarzt der Chirurgie abgelöst, dessen Sohn Martin, dem „Naturtalent", war die Approbation entzogen worden. Wie das Leben so spielt.
Am 31.03.92 verteidigte ich meine Promotionsarbeit an der Universität Münster bei Prof. der Dermatologie Schwarz, mit Unterstützung von Prof. Dr. Eva Bröcker (Münster) und meines Doktorvaters Prof. Seebacher von der Hautklinik in Dresden.
Der Doktor-Titel sagt zwar nicht viel über Eignung oder Wissen eines Arztes aus, er stiehlt eher die Zeit für breitere Weiterbildung, ist aber wichtig für das Renommee bei den Patienten.
Im Mai erfolgte Kontakt mit der Süd-Apotheke Heidenau bei Dresden unter Frau Rückstadt, die 90 qm ihrer Fläche im Erdgeschoß abgeben wollte. Dort hatte früher schon ein Heilpraktiker gewirkt, das passte irgendwie. Das sollte meine berufliche Heimat für den Rest meines Berufslebens werden, unsere Insel im wogenden Meer der unberechenbaren Marktwirtschaft.
Am 07.09.92 erfolgte die Zulassung als „Praktischer Arzt" durch die KVS Dresden. Diese hatte sich aus ehemaligen Laborärzten von Klotzsche, den Doktoren Holzweißig, Beer, Adam und Eisenkrätzer und dem Allgemeinarzt Heckemann konstituiert. In der DDR gab es ja keine „Kassenärztliche Vereinigung". Die Zulassung zur eigenen Praxis war mal ein großer Glücksfall in meinem Berufsleben, im Gegensatz zu früheren Zeiten. Durch genügend klinische und praktische Erfahrung inklusive ungezählter Weiterbildungen fühlte ich mich auch in der Lage dazu, den Beruf als Hausarzt nach bestem Wissen und Gewissen auszuüben. Die Genehmigung zur Sonografie und für kleine Chirurgie war auch erfolgt. Formalitäten der Anmeldung wurden erledigt, wie Anmeldung bei Amtsarzt, Ärztekammer, Finanzamt. Bei der Rentenversicherung blieb ich in der Ärzteversorgung Westfalen-Lippe.

Die Sanierung der Praxisfläche lief noch unter Bauleiter Grunewald, der Gründungskredit von 120 TDM wurde über die Firma Curamed bei der Dt. Apo-Ärztebank organisiert, medizinisches Material bei den Firmen Heine und Böhm, ARU und Kollbeck bestellt. In Heidenau bezog ich eine kleine kohlegeheizte Wohnung bei der GWG in der Kantstraße 5, wozu ein kleiner Garten mit einem Schuppen gehörte.
Auch privat passierte in 1992 einiges: Am 11.07. wurde unser Sohn Johannes geboren, im August wurde die Alo Stüssel aus Bielefeld 70 Jahre alt, Tochter Lydia kam in die Schule, bei Patenkind Anett feierten wir ihren 9. Geburtstag in Lomnitz, am 03.10. ein Praxisjubiläum bei Dr. Ferdin in Bielefeld, einem feinen und wundervollen Menschen und Arzt.
Medizinische Liegen, Formulare von Fa. Schury, Sterilisator, EKG, Ultraschallgerät, Schreibmaschine, Praxisschild, Funktelefon, Stempel, chirurgisches Werkzeug, Spritzen usw. und ein gebrauchter Mazda wurden per Kredit erworben.
Von Dr. Mittag, Betriebsarzt in der nahen Papierfabrik (die heute noch läuft) „erbte“ ich die Karteischränke und seine Stammschwester Gabriele S. Er gründete eine Praxis in Weißig auf der anderen Elbseite, kam aber noch öfter bei uns vorbei auf einen Kaffee samt Zigarette. Er hatte sogar in seiner Sprechstunde geraucht, mit Einverständnis des Patienten, und trug den boshaften Spitznamen „Dr. Sterbefix“, weil ein von ihm für völlig gesund erklärter Patient aus seiner Praxis gelaufen und bald danach tot umgefallen war.

Dr. Mittag wurde dann geschieden und wohnte allein in seinem Haus in Bühlau, zum starken Rauchen kam die seelische Belastung hinzu, mit 66 Jahren ereilte ihn der Kehlkopfkrebs, worauf später noch eingegangen wird. Er betreute noch wenige seiner Stammpatienten in Heidenau, bald sollte ich Bereitschaftsdienste von ihm übernehmen.
Am 02.11.92 begannen wir „mit kapitalistischer Hektik“ eine provisorische Sprechstunde in der Gaststätte „Sachseneck“. Der niedergelassene Arzt ist auch Kleinunternehmer.
Am 23.11. begann dann die Sprechstunde in der Praxis Pirnaer Straße 30, hinter der Südapotheke Heidenau, wobei die Bohrmaschinen noch liefen und die ersten Patienten durch den Bauschutt im Gang waten mussten. Sie nahmen es gelassen. Eine solche Neugründung neben alteingesessenen Kollegen ist schon ein wirtschaftliches Wagnis.
So übernahm ich in den ersten Jahren öfter Nacht- und Wochenenddienste von Kollegen, die es nicht mehr nötig hatten, und wir gönnten uns sehr wenig Urlaub. Die Zeiten des Festgehaltes als Angestellter der Poliklinik waren vorbei, und der Kredit von 120 TDM saß im Nacken.

1993

Die Praxis wurde noch fertig ausgestattet mit einer Wechselsprechanlage der Elektrofirma Tumpach und schalldichten Türen der Tischlerei Haubold und Kreissl.
Im Januar war mein 40. Geburtstag, in diesem Alter war ich nun beruflich sesshaft geworden.
Mit der Patientenzahl ging es aufwärts, sie stieg später auf 750 bis 900 Patienten pro Quartal, die sogenannte „Fallzahl". Dank der Pflegeschwester Rosi Mally kam das Pflegeheim in der nahen Friedrich Engels-Straße zu uns mit 60 Patienten, was sehr beim Start half.

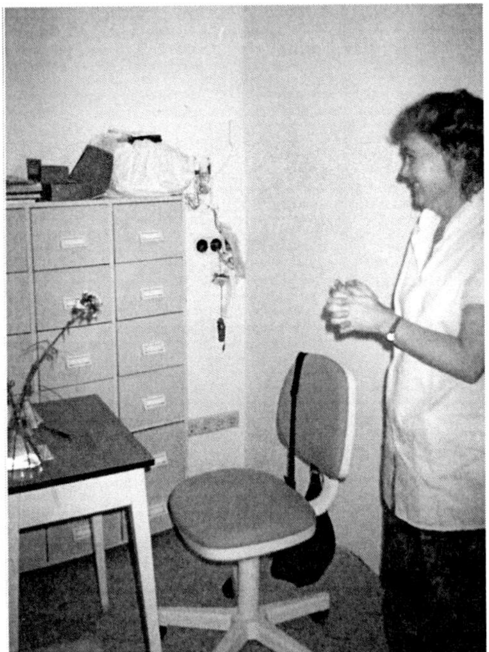

Praxisgründung in Heidenau bei Dresden, November 1992 mit Schwester Gabi

Aus der „Fallzahl" lässt sich die gesamte Patientenzahl der Praxis schwer schätzen, da viele Patienten nicht jedes Quartal erscheinen, es mögen später so 2 - 3000 gewesen sein.
In der Praxis erschienen die üblichen Fälle der Allgemeinmedizin aus allen Fachbereichen außer der Kinderheilkunde. Angina, Bronchitis bis

Lungenentzündung, Blasen-bis Nierenentzündung, unklares Fieber, Gastritis bis Magengeschwür, Allergien, Ekzeme, Arthrosen, Lumbago (Rückenschmerz), HWS-Syndrom (Halswirbelsäule), neurologische und psychiatrische Krankheiten, Diabetes- und Hochdruckeinstellung als nie endende Aufgaben. Die kleine Chirurgie wurde zum beliebten Hobby in der ganzen Zeit der Praxis, Schreibkram allein ist zu öde. Die machte ich nur in Lokalanästhesie, auch bei Abszesseröffnung, im Gegensatz zu dem alten Dogma in der Chirurgie dieses verlange Vollnarkose, sonst würde man „die Entzündung ins Gewebe tragen". Das stimmt nicht, wir erlebten das so gut wie nie, und ersparten so den Krankenkassen viele Unkosten.
Eine Prämie dafür steht leider bis heute aus.
Eigentlich bin ich ein geselliger, kameradschaftlicher Typ und das Wirken als Einzelkämpfer war erst ungewohnt, die Befreiung von jeglichem Mobbing und Konkurrenzdenken durch selbsternannte „Bessergeeignete" war aber doch eine Erlösung. Als Selbstständiger bekommt man mit der Zeit mehr Rückgrat, als jeder Angestellte entwickeln kann. Auf seine Grenzen und die Grenzen der heutigen Medizin wird man im Beruf hingewiesen, so gelangte ich vom im Studium anerzogenen Elitedenken ganz schnell zur Bescheidenheit, manche Kollegen blieben aber die „Halbgötter in Weiß", so viele Fehler sie auch machten oder wie oft sie auch nicht helfen konnten, einfach unverständlich!
Mein Image wurde so der mitfühlende, bescheidene Hausarzt mit verlässlichem Helfer-Syndrom.
Der alten Bekannten Helene Hartmann in Bielefeld, einer Freundin von Alo, konnte ich zum 90. Geburtstag gratulieren. Sie hatte mir als armem „Ostler" einmal ein Auto für 8000, - DM gesponsort, für sie waren das „Peanuts", für mich eine große und unvergessliche Hilfe.
Als Fachlektüre waren die endlose „Rote Liste" und Therapiehandbuch Allgemeinmedizin dran. Mit fachlichen Fragen und Besprechung spezieller Krankheitsfälle konnte man sich immer an die netten Kollegen der Region wenden, war also doch nicht ganz „Einzelkämpfer".
Was man nicht selbst beherrschen konnte, kam sowieso zum Facharzt oder ins Krankenhaus.
Im Februar lernte ich Herbert Weiß kennen, der schon deutlich in seinen 80er Jahren, aber eine starke Persönlichkeit mit viel Humor und Lebensfreude war. Bei seinem Schlägle mit Sprachstörung und Armlähmung konnte ich etwas helfen (oder war es die Natur, das weiß der Hausarzt nie genau), die Erscheinungen gingen weg und er wurde auch privat mein Freund für die nächsten Jahre.
Zum Grübeln geneigt und auf der Seite des Lebens stehend, kann ich weder den unerbittlichen Alterungsprozess noch den Tod innerlich akzeptieren, auch

nicht die Kürze unseres Lebens, und begann über Alternsforschung zu lesen.
Am 07.03. gab es einen straffen 24-h-Sonntags-Dienst mit 27 Hausbesuchen mit Fällen wie Herz-schmerzen, Lungenentzündung, massivem Durchfall, Rückenschmerz, Ohrenentzündung u. a.
Das sind normale Hausarztbesuche, also kein Notarzt-Dienst mit DMH und Blaulicht. Wer fährt, bestimmt dabei die Leitstelle, und manchmal musste man wegen akuter Einweisung den Notarzt dazurufen. Im nächsten Dienst wurden ein unklarer Ikterus (Gelbsucht), ein eingeklemmter Leistenbruch und eine „akute Galle" ins Krankenhaus eingewiesen.
Damals gab es in den Nacht- und Wochenenddiensten viele Hausbesuche, so 15 bis über 20 waren normal, was sich nach geraumen Jahren deutlich reduzieren sollte, weil die DMH, bei uns die Johanniter, ihren Geldbedarf bemerkte und einfach öfter den Notarzt fahren ließ.
Für Kollegen übernahm ich etwa 3 Dienste im Monat, neben den 2 eigenen, ein Tribut an die Existenzangst.
In der Praxis lag die tägliche Patientenzahl im März 93 schon um die 30.
Wir betrieben eine Kurzwelle und „Wirbelstrom" (kreisendes Magnetfeld) in der Praxis, gebraucht gekauft, aus DDR-Produktion. Die taten gut bei Bronchitis oder Lungenentzündung und Nebenhöhlenentzündung sowie bei Rückenschmerzen (Lumbago). Diese Medizintechnik verschwand später vom Markt aus unerfindlichen Gründen. Überhaupt bekam man den Eindruck, Gutes und Altbewährtes, auch Medikamente, müssen nach einiger Zeit weg oder werden vergessen.
Eine schöne Tradition wurden die Ärztetreffs des Raums Heidenau, auch Stammtisch genannt, allesamt interessant und in freundlicher Atmosphäre, angeführt von unserer Leitfigur Dr. Elisabeth Gnoyke. Diese fanden meist auf dem Gut Gamig statt, einer Betreuungsstätte für Behinderte mit der Psychiaterin Dr. Renate Frühauf als Gastgeberin. Bei dem Treff Ende April waren die Doctores Gnoyke, Frühauf, Kotsch, Sand, Löscher, Hochmann und Wendelin dabei.
Im Juli kam ein persönlicher Schock: Unser guter alter Nachbar in Hellerau, Henry Hoffmann, starb an Herzinfarkt-Rückfall (Reinfarkt) mit 66 Jahren. Er war kurz zuvor bei mir in der Praxis gewesen, und wollte trotz bekanntem Hinterwandinfarkt nicht ins Krankenhaus, nahm auch nur fraglich seine Medikamente. Er sollte in letzter Zeit auch delirähnliche (alkoholische) Halluzinationen gehabt haben wie Igel unter dem Kachelofen …
Das Fallspektrum in der Praxis war vielfältig, aus allen Fachbereichen, z. B. Anasarka (überall Ödeme), Beinschwellung nach Fraktur-Verdacht auf tiefe Venenthrombose, Gürtelrose (Zoster), Verbrennung am Motorradauspuff, Asthma, Intercostalneuralgie (Reißen in einem Rippennerv), Nierenkolik, Appendizitis, Arrhythmie (Herzstolpern), Brustentzündung (Mastitis),

Hochdruck und Diabetes und deren Entgleisungen und vieles mehr.
Im Juni 93 kam erfreulicher Besuch von Annelore Stüssel und den befreundeten Wienerts.

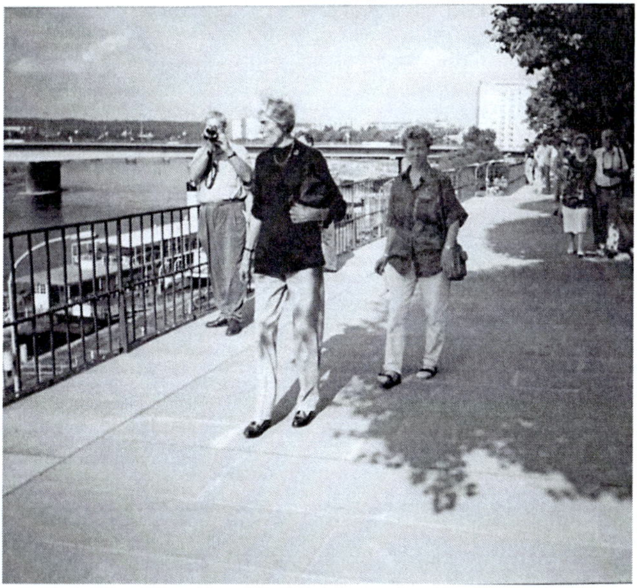

Annelore Stüssel und Wienerts aus Bielefeld in Dresden 1993

Im Juli kam die Sonografie-Zulassung, das Spektrum der Praxis erweiterte sich um Bauch-Ultraschall. Für Schilddrüsen-Ultraschall war mir der Schallkopf zu teuer, so fiel dieser aus.
Geschäftlich erschienen die Praxisunkosten erst einmal erschreckend. Allein die Sozialabgaben für meine Schwester lagen über 900, - DM, die Rentenversicherung (Ärzteversorgung) über 1200,-, die Praxismiete wie für eine Nobelwohnung, der Kredit mit Zins und Abzahlung, Strom, Gas, Wasser, Müllgebühren usw. Bald zeigte sich aber, dass unser Einkommen dafür ausreichte, und die unternehmerische Angst verlor sich langsam …
Fachlich war ich in den ersten Jahren noch mutig und machte intraarterielle Spritzen (in die Beinschlagader, Arteria femoralis) bei Durchblutungsstörungen mit feiner Nadel, ohne jegliche Komplikation wie etwa Nachblutung. Dafür wurden ein thromboselösendes Medikament wie Urokinase und ein gefäßerweiterndes wie Complamin gespritzt. Die Wirkung war gut, die Patienten spürten wie einen Peitschenhieb ins Bein und liefen dann rot an, tolerierten das aber gut. Jahre später schickten wir solche Fälle zum Angiologen und

verschrieben einschlägige Medikamente.
Zeit meiner Praxis wurden viele iv.-Spritzen (iv. heißt intravenös, in die Vene) durchgeführt, wenn es Herz oder Lunge betraf. Das segensreiche Strophanthin, aus der DDR gewöhnt, nahmen wir bis heute mit gutem Erfolg gegen Herzschwäche. Leider ist es bei den Kardiologen in Vergessenheit geraten (alles Gute muss weg), und zum Teil sogar unbekannt! Heute gibt es nur noch eine homöopathische Dosierung auf dem Markt, die aber auch wirksam ist.
Für die Lunge ist die iv.-Spritze ungleich wirksamer als Tabletten, weil aus anatomischen Gründen die gesamte Dosis über die rechte Herzkammer in der Lunge ankommt, während bei Tabletten ein Großteil über den Darm verloren geht. Bei Lungenentzündung oder Bronchitis gab es ein Antibiotikum und Schleimlöser (Mucosolvan) iv., im Asthmaanfall Kortison (bei uns Dexa 8), das segensreiche Theophyllin und Mucosolvan iv. Unter dem Theophyllin atmeten die Asthma-Patienten in Sekundenschnelle auf, jede Atemnot und Erstickungsgefahr war sofort vorbei. Theophyllin wird gerade angefeindet, weil es angeblich Herzstolpern mache (was wir nie sahen), und wird wohl auch bald vom Markt verschwinden (alles Gute muss weg).
Privat hatten wir Freude an unseren Kinderchen, was mich betraf nur am Wochenende.

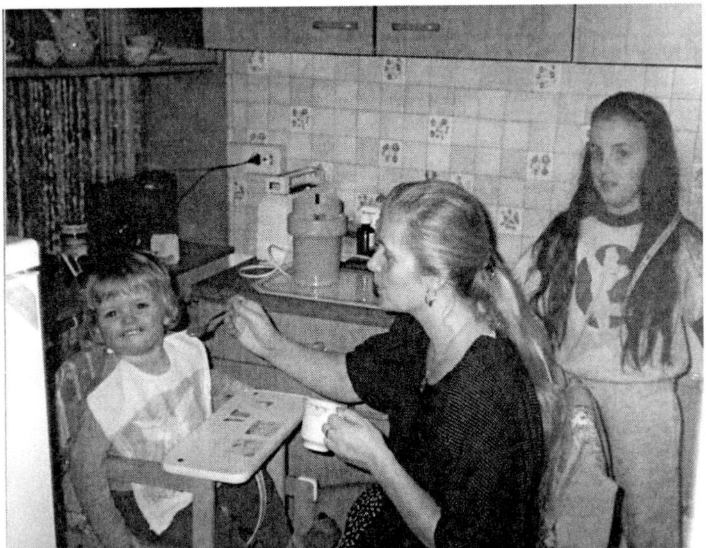

Johannes, Martina und Lydia Ende 1993

Als Praxis-Eigenheiten machte ich Neuraltherapie nach Huneke beim HWS-Syndrom und paravertebrale Spritzen mit LA und Dexa (Lokalbetäubung mit flüchtigem Kortison), auch Kniespritzen mit Dexa und LA oder Zeel comp., selten der teuren Hyaluronsäure. Das machen nur die wenigsten Hausärzte. Eine Spritzen-Infektion sahen wir in 27 Jahren Praxis so gut wie nie.
Bei den Schmerzspritzen mussten wir das Diclofenac wegen allergischer Reaktionen verlassen zugunsten des gut verträglichen Ambene (Phenylbutazon), das später aus der Kassenerstattung genommen wurde – alles Gute muss weg! Infusionen wurden nötig bei Austrocknung durch Brechdurchfall und Tumor- oder seniler Kachexie. Denn: „Jeder Tag Leben zählt.“

1994

Die kleine Wohnung in der Kantstr. 5 war nun eingerichtet, jährlich wurden die 10 Zentner Kohlen in den Keller geschafft, das Gärtchen mit Geräteschuppen gepflegt. Das Auto, jetzt ein gebrauchter Toyota, stand im Freien.
In dieser Zeit beeindruckte mich ein Buch zur Alternsforschung von 1968, „Das Altern, die biologischen Vorgänge“ von Howard J. Curtis, New York. Darin wurde das Altern auf DNS-Brüche zurückgeführt, damals als Chromosomenbrüche auch lichtmikroskopisch sichtbar. Ein Mäuseversuch hat gezeigt, dass man mit Röntgenstrahlung die Alterung der Mäuse vorzeitig hervorrufen oder stark beschleunigen kann. Dieser Gedanke, dass die radioaktive Strahlung einen ursächlichen Bezug zum Altern haben könnte, ging mir nie mehr aus dem Kopf und beeinflusste mein weiteres Leben, soweit dafür Zeit war. Zur Alterstheorie wird im Anhang dieser Memoiren noch etwas ausgeführt.
Um den Einfluss der Naturstrahlung auf das Altern von Mäusen zu testen, baute ich einen Bleikasten im Schuppen um den Mäusekäfig auf, in der Hoffnung, Methusalem-Mäuse zu erreichen. Der Test lief etwa über 10 Jahre und scheiterte, da die meisten Mäuse nicht am Alter, sondern vorzeitig an Tumoren oder anderen Krankheiten starben.
Auch für mich baute ich eine Art Wigwam aus Blei, um meine neuen Erkenntnisse sofort in die Praxis umzusetzen und vielleicht so ein höheres Alter zu erreichen. In diesem Kasten schlief ich von Anfang 40 bis 50, etwa 10 Jahre. Drinnen am Kopfende zeigte der Geigerzähler 40 % der Strahlung außen, also für ein Drittel des Tages, im Schlaf, war die Strahlenbelastung gemindert.
Die Wanddicke des Bleikastens betrug etwa 4 cm, aus mit alten Bleirohren geschmolzenen Bleiziegeln (in Blechbackformen), und gekauften Bleiplatten für 9 TDM. Die Bleischmelze im Garten ging nur so lange, bis sich Nachbarn

beschwerten.
In der Praxis lief das übliche Fallspektrum weiter.

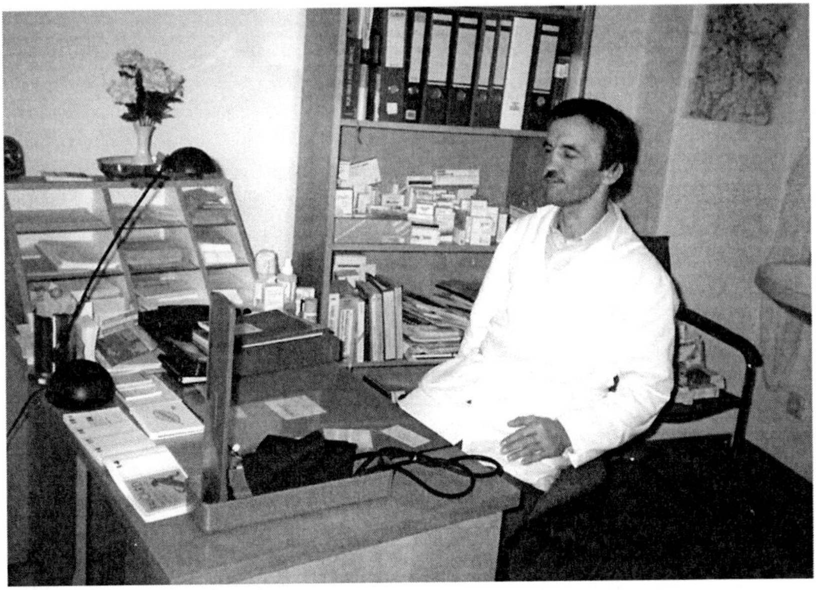

März 1994 in der Praxis

Außerhalb derselben gab es Stammtische auf dem Gut Gamig, inclusive romantisches Sommer- und Weihnachtssingen, die Ärzte waren musikalisch. Im April gab es einen KV (Kassenärztliche Vereinigung) Info-Tag im Hygienemuseum Dresden, im Mai eine Weiterbildung über Schlaganfall am KH Pirna, ein Klassentreffen der EOS fand auch statt in Klotzsche. Im Sommer ging es eine Woche nach Kühlungsborn zum See-Surfen.
Wichtige Fachärzte zur Überweisung waren in dieser Zeit in Pirna die Pulmologin Dr. Görne, der gute und beliebte Chirurg Dr. Fankhänel, die Orthopäden Enderlein und „Knie-Schmidt". Dr. Görne übergab später ihre Praxis ihrer Tochter Dr. Pilz.
Der Chirurg von Heidenau war der aus meiner Ausbildung an der MAD bekannte Dr. Wündrich, die Hautärztin Dr. Alheit, die Frauenärzte Güldner, Effmert und Eger, die Nephrologen mit Dialysepraxis Dr. Mende und später Olschwewski und Meyer, die Orthopädin Dr. Hasse, die Psychiaterin Dr. Kaltenbach, der HNO-Arzt Dr. Meyer. Die zweite Hautärztin von Heidenau, Frau Dr. Schumann, gab bald auf, Grund unbekannt.

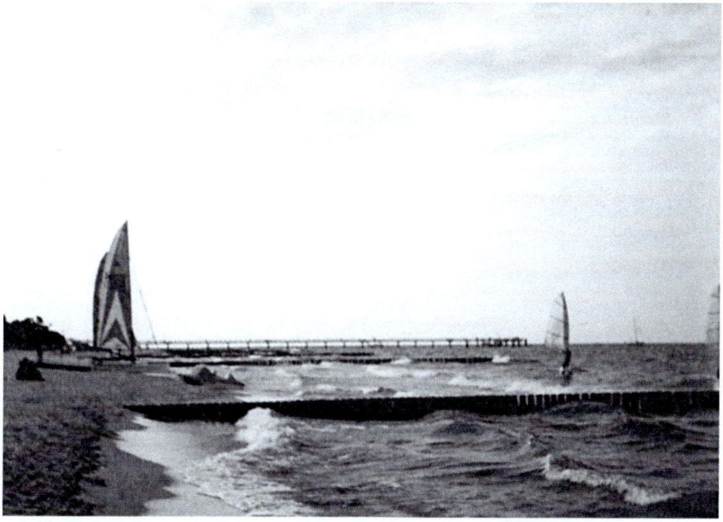

Ostsee-Surfen August 1994

Als Hausärzte wirkten damals in Heidenau Dr. Gnoyke (Internistin mit Spezialität Schilddrüse), Fiedler, Löscher, Unger (Homöopath und Zeuge Jehova), Clausnitzer, Sand, Krumpolt, Kotsch (nahe meiner Praxis) und mich, in der Umgebung Dr. Engler (Borthen), Dr. Heymann (Dohna), Dr. Schwarze (Dresden) und Hochmanns (Weesenstein). Sie alle kamen auch zum Ärzte-Stammtisch, eine gute Tradition, wo man sich austauschen und Fälle besprechen konnte.
An der MAD (Medizinische Akademie Dresden), jetzt zur TU gehörig, war etwas politisch „gesäubert“ worden. Chefchirurg Lauschke musste sich ambulant niederlassen, der große Neurochirurg Prof. Schaps ging nach Görlitz, er war in der DDR in die Stasi genötigt worden.
Am Heidenauer Krankenhaus arbeiteten die netten Internisten Chefarzt Dr. Christian Schmidt, Oberarzt Klinger und OÄ Jacobs, die Frau des Bürgermeisters, weiterhin die Dres. Funke, Störzel, Olschewski (dann Dialyseärztin und Diabetologin) und Albrecht. Dr. Albrecht ließ sich später am Wasaplatz als Kardiologe nieder und besuchte dann noch jahrelang aus alter Verbundenheit das Heidenauer Ärztesingen.
In der Chirurgie am KH waren Chefärztin Thieme, Dr. Stiebitz, Tautenhahn, Fischer, Donath und Gatzweiler (Gefäßchirurg) tätig.
Mit dem Pathologen Dr. Kaltschmidt von Kreischa verband mich neben anderen Anliegen eine Schach-Freundschaft über Jahre, wobei er deutlich überlegen war, er trainierte ja auch eine Schach-Jugendgruppe.

Meine in diesem Alter noch (über)aktiven Hormone führten zu einem Techtelmechtel mit einer netten Nachbarin in der Kantstraße, denn ich war ja privat die ganze Woche allein. Bitte um Verzeihung.

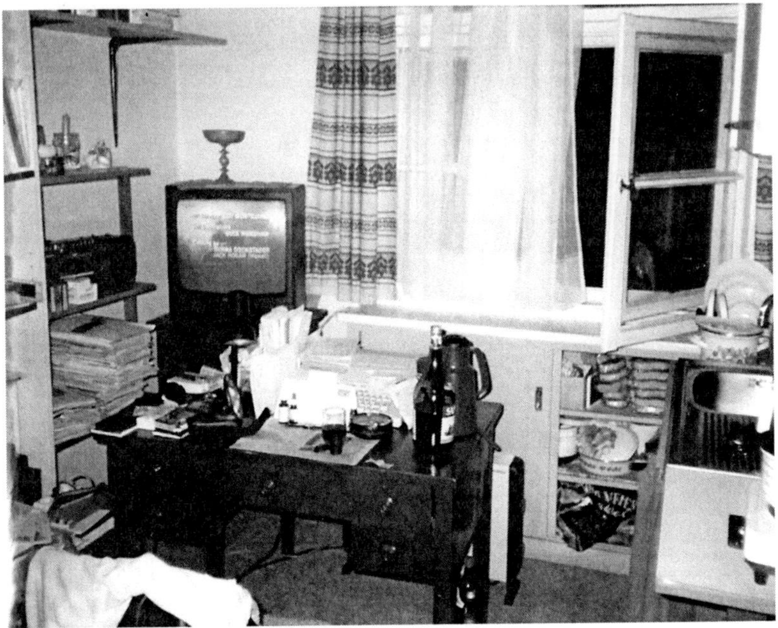

Kleine Wohnung in der Kantstraße 5, Heidenau, mein bis heute genutzter Schreibtisch wurde vom Peschel-Opa eigenhändig gefertigt.

1995

Anfang des Jahres wurden in Sachsen 170 AIDS-Fälle berichtet, in der Praxis wurde uns keiner bekannt, wobei darauf selten getestet wurde. Diese einst tödliche Seuche wurde dann durch Medikamente beherrscht. Daraus können heutige „Corona-Experten“ (2021) etwas lernen, denen außer „Lockdowns“ und ungeprüfter, gefährlicher Impfung nichts weiter einfällt und die Entwicklung neuer oder Testung vorhandener Antivirus-Mittel sträflich vernachlässigten.
Als Privatlektüre beeindruckten Klaus Kinskis Memoiren, dessen sexuelle Aktivität wohl sogar den berühmten Casanova in den Schatten stellte. („Ich brauche Liebe“)

Die Horror-Einlagen bleiben auch beim Hausarzt nicht aus, in Form von Totenschauen oder Krankenhaus-Berichten. Im Februar hatte ich eine grausige Totenschau in der Franz Schubert-Straße, wo die Tote mit bereits Totenstarre in Hockstellung zwischen Kommode und Wand klemmte. Mit ihrem Sohn zusammen trugen wir sie auf das Bett. Das sollte nicht der letzte Gruselfall sein …
Ein 68-Jähriger hatte nach einem Darmkrebs im vorigen Jahr nunmehr Lebermetastasen entwickelt, nach dem heutigen Stand der Medizin waren „die Vöglein verflogen".
Als weiterer grausiger Fall starb im März ein Patient mit 57 Jahren an generalisierter Arteriosklerose, zweifellos neben seines Rauchens mit starker genetischer Komponente, wie es auch Chefarzt Dr. D. immer betont hatte. Der Pathologe schrieb im Sektionsbericht, dass ihm beim Durchtrennen einer Arterie die Schere abbrach, so hart war diese verkalkt. Bei der Tochter des Patienten lag auch eine deutliche Arteriosklerose (Raucherbein) vor (erbliche Komponente). Bei dieser machte ich die intraarterielle (in die Beinschlagader) Spritze mit Urokinase und Trental, sie hat ihre Beine heute noch. Diese Art Spritzen war schon segensreich.
Meine alte Gönnerin in Bielefeld, Helene Hartmann, wurde dieses Jahr 92, ein stolzes Alter.
Mein alter Freund Peter Steidl wollte mich zu einer Investition von 30 TDM in eine Kamel-Reiterei in Tunesien animieren, ein Beispiel für die geistige Wildwest- oder Gründerzeit nach der „Wende". Für so etwas war ich viel zu vorsichtig.
DM Heymann aus Dohna wurde von Patienten als „Sterbefix" bezeichnet, wie dazumal Dr. Mittag, da hielten wir uns heraus, schließlich kann kein Mediziner alle seine Patienten retten, allenfalls mit Glück etwas Leben verlängern …
Mein neuer Freund Herbert Weiß versorgte mich rührend mit Feuerholz, zeigte seine Kunst auf Konzertina und Geige und verblüffte mit dem „Teufelsknoten", bei dem man gekerbte Holzstäbe zu einem Doppelkreuz zusammenbasteln musste, was schwierig war. Trotz seiner unsäglichen Leiden wie Anus praeter und Harnbeutel am Bein (was man unter der Kleidung nicht sah) und seines hohen Alters war Herbert ein lustiger, unverwüstlicher Typ. Das Schicksal oder die Medizin, was manchmal fast dasselbe ist, sollte ihm eine Lebenszeit von 89 Jahren gönnen. Sein Sohn war traurigerweise mit 40 Jahren am Alkohol gestorben.
Die Praxis „brummte" nun auf Normalniveau mit etwa 30 Patienten pro Tag, viel mehr wären nicht zu verkraften gewesen neben den Hausbesuchen und dem Schreibkram. Weiter übernahm ich Bereitschaftsdienste von Kollegen, die es nicht mehr so nötig hatten und dafür dankbar waren.

Meine fachlichen Extras wie intraarterielle Spritzen, Penicillin-Infiltrationen in Diabetikerfüße, Strophantinspritzen in die Vene bei Herzschwäche und die segensreichen Theophyllin-Spritzen in die Vene bei Asthmaanfall bewährten sich weiterhin, ebenso meine Hautoperationen mit Abszess- und Panaritium-Inzisionen, Naevus (Leberfleck)-, Fibrom- und Atherom-Entfernungen, Nagelwallplastiken u. ä. , was alles gut gelang.
Am Wochenende wurden die Kinder und Martina in Dresden besucht, sofern kein Dienst war. Der Mäuseversuch mit Blei-Abschirmung im Gartenschuppen lief weiter.

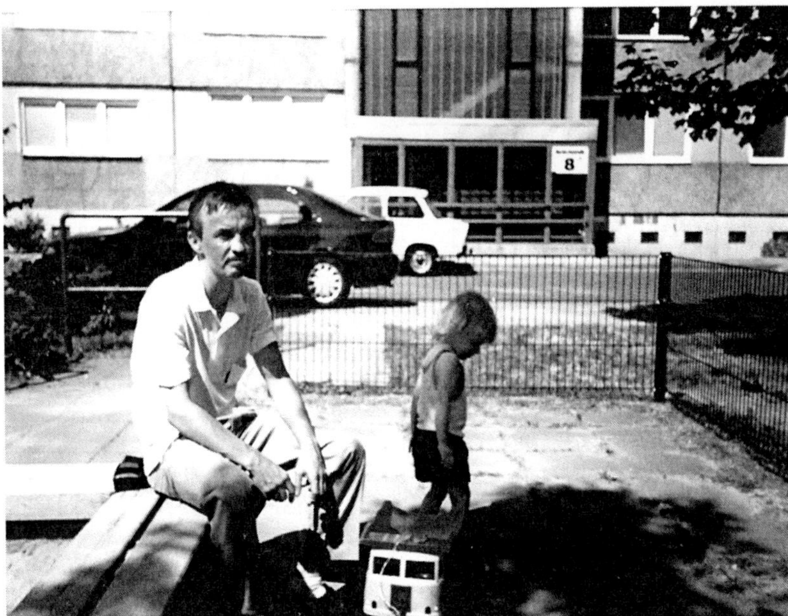

In der Hochschulstraße mit Sohn Hansi 1995

Die allesamt weiblichen Mäuse wurden zum Teil nach ehemaligen Bekanntschaften benannt, z. B. Beate, Petra, Ingrid, Tina (von Martina) u. a. Die Bleischmelze über Holzfeuer im Garten lief noch, als Gegengift gegen die Bleidämpfe wurden Selen, Eisen und Zink genommen, eine Bleivergiftung ist ja kein Spaß, diese Metalle sollten das Blei aus dem Körper verdrängen.
In der Hellerauer Sippe wurde der Anbau meiner Schwester und ihres Mannes Hagen am elterlichen Haus gebührend gefeiert.

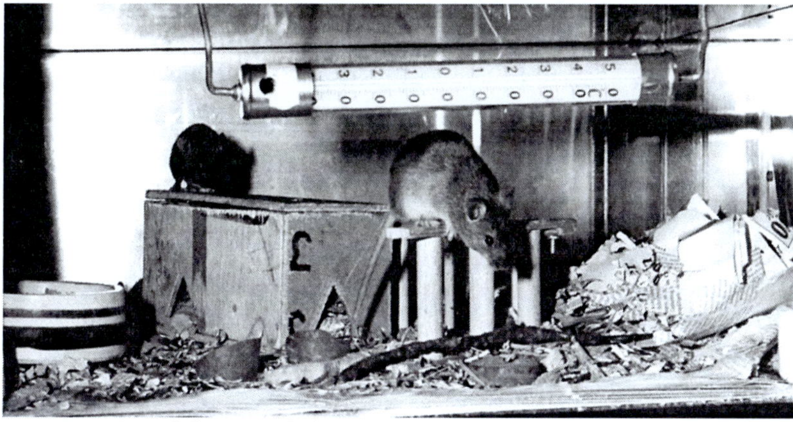

Lustiges Mäuseleben im Bleikasten 1995

An den Kiesgruben elbwärts neben Heidenau gingen wir im Sommer gern baden, im Juni gab es das „Mittelalterfest" im Schlossgarten in Weesenstein. Für eine Woche ging es zum Urlaub an den Quitzdorfer Stausee zum Kinder-Urlaub. Meine 10-jährige Tochter Lydia und ihre Freundin Maika besichtigten begeistert meine Mäusezucht.
In der Praxis beschäftigte uns ein Fall mit einem bis heute unheilbaren Gehirntumor namens Glioblastom. Trotz Operation und Bestrahlung hatte der Mann keine Chance, wir konnten nur seinen Leidensweg begleiten. Dieser dauerte, wie bei der Erstdiagnose vorausgesagt, ein dreiviertel Jahr bis zum Ende. Dieser Tumor wächst fingerförmig ins Gehirn ein und ist nie komplett zu entfernen. Die Gegend um unsere Praxis schien überhaupt reich an Krebsfällen zu sein.
Damals waren mir mindestens 6 Fälle bekannt, 2 x Prostatakrebs, einer davon mit Lebermetastasen und Gelbsucht (Ikterus), 1 Mann mit Lungenkrebs, eine Frau mit metastasiertem Brustkrebs, als sie starb, beging ihr Mann Selbstmord durch einen Kopfsprung vom Balkon im 4. Stock, ein großer Mastdarmkrebs, dessen Träger früher die Entfernung eines Darmpolypen daselbst abgelehnt hatte. In Heidenau waren früher die radioaktiven Uran-Züge durchgefahren, vielleicht war das eine Ursache? …
Am 21.06. wurde ich notfallmäßig ins Pflegeheim gerufen, und entfernte einen quer eingeklemmten Hühnerknochen aus dem Hals einer alten Frau mittels Kornzange, was gut gelang. Ganz wohl war einem nicht dabei, denn dicht daneben lag die große Halsschlagader.
Bei einer anderen alten Frau wagte ich wegen üblen Schwindels eine thromboselösende Spritze, Urokinase 5000 IE in die Vene, der Schwindel war sofort weg. Im höheren Alter kann er mangelnde Durchblutung als Ursache

haben.
Im November gab es einen straffen 15 Stunden-Tag mit 14 Hausbesuchen, danach noch einen mit 19. Das „Hamsterrad" Praxis kann schon mal anstrengend werden, dann wieder gefolgt von ruhigen Tagen. Die Spannkraft im damaligen Alter erscheint aus heutiger Sicht erstaunlich, war vielleicht auch durch den ehemaligen Leistungssport bedingt.
Auch für den Hausarzt gibt es manchmal etwas zum Lachen, zumal mir Humor sowieso liegt und sogar eine Witze-Sammlung angelegt wurde. So erzählte die alte Frau Braune aus Dohna, ihr Vater sei „sexualkrank" gewesen und habe alles vernascht, was 2 oder 4 Beine hatte. Er sei dann auf eine einschlägige gemischtgeschlechtliche Station gekommen (worden), wo es munter kreuz und quer weitergegangen sei …
Einen Patienten hatte ein Schafbock ins Bein gestoßen mit dem Resultat eines großen Blutergusses, worauf der Erzürnte den Bock sofort der Todesstrafe zuführte. Auch darüber mussten wir lachen.
Die Fehler des Hausarztes bestehen mehr in Unterlassungen. Hätte man die Lunge eher röntgen lassen, hätte man den Krebswert am Blut (CEA, PSA) eher bestimmt …
Die operativen Sparten machen die Fehler mit den eigenen Händen, was der Hausarzt dann auch mitkriegt. Bei einer Hüft-OP in Pirna wurde das falsche, schon zu lange Bein noch mehr verlängert, worauf die arme Frau einen riesenhohen Absatz brauchte. Durch 4 Stunden Blutleere bei einer langwierigen Hand-OP (Dupuytren) ging die Hand kaputt. Bei Ohr- oder Parotis-OPs (Ohrspeicheldrüse) wurde gerne mal der Gesichtsnerv durchtrennt, mit der Folge der Gesichtslähmung. Dann blieb nur noch seelische Tröstung zur Linderung übrig. Zeit meines Berufslebens durfte ich über solche Fehlleistungen der für operative Fächer „besser Geeigneten" staunen.
Selbst hatte ich gelegentlich Arthrose-Schmerzen in der linken Hüfte, eine Folge des Langstreckenlaufs in der Jugend. Neben Schmerztabletten, Kühlung und „Herausziehen" des Gelenks (wofür auch meine Schwestern manchmal herhielten) half hier auch das segensreiche, magenfreundliche AHP 200. Dieses wurde später aus der Kassenerstattung genommen – alles Gute muss ja weg. Ohne dieses Mittel wurden die Arthrosen der Patienten, die sich das nicht privat leisten wollten oder konnten, schnell schlechter bis hin zur Gelenkprothese. Der Spareffekt für die Kassen war somit mehr als fraglich.
Seit 1995 war ich im Heidenauer Schützenverein, den Doris und Lutz Hähnel wieder gegründet hatten. Diese betrieben einen Kurzwaren- und Nähmaschinen-Laden in Heidenau und wurden „Nähmaschinen-Hähnel" genannt. Ihre Eltern betreute ich als Hausarzt und war mit ihnen befreundet, ebenso mit dem Schmied und Schlosser Karli Maul. Letzterer war Jäger und nahm mich einmal zum Probeschießen auf Blechbüchsen auf sein Pachtland mit. Mit

dem Wegzug seiner Familie aufs Dorf schlief auch diese Freundschaft später ein. Das Training im Schützenverein wurde zur geselligen Gewohnheit, soweit es die Arbeit zuließ.
Im Winter 95 wurde mein eigener Schlaf-Bleikasten fertiggestellt in der Hoffnung, nun langsamer zu altern.
Die nette Nachbarin hatte sich verabschiedet zugunsten eines größeren Freundes. Die Hormone plagten, erst lange Zeit danach fand sich eine ältere Witwe zur Betreuung. Das gab Anlass, gelegentlich über die Unbedarftheit und Unerfahrenheit der (deutschen) Normalo-Frau zu meditieren. Auch verheiratete Männer leiden oft an „Sexmangel", die Ignoranz desselben durch ihre Frauen führen oft zu Trennung, Fremdgehen, Scheidung und ähnlichem Elend. Der Staat unterstützte diese Erscheinungen noch. Keiner sprach mehr von „ehelichen Pflichten" sondern die „Vergewaltigung in der Ehe" wurde hochstilisiert. Oh Damenwelt, besinne dich und mache es besser!
Am 13.09.95 gab es ein erhebendes Erlebnis der Wissenschaft, also Alternsforschung, in dem romantischen Traumschloss in Rauischholzhausen im Westen Deutschlands, meine neue Bekannte kam mit zur familiären Umrahmung. Es war eine Tagung der Sektion I der DGGG, „Biologie des Alterns". Herr Rudolf Zahn aus Mainz sprach über DNS-Schäden und deren Reparatur (ganz meine Linie), Herr Schröder aus Mainz über Polyphosphate und ihre Rolle bei der DNS-Reparatur, Herr Ungefroren aus der Anatomie Eppendorf über Proteoglykane und Kollagen, H. Haug aus der Anatomie Lübeck über gut erhaltene Hirnkapillaren 2 Tage post mortem (nach dem Tod), was uns später noch interessieren sollte, Gudrun Knebel aus der Anatomie Lübeck über Hippocampus-Volumen- und Synapsenverlust im Alter, H. Niedermüller und Hofecker aus Wien über Antioxidantien, Radikalfänger, caloric restriction und Sport und bemerkten, dass die maximale Lebensspanne nur genetisch beeinflussbar sei (ganz meine Linie), Thomas v. Zglinicki über das Hayflick-Limit, Telomere und Lipofuszin. Beiträge von Prof. Ruiz Torres aus Madrid und Herrn Collatz folgten, die Leitung hatte Prof. D. Schachtschabel von Marburg.

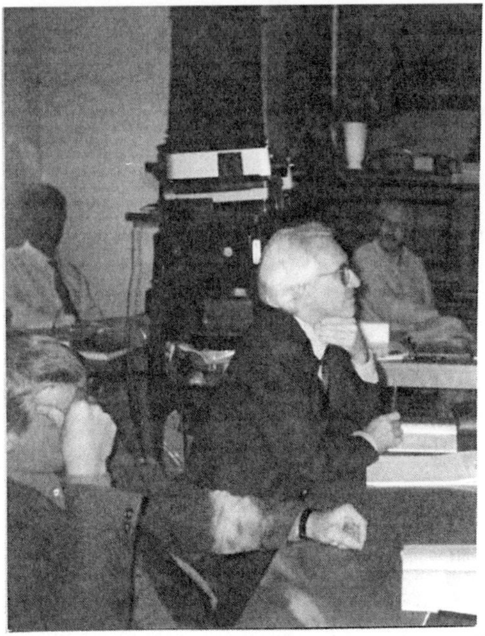

DGGG-Tagung Sept. 1995, links: Prof. Ruiz-Torres, hinten Thomas v. Zglinicki

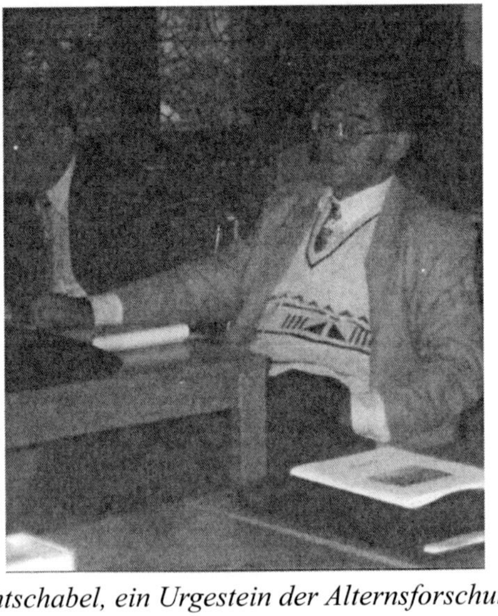

Professor Schachtschabel, ein Urgestein der Alternsforschung

Auf einem interessanten Ärztetreff auf Gut Gamig zeigte uns der Gefäßchirurg Dr. Gatzweiler stolz das Ergebnis einer Thrombendarteriektomie (Gerinnsel und Gefäßinnenhaut) von der Länge eines Regenwurmes, welches er mittels Ringstripper aus einer Beinarterie entfernt hatte. Anwesend waren Dr. Gnoyke, Wündrich, Alheit, Mende, Wendelin, Riedel, Clausnitzer, Hochmann´s, Kotsch, Löscher, Frühauf und meine Wenigkeit.

Zum 70. Geburtstag meines Vaters wurde gefeiert und es erschien ein lobender Artikel in der Bild- Zeitung mit dem Titel „Sportstar Karli Boden".
Die Praxis lief auch am Ende des Jahres auf Hochtouren mit etwa 800 Patienten pro Quartal, der sogenannten „Fallzahl". Also eine im Vergleich zu anderen eher kleinere, aber völlig auskömmliche Praxis. Wir hatten auch immer eine Fluktuation, Patienten kamen und gingen, und manche gegangene kamen wieder zurück.

1996

Weiter gingen die Bereitschaftsdienste auch für andere Kollegen, auch noch für Dr. Mittag in Weißig, auf der anderen Elbseite. Für viele Kollegen war der Punkt erreicht, an dem Zeit wichtiger wird als Geld. Ein Bereitschaftsdienst uferte so aus, dass ich mich nach dem 23. Hausbesuch frühmorgens gegen 4 Uhr selbst krankmeldete, was die Leitstelle verständnisvoll akzeptierte. Schließlich mussten wir am selben Tag wieder in der Praxis antreten. Die Härten des Hausarzt-Daseins!
Wegen der Steuer wurde nun ein „Fahrtenbuch" angefangen, mit Fahrtanfang und -ende und Kilometer. Dieser Bürokraten-Wust war auf Dauer als Hausarzt nicht durchzuhalten mit den vielen, auch kurzstreckigen Hausbesuchen.
Die Treffen des Heidenauer Schützenvereins fanden damals im „Heidenauer Hof" am Krankenhaus statt, bis diese Gaststätte wie einige andere in der Stadt eines Tages zumachte. In Königstein lief der Lehrgang in Waffenkunde, vorgeschrieben für den Erwerb der „Waffenbesitzkarte", nicht zu verwechseln mit einem „Waffenschein", der das Tragen der Waffe im täglichen Leben erlaubt.
Das darf der Sportschütze nur auf dem Weg zum und vom Schießstand. Sobald sie da war, erstand ich eine formschöne 22er-Kleinkaliber-Pistole Browning Bullside bei Waffen-König in Weißig, die mir Jahrzehnte lang treu diente. Unser Schießstand war in Langenhennersdorf, ein umgebauter ehemaliger Schweinestall mit 25 und 50 Meter-Schießbahn, später mit Scheiben-Zuganlage. Dann musste man nicht mehr nach vorn laufen mit dem Risiko, eine Kugel in den Rücken zu kriegen.

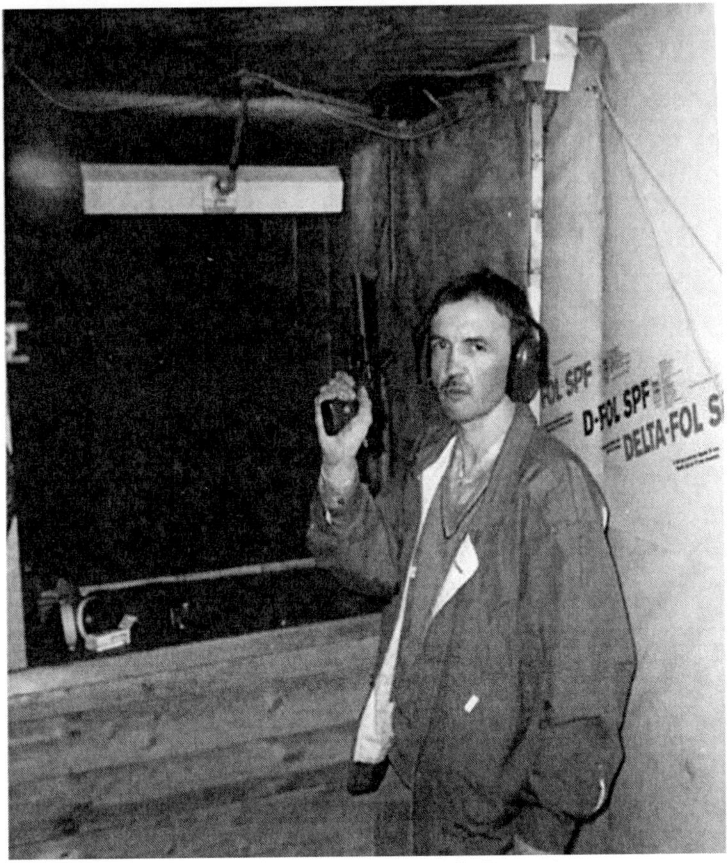

Auf dem Schießstand Mai 1996 mit 22er-Pistole Browning

Zu den Feiern im Altenheim wurde ich mit eingeladen, wie Fasching, Herbstfest und Weihnachtsfeier.
Im Juni gab es ein Klassentreffen der Polytechnischen Oberschule, die Jugendzeit griff noch einmal nach der wehmütigen Seele.
Im selben Monat trafen wir uns mit unserer alten Freundin Annelore Stüssel, damals 74, in Lignano in Italien, und wohnten eine Woche in ihrer Wohnung Condominio Libeccio.
Wie immer wurde von dort aus Venedig besucht. Anschließend gab es eine Woche Urlaub in Kühlungsborn, mit Ausflügen nach Rerik und Heiligendamm.

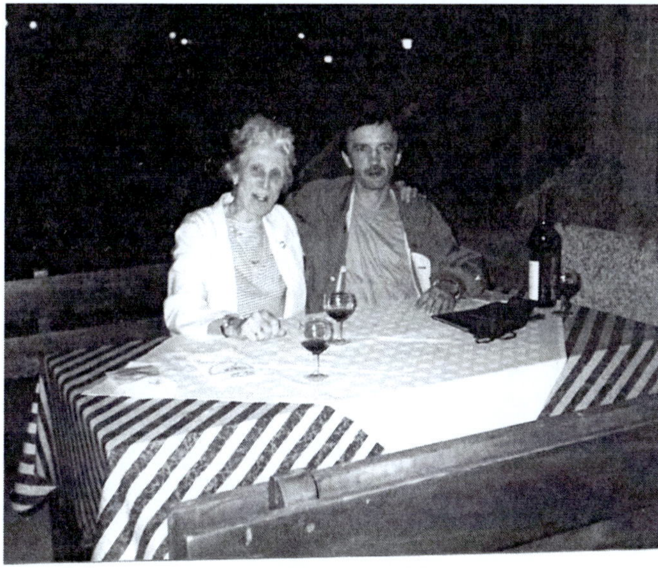

Mit Alo (Annelore Stüssel) in Lignano, Italien, Juni 1996

Bei den Italien-Reisen war immer eine Rast an der Tauern-Alm mit ihrer imposanten Alpen-Kulisse obligat.
Hauptschwester Gabi fiel wegen einer Operation im Sommer lange aus, die Zweitschwestern Ilse Göcker und Margit Spank hielten die Stellung.
Mit den Kindern ging es in den bekannten Saurier-Park Kleinwelka, wo man der verblichenen Dinosaurier gedenken konnte.
Mein alter Freund Herbert Weiß feierte seine diamantene Hochzeit, unterhaltsam wie immer.
Zwischen allen Ablenkungen lief die Praxis intensiv weiter. Irgendwo hatte ich die „UV-Bestrahlung des Blutes“ aufgeschnappt, die durch Anregung des Blutfarbstoffs Hämoglobin mehr Sauerstofftransport ermöglichen sollte. UV-Licht war auch schon zur Desinfektion offener Bäuche verwendet worden. Das Zubehör, UV-Lampe, Küvette und Na-Citrat wurden besorgt, die liebe Dr. Alheit führte einen Selbsttest bei mir durch, was ein seltsames Gefühl erzeugte. Wir wendeten das gelegentlich an, bis es aus Zeitmangel einschlief. Ein Effekt schien schon da zu sein, aber nicht genau verifizierbar.
Das Familienleben mit Kindern und Hellerauer Verwandtschaft lief auch in 1996 intensiv weiter.

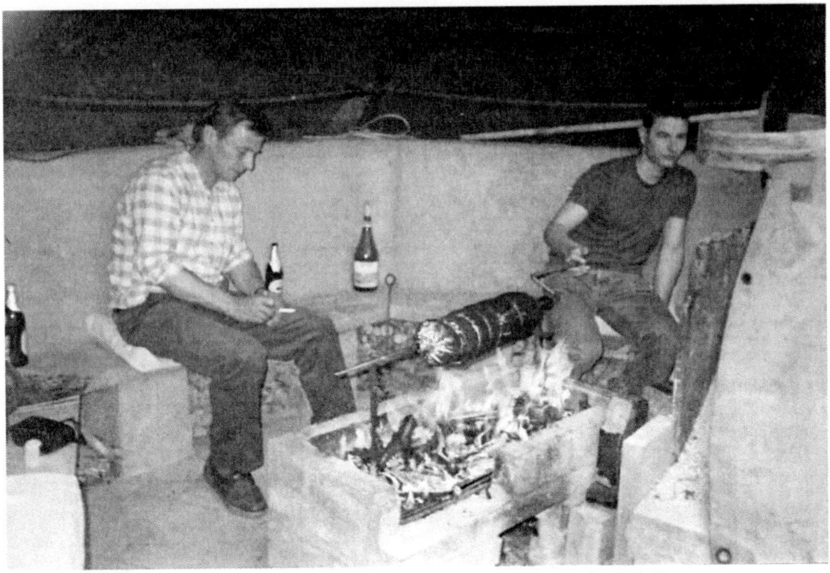
„Spießbraten" Juni 1996 in Hellerau, links mein Bruder Volker

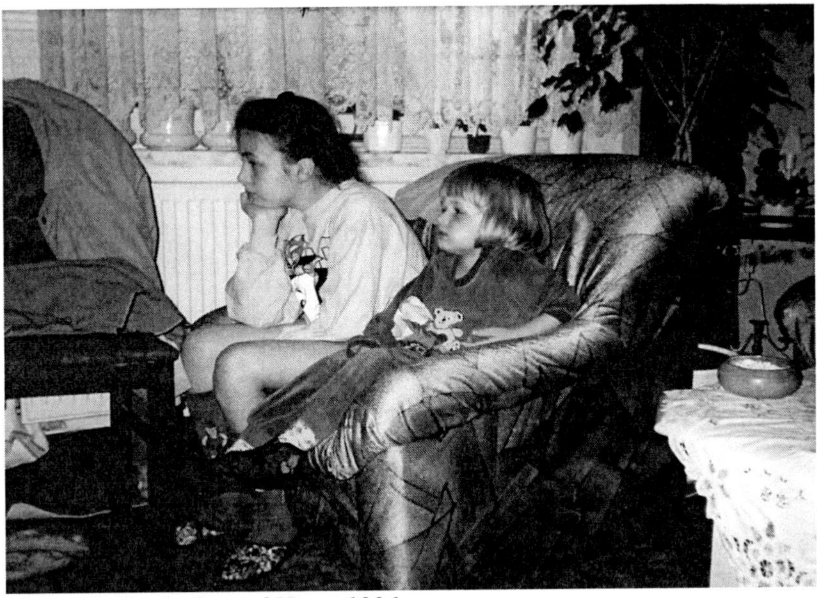
Meine Kinder Lydia und Hansi 1996

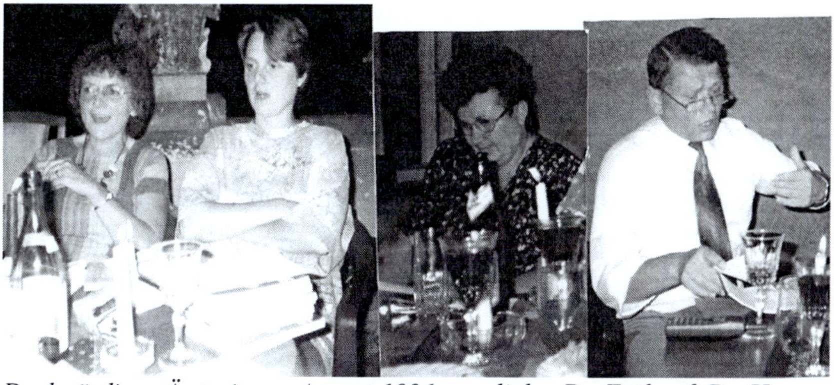

Denkwürdiges Ärztesingen August 1996, von links: Dr. Frühauf, Dr. Hasse, Dr. Gnoyke, Chefarzt Dr. Schmidt

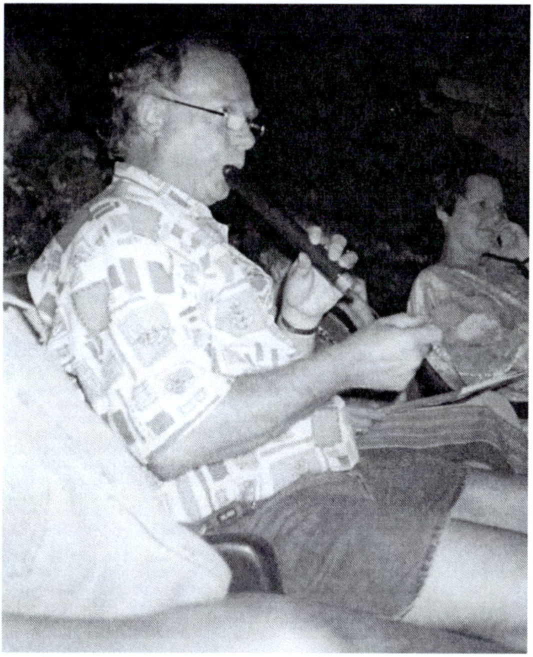

Dr. Hochmann mit seiner lustigen „Vogelflöte“, die äußerlich einer Luftpumpe ähnelt.

1997

Die Praxis lief auch dieses Jahr mit dem oben erwähnten Fallspektrum weiter, also aus jedem Fach etwas, inklusive das quälende „Fahrtenbuch“, das dann einmal durch die steuerliche „1%-Regel“ ersetzt wurde. Zeit wurde langsam wichtiger als Geld. An Ärzten waren noch die oben erwähnten im Raum Heidenau aktiv.

Das Krankenhaus Heidenau bekam als neuen Geschäftsführer den Prinz von der Lippe. Das erinnerte mich an das ergreifende Herrmannsdenkmal (Arminius der Cherusker) bei Detmold mit der Ahnenreihe derer von der Lippe. Dieses Adelsgeschlecht hatte auch einen Zweig in der sächsischen Oberlausitz gehabt und erhielt diesen per SMAD-Befehl in der DDR enteigneten Besitz offenbar nicht zurück. Der Prinz war ein umgänglicher, vernünftiger Mann, mit dem es eine Freude war zu plauschen.

Die Ärzte-Stammtische und Weiterbildungen gingen weiter, auch Vorträge zur Genetik wurden besucht mit dem Motiv der Alternsforschung.

Tochter Lydia verfiel dem für dieses Alter typischen Hang zum Reiten, so sind die kleinen Mädels nun mal. Der Pferdehof war in der Kyaw-Straße in Kleinzschachwitz unweit von Heidenau, so dass ich öfter dabei sein konnte. Später ging sie auch an die berühmte Tanzschule Palucca in Dresden, um den exotischen Flamenco-Tanz zu erlernen.

Beim 87. Geburtstag meines alten Freundes Herbert Weiß durfte ich nicht fehlen und war auch bei der Konfirmation meines Patenkindes Anett dabei.

Im Schützenverein wurde dem „Vogelschießen“ gefrönt auf dem Stadtfest, die Versammlungen desselben mit der üblichen Vereinsmeierei gingen kontinuierlich weiter.

Mein Mäuseversuch lief auch noch, die älteste Maus wurde immerhin 2 Jahre und 7 Monate alt, das reichte aber nicht für den Beweis der Lebensverlängerung durch Abschirmung der Naturstrahlung.

Auch an normalen Tagen lagen 6-7 Hausbesuche an, daneben übernahm ich weiterhin Bereitschaftsdienste für andere Kollegen, auch für Dr. Mittag in Weißig.

Im Juli verbrachten wir 10 Tage Urlaub an unserem geliebten Schwielochsee mit den Freunden Wolfram und Karin Ulbricht und Gerhard und Petra Kraut. Meine Lebensgefährtin Martina beherrschte die Kunst des Handlesens und hatte überhaupt eine verblüffende Intuition. Sie las zum Spaß der Petra (48) aus der Hand, war konsterniert, sagte zu Petra nichts, aber danach zu mir: „Nach den Handlinien dürfte die Petra gar nicht mehr leben!“

Ich bin ja nicht abergläubisch, aber Petra starb im November darauf an plötzlichem Herztod über Nacht. Bei der Sektion fand sich kein typischer Herzinfarkt, nur einige nekrotische Herzmuskelfasern.

Der Amtsarzt bestätigte meine Behandlung, ich hätte alles richtig gemacht.

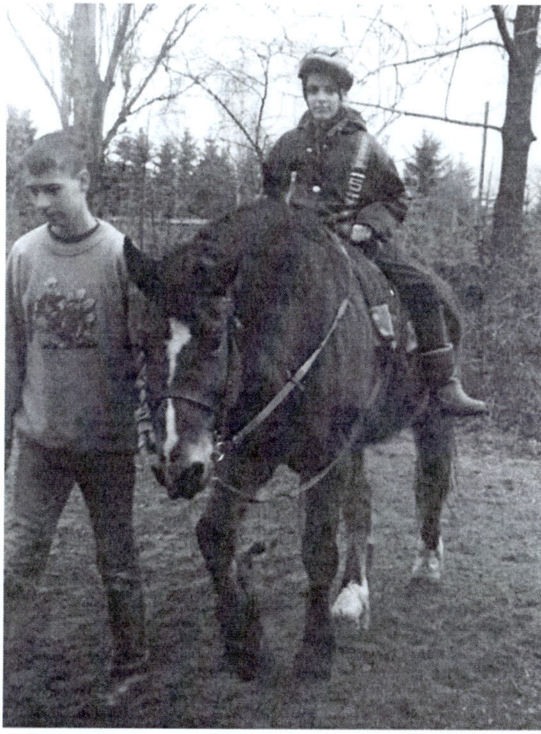

Tochter Lydia beim Reiten im Mai 1997

Am 09.10.97 fand wieder eine erhebende DGGG-Tagung in München statt. Wir schliefen in dem preiswerten ETAP-Hotel in Putzbrunn und verbanden die Wissenschaft wieder mit Tourismus mit Besuch des Münchner Hofbräuhauses, der Feldherrnhalle, des Karlstors, des Rathauses, Wittelsbacher-Brunnens und Arabella-Parks. Der Westen Deutschlands hatte nach wie vor eine magische, romantische Anziehungskraft …
Am 17.12.97 bekam ich den Höhenflug und ersteigerte ein altes Einfamilienhaus auf dem Lughang in Heidenau-Gommern mit 1000 qm Garten dabei. Richtig oder nicht, das alte Häuschen sollte mich 6 Jahre lang sehr beschäftigen …
Den Tipp zu der Versteigerung hatte Gerhard Kraut gegeben.

1998

Nun begann die Renovierung und Einrichtung des alten Häuschens auf dem Lughang, am Rand von Heidenau. Dieses war über 100 Jahre alt und ziemlich verwahrlost und brachte mir ein abendfüllendes Programm mit Putz und Fliesen abhacken und erneuern, Elektrik ausbessern, Türen einsetzen, Sanitär einbauen. Teilweise hingen noch stromführende Drähte an der Wand, ein großer Kellerraum war bis an die Decke mit Müll gefüllt und kostete beim Ausräumen mehrere Container.

Auf einen Rechtskrieg mit der sagenhaften Vorgänger-Familie namens Möbius verzichtete ich aus Zeitgründen. Das meiste machte ich selbst, mithilfe von Verwandten und Bekannten.

Auf dem Lughang verlief eine Blei-Wasserleitung von einer oben liegenden Quelle nach unten, mit einem Wasser-Sammler in jedem Garten, wo man Gießwasser entnehmen konnte. Beim Schachten im Vorgarten zerhackte mein Vater (damals 72) die Bleileitung, welche sehr mühsam vom Klempner geflickt wurde, und brach eine Grabgabel ab, die ich noch jahrelang zum Beweis der Kraft meines Vaters aufbewahrte.

Im Februar kam dann der Umzug von der Kantstraße 5 in das Haus am Kirchweg 3. Der Ausspruch von Walther von der Vogelweide kam in den Sinn: „All de Werld, I han min Lehen“.

Der Staat freute sich auch über die 7700,- DM Grunderwerbssteuer. Die Pleite des Götzen-Baumarktes konnten meine vielen Einkäufe daselbst aber nicht verhindern. Die Küche von Götzen habe ich heute noch. Die Belastung durch den Kaufkredit bei der Sparkasse mit Zins und Abzahlung lag im Rahmen einer preiswerten Miete, also erträglich und kein Vergleich zu heute.

Mehrere Schuttcontainer wurden beladen und abgeholt. Man konnte das Ganze als Sport sehen, dafür blieb fachliche Weiterbildung liegen, für einen Hausarzt auf Dauer nicht machbar.

Die Mäuse und mein Schlaf-Bleikasten waren ebenfalls umgezogen.

Der Bleikasten hatte ein stabiles Stahlgerüst aus Lochstangen, eine Bleiplatte wog 40 kg.

Die Mäuseweibchen lebten in einem Bleikasten zur Abschirmung der Gamma-Strahlung, einem Plastkasten zur Abschirmung der Neutronen und einem Vergleichskasten ohne Abschirmung. Der Vergleich schlug wieder fehl, da die meisten Mäuse vorzeitig an Tumoren starben. Somit konnte der Zusammenhang Naturstrahlung-Altern nicht bewiesen werden, der ganze Aufwand war umsonst wie so vieles im Leben.

Den sichtbaren Tumor einer Maus wollte ich mit der Tierärztin gemeinsam operieren. Diese hielt die Maus am Schwanz hoch, aber als das Nagetier die Betäubungsspritze spürte, kringelte es sich zusammen und die Tierärztin

spritzte statt in die Muskulatur ohne genaue Sicht irgendwohin, vielleicht sogar ins Herz des Tierchens. Plötzlich hing die Maus reglos da, der Kommentar der Ärztin war: „Oh, die ist doch tot“ Die Operation fiel aus. So scheint es Behandlungsfehler nicht nur in der Humanmedizin zu geben.
Einer anderen Maus operierte ich einen Tumor auf der Stirn selbst. Diese erwachte leider nicht wieder aus der Betäubung. Das Traurige dabei war, dass die Hucke auf der Stirn der Maus kein Krebs, sondern ein (gutartiger) Abszess war.

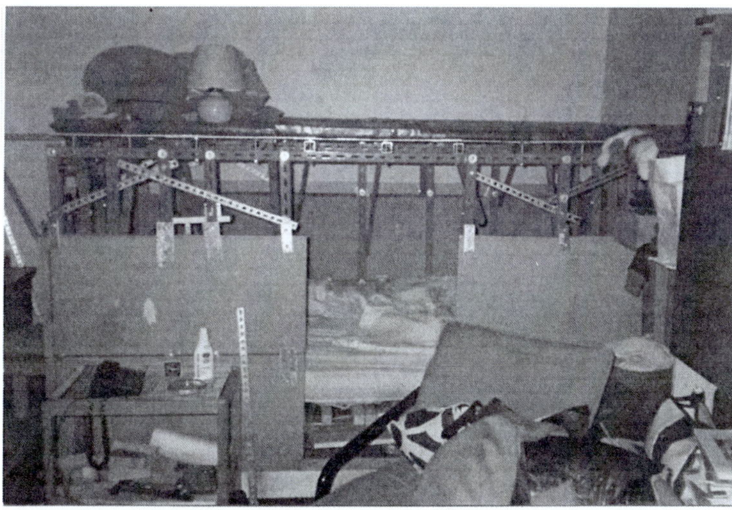

Wiederaufbau des Bleikastens im Haus am Lughang Anfang 1998

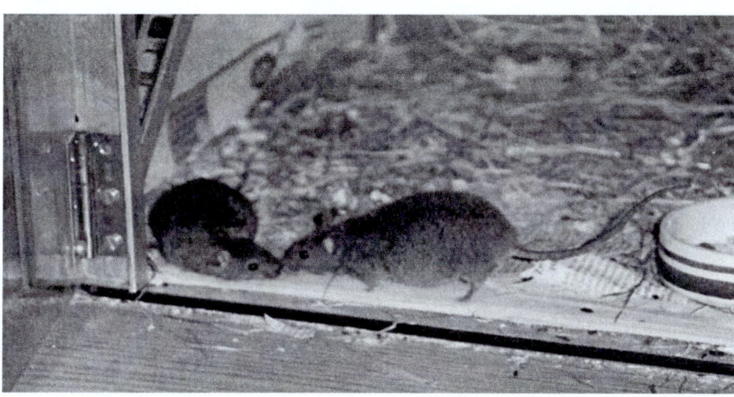

Umzug der Mäuse

Nette Nachbarn gab es auf dem Lughang. So die Rosi Mally, die mit ihrem Golden Retriever gern zu einem Schwatz über den Gartenzaun anhielt (und der wir die ersten Pflegeheim-Patienten verdankten), Dr. Wündrich mit seinem großen Hovawart, der in der Nähe wohnte und mal auf ein Bier anhielt (dem er gerne mal zusprach), der Dachdecker Jörg Pläncker, der oft mal zum Grillen vorbeikam und dessen Qualitäten noch bei der Sanierung der Gartenzeile gebraucht wurden, gegenüber wohnte Harry Lorenz, ehemaliger Offizier, der wie ich Sportschütze war, die „Pulvergenehmigung" hatte und seine Patronen selbst füllen konnte, unterhalb am Hang Familie Schwarz und Elektro-Schmidt, dessen 50. Geburtstag im Garten gebührend gefeiert und der dann bei mir Patient wurde. Weiter oben am „Frühlingstor" wohnte der nette Rüdiger Frohberg mit seiner Familie. Auch er wurde bei mir Patient.

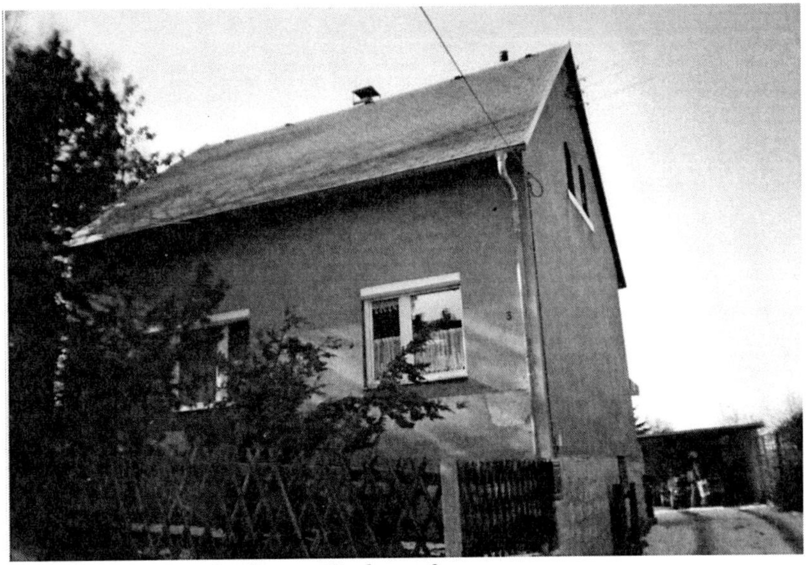

Das Häuschen am Lughang, Kirchweg 3

Martina, Oma Melzer und die Kinder besuchten mich selten, sie folgten nicht meinen Bitten, in das Haus zu ziehen, sonst wäre unser weiteres Familienleben wohl etwas anders verlaufen. Das Anwesen erschien ihnen zu abgelegen. Aus meiner öfteren privaten Einsamkeit ergab sich noch eine kurze, aber heftige Beziehung zu einer Pflegeschwester aus dem Heim, wozu wir auch die abgetrennte Ruhe-Ecke neben dem Speisesaal mit Liege nutzten. Dieses endete dann aus Gründen der Eifersucht.
Auf fachlichem Gebiet lief das gewohnte Praxis-Fallspektrum weiter. Da gab

es „Krankmacher“ und wirklich Kranke bis hin zu schicksalhaften Verläufen. Am 07.01. eröffnete ich einen Unterkiefer-Abszess bei einem alten Herrn, was gut abheilte. Ein Mann wies ein hohes PSA auf, worauf sich tatsächlich ein Prostata-Karzinom ergab, das operiert wurde. Der Mann lebt heute noch. Ein „Diabetikerfuß“ im Heim war nach einigen Spritzen in die Beinarterie geheilt. Atherome (Grützbeutel) wurden von mir wegoperiert, meist am Rücken. Bei diesen muss man nicht warten, bis sie eitrig einschmelzen, wobei auch das kein Problem darstellt.
Bei koronarer Herzkrankheit wagten wir schon mal eine Mini-Lyse mit 10.000 Urokinase iv. Mit gutem Erfolg, ebenso Antibiose in die Vene bei Lungenentzündung. Über die Vene kommt die volle Dosis in der Lunge an, wie schon gesagt. Wir hatten auch einen Fall von offener Lungentuberkulose, die wird im FKH Coswig behandelt und tritt meist bei etwas verwahrlosten Trinkern auf. Pflegeheimbewohner kamen öfter in die Endphase des Lebens, das Jammertal, das am Schluss auf alle Menschen und andere Lebewesen wartet. Einen üblen Stirnhöhlenkrebs mussten wir bis zum Ende begleiten, einen plötzlichen Herztod bei einer 50-Jährigen konstatieren.
Hyperkeratosen (wuchernde Altersflecken) und Naevi (Muttermale) wurden entfernt, ein Abszess in der Achselhöhle eröffnet. Am 10.03. spritzte ich zum ersten Mal in eine Gefäßprothese in der Leiste wegen Ruheschmerz. Auch hierbei kam es zu keiner Nachblutung, bei Verwendung der feinen 20er-Nadel.
Radioaktive Strahlung kann ich generell nicht gut leiden und kämpfte gegen die gern woanders verordneten sinnlosen Schilddrüsen- und Herz-Szintigramme. Die allermeisten „kalten Knoten“ sind gutartige Gallertknoten in der Schilddrüse, das Szintigramm bringt keinerlei Aussage über die Gutartigkeit. Die einzige akzeptable Indikation dafür ist die SD-Überfunktion, um heiße Knoten von diffuser Überfunktion zu unterscheiden. Das Herz-Szintigramm bringt ungenaue Information und kann mit der Coronar-Angiografie bei Weitem nicht mithalten. Also alles sinnlose und teure Strahlenbelastung.
An Diagnosen gab es in der Praxis: Spulwürmer, ketoazidotisches Koma bei Diabetes, Hochdruck-Krisen, Gallensteine, Lumbago (Hexenschuss), habituelle (wiederkehrend ohne Trauma) Schulterluxation, Schwindel, Migräne, Raucherbein, Lebermetastasen, Nasenfraktur, Herzstolpern mit Angst (Arrhythmie), Naht einer großen Kopfplatzwunde mit freiliegender Schädeldecke (Kalotte)– was immer gut heilte –, unklare Anämie, Gastritis, Lungenfibrose, Bronchitis, Asthma, neue Absoluta (komplettes Herzstolpern) – Überweisung zur Kardioversio (Rhytmisierung), Liponsäure-Infusionen gegen diabetische Neuropathie, Teerstuhl zur stationären Abklärung, Schizophrenie-Lyogen-Depotspritze, Demenz, Gicht, Nierenversagen bei Gichtniere oder diabetischer Niere, Calcium EAP-Spritzen gegen M. S.-Schub mit

gutem Effekt (das hatte ich im Westen gelernt), Hirn-Narben im CCT-meist ohne klinische Folgen, Analthrombosen, die in LA (Lokalbetäubung) eröffnet wurden und das schwarze Gerinnsel herausgedrückt, ein Nervenzusammenbruch wurde mit der segensreichen Dogmatil-Spritze plus Antidepressivum behandelt. Ein 38-jähriger Patient starb bei seiner 3. Aorten-Operation an der aufsteigenden, herznahen Aorta. (Aorta ascendens). Die Witwe musste getröstet werden bei diesem Elend.
Ein alter bekannter Armeekamerad aus Erfurt kam quittegelb in die Praxis, mit fortgeschrittener Leberzirrhose. Er starb im Mai mit 45 Jahren im Krankenhaus, ich hatte noch vergeblich mit dem Lebertransplantationszentrum in Leipzig konferiert. Außer seinem Alkoholkonsum hatte wohl sein Beruf als Maler mit Einatmen der giftigen Dämpfe der Sprühpistole zu seinem Leber-Schicksal beigetragen. Bei dem oben erwähnten Stirnhöhlenkrebs brach der Tumor laut CT in das Stirnbein und Frontalhirn ein und verdrängte das linke Auge nach außen. Der Mann starb im Alter von 61 Jahren.
Der Hausarzt braucht keinen Horrorfilm, auf Arbeit gibt es genügend Horror. Tachykardien (Herzrasen) wurden mit Strophanthin iv. und Betablockern beherrscht.
Die „Absoluta" (irreguläres Herzstolpern) verlangt Blutverdünnung, da hierbei ein hohes Risiko der Gerinnselbildung im Herzen besteht, das Abschwemmen und einen Schlaganfall (Hirnembolie) verursachen kann. Seltsamerweise ereilte dieses Schicksal eine Patientin von uns trotz Blutverdünnung mit Kumarin und gut eingestellt mit Quick 27 %.
Weitere Fälle waren: Eine Schenkelhalsfraktur im Pflegeheim, Nierenkolik – wenn sich ein Nierenstein den Harnleiter herunterquält –, Suizidversucheauch mit Auto-Abgas, Angina, Darm- und Atemwegsinfekte, PAVK (arterielle Durchblutungsstörung), Mammakarzinom, (Brustkrebs), Bandscheibenvorfall, den ich mit paravertebralen Spritzen (an die Wirbelsäule) zu lindern versuchte (Glück ist, wenn der Schmerz nachlässt), eine Hämochromatose, durch erhöhte Leberwerte entdeckt (Eisen-Speicherstörung), ein vom Urologen verschlepptes Prostatakarzinom (Diagnose im Dezember, Operation im Juli!), eine Nekrektomie bei Fersendekubitus im Heim (Entfernung toten Gewebes) selbst, ein 18-jähriger Patient starb bei Verkehrsunfall in Heidenau-Nord, Leistenbrüche kamen ad Chirurgie, Allergien, endlose Knie- und Hüft-Arthrosen, Otitis (Ohrentzündung), Harnwegsinfekte, der junge Bursche mit der seltenen Muskeldystrophie Duchenne wurde schlechter und kam nun in den Rollstuhl, Herpes Zoster (Gürtelrose), Aszites (Bauchwasser), Kniepunktion (selbst), ein „akuter Bauch" - ad Krankenhaus, ein neuer Fall von Lungenkrebs, Hypothyreose (Schilddrüsen-Unterfunktion), UV-Licht-Bestrahlung des Blutes, Eröffnung eines Abszesses hinter dem Ohr (selbst), Polyglobulie (dickes Blut) meist bei chronischem Sauerstoffmangel durch

Raucherbronchitis, Osteomyelitis am Unterschenkel (Knochenentzündung, meist langwierig), u. a. Diagnosen.
Privat brachten Surfurlaub, Ärztesingen und Schützentreffs Abwechslung.

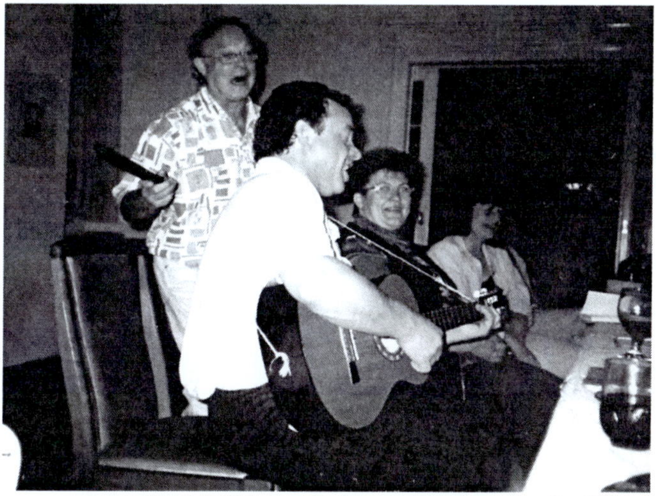

Ärzte-Sommersingen Juni 1998, von links: Dr. Hochmann, Dr. Wündrich, Dr. Gnoyke

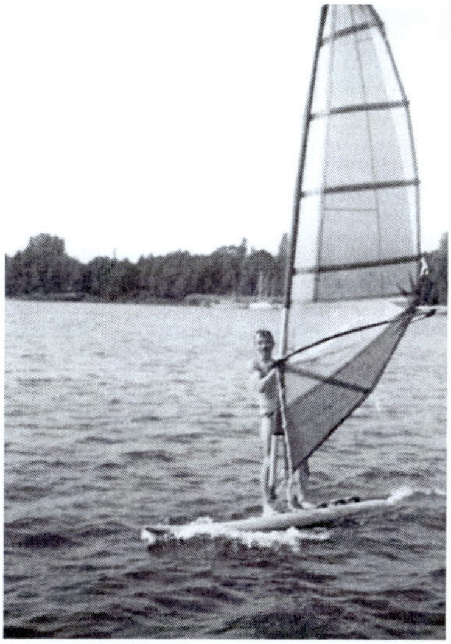

Surfen am Schwielochsee Juli 1998

Beim Genetik-Vortrag im April sprach Herr Prof. Schackert über DNA-Sequenzierung und die „Knockout-Maus". Im Mai starb Frank Sinatra, seine Evergreens „I did it my way", „New York, New York" und „Blue eyes" blieben. Auf dem Kinderfest am 01. 06. in Dresden versuchte auch Hansi mal auf einem Pony zu reiten, die Schuleinführung meines Neffen Bruno Anfang September wurde besucht und in der Operette Leuben „Zar und Zimmermann". Etwas Kultur muss sein.
Eine neue Romanze mit einer Pflegeschwester bahnte sich an, man kann ja nicht aus seiner Haut …
Im Winter ging es mit den Kindern zum Rodeln, das in der Jugend gelernte Skifahren blieb im weiteren Leben außen vor.

1999

Im Heim war immer wieder das Endstadium des menschlichen Lebens zu beobachten, das Jammertal wie schon erwähnt, das nur denen erspart bleibt, die sich eher oder schnell aus dem Leben verabschieden. Nicht immer appetitlich, wenn Alte mit seniler Demenz oder im Präkoma ihren Kot überall hinschmierten. Es gab auch eine Hirnblutung unter Kumarin, eine gefürchtete, seltene Komplikation der Blutverdünnung.
Manche gehen freiwillig, so hatte sich ein 20-jähriger Junge in diesem seelisch vulnerablen Alter erhängt, wie dazumal ein Klassenkamerad von mir.
Ein Patient mit Lungenemphysem (-Blähung) wurde ins FKH Coswig geschickt mit der Frage Emphysemchirurgie. Dabei wird ein Lungenlappen entfernt, damit die restliche Lunge mehr Platz zum Atmen hat.
Meine kleine Chirurgie lief weiter wie immer mit Naevus-Entfernungen, Gichtknoten-Entleerung, Atheromexzisionen, Zehennagel ziehen wegen Untereiterung – wenn es ging, bevorzugten wir die nagelerhaltende Nagelwallplastik. Finger- und Zehen-OPs erfolgten in Oberstscher Leitungsanästhesie, wobei man eine Zigarettenlänge warten muss, bis diese richtig „sitzt". Meine intraarteriellen Spritzen in die Bein-Schlagader liefen noch, auch die „Neural-Therapie" bei Blockierung der Halswirbelsäule, auch „Quaddeln" genannt am Rand des Kappenmuskels entlang (M. Trapezius) mit Langdehnen der HWS, was manchmal sofortige Beschwerdefreiheit brachte. Die Asthma-Spritzen mit Kortison und Theophyllin waren segensreich, diese Patienten kamen keuchend und nach Luft ringend herein und gingen mit freier Atmung wieder hinaus. Ferner lernte ich, die „schnellenden Finger" mit einer Kortison-Depotspritze in den ursächlichen Sehnenknoten „wegzuspritzen", was meist (nicht immer) gelang und den Gang zum Handchirurgen ersparte. Bei allen Spritzen, Punktionen oder kleinchirurgischen Eingriffen gab es nie eine

Komplikation. Nur bei den allgemeinen Schmerzspritzen mussten wir das Diclofenac wegen allergischer Reaktionen verlassen, zugunsten des gut wirksamen und verträglichen Ambene (Phenylbutazon). Als „Dank" dafür erhielt ich später eine Regressdrohung bezüglich Ambene, weil der unsägliche „GBA" (Gemeinsamer Bundesausschuss – praxisfremde Bürokratenseelen und Spar-Handlanger der Krankenkassen) es aus der Erstattung genommen hatten, nach dem Motto: Alles Gute muss weg!
Das breit gefächerte Fallspektrum lief wie gewohnt weiter mit Diagnosen wie Psychose, Prellungen, Lungenstauung (bei Linksherzschwäche), Pneumonien (Lungenentzündung), beim Abhören der Stauung ähnlich, aber mehr ein feinblasiges Knistern, Schwerhörigkeit, bei Ohrenschmalz (Cerumen) machten wir Ohrspülung, Schlägle, bei Bronchitis geizten wir nicht mit Antibiotika, Grippe (Verdacht), auf die wir kaum testeten, sondern bei Anzeichen wie Schüttelfrost einfach die Virusmittel anwendeten wie Amantadin, Tamiflu, Relenza zur Inhalation oder später auch das gute Delimmun, Gastritis (Magenentzündung) mit Gabe von Säurehemmern, Pankreatitis, an die man bei rotem Gesicht und „Gummibauch" denken musste, Arthrosen konnte man mit Kühlung, Schmerzmitteln und AHP 200 ganz gut hinhalten bis zur eventuellen Gelenkprothese, Gallensteine bis hin zur „Porzellangallenblase" (Ausgussstein), mit Bauch-Ultraschall gesichert, unklare Anämien zur Abklärung, Darmprobleme, Schwindel zur Abklärung, alkoholische Halluzinose (sah ein nicht vorhandenes Feuer in der Wohnung und kippte Mengen von Wasser aus), ein kaputtgestrahlter Hals bei Tonsillen-Krebs, ein Pseudokrupp, der mit Kortison beherrscht wurde, ein Postpolio-Patient mit Beinlähmung im Rollstuhl, der aber arbeiten ging, Hochdruck- und Diabetes-Einstellung war täglich Brot, Tachy- und Bradykardien (zu schneller oder langsamer Herzschlag), für letzteren verschwanden alle frequenzsteigernden Medikamente wie Adrenalin-Derivate und Atropin langsam vom Markt, Motto: Alles Gute muss weg! Oberflächliche Venenthrombosen eröffnete ich gelegentlich selbst und drückte die Gerinnsel heraus, Totenschauen, meist im Pflegeheim gehörten zum Job, BPH war häufig (gutartige Prostataschwellung), plötzlicher Herztod bei einem 65-jährigen Mann mit vorbekannten Herzproblemen (nachts eingeschlafen), Tod an metastasiertem Darmkrebs, Sinusitis maxillaris und frontalis (Nasennebenhöhlenentzündung), die der Siebbeinzellen und Keilbeinhöhle ((Sinusitis ethmoidalis und sphenoidalis) sind nur im CCT sichtbar, Osteoporose war ein wichtiges Thema, besonders bei älteren Frauen, Kniespritzen bei Gonarthrose, akut mit Dexa (Kortison), chronisch mit Zeel comp.
Ein Peritonsillar-Abszess(-verdacht) ging zur HNO, daran muss man bei Angina immer denken, (Eiterherd unter der Mandel), ein „Barrett-Oesophagus" (vernarbte Speiseröhre durch Rückfluss von Magensäure), Punktion

eines Knie-Ergusses über den Recessus sup. von seitlich (obere Ausbuchtung der Gelenkkapsel) selbst, eine Frau mit Lungenfibrose war verstorben, Angina pectoris (Herzenge oder KHK) – behandelt mit Betablocker, Nitraten und Blutverdünnung, meist ASS 100, oft auch mit dem guten Rocornal (Trapidil). Drogensüchtige wurden zum Entzug geschickt, eine Fußheberlähmung nach Kalk-Entfernung hüftnahe – ein Chirurgie-Geeigneter hatte zugeschlagen, spontane Gesichtslähmung.
Depression war relativ häufig, Varizen-Beschwerden (Krampfadern), Unterschenkelgeschwür (Ulcus cruris), oft langwierig, Glaukom-Rezepte (Grüner Star), Krätze, gelegentlich mal in Heidenau vorkommend, Parkinson, meist vom Neurologen eingestellt, Pollinose (Heuschnupfen), kann mal in Asthma übergehen, also gründlich zu behandeln, Zecken-Entfernungen – bei rotem Ring um die Bissstelle, Fahndung nach und Behandlung der Borreliose, bei der Migräne war die iv.-Spritze mit Aspirin, Dexa 4 und MCP fast immer sofort wirksam, oft ging es aber ohne, Ekzeme gab es immer, auch einmal ein Intertrigo (Entzündung in einer Hautfalte, wenn Haut auf Haut liegt), eine Splitter-Entfernung aus dem Arm war nötig, im Heim gab es wieder einen neuen Apoplex (Schlaganfall) und eine Schenkelhalsfraktur, öfter machten wir den „2-Jahres-Check", welcher ziemlich zusammengespart war und nicht einmal Nierenwert oder Tumor-Marker enthielt.
Eine Arrhythmie (Herzstolpern) ging weg mit Kalium und Rocornal. Die alte Behauptung: „unter Rocornal gibt es keinen Herzinfarkt" vergaß ich nie und wir konnten das auch bestätigen. Ein gutes altes Mittel noch aus der DDR, das Jahre später von dem unsäglichen „GBA" verfemt und aussortiert wurde. Motto: Alles Gute muss weg! Die Erfahrung der Ärzte spielte bei solchen Entscheidungen vom grünen Tisch aus wohl keine Rolle. Soweit ein umfangreicher Ausflug ins Fachliche 1999.
In der Kollegenschaft tat sich in 1999 auch einiges. Bei den Ärztetreffs und dann auch Protestaktionen gab es Unmut über drohende Regresse durch die „Budgets" wie „Arzneimittel-Richtlinien", auch Labor und Physiotherapie wurden limitiert. Bei Überschreitung durfte der Arzt zahlen.
Der ältere Dr. Kotsch, in der Nähe unserer Praxis angesessen, ging zur Knieoperation und dann in den Ruhestand. Seine Praxis übernahm der junge Kollege Königsmann, scherzhaft auch „Kingman" genannt. Eine neue Internisten-Praxis öffnete in Heidenau-Nord mit Dr. Maas und Mentel. Dr. Maas war Kardiologe, Dr. Mentel machte Endoskopien (Gastro- und Coloskopie).
Die Praxis entstand in einer ehrwürdigen Villa mit der goldenen Inschrift „Salus aegroti" (zum Wohle des Kranken) und schien auch goldenen Boden zu haben, wie man an den späteren Anschaffungen bemerkte, wie Sportwagen, Flugzeug und umliegenden Immobilien. Ich backte kleinere Brötchen und war damit zufrieden, mir ist jeglicher Neid fremd.

Bei einem Ärztetreff waren die KV-Grössen Dr. Baumann und Adam vertreten und ein früherer Kommilitone zu treffen, Gunter Michel, jetzt Internist mit Endoskopie, also öfter im Inneren von Patienten befindlich.
Unsere Freundin Alo berichtete vom Tod eines Dr. Ehle in Bielefeld-Heepen mit 60 Jahren an Herzinfarkt, also scheint der weiße Kittel seinen Träger auch nicht zu schützen …
Das trifft auch für Geld zu: Der Chef der Sparkasse soll mit 68, der Chef von VW mit 63 an Lungenembolie gestorben sein, die Onassis-Witwe starb trotz großen Reichtums in ihren 60ern an Krebs. Und: „Das letzte Hemd hat keine Taschen."
Im November 1999 starb auch meine alte Gönnerin in Bielefeld, Helene Hartmann, im stolzen Alter von 97 Jahren. Nach unserer Erfahrung brechen die meisten mit Ende 80 ein, mit Stürzen, dann Bettlägerigkeit und nur noch kurzer Lebenserwartung.

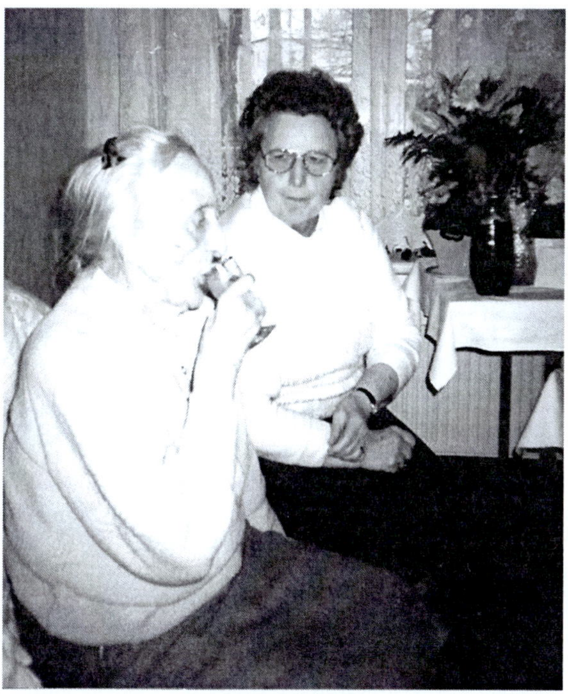

Unsere erste 100-jährige Patientin, Frau Sperlich Ende 1999, mit ihrer Tochter, Frau Kaiser, die „nur" 93 Jahre alt wurde

Damals hatte ich eine 2-Liter-Sauerstoff-Flasche im Auto, aus der ich gelegentlich auch selbst inhalierte, wenn es mit der eigenen Raucherlunge eng wurde.
Mit den Kindern besuchten wir den Großen Garten in Dresden, wo gerade für eine Autofabrik von VW planiert wurde, wie geschmacklos. Industrie in einem alten, barocken Stadtpark!
Tochter Lydia lernte noch Flamenco, den exotischen Tanz.
Hansis 7. Geburtstag wurde bei mir im Garten begangen.

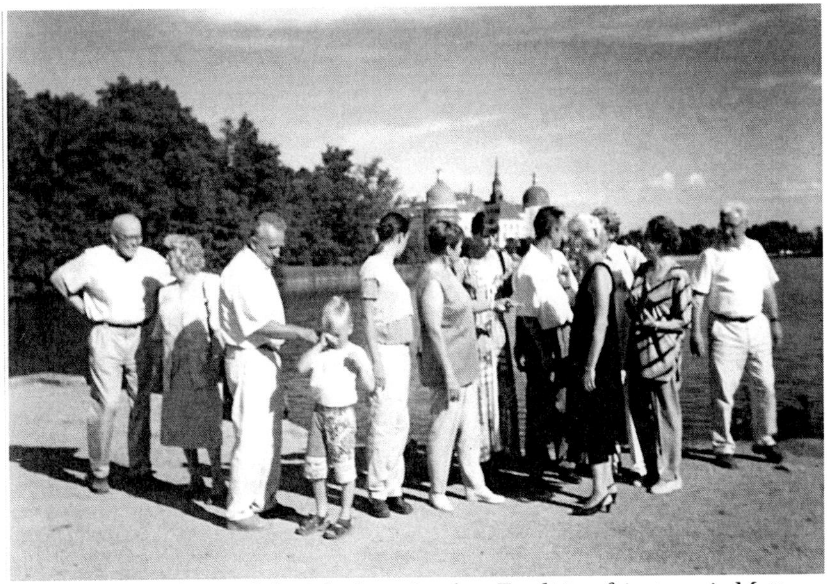

Nach einer Woche am Schwielochsee in alter Tradition feierten wir Mutters 70. in Adams Gasthof in Moritzburg. Links Herr und Frau Rößger, 3. von links mein Vater, ganz rechts Onkel Karl, hinten Schloss Moritzburg

Dann ging es noch ein paar Tage nach Hagnau am Bodensee in unbenannter Begleitung, um einen im Fachquiz der „MMW“ gewonnenen VW Lupo in München bei Chefredakteur Dirk Einecke abzuholen. Ein Auto zu gewinnen ist ganz einfach: Alle Fachfragen richtig beantworten und bei der Ziehung muss die Karte ganz oben liegen. Die 13 TDM für den sofort verkauften Lupo verschwanden umgehend in meiner Haussanierung. Er stand einen Tag später für 17 TDM auf dem Autohof, und das nicht lange. So schnell kann der Händler Geld verdienen, alle Achtung!

In München nahmen wir wie immer das faszinierende, historische Hofbräuhaus mit und durften dessen Hymne „In München steht ein Hofbräuhaus, eins, zwei, gsuffa“ dort live erleben.
In Heidenau beunruhigten Einbrüche, so in der Südapotheke nebenan, im Elektroladen und in Gartenhäusern, auch in der Volksbank. Das Böse ist immer und überall. Unsere Praxis kam erst Jahre danach daran.
Im September starb Raissa Gorbatschowa an ihrer Leukämie in Münster, auch Deutschlands wunderbare Medizin hatte ihr nicht helfen können.
Am 12. 10. sollte der 6-milliardste Mensch geboren sein.
Am 24. 11. war eine pulmologische Weiterbildung, bei der wir lernten, dass Beclomethason-Asthma Spray (Kortison) eben doch in den Kreislauf gelangt und somit Nebenwirkungen zeitigen kann. Der Pulmologe (Lungenarzt) bemerkte auch: „Ich habe nichts gegen die Raucher, schließlich leben wir davon!“
Im Schützenverein gab es neben kleingeistiger Vereinsmeierei auch schöne Erlebnisse wie das Herrentags-Schießen bei Jülich in Pirna am 13. Mai 99 mit Schwein am Spieß.
An Haus und Gartenzeile wurde weiter gebaut, im Garten Maulwürfe und die hässlichen Nacktschnecken mehr oder weniger erfolgreich bekämpft. Der Bau war mit viel Schleppen (Heben und Tragen) verbunden, die Rache der Bandscheibe kam geraume Jahre später.

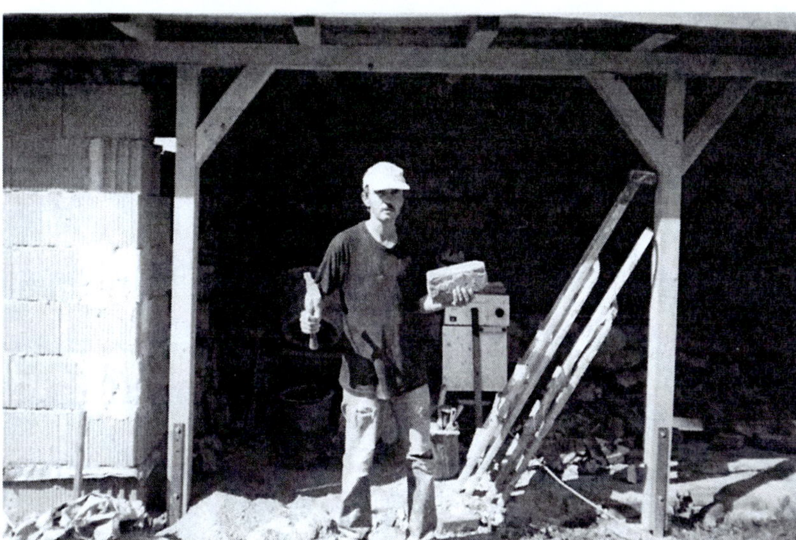

Renovierung der Gartenzeile 1999

Ein gewisser Pfleger D. sollte Gerüchten nach im Pflegeheim wie ein Casanova unter den Pflegeschwestern gehaust haben, was schließlich auch meine Bekannte betraf. Weg war sie dann.
Dazu trug sicher auch mein Doppelleben bei, denn die Kinder und Martina ließ ich nie im Stich. Eine schöne Erinnerung blieb.
Vielleicht lag die Zugänglichkeit der Pflegeschwestern in Liebesdingen daran, dass sie ständig mit der Kürze und Endlichkeit des menschlichen Lebens konfrontiert wurden …
Mein alter Freund Herbert Weiß feierte seinen 89. Geburtstag, es sollte sein letzter sein. Auch mit Jochen Schwerdtner, dem alten Verehrer des 3. Reiches, gab es weiter familiäre Kontakte.
Mein Hobby Alternsforschung trieb weiter seine Blüten, nun wurde ein Alternsforschungs-Förderverein geplant, dafür Satzung und Werbeschrift verfasst, der Verein im Oktober 1999 mit den nötigen 7 Mitgliedern gegründet. Das waren Freunde und Patienten. Ein Buch des renommierten Alternsforschers Prof. Dieter Platt wurde gelesen.
An einer Genetik-Vorlesung „Genom-Projekt" von Prof. Schackert nahm ich teil, dessen Frau Chefin der Neurochirurgie an der Uniklinik war, und es wurde wieder mal in der grandiosen Biochemie des großen Rapoport geschmökert hinsichtlich Alternsforschung.
Die aus Japan herübergeschwappte Pokemon-Welle erfasste auch unsere Kinder, mit der Leitfigur PikaPika Pikachiu, von dem Hansi ein Exemplar in großer Plüsch-Ausführung sein Eigen nannte.
Weh tat in 1999 die Entlassung des kompetenten Altenpflegers Uwe Heining aus dem Pflegeheim wegen Ungnade der Leiterin aus sonstigen Gründen. Mit ihm hatte ich jahrelang erfreulich harmoniert und er hatte bei meinen Eingriffen im Heim assistiert. Ein lustiges Beispiel:
Die Chirurgen hatten eine Tabaksbeutel-Naht (Ringnaht) des Anus wegen Stuhlinkontinenz zu eng genäht, worauf sich ein „Darmverschluss" entwickelte. Wir lösten das Problem gemeinsam mit Pfleger Uwe ganz einfach durch Entfernung der Naht, der „Darmverschluss" war sofort geheilt …
Meiner sozialen Ader tat die Pflege-Zuzahlung der Angehörigen weh, z. B. 2000,- DM für 4 Wochen Kurzzeitpflege, oh welch „Sozialstaat".
Auch der Rückgang der Bevölkerung im Landkreis (wie in ganz Deutschland) war beunruhigend, in 1998 1700 Todesfälle, und nur 1030 Geburten …
Am Ende des Jahres redeten alle, auch in der Politik, ergriffen von der „Jahrtausendwende".
Mir deuchte irgendwie, dass das Jahr 2000 noch zum alten Jahrtausend gehörte, und somit diese „Wende" ein Jahr später zu feiern wäre. Konnten die wirklich alle so doof sein?
Zu Silvester war ich ohne Begleitung auf dem übervollen Altmarkt in

Dresden, auch um eine alte Verabredung aus der Kindheit einzuhalten mit einem gewissen Gilbert Schwalenberg aus Finsterwalde, der leider nicht erschien. Es war ein einziger Hexenkessel, durch die Rauchschwaden wurden Knaller und Flaschen mitten in die Menge geworfen, es gab Verletzte.

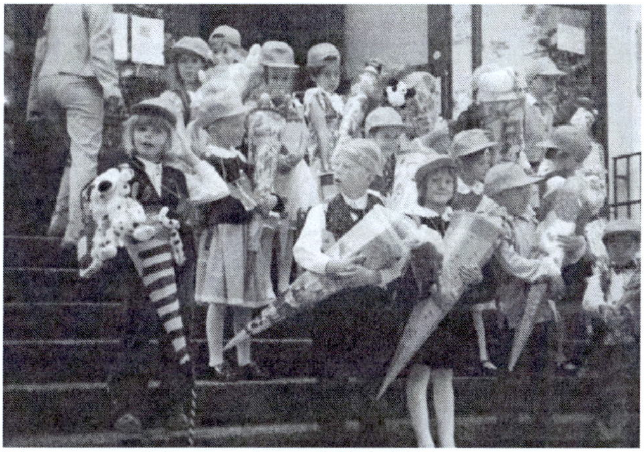

Schuleinführung von Johannes (ganz links) 1999

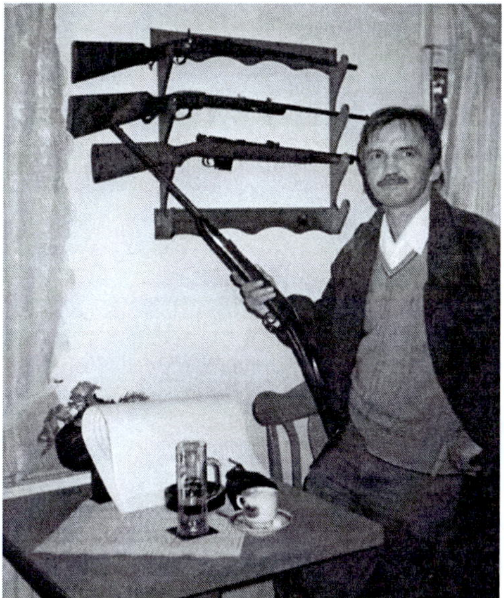

im Schützenverein 1999, der Friede muss bewaffnet sein

2000

Zum Thema Sucht gab es einen Witz: 2 Suchtberater vergleichen ihre Erfolge. Der erste sagt: Ich habe 100 Drogensüchtige geheilt! – Wie denn ? – Ich male einen großen und einen kleinen Kreis, zeige auf den großen und sage, das ist dein Gehirn vor der Sucht, dann auf den kleinen – und das ist dein Gehirn nach der Sucht! Sagt der 2.: Das ist gar nichts, ich habe 200 Drogensüchtige geheilt! – Wie denn – Ich male einen kleinen und einen großen Kreis, zeige erst auf den kleinen und sage: Das ist dein Arschloch v o r dem Knast ... Da sieht man, was den Leuten wichtiger ist!

Bei der Abrechnung am Quartalsende waren nun 20 Karteikästen nach den „Scheinen" durchzuforsten und diese zu sortieren, wo etwa 3 Tage Zeit daran hingen.

Die üblichen Diagnosen wie oben erwähnt erschienen weiter. Gichtanfälle wurden sofort unterbrochen mit der Ambene-Dexa-8-Spritze. Ein Wirbeleinbruch bei Osteoporose tut einige Wochen weh, hat aber meist keine Folgen. Ein Puls von 120 /Minute bei einem jungen Mann weckte den Verdacht auf Myokarditis (Herzentzündung). Eine „akute Galle" sprach gut auf eine iv.-Spritze mit Doxy und dem krampflösenden Buscopan an. Doxycyclin ist besonders gallengängig.

Ein Serom am Knie wurde eröffnet, wobei ein viertel Liter trübe Flüssigkeit ablief. Bei Hautpilz bewährte sich die Decoderm tri-Creme, eine Mischung aus Kortison und Antimykotikum. Im Heim musste eine Luftröhre abgesaugt werden bei „Trachealrasseln", dem Endstadium der Lungenstauung, und bei einer anderen Patientin Flüssigkeit per Infusion zugeführt werden. „Jeder Tag Leben zählt". Beim Diabetikerfuß gab es bei uns auch Liponsäure- und Rentylin-Infusion und lokale Unterspritzung mit Antibiotikum. Bei einer Sonografie entdeckte ich Lebermetastasen, der arme Betroffene war ausgerechnet der Elektro-T., der 2 Jahre nicht in der Praxis gewesen war. Der Primär-Tumor war, wie so oft, ein Darmkrebs. Laut seiner Frau hatte der Patient sehr gern Kassler gegessen, und rotes Fleisch soll den Darmkrebs fördern. Die Zeit von der Diagnose bis zu seinem Tod betrug nur 2 Monate. So schnell kann es gehen.

Meine kleine Chirurgie lief weiter wie im ganzen Berufsleben (und noch danach), mit Entfernungen von Fibromen, Naevi, und Atheromen jeder Lokalisation und Eröffnung von Eiterherden aller Art. Am Finger heißen letztere „Panaritium". Eine Patientin mit hypoglykämischem Koma erwachte unter der Glukose-Spritze sofort, immer ein beeindruckendes Erlebnis.

Dieser Zuckermangel birgt das Risiko des Hirnschadens, den wir Zeit meiner Praxis Gott sei Dank nie verzeichnen mussten, einen solchen Fall hatte ich

aber im Westen kennengelernt. Da hatte sich eine junge Frau (vielleicht in suizidaler Absicht) zu viel Insulin gespritzt und war seitdem geistig noch unter der Stufe eines Tieres, mit Grunzen und Kreischen.
Vom Broncho Vaxom, eine Art Schluckimpfung mit lungenrevanten Bakterien-Resten, hatten wir einen guten Eindruck bezüglich seiner Wirksamkeit.
Im Privaten lief der Bau weiter, bzw. die Renovierung meines verfallenen „Anwesens". Oben wurde mit Brandschutzplatten das Dach verkleidet und eine Tür eingebaut, und vieles mehr.
Zu meinem Geburtstag im Januar waren mein alter Freund Herbert Weiß mit seinem „Zerrwanst", eine Art Ziehharmonika, Nachbar und Sportschütze Harry Lorenz und Gerhard Kraut dabei.
Regelmäßig wurden am Wochenende Martina und die Kinder besucht, Hansi ging nun auf die berühmte Kreuzschule mit dem legendären Kreuzchor, er behielt die Berufsrichtung Musik später bei. Mit Besuchen in der Spielhalle am Elbepark konnte man ihn erfreuen, er verplemperte überhaupt gern Zeit mit Kriegs- und anderen Spielen. Der 70. Geburtstag von Jochen Schwerdtner, dem alten Krieger, wurde familiär begangen. Mein „Alterns-Verein" tagte öfter mal, meist im Sachseneck. Der Chef der Südapotheke, der freundliche, fleißige und beliebte Äthiopier Bairu (Neger darf man nicht mehr sagen), beging seinen 40. Geburtstag.
Kurz nach seinem Geburtstag traf den Jochen ein schwerer Schlag. Sein Sohn Frank (28) warf sich in Heidenau Süd wegen ehelicher Trennungsprobleme (mit 2 kleinen Kindern) vor den Zug, der Anblick soll grausig gewesen sein. Nach einem vergeblichen Suizidversuch mit Radedorm (welches ich verschrieben hatte) war er im Krankenhaus wieder aufgewacht und von dort direkt auf die Bahnschienen gegangen. Jochen brach seelisch zusammen, schlimm, wenn man sein Kind überlebt … Als gestählter Mann überwand er den Schicksalsschlag später und lebte noch 13 Jahre, bis er seinem Sohn ins Gemeinschaftsgrab folgte.
Im ersten Quartal 2000 erreichte meine Praxis 999 „Scheine" (Behandlungsfälle), ein Rekord, der nie wieder erreicht wurde.
An der Liebesfront war ich wieder mal auf der Suche, da sich alle Beziehungen verflüchtigt hatten, außer Martina, die aber meist nicht anwesend war. So ging es gelegentlich in den „Obstgarten" in Nickern, wo ein seltsames Völkchen von Dauer-Singles verkehrte, die sich zum großen Teil zu kennen schienen.
Dann kam der nächste Schlag. Die Durchblutungsstörung der Beine bei meinem alten Freund Herbert Weiß, der seit seinem 40. Lebensjahr Nichtraucher war, wurde deutlich schlechter.
Er wurde in ein KH eingewiesen mit der Hoffnung auf einen Gefäßeingriff, was übel enttäuscht wurde. Herbert wurde nur ins Bett gelegt und unter

Morphium gesetzt, also bewegungsunfähig gemacht. Die gewünschte Gefäßchirurgie erfolgte nicht, vielleicht wurde er wegen seines Alters abgeschrieben. Oder konnte man mit einer Amputation mehr verdienen?
Herbert lehnte die hohe Amputation ab, wurde heimgeschickt, das ganze Bein wurde schwarz, er kam ins Delirium und verstarb binnen weniger Tage im Alter von 89 Jahren. Meine Wut auf dieses jämmerliche Krankenhaus bei Dresden war grenzenlos. Mit einer einmaligen Persönlichkeit und einer schönen Freundschaft war es vorbei. Wie alles einmal zu Ende geht im Leben.
Am Herrentag mit Ausflug in den Rabenauer Grund lernte ich am 01. 06. 00 neue Freunde kennen, Wolfram und Evelyn Gebler mit ihrer Tochter Anne, und Gerhard und Linda v. Repel. Die verrückten Kerle gingen in der Talsperre Malter Eisbaden, ohne mich, Vorwand „kein Handtuch mit". Auch mit Wolfram und Karin Ulbricht entwickelte sich eine Freundschaft, die bis heute anhält.
Mit dem Nachbarn Harry Lorenz, „Dynamit-Harry" wurde öfter über Schießsport gefachsimpelt.
Meine Schwester Franziska ging mit ihrem 3. Kind schwanger, das einmal nach der Großmutter „Rosa" heißen sollte. So kam es auch.

Nun ein bisschen Politik: Im April 2000 wurde eine gewisse Angela Merkel CDU-Vorsitzende.
Damals schrieb ich mit treffender Vorahnung ins Tagebuch: „Das Zerstörungswerk kann beginnen!" Nach den 16 Jahren ihrer Kanzlerschaft bemerkte ein hochrangiger CDU-Mann neulich, sie habe (mit Deutschland) einen Sanierungsfall hinterlassen. Die Naivität und Blauäugigkeit der Westdeutschen scheint grenzenlos zu sein … Für Helmut Kohl alle Hochachtung, aber dieses Kuckucksei hätte er Deutschland ersparen können, das durch die Merkel verarmt und am Aussterben ist.
Auch mit einer Familie Knobloch war ich eine Weile befreundet, die eine private Kiesgrube in Leuben hatten, ein rechter Abenteuer-Spielplatz.
Im Juli gönnten wir uns einen Urlaub am guten alten Schwielochsee, wo ich im Waffenladen in Lamsfeld eine Pistole Makarow-9-mm erwarb. Mit dieser war allerdings nicht gut zu treffen, wie sich dann herausstellte. Der Pistolenschlitten war schon wackelig.
Herr Bairu von der Südapotheke flog übrigens regelmäßig für 1600,- DM zu seiner Familie nach Äthiopien, ihm schien es also ganz gut zu gehen.

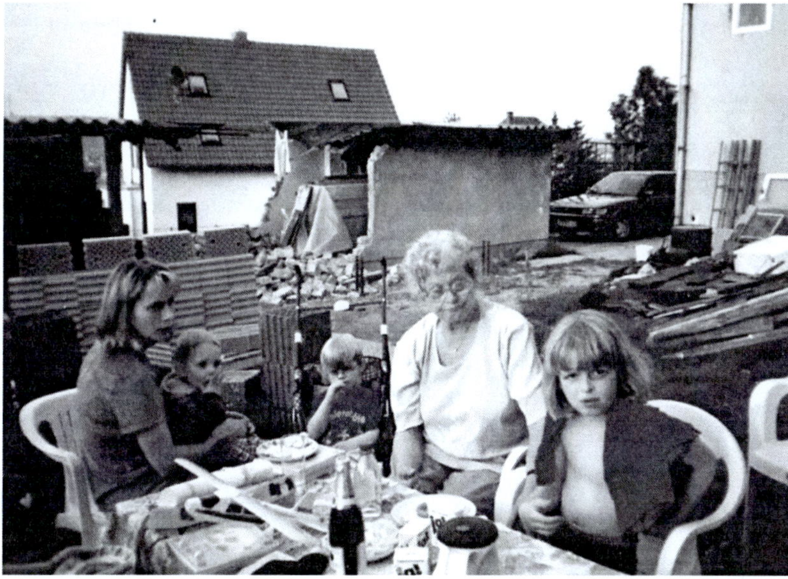

Picknick im Garten Mai 2000, Janette mit Kind, Oma Melzer, Hansi

Auch dieses Jahr gab es einen Bade- und Surf-Urlaub am Schwielochsee.

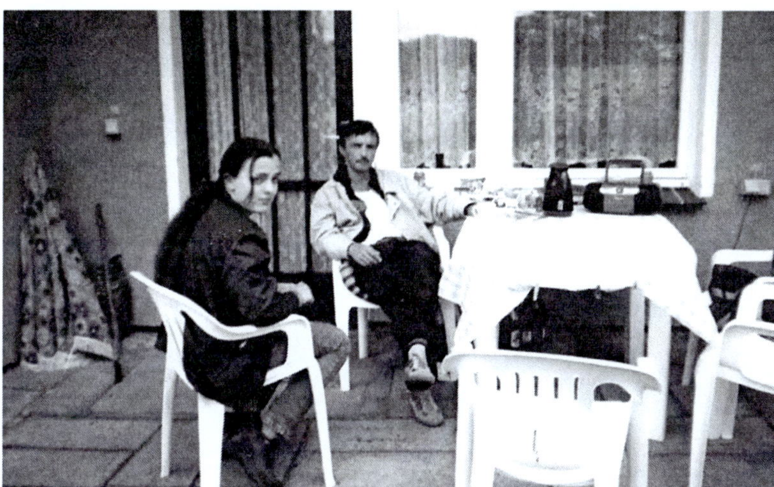

Vor dem Bungalow am Schwielochsee im Juli 2000, vorn Tochter Lydia

Im August machte ich einen Kurzbesuch in Bielefeld bei Dr. Ferdin und Annelore, mit Gedenken an vergangene Zeiten.
Dann kam ein Erlebnis der 3. Art in Heidenau bei Zahnarzt Dr. L.
Eine Wurzelspitzenresektion im Unterkiefer war vorgesehen, es wurden fünf. Er fuhr mit dem Bohrer quer durch den Kieferknochen und staunte, wie weich der Knochen sei. Der Herr vergaß dabei, das Knochenmaterial zur Histologie einzuschicken, es hätte eine Leukose oder Knochenkrebs sein können, ein schwerer Kunstfehler. Später stellte sich eine Aktinomykose heraus, die auch absiedeln und lebensgefährlich werden kann. Diesen tollen Zahnarzt verklagte ich dann nach Verlust mehrerer Zähne im Unterkiefer, mit dem Ergebnis eines „Vergleichs", der mir über 1000,- ein-, aber keinen verlorenen Zahn zurückbrachte. Die Aktinomykose behandelte ich selbst viel später monatelang mit Penicillin, oral und mit Spritzen ins Zahnfleisch. Es handelt sich trotz des Namens „Mykose"(„Strahlenpilz") nicht um einen Pilz, sondern um eine Bakterie.
Mein Neffe Konrad hatte Ende August Schuleinführung, was gebührend in der „Fuchsbergklause" in Weixdorf gefeiert wurde. Er sollte einmal ein Musterschüler werden mir nur Einsen im Abitur.
Aus meinen einsamen Wochen im eigenen Hause, wo nachts das Holz knackte und der Wind heulte, resultierte meine Suche nach einer Zweit-Gefährtin, ohne direkte Absicht, Martina und die Kinder zu verlassen. Aber es war einfach kein guter Zustand in diesem fruchtbaren Alter.
Deutsche Damen erwiesen sich als schwierig und unzugänglich, oder soll man sagen zickig und zu emanzig? So blätterte ich schon mal in einem Farbkatalog mit ukrainischen Frauen, die den Drang nach Deutschland hatten. Worauf sich dann einiges ergab.
Da wusste ich noch nicht, dass ich bei der Tagung zur Alternsforschung am 18. 09. 00 in Nürnberg eine nette junge Kollegin namens Ruth kennenlernen sollte, die mir ganz lieb begegnete und mich gleich Anfang Oktober in meinem Haus besuchte. Aber durch irgendein falsches Wort von mir, was nicht so gemeint war, machte sie gleich wieder Schluss. Das bereute ich noch lange. Verzeih mir, Ruth.

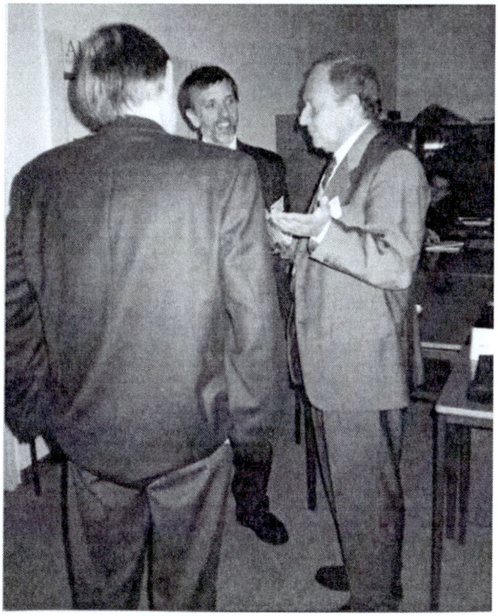

Tagung für Alternsforschung September 2000 in Nürnberg, von links: Prof. Sames, Prof. Hager, Prof. Niedermüller

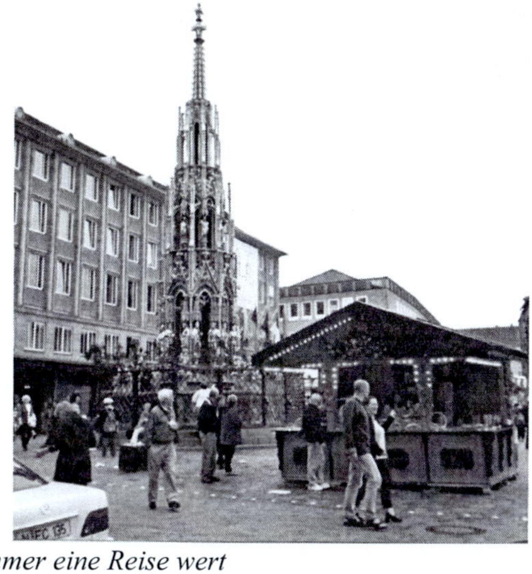

Nürnberg – immer eine Reise wert

Mit Günter Nagel vom Schützenverein gab es eine Freundschaft bzw. Kameradschaft, er befasste sich mit meinem Computer, was nie so mein Hobby werden sollte.
Günter hatte die seltene Blutkrankheit Polyzythaemia vera, eine vermehrte Blutbildung, die zu Hochdruck und Blutverdickung führt und heute noch mit Aderlässen behandelt wird. Einmal konnte ich ihm aus der Hochdruck-Krise helfen, mit Nifedipin-Tropfen, sonst war er nicht bei uns Patient. Er erlitt später den typischen Schlaganfall und andere Leiden, war nur noch ein Zerrbild seiner selbst und starb vorzeitig. Vorher waren schon seine Frau, sein Vater und Bruder gestorben. Das Schicksal, oder wer immer da oben würfelt, scheint nicht nur einzelne Personen, sondern manchmal ganze Familien aufs Korn zu nehmen …
Mit den Kindern wurde weiter der Kontakt gehalten, wir spielten auch Dame und Schach und gingen an die Elbwiese zum Drachensteigen.
Im Garten am Kirchweg 3 herrschte die Grill-Manie, oft wurde das Abendbrot am offenen Feuer in der Aluschale gegrillt. Dabei gesellte sich öfter mal ein Nachbar dazu zum nachbarlichen Schwatz.
Unser guter Sportschütze Siegbert Kaiser, der auch Anflüge von „Dynamit-Harry" aufwies, feierte in Nentmannsdorf seine Silberhochzeit im Beisein des Schützenvereins.
Die Sitzungen meines Alternsforschung-Fördervereins fanden weiter im Sachseneck statt, ich las in der Zellbiologie von Smith und Wood im Sinne von Grundlagen dazu.
Im Tischtennis Heidenau war ich aktiv, der Leiter hieß Herr Tauchert und hatte damals wohl schon Herzprobleme. Er starb etwa 20 Jahre später nach einem Tischtennisturnier aber unerwartet nach einem Schlaganfall.
Der bekannte tschechische Langläufer Emil Zatopek, ein Idol unserer Jugendzeit, starb im November 2000 mit 78 Jahren auch an einer Hirnblutung, was uns bewegte.
Der 15. Geburtstag meiner Tochter Lydia wurde mit Kegeln im Elbepark mit ihren Freundinnen Maika und Susi begangen.
Im Fernsehen lief der originelle und ergötzliche Zukunfts-Thriller „Mars attacks" mit dem unvergleichlichen Jack Nicholson.
Am 19. 12. 00 gab es wieder einen Schock: Das Amtsgericht Riesa fragte an, ob ich das Erbe meines ersten Sohnes Helge annehme! Zu seiner Todesursache gaben sie keine Auskunft. Aus Angst vor seinem Drogenmilieu hatte ich ihn nie eingeladen, nur finanziell unterstützt. Das letzte Mal hatte ich ihn als Säugling gesehen, die Mutter hatte dann den Kontakt unterbunden. Nun schlug mich das schlechte Gewissen. Aber aus dem Beruf war bekannt, wie schwer Drogensüchtige aus ihrer Lage wieder herauskommen, wer weiß, ob man hätte helfen können.

Am 20. 12. 00 begingen wir den 75. Geburtstag meines Vaters Karl-Heinz Boden in Adams Gasthof in Moritzburg. Seine alten Trainer-Kollegen Mielich, Gudopp und Laudl waren da, noch bekannt aus der Zeit des Leistungssports, und unsere ganze große Familie.

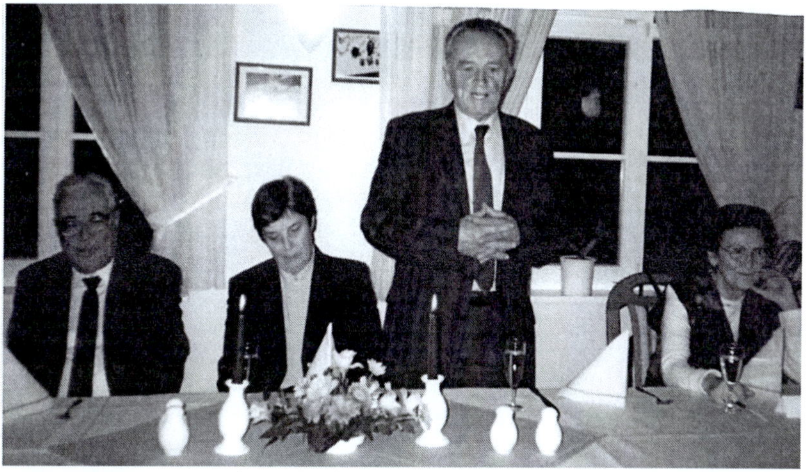

Meines Vaters Ansprache zu seinem 75. Geburtstag, von links: Onkel Karl Peschel, Historiker, meine Mutter, mein Vater, Tante Gerda Kunisch, 20. 12. 2000

Mit unserem netten Apotheken-Neger (darf man nicht mehr sagen) gab es eine Sitzung beim „Chinesen“ also mehr multikulti geht kaum. Keiner kann mir Ausländerfeindlichkeit unterstellen!
Dass wir bei der Migrantenwelle in 2015 Angst um unser Land bekamen, steht auf einem anderen Blatt. Im Fernsehen lief der rührende Klassiker „Titanic“ mit Leonardo di Caprio und Kate Winslet.
Martina hatte sich zu dieser Zeit auf Zimmer-Ratten gelegt, die ganz zahm und klug waren und manchmal zur Zierde auf ihren Schultern saßen und durch lange Ärmel krochen. Sie erhielten oft lustige Namen aus „Starwars“ wie Obiwandinobi und Annekin Skywalker, lebten aber leider nicht allzu lange. Die Entsorgung der Verblichenen musste ich dann meist per Spaten übernehmen, das war Männerarbeit.
Zur Weihnacht waren wir wie immer am 1. Feiertag bei den Eltern in Hellerau. Bruder Volker feierte seinen 49. Geburtstag am 29. 12. in Anwesenheit unseres legendären Jugendfreundes Helfried Wolf. Silvester wurde bei Martina und den Kindern begangen, vermutlich die eigentliche Jahrtausend-Wende.

2001

Die Praxis lief weiter wie üblich mit Diagnosen aus allen Fachbereichen, auch meine kleine Chirurgie. Hier ein Auszug aus den Diagnosen: Rippenfraktur, Asthma-Spritzen, Leistenbruch zur Chirurgie, Bronchitis, Pleuritis (schmerzhafte Rippenfellentzündung), Grippe mit Amantadin oder Tamiflu versorgt, Ejaculatio praecox (vorzeitiger Samenerguss) – dagegen gibt es ein Medikament, Lyogen Depot-Spritzen bei schizoiden Psychosen-mit der Spätfolge Bewegungsstörungen, metastasiertes Tonsillenkarzinom mit 80 Jahren (Vöglein verflogen), hartnäckiger Singultus (Schluckauf), was den Blick auf die Oberbauchorgane lenkt, Gicht, Durchblutungsstörungen (PAVK), unklare Kollaps-Diagnostik, unklarer Leberschaden (Hepatose) zur Abklärung, Gastritis (schmerzhafte Magenentzündung), Durchfall, Bursitis olecrani (Schleimbeutelentzündung am Ellbogen), Diabetes und Hochdruck (Hypertonie), Epilepsie bei einem früheren Boxer, Anus praeter-Betreuung (Darmausgang am Bauch mit Stuhlbeutel), Kniespritzen, meist gut hilfreich, Magengeschwüre, mit Gabe von Säurehemmern oder „Eradikation" der Magenbazille Helicobacter pylori („Ausrottung"), Leber-Synkopen (Ohnmachten mit Sturz), UV-Bestrahlung des Blutes bei Durchblutungsstörungen aller Art, Inkontinenz und Impotenz nach Prostata-OP, Pyelonephritis (Nierenvereiterung), Pollinose (Heuschnupfen), Pankreatitis-mit Selenase iv. – Säurehemmer und Diät behandelt, ansonsten stationär, gegen Leberschaden helfen auch das Ursofalk und HepaMerz (Ornithin) (und Mariendistel), Sigma-Divertikulose und Divertikulitis (Entzündung von Darmausstülpungen), Hypo- und Hyperthyreose (Schilddrüsenfunktionsstörungen), Depressionen, eine „Girdlestone-Hüfte" (fehlendes Hüftgelenk nach Entfernung der Hüftprothese), die Patientin konnte mit Stock ein paar Schritte gehen, der Knochen stützt sich an der Beckenschaufel in einer Narbenmasse irgendwie ab, unklare Beinödeme, Calcium-EAP-Spritzen bei M. S. – Schub mit gutem Effekt, unsere MS-Patienten hielten sich lange trotz langsamen Fortschreitens dieser Erkrankung, Herzprobleme wie Arrhythmie, Herzinfarkt (überlebt), Herzschwäche-Strophantinspritzen, Aszitespunktion selbst (Bauchwasser abziehen), und vieles andere.

Ein Schützenbruder, Jürgen G., lag mit 61 Jahren tot in der Wohnung, vermutlich plötzlicher Herztod bei Diabetes und Hochdruck. Vor solchen bösen Überraschungen ist kein Hausarzt gefeit.

Das homöopathische Halsmittel Arsenicum D6 mit Apis mellifica (Bienengift) D30 half gut gegen Laryngitis (Kehlkopfentzündung). Eine Steuerprüfung in meiner Praxis ergab keinerlei Probleme.

Der Staat passt schon auf, dass ihm nichts entgeht.

Mehr Privates in 2001

Meine linke Hüfte schmerzte manchmal (Coxarthrose nach Langlauf), Verwandte oder Schwestern mussten sie „herausziehen" mit dem „Stiefelgriff", mit einer Hand an der Ferse und einer am Fußrücken. Das tat gut und ersparte die Physiotherapie, zu der eh keine Zeit war. Kühlung per kalter Dusche oder Eisbeutel hilft auch bei schmerzenden Gelenken. Danach kommt es zu einer reaktiven Steigerung der Durchblutung, was für das Gelenk nur gut sein kann. Der „Alternsforschungs-Förderverein war nun angemeldet und brachte viel Bürokratismus mit sich, besonders mit dem Finanzamt.

Am 06. 02. 01 kam meine Nichte Rosa auf die Welt, mal etwas Schönes.

Regelmäßig wurden die Kinder und Martina in Dresden besucht, wir gingen auch zum Rodeln in den Beutlerpark. Die Familie weigerte sich weiterhin, in mein Haus zu ziehen, leider.

Gelegentlich waren wir im „Trappers Home" in Heidenau, ein beliebter Treffpunkt der Jugend mit Billard und Dart, Skat, Musik und Raucherecke. Das wurde dann mal dicht gemacht und zum geistlosen Spielkasino gewandelt. Gesellige und kulturelle Möglichkeiten wurden immer weniger, das hatten wir uns bei der „Wende" anders vorgestellt, aber es lief so. Jetzt hängt die Jugend viel auf der Straße herum, es gibt keine Disko in Heidenau mehr.

Lydia übte Autofahren mit meinem alten Toyota automatic, legte sich aber später nie ein Auto zu.

Das Buch von Martina Steinhardt „Altern" war faszinierend, besonders weil die Autorin das Altern als heilbar ansah, mit erfrischendem, aber nicht ganz begründetem Optimismus.

Die Ärztetreffs auf Gut Gamig liefen informativ und harmonisch weiter. Unser Kardiologe Dr. Maaß räumte dabei ein, dass man auch mal an einem Herzkatheter sterben kann, was wieder einmal die Grenzen gutgemeinter medizinischer Maßnahmen aufzeigte.

Im April gab es eine Vereins-Messe in der Gleisberg-Schule in Heidenau, wobei der alte Herr Fritzsche vom Schützenverein seine hübschen Kaninchen vorstellte, Herr Adler seinen Angelverein und unser „Dynamit-Harry" den Schützenverein und „Zauberer" ihr Können zeigten.

Am 12. 04. 01 ging es mit Lydia und Victoria, der Tochter von Ulbrichts, mit einer Busreise nach London, um englisches Flair zu genießen. Die englische Kultur liegt uns nahe durch Literatur und Film, es gibt ja auch eine genetische Verwandtschaft mit den Angelsachsen. Die Docklands, Big Ben, Trafalgar Square, London Eye, Tower Bridge, Buckingham Palast, Wachsfigurenkabinett, Sherlock Holmes live auf der Straße, die Kanalüberfahrt usw. usw. , alles war unvergesslich.

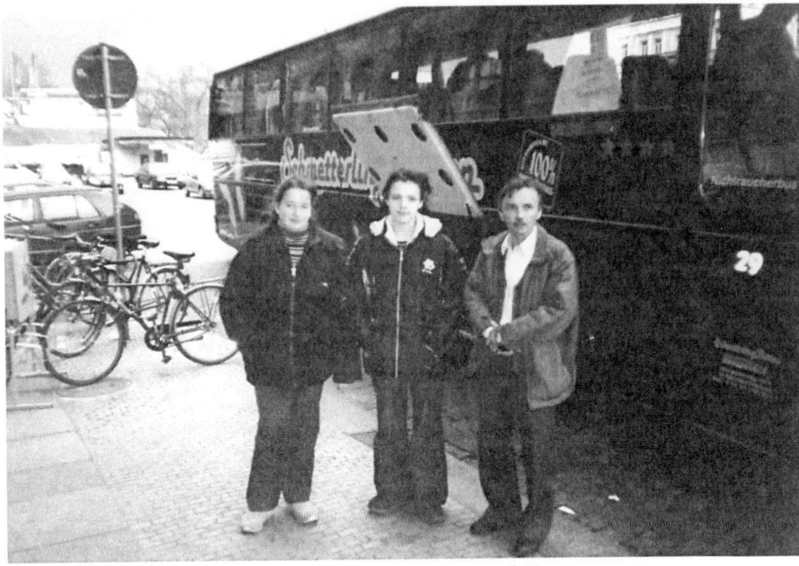

Busreise nach London April 2001 mit Lydia und Victoria

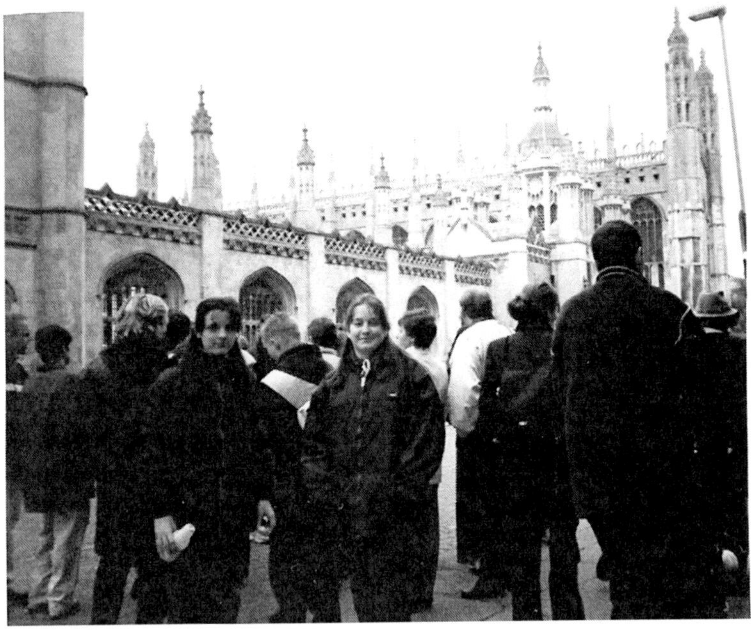

in Cambridge

Wieder zuhause, ging der endlose Bau an meinem Anwesen weiter. Ein Giebelschuppen für das Feuerholz wurde gebaut, das alte Gewächshaus renoviert, viel Schutt entsorgt.
Ein neuer Vortrag des Genetikers Prof. Schackert durfte nicht fehlen, die Gentherapie gegen den unheilbaren Hirntumor „Glioblastom" war gescheitert, die Grenzen der heutigen Medizin wieder sichtbar.
Gegen die Probleme mit meiner Raucherlunge probierte ich im Selbstversuch die Inhalation der Dämpfe von getrocknetem, mit Kaliumnitrat getränktem Zeitungspapier, welches früher gegen Asthma verwendet wurde, und glaubte eine Besserung zu spüren. Dabei wird vielleicht NO frei, das für die Lunge günstige Gas Stickstoffmonoxid.
Geburtstagsfeiern von Freunden und Verwandten blieben nicht aus, so Wolfram Geblers 52., wie üblich im Garten.
Mit den Kindern plätscherten wir im Arnoldbad in Dresden.
Im Fernsehen beeindruckten ein Film über General Paulus im 2. Weltkrieg und „Assassins" (Mörder) mit Silvester Stallone.
Im Juni telefonierte ich das erste Mal mit meiner späteren Frau Elena F. aus Cherson in der Ukraine. Die Einsamkeit in Haus und Garten war auf Dauer kein Zustand. Am 02. 07. holte ich sie das erste Mal am Riegelplatz in Dresden ab, wo die Busse aus der Ukraine ankamen. Das wurde dann regelmäßige Gewohnheit.
Der Ärztetreff hieß nun „Qualitätszirkel", wodurch er keinen Deut anders oder besser wurde, Weiterbildungen und Selbststudium gab es schon immer. Alter Wein in neuen Schläuchen der bürokratischen Schwätzer, vergleichbar mit der Umbenennung des guten alten Arbeitsamts in „Agentur für Arbeit", was Unmengen Papier und neue Schilder und Unkosten verbrauchte, bei gleichem Inhalt. Beim Ärzte-Sommersingen war diesmal auch der Prinz zur Lippe dabei, der Geschäftsführer des Heidenauer Krankenhauses, der wohl auch eine Weile Medizin studiert hatte.
Gesundheitlich ereilte mich eine seltsame Entzündung der Glans (Eichel) bis hin zu blutigem, rohem Fleisch. Das wurde von der Hautärztin als lokale Doxy-Allergie identifiziert, und wuchs ganz langsam wieder zu. Das nähere Kennenlernen meiner neuen Frau wurde dadurch etwas verzögert.
Der Genetiker Prof. Schackert gewährte mir eine Privat-Audienz von einer Stunde, sagte aber, die Alternsforschung sei nicht sein Gebiet. Ich war halt in der Phase, unbedingt das menschliche Leben verlängern zu wollen.
Ein Patient berichtete, sein Frettchen habe beim Ausführen einen großen Schäferhund per Kehlenbiss gekillt, was einem doch eine gewisse Achtung über diese Raubtierart abrang.
Zu meinen Hobbys kamen durch die Lena nun Deutsch-Lehren und Beschaffung russischer Freundinnen dazu, damit sie auch mal ihre Heimatsprache

nutzen und gute russische Geselligkeit genießen konnte. Sie hießen Katja und Wolfgang P., Irina und Tino M., Lena und Werner, die Frauen allesamt ein hübscher Anblick. Eben aus dem Farbkatalog ausgewählt.
Es dauerte aber nicht lange, bis zu merken war, dass meine Lena auch grillig sein und meckern konnte ohne triftigen Grund. Die neue Liebe überstrahlte solche Kleinigkeiten.
Im Juli ging es zu einer Woche Urlaub an die Ostsee nach Stahlbrode mit Baden und Surfen und Besuchen von Lubmin, Greifswald, Peenemünde und des Meeresmuseums in Stralsund.
Am 11. 08. fuhr Lena erstmals wieder zurück in ihre Heimat, dem sollten noch viele Male folgen.
An größeren Ereignissen in 2001 kann man das Ableben der bekannten Beate Uhse mit 81 Jahren, den Tod des Beatles George Harrison an Hirntumor und das unglaubliche „nine-eleven“ in den USA erwähnen, was für viel Gesprächsstoff sorgte.
Ende August schenkte mir die alte Frau Kaiser (Tochter unserer ersten 100-jährigen Patientin, und Mutter von Siegbert vom Schützenverein) eine hübsche dreifarbige Katze zur Bereicherung meines Anwesens, die je nach Laune „Munzi“ oder „Miezi“ genannt wurde. So ein niedliches Pelztier ist bekanntlich Balsam für die Seele und gut für die Gesundheit des Halters. Für Miezi war es ein Glück, denn bei der großen Flut im Jahr darauf kam ihre ganze Katzensippe ums Leben, als der Hof von Familie Kaiser hoch unter Wasser stand.
Lena kam wieder und musste unterhalten werden, so waren wir im Spaßbad Elbamare in Gorbitz, im neuen Geibelt-Bad in Pirna und auf der Festung Königstein. Im September ging es eine Woche nach Mallorca. Danach folgte eine Tagung der Alternsforschung (DGGG) in Hamburg mit Teilnehmern wie Prof. Klaus Sames, Schachtschabel, Ruiz-Torres, Niedermüller und Dr. Martin aus Leipzig, mit dem ich dann noch persönlichen Gedankenaustausch hatte, Herrn von Zglinicki, Anisimow und anderen, wie immer verbunden mit Tourismus an die Hamburger Alster und auf die Reeperbahn.
Bei der Rechtsanwältin Ulla Wiese in Pirna wurde ein Ehevertrag gefertigt, Vorsicht ist die Mutter der Porzellankiste. Das sollte sich 5 Jahre später bewähren.
Die Katze Miezi bekam ab Oktober Gartenausgang und konnte von nun an ihren Raubtiergelüsten nachgehen. Es war ein ganz liebes Tier mit Schmusebedarf und hat niemals ihr Herrchen gebissen oder gekratzt.
Am 30. 11. ging es auf den Nürnberger Christkindls-Markt, unter Absingen des bekannten Weihnachtsliedes „Der Schnitzelmann zu Nürnberg hält feil in seinen Buden, ei seht, da stehen Ries` und Zwerg und Mohren, Türken, Juden“, von dem mindestens 2 Worte heute verboten werden sollen, nämlich

„Zwerg“ und „Mohr“. Dank allen Renovierern der deutschen Sprache! In Nürnberg waren der Besuch des NS-Dokuzentrums, Zeppelinfeld, Serenadenhof, des Großen Dutzendteichs obligat, Zeugen deutscher Geschichte.

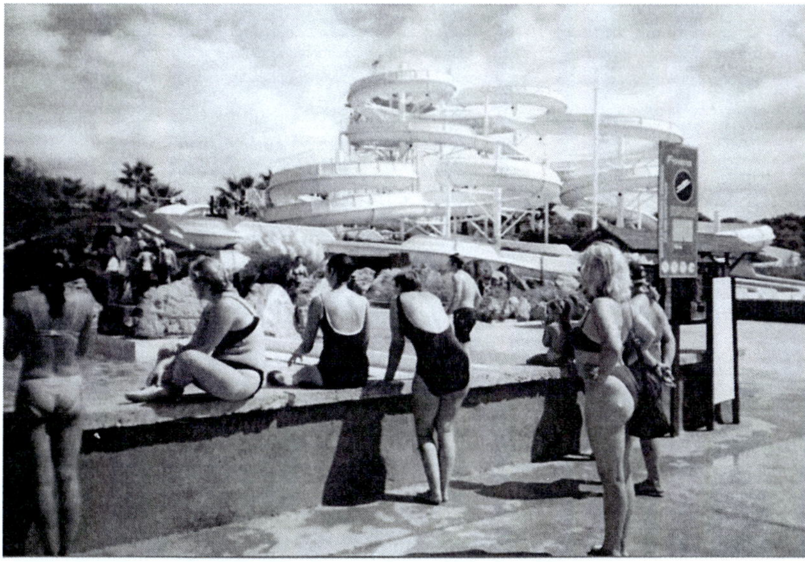

Mit Lena auf Mallorca September 2001

Das Weihnachtssingen der Ärzte fand wieder statt, unter der fachlichen Leitung des netten Chefarztes Christian Schmidt vom Heidenauer Krankenhaus. Mein Sohn Hansi sang im Kreuzchor zum Weihnachtsoratorium in der Kreuzkirche mit.

Tochter Lydia war noch in der Palucca-Schule dabei, auch bei einem Auftritt vor Kanzler Schröder. Zu diesem hatte der ergötzliche Elmar Brandt den unvergesslichen „Steuersong“ geschaffen.

Bei der Schützen-Weihnacht erregte Lena sympathisches Aufsehen, vielleicht auch etwas Neid bei manchen Herren, die mit ihrem eigenen Liebesleben unzufrieden waren. Davon gibt es ja genug.

Nach langen bürokratischen Wegen fand dann die Hochzeit mit Lena auf dem Heidenauer Standesamt und in der nahe gelegenen „Ausspanne“ statt, mit Freunden und der Hellerauer Verwandtschaft.

Generell halte ich ja nicht viel vom Heiraten, sehe das eher als Gefahr für eine Beziehung durch falsches Sicherheitsgefühl. Aus rechtlichen Gründen war das in unserem Fall nötig für Lenas Zuzug nach Deutschland. Meine langjährige Lebensgefährtin und Mutter meiner Kinder Martina nahm das

ganze sehr übel, und es brauchte lange Zeit, zu ihr wieder ein freundschaftliches Verhältnis aufzubauen. Das besteht Gott sei Dank bis heute, in gegenseitiger Dankbarkeit.
Am 29. 12. zum 50. Geburtstag meines Bruders Volker wurden Jugenderinnerungen wach, da seine Jugendfreunde anwesend waren, Helfried Wolf, Thomas Gerlach und Matthias und Elke Butze, die mir natürlich aus früheren Zeiten bekannt waren.

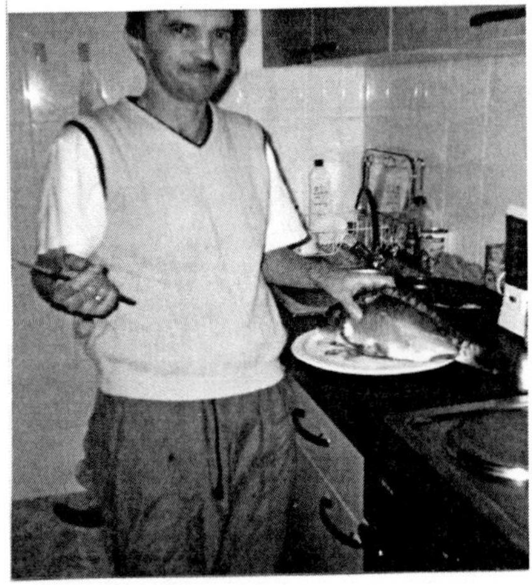

Silvester-Karpfen-Chirurgie 2001

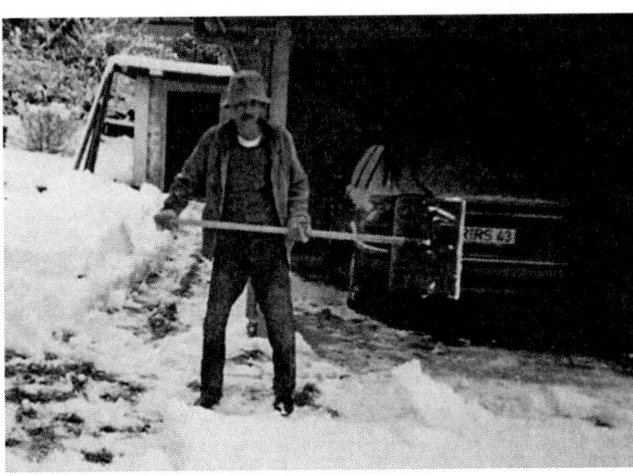

Hausbesitzer-Pflichten Winter 01/02

Unsere Kollegin Dr. Löscher beendete ihre Praxis in Heidenau aus Altersgründen, ohne einen Nachfolger gefunden zu haben.

2002

Wie schon gesagt schlief ich vom 40. bis 50. Lebensjahr in einem Bleikasten, um den Einfluss der radioaktiven Naturstrahlung zu verringern. Meine Freundinnen und Frau tolerierten diese Macke ohne Probleme und krochen bei Bedarf durch den schmalen Eingang ohne Murren mit hinein!

In der Praxis

Bei uns lief das gewohnte Fallspektrum weiter. PAVK (Durchblutungsstörungen), Pankreatitis, eine Paranoia, Pneumonie, Bronchitis, Atemwegsinfekte in absteigender Gefährlichkeit, Aortenstenose als häufiger Herzklappenfehler, Schlaganfall mit Sprachstörung und Halbseitenlähmung, Schilddrüsenprobleme, ein Pancreaskarzinom mit desolatem Aszites (Bauchwasser) (Vöglein verflogen), Diabetes und Hypertonie-Einstellung, Verdacht auf Myokarditis (Herzmuskelentzündung bei jungem Mann, eine Gesichtslähmung nach Operation der Ohrspeicheldrüse an der Uni, Augen- und andere Migräne, eine hohe Unterschenkel-Amputation zur Nachbetreuung, ein Graus, (Armutszeugnis der heutigen Medizin), unklarer Kollaps zur Abklärung, Leistenbruch zur Chirurgie, Vereiterung des Kanals einer Magensonde, Wirbelsäulenprobleme und Schulter-Arm-Syndrom, eine Angstneurose mit suizidaler Tendenz, mit Dogmatil und Imap-Wochenspritze gut beherrscht, Arthrosen mit den typischen Schmerzen, Darmprobleme, ein desolates Leriche-Syndrom bei einer 90jährigen (Aortenverschluss), deren Beine kurz vor ihrem Tod von oben bis unten schwarz wurden, eine Entfernung der halben Lunge wegen Lungenkrebs, eine Rekurrens-Lähmung (des Stimmbandnerven) nach auswärtiger Venenpunktion im Halsbereich, eine Rarität, was in einer hohen Fistelstimme resultierte, COPD (Emphysembronchitis), „Krankmacher", für deren Gründe ich meist Verständnis hatte, jedenfalls für kürzere Zeit, Impfen aller Art, zeitraubende, aber Honorar bringende Auskünfte an die Firma „Medupha", Asthma, Tachykardie (Herzrasen), Schlafstörung, eitrige Angina, die immer Penicillin oder Cephalosporin verlangt, Alkohol- und Drogensucht, kleine Chirurgie (Nagelwallplastik, Splitterentfernung am Fuß, Abszessinzisionen, Fibrome, Naevi u. ä.), Nieren- und Blasenentzündung, Calcitonin-Spritzen gegen Osteoporose-vom Lachs gewonnen und später vom Markt verschwunden, Herzinfarkt bei verschlossenem Coronarstent (überlebt, weiter geraucht), Lokalinfiltration bei Diabetikerfüßen mit

Ampicillin, meist mit Erfolg. Eine Patientin hatte sich vorgenommen, 90 Jahre alt zu werden und sagte das auch, sie starb mit 73 an Eierstockskrebs (Irene N.) – oben hört wohl jemand mit und wird böse, Jammern ist besser (Aberglaube). Orchitis (Hodenentzündung) bei Chlamydien, eine Gesichtslähmung, die nach Kortisonspritze gut wegging, Otitis (Ohrentzündung), Heuschnupfen-Desensibilisierung mit Tropfen oral (mit Spritzen nie), Struma, Mb. Parkinson, Haarausfall, ein schwieriges Thema, 2-Jahres-Checks, Krätze, öfter mal in Heidenau, Schleimbeutelentzündung, Schrumpfnieren, bei Sonografie entdeckt, Milzschwellung – oft durch Leberschaden bedingt, Epikondylitis (Tennisellenbogen), gegen einen Tinnitus (Ohrensausen) half die Homöopathie „Capillaron", ein Quincke-Ödem (allergische Gesichtsschwellung), mit Fenistil und Kortison iv. beherrscht, Kniespritzen bei Arthrose, Spritze in schnellenden Finger mit Depot-Kortison, meist mit Erfolg, und vieles mehr …

Außerhalb der Praxis 2002

Anfang 2002 war mein Konto fast auf Null, alles Geld ging in das alte Haus, Frau Lena kostete einiges, die Alimente für meine Kinder liefen, und Urlaub musste auch sein. Ein Jahr relativer „Armut" folgte, für ein neues Auto gab es keine Reserven, Kredit-Nachschlag war unbeliebt. Die Umstellung auf den „Euro" nahte. Wohl kein guter Griff für Deutschland.

Im Fernsehen kam wieder einmal „Little big man" mit Dustin Hoffmann, der beste und faszinierendste Indianer-Film, der mir erinnerlich ist.

An Lektüre gab es dieses Jahr neben Medizin und Wissenschaft auch die Biografie von Manfred v. Ardenne „Ein glückliches Leben für Technik und Forschung", noch einmal den ergötzlichen „Krieg mit den Molchen" von Carel Capek, die Wiederholung der Memoiren von Klaus Kinski „Ich brauche Liebe", Steven Austad „Why we age" (warum wir altern), Bernie Siegel „Prognose Hoffnung" über die Rolle der Psyche bei Krebs. dass bei dessen Auslösung Depressionen eine Rolle spielen, glaube ich auch aus eigener Erfahrung.

Der Bau, besonders die Renovierung der 20 m langen Gartenzeile, forderte weiter seinen Tribut.

Mein Vater und Berthold Illguth (Tischler-Nachbar) bewiesen die Tüchtigkeit alter Herren mit dem Einsetzen neuer Türen, was schon eine Kunst ist. Nachbar Jörg machte das Dach dicht, eine Dachterrasse war entstanden.

Auf einem Ärztetreff stellte sich der neue Urologe von Heidenau Dr. Rau vor, der als Oberarzt vom Diakonissenhaus in die Niederlassung ging. Er erwies sich als tüchtig, fleißig und beliebt, aber das Schicksal billigte ihm nur ein

tragisch kurzes Leben zu, wie noch berichtet wird.
Dr. Krumpolt gab seine Praxis mit 65 Jahren auf und vermachte mir einige Möbel, so einen hübschen Glasschrank, den anatomische Modelle zierten.

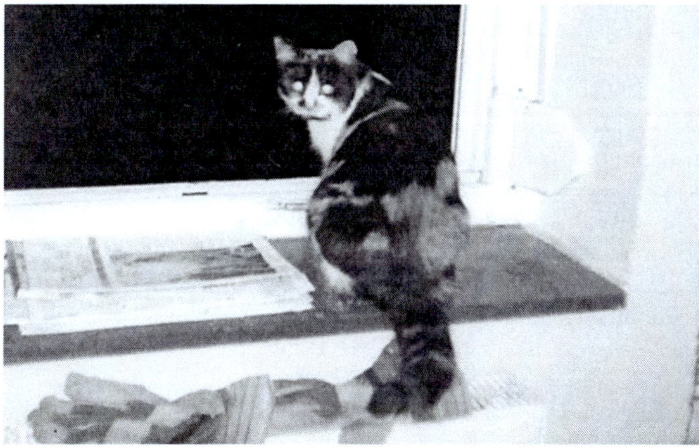

Miezi im April 2002, unvergängliche (Tier-) Schönheit

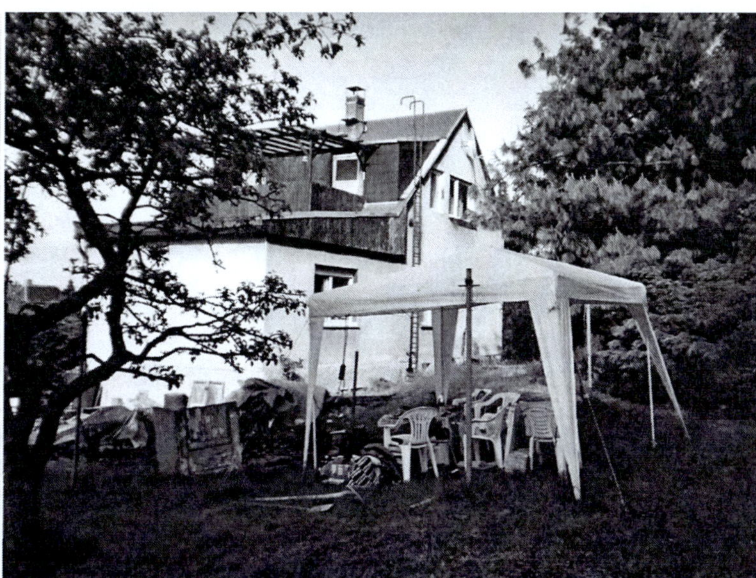

Mein romantisches Häuschen, Mai 2002

Im Februar begingen wir Lenas 38. Geburtstag im Kreis der Familie samt ihren ukrainischen Freundinnen. Sie ging weiter in die Volksschule zum Deutschlernen, mäkelte aber viel herum und war manchmal grillig, wozu es keinen Grund gab.
Meine Hilfsschwester Ilse Göcker, eine ganz nette und einsatzfreudige Kraft, wurde nach 7,5 Jahren in der Praxis beim Griechen in den Ruhestand verabschiedet. Sie war auch danach noch sehr dankbar dafür, dass wir ihr über die letzte Durststrecke bis zur Rente geholfen hatten.
Weiter las ich über Genetik, Alternsforschung und DNS-Reparatur.
Mit den Kindern waren wir in der Ausstellung „Jagen, Reiten, Fischen" im April in der Messe Dresden, ein Ausdruck neuer Freiheit. Ein unerfüllter Traum für uns, da keiner für solche Hobbys Zeit hatte, und was auch dann übel bürokratisiert und verteuert wurde. Zuviel Freiheit scheint auch nicht erwünscht zu sein.
Der 50. Geburtstag unserer verehrten Dr. Elisabeth Gnoyke wurde mit einem Ständchen der musikalischen Ärzte von Heidenau und Umgebung gebührend begangen. Sie war Leit-Kollegin der Hausärzte mit Verbindung zur KV (Kassenärztlichen Vereinigung) und überbrachte uns immer die Neuigkeiten der gesundheitspolitischen Obrigkeit.
Mein Zahn-Drama fand auch im April 02 einen Höhepunkt mit der Entfernung von 5 Zähnen in dem zerstörten Unterkiefer in einer Sitzung. Die Ursache (Aktinomykose) wurde erst später klar.
Das abendliche Grillen im Garten, gelegentliche Skatabende, auch mit den Heidenauer Originalen Herrn Türmer und Jürgen Teichgräber und die Treffen mit den ukrainischen Frauen und ihren Männern liefen weiter.
Im März 2002 war das neue Max-Planck-Institut mit dem Fachgebiet Zellbiologie im Beisein des Kanzlers eröffnet worden.
Im April erregte der Amoklauf eines 19-Jährigen mit Pumpgun und Pistole an einer Schule in Erfurt mit 16 Toten die Gemüter, besonders die der Sportschützen.
Sohn Hansi (Johannes) hatte es an der Kreuzschule auch nicht leicht. So musste der Kreuzchor bei längeren Konzerten wie bei der Matthäus-Passion zu Ostern schon mal 3 Stunden auf der Bühne stehen. Erziehung zur Disziplin ist in diesem Kindesalter aber sicher kein Fehler.
Mein Alternsforschungs-Verein schlief langsam ein, die Teilnahme der Mitglieder und deren Beitragszahlung ließen zu wünschen übrig. Über das Altern jammern ist allgemein üblich, dagegen etwas zu unternehmen nicht so sehr. Irgendwann reifte meine Erkenntnis, diese Forschung den Fachleuten zu überlassen, zumal meine Zeit nicht dafür ausreichte. 2005 wurde das Leibniz-Institut für Alternsforschung in Jena eröffnet, in den USA gibt es große Institute dafür.

Der Bau der 20 Meter langen Schuppenzeile beschäftigte uns weiter. Er sollte sich am Ende als umsonst erweisen, wie so vieles im Leben.
Beim Sportschießen gewann ich die „Schützenschnur" als (para-)militärische Symbolik mit dem Vereins-Revolver der Marke „Taurus", der mir irgendwie lag, ebenso wie das Vereins-Gewehr „Marlin" mit dem Perlkorn-Visier. Diese Waffen trafen wie von selbst, im Gegensatz zu meiner uralten Pistole Makarow.
Das romantische Mittelalterfest in Weesenstein war im Mai wieder ein Erlebnis.

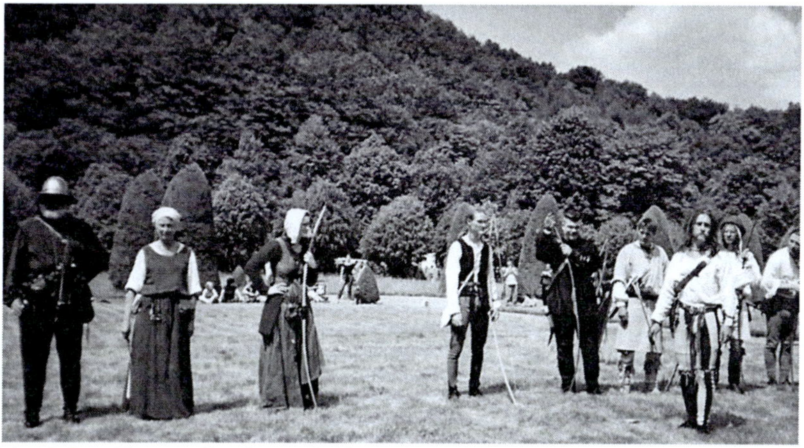

Mittelalter-Fest im Park von Schloss Weesenstein, Mai 2002

Mit Lena mussten wir zur ukrainischen Botschaft in Berlin, um die Eheurkunde zu „legalisieren". Trotz aller Mühe meinerseits wurde sie immer launischer und schwieriger.

Das spannende Projekt „Cargolifter" für Lasten-Luftschiffe mit der riesigen Traglufthalle in Staakow bei Berlin ging pleite, dessen Aktionäre (auch ein Freund) hatten Verluste, die Halle wurde dann zum „Tropical Island", das wir auch gerne mal besuchten, besonders bei dem in Deutschland so häufig üblichen trüben und nasskalten Wetter.
Meine langjährige Lebensgefährtin Martina bewies ihre Toleranz und ihr großes Herz, indem ich sie und die Kinder weiterhin besuchen durfte. Dafür muss man dankbar sein, in solchen Lagen ist das nicht immer der Fall. Eine gewisse Aktie hatte sie ja auch an diesem Verlauf gehabt. Die Liebe ist bei vielen Männern (und mir) dem Sex proportional. An dem alten Bauernspruch „Trennt sich das Bett, dann scheiden sich die Herzen" ist schon etwas daran.

Auch die Katze Miezi schien der Liebe zugeneigt zu sein, wurde im Juli plötzlich ihren dicken Bauch los, hielt ihre Kinder aber wochenlang irgendwo im Garten versteckt. Als sie ihre 4 Kinder das erste Mal stolz ausführte, wurde in der Küche ein Katzennest eingerichtet, um die lieben Kleinen vor allen Gefahren zu schützen.
Eine Freundin meiner Eltern, Ulla Miosga, starb im Juli 02 mit 73 Jahren an Brustkrebs, worauf meine Mutter wieder den Frontspruch zitierte: „Die Einschläge rücken näher."
Am 12. Juli fuhren wir mit Martina und Familie wenige Tage nach Alberschwende in Österreich, in das Hotel „Engel".
Wir erkundeten die Umgebung samt Lindau mit seinem romantischen Hafen und Bregenz mit der Wasserbühne. In Österreich beeindruckte mich als alten „Holzwurm" und Drechsler die überragende Holzkunst.

Am 10. 08. 02 ging es dann mit Lena nach Bibione an der italienischen Adria, das eine Autostunde nördlich von Venedig liegt. Die Fahrt führte wie immer über Salzburg, Villach, Udinc und Latisana. Die übliche Rast an der grandiosen Tauern-Alm, die 27 Alpentunnel, das weite Flussbett des Tagliamento, das an die Urstromtäler der Vorzeit erinnerte, waren beeindruckend wie jedes Mal.

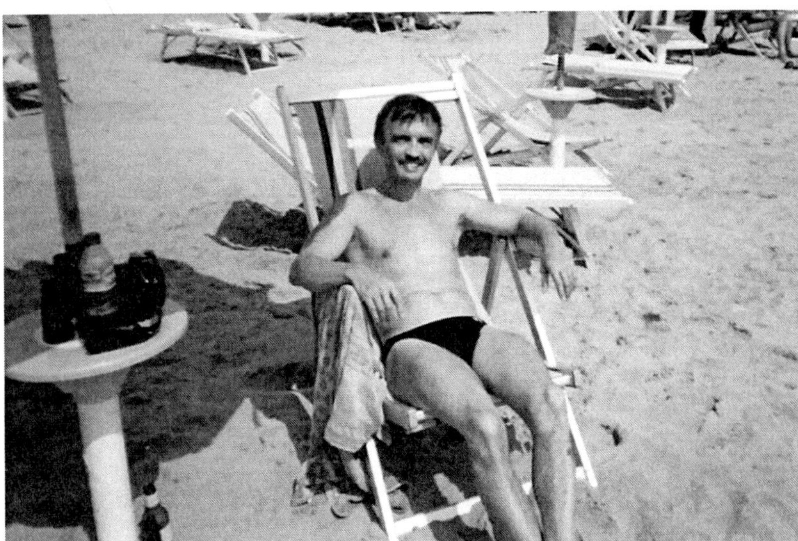

Am Strand von Bibione, August 2002

Bis 19 Uhr musste man in der Agenzia auf dem Corso del Sole sein, um die Schlüssel der Ferienwohnung zu holen, die Fahrt dauerte 11 Stunden. Zum Tagliamento-Fluss fiel mir die Erzählung meines alten Freundes Herbert Weiß ein. An dessen Mündung waren im Krieg die Amerikaner gelandet und Herbert hatte an den Rückzugskämpfen den Tagliamento hinauf teilgenommen. Bibione und Lignano hatten mit ihrem subtropischen Flair eine magische Anziehungskraft für mich. Badeurlaub mit Flossenschwimmen, Surfen, dem Rummel „Luna Park“, Tretboot und vierräderige Treträder, eine Tanzfläche im Freien brachten die kleinen Freuden, denen man sich widmen soll. Bei der Rückfahrt von Italien fielen uns auf der Autobahn viele Fahrzeuge des THW auf, die gen Osten fuhren. Wir hatten im Urlaub nicht viel von der Flut im Dresdner Raum mitbekommen, was nun aber ausführlich nachgeholt wurde.

Die große Flut August 2002

Die Elbe war weit über die Ufer getreten und eine große Flutwelle kam nach einem Dammbruch die Müglitz herab nach Heidenau, nachdem sie im Müglitztal ein paar Häuser weggerissen hatte, z. B. in Weesenstein. In Heidenau vereinigten sich die Flutwellen von Elbe und Müglitz und brausten manche Straßen entlang, in der Elbstraße stand das Wasser fast 2 Meter hoch. Danach sah es in der Pirnaer Straße aus wie nach einem Atomschlag mit Massen von Schutt, Geröll, Schlamm und Sperrmüll.
Die etwas tiefer liegende Süd-Apotheke in unserem Praxis-Haus stand einen halben Meter unter Wasser, vor der Praxis stand das Wasser auf der Hälfte der obersten Treppenstufe, der Kelch der Überflutung war gerade so an uns vorbeigegangen. Glück im Unglück!
Am 20. 08. schaufelte ich in Gummistiefeln 4 Stunden lang Schlamm aus dem Keller des Praxis-Hauses in der Pirnaer Straße 30. Etwas schwerer hatte es das Haus von Kaisers (das 2. nebenan) getroffen. Dort schaufelte der Siegbert vom Schützenverein, die ganze Katzensippe war verschwunden (aus der unsere Miezi stammte).

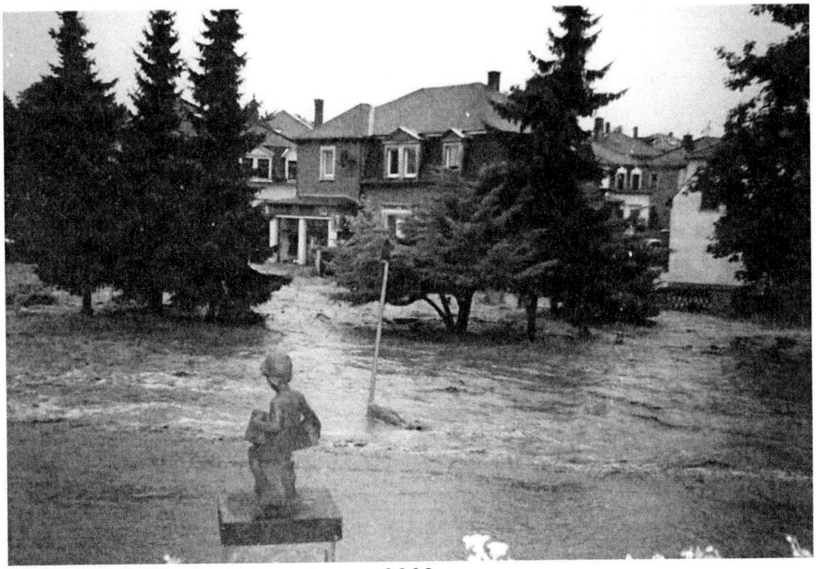

Die Flutwelle in Heidenau, August 2002

Mit der Zeit wurde alles bereinigt, das meiste durch die fleißigen freiwilligen Helfer bzw. Anlieger, nur den Herrn Bairu ließ unser sagenhafter Vermieter „WVH“ monatelang im Schlamm sitzen, bis er das Geschäft Südapotheke aufgab.

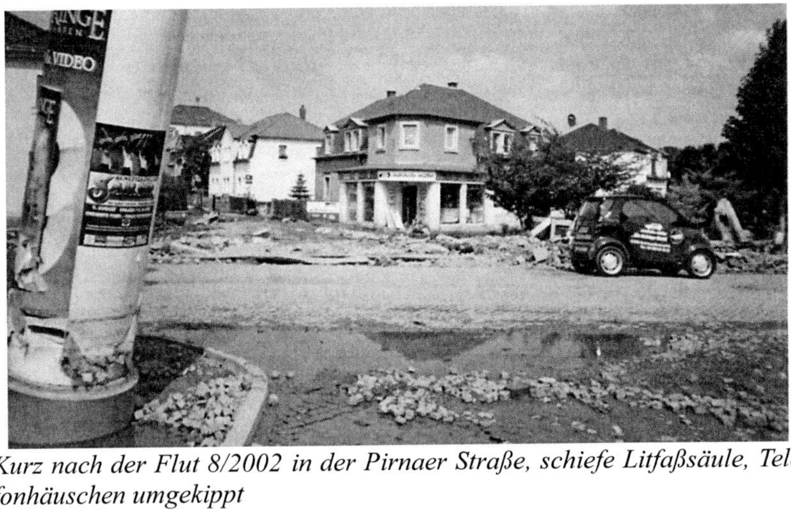

Kurz nach der Flut 8/2002 in der Pirnaer Straße, schiefe Litfaßsäule, Telefonhäuschen umgekippt

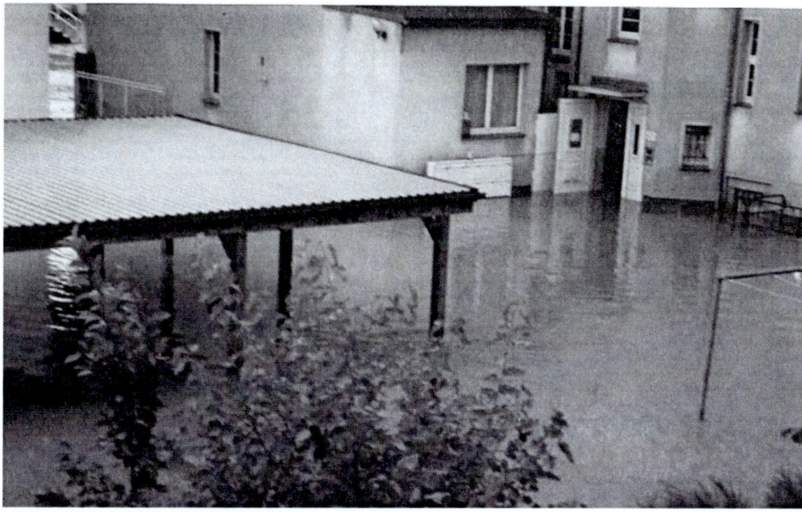

Der Praxis-Hof unter Wasser, August 2002

Mein Privathaus lag zwar weit über der Flutgrenze, später zeigten sich doch einige Unwetterschäden daran, z. B. ein feuchter Keller, der noch üble Folgen zeitigen sollte.

Ende August fuhren wir dennoch mit Lena per Busreise nach Paris, gebucht ist gebucht. Obwohl ich ihr viel zu bieten versuchte, wie man sieht, dankte sie das mit Grilligkeit und Meckerei. Offenbar kann man es den ukrainischen Frauen kaum recht machen!

Paris war trotzdem ein romantisches Erlebnis mit dem Chateau Malmaison, Versailles, Montmartre, dem Arc de Triomphe, Eiffelturm, Moulin Rouge, dem Invalidendom, wo die sterbliche Hülle Napoleons ruht, Notre Dame, Louvre, Champs Elysees, dem Domizil von Jean Paul Belmondo, der gerade mit Schlaganfall im Krankenhaus sein sollte, einem Denkmal der Kriegsheldin Jeanne d'Arc. Alles unvergesslich. Bei einer Weinverkostung in Aperney in der Champagne war der Champagner zwar prickelnd, aber völlig sauer. Bei der Heimfahrt brachten wir 16 Stunden auf dem Bus zu und waren um Mitternacht zu Hause.

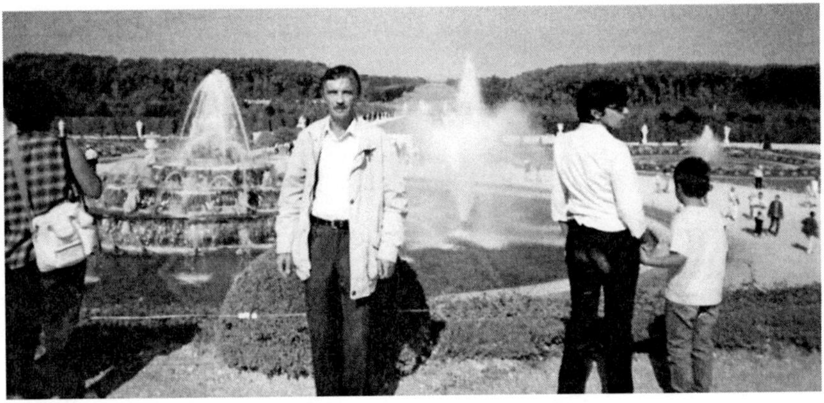
In Versailles, August 2002

Es ging das Gerücht, der unsägliche Bürgermeister von Dohna, namens Putzke, sei fast gelyncht worden, da er nach seiner Gewohnheit Parkknollen auch an von fern angereiste Fahrzeuge der Fluthilfe gehängt hatte.
Anfang September entfernte die sehr gute Kieferchirurgin Dr. Postl in Dresden einen abgestorbenen Knochenteil (Sequester) aus meinem Unterkiefer und schickte das Material im Gegensatz zu dem fragwürdigen Dr. L. zur Histologie ein. Die Aktinomykose wurde nun verifiziert, was viel eher hätte geschehen müssen, Diese ist lebensgefährlich und kann sich auch in Lunge und Gehirn ausbreiten. Ein halbes Jahr erfolgte nun die Selbstbehandlung mit Penicillin in Form von Retacillin, oralem Penicillin und Lokalinfiltrationen in den Unterkiefer vorm Spiegel.
Im Oktober gab unser beliebter Apotheken-Äthiopier die nicht renovierte Südapotheke auf und übernahm eine solche am Waldschlösschen in Dresden. Viele weinten ihm nach …
Am Ende jedes Quartales brachten wir die Abrechnung in Papierform zur KV am Rand des Hellers und fassten dort neue Formulare, wobei sich meist ein Schwatz mit Kollegen ergab. Die Zeit der Online-Abrechnung war noch nicht angebrochen.
Unsere 4 jungen Katzen wurden ohne Mühe an Bekannte verschenkt, die „Miezi" für etwa 100,- Euro sterilisiert. Die Fäden ihrer langen Bauchnarbe zog ich selbst, wobei der tatkräftige Nachbar Jörg Pläncker die Katze schraubstockartig festhielt.
Ende September fand eine Tagung der DGGG, Sektion 1-Biologie des Alterns, in einem TU-Hörsaal in Dresden statt. Dort waren Prof. Sames, Prof. Schachtschabel, Dr. Martin von Leipzig, Dr. Collatz, von Zglinicki, Prof. Funk von der Dresdener Anatomie und andere Größen der Wissenschaft

vertreten.
Bei einem Kreuzchor-Auftritt im Kulturpalast mit Söhnchen Hansi war ich dabei, für Vaterstolz kann man nichts.
Mit Frau Lena häuften sich die Krisen, jeweils mit nachfolgender Versöhnung. Allerdings hinterlässt jede Beziehungskrise kleine Narben und Zweifel. Genauso ging es Wolfgang P. mit seiner russischen Frau Katja, diese war anspruchsvoll und mäkelig, und alles andere als dankbar, diese Beziehung ging auch bald auseinander.
Mit der Hellerauer Sippe gab es regelmäßig Kontakt, auch mit Skatabenden.
Am zweiten Weihnachtsfeiertag waren wir wie immer bei den Eltern in alter Tradition, und am 29. 12. zum Geburtstag meines Bruders mit seinen Jugendfreunden.
Mein Vorgarten-Wacholderbaum kippte unter der Schneelast in Richtung Küchenfenster, was per Beil bereinigt werden musste. Das sind die kleinen Sorgen des Hausbesitzers. Die großen sollten noch folgen.
Zu Silvester waren wir dieses Mal mit Freunden im Sachseneck.

2003

In der Praxis:
Am 02. 01. war die Sprechstunde voll und 8 Hausbesuche waren zu fahren, wie immer nach ein paar freien Tagen, ein 15-Stunden-Tag. Daneben lief noch nach „Feierabend" die Quartalsabrechnung. Ein Mann mit Lungenkrebs musste sich der täglichen Bestrahlung unterziehen. Der junge Patient mit der seltenen Muskeldystrophie Duchenne bekam einen Harrington-Stab an die Wirbelsäule zur Stütze eingesetzt. Diese Patienten werden nur bis zu 20 Jahre alt. Obwohl der Gendefekt und das fehlende Eiweiß bekannt sind, ist Hilfe offenbar nicht möglich.
Ein 64-jähriger Mann mit Herzschaden starb an Schlaganfall, Kollegen hatten ihm das von uns verordnete Kumarin (Blutverdünnung) weggenommen. Ein infizierter Katzenbiss an der Hand heilte nur verzögert wie oft bei Raubtierbissen. Weitere Fälle waren Bronchitis, Pneumonie (Lungenentzündung) Rheuma, Gallensteine, Helicobacter-Eradikation (Ausrottung der Schraubenbazille des Magens) mit ZacPac, Psychosen, mit der Wochenspritze Imap gut behandelt, Blutabnahme am Bein wegen fehlender Armvenen, Gefühlsstörung an der Hand (Parästhesie)-peripher bedingt wie Carpaltunnelsyndrom oder cervikal (Halswirbelsäule, wo die Armnerven austreten) oder gar Polyneuropathie (allgemeine Nervenschwäche), Asthma, Angina pectoris, mit Aspisol (Aspirin) und Strophanthin iv. anbehandelt, Orchitis (Hodenentzündung), Nasenbluten unter Iscover (Blutverdünnung), weibliche Inkontinenz

mit Spasmex therapiert und Kontinenz-Bändchen durch Frauenarzt angedacht, diabetische Neuropathie mit Fußbrennen oder -gefühllosigkeit, zerebrales Koma nach Apoplexie bei einem 88-Jährigen, der 81-jährige Vater eines Freundes verstarb kurz nach coronarem Bypass, welch hoher Stand der heutigen Medizin, Halbseitenlähmung nach Schlaganfall bei 72-jähriger Patientin (das endlose Elend), schnellender Finger per Kortisonspritze geheilt, Laryngitis (Kehlkopfentzündung), Harnwegsinfekte, mit Sulfonamid oder Nitroxolin behandelt, eine neue absolute Arrhythmie, unter Kumarin gesetzt, wir bevorzugten das Warfarin, weil es offenbar leberfreundlicher war, eine MTX-Vergiftung, die Dosis versehentlich täglich statt wöchentlich genommen, eine vereiterte Narbe nach Blinddarm-OP, ein Morbus Sudeck, bei Pankreatitis gab es die Selen-Spritze und Säurehemmer, eine verschleppte Perniziosa (Vitamin B12-Mangelanämie) mit bereits Gangstörung, Spritzen gegen HWS- und LWS-Schmerzen und Kniespritzen bei Arthrose, der 71-jährige Mann mit dem Lungenkrebs verstarb trotz Bestrahlung, Grippe – für 3 Tage Amantadin gegeben mit gutem Effekt, Calcium-EAP iv. gegen Schub der M. S. (Multiple Sklerose) – gut wirksam, Hirn-Narben im CCT-Blutverdünnung zur Schlaganfall-Prophylaxe (Warnzeichen). Im März gab es Gewese um die „MRSA“-Infektionen im Pflegeheim mit „Maskenball“, d. h. Schutzanzug und Mundschutz. „Schlafapnoe“ bei Fettsucht, diese heute akribisch mit Atemmaske behandelte Krankheit kannten wir in der DDR gar nicht – normalerweise wird man munter, wenn man keine Luft kriegt. Ein Patient hatte seine wiederkehrende Nierenentzündung öfter mit warmem Bier zur Spülung „behandelt“, jetzt hatte er eine Schrumpfniere links, vielleicht wäre Antibiotikum günstiger gewesen, eine mutige Aszites-Punktions-Serie in der Praxis machten wir bei alkoholischer Leberzirrhose, wobei sich 5 Liter gelbbraune Brühe in den Eimer entleerten, im Heim starb eine 82-Jährige bei Durchfall – der letzte Windstoß für ein welkes Blatt, in der kleinen Chirurgie Eröffnung eines Eiterherdes am Finger, Panaritium genannt, und vieles mehr.
Die sogenannte Teil-Radiologie wurde abgeschafft, somit durfte Frau Dr. Gnoyke nicht mehr Thorax-(Lunge)Röntgen durchführen. Dazu mussten die Patienten nun nach auswärts, nach Pirna oder Dresden. Oh hirnrissige, praxisfremde Bürokraten, ihr seid viel zu viele in diesem tollen Deutschland.
Im April tauchte ein neuer Patient mit Lebermetastasen auf, die „Vöglein waren verflogen“. Eine Anorexie (Essstörung), eine Lambliose-Darmentzündung – mit dem Wundermittel Metronidazol schnell beherrscht, Demenz, Ischias, Depression, Alkoholismus – mit Lebermitteln wie Mariendistel und Hepa Merz unterstützt und ins Gewissen geredet, eine Hirn-Durchblutungsstörung – waghalsig mit low dose Urokinase iv. behandelt (wobei nie etwas passierte, ausser Besserung), alkoholischer Gehirnabbau (im CCT), Melanom-Verdacht bei selbst entferntem Naevus (Muttermal), zur Hautärztin

geschickt wie immer in so einem Fall, Wirbeleinbrüche bei Osteoporose, eine Dupuytrensche Kontraktur – zum Handchirurgen – für mich eine Nummer zu groß, Pollinose (Heuschnupfen, mit der Gefahr der Asthma-Entwicklung) – mit oraler Desensibilisierung gut gebessert und mit passenden Nasen- und Augentropfen behandelt, Lippenherpes-Therapie mit Aciclovir Creme und -Tabletten, eine phlegmonöse Appendizitis hatte ich rechtzeitig eingewiesen dank alter Chirurgie-Erfahrung, eine Schizophrenie kam ins Krankenhaus, Ampicillin-Infiltration (Lokalspritze) in entzündeten Diabetiker-Fuß – hier droht immer die Amputation, unklarer Tremor (Zittern), Schwindel zur Abklärung (häufig), Haarausfall, ein neues Mundhöhlen-Karzinom, eine Knöchelfraktur zur Nachsorge, eine Radialislähmung (des Speichennerven) nach Schulterausrenkung mit „Fallhand", blutende Blasenentzündung – die ist nicht selten, aber gutartig, unklares Fieber zur Abklärung usw. usw.
Der Kampf um die Leber (und das Leben) des oben genannten Patienten mit den Aszites (Bauchwasser)-Drainagen in der Praxis war fast gelungen. Mit den Lebermitteln Polilevo, Mariendistel (Silymarin), HepaMerz (Ornithin) als Ammoniak-Fänger, und Ursofalk und (vielleicht) einer (gewissen) Alkohol-Abstinenz war der Herr K. schon wieder gut drauf und konnte schon wieder Witze machen. Da ereilte ihn ein tödlicher Schlaganfall. Ein langer Kampf war umsonst gewesen, wie so oft im Leben. Es war ein kluger Ingenieur, dessen Wohnung von allen möglichen Papieren mit technischen Ideen übersät war, viele unserer Alkoholiker waren bis zuletzt geistig klar. Als ich seinen (einfach gestrickten) Sohn nach seinem Tod fragte, was mit diesem geistigen Nachlass passiert sei, sagte der nur trocken: „Alles aufn Container." Das war etwas schockierend. Sic transit gloria mundi-so vergeht der Ruhm der Welt!
In der Praxis liefen wie immer die „2 Jahres-Checks" – die sehr unvollkommene Vorsorge, bei der immerhin ein paar neue Diabetiker herausgefischt wurden, und die „DMPs" (Disease Management Programme) Diabetes, wir behandelten also nicht mehr, sondern „managten" die Krankheit jetzt, welch umwerfende Verbesserung.
In der „Kleinen Chirurgie" fielen wie immer die Entfernung von Lipomen, Atheromen, Fibromen und Naevi an, ein Atherom an der Wange war schon eitrig eingeschmolzen, was kein großes Problem darstellt, es müssen nur der Eiter und die Hüllenreste gründlich entfernt werden.
Bei der diabetischen Neuropathie (Nervenschaden mit Gefühlsstörung) schienen unsere Liponsäure-Infusionen ganz gut zu helfen.
Eine ältere Patientin bekam ohne Diabetes Gefühlsstörungen der Beine, was sich dann als sogenannte Spät-M. S. erwies, die chronisch fortschreitende Multiple Sklerose ohne Schübe. Die sensible Störung ging dann auf die Motorik über (Lähmung), und später landete sie im Rollstuhl, ein elendes

Schicksal. Den Neurologen und mir fiel nicht allzu viel dagegen ein.
Eine Patientin tauchte nach 8 Jahren Arzt-Abstinenz mit einem fortgeschrittenen Brustkrebs samt einem faustgroßen tastbaren Klumpen in der gleichseitigen Achselhöhle auf, die Vöglein waren verflogen. Der Facharzt unternahm nichts mehr, das Krebsgeschwür war dann eitrig offen und griff auf die andere Seite über, man roch es schon beim Öffnen der Tür im Hausbesuch. Es gab keine Chance in diesem Fall mehr. Ein älterer Mann war einem Bericht zufolge rückwärts tot von der „Säuferbank" gekippt. Das Schicksal schert sich nicht um wo und wie.
Gichtanfälle wurden problemlos mit der üblichen Dexa8-Ambene-Spritze beherrscht, wodurch die Betroffenen gleich ihre Gehfähigkeit wieder erlangten. Ein älterer Herr litt nach Prostata-OP (wie öfter) an Harninkontinenz und Impotenz. Da kann der Hausarzt nur mit Kondom-Urinal (Harnbeutel am Bein) oder Katheter helfen. Für die Erektion gibt es eine gefäßaktive Spritze in das beste Teil, was viele aber scheuen. Deren bessere und preisgünstige Version war mir damals noch nicht bekannt.
Bei einem jungen Patienten mit Schizophrenie wurde als Rarität eine Hypophysenzyste von den Neurochirurgen operiert, die Schizophrenie war erst mal weg, kam aber dann wieder. Bei einem Diabetikerfuß machte ich Entlastungsschnitte zum Ablassen des Entzündungssaftes und Lokalinfiltration, der Mann hat heute noch beide Füße dran im Gegensatz zu manch anderem Diabetiker.
Unklare Gewichtsabnahme erforderte natürlich eine Suche nach der Ursache. Die Herzspritzen mit Strophanthin, bei Lungenstauung gleich mit Furesis iv. waren weiterhin segensreich, ich machte sie Zeit meiner Praxis. Die oben genannten vielfältigen Fälle aus allen Bereichen liefen weiter wie gewohnt.

Privates in 2003

Mein 50. Geburtstag fand beim „Chinesen" in Heidenau sowie zu Hause statt.

Danach ging es wieder auf die ukrainische Botschaft nach Berlin, dabei wie jedes Mal auf den Fernsehturm.
Die Kinder wurden mit Rodeln und Eislaufen unterhalten.
Lenas 39. Geburtstag wurde beim Griechen begangen mit ihrer Tochter Svetlana zusammen. Am 12.02. brachte ich die beiden wieder einmal auf den Riegelplatz zum Bus nach der Ukraine.
Mit dem Buch „Die Kommandotruppen" tauchte ich noch mal kurz in die (Kriegs-)Geschichte ein, das auch die legendäre Befreiung des „Duce" durch Otto Skorzenys Lastensegler enthielt.

Im März besuchten wir mit Tochter Lydia eine makabre Vampir-Ausstellung in der Alten Messe Leipzig, die auch eine Neigung zu Horrorfilmen entwickelte, weil sie nicht so viel Horror im wahren Leben hatte wie wir.
Der kluge Alternsforscher und Chef der Anatomie in Hamburg, Professor Klaus Sames, hatte begriffen, dass wir die Erfolge bei der Lebensverlängerung nicht mehr erleben werden und hatte sich aus unbändigem Lebenswillen (oder Todesangst) der „Kryonik" zugewandt. Das ist das Aufheben von Menschen im Frostzustand mit dem Ziel ihrer Wiederbelebung, wenn die Wissenschaft den dafür nötigen Stand erreicht hat. In der Anatomie werden ja auch Organe im Frost aufbewahrt. Mir ging ziemlich schnell ein Licht auf, dass diese Idee unsere einzige Überlebenschance sein könnte und ich glaube bis heute daran. In der DDR materialistisch-naturwissenschaftlich erzogen, hatten wir mit der Religion nicht viel am Hut, der Glaube an ein Paradies (für mich eher die Hölle) erschien uns kindlich. Der Überlebens-Theorie Kryonik gehören nur wenige „Gläubige" weltweit an, grob geschätzt 5000 (von 7 Mrd.) Menschen, davon in Deutschland vielleicht bis 400. Diese Hypothese wird von Medizin und Wissenschaft und der Bürgerschaft weitgehend negiert, verspottet, verlacht und sogar angefeindet.

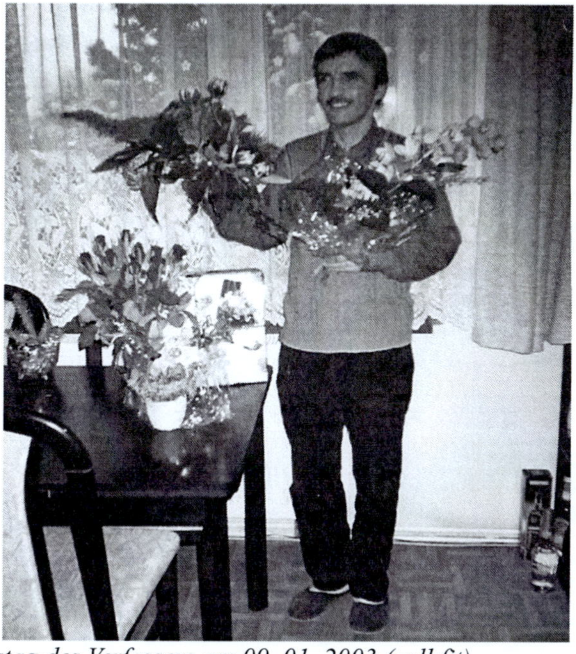

50. Geburtstag des Verfassers am 09. 01. 2003 (voll fit)

Ich befasse mich seit geraumen Jahren (eben 2003) damit und kann bis heute keinen Denkfehler darin entdecken, etwas Wunschdenken unbenommen. Über die Klugheit von Prof. Sames belehrte mich sein Büchlein: „Sterblich durch ein Gesetz der Natur?“ in welchem erstmals das Altersproblem von der molekularen auf die Organebene gehoben wird, d. h. ganze Organe wie die Augenlinse sind von Anfang an nur für eine bestimmte Lebensdauer angelegt … Im April weilte der Professor bei uns in Dresden und war von der schönen Stadt und dem Indianer-Museum begeistert, neben unseren angeregten Kryonik-Gesprächen.

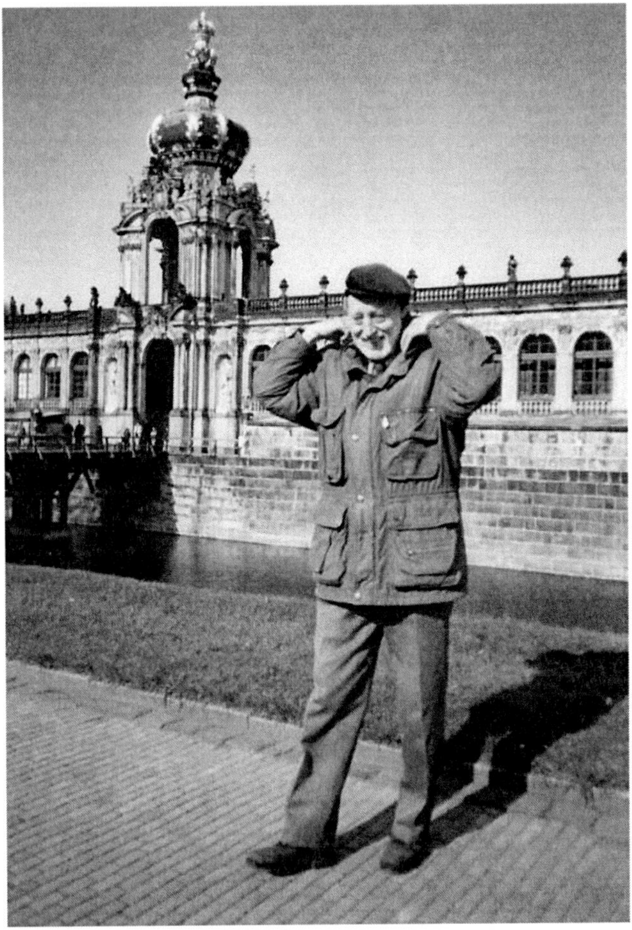

Prof. Sames in Dresden, April 2003

Im April folgte noch ein Ausflug mit Frau und Freunden nach Leipzig. Die geschichtsträchtige Thomaskirche mit dem Bach-Denkmal, die Nikolaikirche, Auerbachs Keller mit den Erinnerungen an Goethes „Faust“, das Uni-Hochhaus mit dem schrägen Dach, in der DDR auch „Weisheitszahn“ oder „Kaderabschussrampe“ genannt, die Bahnhofspassagen und Kneipen-Gassen Leipzigs sind immer eine Reise wert, der Vergnügungspark Belantis war der eigentliche Anlass des Ausfluges.
Ende April waren wir mit den Kindern noch in Berlin, mit typischer Bootsfahrt auf der Spree und Fernsehturm, am Ostersonntag wie meist in Hellerau bei meinen Eltern, mit Eierverstecken im Garten.
Bei der befreundeten Familie Ulbricht, Wolfram und Karin, wurde im Mai die Jugendweihe ihrer Tochter Viktoria in deren „Gelben Haus“ gefeiert.
Das Buch von Otto Weininger aus der Zeit des 3. Reiches „Geschlecht und Charakter“ war schon historisch interessant und vermittelte Einblicke in die (an sich unerforschliche) weibliche Psyche und musste natürlich unter Berücksichtigung der Nazi-Ideologie bewertet werden.
Hansi trat bei einem Kreuzchor-Konzert am Schlossplatz mit auf, Papa fungierte als Fahrer.

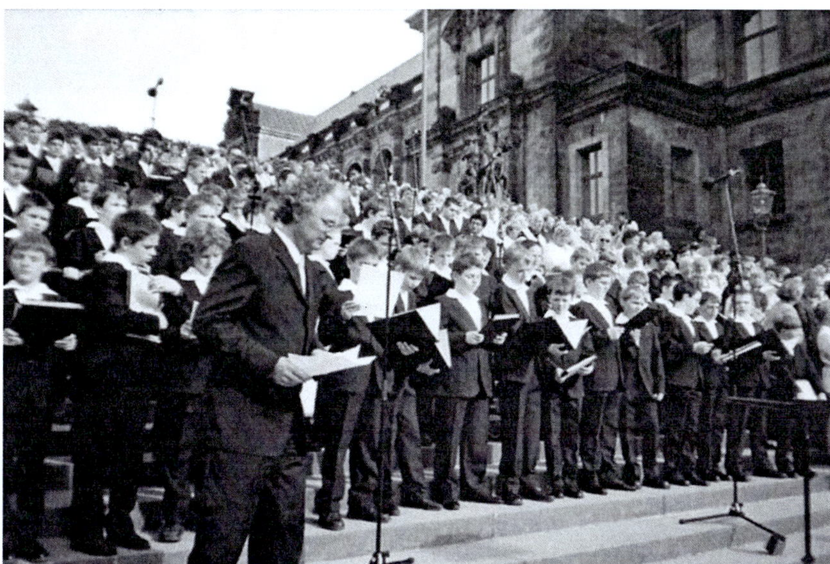

Der Kreuzchor auf der Brühlschen Terrasse mit Kreuzkantor Roderich Kreile im Mai 2003

Das Mittelalterfest in Weesenstein, der Herrentag mit Betrunkenen und Rangeleien auf dem Weg von Rathen zur Bastei hinauf, Geburtstage von Freunden und Nachbarn brachten Abwechslung ins Privatleben.
Im Juni wurde Frau Lena wieder auf den Riegelplatz in Dresden in Richtung Ukraine gebracht, diesmal für 4 Wochen „Heimaturlaub". Unser Verhältnis war wie gesagt nicht immer harmonisch wegen ihrer ständigen Krittelei. Wie die „Fortunes" zu Beatles-Zeiten sangen: „You `ve got your troubles, I `ve got mine" (Du hast deine Sorgen, ich hab meine).
Im Juli 2003 kam der große Haus-Schock: Als Spätfolge der Flut-Unwetter und des Holzes im Keller wurde das Haus vom Schwamm befallen. Die Dielen im Erdgeschoß waren durchgefault und die Möbel sackten ein, ich war lange nicht im Keller gewesen … Eine Katastrophe. Bei den krankhaften Bau- und Handwerkerpreisen war bei meiner finanziell knappen Lage an eine Vollsanierung nicht zu denken (ein Kredit-Nachschlag wurde gefürchtet).

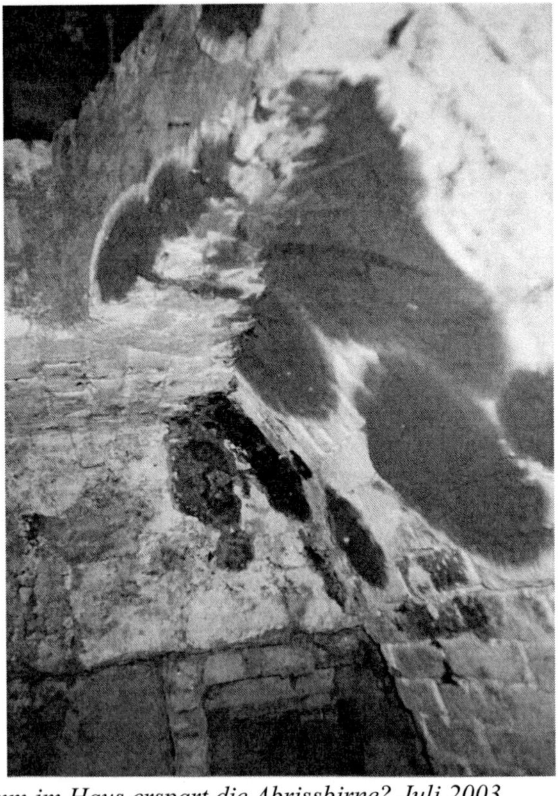

Der Schwamm im Haus erspart die Abrissbirne? Juli 2003

Der riesige jahrelange Aufwand an Zeit, Arbeit und Geld – und nun das!
Ich hatte mich mit Schuppenzeile, Gewächshaus und Bungalow verzettelt, somit taktische Fehler gemacht …
Mein Vater und Berthold hatten dieses Jahr noch die Schuppen-Türen eingesetzt … Es wäre zum Heulen gewesen, wenn ich der Typ dazu wäre. Zum vielen Denken blieb keine Zeit, die Praxis raste ja weiter, was ein Kollege früher mal mit einem „fahrenden Zug“ verglichen hatte. Von der ewigen Sanierererei hatte ich nach 6 Jahren auch die Nase voll, was sich ein Hausarzt eigentlich zeitlich nicht leisten kann, wenn er fachlich auf dem Stand bleiben will.

Anfang August verbrachten wir noch 1 Woche am Gardasee in Limone, mit Malcesine und Monte Baldo. Dort wurde etwas in der „Gentechnik“ von Minol und Gassen gelesen.

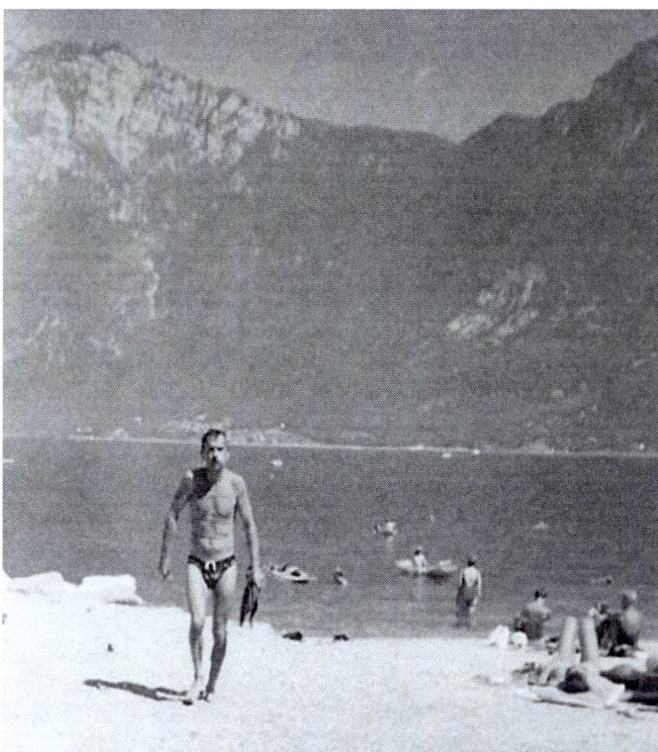

Am Gardasee in Limone, August 2003

Wieder in der Heimat, wurde nun am Auszug aus dem Haus gearbeitet, zu dem ich mich wehen Herzens entschlossen hatte.
Als Service für die Nachfolger wurde noch eine Pilz-Sanierung eingeleitet, die Holzfußböden bis auf das Kellergewölbe entfernt und dieses mit dem Anti-Pilzmittel Adolith imprägniert. Das verpilzte Holz aus dem Keller wurde verfeuert (zu spät), der Blei-Schlafkasten abgebaut. Große Mengen Blei wurden mit Verlust verkauft, ich war nie ein guter Geschäftsmann.
Aus Bielefeld kam die schockierende Nachricht, unsere liebe Freundin Annelore Stüssel habe Demenz und sei in einem Pflegeheim in Hameln (der Stadt des Rattenfängers). Da ich vor wenigen Monaten noch ganz normal mit ihr telefoniert hatte, rührte sich ein leiser Verdacht. Wie kann man eine Demenz erzeugen? Erbschleicherei durch ihre Erben? (Alo hatte keine Kinder). Bei laufender Praxis und Stress mit dem Haus fand ich keine Zeit, sie zu besuchen …
Gerhard von Repels 60. Geburtstag begingen wir in der „Drogenmühle" in Heidenau, einem historischen Dreiseitenhof, in dem schon Napoleon genächtigt haben soll. Dort trat damals noch die bekannte Musikgruppe „Die Oberländer" gelegentlich auf.
Im September 2003 gab es wieder eine Tagung der Alternsforschung, diesmal in der Anatomie Hamburg-Eppendorf, also in Professor Sames Reich, mit Prof. Schachtschabel, Dr. Martin aus Leipzig, Dr. Meissner aus Lübeck und einem jungen Spanier aus Sevilla, der auch Kryoniker (Einfroster) war. Wir speisten beim Chinesen „Mr. Wong" in der Martinistraße, besichtigten die Anatomie mit ihren Präparaten, sprachen über Nanomedizin und vieles andere, also Zukunftsmusik. Einmal in Hamburg, durften die Alster und die Reeperbahn mit der Herbertstraße nicht fehlen.
Dem Abschied vom Haus waren lange Überlegungen zu Sanierung oder sogar Neubau vorausgegangen. Es schien finanziell nicht möglich. Ich wollte mal wieder etwas Geld auf meinem Konto sehen. So zog ich voller Wehmut im Oktober von Gommern nach Heidenau Nord um, in die sogenannte „Platte", in den 4. Stock der Emil-Schemmel-Strasse 48 zur WGE, der Wohnungsgenossenschaft Elbtal. Lena und Katze Miezi mussten mit umziehen. Die ganze Ummelderei bei einem Umzug ist wohl jedem bekannt.
Miezi wollte als Gartenkatze ins Freie, und musste von da an ständig herunter- und hochgebracht werden. Sie streunte auch gern in dem Garagenhaus gegenüber herum.
Auf dem Ärztetreff im Oktober wurden wir mit der geplanten „Praxisgebühr" von 10.- Euro bekannt gemacht. Dieser bürokratische Auswuchs hatte nicht den gewünschten Effekt und wurde nach Jahren wieder abgeschafft. Der Arzt als Steuereintreiber der Krankenkassen …

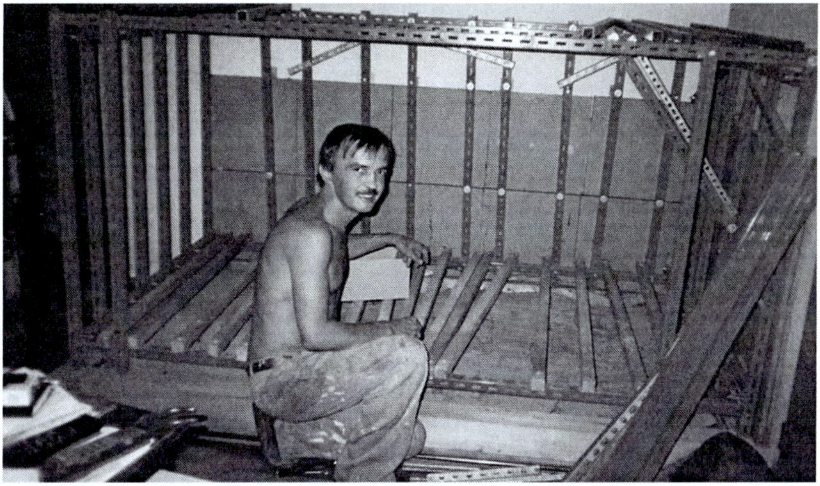

Abbau des Blei- Kastens 9/2003, die „Überlebensblase“ genannt

Am 06. 11. 03 fand noch eine DGFA-Tagung (Alternsforschung) in dem romantischen „Waldgasthof am Letten“ in Lauf bei Nürnberg statt, mit Prof. Dieter Platt und Prof. Hager, erhebend wie immer.

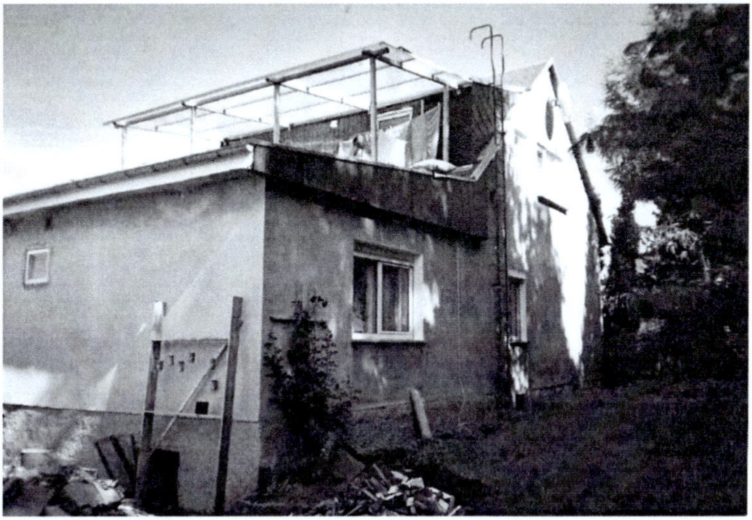

Abschied von Haus und Garten 10/2003, gern auch „die Ruine“ genannt. Viel Aufwand umsonst, aber ein wichtiger Teil des Lebens

Ein Bonmot dazu von meinem humorvollen Freund Gerhard v. Repel: „Der einst ein Haus am Lughang hatte, wohnt jetzt voll Reue in der Platte".
Das Leben raste so weiter mit dem „Hamsterrad" oder „fahrendem Zug"-Praxis und allen privaten Ablenkungen, dass das Fehlen von Haus und Garten schnell vergessen wurde. Jetzt war mehr Zeit für den endlosen Schreibkram und die Wissenschaft, und von der Wohnung aus konnte man in 4 Richtungen flach spazieren gehen, am Haus nur in zwei, den steilen Hang hinauf oder hinunter.
So hat alles seine Vor- und Nachteile. Das Weihnachtssingen der Ärzte war harmonisch und unterhaltsam wie immer, eine Weiterbildung gab es noch am Heidenauer Krankenhaus. Dieses befand sich jedoch in Auflösung. Die unsägliche Krake „Rhön-Kliniken" hatte es gekauft und die Schließung beschlossen, so sehr unser Prinz zur Lippe, der Geschäftsführer, auch dagegen ankämpfte. Er deutete einem der Verantwortlichen sogar an, was mit seiner Tochter passieren würde, wenn dieser einer vor der Kaufhalle in die Knochen fahren würde, und sie mit Milzruptur nicht rechtzeitig auf dem OP-Tisch sei … Es nützte alles nichts, unser Krankenhaus „musste" weg.
Die Blödheit der Menschheit ist nun mal unendlich laut Albert Einstein. Beim Weltall war er sich noch nicht ganz sicher.
Tochter Lydias 18. Geburtstag begingen wir im US-Play im Elbepark am 27. 11., zu dem die Kinder eine gewisse Affinität hatten.

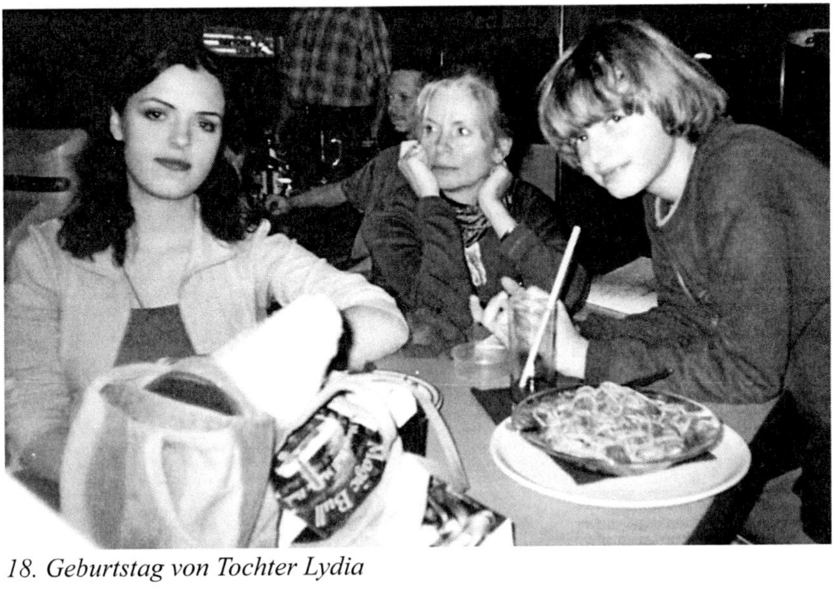

18. Geburtstag von Tochter Lydia

Den Verkauf meines Hauses wickelte die Heidenauer Notarin Frau Schwalbe ab, eine ganz liebe und zutunliche Frau, der das Schicksal 17 Jahre später den Tod an Brustkrebs vorbestimmt hatte.
Der Verkaufspreis des Hauses lag etwas unter dem Kaufpreis, es war ein großes Verlustgeschäft. Heute undenkbar.
Anfang Dezember gab es eine spannende Weiterbildung in Friedrichstadt, wo eine Radiologin, Dr. Köhler, über die Auflösung von Lebermetastasen durch Einspritzen von reinem Alkohol berichtete und 2 geheilte Fälle vorstellte. Eigentlich eine Sensation, aber man hörte später nichts mehr von dieser Methode. Natürlich gab das auch Anlass zum Scherzen: „Schwips auf Kassenkosten."
Nach dem Umzug in die „Platte" wurde Frau Lena immer grilliger, und fuhr im Dezember wieder 4 Wochen in die Ukraine. Sie hatte eigentlich ein Leben wie die Made im Speck, war nicht zum Arbeiten zu bewegen (auch nicht in der Praxis), und etwas mehr Zutunlichkeit hätte ihr besser zu Gesicht gestanden.
Am 1. Weihnachtsfeiertag waren wir bei den Eltern in Hellerau, am 2. hatte ich einen 24-h-Dienst von Dr. Eger übernommen. Zu Silvester ging es mit Freunden ins „Sachseneck", wo die Luft um 24 Uhr wie immer brannte!

2004

Die Quartalsabrechnung am Quartalsende wies 960 „Scheine" aus, wieder rekordverdächtig. Die Bezeichnung „Schein" erschien dabei etwas unethisch, denn damit waren die Behandlungsfälle je Quartal gemeint, also Patienten, die ein- oder mehrmals erschienen waren. Das letzte Mal hatte mir die KV ca. 25 % der Leistungen gestrichen, der Superstaat wollte 30 % Einkommenssteuer, dennoch hatten wir ein ausreichendes Einkommen, natürlich mit hohem Zeitaufwand. Ab Januar 2004 mussten wir die „Praxisgebühr" kassieren, ein elender Aufwand mit unethischer Komponente:
Die Patienten wurden erst mal daran erinnert, dass sie eine Geldquelle waren, ehe man sich mit deren Krankheit befasste. Die Leute vom Arzt abzuschrecken, geht nach hinten los durch Verschleppung von Krankheiten und mehr stationäre Fälle, dann wird es richtig teuer. Die Hirnrissigkeit der Bürokraten ist endlos, und das war bestimmt nicht die letzte.

Fachliches aus der Praxis

Die elenden Krebsfälle hörten nie auf, ein 66-jähriger Mann kam mit Lungenkrebs nach Coswig und starb bald danach. Von einem Ehepaar wies jedes

Teil eine extrem seltene Krankheit auf, der Mann einen Morbus Ormond, eine retroperitoneale Fibrose (Vernarbung unter dem hinteren Bauchfell) mit Einengung der Harnleiter, damit Abflussstörung und Nierenschaden, die Frau eine Ochronose (Alkaptonurie) mit Schädigung der Gelenke. Patienten mit diesen Krankheiten habe ich (wie die o. g. Muskeldystrophie Duchenne) im Leben nur je 1 x gesehen.
Eine Panne des Notdienstes erregte die Betroffenen und unsere Gemüter. Die Frau eines Patienten war ins Koma gefallen, der Notarzt Dr. B. hatte nicht den passenden Tubus dabei, die DMH musste noch mal losfahren einen holen, bis dahin war die arme Frau tot. Tolle Leistung!
Bei einem Patienten wurde ein Tumor des Hörnerven (Akustikusneurinom, gutartig) operiert, danach war er auf dieser Seite taub und hatte eine Gesichtslähmung. Die Medizin heilt nicht nur, sie macht auch viel kaputt.
Bei einem seltsamen Gesichts-„Tic" Blepharospasmus (Lidkrampf) genannt, suchten wir vergeblich nach neurotropen (die Nerven befallenden) Infektionen, dem jungen Mann konnte nur teilweise durch Botox-Spritzen beim Neurologen geholfen werden.
Im Pflegeheim machten wir gelegentlich Infusionen zur Flüssigkeitszufuhr bei Exsikkose (Austrocknung), jeder Tag Leben zählt.
Ein guter Bekannter und Nachbar unserer Praxis, Helmut K., hatte im Alter immer mehr geraucht, bis ihn mit 78 noch der Lungenkrebs ereilte, in der Medizin „Bronchialkarzinom" genannt. Vielleicht hätte ich ihn früher zum Röntgen schicken können, als er noch eine Chance hatte … Die Chirurgen machen manchmal mit ihren Händen etwas kaputt, beim Hausarzt sind die Fehler meist Unterlassungssünden … Es war für Herrn K. zu spät, wir konnten am Ende nur noch Ernährungs-Infusionen machen. (Jeder Tag Leben zählt.)
Das Krebs-Elend hörte nie auf, außer diesem desolaten Fall hatten wir in dieser Zeit ein „nicht im Gesunden operiertes" Mastdarm-Karzinom, Hirnmetastasen bei dem erwähnten verschleppten Brustkrebs, den Rückfall (Rezidiv) eines desolaten Mundhöhlenkarzinoms, ein Prostata-Karzinom, einen Blasenkrebs mit Nierenstauung, eine chronische myeloische Leukämie bei einer älteren Dame, Lebermetastasen bei einem 77-jährigen Mann, Hirnmetastasen bei dem unheilbaren kleinzelligen Bronchial-Karzinom einer Frau (übrigens Nichtraucherin), ein Leberkrebs bei einer älteren Frau, als Ursache eines Ikterus (Gelbsucht) erwies sich ein Papillenkarzinom, ein Gallengangskrebs bei einer 74-jährigen, 2 Fälle von Lendenwirbelmetastasen vom Prostata-Krebs aus (die Dr. Rau noch 3 Jahre mit Hormon-Methoden am Leben hielt). Die schlimmste „Seuche" der letzten hundert Jahre, der Krebs, sie wütete weiter …
Wundschwester Anja lobte mich als ihren „Lebensretter", da sich ein von mir

bei ihr entfernter schwarzer Fleck als echtes Melanom (schwarzer Hautkrebs) erwiesen hatte. Das hörte man zwar gern, war aber doch relativ zu sehen. Wir hatten allen Grund zur Bescheidenheit.
Wie immer lief die kleine Chirurgie, ich entfernte einen Holzsplitter aus der Hand, Fibrome, Naevi und Abszesse und eröffnete eine Bursitis olecrani (Schleimbeutelentzündung am Ellbogen).
Mit dem skandalösen Polizeieinsatz gegen die Familie K. bekam ich Kontakt, da die Frau bei uns Patientin wurde. Deren Privatwohnung war zu nachtschlafender Zeit brutal gestürmt, ihre Hunde erschossen und in die Möbel geballert worden. Die Familie mit ihrer 16-jährigen Tochter musste stundenlang bäuchlings auf dem Boden liegen. Die Krönung des Ganzen war, dass die Polizei die falsche Wohnung gestürmt hatte, also völlig Unschuldige drangsaliert! Der unsägliche Innenminister de Maiziere fand sich mit einer Entschuldigung überfordert und fand das alles noch richtig, statt abgedankt zu werden, fiel er noch nach Berlin „die Treppe hoch". Ich erfuhr diesen Skandal aus erster Hand und war entsetzt, was in der „freiheitlichen Demokratie" so alles möglich war.
In der Praxis lief das Fallspektrum wie oben beschrieben, der Andrang verlief wellenförmig, auch die Todesfälle, es gab ruhige, aber auch 14 Stunden-Tage, an einem solchen musste ich einmal 3 von 10 Hausbesuchen absagen, weil das zeitlich nicht zu schaffen war.

Außerhalb der Praxis 2004

Martinas Zimmer-Ratten wurden oft krank und mussten zum Tierarzt Popp gebracht werden, Sohn Hansi von Kreuzschule oder Kreuzkirche geholt werden, zum Wintersport ging es mit den Kindern nach Altenberg.
Meine Katze Miezi wurde aus dem 4. Stock herunter- und hochgebracht, eine Gartenkatze kann man nicht zur Zimmerkatze machen, ohne sie zu quälen.
Das Pflegeheim Hameln teilte auf Anfrage mit, unsere alte Freundin Annelore (85) sei tatsächlich dement und habe sich zudem noch den Schenkelhals gebrochen. Das war der Anfang vom Ende für diese liebe und kluge Frau, wie so oft bei dieser Diagnose im Alter.
Eine Pharma-Vertreterin berichtete, die deutsche Pharmaindustrie verlasse das Land mehr und mehr, erstmals gebe es mehr Medikamenten-Importe statt Exporte. Diese unselige „Globalisierung" führte später zwangsläufig zu Engpässen bei manchen Medikamenten und fragwürdiger Qualität. Quo vadis …
Im Fernsehen beeindruckten unbesiegbare Helden wie Steven Seagal, Silvester Stallone und Jean-Claude van Damme, vielleicht weil sich ein Normalbürger gern in deren Rolle hineinversetzt.

Die Komiker-Szene war unterhaltsamer als heute mit z. B. „7 Tage, 7 Köpfe“ mit Heinz Stelter, Gabi Köster, Mike Krüger und anderen. Mir deucht, in unserem Land gibt es immer weniger zu lachen als früher. Vielleicht, weil man über Idiotie mehr weinen als lachen muss.
Der Computer-Zwang wurde nun relevant für die Praxis (durch Geldentzugs-Drohungen), wir nahmen notgedrungen einen PC von der Firma Weißbach & Wächtler aus Gornau im Erzgebirge, die uns bis zu meinem Praxisende betreute. Der PC kostete wie geahnt viel Zeit und Geld, einen großen Zeitvorteil brachte er nur bei der Quartalsabrechnung.
Chefarzt Dr. Christian Schmidt vom Heidenauer Krankenhaus ging nach dessen infamer Schließung nicht wie viele Kollegen nach Pirna, sondern mit 64 Jahren in den Ruhestand, was vermutlich seine Rente schmälerte. Das Krankenhaus wurde dann zum Pflegeheim umfunktioniert, in dem wir zahlreiche Patienten hatten.
Im „Gelben Haus“ stieg die feuchtfröhliche Feier zu Wolfram Ulbrichts 50. Geburtstag, im „Giesser“ in Pirna die Faschingsfeier mit Geblers, im „Trappers Home“ ein Skatabend mit Freunden also auf Geselligkeit wurde immer Wert gelegt. Im Skat, im Schach, im Sportschießen, im Tischtennis und auf der Gitarre kam ich über ein unteres bis mittleres Niveau nie hinaus, aber man kann im Leben nicht immer der Sieger sein.

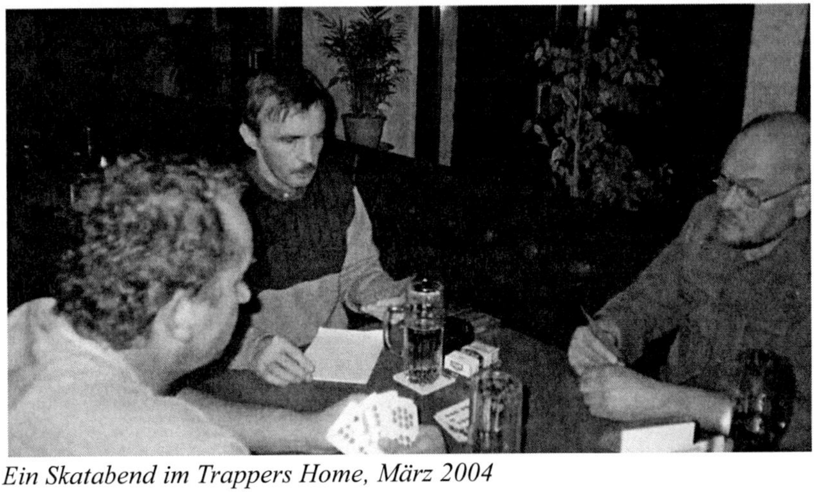

Ein Skatabend im Trappers Home, März 2004

An der Eröffnungsfeier der Augenarztpraxis Schille in Leuben nahm ich teil, so etwas schafft wertvolle Kontakte, und: „jedem Anfang wohnt ein Zauber inne“.

Tochter Lydia bekam vom Papa einen Computer für 2 000 Euro gesponsort, nach dem Hausverkauf war endlich mal etwas Geld auf den Konten, es gab ein Betriebs- und ein Privatkonto, auf letzteres wurde mein „Gehalt" selbst überwiesen. So konnte man Betriebs- und Privatausgaben besser trennen. Mit überzeugten „Kryonikern", also Anhängern der Einfrost-Theorie als letzte Überlebenschance, wurde Kontakt gehalten, mit Professor Sames und seinem Kreis. Es gab ja von da an regelmäßige Treffen, bei denen darüber diskutiert wurde.

Mit Sohn Hansi wurde schon mal Tischtennis gespielt und sein Auftritt im Kreuzchor zur Matthäus-Passion in der Kreuzkirche gesehen als stolzer Vater. Beim Ärztetreff gab es eine Weiterbildung zum Thema „Lipidsenker", wozu ich nicht viel mentale Beziehung hatte, ich hielt mehr von Diät und Bewegung, zumal diese Stoffe unschöne Nebenwirkungen aufwiesen. Aber vielen Internisten konnten die Blutfette gar nicht tief genug sein. Die Pharmaindustrie verdiente sich an diesen Mitteln eine goldene Nase.

Bei Lydias Jiu-Jitsu-Sport schaute ich auch einmal zu, in Erinnerung an alte Judo-Zeiten. Dort lernte sie ihren Lebensgefährten Frank Seifert kennen, vielleicht wegen der körperlichen Nähe, mit der Kampfsport verbunden ist, der es später bis zum Doktor der Physik schaffte. Das konnte er im Berufsleben leider kaum anwenden, und musste sich unter Wert anderweitig dem Geldverdienen widmen. Manches ist schon traurig in diesem Staat.

Mein neuer alter Freund Jochen Schwerdtner zog mich gelegentlich in sein Familienleben hinein. Er konnte sich nicht von der alten Zeit im 3. Reich lösen, sollte als Hitlerjunge noch einen Russenpanzer vor Heidenau abgeschossen haben und hatte Deserteure das Müglitztal hinauf verfolgt, und schwärmte noch vom „Reichsparteitag" in Nürnberg, jetzt war er Ehren-Mitglied der NPD. Vom Nationalsozialismus behauptete er im Brustton der Überzeugung: „Das kommt wieder!" Bisher hatte er unrecht, kleine rechte Parteien wie DSU und NPD versanken in der Bedeutungslosigkeit. Vielleicht hatte der hohe Bierkonsum der Kameraden seinen Anteil daran. Ein als „rechts" bekannter Patient von uns schaltete sich bereits im Alter von 45 Jahren per Alkohol für immer aus.

Unser Freund Gerhard von Repel, gelernter Chemiker und ein kluger und humorvoller Mann, beging seinen 63. Geburtstag in seinem Haus und Garten am Heckenweg in Großsedlitz. Er war immer anregend und unterhaltsam, in ewiger Erinnerung bleibt sein Spottlied über die Vegetarier:

„3 Zwiebeln, 3 Zwiebeln, die pflanzt man auf mein Grab, da kam ein Vegetarier und fraß sie ab."

Gerhard begleitete mich gern zu den Kryo-Treffen, nach Hamburg, Frankfurt oder Kassel und leistete mir unterhaltsame Gesellschaft.

Mit Frau Lena ging es zum Blütenfest nach Borthen, mit Sohn Hansi zum

Autofahren üben, Tochter Lydia schloss das Abitur im Juli mit etwa Note 2 ab.

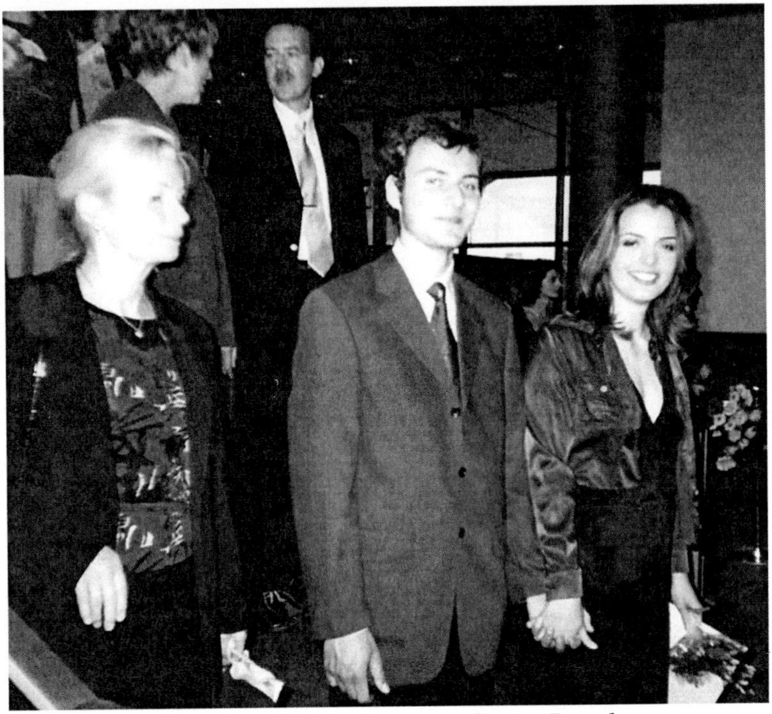

Lydias Abitur-Ball im Juli 2004 im Kongress-Center Dresden

Im Juni setzte die gute Dr. Postl ein paar Implantate bei mir in den Unterkiefer ein, die bis heute halten und übrigens einer „Mandibula senilis“ entgegenwirken, dem Knochenabbau.

Im Juni gab es noch eine kardiologische Weiterbildung über Coronarstents, die schon weitgehend Routine sind, manchmal aber auch schiefgehen. Eine große Studie zeigte aber wohl ähnliche Ergebnisse wie die konservative Behandlung.

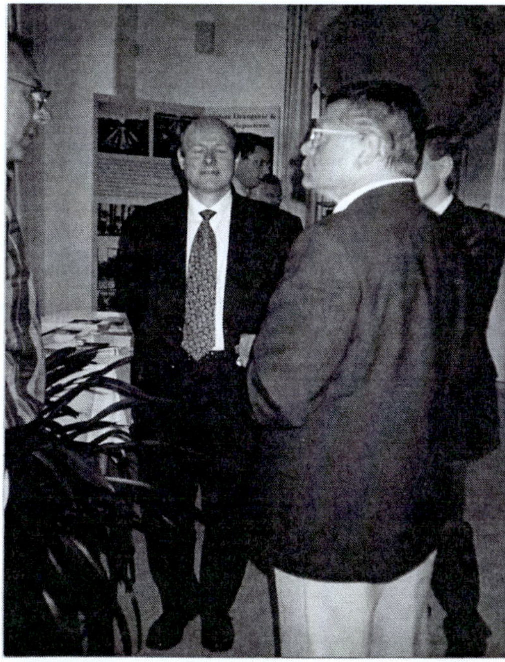

Kardiologie im Barockgarten, Juni 2004, von links: OA Dr. Klinger, Dr. Maaß, CA Dr. Schmidt

In der Praxis wurde die Lebensgefährtin meines besten Freundes und technischen Betreuers Peter K., Sylvia K., als Stundenkraft angelernt, die nett und superfleißig war. Ich konnte mir nur eine Vollkraft leisten, half aber gerne über solche Durststrecken hinweg als sozial denkender Chef, auch ein Stundenjob hilft ja wirtschaften.
Die Alimente für die Kinder liefen und verhinderten jedes „Reichwerden". Einen gebrauchten Honda Akkord für 12 TE konnten wir uns aber leisten, dessen Nachteile seine große Masse und die schlechte Sicht nach hinten waren.
Ist es buchhalterische oder eine bürokratische Neigung, wenn man versucht, alles im weiterfließenden Leben festzuhalten, auch das Leben selbst per Kryonik? So neigte ich viel zum Fotografieren, führte Tagebuch mehr oder weniger vollständig, und legte von jedem verstorbenen Patienten ein Dokumentationsblatt mit den wichtigsten Angaben an. Das Leben und seine wichtigsten Momente festhalten … Auf meine „Totensammlung" wird unten noch eingegangen.
Das Ärzte-Sommersingen auf dem Gut Gamig war romantisch und gesellig

wie immer, die Singfreudigkeit der Kollegenschaft unerschöpflich, unsere mütterliche Neurologin, die Leiterin der geschützten Einrichtung, Dr. Renate Frühauf, war unsere niveauvolle Gastgeberin.
Den Nachbarn Axel Schumann lernten wir kennen. Er war Lehrer der Astronomie in Pirna und wir hatten lustige Skatabende im „Nähstübchen" miteinander, einer nahen kleinen Gaststätte. Unsere gewesene Praxishelferin Ilse Göcker besuchten wir zu ihrem 65. Geburtstag in Rosenthal, und Mutters 75. stieg wieder mit der ganzen Sippe in „Adams Gasthof" in Moritzburg.
Zu dieser Zeit gab es einen krankhaften, alle schockierenden Mord mit kannibalischen Zügen in der „Platte" unweit meiner Wohnung. Der 27-jährige Frank K. Hatte seine Freundin erschlagen und ihre abgeschnittene Brust gegessen! Er war bei uns Patient gewesen, ein bescheidenes, zurückhaltendes Kerlchen, dem man diese Abgründe der Seele niemals zugetraut hätte … Später erschien ein Bericht darüber namens „Der Kannibale von Heidenau" von J. S. Stock.
Weiter ging es mit der Freizeitgestaltung: Zum Baden ging es auch nach Birkwitz oder an den Natursee Pirna-Copitz, der etwas schlammiger Natur war, gern auch ins Wellenbad Meissen-Bohnitz oder Geibelt-Bad Pirna.

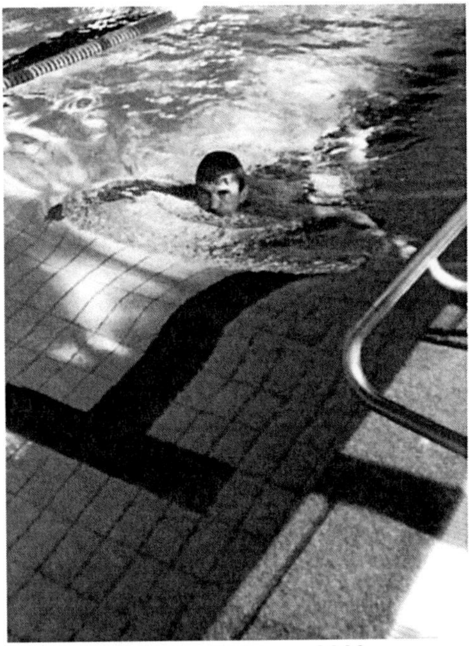

Im Geibeltbad, Schwimmerbecken, Foto von 2003

Im August waren wir wieder in Bibione an der italienischen Adria, dabei wie immer in Venedig. Das Flair dieses Ortes war so romantisch und faszinierend, dass ich keine Abwechslung brauchte wie andere, und gern dorthin wie in eine alte Heimat zurückkehrte.

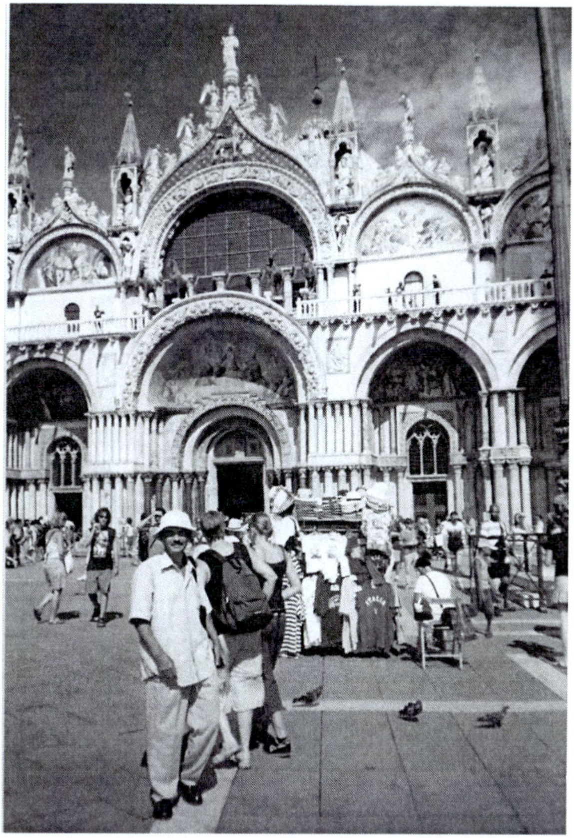

Auf dem Marcusplatz (San Marco) in Venedig, August 2004

Am 07. 10. 2004 ging es nach Hamburg zu einer Tagung der DGGG, Sektion 1-Biologie des Alterns, mit Anwesenheit des exotischen Aubrey de Grey, der das Altern mit Abfall fressenden Bodenbakterien (am besten vom Friedhof) bekämpfen wollte (sog. Abfalltheorie), was meiner Meinung nach nur durch gentechnische Verbesserung der DNS-Reparatur und Abschirmung der radioaktiven Strahlung möglich sein dürfte. Aubrey wurde übrigens auch „Kryoniker", samt seiner Frau.

Überhaupt belas ich mich über die kryonische Theorie (Einfrosten und Aufheben nach dem „Tod“) auch bei Ben Best, dem damaligen Leiter des Cryonics Institute in Detroit, Michigan, der ein ganz kluger Mann war. In der Zeitschrift des Instituts tauchte auch einmal die futuristische Idee eines Nanoroboters namens „Chromallozyte“ auf (von Chromatin, Zellkernfärbung), der in alle Zellen eindringen und die defekte DNS gegen neu geklonte austauschen sollte, was praktisch einer Verjüngung gleichkäme. Eine geniale Idee, aber vielleicht werden unsere „friends in the future“ (Freunde in der Zukunft) eher Strahlenmethoden anwenden, um den Körper zu reparieren, statt Nanomedizin, wer weiß. Wir brauchen über zukünftige Methoden nicht viel zu rätseln, wir wissen aus der Logik heraus, dass es prinzipiell möglich sein wird.
Mein verkauftes Haus griff noch einmal nach mir. Durch die Hanglage mit der sogenannten „Hangwanderung“ (Gebäude wandern 1-2 cm im Jahr nach unten) stand die uralte Schuppenzeile bei der Vermessung plötzlich am vorderen Ende 40 cm auf dem Nachbargrundstück des unliebsamen Nachbarn Koppetzki und sollte laut Bauamt abgerissen werden! Als Dank für die immensen Renovierungs-Arbeiten an der Zeile durfte ich als Hohn des Schicksals nochmal 2 TE für den Abriss hinblättern. Die Käuferin Jenny G. hatte viel mehr verlangt, was wir verhindern konnten. Auch ohne Haus und Garten raste das Leben weiter, es gab wie gesagt nicht viel zu vermissen.
An Weiterbildungen gab es im November eine über den diabetischen Fuß bei Chefarzt Weber in Pirna, ein relevantes Thema, und eine über Demenz bei Dr. Frühauf auf Gut Gamig. Dieser desolaten Krankheit hat die heutige Medizin auch nicht viel entgegenzusetzen.
Auf der Suche nach posthumer Kryo-Versorgung lernte ich die Heidenauer Bestatterin Monika M. und ihren Bruder Richard M. mit Frau Daniela in Dresden kennen. Richard wurde auch Patient bei uns und langjähriger Freund, wozu sein humorvoller und ausgeglichener Charakter beitrugen. Eine gewisse Gelassenheit und Lebensweisheit ist bei allen Menschen zu bemerken, die beruflich mit Toten zu tun haben, seien es Bestatter, Pathologen, Anatomen oder deren Gehilfen.
Diese sind immer ein angenehmer Umgang und können menschliche Probleme relativieren, im Vergleich mit der Macht des Todes, die unser aller Leben relativiert.
Im November kamen die Kryoniker, Prof. Sames, M. Saxer und Nickles, zu uns auf Besuch, Freund Gerhard war dabei. Die Theorie der Kryonik erschien mir logisch, leider entsprach sie nicht der Meinung bzw. Erfahrung der Schulmedizin – „nach 6-10 Minuten Herzstillstand ist der Patient irreversibel hirntot“. Dieses „Irreversible“ glauben wir eben nicht, aber die Kollegen und Patienten, die ich vergeblich für diese Idee zu begeistern versuchte. Alle taten diese lebensbejahende Hypothese von vornherein als unsinnig ab, ohne groß

weiter darüber nachzudenken. Sie hatten ja auch nicht Ben Best oder andere Kryo-Literatur gelesen.
Mein Kontakt und Fürsorge zu Eltern und Kindern riss nie ab, mit Hansi gingen wir auf dem Altmarkt Schlittschuhlaufen, Lydias Geburtstag wurde gefeiert, wir waren auf dem Striezelmarkt und zu Weihnachten bei den Eltern in Hellerau.
Am 19. 12. begeisterte uns das Musical „My fair Lady" in der Operette Leuben.
Mit dem Cryonics Institute in Michigan nahm ich brieflich Kontakt auf, es hatte einen neuen Anhänger gewonnen.
Am Jahresende erschütterte uns der verheerende Tsunami, der besonders Thailand heimsuchte.
Silvester wurde wie so oft im „Gelben Haus" bei Ulbrichts im großen Bekanntenkreis gefeiert.

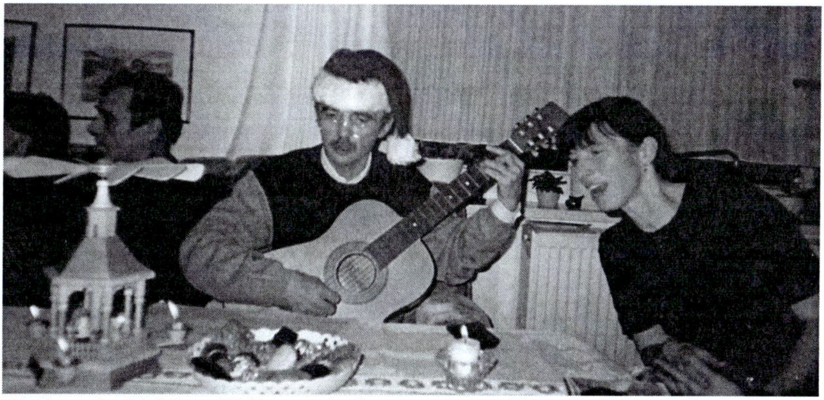

Weihnacht 2004 in Hellerau, links: Bruder Volker, rechts: Schwester Franziska

2005

Ein Patienten-Paar mit dem gemeinsamen Hobby Alkohol war nach seiner Entziehungskur (für tausende Euro) rückfällig geworden, wie so öfter zu sehen, also alles umsonst, und beschäftigte uns in diesem Jahr mehr oder weniger.
Eine 104-jährige Bürgerin von Heidenau kam ins Heim und als Patientin zu uns, Frau Weniger, und sollte einmal unsere älteste Patientin überhaupt werden.
Ein Mann mit Pleura (Rippenfell-)-Krebs mit Wirbeleinbruch lebte nicht

mehr lange. Das Jammertal hörte nie auf.
Einen alten Stammkunden mit Restlähmung nach Schlaganfall mit Häuschen und Garten in Pirna-Jessen besuchte ich jahrelang. Als dieser einmal aus dem Garten wieder ins Haus kam, saß seine Frau tot auf dem Sofa, ein Schock sondergleichen. Sie war nicht bei uns Patientin. Eine 85-Jährige mit inoperablem Frauenkrebs bekam davon einen Darmverschluss, der ihr Ende einleitete.
3 neue Rheuma-Fälle tauchten auf, alles Frauen, die mit Acemetacin, MTX oder Kortison behandelt wurden, höher gestochene (teure) Therapien wie monoklonale Antikörper blieben dem Rheumatologen überlassen.
Uns beschäftigten Grippefälle, ein Gallenhydrops, Hepatosen (Leberschäden), ein Bauch-Aorten-Aneurysma, das ab Durchmesser 6 cm aufwärts zur OP anempfohlen wird, eine unklare Anämie, Teerstuhl mit Anämie (Magenblutung) bei einem jungen Mann, der stationär kam, eine Ulnaris-Lähmung (Ellennerv) mit Bildung der „Krallenhand“, Angststörung, Depressionen, Hochdruck- und Zuckereinstellung wie immer, Kleine Chirurgie mit Entfernung von Atheromen, Naevi, Clavi (Hühneraugen), Furunkeln, Nekrose am Fuß, Zecken, und Wundnähten. Calzium-Spritze bei Tetanie-Anfall, Asthmaspritzen wie oben, Synkope bei Bradykardie (Ohnmacht bei langsamem Herzschlag) (MAS-Anfall), Ohrentzündung, mit Antibiotikum, Ohrentropfen und Alkoholeinlagen in den Gehörgang behandelt, Tachyarrhythmie, vermutlich bei alkoholischem Herzschaden, Lumbago bis Bandscheibenvorfall, bei dem die Lokalspritze nur zeitweise hilft, Lebermetastasen bei Bronchialkarzinom (Vöglein verflogen), Malum perforans (Fußsohlengeschwür) beim Diabetikerfuß, eine 90-Jährige im Heim in Agonie (Todeskampf) mit Cheyne-Stokesscher Atmung (an- und abschwellende Atemzüge), osteoporotische Wirbeleinbrüche, Herzklappenfehler, ein desolat metastasiertes Magenkarzinom, ein Meniere mit Schwindel und Erbrechen, Lippenherpes, Mundsoor bei kortisonhaltigem Asthmaspray, nicht selten, ein faulender Beinstumpf nach Amputation, ein Katzenbiss mit Entzündung an der Hand, tiefe Venenthrombose verlangte Kompression und Blutverdünnung mit Heparin, meist Clexane, noch vor dem Duplex, Leberhämangiome (gutartig), Carotisstenose (Verengung der Halsschlagader). Eine Frau war an der Coloskopie mit unbemerkter Perforierung des Darmes gestorben, auch Vorsorge kann tödlich sein, welch makabre Ironie. Eine Frau war mit ihrer Zehen-OP weder kosmetisch noch schmerzmäßig zufrieden, eine Wunde nach Dupuytren-OP sah übel aus, bei der Mandel -OP war ein junger Mann fast am Blut erstickt und bekam einen Luftröhrenschnitt (Tracheotomie), alles Operationen von bestens dafür Geeigneten.
Am 11. September gab es im Dienst ein Horror-Erlebnis der 3. Art: Ein Erhängter in einer alten Bauernscheune in Maxen mit bereits Leichenstarre, den

wir mit der Polizei vorsichtig abnahmen. Interessant dabei war, dass eine junge Polizistin die Leiche ziemlich kaltblütig betrachtete, dann aber vor einer großen Spinne maßlos zusammenschrak…
Bei einem Schlägle mit Sprachstörung wagte ich die niedrig dosierte Löse-Spritze mit 10.000 IE Urokinase iv. Es ging gut und half, dabei lauert immer die Gefahr der Hirneinblutung im Hintergrund … bei Borreliose halfen Antibiotika, bei Lungenentzündung diese in die Vene. Nach Radiojod-Therapie mancher Patienten/innen fiel danach auf, dass sie gelegentlich einen Krebs in der Nähe der Schilddrüse entwickelten, diesmal ein Tonsillenkarzinom bei einer Nichtraucherin 5 Jahre nach Radiojod. Strahlung kann kanzerogen sein. Weitere Diagnosen waren PAVK (Durchblutungsstörungen), Angina pectoris (Brustenge), Fußödeme, Nierensteine, Herzschwäche, Parkinson, Benzo-Sucht, Sinusitis (Nebenhöhlenentzündung) und vieles mehr …
Soweit zum Fachlichen im Jahre 2005.

Mehr Privates in 2005

Das Jahr stand im Zeichen meiner neu erworbenen Kryonik-Euphorie nach dem Motto: Du hast eine Chance zum Überleben erkannt! Im Januar schrieb ich mich zur unbegrenzten Lagerung in Flüssigstickstoff bei Cryonics Institute Michigan ein und vermachte diesem damit meinen Körper als Eigentum nach dem Ableben. Was logisch ist, muss auch funktionieren! In Deutschland und Europa ist die Ganzkörper-Lagerung wohl weitgehend verboten, in den USA, Russland, Australien und China erlaubt. Das CI läuft rechtlich als „Friedhof“ und existiert schon etwa 50 Jahre, wurde von dem genialen Physiker Robert Ettinger gegründet, den ich noch zu seinen Lebzeiten kennenlernen durfte. Wie fest er und die einschlägigen Amerikaner an die Idee glauben, kann man daraus entnehmen, dass Robert sich Sorgen machte, ob sich seine zwei vor ihm eingefrosteten Frauen nach ihrer Wiedererweckung auch vertragen werden … (eventuelle Eifersucht befürchtet). Und die Leute im Stickstoff sind „Patienten“, man darf sie nicht als „Tote“ benennen!
Neben dem üblichen endlosen Schreibkram sammelte ich in diesem Jahr auch die Renten-Belege und reichte sie ein. Seit der „Wende“ in der berufsständischen „Ärzteversorgung“ zu sein ist ein Glück, das nicht jeder hat. In der geschrumpften „gesetzlichen“ Rentenversicherung zu sein, bedeutet für viele Altersarmut, wie wir alle wissen. Eine Schande für unseren Super-Staat.
Die Zahnärztin Daniella Kaiser mietete die leerstehende Fläche der Süd-Apotheke als Praxis und wurde unsere neue Nachbarin. Sie schickte uns gelegentlich Patienten zur Narkose-Vorbereitung.
Im Laufe der Jahre zeigte sie in ihrem Expansionsdrang immer mehr Interesse

an unserer Praxisfläche von 90 qm, die sie aber erst nach meinem Ruhestand erhielt.
Die von Tochter Lydia vermutlich im Rucksack aus England importierten Wanzen bevölkerten Martinas Wohnung und waren trotz Kammerjäger mit chemischen Keulen nicht ganz wegzukriegen.
Sie entschloss sich schliesslich entnervt zum Umzug, von der Hochschulstraße in die Comeniusstraße am Großen Garten.
Wie immer gratulierte ich per Geburtstagskarte meinem lieben ehemaligen Chef in Bielefeld, Dr. Bernd Michael Ferdin zu seinem Ehrentag am 10. 02.
An die Zeit bei ihm dachte ich gern und dankbar zurück. In seiner internistischen Praxis hatte ich Sicherheit in der EKG-Auswertung und im Ultraschall erlangt, die kollegiale Achtung und auch Späße mit dem Personal genossen.
In Bielefeld hatte ich ja auch die gute alte Freundin Annelore Stüssel mit dem befreundeten Ehepaar Wienert und meiner Sponsorin Helene Hartmann kennengelernt, die mir mal eben so ein Auto für 8000,- DM ausgegeben hatte und im stolzen Alter von 97 Jahren 1999 verstorben war.
An diese schöne Zeit, in der auch der Judosport nicht fehlte, denkt man gerne zurück.

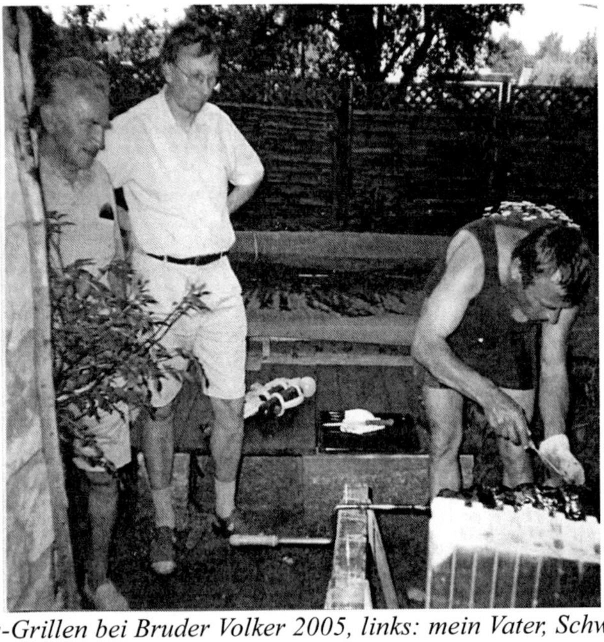

Frühjahrs-Grillen bei Bruder Volker 2005, links: mein Vater, Schwager Rainer

Der Chefarzt der Inneren vom Krankenhaus Pirna, Dr. Axthelm, besuchte mich in der Praxis und wir beklagten gemeinsam die Herzlosigkeit des Kraken „Rhön–Kliniken“, der das Krankenhaus Heidenau auf dem Gewissen hatte, und damit vielleicht auch Menschenleben aus logistischen Gründen.
Das neue Krankenhaus Pirna war ja auch noch peripher an dessen Landseite verlegt worden mit nur einer serpentinenreichen Zufahrtsstraße, was zeitliche Verzögerungen und mehr Aufwand bei den häufigen Verlegungen nach Dresden bedeutete. Die Dummheit der Menschheit … (A. Einstein).
Die Skatabende in der Freizeit waren willkommene Abwechslung bei meinem Hang zur Geselligkeit, mit Peter, meinem neuen Freund und Technik-Betreuer, seinem humorigen Bruder Klaus, dem Skat-versierten Jürgen Teichgräber vom Schützenverein, bei dem man richtig Profi-Skat lernen konnte, dem Rechtsanwalt Thomas R., Nachbarfreund Heiner Böhme, und Wolfgang P., kennengelernt wegen russischer Frau, und in Hellerau bei der Familie.

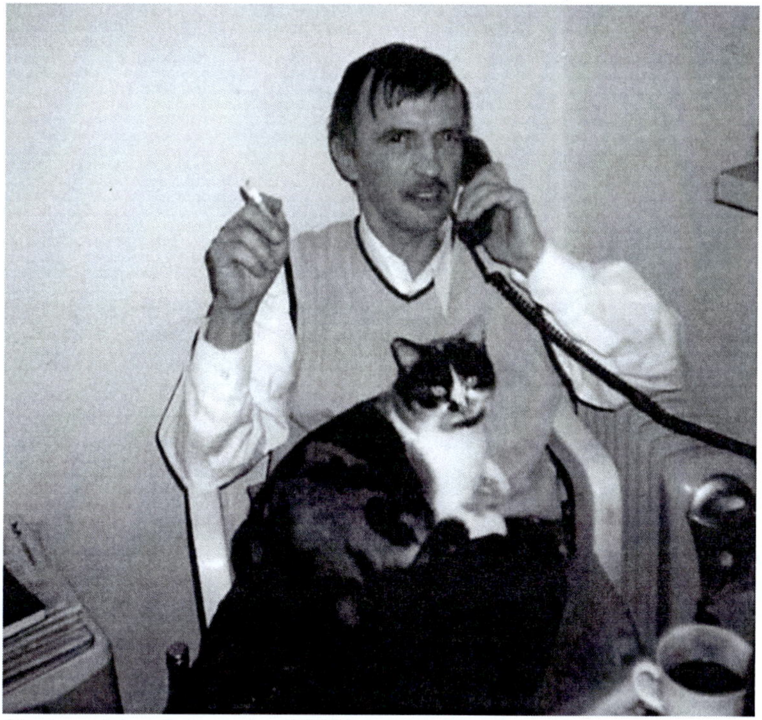

So lässt es sich arbeiten, April 2005

In Bezug auf die „Kryonik“ (Aufheben von Menschen) entwickelte ich eine ständige Aktivität, so wurde über die schnelle Kühlung nach dem Ableben nachgedacht und über ein Warnsystem bei Puls-Ausfall, wofür ein Elektroniker gesucht wurde.
In der humorigen Fernsehserie „Golden Girls“ wurde das Thema gebracht und der Song der Gruppe „Alphaville“ „Forever young“ hätte unsere Hymne werden können, der die Sehnsucht nach ewiger Jugend schön beschreibt. Professor Sames berichtete, dass der Alternsforscher Prof. Niedermüller mit 68 Jahren gestorben sei, ein weiterer Hinweis, dass wir die Fortschritte der Alternsforschung nicht mehr erleben werden.
Mit dem Kardiologen Dr. Maaß von Heidenau hatten wir ein kollegiales Gespräch im „Tarsius“, der Gaststätte mit exotischen Spezialitäten wie Krokodil- oder Straußen-Steak, die dennoch später zumachte. Dr. Maaß bewunderte ich wegen seiner 4 Kinder.
Auch Dr. Olschewski führte ihre interessanten diabetologischen Weiterbildungen fort, damals noch im „Heidenauer Hof“ am Krankenhaus. Die Pulmologin Dr. Görne sprach über das Thema Bronchialkarzinom am Krankenhaus Pirna, nicht sehr erbaulich für Kettenraucher wie mich. Sie übergab ihre Praxis in Pirna dann an ihre Tochter, Dr. Pilz.
Die Kinder wurden unterhalten mit Rodeln und Baden, auch im Wellenbad Meißen-Bohnitz. Frau Lena wurde unterhalten mit Wintersport in Altenberg und Baden im „Montemare“ in Neustadt. Auf einer russischen Feier konnten wir wieder die Geselligkeit und gute Stimmung der Russen bewundern. An ihre Tochter Svetlana schickten wir Geld über „Western Union“ nach Cherson in der Ukraine. Wir besuchten die Kamelienblüte in Zuschendorf und das „Grüne Gewölbe“, den sächsischen Kronschatz. Mit Tochter Lydia und ihrem Freund Frank besuchten wir den exotischen Kung-Fu-Shaolin-Auftritt im Kulturpalast, entsprechend ihrer Sport-Orientierung.
Apropos Kampfsport: Im Februar `05 starb der berühmte Boxer Max Schmeling mit für diesen Sport erstaunlichen 99 Jahren.
Der 75. Geburtstag meines alten Freundes und Haudegens (der Nazizeit) Jochen Schwerdtner fand im Sportheim statt.
Im März überwies ich die 29 TE für die unbegrenzte Lagerung im Flüssigstickstoff an das Cryonics Institute in Michigan, wenn schon, denn schon. Wenn ich von einer Theorie überzeugt bin, versuche ich das immer gleich praktisch umzusetzen, ähnlich wie bei dem Blei-Schlafkasten.
Mit Gerhard ging es zu einer Kryo-Sitzung zu Professor Sames nach Hamburg, die übliche Touristik inklusive.
Meine Hellerauer Verwandtschaft hatte zu meinem Leidwesen kein Verständnis für die Theorie der Kryonik, tot ist nun mal tot, und wer tot ist, gehört auf den Friedhof, das war schon immer so. Sie entwickelte eine Abneigung gegen

unsere Überlebenshoffnung, die bei Schwager Hagen besonders ausgeprägt schien. Dabei ist es doch nur gut gemeint, wenn ein Gläubiger das Leben seiner Lieben retten will.
Auf dem wie immer unterhaltsamen Stadtfest Ende Mai traf man natürlich einige Patienten und Freunde. In Pirna gab es eine interessante Weiterbildung über Gefäßersatz bei Arteriosklerose.
Der Vater der Schützenschwester Christine M. starb mit 60 Jahren an Darmkrebs, ein Elend, ihren vitalen und lustigen Mann Jürgen sollte es Jahre danach auch vorzeitig treffen ...
Der „Herrentag" fand wieder im Garten des Rechtsanwalts Thomas R. neben dem Nordfriedhof mit Skat und Grillen und genügend Alkohol statt, das Wetter war dabei wie meistens nasskalt.
Ein romantisches Treffen unseres Seminars an der MAD erfolgte auf der Burg Stolpen, man ist ja nicht neugierig, aber ... Sie sahen etwas älter aus und standen alle voll im Berufsleben.

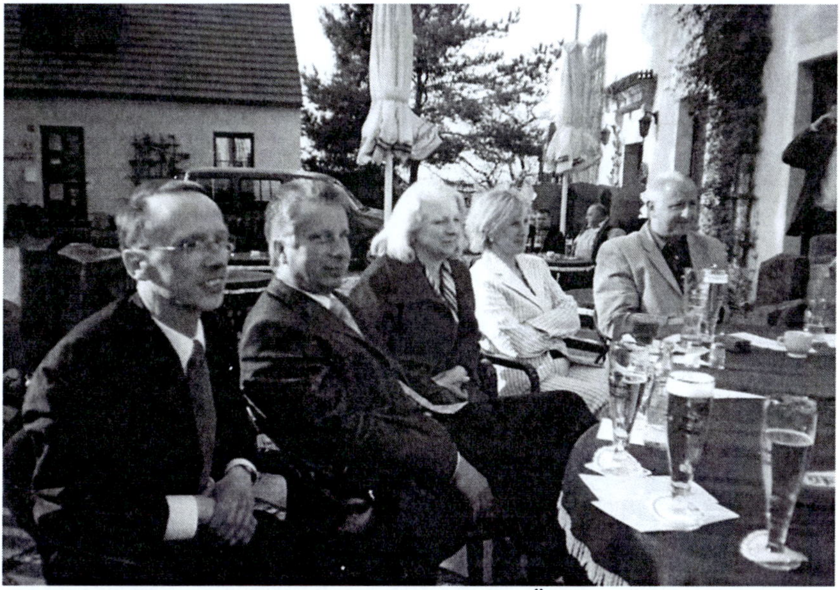

Seminar-Treffen in Stolpen am 23. 04. 2005, nur Ärzte am Tisch

Die besonders hübsche und in Englisch perfekte Stieftochter meines Bekannten Gerhard Kraut versuchte ich als Dolmetscherin zur USA-Reise zu animieren. Sie wurde im Freundeskreis „Bella" und sogar „Bellissima" tituliert. Dieser bedrohte mich dafür auf der nächsten Feier mit diversen Todesarten,

unter anderem Herausreißen der Leber, und aus war es mit der „Freundschaft“. So schnell geht das. Die Bella zog übrigens später wirklich in die USA und heiratete dort, wie ein Hohn des Schicksals. Als Freundin wäre sie für mich viel zu jung gewesen, aber wegen der Grilligkeit von Frau Lena war ich schon etwas am Umsehen. Aus seiner Haut kann keiner heraus.
Die Tochter meines guten Freundes Gerhard namens Ricarda hospitierte eine Weile in meiner Praxis, sie wurde später HNO-Ärztin.
Am 11. 06. 05 ging es wieder in die Anatomie Eppendorf nach Hamburg, wo die zierliche Barbara Zedler von der Gerichtsmedizin einen interessanten Vortrag hielt. Wir tasteten uns an die praktische Machbarkeit unserer Überlebens-Theorie heran. Reeperbahn, Große Freiheit Nr. 7 und Herbertstraße durften nicht fehlen. Der Bestattungsvertrag mit Bestattung Müller war schon erfolgt, der schnelle Kühlung nach meinem Ableben, Frostschutz-Balsamierung und Transport auf Trockeneis bei minus 80 Grad zur Lagerungsstätte in den USA enthielt. Mein Weg in die Zukunft war nun weitgehend organisiert.
Im Juli bastelte die gute Dr. Postl weiter an meinem Unterkiefer und Zahnersatz, und irgendwann kam ich dann damit klar. Sie war schon eine Meisterin ihres Faches.
Am 31. Juli ging es mit Lena für 10 Tage nach Vilanova bei Barcelona an der Mittelmeerküste Spaniens, mit baden in Meer und Pool, Meeresfrüchten und dem geliebten Sangria, einem großen Musikfestival am Strand. Die Spanier waren nett, mit etwas Englisch kommt man durch die Welt.
Tochter Lydia wurde vom Medizin-Studium abgelehnt wegen Zensurendurchschnitt 2,0 und der Traum von der Übernahme meiner Praxis scheiterte. dass es andere Möglichkeiten gegeben hätte, z. B. Prag, wurde uns erst später bewusst. So nahm sie dann ein Chemie-Studium auf, das als besonders schwer gilt und eine hohe „Verschleißrate“ haben soll.
Im August 05 wechselte ich den Zahnarzt von Dr. Oda Kade zu Dr. Göpel, der gerade seine Tochter anlernte und diese immer humorig als „seine Erbmasse“ bezeichnete. Sie übernahm später seine Praxis und wurde in kurzer Zeit eine versierte Zahnärztin, der man sich in jeder Zahn-Lage anvertrauen konnte.
Es ging das Gerücht, die Neurologin Siwula von Leuben habe mit 52 Jahren Suizid begangen, eine Folge der Krankheit Depression, die sie im Berufsleben lange bei ihren Patienten bekämpft hatte, wie eine Ironie oder Hohn des Schicksals, ebenso wie bei Oberärztin Teichert von der MAD, die an Pankreaskrebs starb, den sie bei anderen oft operiert hatte, und der Frauenärztin von Heidenau, die selbst Brustkrebs bekam.
Ein kultureller Höhepunkt war die Oper „Der Freischütz“ auf der Felsenbühne Rathen, ein wunderschönes Erlebnis.
Bei der Vereinsmeisterschaft belegte ich mit dem Lieblingsrevolver

„Taurus“ den 4. Platz, na immerhin.
Im Pflegeheim Köttewitz hörte man von einem elenden Fall: Der Mann einer Pflegeschwester hatte von einem Zungengrund-Karzinom aus eine Wirbelmetastase erlitten, die einbrach und zur Querschnittslähmung führte, er starb mit 53 Jahren. Das Jammertal …
Als makabres Erlebnis musste ich zu einer nachträglichen Totenschau ins Krematorium Tolkewitz fahren. Für solche Sachen waren wir abgehärtet genug.
Meine schmerzende Coxarthrose (Hüftschaden) links musste ab und zu mal „herausgezogen“ werden, was guttat. Bis dato wurde keine Hüftprothese bei mir nötig, dem HERRN sei Dank.
Im September brachte ich Frau Lena wieder einmal auf den Riegelplatz zum Bus nach der Ukraine zum „Heimaturlaub“. Genau gesagt hatte sie eigentlich immer Urlaub, da sie zum Arbeiten nicht fähig oder gewillt war.
Am 23. 09. 05 besuchten wir mit Bestatterin Monika M. die Jahresversammlung des Cryonics Institute in Detroit, wo eine angenehme freundliche und familiäre Atmosphäre herrschte. Die Tagung fand in der Halle mit den hohen Stickstofftanks (Dewars) statt, in denen jeweils 6 Patienten auf ein Brett geschnallt mit dem Kopf nach unten hingen, das vermittelte ein Gefühl der Ewigkeit. Die Urgesteine der Kryonik, Institutsgründer Robert Ettinger, Vorsitzender Ben Best, Verwalter Andy Zawacki, Redakteur der Zeitschrift John Bull und andere waren live zu erleben, alle freundlich, entgegenkommend und hochachtungsvoll. Denn wie ein Kryoniker einmal in der Zeitschrift schrieb, sind diese Sorte Menschen „gems“, Edelsteine der Menschheit, da so wenige auf der Welt diese Theorie begreifen.
Ben Best machte eindrucksvolle Versuche mit Flüssigstickstoff (LN2, liquid nitrogen). Durch kurzes Eintauchen frostete er ein Ei und zerklopfte es dann mit dem Hammer, aß eine LN2-getränkte Waffel, um dessen Ungiftigkeit zu zeigen und dampfte dabei aus dem Mund wie ein feuerspeiender Drache.

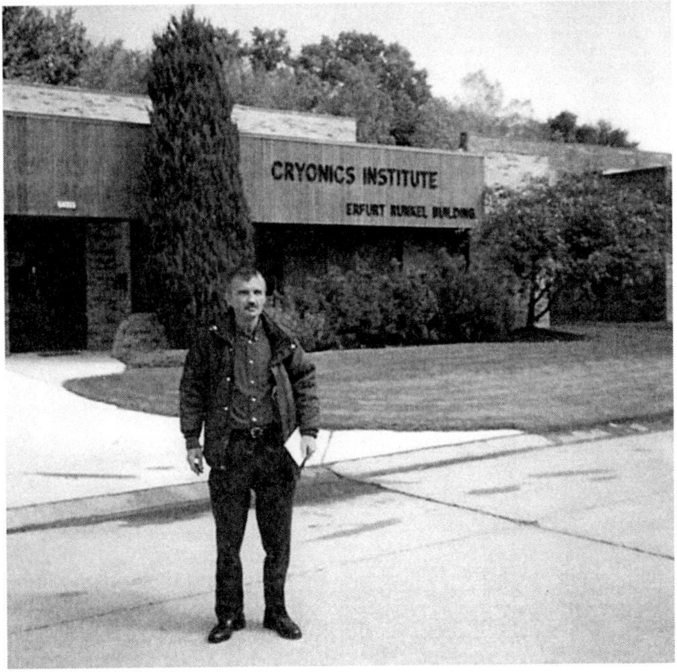

Vor dem Cryonics Institute, September 2005

Die Sicherheitsmaßnahmen der Amerikaner auf dem Frankfurter Flughafen waren belästigend bis bescheuert, da wurde gefragt, wann und wo man seinen Koffer gepackt hätte, wer dabei half, es fehlte nur noch, warum man seinen Koffer gepackt hatte … Das Gepäck wurde durchwühlt und Nagelscheren und Feuerzeuge beschlagnahmt, es fragt sich, wer sich solchen widerlichen Blödsinn ausdenkt. Der lange Flug führte über viel ödes Land, wahrscheinlich über Grönland und Labrador. Um 3 Uhr deutscher Zeit checkten wir im Troy Madison Inn ein, also 21 Uhr Ortszeit die Zeit in Detroit ist 6 Stunden zurück. Dort gab es damals noch Raucherzimmer.
Durch meinen Tauchsieder flog erstmal die Gang-Sicherung des Hotels heraus, dann entdeckten wir die Kaffeemaschine auf dem Zimmer. Den Leihwagen gab es bei der Firma Alamo am Flughafen. Im Lake St. Clair ging ich Baden, um diese Zeit ist Indianersommer in Michigan.
Wir lernten die Gratiot Avenue, 14th mile Road, Belle Isle im Detroit River, das Stadion der Detroit Tigers, Downtown und das Negerviertel kennen. An der Uferstraße Jefferson Road merkten wir, wie selten öffentliche Zugänge zum Ufer waren, das meiste war in Privathand.

Im Institut zeigte uns Andy die gesamte Einrichtung, auch den Dewar für Kleintiere (Pet-Behälter), den OP-Tisch für die Frostschutz-Perfusion und einen Eigenbau-Dewar für 14 Patienten. Der Bernhardiner eines Kryonikers passte nicht in den Pet-Behälter und kam mit in eine Menschen-Tonne. Im Ganzen ein ergreifendes Erlebnis!
Wieder zuhause, entwarf ich eine Zusammenfassung der kryonischen Theorie, und glaube bis heute an die Logik derselben.

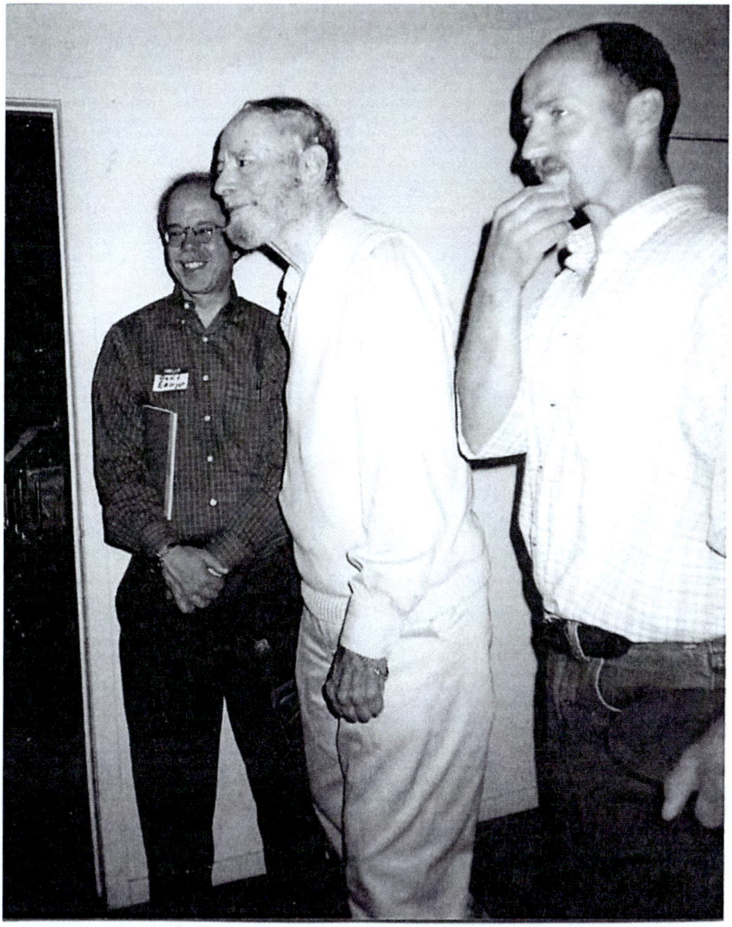

Von links: David Ettinger, Rechtsanwalt, Robert Ettinger, Gründer des Cryonics Institute, Andy Zawacki, Verwalter, September 2005 in Detroit

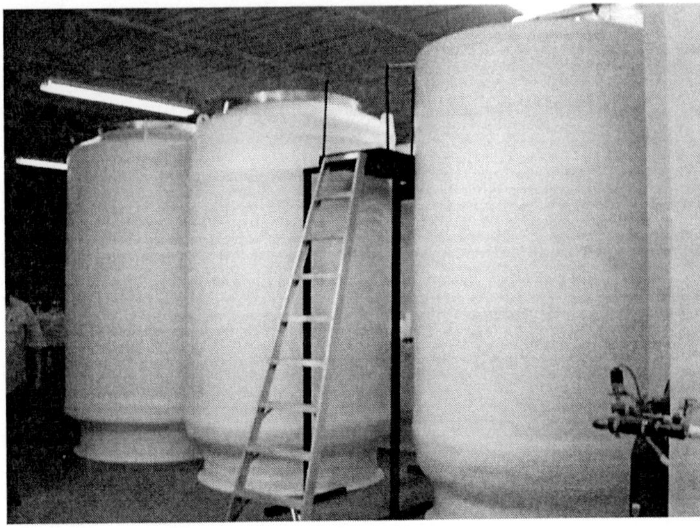

Die LN2-Tonnen voller Patienten, Detroit, September 2005

Am 08. 10. 2005 gab es noch eine Sitzung der deutschen Kryonik-Anhänger in Nürnberg. Dabei besuchte ich mit Alters-Freund Jochen Schwerdtner das 3. Reich-Gedenkzentrum. Ende Oktober war „Abbaden“ im Natursee, eine Art Eisbaden zur Abhärtung.
Musikalisch verehrte ich damals außer den klassischen Beatgruppen auch die polnische Sängerin Maryla Rodowicz mit ihrem unvergleichlichen Gitarristen Katarzyna Gärtner, z. B die Ballade auf die Natur: „Alles war mal da.“
Im November erreichte uns die Nachricht vom Tod meines alten Kollegen und Freundes Dr. Mittag in Weißig mit 66 Jahren. Wie erwähnt, verzichtete er auf eine Therapie seines Kehlkopfkrebses und schaffte sich mit Tabletten aus der Welt, als dieser bekannt war. Da er nach der Scheidung allein in seinem Haus lebte, kam zum Rauchen und vielleicht Trinken noch die seelische Komponente der Krebsentstehung dazu (Depression), an die man durchaus glauben kann.
Ein Kollege legte sich eine Hüftprothese zu. Die Arthrose kann man im einfachen Röntgen anhand der Knorpeldicke, Hüftkopfdeformierung, der Randwülste der Gelenkpfanne und Vorhandensein subchondraler Zysten ganz gut einschätzen. Bei mir war diese erfreulicherweise zum Stehen gekommen, jedenfalls bisher.
Am 27. 11. begingen wir den 20. Geburtstag meiner Tochter Lydia.
Für die Kryonik-Versorgung fehlte noch ein Warnsystem für ausfallende Lebenszeichen, ähnlich der Alarmklingel auf der Intensivstation. Das gab es

meines Wissens im ambulanten Bereich nicht.
Es sollte bei Pulsausfall automatisch eine Warnung per Handy an Bekannte senden. Da die dafür engagierten Elektroniker alle mehr oder weniger versagten, fing ich selbst mit der Bastelei an, was sich über Jahre hinzog. Als Pulsabnehmer diente ein Handy-Mikrofon, als Verstärker eine Transistor-Emitterschaltung, die per Relais den Notrufknopf eines Handys einschalten sollte.
Nach endlosen technischen Problemen ging es am Ende einigermaßen, kam aber nie zur praktischen Anwendung, da die technische Entwicklung uns geraume Jahre danach überholte und das Warnsystem durch ein elegantes Armband realisiert wurde. Wieder einmal war ein großer Zeitaufwand umsonst, wie so oft im Leben.

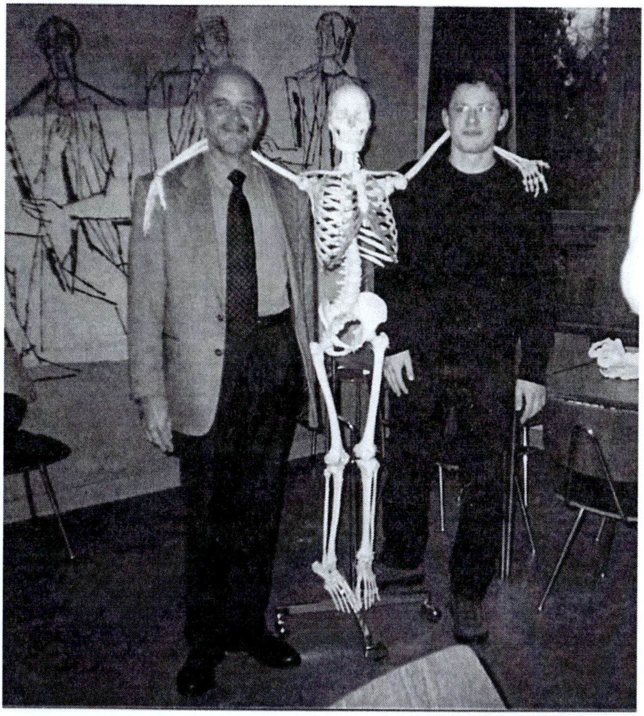

Auf einer Kryo-Sitzung in Hamburg 2005, Gerhard und Klaus mit dem „Gevatter" auf du und du

Auch eine Infusions-Pumpe wurde aus einer Scheibenwischer-Pumpe gebastelt, die später durch eine Gartenpumpe mit Druckmesser ersetzt wurde.

Heute gibt es auch eine elektrische Saug- und Druckpumpe mit entsprechender Leistung für die Frostschutz-Perfusion.
Wegen der posthumen Versorgung nahm ich Kontakt mit dem freundlichen Pathologen Dr. Kaltschmidt aus Kreischa auf, der nebenbei ein versierter Schachspieler war und fast immer gegen mich im Schach gewann. Leider zog er später wegen beruflicher (Vergütung-) Probleme nach Norddeutschland, und fiel für unsere Versorgung aus.
Meine Freigänger-Katze Miezi, auch Munzi genannt, erwärmte weiter das Herz – ein Haustier soll ja vor Herzinfarkt schützen – musste täglich herunter und hinauf gebracht werden und ging wie ein Hund bei Spaziergängen mit, ungewöhnlich für eine Katze.
Die Mutter meiner Stammschwester Gabi wurde 90 Jahre alt, kein Wunder, ich war ja ihr Hausarzt! Ein Ausflug des Sportvereins nach Auer bei Moritzburg und ein russischer Tanzabend sorgten für Unterhaltung.
Tochter Lydia schaffte die Fahrprüfung im dritten Anlauf, das scheint heute so üblich zu sein. Auch die Fahrschulen brauchen Geld. Sie legte sich aber dann kein Auto zu.

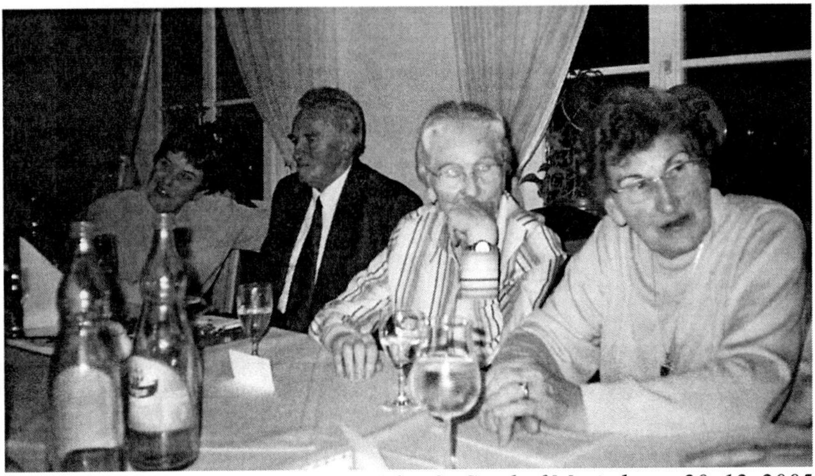

Der 80. Geburtstag meines Vaters, Adam`s Gasthof Moritzburg, 20. 12. 2005, rechts meine Tanten Gerda und Anita

Zur Weihnacht war ich bei meinen Kindern und Martina.

2006

In der Praxis:
Eine vom Schicksal gestrafte Familie L. erschien in unserem Patientengut. Die Mutter hatte verkrüppelte Finger, sie versorgte ihre zwei erwachsenen debilen Söhne zu Hause. Diese grunzten oder brüllten in allen Tonlagen, so dass jeder Hausbesuch zum Erlebnis der besonderen Art wurde.
Ein neues Ovarialkarzinom (Eierstockkrebs) war bei der Diagnose wie gewöhnlich schon metastasiert, keine unserer Patientinnen mit dieser Diagnose überlebte langfristig.
Das breite Fallspektrum der Allgemeinpraxis zeigte sich wie üblich. Tiefe Venenthrombose mit der Reaktion Kompression und Heparin, schnellender Finger mit Kortison-Spritze, Präkollaps unter der Minisiston-Pille, was an eine kleine Lungenembolie durch Thrombose denken ließ, PAVK vom Beckentyp, Lungenmetastasen 6 Jahre nach Prostata-OP trotz Chemotherapie (die keinen soliden Krebs heilen kann, allenfalls mal eine Leukämie), Atemwegsinfekte, immer häufig, Bronchitis, Pneumonie, Gastritis, Gallensteine mit und ohne Beschwerden, eine Skrotalhernie (in den Hodensack vorgefallener Leistenbruch) – ad Chirurgie. Im Pflegeheim war eine alte Frau in einer Lache dünner Scheiße von 1 Meter Durchmesser ausgerutscht und saß mittendrin. Da war ich froh, kein Altenpfleger zu sein, also Enteritis, unklare Neuropathie (Nervenschwäche), Urtikaria (Nesselsucht), Herzklappenfehler, oft Aortenstenose, die Hautchirurgie lief weiter wie immer, Nierenkolik, Appendizitis ad Chirurgie, Kehlkopfentzündung, Schlägle bei alter Frau (little stroke), Struma, chronische Pankreatitis, Schwindel, manchmal Durchblutungs-Infusion mit Pentoxifyllin und Heparinspritze oder Mini-Lyse, Zoster (Gürtelrose), Schenkelhalsfraktur im Pflegeheim, immer mal wieder, Lebermetastasen bei 91-jährigem Mann, präfinaler Zustand, bei Verdacht auf echte Grippe (Fieber, Schüttelfrost) gab ich einige Tage Amantadin mit gutem Effekt, Schlaganfall bei 85-jähriger Patientin, eine Sinus cavernosus-Thrombose (Hirnblutleiter) mit Hirnödem, eine medizinische Rarität, Asthma-Spritzen, Herzkraftspritzen mit Strophanthin, damit holten wir Einige aus der Herzschwäche, heute in Vergessenheit geraten, Anämie zur Abklärung, Leberschaden durch zu viel Paracetamol, Trizeps-Muskelriss durch Kampf mit einem Schafbock, tödlicher Herzinfarkt mit 49 (jahrelang nicht mehr bei uns gewesen), bei Brechreiz bewährte sich immer noch das gute alte MCP (Metoclopramid), auch als Spritze, es gehörte auch zum Migräne-Cocktail, Handgefühlsstörung warf die Frage Carpaltunnel oder HWS auf, Hautausschläge, Hypertonie-Diabetes-Gicht als täglich Brot, eine ältere Frau hatte keine „Würmer“, sondern psychische „Epizootie“, Entzugstremor, Angina, Schädelbasisfraktur nach Radsturz, gut überstanden, Fraktur beider Ellbogen mit

beiden Armen in Gips, ein Elend, verschlossene Halsschlagader ohne klinische Auswirkung, Depressionen, öfter mal, ein neues Prostata-Karzinom, Potenzstörung, akute Galle, Herzrhythmusstörungen, Alzheimer-Demenz (nicht heilbar und mit desolatem Verlauf), Herzrasen, mit Strophanthin und Metoprolol beherrscht, ein neuer Dickdarmkrebs, ganze Familie stationär wegen Salmonellen mit Entkräftung, Multiple Sklerose, hepatische Synkopen (Leber-Ohnmacht), Perniziosa (B12-Mangel-Anämie), Ischias mit Fußheberschwäche, Pankreatitis bei Alkohol, Psychosen, ein demonstrativer Suizidversuch mit Probeschnitten am Handgelenk (kann nicht gelingen), ein Kehlkopfkrebs-Rückfall nach Operation wurde (endlich) bestrahlt – das endete mit Heilung, warum nicht gleich, eine junge Frau brauchte nach Schilddrüsen-OP außer Thyroxin auch Calzium, offenbar hatten sie die Beischilddrüsen mit erwischt, ein Histiozytom – gern wiederkehrender Hauttumor, ein neuer Pankreaskrebs mit Gallenstauung bei älterer Frau, Beinödeme mit Frage Herz- oder Nierenschwäche, Thrombose oder Lymphödem, im Dienst eine tödliche Hirnmassenblutung bei einer 73-Jährigen. Unsere älteste Patientin, Frau Weniger, starb im Heim 2 Stunden vor ihrem 106. Geburtstag, unsere am ältesten gewordene Patientin.
Soweit einige Schlaglichter aus dem Praxisbetrieb 2006.

Mehr Privates im Jahr 2006

Die Skatabende im „Trappers“ und „Nähstübchen“ und in Hellerau gingen auch dieses Jahr weiter, der Hang zur Geselligkeit wurde ausgelebt.
Diese soll ja stärkender Balsam für die Seele und gut für ein langes Leben sein.
Die Kinder wurden unterhalten mit Wintersport in Altenberg, Fußball im Großen Garten, Schach, Arnoldbad, Tropical Island und anderem. Hansi war spielegeneigt und hatte zum Teil erschreckende Noten in der Schule, schaffte aber dennoch das Abitur. Lydia nahm das Arbeitsamt aus Scheu vor Ämtern nicht in Anspruch, und um „den Staat zu schonen“. Sie kannte wahrscheinlich meinen Steuersatz nicht, sonst wäre ihr Mitleid mit dem deutschen Staat vielleicht etwas relativiert worden.
Für kulturelle Unterhaltung sorgten Filme wie „Vlad der Pfähler“, die Olsenbande und Filme mit Chuck Norris, über dessen Unbesiegbarkeit einige Witze aufkamen.
Im Januar ging das Gerede von der bedrohlichen „Erderwärmung“ auf den Geist, da wir gerade minus 15 Grad hatten, in Moskau waren minus 34. Die Erwärmung kann keiner leugnen, sie ist ja messbar, aber diese Panik zu schüren passt irgendwie schlecht zu Minusgraden, das sollte man auf einen heißen

Sommer verlegen.
Lena feierte im Februar ihren russisch angereicherten Geburtstag, als da waren Tamara, Olga, Irina, Ina und Natascha. Ansonsten zickte sie oft, und vernachlässigte ihre „ehelichen Pflichten“.
Was auf Dauer nicht gut geht.
Bei meiner Bastelei am Warnsystem wurde mit Widerständen, Dioden, Kondensatoren, Transistoren und Relais hantiert, die guten Schulkenntnisse bewährten sich. Das meiste stammte von Elektro-Conrad am Hauptbahnhof, dem teuren Elektronikladen.

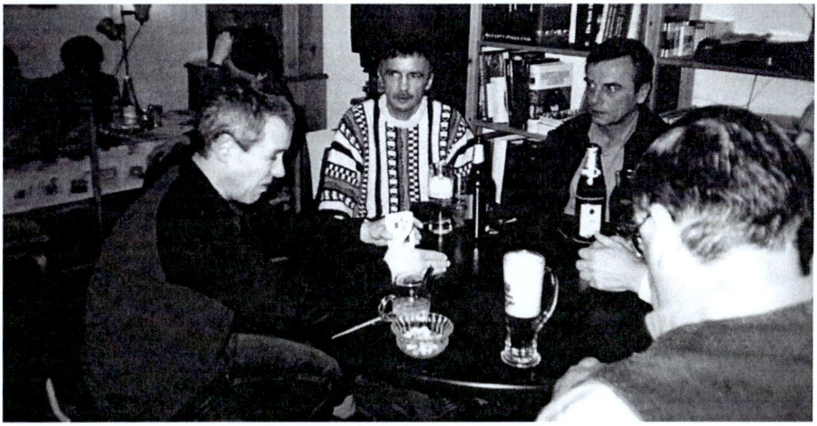

Skat bei Schwager Hagen (links) im Februar 2006

Ein Höhepunkt im Leben des seltsamen Völkchens der Kryoniker war unsere Fahrt zu einem Kryo-Training gleichgesinnter Engländer Anfang März 2006. Die Engländer hatten damals schon eine Gruppe von 100 Kryonik-Überzeugten. Am 10. 03. ging es mit Ryan Air zum Flughafen Stansted bei London, von dort mit dem Bus nach Victoria Station. Wir sahen Westminster Cathedral, Victoria Road, Whitehall mit der stocksteifen Palastwache, das Ministry of Defense, das Riesenrad London Eye und die Themse. Dann ging es per Zug nach dem schönen Badeort Brighton und weiter nach Newhaven, wo wir unser B&B (bed and breakfast) in der Brighton Road bezogen, wo unser Gastgeber Alan Sinclair wohnte.
Das Kryo-Training hatte den Sinn, uns zur Selbsthilfe zu befähigen, da wir so wenige waren (und sind) und den meisten Leuten, Ämtern und Schulmedizinern die Theorie fremd ist. Somit ist von dieser Seite kaum Hilfe zu erwarten. Tanja Jones und ein Sanitäter (paramedic) aus USA von der Lagerungsfirma Alcor wirkten mit. Wir übten den Transport einer „Leiche“, die in

diesem Falle noch lebte, und an einem „Dummy“. Die Sektions-Gehilfin Tanja hatte schon 30 Glaubensgenossen in den USA ins lange „Eis“ geschickt (LN2). Eine interessante Neuheit war der „Combitube“, ein Tubus, den man nicht falsch platzieren kann.
Die Teilnehmer lernten den Umgang mit Medikamenten und Infusionen (bei mir unnötig), Intubieren und Herzmassage am Dummy, in dem Eisbad wurden manche Hände „probegefrostet“, denn im Garten war es im März recht kalt.

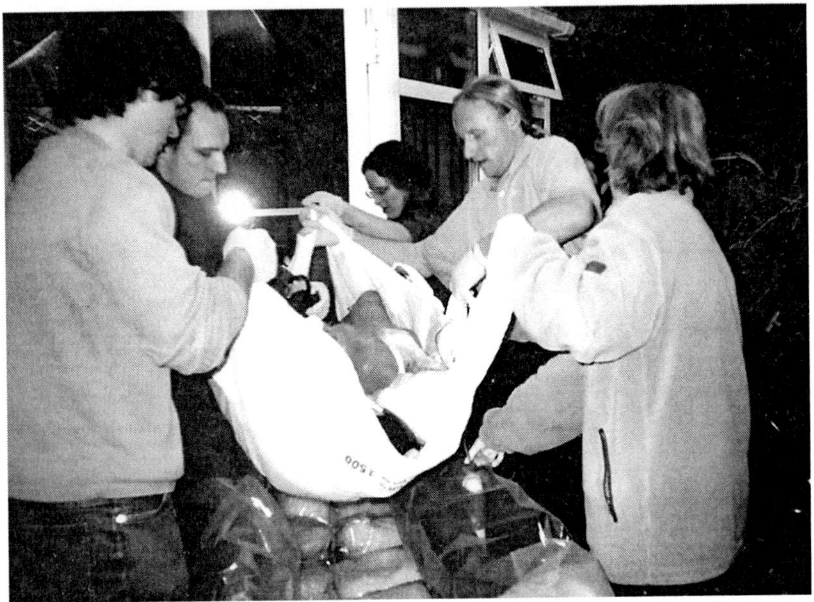

Kryo-Training März 2006, Newhaven, England, Transport eines Patienten, 2. von rechts: Tim aus Sheffield

Auch über posthume Beatmung und Knochenmark-Infusion wurde sinniert, was heute keine Rolle mehr spielt. Es zählt nur noch die schnelle Perfusion über eine große Arterie mit Kühlung.
Ein solches Ereignis wie in Newhaven ist immer erhebend, weil man Gleichgesinnte trifft, noch dazu international!
Wieder zuhause, äußerten mein Bruder und Schwager ihren Unmut über unsere Theorie, das tat weh. Eigentlich müsste jeder mit normaler Logik diese (vermutlich einzige) Überlebenschance begreifen. Leider setzt bei den meisten Leuten die Logik aus, wenn es um ihren eigenen Tod geht. So muss man

diesen vielen, vielen „Friedhofsfreunden" ihren Willen lassen auf ihrem Gang ins langweilige, öde Nichts. So lachte mich ein älterer Mann mit Krebs in der Sprechstunde regelrecht aus, als ich ihm diese letzte Chance anbot, wie auch anderen. Drei Wochen später konnte er nicht mehr lachen, er war bereits woanders.

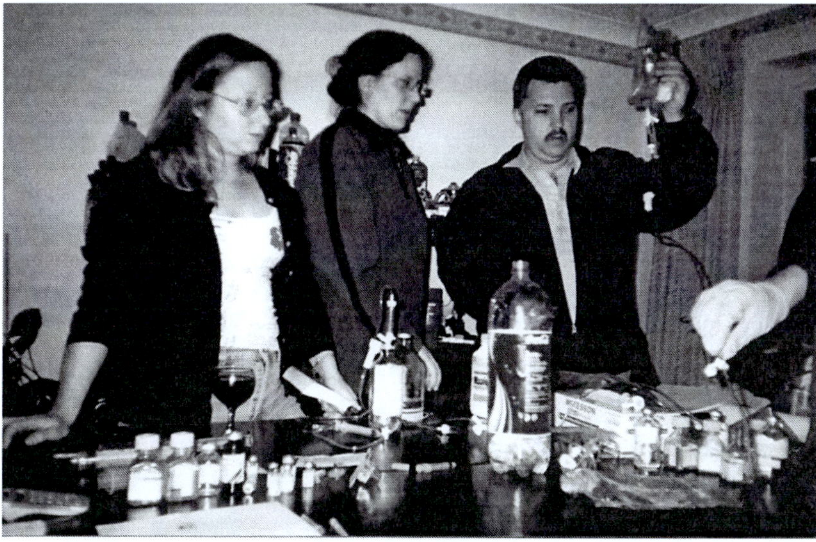

Umgang mit Medikamenten, März 2006, Newhaven, UK, links: Tanja von Alcor, USA

Auf einer Weiterbildung im Dorinthotel traf ich noch einmal meinen alten Chef Dr. Diederich nach 17 Jahren wieder, der ein gütiger Lehrer in der Allgemeinmedizin gewesen war. Danach verlor sich der Kontakt zu ihm. Das Leben rast weiter.
Im März gab es noch Ärztestreiks wegen Abzügen und Budget-Drohungen, am 19. 05. nahm ich an einem solchen in Berlin teil, am geschichtsträchtigen Brandenburger Tor.
Meine Tochter Lydia war zur Begleitung dabei.
Die ständige Einmischung und Gängelung des Gesundheitswesens durch eine bürokratische politische „Obrigkeit" war sehr stümperhaft angelegt und verärgerte die Ärzteschaft ungemein.
So war zur Erhaltung der Existenz ständige Gegenwehr nötig.

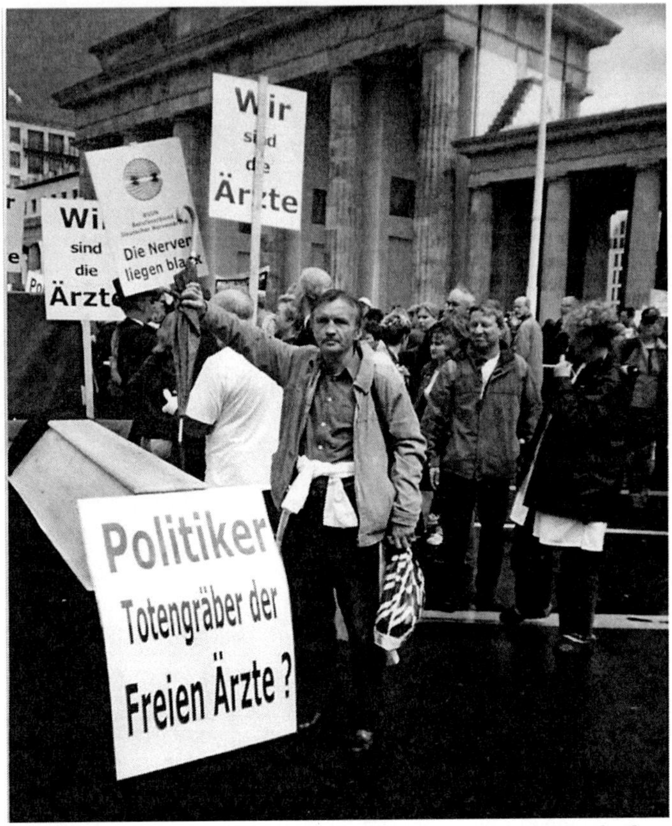

Ärzte-Demonstration am 19. 05. 2006 in Berlin mit 30.000 Teilnehmern

Als neues Auto hatte ich mir einen Hyundai zugelegt, was simple Gemüter als „Hundeei" verdeutschten, der seine 2-Liter-Maschine nicht in entsprechende Beschleunigung umsetzen konnte.
Baden, Tischtennis und Schach mit Sohn Hansi, Baden mit Frau Lena, ein Kinder-Ausflug zum Saurierpark Kleinwelka, ein Schach-Abend mit Nachbar und Freund Heiner machten den April bunter, mit Schwiegersohn in spe Frank, dem Physiker, diskutierte ich über die Theorie von Einstein. Er glaubt daran, ich nicht. Sie mag in sich logisch sein, aber auf falschen Prämissen aufgebaut, auf eine Geschwindigkeit ohne Bezugsobjekt, was nicht begreiflich ist.
Mein Alternsforschung-Förderverein wurde wegen mangelnder Beteiligung aufgelöst. Danach verfolgte mich das Finanzamt noch jahrelang mit seinen Steuererklärungen.

Das Gerücht ging, Frau Dr. Engler von Borthen sei beim Wandern in der Sächsischen Schweiz tödlich verunglückt. Ärzte sind genauso sterblich wie alle anderen Bürger.
Der 65. Geburtstag von Freund Gerhard wurde in seinem Garten in Großsedlitz begangen, seine Frau Linda, Tochter Ricarda, Sohn Heiko und andere waren dabei.
Kryonik-Kontakte und -Gedankenaustausch rissen nie mehr ab, auch bei der lokalen Bestatterin Monika M. war ich regelmäßig zum Kaffee. Als Höhepunkt gründeten wir im Mai in Kassel den Verein „DGAB“ (Deutsche Gesellschaft für angewandte Biostase) mit 11 Mitgliedern, der ständig wachsen sollte, aber Jahre später auseinanderbrach. Darüber wird noch berichtet.
Am Herrentag gab es wieder Skat im nasskalten Garten von Thomas R., das Stadtfest Ende Mai war wieder unterhaltsam.
Im Juni begingen wir den 40. Geburtstag von Schwester Franziska in Hellerau. Mit den Kindern ruderten wir auf dem Carolasee, mit Frau Lena ging es zum Baden am Natursee Copitz und ins Tropical Island. In einer unserer häufigen Krisen, die Lenas ewiger Nörgelei entsprangen, sagte sie, nicht mehr mit mir in Urlaub fahren zu wollen. Das war für mich nicht mehr tolerabel. Das war der Anfang vom Ende dieser Ehe, der einzigen in meinem Leben.
Es wurde berichtet, an der Kiesgrube Leuben sei ein 14-Jähriger von einem Wakeboard untergepflügt worden, nach einer Stunde ohne Atmung (und Herzschlag) noch einmal wiederbelebt worden und erst in der Uni vermutlich am Schädeltrauma gestorben. Ein typisches Beispiel für das segensreiche Prinzip der schnellen Kühlung. Am Grunde eines solchen Sees herrschen wohl 5-8 Grad, der Stoffwechsel fährt fast auf Null herunter, der Körper braucht längere Zeit keinen Sauerstoff, ähnlich wie bei Operationen in Unterkühlung. Das war natürlich Wasser auf die Mühle der Kryoniker.
Der in Deutschland herumstreunende berühmte Bär „Bruno“ wurde nach langer Suche erlegt. Er hatte viele Sympathisanten gehabt, es gab T-Shirts mit einem Bären-Bild und der Aufschrift: „Mich kriegt ihr nie“. Wenn ein tierliebes Volk keine anderen Sorgen hat …
Im Juli gab es das wie immer lustige und harmonische „Sommersingen“ der Ärzte auf dem Gut Gamig, verbunden mit Grillen. Chefarzt Schmidt aus dem ehemaligen Krankenhaus Heidenau war nun Rentner, außer als Dirigent beim Ärztesingen befasste er sich mit Schriftstellerei und Ägyptologie.
Rudi Carell, der beliebte Entertainer, starb mit 71 Jahren als starker Raucher an Lungenkrebs.
Wieder ein Warnzeichen, aber die Sucht ist meist stärker als die Vernunft!
Am 22. Juli ging es wieder nach Hamburg zu einem Treffen der „Kryonauten“, also der Zeitreisenden, bei unserem Professor Sames in der Anatomie Eppendorf. Als Bonbon der Sitzung war unser geistiger Anführer Ben Best

aus den USA angereist, damals Chef des Cryonics Institute, 60 Jahre alt, ein kluger Mann und Kryo-Wissenschaftler. Nach der Tagung und Besichtigung der Anatomie einschließlich gefrosteter Leichenteile schleppten wir ihn in Hamburg herum, mit Reeperbahn (Gleiches haben die USA vielleicht nicht zu bieten), Herbertstraße, Alster, Michel und Stadtrundfahrt. In einem Tingeltangel mit Tanz an der Stange flüsterte unser Gerhard einer daneben sitzenden „leichten Dame“ zu: „Der dort drüben frostet Leichen ein“, worauf diese sagte: „So sieht er auch aus“. Ein bisschen Spaß muss immer dabei sein. Diese Damen in Hamburg nahmen wir übrigens nie in Anspruch, das war einfach zu teuer.

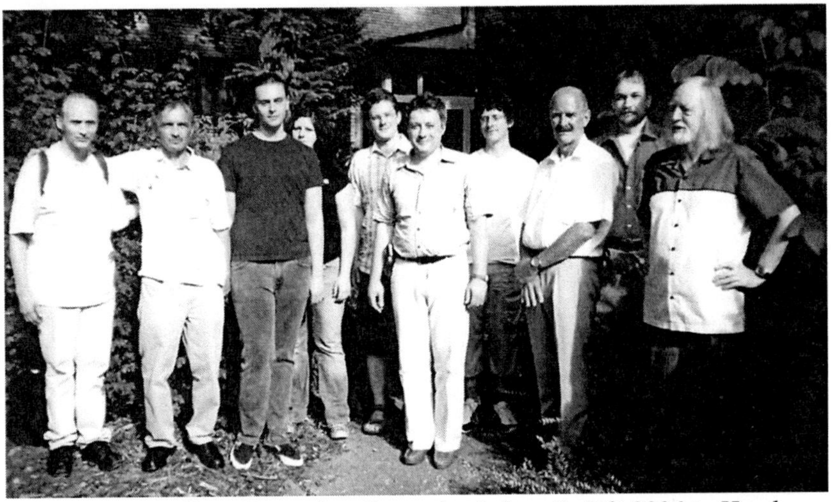

Kryonauten-Treffen „Unter dem Baum des Lebens“, Juli 2006 in Hamburg, links Ben Best, ich, rechts Prof. Klaus Sames, 3. von rechts Gerhard v. Repel

Das Ereignis in Hamburg war unvergesslich. Die Kryonik hat sympathische, intelligente Anhänger. Diese Wenigen haben unsere Überlebenschance erkannt.

Da es mit Frau Lena „zur Neige“ ging, ließ ich mich von meinem guten Freund und Schützenbruder Jürgen T. mit dessen Nachbarin Christine bereitwillig verkuppeln. Sie hatte neben üppigen weiblichen Kurven, die einen starken Reiz ausübten, auch einen intelligenten Geist und war immer unterhaltsam und humorvoll. Wir lernten uns in einem Kurzurlaub am Schwielochsee näher kennen. Dabei besuchten wir in Zaue Thomas R. und seine Ramona, Doris und Lutz Hähnel und Mendes vom Schützenverein und im Birkenwäldchen bei Sawall meine Schwester Franziska mit Schwager Hagen. Alle

Schwielochsee-Fans!
Es folgte eine Woche Urlaub in Bibione, inklusive Venedig mit Tronchetto, Markusplatz, Campanile, Dogenpalast, Seufzerbrücke, Canale Grande und Rialtobrücke.

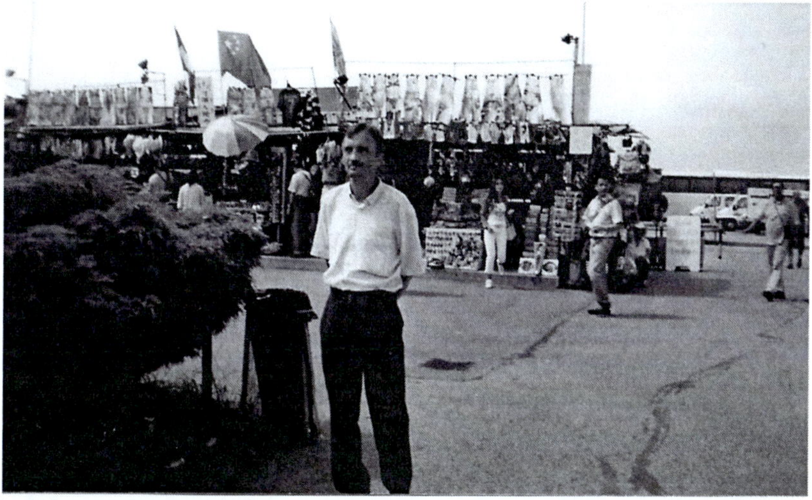

In Bibione, August 2006

Öfter besuchte ich nun meine neue LAG (Lebensabschnittsgefährtin) Christine, natürlich die Kinder und Geburtstage von Freunden. Eine große Dialyse-Praxis wurde neben dem Rathaus gebaut, im Stil nicht ganz in die Umgebung passend.
Dort wurden dann von Dr. Olschewski und Dr. Mayer die Dialysepatienten eines großen Einzugsbereiches versorgt.
Der bekannte Rechtsorientierte Uwe Leichsenring (heute würde er als „Nazi" benannt werden, mit diesem Wort sind manche schnell bei der Hand) verunglückte tödlich hinter Pirna bei einem mysteriösen Autounfall.
Es wurde gemunkelt, die „Linken" hätten dabei die Hand im Spiele gehabt.
Der Schießstand Jülich in Pirna machte zu, der Besitzer hatte einen Schlaganfall erlitten.
Immer noch saß ich gern mal im Biergarten mit Elbblick des Kurhauses Kleinzschachwitz, das Jahre danach pietätlos dichtgemacht und in ein Wohnhaus umgewandelt wurde.
Die Weiterbildungen gingen immer weiter, so auch bei der Pirnaer Diabetologin Dr. Kosch und auf der Landesärztekammer.
Frau Lena war oft nicht da und schien sich woanders zu trösten, ansonsten

herrschte zwischen uns viel Funkstille. Dafür war die Christine geistig rege und unterhaltsam und wir befassten uns auch mit Schach und Englisch. Sie war Nichtraucherin, zum Rauchen ging ich auf den Balkon. Und öfter gingen wir in das „Reich der Sinne". Vielleicht hat jedes Paar seine Geheimsprache in dieser Richtung.
Der ausufernde Nepp in der Medizin und ihren Utensilien wurde wieder einmal deutlich, als ein Patient den Preis seiner primitiven und schlecht passenden Oberschenkelprothese mit 27.000 Euro bezifferte. So viel Geld für ein Stück Plastik! Da konnten einem die armen Krankenkassen wirklich leidtun.
Der West-Freund meines Vaters, Harry Hemmo, starb mit 78 Jahren an Krebs.
Gelegentlich ging es ins „Gelbe Haus" zu den Ulbrichts, die immer klug und unterhaltsam waren und noch heute sind.
Im Oktober 2006 gab es eine Sitzung der Kryoniker in Eisenberg mit 15 Teilnehmern, interessant dabei war der Kühltechniker Herr Sommer, der seine eigene Versorgung angedacht hatte. Heute haben wir leider keinen Kontakt mehr zu ihm.
Meine spürbaren, angstmachenden Herzstolper, manchmal ganze Salven mit Schwindelattacke, erwiesen sich im EKG als ventrikuläre Extrasystolen (Extraschläge), die ich ganz effektiv mit Kalium und Rytmopasc selbst behandelte, und das bis heute, war nie beim Kardiologen.
Beim Schützenfest im Oktober im „Sachseneck" kam mein alter Freund und PC-Helfer Günter Nagel im Rollstuhl dazu, er sah nach seinem Schlaganfall (bei Polyzythämie und Hochdruck) desolat schlecht aus, das Elend des Menschenlebens …
Aus Berlin kam die Hiobsbotschaft, dass sich Opa Melzer mit 81 Jahren eine chronische Leukämie zugelegt hatte. Er war in DDR-Zeiten der Bauleiter der Renovierung des Nikolaiviertels gewesen.
Auf dem Gut Gamig gab es eine Weiterbildung über die tiefe Beinvenenthrombose, eine relevante, lebensbedrohende Krankheit. Dabei fielen mir immer die beiden Fälle im selben Zimmer mit tödlicher Lungenembolie dazumal an der MAD ein.
Tochter Lydia kämpfte mit dem (schweren) Chemie-Studium. Sie schaffte aber den Abschluss erst als „Master" und später auch die Promotion zum „Doktor der Chemie". Die gefürchtete „OC", die organische Chemie, schien besonders endlos zu sein.
Im November besuchte ich ein grässlich-schräges „Musikwerk" des Kreuzchores mit Sohn Hansi im Kulturpalast, welches mit „Messias-Superstar" tituliert war, eine Geschmacklosigkeit sondersgleichen. In der Pause kamen wir mit einer jungen Besucherin überein, dass sich bei dieser „Musik" unsere Zehennägel aufkräuselten, und aufgrund schwacher Nerven verschwand ich in Richtung des Rauchercafés „Barococo" am Altmarkt.

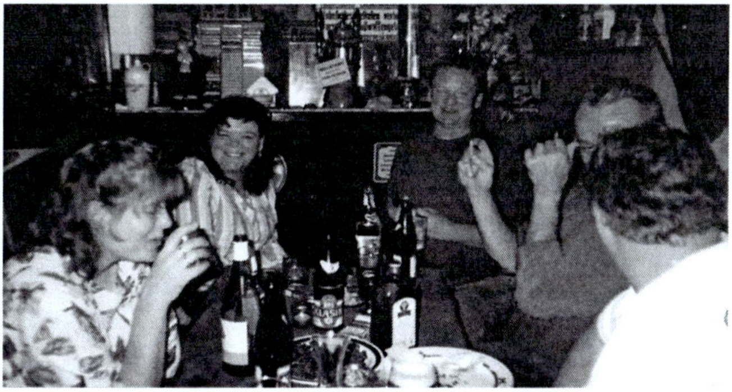

Eine „Auswertung" im „Gelben Haus", Oktober 2006

Im Rathaus Dresden gab es eine Tagung mit den KV-Größen Heckemann, Baumann, Adam, Eisenkrätzer und anderen, die von den Kollegen etwas schräg beäugt wurden. Den meisten war klar, dass diese sich selbst gewiss nicht schlecht aus den KV-Gebühren bedienten.

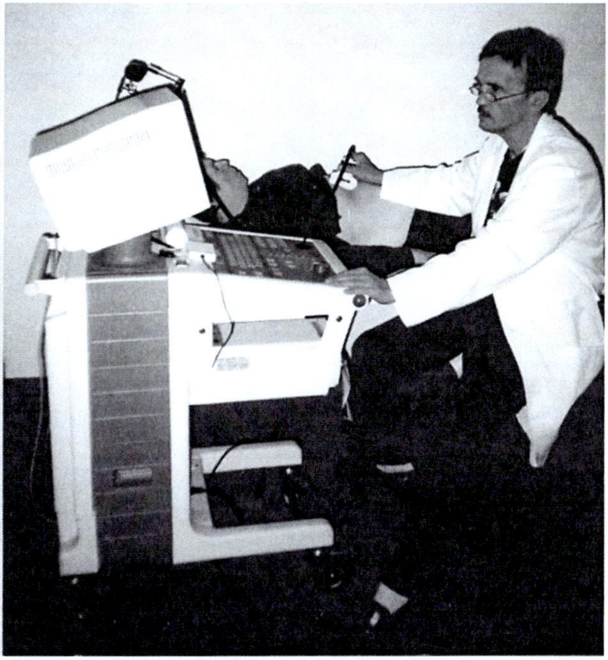

Beim Bauch-Ultraschall in der Praxis, Oktober 2006

Nach einem weiteren Versuch, einen Elektroniker für mein Puls-Warnsystem anzuheuern, bastelte ich dann selbst weiter, da dieser sich auch als „Niete“ erwies.
Den halben Heiligabend-Dienst nahm ich einer netten Kollegin ab, am 1. Weihnachtsfeiertag ging es zu den Eltern nach Hellerau, zu Silvester erst zu den Kindern, dann in den Keller des „Gelben Hauses“ von Ulbrichts.

2007

In der Praxis:
Einem Benzo-abhängigen Mann mussten wir die einschlägigen Tabletten zuteilen, ohne die er offenbar nicht mehr leben konnte. Die Sucht nach Benzodiazepinen ist vergleichsweise harmlos und macht keine Schäden wie Crystal und Ähnliches. Eine ältere Frau mit Bluterguss im Mittelfell (Mediastinum) hatte nach 8 Tagen im Koma überlebt. Eine ältere Diabetikerin hatte einen Kollaps in der Praxis, woraufhin wir die DMH rufen mussten. 7 Jahre nach einem Lungenkrebs bekam ein Patient Lebermetastasen. Bei Blut im Stuhl ergaben sich wie so oft als Ursache Hämorrhoiden, nicht jede Blutung ist gleich Krebs. Bei einer Kiefer-Abszess-OP hatten die Experten den Speichelgang durchtrennt, die Spucke trat per Speichelfistel an der Wange aus. Eine neue absolute Arrhythmie (komplettes Herzstolpern) wurde mit Betablocker, Kalium und Blutverdünnung anbehandelt und zum Kardiologen überwiesen. Die beiden Prostata-Krebse mit Knochenmetastasen kamen nun nach 3 Jahren effektiver Hormon-Behandlung durch unseren Urologen Dr. Rau doch langsam in die Tumorkachexie, das Endstadium. Knochenmetastasen sind heute noch unheilbar.
Eine 81-jährige Frau starb nach Schlaganfall, der manchmal auch schnell tödlich verläuft. Die Mutter unserer lieben Praxishelferin Margit verstarb mit 83 Jahren an Lungenkrebs, ein emotioneller Schock. Aber das Leben und die Pflichten rasen weiter, solche Dinge werden dann verdrängt. Es fiel auf, dass mehrere junge russischstämmige Patienten Hepatitis-C-positiv waren. Die weitere Behandlung übernahm dann die Infektions-Station Dresden-Neustadt. Hepatitis C ist heute mit Medikamenten heilbar, ansonsten führt sie zu der gefürchteten Leberzirrhose. Nach der elektrischen Kardioversion beim Kardiologen (Synchronisierung des unregelmäßigen Herzschlags) gab es öfter Rückfälle, dann gab es noch medikamentöse Versuche mit Amiodaron, mehr oder weniger erfolgreich. Wenn das nicht gelang, mussten die Patienten mit dem Risiko des unregelmäßigen Herzschlags leben und lebenslang Blutverdünner nehmen. Als medizinische Rarität gab es einen Bandwurm bei einer jungen Frau, wie alle Würmer mit einigen Tabletten problemlos zu

behandeln. Das „offene Bein“ einer 93-Jährigen im Heim heilte ab und brachte so die Unkenrufe betreffs Amputation zum Schweigen. Bei einer ansonsten harmlosen Varizen-OP verletzten die Chirurgie-„Experten“ die große Beinarterie, wodurch das ganze Bein in Gefahr kam, was gerade noch mal gutging. Der Mastdarmkrebs einer älteren Frau war in die Blase eingebrochen und wurde radikal operiert, was hoch zu schätzen ist. Öfter wird so etwas aufgegeben. Die Patientin hatte dann 2 Beutel am Bauch, einen für den künstlichen Darmausgang und einen für den Harn aus dem Darm gebildeten Ersatz-Blase (Conduit). Bei Verdacht auf echte Grippe bewährte sich weiter das Amantadin, von dem ich nur wenige Tabletten herausgab, bei schwerer Enteritis das Metronidazol, später auch das Tannacomp mit Gerbstoff und Ethacridin als Desinfiziens. Ethacridin (Rivanol) setzten wir auch gern äußerlich bei eitrigen Wunden und Geschwüren ein mit gutem Erfolg. Bei Schizophrenie bewährte sich Zyprexa (Olanzapin). Wir bewunderten die Leistungen des Psychologen Herrn Großer von Dohna, bei dem die Patienten geknickt hinein und aufrecht wieder hinausgingen. Wie immer erschienen neue Krebsfälle, mit ungewissem Ausgang.
An straffen Tagen kamen bis über 60 Patienten in die Sprechstunde.
Eine russischstämmige ältere Frau kam ins Endstadium des Morbus Alzheimer, ihre Äußerungen bestanden nur noch aus Grunzen und Fauchen, ihr geistiges Niveau praktisch unterhalb der Stufe eines Tieres, denn diese sind lernfähig, eine brutale, nicht beherrschte Krankheit mit fatalem Ausgang. Meine „Kleine Chirurgie“ lief weiter wie immer. Der ausgerenkte Finger einer älteren Frau wurde mit kurzem Ruck wieder eingerenkt, ansonsten mit dem Spektrum der Hautchirurgie wie oben erwähnt. Eine offene Lungentuberkulose wurde ins FKH Coswig geschickt, danach mussten wir alle zum Lunge-Röntgen zur Kontrolle, was bei Rauchern sowieso angezeigt ist.

2007 außerhalb der Praxis

Im Januar fand wieder ein Treffen der Kryoniker bei unserem Professor in Hamburg statt. Dieses Mal kam meine neue LAG (Lebensabschnittsgefährtin) Christine mit, die aber wie die allermeisten nie ein überzeugter „Kryonaut“ wurde. Zu Hause spielten wir gerne mal ein Schach, auch gegen Schachspieler im Internet. Die unterhaltsamen Filme „Good fellas“ mit Robert de Niro und wieder „Mars attacks“ mit Jack Nicholson waren sehr unterhaltsam. Die Skatabende gingen immer weiter, jetzt mehr in der „Reichskrone“ in Heidenau-Nord. Der Kontakt zu den Kindern wurde immer aufrechterhalten. Stieftochter Janette hatte ihr 3. Kind namens Nelli auf die Welt gebracht, es sollten deren 4 werden. Auch die Hellerauer Familie wurde

regelmäßig besucht, trotz deren Abneigung gegen unsere Überlebensidee.
Als berührendes Erlebnis im Dienst war ein Besuch auf der Apalliker-Station in Kreischa, auf der alle (auch jüngere) Patienten im Wachkoma liegen, zumeist zu spät Wiederbelebte mit bereits eingetretenem Hirnschaden. Als Kryoniker glauben wir, dass auch diese Koma-Patienten ihr Gedächtnis und sonstige Gehirnleistungen noch haben, gelegentlich wird einer davon nach vielen Jahren auch wieder wach mit erhaltenem Langzeitgedächtnis, sie kommen in ihrer Koma-Zeit nur nicht mehr an dieses heran.
Dieses Phänomen ist wohl zu wenig erforscht. Ausreichend Zeit für die Beschäftigung mit der Erscheinung „Koma“ habe ich mir leider nie genommen.
Es wurde erzählt, der 65-jährige Mann von Frau Dr. Schwarze, übrigens Nichtraucher und Nichttrinker, sei beim Joggen tot umgefallen.
Meine Bastelei am Puls-Warnsystem ging weiter, dabei verbrachte ich ganze Abende. So etwas mussten wir unbedingt haben!
Die UNO warnte vor der Erderwärmung und postulierte die menschliche CO2-Produktion als Ursache dafür. Daran zweifeln einige ernstzunehmende Ingenieure und Wissenschaftler.
Auf die Theorie von den sogenannten „Treibhausgasen“ wird weiter unten noch eingegangen. Es könnte sich um einen Denkfehler handeln, für den unsere Wirtschaft zerstört wird.
Vielleicht ein weiterer Beweis für Einsteins Spruch von der unendlichen Dummheit der Menschheit?
Der Walmart, die große US-amerikanische Kaufhalle in Heidenau, fing an, auszuräumen, die Walmart-Kette zog sich aus Deutschland zurück. Die Kaufhalle wurde dann zum „Real“, der uns bis heute begleitete und gerade auch auf der Kippe steht.
Am 10. 02. ging es nach Bielefeld zum 60. Geburtstag meines lieben früheren Chefs Dr. Ferdin.
Der Apotheker Trull, Arztkollegen und seine Angestellten Helferinnen Gabi Held und Frau Engel waren dabei. Die kulturelle Einlage war ein kleines Schauspiel mit einem Engel und einem Teufel, die von beiden Seiten auf das Geburtstagskind einredeten.
Unsere ehemalige nette Praxishilfe Ilse Göcker, nunmehr Rentnerin, zog mit ihrem Mann nach Rosenthal, tauchte aber noch gelegentlich in unserer Praxis auf und zeigte ihre Dankbarkeit. In der bekannten Gaststätte „Zum Gießer“ in Pirna fand eine interessante Fortbildung mit dem Chefarzt der Inneren. Dr. Axthelm, dem Angiologen Dr. Schmidt, der Onkologin Dr. Martin und Dr. Novak von der Notaufnahme statt. Anfang März gab es einen Ärztetreff auf dem Gut Gamig, bei dem es auch um medizinpolitische Themen wie Budgets und Regresse für die Ärzte und die unsägliche, gefürchtete „Prüfungsstelle“ ging, die unsere Tätigkeit wirtschaftlich analysierte.

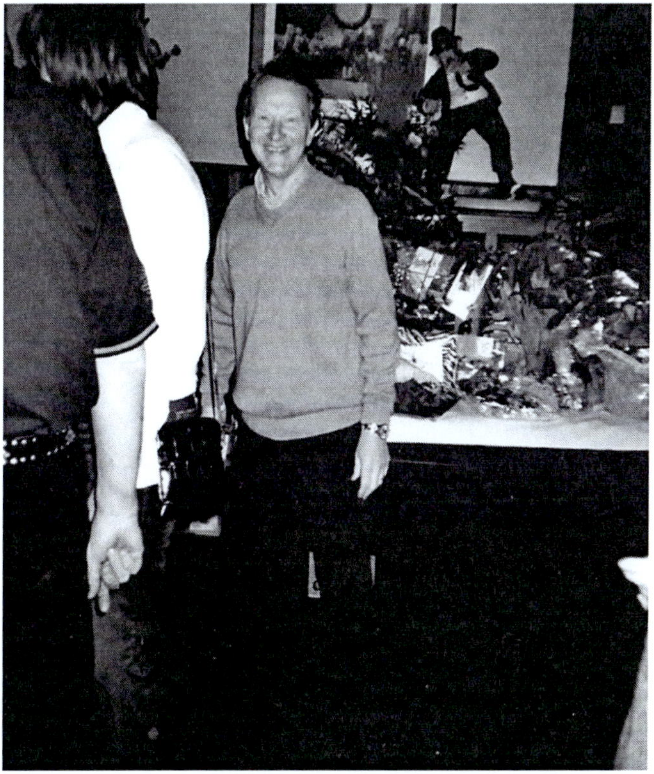

Dr. Ferdin an seinem 60. Geburtstag, Bielefeld, 10. 02. 2007

Eine neue Kollegin, Hausärztin in Borthen namens Dr. Ziege, stellte sich vor und berichtete von ihrer abenteuerlichen Vergangenheit als Schiffsärztin.
Meine Nichte Rita lag mit ihrem Mann in Trennung und blieb dann mit ihren zwei Jungens allein im Anbau am Haus meines Bruders Volker, ohne einen Neuen zu finden.
Am 24. März zog meine ukrainische Noch-Frau Lena heimlich und ohne Vorwarnung aus, mithilfe russischer Freunde, als ich auf Arbeit war, und ließ einiges dabei mitgehen. Unser Eheleben hatte sich schon auf fast Null reduziert. Trotzdem fehlte dann etwas in der Wohnung, wenn das Alleinsein ungewohnt ist.
Tochter Lydia und ihr Frank waren einige Wochen in Indien. Wie die heutige Jugend so in der Welt herumkommt! Nach ihrer Heimkehr war der erste Weg in die Rindfleischgaststätte „Artushof" am Fetscherplatz zu einem kräftigen Rumpsteak, um einmal etwas anderes als Hühnchen zu speisen wie im Land

der heiligen Kühe.
Der alte Freund und Verehrer des 3. Reiches, Jochen Schwerdtner, feierte seinen 77. Geburtstag im Sportheim an der Radrennbahn Heidenau. Irgendwie war er doch ein eindrucksvoller Charakter.
Dr. Edelmann, früher Assistent am Krankenhaus Heidenau, ließ sich auf dem Kiefernweg in Hellerau als Hausarzt nieder, wie das Schicksal so spielt, die Straße meines Kindergartens und des alten Dr. Bürger, der wohl bei meiner Nasenfraktur damals etwas versagt hatte.
Im Sinne einer laienhaften Kryonik-Forschung machte ich Färbeversuche und Mikroskopie an erstaunlich kleinen, etwa pflaumengroßen Schafsgehirnen. Wie sich noch zeigt, stand dieses Jahr besonders im Zeichen der „Kryonik“, unserer Überlebens-Theorie.
Im Schach verlor ich meist gegen meinen Schwiegersohn in spe Fränki (Frank Seifert, Dr. der Physik), im Tischtennis gegen Schwager Hagen und dessen Sohn Conrad. Letzterer bekam den Ehrennamen „Old Schmetterhand“.
Meine entfleuchte Frau Lena nervte mit ihrer Rechtsanwältin, wollte Alimente herausschlagen, was ihr nach 4 Jahren Scheidungskrieg aber nicht gelang.
Das neue Krankenhaus Pirna hatte damals einen schlechten Ruf, der „Verschleiß“ an Patienten schien höher als üblich zu sein. Das konnten wir an eigenen Patienten-Verlusten auch bestätigen, und einige Leute trugen bereits ein Schild: „Im Notfall nicht KH Pirna.“ Wir trauerten dem gemütlichen, familiären Krankenhaus Heidenau nach, das einen wesentlich besseren Ruf gehabt hatte, aber der Sparwut der Rhön-Krake zum Opfer gefallen war. Dort hatten Trinker-Patienten schon mal am 2. Tag ein Bier bekommen, um das Entzugsdelirium effektiv zu verhindern, die einfachste, menschlichste und billigste Methode dafür, ohne Geschosse wie Distraneurin aufzufahren.
Am 12. Mai gab es ein Kryo-Treffen in Halle im „Martha-Haus“ mit dem Kardiotechniker Herrn Zorn, der von Unterkühlungs-Operationen berichtete. Das erspart die Herz-Lungen-Maschine wegen fehlenden Sauerstoffbedarfs bei Kühlung des Patienten.
Ab 17. Mai ging es mit Kryo-Freund Klaus Mathwig (Zellbiologe) nach Florida zu einer großen amerikanischen Kryo-Tagung mit über 100 Teilnehmern in Fort Lauderdale. Im Sleep Inn stiegen wir ab, die Tagung war im Sheraton Hotel.
Die Kryonik-Prominenz war da: Saul Kent, Millionär und Sponsor der Bewegung, Ben Best, Leiter des Cryonics Institute in Detroit, Steve van Sickle, Tanja Jones und andere von der Firma Alcor, Rudi Hoffmann, Jim Yount, die Kryo-Forscher Greg M. Fahy, Charles Platt und Ashwin de Wolf, Judith Segal-deren Mann kürzlich verstorben und ins Eis (LN2) gegangen war und

viele andere. Jean und Nicole Corman lernten wir auch privat kennen, er ist Radiologe mit fahrbarem Röntgengerät, sie seine aus Deutschland stammende Frau. Wir besuchten deren Anwesen nahe der Küste in Fort Lauderdale Beach, sie konnten über einen kleinen Kanal von ihrem Garten aus mit dem Boot den atlantischen Ozean erreichen! Das war eindrucksvoll.
Wir besuchten das Forschungslabor von Greg M. Fahy in Boynton Beach, der mit Kaninchen als Versuchstieren hantierte und Jahre später die „ASC“ erfand, die Aldehyd-unterstützte Frostschutzperfusion, die sehr gute elektronenmikroskopische Bilder lieferte und etwas unabhängiger von der Kühlung macht.

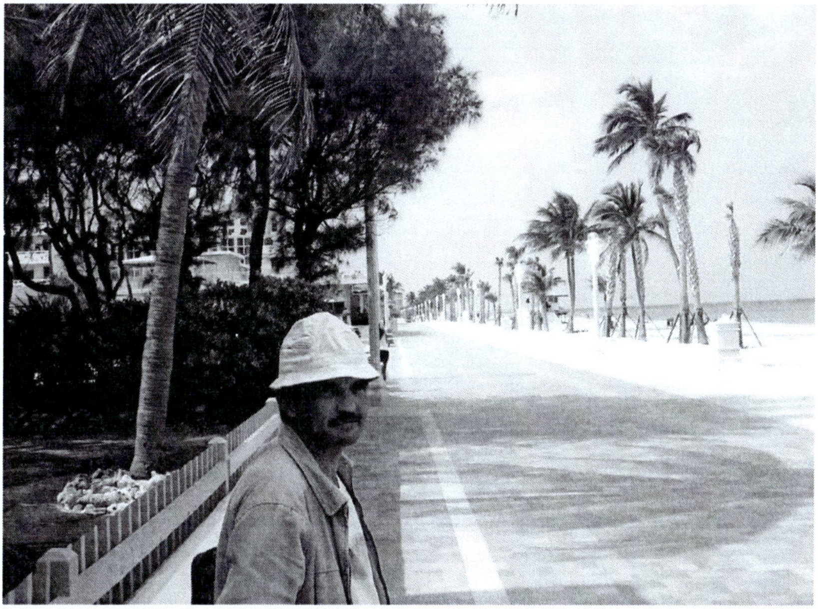

In Diana Beach, Mai 2007, Florida

Diese chemische Fixation der Gewebe mit Aldhyden wird nicht von allen Kryonikern akzeptiert. Diese legen mehr Wert auf „Lebensfähigkeit“ (viability) als auf Erhalt der Information, die mit Verwendung der Aldehyde vielleicht besser ist. Aber: „Jede Eiweiß-Denaturierung ist im Prinzip reversibel“ schrieb der große Biochemiker Rapoport.

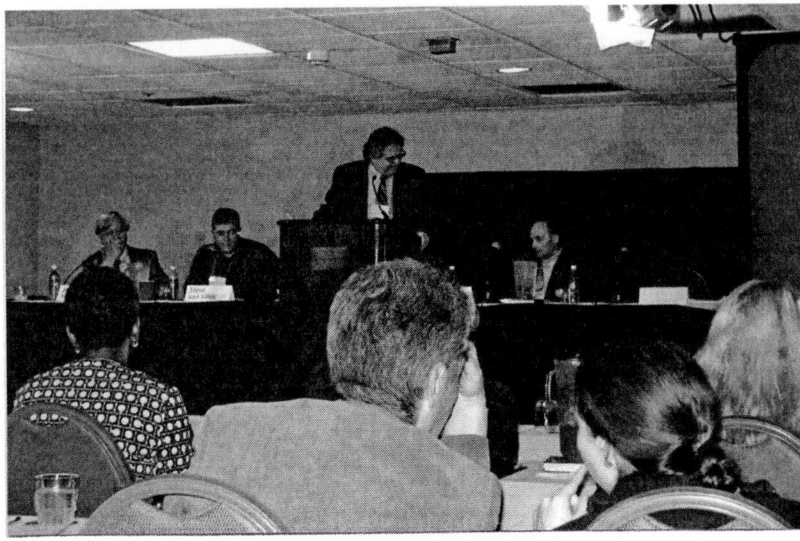

Kryonik-Tagung in Florida, Mai 2007, Saul Kent spricht

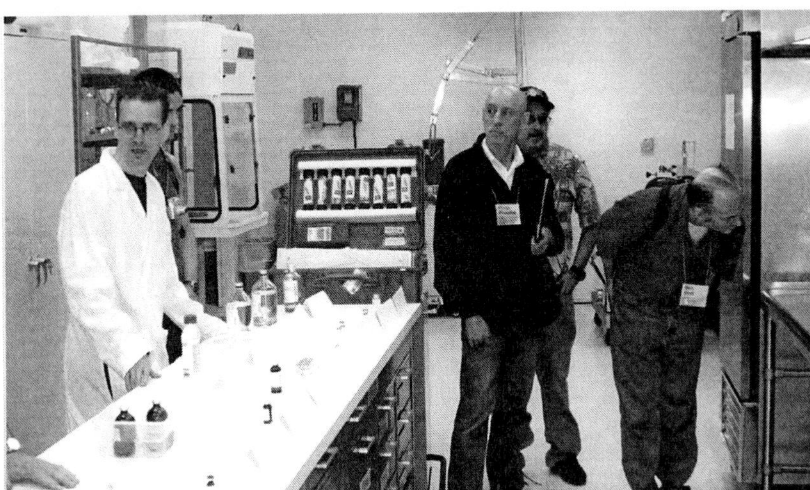

Im Forschungslabor Boynton Beach, Mai 2007, von links: Ashwin de Wolf, Phil Roades (Australien), Ben Best

In der Einrichtung wurde auch an Wasserbädern und Stickstoff-Behältern für die Kühlung der Patienten unterwegs getüftelt und gebastelt.
Im Außenbereich wurden wir von deutschen Paparazzi des Fernsehsenders

ARD verfolgt und gefilmt, die keinen Zugang zur Tagung bekommen hatten. So erschien ich auch einmal kurz im deutschen Fernsehen, samt meiner roten Thermoskanne, an der ich weltweit zu erkennen bin!
Es hätte andere Gründe für einen Fernsehauftritt geben können, zum Beispiel meine langjährige Praxistätigkeit.
Florida war ein einmaliges, unvergessliches Erlebnis, das uns entsprechend im Glauben an die Theorie der Kryonik aufbaute. Diese klugen Leute, die wir trafen, samt Wissenschaftlern und Medizinern, können nicht alle Denkfehlern unterliegen, wie es die Skeptiker und Gegner der Kryonik behaupten.

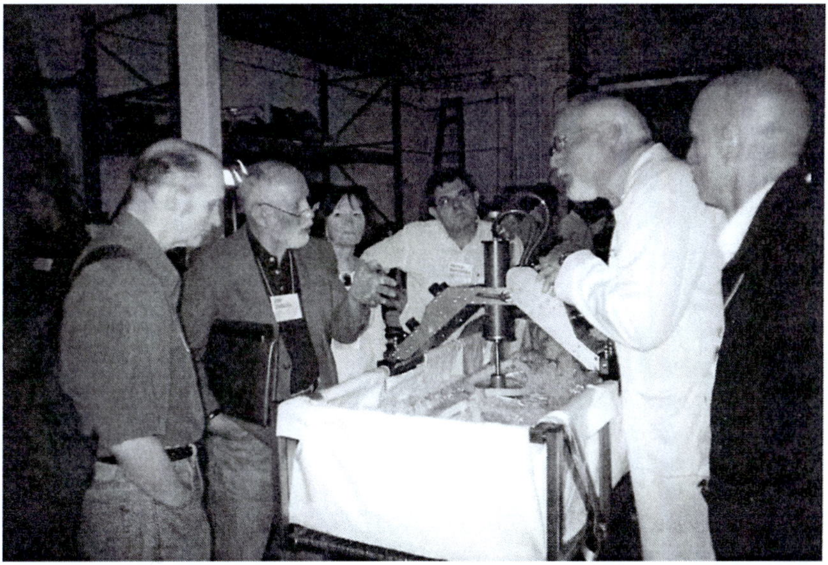

Im Kryo-Labor in Florida, Boynton Beach, Mai 2007, links: Ben Best

Wir sahen auch Miami Beach, eine amerikanische Hochzeit im Hotelgarten und wie sich die Palmen in der beginnenden Hurrikan-Saison bogen.
Wieder zu Hause, stellten wir als neue Stundenkraft Ramona Kretschmer ein und lernten sie an. An dieser kleinen und zierlichen Frau beeindruckten ihr eiserner Ehrgeiz und großes Engagement. Sie wurde eine große Stütze meiner Praxis.
Mein alter Freund und Schützenbruder Günter Nagel beendete seinen Leidensweg und landete in einer Urne auf dem Südfriedhof. Er war Gott sei Dank nie bei mir Patient gewesen. Nun war er seiner Frau, seinem Bruder und Vater gefolgt. Als ob das Schicksal auch ganze Familien aufs Korn nimmt.

Eine 50-jährige Frau in der „Kleiderkammer“ nahe unserer Praxis war beim Frühstück tot umgefallen, auch sie war keine Patientin von uns. Bei jedem Todesfall eigener Patienten macht man sich ja Gedanken über seinen Eigenanteil daran.
Ulbrichts Untermieter hatten einen grässlichen, großen, schwarzen Kampfhund namens „Spike“, der nur Trockenfutter bekommen durfte, bei rohem Fleisch wäre er „scharf“ geworden. Zu großen schwarzen Hunden hatte ich ein gestörtes Verhältnis, seit mich in der Kindheit mal ein solcher angesprungen hatte.
Das Stadtfest Heidenau Anfang Juni war gewürzt mit Country-Musik, der Linedance-Gruppe Heidenau, dem Auftritt von Bernhard Brink, der keine sehr gute Figur machte und wie angenervt erschien, der legendären Band „Ohio Express“ und den privaten Panzern russischer Herkunft von Gerüstbau-Bindig.
Eine Weiterbildung zum Thema Diabetes fand im Hilton-Hotel Dresden statt, wo die Reichen und Schönen wohnen.
Mit den Kindern inspizierten wir die Altmarktpassagen und den Musikladen an der Wallstraße. Hansi spielte etwas Klavier, was aber auch später einschlief. Lydia und Frank holten ein Streifenhörnchen aus 60 km Entfernung, was ein eigenes Zimmer bekam. Nach meinem Geschmack hätte das lieber ein Kinderzimmer werden können, welches Tochter Lydia bis heute leider noch nicht gebraucht hat, wie so viele junge Leute hierzulande!
Martina arbeitete jetzt in der Uni-Verwaltung, Abteilung Sterbefälle, und erzählte gelegentlich einen makabren Fall, zum Beispiel von einem alten Mann, der auf der Grabplatte seiner Frau ausrutschte und dort auf dem Friedhof starb …
Im Juli besuchten wir das Plastinarium Gunter von Hagens in Guben, das ja eine gewisse Parallele zu unserer Menschen-Konservierung darstellt, wenn auch mit anderer Absicht, aus Leichen Kunstwerke zu machen. Ihn auf die Kryonik und eventuelle Zusammenarbeit anzusprechen, erwies sich aber wie üblich als frustran.

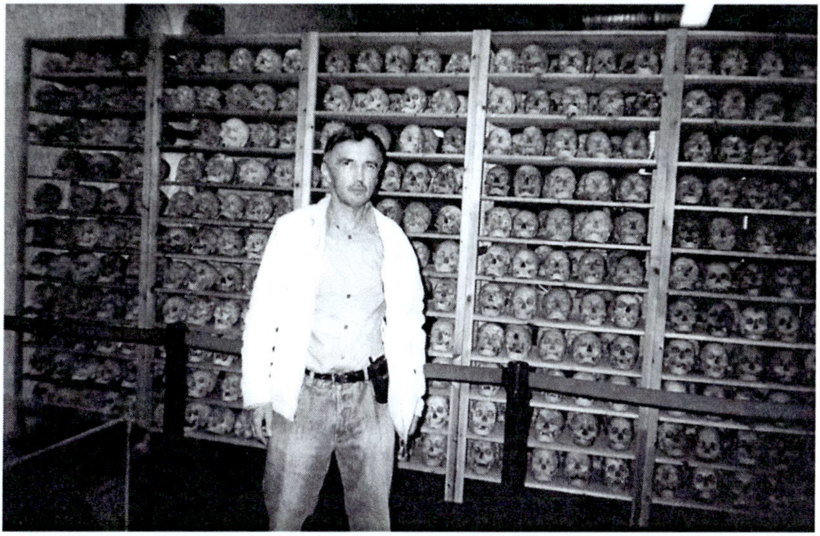

Plastinarium Guben 01. 07. 2007, vor vielen gegangenen Seelen

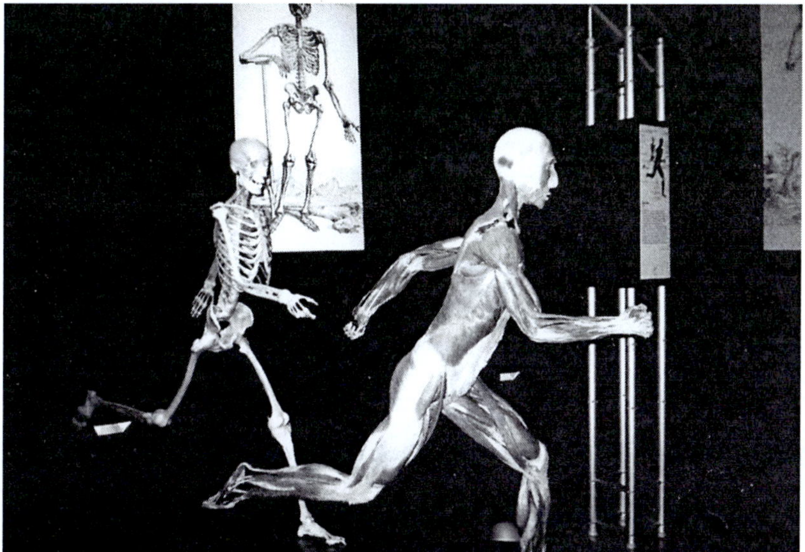

Anatomische Kunstwerke Plastinarium Guben 01. 07. 2007

Auf Gut Gamig gab es wieder den beliebten Ärztestammtisch mit den Hausärzten Dr. Gnoyke, Frühauf, Hochmanns, Gilbert, Unger, Königsmann (Kingman), Winkler, Ziege, Sand und Fiedler.
Neben den laufenden Alimenten gab ich den Kindern einiges zusätzlich aus, so Taschengeld und mal 300,- Euro für ein neues Fahrrad. Wer hat, der kann, aber nun weiß man, warum ich nie reich geworden bin.
Ein Film über die Französische Revolution 1789 zeigte die schockierende Brutalität derselben und regte zum Sinnieren über die diesbezügliche Seltsamkeit der Franzosen an, denn so etwas hatte es in keinem anderen Land gegeben.
Ohne Frau Lena war meine Wohnung im 4. Stock nun zu groß, die Treppen für die vielen Hausbesuche zu hoch. So wollte ich ins Erdgeschoß ziehen und baute den Blei-Schlafkasten ab.
Das Blei schafften dann einige Muskelprotze für mich in den Keller. Aus Trägheit und Zeitmangel wurde der Kasten erst im Alter von über 60 im Erdgeschoß in kleiner Form wieder aufgebaut, etwas spät für die Abschirmung radioaktiver Strahlung, die wohl besser etwas eher erfolgen sollte.
Mit dem Chefarzt der Pathologie Friedrichstadt, Dr. Gunter Haroske, schlossen wir Balsamier-Verträge für unsere posthume Versorgung ab. Als Dankeschön schickte ich dann meine Haut-Histologien an diesen, das half ihm wirtschaften. Geraume Jahre später kündigte Dr. Haroske die Verträge aus unbekanntem Grund und ich stellte die Zusendungen daraufhin ein.
Im August flogen wir mit Martina und den Kindern für 10 Tage nach Kreta zu einem schönen Urlaub in Chersonissos an der Ostküste. Wir gingen im Pool und im Meer baden, spielten Schach und Tischtennis, Hansi klinkte sich oft aus und flirtete mit einem Mädchen aus Riesa; wir besuchten bei brütender Hitze den Palast des Knossos und ließen uns von der griechischen Antike anhauchen.
Nebenbei amüsierte uns der Waldmensch „Öfföff“ mit seiner Waldfreundin „Tütü“ mit ihrer Lebensweise in der Natur in Sachsen, was damals durch die Medien ging. Alles in allem ein wunderschöner Urlaub auf Kreta.

Am 20. 08. erfolgte dann mein Umzug ins Erdgeschoß mit selbem Eingang und damit ohne Ummelderei. Welche Art von Nachbarn mich dort erwartete, konnte ich noch nicht ahnen.
Am 25. August ging es wieder auf eine Kryo-Sitzung in Nürnberg mit Prof. Sames, Freund Gerhard v. Repel, Saxer, Nickles, dem Zellforscher Klaus Mathwig, der Kältetechniker Rolf Sommer, Alexandra S. Die 3. Reich-Gedenkstätte in Nürnberg war wieder ein Muss.
Wieder zuhause, gab es eine kleine Einlage. Einer unserer Trinker-Patienten lag mitten auf der Kreuzung nahe meiner Wohnung mit ausgebreiteten Armen

gleich Jesus am Kreuz in einer Art Präkoma, neben ihm ein Beutel voll Schnapsflaschen. Ich rief die DMH und hatte gleich mal die Gelegenheit, mit dem beliebten Notarzt OA Dr. Klinger ein kleines Fachgespräch zu führen, bevor er den Patienten wie so öfter mit ins Krankenhaus Pirna nahm.
Der Bruder von Schwester Gabi, Thomas B., starb mit 59 Jahren an einem Herzereignis, ein Elend.

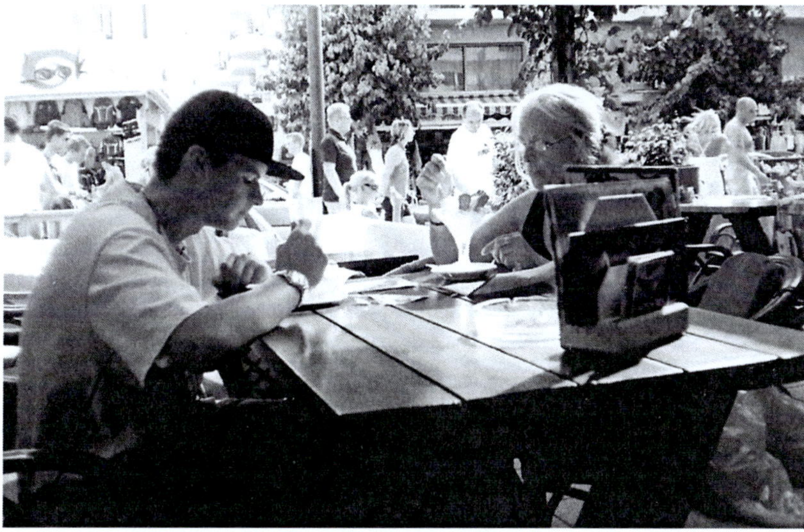

Mit Hansi und Martina auf Kreta, August 2007

Meiner Freizeitgestalterin und Lebensabschnittsgefährtin Christine musste auch mal etwas geboten werden außerhalb unserer Badeausflüge und Schach-Abende. Wir machten eine Busreise an die Cote Azur, es war das Jahr der großen Reisen! Mit dem klapprigen Bus von „Catherina Reisen“ ging es über den Brenner, Verona und Genua in 22 Stunden nach Cap Esterel bei Cannes, einer hübschen Urlaubersiedlung. Meine Patienten Fam. Steudtner und Okatavia L. waren zufällig mit im Bus. Neben Cap Esterel lag die Stadt Agay mit einer herrlichen Bucht mit Yachthafen und Seebad. Von dort aus ging es mit Busausflügen nach Nizza, Monaco, St. Raphael, St. Tropez. In Monaco wurde an den 15. Todestag von Grace Kelly, in St. Tropez an Brigitte Bardot und Louis de Fune erinnert. Von Herrn Steudtner gab es ein lustiges Foto, wie er in St. Tropez aus einem hohlen Baum guckt. Oktavia wurde zum „schönsten Busen von Cap Esterel“ ernannt, wie man sieht, hatten wir Spaß. Die Rückfahrt am 21. 09. dauerte bis früh 4 Uhr. Auch diese Reise war unvergesslich.

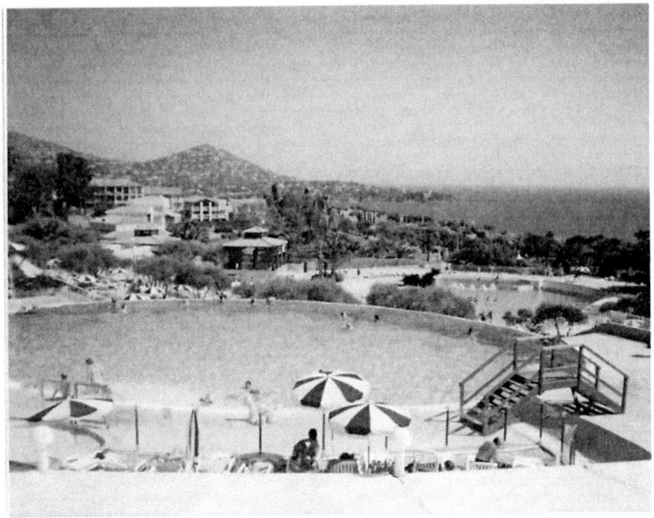

Meerblick vom Pool aus. Cap Esterel 2007

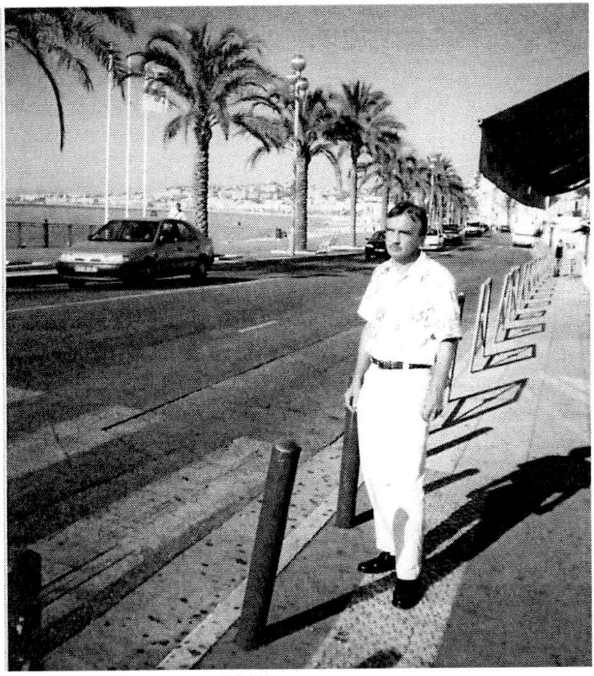

Auf der Uferstraße von Nizza, 2007

Zuhause ging die übliche Freizeitgestaltung weiter mit Baden, Skatabenden und Sportvereinen. Die „Erbmasse“ (Tochter) von Zahnarzt Göpel renovierte weiter an meinen desolaten Rest-Zähnen. Für die Kryonik wurden Chemikalien bei Fisher Scientific geordert und eine ähnliche Lösung wie die VM-1 von Cryonics Institute für alle Fälle gemixt und bereitgestellt. Im Sachseneck begingen wir das 15-jährige Praxisbestehen. Am 17. 11. 07 gab es an der Uni einen „Hausärztetag“ mit einer Weiterbildung über die Apoplexie, mit der wir ja ständig konfrontiert wurden. Tochter Lydia bastelte als angehende Chemikerin ein lustiges Modell des Alkohol-Moleküls, das einem kleinen Hund ähnelte, oder doch eher dem alkoholischen Kater? Auf Sohn Hansi (Johannes) musste wegen schlechter Noten erzieherisch eingewirkt werden. Dazu gibt es einen hübschen Witz: Eine Mutter rügt ihren Sohn: „Was du für ein schlechtes Zeugnis hast, sogar eine Fünf in Betragen, was soll dein armer Vater sagen, wenn er morgen aus dem Knast heimkommt!“ Nach dem Motto: Der Apfel fällt nicht weit vom Stamm. An unserem Block wurden schöne geräumige Balkons angebaut und die Außenwand gedämmt, eine Lärmdämmung innen wäre auch angebracht gewesen.

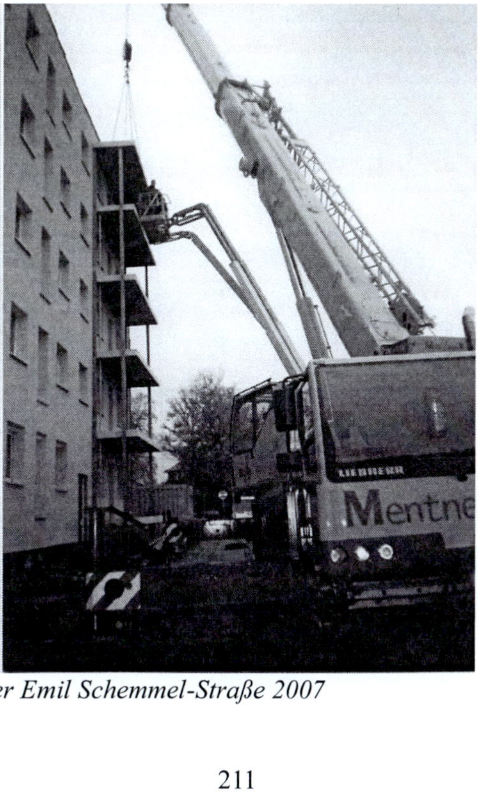

Balkonbau in der Emil Schemmel-Straße 2007

Das romantische Weihnachtssingen der Ärzte auf Gut Gamig fand wieder statt. Allerdings waren teilweise lateinische und unbekannte Lieder dabei, wir waren mehr die bekannten und volkstümlichen gewöhnt.
Das bei mir schon länger bekannte Reinke-Ödem im Kehlkopf wollte der Chefarzt Fabian der HNO Pirna gern operieren. Das wurde aber aufgeschoben bis letztendlich 2020, als es deutlich an Größe zunahm. Zu Operationen am eigenen Leibe hatte ich nun mal ein gestörtes Verhältnis, was sich später noch bestätigen sollte.
Zu Weihnachten überschütteten uns die lieben Patienten wie gewöhnlich mit vielen Alkohol-Flaschen, überwiegend Rotwein.

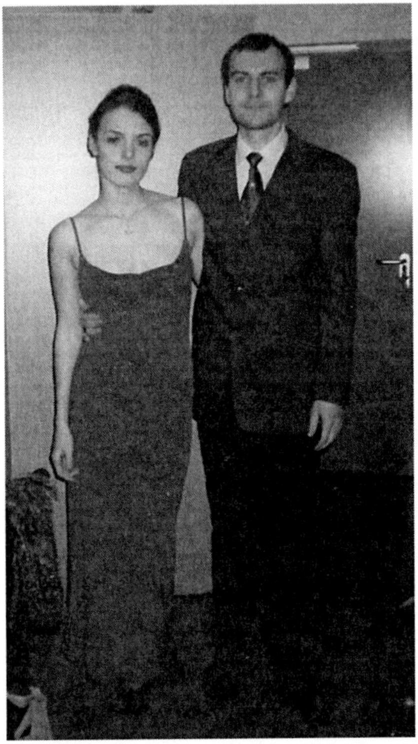

„Lady in red", vor einem Tanzstunden-Abschlussball im Ballhaus Watzke, 01. 12. 2007, Tochter Lydia mit Frank

Mit Ulbrichts besuchten wir die „ABBA Mania" im Kulturpalast Dresden. Am 29. 12. waren die Geburtstage von Bruder Volker und Freund Heiner angesagt, die Silvesterfeier wie so oft im „Gelben Haus"

2008

In der Praxis:
Die Sprechstunde lief wie immer wellenförmig, mal voll und mal leerer. In der Silvesternacht war die ältere Dame mit dem Pankreaskrebs gestorben, eine Krebsart mit schlechter Prognose. Herr B. L. mit dem eitrigen Loch im Rücken starb im Krankenhaus nach mehreren Bandscheiben-Operationen, den Verlauf bezeichnete seine entsetzte Frau dann als „Mord auf Raten". Der OP-Saal dieses Hauses kam uns doch etwas infektiös vor, vermutlich durch die üblen Krankenhaus-Keime.
Ein 77-jähriger Mann starb auch im Krankenhaus, offenbar an Narkosefolgen, eine alte Frau mit Dickdarmkrebs verließ uns für immer. Die Mutter Ulbricht starb mit 88 Jahren an einem großen ischämischen Schlaganfall, nachdem ihr die Internisten die von mir verordnete Blutverdünnung weggenommen hatten, aus welchen Gründen auch immer. Natürlich war ich sehr sauer. So begleitet das Elend jeden Hausarzt.
Ein junger Mann bekam eine akute Leukämie und ging zur Chemotherapie. Ein Mann mit Magenkrebs überlebte nach Radiochemo und Operation, Glück gehabt, denn der Magenkrebs metastasiert gewöhnlich ganz schnell in die Leber.
Ansonsten gab es in der Praxis das oben erwähnte breit gefächerte Spektrum an Diagnosen, von Gicht über Borreliose bis Lungenentzündung. Meine Extras wie Hautchirurgie, und Asthma-, Herz-, Migräne-, Knie- und Rückenspritzen liefen weiter mit gutem Erfolg, das macht kaum noch ein anderer Hausarzt. Die intraarteriellen Spritzen gegen Durchblutungsstörung hatten wir verlassen, vielleicht wird man mit den Jahren doch etwas ängstlicher, obwohl wir nie eine Komplikation dabei zu verzeichnen hatten.
Das Opiumderivat Tilidin führte schnell zur Sucht und geriet so bei mir in Misskredit.
Im März erreichten wir bei den 2-Jahres-Checks den Rekord von 68 derselben.
Durch ein Versehen der Praxisschwester erhielt Freund Wolfram die Repevax-Impfung zweimal. (Tetanus u. a.). Man soll ja „Überimpfung" meiden, aber in diesem Fall hatte es den Effekt, dass er nie wieder eine Erkältung bekam. Eine meiner Naevus(Muttermal)-Entfernungen erwies sich als Hautkrebs und kam zur Hautärztin zur Weiterbehandlung. Die Präparate wurden ja fast alle zum Pathologen geschickt.
Einen Mann mit Neigung zu möglicherweise Bier-bedingter Herzschwäche hielten wir jahrelang mit Strophanthin-Spritzen über Wasser. Er starb erst 2020 mit 70 Jahren an einer Herzattacke, als meine Praxis bereits abgegeben war. Die Nachfolgerin hat leider meine oben genannten „Extras" nicht

übernommen bzw. weitergeführt trotz wohlgemeinten Anlernens. Es war einer der Elektroniker, die sich vergeblich an meinem Puls-Warngerät versucht hatten. Ein im Krankenhaus Friedrichstadt wieder angenähter Finger starb dann trotzdem ab. Die Patientin mit dem schweren Alzheimer kam im August ans Ende ihres Leidensweges. Bei einer jungen Frau wurde eine Multiple Sklerose neu festgestellt. Diese seltsame Autoimmunerkrankung des Nervensystems kann heute lange hingehalten, aber nicht komplett geheilt werden.
Als hautchirurgisches „Bonbon“ schnitt ich auch gern mal ein hässliches Pendelfibrom vom Augenlid weg, vor welchem die Kollegen offenbar zu viel Respekt hatten, das aber technisch problemlos ist.
Bei unklarem Schwindel versuchten wir gelegentlich das Lagerungsmanöver nach Semont, meist mit guter Wirkung. Dieses soll verlagerte Statolithen der Bogengänge des Innenohrs wieder in die richtige Lage bringen.
Bei einem „akuten Bauch“ im Pflegeheim verhinderten die Verwandten der Patientin die geplante Einweisung aufgrund einer dieser unsäglichen „Patientenverfügungen“, vielleicht wollten sie schneller erben. Die Patientin verstarb in einem Tag. Ein vitaler, lebenslustiger und humorvoller Schützenbruder, der Dieter W., begann seinen Leidensweg mit Non-Hodgkin-Lymphom, dann Schlaganfall, dann Magenkrebs, an dem er schließlich mit 67 Jahren verstarb. Im Dezember verloren wir einen 79-jährigen Patienten mit akuter Pankreatitis. Das Jammertal menschlichen Elends verlässt den Hausarzt nie.

2008 außerhalb der Praxis

Mein Interesse für die Überlebensidee „Kryonik“ erlahmte seit 2004 nie mehr. So wurde Kontakt zu anderen „Kryos“ gehalten, zu Professor Sames, den Cormans aus Florida, Ben Best und Andy von CI Michigan, zu Pathologen und Bestattern. Für das Pulswarnsystem wurde nun nach einer einschlägigen Firma gesucht. Die Vorstellung, einen Chirurgen für die Perfusion zu gewinnen, zerschlug sich bald, die schienen Angst vor Leichen, oder besser scheinbar Verstorbenen zu haben. Außerdem haben sie keine Übung in der Balsamierung, das kann jeder Sektionsgehilfe besser. Werbeversuche für unsere Idee blieben weiterhin meist vergeblich, kaum jemand wollte daran glauben, und zieht den sicheren Tod einer Chance der Rettung vor.
Die Ausgrenzung der Raucher aus den Gaststätten nervte diese natürlich sehr. Wahre Demokratie wäre es, so viele Raucherlokale und -Flüge prozentual nach Raucheranteil der Bevölkerung zu belassen, also etwa 25 %. Die „Demokratie“ neigt aber gelegentlich ziemlich zur Diktatur.
Bei unserer Abrechnung (mit den Krankenkassen) kontaktierten wir regelmäßig die freundliche Frau Leipert von der Kassenärztlichen Vereinigung, der

Zahlstelle aller Kassenärzte. Damit wurden die Probleme bei der Abrechnung gelöst. Die Bürokraten nervten mit ihrem „Qualitätsmanagement", das sinnlos viel Zeit und Papier kostete. Es ist zu bezweifeln, ob dadurch auch nur ein einziger Patient besser geheilt wurde, genauso wie durch das sogenannte „Disease Management".
Die zierliche und begehrenswerte Frau Dr. Nanning aus der Psychiatrie Pirna, leider in festen Händen, traf ich einmal im Pflegeheim. Sie bemerkte, dass Schachspieler öfter Schizophrenie kriegen als Andere, beruhigte mich aber gleich, dass ich über das Alter dafür schon hinaus sei.
Welch psychologische Erleichterung!
Ende Januar entflohen wir mit Christine kurz dem trüben deutschen Wetter ins „Tropical Island". Dort war nicht nur die Temperatur tropisch hoch, auch die Preise stiegen mit.
Auch Christine war charakterlich etwas schwierig und hatte eine cholerische Neigung, so dass es auch mit ihr gelegentlich Beziehungskrisen gab.
Im Dienst gab es eine makabre Totenschau bei dem Bruder (65) eines unserer Stammpatienten, der im Sessel vor dem noch laufenden Fernseher für immer entschlafen war.
Ein schweizerischer Student, an Leukämie verstorben und Kryoniker, wurde mithilfe unseres Professors erfolgreich zeitnah versorgt und nach Cryonics Institute auf den Weg gebracht. Solch ein Fall baut gläubige Kryoniker natürlich auf. Bei allem Elend des in der Blüte seiner Jugend Verstorbenen bleibt die Hoffnung, dass er eines Tages wieder sein Leben fortsetzen könnte.
In der neuen Wohnung im Erdgeschoß war ich unter üble Nachbarn geraten, was man vorher nicht ahnen konnte. Der Kerl nebenan drehte nachts die Bässe seiner Stereoanlage auf, nichts gegen gute Musik, aber man hörte nur das Wummern. Die über mir trampelten 10-mal hintereinander hin und her, als hätten sie in der Wohnung ein Fitnessstudio. Ein jahrelanges Martyrium bahnte sich an!
Von Bau und Umzug hatte ich die Nase ja voll und auch kaum Zeit dafür.
Im Februar 08 gab es in der Nachbar-Praxis der Zahnärztin Kaiser einen Einbruch, was uns später auch noch erwarten sollte. Sie rüstete mit einer großen Warnanlage dagegen auf. Heidenau-Süd schien überhaupt bei Einbrechern beliebt zu sein.
Die erwähnten Krisen mit meiner derzeitigen Freundin kamen mit meiner (übermäßigen?) Sinnlichkeit in Konflikt. So vermittelte gelegentlich eine Vertreterin des „horizontalen Gewerbes" eine Illusion von Liebe. Das sind auch ganz normale Mädels ohne die Hemmungen oder Macken der „Normalo"-Frau, mit denen man eine gute menschliche Beziehung aufbauen kann. Natürlich ist gekaufte Liebe keine wirkliche.
Am 9. März ging es wieder einmal zu einem Kryo-Treffen nach Frankfurt /

Main. Der russische Gast von „Kriorus“ trug ständig eine Helmkamera, die sein Gegenüber filmte. Damit und mit Geheimhaltung hatten wir kein Problem, eher mit dem Gegenteil: Ignoranz, Unglaube oder Unkenntnis dieser Theorie. Nach der Sitzung kam wie immer die Touristik, mit Kryo-Freund Marcus B. streiften wir durch das Zentrum von Frankfurt.
Der Marcus trat auch schon mal im Fernsehen auf zur Propagierung unserer Idee.

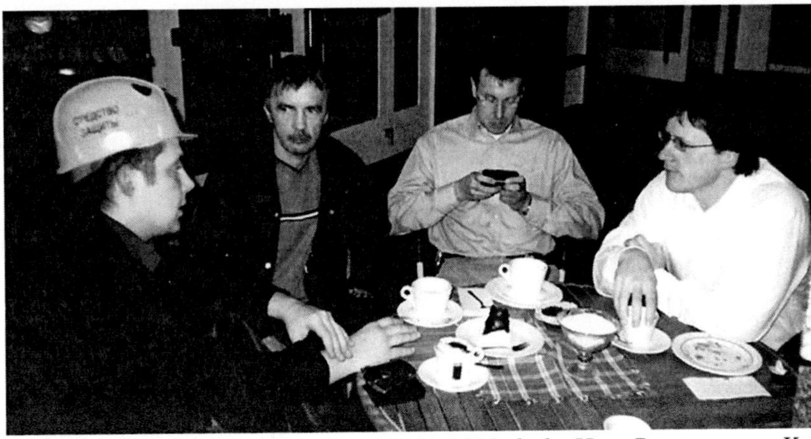

Eine Kryo-Sitzung, Frankfurt /M. 10. 03 2008, links Herr Potapow von Kriorus mit Helm-Kamera

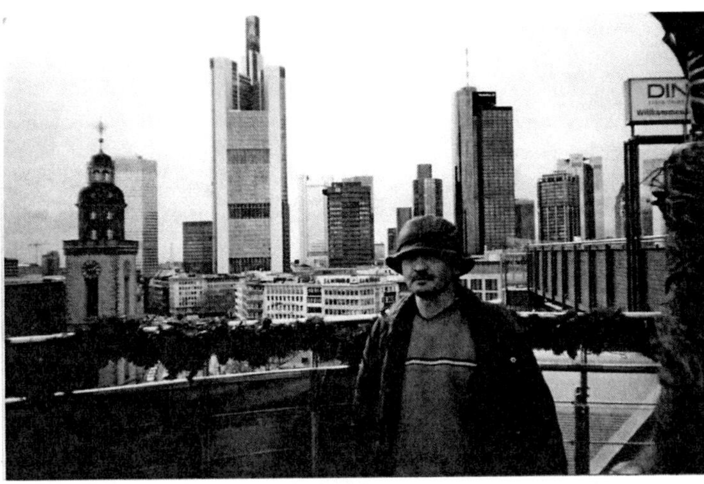

Bummel in „Mainhatten“, 11. 03. 2008

Beim Tischtennis entdeckte ich die „Alten Herren“ von Pirna– Jessen, zum Sportverein Copitz gehörend, und trat dort ein. Die Lockerheit dort mit Bier und Rauchen in den Pausen war gemütlich und verlockend. Die Sporthalle hieß „Hultzsch-Heim“, die ehemaligen Fußballer spielten teilweise auf für mich hohem Niveau Tischtennis und wollten möglichst immer gewinnen.
In Heidenau war wegen großen Andrangs nicht immer eine Platte zum Spielen frei. Den Tipp hatte Skatfreund Uwe Peters gegeben, der selbst im Hultzsch-Heim aktiv war.
Ein Brief von den Cormans aus Florida erfreute die kryonische Seele. Wie so viele schlief auch diese Bekanntschaft über die Jahre langsam ein.
Mit dem Chefarzt der Pathologie Friedrichstadt, Dr. Gunter Haroske, gab es noch ein Gespräch über die Kryonik. Er glaubte nicht an diese Chance des Weiterlebens, versprach aber erst einmal Hilfe im Notfall.
Das „Kurhaus“ Kleinzschachwitz existierte noch, dort saßen wir auch 2008 gerne im Biergarten mit Elbblick.
Der 78. Geburtstag meines alten Freundes Jochen Schwerdtner fand wieder im Sportheim Heidenau nahe seiner Wohnung statt, ein starker Charakter in einem hageren Körper, dem das Schicksal noch 5 Lebensjahre zugestehen sollte. Mit dabei waren sein Freund Armin Scherzer, seine Tochter Angela mit Mann Michael und andere.
Mein guter Nachbar und Freund Peter Knappe half weiter bei Problemen mit dem Computer, und das über viele Jahre, bis heute in der Rentnerzeit.
Skatabende in der „Reichskrone“ und weitere Geburtstage lockerten die Freizeit auf.
Im April gab es ein Ständchen der Ärzte für Dr. Heymann aus Dohna zu seinem 60. Geburtstag, mit den singfreudigen Kollegen Dr. Gnoyke, Alheit, Hochmann, Winkler, Sand, Müller, Löscher, Königsmann und mir. Auch Gerhards und Martinas Geburtstage wurden wie immer begangen.
Mit Christine und Freunden waren wir zu dem (flachen) Klamauk in „Merlins Wunderland“ in Dresden.
Für die Kryonik erstellte ich eine Werbeschrift, natürlich vergeblich, da die Leute nun mal auf ihren geliebten Friedhof gehen wollen. Die Bewegung ist zu schwach, und solche Art Werbung, auch persönliche, hat so gut wie keinen Effekt. Wir bekommen nur etwas Zulauf über das Internet, mit dem man wesentlich mehr Leute erreichen kann.
Im Mai gab es wieder den Herrentag mit Skat im Garten von RA Thomas R. neben dem romantischen Nordfriedhof. Mit Christine gingen wir zum Karl May-Fest Radebeul in Erinnerung an jugendliche Indianer-Verehrung, dort waren auch immer echte Indianer aus den USA anwesend.
Die unsägliche „Prüfungsstelle der Ärzte“ nervte, ich hätte zu viel Infusionen für meine Fachgruppe abgerechnet. Das „Fahrtenbuch“ für die Steuer nervte

auch, bei den vielen Hausbesuchen zeitlich kaum machbar. Oh, gäbe es doch weniger Bürokraten auf der Welt!
Auch der jahrelange niveaulose Lärmkrieg mit den erwähnten üblen Nachbarn nervte. Wenn es oben endlos trampelte oder nebenan durch die Wand „wummerte", musste ich auch mal gegenhalten und an die Wand pochen. Ein klärendes Gespräch mit diesen Typen war nicht möglich. Sie wussten von nichts.
Christine animierte (im Schönheitsdrang der Frauen) zu unserer Nasen-Operation bei einem Dr. Bouda in Prag. Unser beider Nasen-OP fand am 21. 05. 08 dort statt mit einer Nacht stationär. Sie ließ ihre leichte Hakennase, ich meine traumatische Sattelnase aus der Kindheit operieren. Bei ihr ging es gut, bei mir leitete es einen Leidensweg von schließlich 6 mehr oder weniger pfuschigen Nasen-OPs ein.

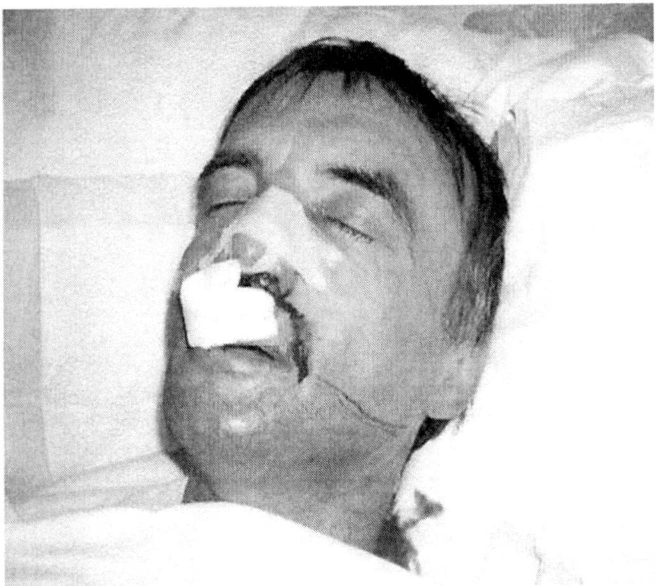

Nach der Nasen-OP Mai 2008 in Prag

Das Motiv war, schöner zu werden und besser Luft zu kriegen und damit nach vielen Jahren einmal von den abschwellenden Nasentropfen loszukommen.
In Lokalbetäubung auf meinen Wunsch setzte mir Dr. Bouda einen Nasenrücken aus MedPor ein, bei unterhaltsamer Musik von Michael Jackson, dem Mann mit der viel operierten Nase, was mich sogar unter der Operation zum Lachen brachte. Bei dieser vergleichsweise preiswerten Nasenoperation für

1900,- Euro hätte der Doktor mal das Implantat oben an das Nasenbein nähen sollen, z. B. mit Drahtnaht. Diese „kleine“ Unterlassung zog viel Unheil nach sich. Das Implantat sah 1 Jahr ganz gut aus, sackte dann aber durch die Schwerkraft ab und kam an der Nasenspitze als entzündete Nekrose zum Vorschein. Dann musste ich erfahren, wie wenige gute Nasenchirurgen es in Deutschland gibt. Genauso rar scheinen sie in den USA zu sein, siehe Michael Jackson mit seiner zerstörten Nase.
Noch im Gesicht verschwollen, ging es am 24. Mai zu einem Kryo-Treffen in Frankfurt/Main, wieder in niveauvoller Begleitung durch Freund Gerhard von Repel. Lustigerweise befand sich das Tagungshotel neben einem Bordell. Durch die Fensterscheiben des Etablissements schauend erschreckte ich die „leichten Damen“ mit meinem Quasimodo-ähnlichen blau geschwollenen Gesicht, und nachts beobachteten wir vom Hotelfenster aus die in ihren Protzwagen an- und abfahrenden „Freier“. Ihre „Dienste“ nutzten wir nicht. Fachlich war die Sitzung interessant wie immer, es gab immer neue Aspekte bezüglich der Einfrostung von Patienten zu besprechen.

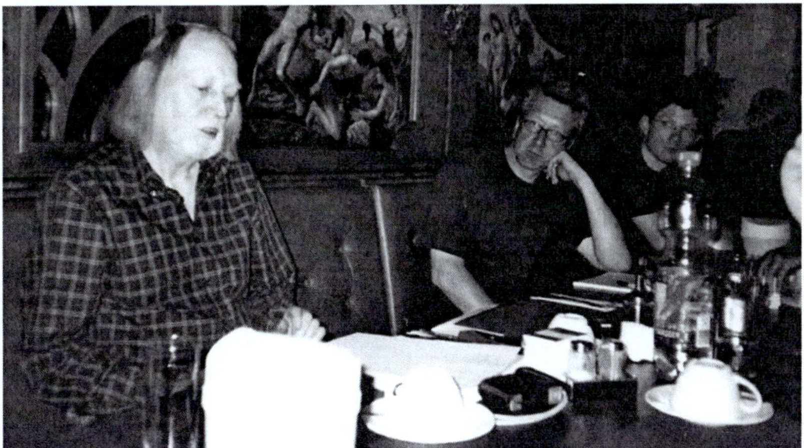

Eine Kryonik-Sitzung 25. Mai 2008 in Frankfurt am Main

Ende Mai gab es noch die Jugendweihe meines Neffen und Musterschülers Conrad in Klotzsche mit der damals noch harmonischen Hellerauer Familie. Auch der Scheidungskrieg mit Frau Lena lief dieses Jahr weiter und kostete sinnlos Zeit.
In der Familie von Praxishelferin Ramona ereignete sich ein emotionelles Drama, ihr Mann und ihre Schwägerin vereinigten sich als Paar, was dann 2 Ehescheidungen nach sich zog.

Der putzige Bürgermeister von Dohna Putzke wurde endlich abgewählt. Seine Hauptaufgabe war gewesen, persönlich Parkknollen zu verteilen, auch an Ärzte im Hausbesuch.
An der Universitätsklinik gab es eine Weiterbildung in Pulmologie (Lungenheilkunde).
Der befreundete Bestatter Richard feierte die Einweihung seines neuen Garten-Pools mit einer gut besuchten Party. Er ist ein eindrucksvoller Charakter und weiß viele Schauergeschichten und Fälle aus seinem Beruf zu berichten, unter anderen einen Massenunfall mit einer Pferdekutsche an der Auffahrt zu Schloss Neuschwanstein mit mehreren Toten.
Mitte August ließen Kälte und Nässe wieder an der Erderwärmung zweifeln, die zwar inzwischen belegt ist, nicht aber der Anteil des Menschen daran.
Eine arme Stammpatientin beklagte den Tod ihres 56-jährigen Mannes, ihres Bruders, ihrer Mutter und eines Enkels in kurzer Zeit. Einfach grausig, und wieder der Gedanke, dass das Schicksal nicht nur Einzelpersonen, sondern auch ganze Familien aus Korn nimmt, wie bei Günter Nagel.
Im Urweltzoo bei Sebnitz hatten wir mit Christine Spaß und machten lustige Fotos.

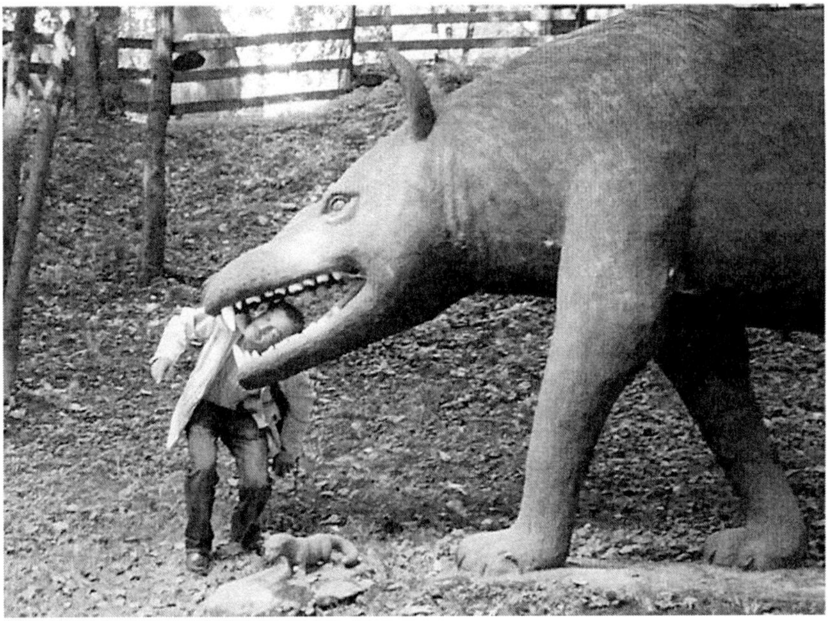

Im Urweltzoo bei Sebnitz, August 2008

Im August ging es auch noch eine Woche nach Mallorca-Paguera. In Palma beeindruckten die unterirdische Müllentsorgung ähnlich einer Rohrpost und der älteste Olivenbaum mit 1400 Jahren.
Wieder zurück in meinem nunmehr Erdgeschoß, baute ich für Katze Miezi eine Balkontreppe, so dass sie nach Belieben herunter und hoch konnte, es war nun einmal eine Freiluftkatze. Der Vermieter WGE duldete das netterweise. Einmal hörte ich von Passanten: Du, hier hält einer Hühner! Mal etwas zum Lachen. Im September flogen wir nach Detroit zur Jahresversammlung des Cryonics Institute, mit einigen USD in der Tasche für eine kleine Spende. Vor dem Abflug in Frankfurt nächtigten wir in Hattersheim bei Hanni Häuser, einer alten Bekannten meines Vaters.
In Detroit stiegen wir wieder im „Best Western“ Hotel an der 14 Mile Road ab. Mit dem Automatic Leihwagen von Alamo nahmen wir die Supermärkte Walmart, Great Value, Sears und Macy`s, die Belle Isle, ein verfallenes Negerviertel und das Hard Rock-Cafe im Zentrum mit.
Auf dem Begrüßungs-Dinner bei „Dimitri`s“ trafen wir den alten Gründer des Instituts, Robert Ettinger, Institutsleiter Ben Best, Royse Brown, den betagten Dr. Enzmann deutscher Herkunft, mit dem ich über den Hirntod bei längerem Kreislaufstillstand fachsimpelte (Er glaubte auch an den Erhalt des Gedächtnisses dabei), Kevin Boyle, ein fanatisch gläubiger Kryoniker, dessen Mutter und Bernhardiner bereits „im Eis“ lagen, der Bernhardiner wie gesagt in einer Menschen-Tonne, den Kryo-Forscher Ashwin de Wolf und andere Kryoniker, so auch einen New Yorker, einen Belgier und einen Russen, in familiärer Sympathie unter Gleichgesinnten.

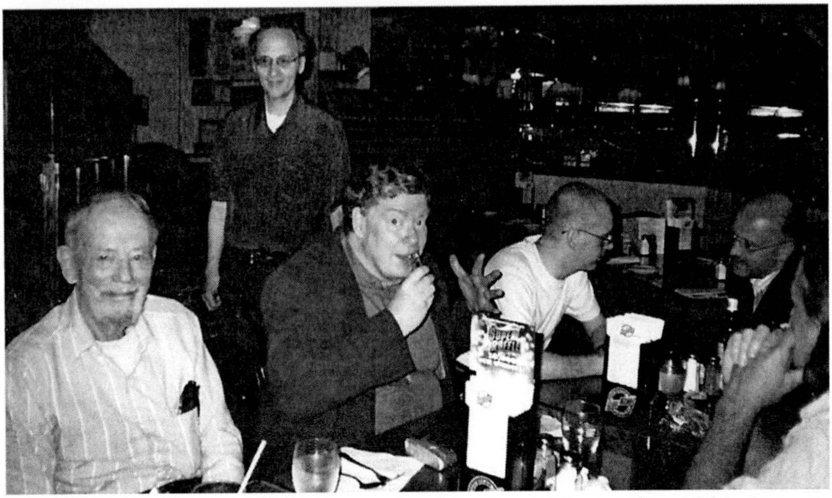

Geselliger Treff vor der Jahresversammlung des CI September 2008, Detroit, von links: Robert Ettinger, Ben Best, Royse Brown, Ashwin de Wolf, Robert starb 3 Jahre später mit 92 Jahren

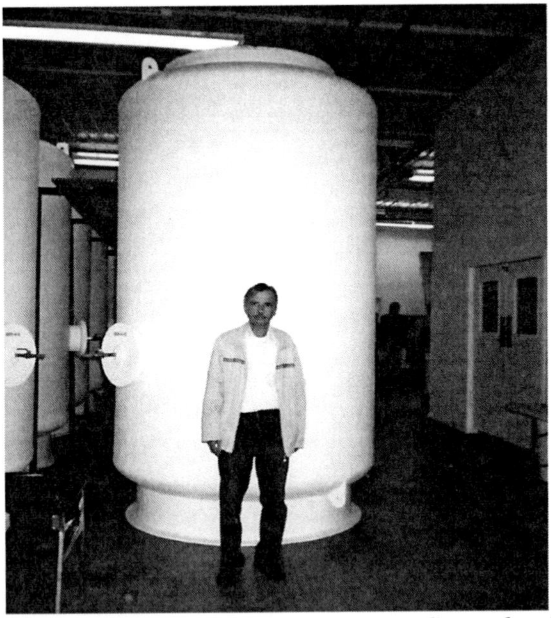

Vor einer Lagerungstonne mit 6 Patienten, Detroit, September 2008, scheint besser als ein Grab zu sein

Wieder zuhause gingen die üblichen Gewohnheiten weiter in der Freizeit mit Geburtstagen, Sportvereinen, ein Ausflug nach Schloss Pillnitz, Besuche bei Martina, Stieftochter Janette und den Kindern, auch dem 83. Geburtstag von Tante Christel im „Café Blümchen“ nahe der Bade-Kiesgrube Leuben, Tischtennis bei den „Alten Herren“ in Jessen, Treffen mit Christine mit Schach und Ausflug ins „Reich der Sinne“, Kaffee bei Bestatterin Monika M., Besuchen bei den Eltern in Hellerau und Opa S., dem Vater von Christine, der auch über 90 Jahre alt wurde.
Obwohl das Finanzamt von der Auflösung meiner Alternsforschungs-Vereins 2006 wusste, verfolgte es mich 2 Jahre danach noch mit seinen Anfragen. Ein ehemaliges Mitglied des ehemaligen Vereins, ein Herr Brunner, sollte sich im Alter von 52 Jahren erhängt haben, sicher ohne Zusammenhang damit.
Ein 42-jähriger Taxifahrer, der Freund einer Patientin von uns, sollte am Nordbahnhof einen Luftsprung neben seinem Auto gemacht haben und tot mit Herzinfarkt umgefallen sein.
Im Fernsehen unterhielten „Sandokan, der Tiger von Malaysia“, Burt Lancaster in einem guten Western und „Damals wars“ von Muck (Hartmut Schulze-Gerlach).
Eine Schwester der Krebsstation erzählte von einer Pflege-Vorschrift, nicht vor und über einen Toten bis eine halbe Stunde nach seinem Ableben reden zu sollen, es gab also die Meinung, der Tote könne noch eine halbe Stunde mithören (!) im Gegensatz zur schulmedizinischen Ansicht, nach 6 bis 10 Minuten sei man irreversibel hirntot. Letzteres glauben wir Kryos nicht, und derjenige, der diese Vorschrift für Pflegende verfasste, offenbar auch nicht.
Im Dezember fand eine DGGG-Tagung der Alternsforschung in Potsdam statt, Professor Sames war mit da. Der Kryobiologe Sputtek hatte sich abfällig über die Kryonik geäußert, nach dem Motto, aus einem Frikassee könne man keine lebendige Kuh machen. Solche „Experten“ werden von selbst bestraft, vom Gevatter, der sie ins ewige Nichts bringt. Als Kryobiologe müsste man es eigentlich besser wissen.
Bei dieser Gelegenheit huldigten wir natürlich Schloss Sanssouci mit dem „Alten Fritz“, Friedrich dem II.
Im Dezember gab es noch eine Horror-Totenschau im Beisein der KriPo. Der Herr K., dem Alkohol zugeneigt, wurde nach etwa einer Woche (oder länger) bei offenem Fenster trocken mumifiziert im Bad gefunden. Die Augen waren nur noch schwarze Höhlen, eine verkrustete Blutspur führte vom Bett bis ins Bad. Dort war er wohl mit dem Genick auf die Ecke eines Schränkchens gestürzt mit dem Resultat Genickbruch. Mit der Polizei kamen wir zur Übereinkunft, dass es ein „natürlicher Tod“ war.
Im Dezember war wie immer Vaters Geburtstag zu feiern, Weihnachten bei Kindern und Eltern und Bruder Volkers Geburtstag im Beisein unseres

legendären Jugendfreundes Helfried Wolf, „der Wulf“ genannt.
Silvester erfolgte wie gewöhnlich im Gelben Haus bei den Ulbrichts, die sich gerade aus China wieder heimgefunden hatten.

2009

In der Praxis:
Das gewohnte Fallspektrum erwartete uns in der Praxis. Es gab einen seltenen Fall der fortschreitenden hereditären Ataxie (erbliche Nervenschwäche), wobei den Neurologen keine Therapie zur Verfügung steht, Otitis, Atemwegsinfekte allen Schweregrades, Osteoporose, die „Pille danach“ war auch einmal erwünscht, blutende Hämorrhoiden, ein neues Bronchialkarzinom, Absoluta (irregulärer Herzschlag), familiäre Darmpolypen (Polyposis) mit erhöhter Wachsamkeit gegenüber Darmkrebs, gehäufte beunruhigende Extraschläge des Herzens (Extrasystolen) bei junger Frau, Norovirus im Pflegeheim mit Befall mehrerer Bewohner, Colitis (Dickdarmentzündung) mit Abgang blutigen Schleims, chronische Pankreatitis, Depressionen, Magenblutung unter Aspirin.
Neben den üblichen Atherom- und Fibromentfernungen wagte ich am 22. Januar eine etwas größere Operation eines faustgroßen weißlichen Tumors der Bauchhaut mit dickem Stiel. Es blutete dabei viel, zumal der Patient unter Aspirin stand und ich die vorangehende Blutstillung des Chefarzts D. gerade mal vergessen hatte, ging aber gut. Der große Tumor erwies sich als amelanotisches Melanom (farbloser schwarzer Hautkrebs). Die Onkologie fand lange keine Metastase, später vielleicht doch, der Patient verstarb Jahre danach an einer Gefäßerkrankung.
Es ging weiter mit einer Schulter-Spritze (Lokalbetäubung mit flüchtigem Kortison), MAS–Anfällen (Herzaussetzer), mit der Folge Herzschrittmacher, Psychosen, Harnwegsinfekten, Spritzen an die Wirbelsäule (paravertebral), Kniespritzen bei schmerzender Arthrose, Leber-Synkopen (Ohnmachten) bei Leberschaden mit zu viel Ammoniak im Blut, was mit Silymarin, Ornithin als Ammoniakfänger (Hepa Merz) und Timox als Antiepileptikum behandelt wurde samt Warnung vor Alkohol, Beinödeme mit den Differentialdiagnosen Herz- oder Nierenschwäche oder Krampfadern, Thrombose oder Lymphödem, ein Verdachtsfall auf Myokard (Herz-) Infarkt, Krebsfälle mit Metastasen (Vöglein verflogen), Heuschnupfen (Pollinose), Aortenstenose. Eine üble Urtikaria (Nesselsucht) wurde mit Fenistil und Kortison in die Vene beherrscht. Depression durch Ehescheidung, der Mann bekam später Lungenkrebs, wieder ein Hinweis auf die Rolle der Psyche bei der Krebsbildung. Bei den „Checks“ wurden öfter Hinweise auf den alimentären deutschen

Wohlstand gefunden: Gichtneigung (hohe Harnsäure) (viel Wurst und Fleisch), neuer Diabetes (viel Kalorien und Zucker), hohe Leberwerte (Alkohol). Die OP-Vorbereitungen für Augen-OPs waren häufig, die Augenärzte schienen den Grauen Star wie am Fließband zu operieren.
Eine habituelle Patellaluxation (Kniescheibenverrenkung) ging in die Chirurgie, Asthma-Spritzen im Anfall von Atemnot mit Kortison und dem bewährten Theophyllin mit sofortiger Besserung, manchmal waren auch Mucosolvan oder Antibiotikum dabei, Diabetes- und Hochdruck-Einstellung war täglich Brot, die Strophanthin-Spritzen gegen Herzschwäche wirkten gut, Restless legs (rastlose Beine) wurden mit Restex oder Pramipexol behandelt, Schizophrenie mit dem guten Olanzapin, eine Anämie mit Kollaps erforderte Abklärung, beim Gichtanfall half die bewährte Dexa 8/Ambene-Spritze i. m., blaue Finger bei einer jungen Frau ließen die Raynaudsche Krankheit vermuten, an Mikroembolien bei Endokarditis und Arteritis (Arterienentzündung) konnte man auch denken, unklare Rechtsherzbelastung im EKG nach einer Reise ließ an eine kleine Lungenembolie denken (bei Reisethrombose). Nach einer Hüft-OP in Pirna war ein Bein 4 cm zu kurz, wieder Experten am Werke, schnellende Finger konnten meist mit Depotkortison „weggespritzt" werden, direkt in den tastbaren Sehnen-Knoten, Zeckenentfernungen waren schwierig, wenn die Beißwerkzeuge dieser Untiere tief und fest in der Lederhaut saßen, ein Kehlkopfkrebs war erfolgreich bestrahlt worden und überlebte, ein daran Operierter konnte dagegen lebenslang nur noch flüstern, bei einem Lungenkrebs waren bereits die Rippen angefressen, (die Vöglein verflogen), ein anderer wurde operiert mit guten Aussichten nach Entfernung eines Lungenlappens, der kleinzellige Lungenkrebs ist immer tödlich wie bei einer 83-jährigen Raucherin.
Eine alte Patientin war mit offenem Platzbauch ins Pflegeheim entlassen worden, ein unerhörter Vorgang, und ging langsam unter den kaum sterilen Verbänden und unter Morphium zugrunde.
Bei einem Dekubitus (Wundliegen) im Heim war schon der Knochen (das Kreuzbein) zu sehen.
In unseren Pflegeheimen gab es so etwas kaum, das musste im Krankenhaus passiert sein.
Ein Kleinhirninfarkt führte zur Ataxie (Gangstörung) (das Kleinhirn ist an unserer Motorik beteiligt), eine Appendizitis ging ad Chirurgie, ein Nervenzusammenbruch war wegen Stromabschaltung und Zwangsräumung erfolgt. Eine Magenraffung wegen Fettsucht sollte wohl 10 TE kosten und musste bei der Krankenkasse beantragt werden. Die Aszitespunktion (Ableitung von Bauchwasser), meist bei Saufleber, überließ ich jetzt den Kollegen und machte das nicht mehr selbst. Bei diffusem Haarausfall versuchten wir Panthenol, Biotin, Ell Cranell und anderes, Durchblutungsstörungen gab es

gelegentlich, im Volksmund „Raucherbein“ genannt, als hautchirurgisches „Bonbon“ entfernte ich zwei Atherome von der Schamlippe, das Ergebnis war kosmetisch sehr gut (keine Narben), eine alte Frau mit geistiger Verwirrung wurde nach der Strophanthin-Spritze wieder klar, eine alte Erfahrung, für mich unklar, ob durch bessere Durchblutung wegen höherer Herzkraft oder einer direkten Wirkung des Stroph`s auf das Gehirn, von unseren Pankreas-Karzinomen überlebte kein Patient, eine Schultereckgelenk-Sprengung war nicht korrigiert worden, das Schlüsselbein stand außen nach oben und ließ sich elastisch eindrücken wie eine Klaviertaste, vielleicht wäre eine Zuggurtung oder Drahtnaht angezeigt gewesen, mit dem Schlüsselbein hat die heutige Chirurgie aber Probleme, was ich noch am eigenen Leibe erfahren sollte. Bei coronarer Herzkrankheit setzten wir gern das segensreiche Rocornal (aus der DDR-Zeit, ein amerikanisches Patent) ein, das später „abgeschafft“ wurde. Denn: Was gut ist, muss weg.
Das war ein kleiner, unvollständiger Ausflug ins Fachliche im Jahr 2009.

2009 außerhalb der Praxis

Der nervige „Lärmkrieg“ mit den niveaulosen Nachbarn im Erdgeschoß lief nun jahrelang weiter, und konnte manchmal als Mobbing aufgefasst werden.
Ein Bekannter ließ sich in Amsterdam Haare vom Hinterkopf nach vorn auf die Stirnglatze verpflanzen für schlappe 4800,-, wer hat, der kann etwas für seine Schönheit tun.
Im Winter ging es mit den Kindern zum Rodeln wie immer.
Beim Chinesen gab es noch die leckere Hai-Suppe, die später aus Naturschutz-Gründen abgeschafft wurde. Lustigerweise hieß der vietnamesische Kellner selbst „Haii“. Mein 56. Geburtstag stieg diesmal in der Reichskrone, die Nachfeier mit der Familie im „Papagei“ in Dresden, wo mein 83-jähriger Vater es uns allen im Kegeln zeigte und siegte! Er hatte überhaupt lebenslang sportlichen Ehrgeiz.
Im neuen Pirnaer Krankenhaus sollte Bettenmangel herrschen. Vielleicht fehlte doch die Kapazität vom abgeschafften Heidenauer Krankenhaus.
Mein Puls-Warngerät wurde nun der Dresdner Firma KDI in Auftrag gegeben, was halbwegs erfolgreich endete.
Clint Eastwood beeindruckte in dem unterhaltsamen Film „Dirty Harry“. Ist doch schön, wenn man sich in solche treffsicheren Helden hineinversetzen kann. Apropos treffsicher: Das Sportschießen in Langenhennersdorf ging so weiter, wie auch das Tischtennis bei den „Alten Herren“ in Jessen.
Die Tochter einer befreundeten ambulanten Pflegeschwester namens Samantha machte bei uns ein notwendiges Praktikum. In solchen Dingen war

ich stets kulant, stamme ja auch aus einer Lehrerfamilie. Rechtsanwalt Thomas R. feierte seinen 40. Geburtstag in der Drogenmühle, Erscheinen war Pflicht.
Eine verstorbene Ratte von Martina namens Annekin Skywalker musste beerdigt werden, das war Männerarbeit.
Am 20. Februar ging es für eine Woche in den Urlaub nach Tunesien, diesmal in Gruppe mit Ulbrichts, Richters und Paulis. Der Flug ging nach Monastir, dann weiter in das Hotel Calimera in der Urlauber-Enklave bei Skanes. Die Klimaanlage funktionierte nicht, und nachts war es im Februar eiskalt. Der Haar-Fön wurde zur Heizung entfremdet und ein Heizstrahler in Monastir gekauft. Dort saßen nur Männer in den Cafés, eben ein islamisches Land. In Sousse besuchten wir den Wochenmarkt und historische Schiffe, es gab Eisbaden im kalten Swimmingpool, Tischtennis und Schach, Animation und eine arabisch gestaltete Rauchergrotte. In einem noch von General Rommel stammenden Bunker am Strand lebte ein Obdachloser.

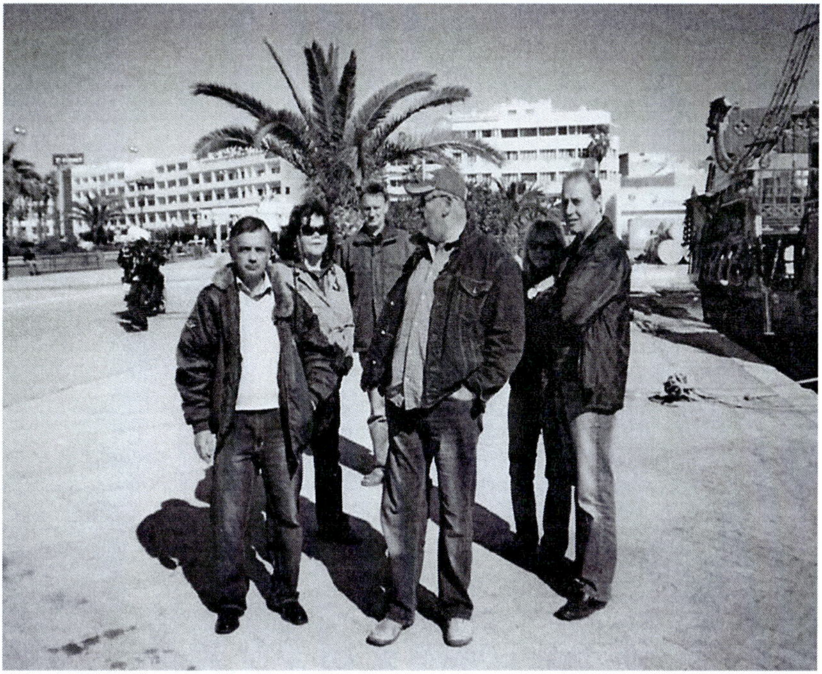

In Tunesien, Februar 2009

Ein exotisches Erlebnis. Auch die winzige gläserne Raucherkabine auf dem Nürnberger Flughafen auf dem Rückweg war ein Erlebnis der besonderen Art! Raucher-Diskriminierung in Reinkultur.
Nach dem Urlaub musste wie immer die aufgelaufene Post ausgewertet werden, Berichte, Befunde, Anfragen, Rechnungen ... Auch die „Berufsgenossenschaft“ vergaß nicht zu nerven.
In der Praxis gab es wie nach jedem Urlaub einen Massenandrang.
In diese Zeit fiel der alle, besonders die Sportschützen, bewegende Amoklauf in Winnenden mit 16 Toten, ein unfassbares Ereignis.
Mein Bestatter-Freund berichtete, der Chef der Commerzbank Ost habe sich erhängt.
In einer Heidenauer Gaststätte fand eine Männer-Hochzeit mit 80 Gästen statt, auch das gibt`s.
Ein Strafvollzugsbeamter und ein Häftling hatten sich lieben gelernt.
Wir stellten eine neue Praxishelferin Stefanie ein, die einmal Vollkraft werden sollte. Mit einer hinter meinem Rücken hetzenden Schwester kam ich nicht mehr klar. Sie hatte die alte Weisheit vergessen, dass man nicht in die Hand beißt, die einen füttert. Die Neue gab aber dann auf, aus gesundheitlichen Gründen, oder wegen des Mobbings durch die anderen Helferinnen?
Frauenkollektive sind für so etwas ja bekannt, in der Sprechstunde bekam ich nicht viel von dem mit, was draußen so abging. Mich interessierte vor allen Dingen, dass der „Laden lief“, und hatte keine Zeit, mich um die Sticheleien innerhalb des Personals zu kümmern.
Im März begann sich meine Nasenspitze zu entzünden, das nicht befestigte MedPor-Implantat von Dr. Bouda sackte (mit der Schwerkraft) ab und leitete eine Drucknekrose ein. Mein Nasen-Drama in 5 Akten begann.
Bei den Kindern spielte ich den Osterhasen, es gab weiter Skatabende, auch bei der Familien-Sippe in Hellerau, Christine war zwar öfter grillig, entführte mich aber gelegentlich ins „Reich der Sinne“ und war auch sonst unterhaltsam. Meine Lieblingsfriseuse Sylvia Gärtner tat ihr meisterliches Werk an meiner langsam schwindenden Haarpracht, sie schien die Einzige zu sein, die es wirklich konnte, eine Meisterin ihrer Zunft. Aber ihr sollte nur ein kurzes Leben vom Schicksal beschieden sein.
Das gute Medikament „AHP 200“ gegen Arthrose wurde aus der Erstattung der Krankenkassen genommen. Das hatte ich zu spät bemerkt und bekam eine diesbezügliche Regress-Drohung. Die meisten dieser Drohungen waren abzuwehren, was aber sinnlos Zeit kostete. Von diesem Mittel hatten wir den Eindruck, dass es neben der Schmerzlinderung bei Hüft- und Knie-Arthrosen auch deren Fortschreiten aufhielt. Nun konnten oder wollten sich einige Betroffene das Medikament nicht mehr leisten für über 40,- Euro, ihre Arthrose schritt nun rasch fort und Gelenkprothesen für etwa 10.000,- wurden

erforderlich, eine tolle „Sparmaßnahme“ des unsäglichen GBA, „Gemeinsamer Bundesausschuss“ mit null Ahnung von der Praxis. Das Motto lautet ja bekanntermaßen:
Alles Gute muss weg!
Im April 2009 starb der Geschäftsführer der Kassenärztlichen Vereinigung Norbert Adam mit 65 Jahren. Weder ein prominentes Amt noch Wohlstand können vor dem allmächtigen Gevatter schützen, wie wir alle wissen.
Auch Martinas Zimmerratte „Obiwandinobi“ segnete das Zeitliche und musste würdevoll bestattet werden. (Das war Männerarbeit). Die Namen aus „Star Wars“ schienen auch nicht wesentlich lebensverlängernd zu sein.
Im Mai gab es Grill- und Skatabende, Anbaden an der Kiesgrube bei 15 Grad Wassertemperatur, den obligaten Kaffeetreff mit Besprechung des Menschen-Einfrostens bei Bestatterin Monika M., (die das selbst nicht macht), fachliche Fortbildungen über EKG und Anatomie, einen Kryo-Treff in Ulm, wohin unser Professor von Hamburg gezogen war, den Herrentag in Thomas R.`s Garten, das Heidenauer Stadtfest mit Christine.

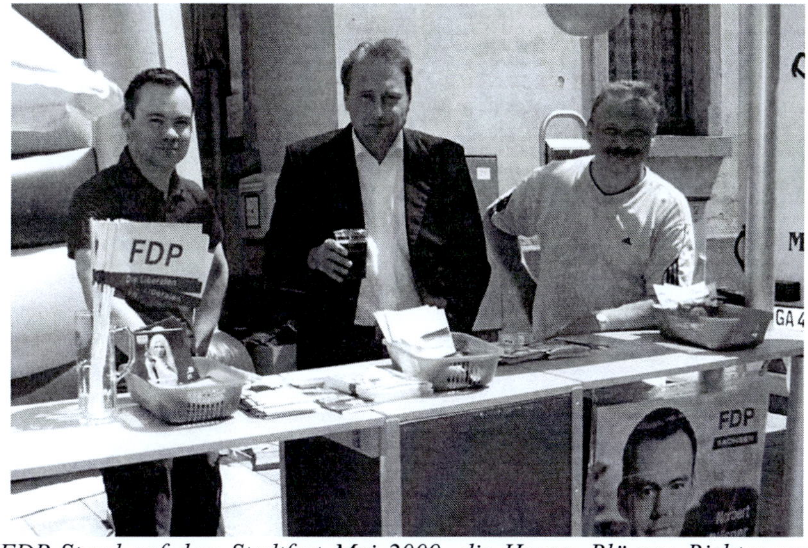

FDP-Stand auf dem Stadtfest Mai 2009, die Herren Bläsner, Richter und Böhme.

Zu dieser Zeit gab es in Sachsen 14400 Zeugen Jehova, dagegen nur etwa 10 Kryoniker, einfach deprimierend. Der Glaube an die menschliche Wissenschaft scheint keine Chance gegen den religiösen Glauben zu haben, der laut Lenin „Opium fürs Volk“ ist.

Die Firma DKI und Elektroniker Ebbi Gürth taten sich schwer mit meinem Puls- Warngerät, so dass ich selbst mal wieder daran bastelte. So ein Gerät mussten wir haben!
Mit den Kindern waren wir im Großen Garten mit dem romantischen Carolasee und dem Carolaschlösschen, wo teils riesige Karpfen gefüttert wurden.
Am 5. Juni ging es mit Christine nach Bulgarien, wo sie sich „Veniers" Zahnverblendungen, machen ließ, um weiter an ihrer Schönheit zu arbeiten. So sind die Frauen nun mal. Nach 2 Stunden Flug von Leipzig landeten wir in Varna am Schwarzen Meer.
Es war der geliebte Urlaub mit „Sonne, Strand und Meer", nur fielen viele bewaffnete Sicherheitskräfte in Bulgarien auf. Eine alte Kogge als Gaststätte, ein mickeriger „Supermarkt", und die ehemalige Residenz von Josip Broz Tito wurden besichtigt. Zum Tischtennis fanden sich genügend Partner, ein Medikamentenbuch wurde gelesen. Im Urlaub gab es immer Fachlektüre.
Christine war täglich beim bulgarischen Zahnarzt. Es gab einen Bus-Ausflug zum „Goldstrand". Mit dem guten, ruhigen Flugzeug von McDonnel-Douglas ging es am 12. 06. nach Hause.

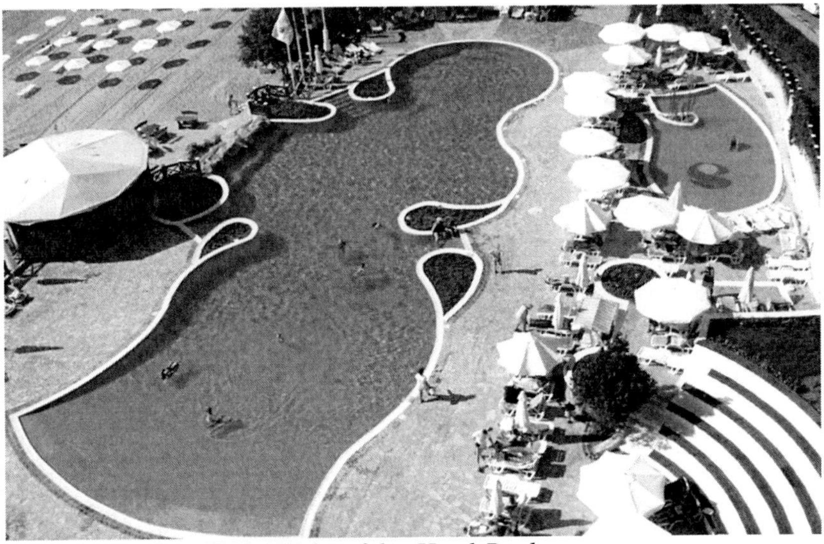

In Bulgarien Juni 2009, Blick auf den Hotel-Pool

Die Entzündung meiner Nase wurde schlimmer, ein erneuter Kontaktversuch mit Dr. Bouda von Prag zwecks „Reklamation" misslang. So ging ich zu dem plastischen Chirurgen Dr. P. im Marcolini-Palais an der Bautzener Straße, der zwar seine Erfahrung mit MedPor betonte, aber offenbar wie die meisten

einschlägigen Kollegen die Nasenchirurgie nicht beherrschte. Am 29. 06. entfernte er einen Großteil meines Nasen-Implantats und schuf dabei eine unschöne Narbe am Naseneingang, die mich bis heute begleitet. Mit Freund Peter, der mich wieder einmal gefahren hatte, saßen wir dann an der Elbwiese bei einer Bratwurst, wobei Blut aus meiner Nase auf den Teller tropfte.
Trotzdem gingen Praxisarbeit, Flossenschwimmen, Schachspielen und andere Hobbys weiter.
Ein Hausarzt und Kleinunternehmer hat für Krankheit keine Zeit.
Ende Juli war meine Nase trotz Dr. P.`s „Meisterleistung" dunkelrot entzündet und schwer deformiert, die Stütze war ja weitgehend weggefallen, ohne Ersatz.
So kontaktierte ich in persona den berühmten „Nasen-Papst" Prof. Gubisch in Stuttgart, der es ablehnte, Raucher zu operieren. (!)
Im Juli starb der bekannte Nasen-Leidensgefährte Michael Jackson, offenbar an einer Propofol-Überdosis. Da seine Nase wegoperiert war, musste er Epithesen tragen, ein Hinweis, dass die Nasenchirurgie in den USA wie schon gesagt nicht besser zu sein schien als die deutsche. Mein Pulswarnsystem funktionierte einigermaßen, war aber zu sperrig und kam nie zum Einsatz, wir bekamen später ein besseres.
Meine Katze Miezi schleppte noch lebende Mäuse in die Wohnung, was zur Unterhaltung beitrug, offenbar wollte sie mit ihren Jagderfolgen prahlen. In dieser Zeit gab es viel Gewese und Hektik um die ach so gefährliche „Schweinegrippe", welches sich dann als haltlos erwies, ein Vorgeschmack auf die hysterische Politik in der Corona-Pandemie. Im August fand der 80. Geburtstag meiner Mutter in Adam`s Gasthof Moritzburg in Anwesenheit der gesamten Verwandtschaft statt. Damals herrschte noch Harmonie in der Familie, was sich erst Jahre danach ändern sollte.

Am 07. 08. 09 war ich mit meiner dunkelrot entzündeten Nase zur nächsten Operation bei Prof. Zahnert, Chefarzt der HNO-Klinik an der Uni. Er entfernte den Rest MedPor und einen eingewachsenen Hauttrichter (versenkte Haut geht nie gut), auf meinen Wunsch wieder in Lokalanästhesie. Die Nase sackte nun völlig ein ohne Stütze, ich sah aus wie Schweinchen Maschullah. Der Chefarzt gab zu, die Nasenplastik nicht zu beherrschen, und deutete an, die Nase müsse wieder aufgebaut werden. Kurz danach beim Ärztesingen tropfte wieder das Blut aus der Nase auf meinen Teller, die Kollegen waren gegen so etwas aber abgehärtet.
3 Tage nach der OP war ich wieder zum Tischtennis, mit dem eigenen Körper nicht zimperlich.
Obwohl noch mit Blutklumpen in der Nase kämpfend, gingen wir mit der ganzen Kinderbande ins romantische Carolaschlösschen im Großen Garten.

Herkömmliche Glühbirnen wurden gehamstert, da bald ein EU-Verbot derselben kommen sollte.

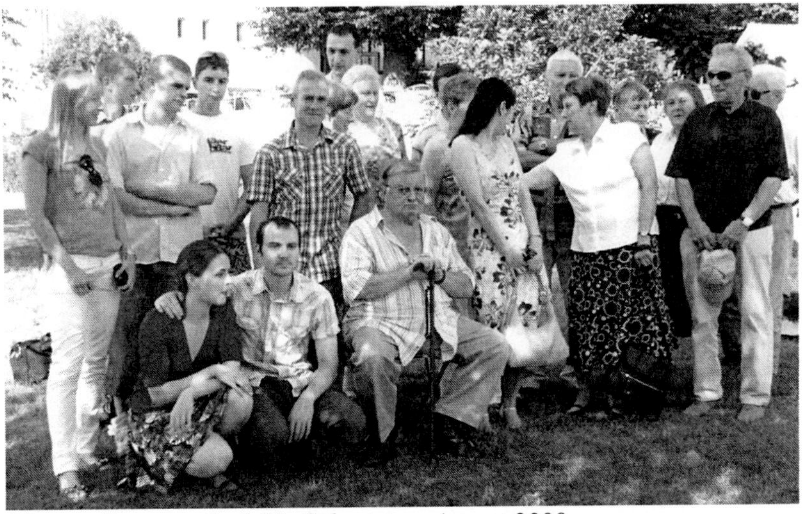

Mutters (2. von rechts) 80. Geburtstag, August 2009

Das Verbieten ist ja eine der liebsten Übungen der Brüsseler Bürokraten, anstatt solche Entscheidungen der Marktwirtschaft zu überlassen.
Mit Christine waren wir zum Baden und in elbnahen Gaststätten wie der „Villa Else“ und zum Grillabend bei ihrem Vater, Opa S., der gern vom Krieg erzählte. Ihr ein und alles waren wie bei jeder Mutter ihre zwei gut geratenen Söhne Kai und Uwe (die Namen konnte man sich durch Kai-Uwe von Hassel, deutscher Politiker, gut merken). Sie hatten wie viele der heutigen Jugend, meine Kinder inbegriffen, bis dato keine Lust zu eigenen Kindern. Eine Woche Urlaub am Scharmützel-See mit Christine gönnten wir uns, ein Berlin-Ausflug gehörte dazu, leider herrschte dabei nasskaltes Wetter. Wir sahen schöne Pavillons und Villen, die häufigen Privatstrände erinnerten mich etwas an Detroit, wo öffentlicher Zugang zum Strand noch seltener ist.
Mein Scheidungsanwalt versagte und wollte mich offenbar verarmen, so dass ich dank einer göttlichen Eingebung die Rechtsanwältin Ulla Wiese von Pirna wieder nahm, die einst den Ehevertrag erstellt hatte. Mit deren Hilfe kam ich ohne jeden finanziellen Verlust aus der Scheidung von Frau Lena heraus.
Der Lärmkrieg mit meinen dubiosen Nachbarn nervte weiter. Mit ihnen zu reden erwies sich mehrfach als zwecklos.
Auf dem Ärzte-Stammtisch auf dem Gut Gamig im September ging es fachlich um Herzmedizin und Dr. Hochmann berichtete von der Hochzeit seines

Sohnes in Kenia, eine Folge des deutschen Frauen-Mangels. Dort gab es Wasser vom Brunnen, man musste auf Schlangen achten, der Braten, eine Ziege, wurde vor Ort geschlachtet in Ermangelung eines Kühlschranks … Wie froh waren wir, in anderen Verhältnissen zu leben!
Das neue Pulswarngerät von DKI funktionierte nun einigermaßen, ich reichte es beim Patentamt als „Gebrauchsmuster“ ein, was wesentlich preiswerter als ein Patent ist.

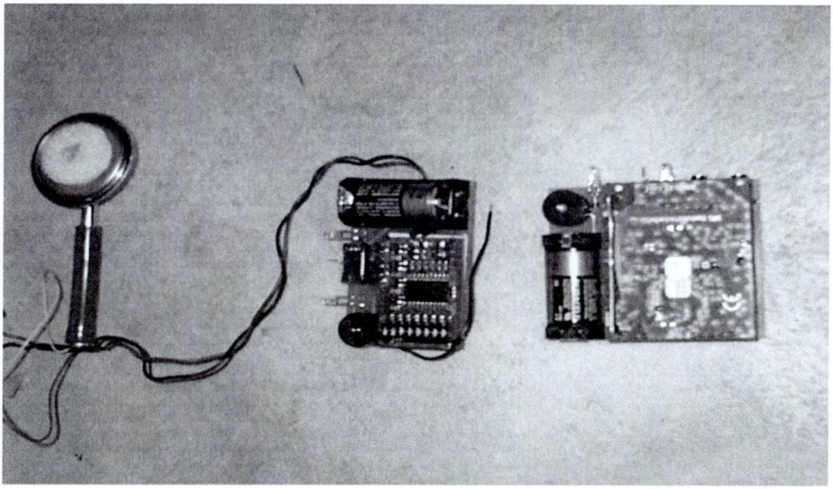

Das Puls-Ausfall-Warngerät von DKI, September 2009, links: Stethoskop mit Mikrofon als Pulsabnehmer, Mitte: Sender mit Elektronik, rechts: Empfänger beim Nachbarn, mit Piepser

Sender und Empfänger sollten noch mit Feinmechanik auf Handys geschaltet werden. Das Ganze wurde später per Pulsuhr und Handy-App viel eleganter realisiert. Die technische Wirklichkeit hatte uns überholt, viel Zeit und Arbeit war umsonst gewesen, wie bei meinem Haus. Nur etwas technisches Verständnis konnte geübt werden.
Kulturell erinnerte der DDR-Film „Werner Holt“ noch einmal an den Krieg und alte Zeiten, er kommt aber mit dem gleichnamigen Buch aus meiner Sicht nicht ganz mit.
Auch im September ging es noch an die Kiesgrube zum Flossenschwimmen (wegen meiner Hüftarthrose angenehmer als Brustschwimmen) bei 17 Grad Wassertemperatur.
Von der Kryonik als einzige Überlebenschance war ich nun mal begeistert

und machte entsprechende Werbung bei finalen Krebspatienten, leider vergeblich. Auch meine Lieblingsfriseuse lachte nur darüber. Sie sollte viel zu früh an Krebs sterben.
Am 18. 09. 09 hatten wir ein Studienjahres-Treffen in Gohrisch im Albrechtshof, es war schon ergreifend, die alten Kommilitonen einmal wieder zu sehen. Auch Max Finke in seinem Rollstuhl war da, zu dem die Sektionsgehilfen der Uniklinik hämisch gesagt hatten: „wir können warten“. Offenbar mussten sie lange warten.
Ein Standort der Johanniter-DMH (Dringliche med. Hilfe) am Pflegestift, dem ehemaligen Krankenhaus Heidenau, wurde eingeweiht, unsere Praxis war dabei.
Unser desolater Lungenkrebs-Fall Peter S. war tot an der Heizung im Wohnzimmer zusammengesackt, ein Schock für seine arme Frau. Sein Leben war Tabak gewesen, wegen Armut hatte er die Zigaretten akribisch selber gestopft, die Utensilien dafür bedeckten immer den halben Tisch.
Am 30. 09. gab es eine grausige Totenschau bei Herrn E., Alkoholiker, der über unserer Praxis wohnte. Er hatte mit 50 Jahren die Variante des Lebertodes per Speiseröhrenblutung „gewählt“.
Die Blutspur zeigte, wie er sich noch ins Bad geschleppt hatte und über der Badewanne am Blutsturz erstickt war, die DMH hatte ihn noch in der Flur gezogen für die erfolglose Reanimation.
Danach ging ich herunter in die Praxis und begann die Sprechstunde. Sterben tun immer die anderen, und das Leben muss weitergehen.
An die Firma DKI zahlte ich 3175,- Euro im Voraus für 5 Pulswarngeräte. Sie kamen nie zum Einsatz, sollten außer für die Kryonik auch für Herzkranke eingesetzt werden. Bei solchen Hobbys kann man nicht reich werden. Das Merkblatt des Patentamts für ein „Gebrauchsmuster“ umfasste übrigens 11 DinA4-Seiten. Dieser Bürokratenstaat ist offenbar nicht mehr zu retten.
Im Oktober reiste Schwiegersohn in spe Frank Seifert als Physiker zu dem berühmten Ringbeschleuniger nach Cern in der Schweiz, um dort etwas mitzuwirken. Dort wird auch am „Higgs-Boson“ geforscht, das mit der Gravitation zu tun haben soll.
Die Familientreffen gingen weiter, im Schützenverein lag ich leistungsmäßig im guten Mittelfeld, so wie im Tischtennis. Ein Skatabend mit Uwe Peters, Jürgen Teichgräber und Siegbert Kaiser im „Sachseneck“ brachte gesellige Abwechslung. In der Wohnung trampelte es weiter von oben auch tagsüber und wummerte und klopfte von der Seite nachts. Es ist nicht gut, wenn ein Hausarzt immer müde ist!
Ein älterer Parkinson-Patient nannte seinen Neurologen treffend „Zappeldoktor“, worüber wir uns ergötzten.
Im Oktober fuhren wir zu einem Dr. G. nach Kassel wegen meiner

eingesackten Stummelnase. Der spritzte nur etwas Hyaluronsäure in die Nase, und berechnete dann eine Nasenoperation. Womit er natürlich nicht durchkam.

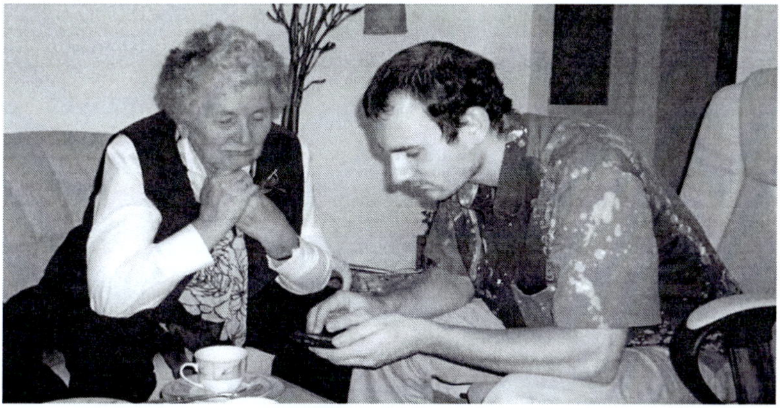

Franks Abschied nach Cern, Oktober 2009

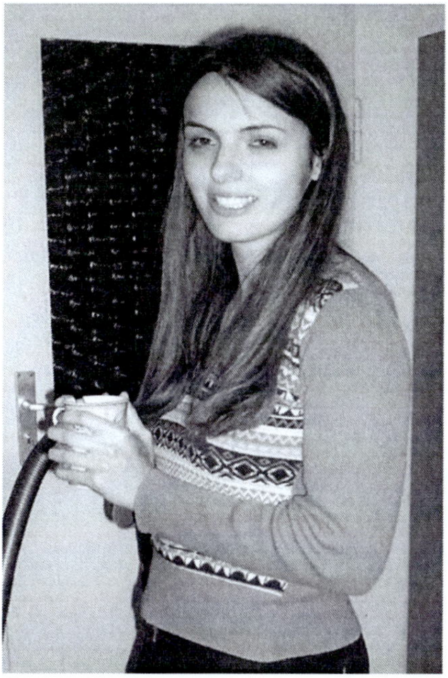

Schöne Tochter Lydia im Oktober 2009

Bei einer Weiterbildung in Pirna über Darmkrebs und Metastasenchirurgie sprach die eindrucksvolle Chefärztin der Bauchchirurgie Judith Stiebitz, beim Ärztestammtisch ging es um Kardiologie.
Mit meiner Privatkasse musste ich um die Erstattung der bisherigen Nasen-OPs kämpfen. Keiner kann dafür, wenn die plastischen Chirurgen oder ein Chefarzt das nicht bringen!
Im November ging es wieder ins „Tropical Island“ bei Staaken mit seinem romantischen Flair.
In der Praxis nervte der Sparzwang per Arznei-, Heilmittel-, Labor- und Leistungs-„Budget“ (Begrenzung) samt Regress-Drohungen gegen den verschreibenden Arzt. Wir verschrieben trotzdem, was uns nötig schien, nur keine ausgefallenen teuren Dinge. Das sogenannte lösliche synthetische Nahtmaterial war nach 2 Wochen noch nicht aufgelöst. Damit war das vorherige „Catgut“ (meist aus Rinderdarm) wegen der BSE-Seuche ersetzt worden, offenbar nicht ganz ideal. Apropos BSE: Der plastische Chirurg Dr. Blume mit seiner Praxis nahe der Rindfleischgaststätte „Artushof“ nahe am Fetscherplatz sei mit 56 Jahren an BSE (Creutzfeld-Jacob) gestorben, berichtete unser Chirurg Dr. Wündrich. Wenige Monate vorher hatte ich ganz normal mit Dr. Blume telefonisch über die Methode der Gesichtsraffung geplauscht. (Ein alter Traum von mir, der nie wahr wurde). So schnell kann es gehen.
Die grillige Stammschwester G. hatte uns nach Abmahnung verlassen, das Praxis-Klima war nun wieder harmonisch, einige vergraulte Patienten kamen zurück.

Die Nachricht im Dezember, das Kurhaus Kleinzschachwitz sei geschlossen worden, empfanden wir doch als kleine Katastrophe. Gern und oft waren wir dort im Biergarten mit Elbblick. Es wurde zu Wohnungen umgestaltet. Bei Geldgeschäften zählen weder Ehrfurcht vor der Historie noch Kultur mehr. So ist Kapitalismus, auf dem leider auch das Gesundheitswesen basiert.

Gegen Jahresende kam wieder das Ärztesingen mit Dirigent Chefarzt Schmidt und den Heidenauer Kollegen, eine Personal-Weihnachtsfeier in der Reichskrone, Vaters 84. Geburtstag in Hellerau, ein geselliger Abend im Gelben Haus und der Silvester im Sachseneck mit „Conny und Band“ rundeten das Jahresende ab.

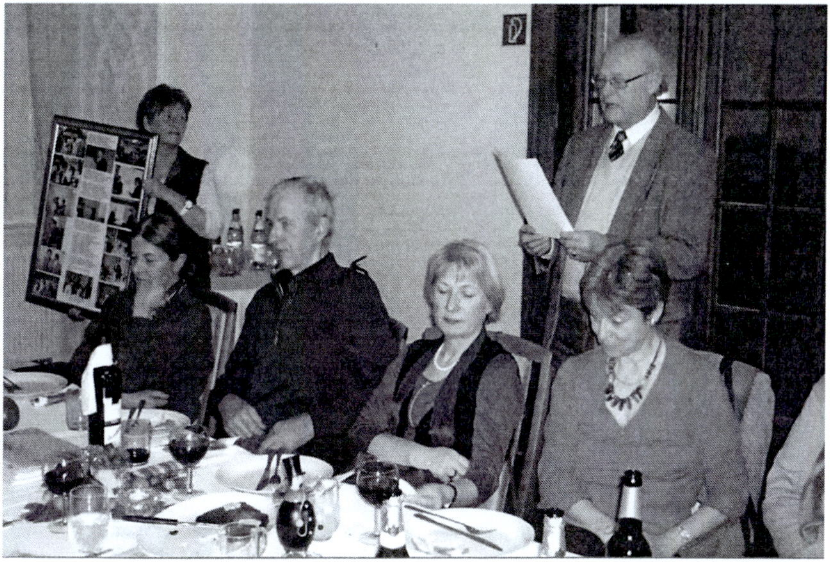

Ärzte-Weinachtssingen 2009 auf dem Gut Gamig, stehend: Dr. Hochmann

2010

Fachliches / In der Praxis:
Das übliche Patientengut fiel wieder an: Atemwegsinfekte, Grippe, Bronchitis, Asthma, Ulcus cruris (offenes Bein), Chlamydieninfektion bei der Frau, mit Clarithromycin bekämpft, eine Hüftprothesenlockerung bei einer 83-jährigen Patientin (der Prothesenschaft schlägt nach Jahren den Röhrenknochen richtig aus). Kommentar: Die Hüftprothesen gehen meistens (erst mal) gut, aber bis heute gibt es keine Querverriegelung, die eine Ausrenkung oder Ausschlagen verhindert. Sie sehen aus wie vor 30 Jahren, minimale Mechanik-Prinzipien werden ignoriert. Die medizinischen Hilfsmittel sind überhaupt auf einem archaischen Stand, manchmal schlimmer als Teile einer Ritterrüstung, primitiv, undurchdacht und alles andere als elegant.
Neuropathien (Nervenschwäche), auch nach Chemotherapie, Gicht, alkoholischer Leberschaden, Allergie auf Sulfonamid, unser häufiges Medikament gegen Harnwegsinfekte, Bauchschmerzen, ein Steißabszess („Jeep disease") ad Chirurgie, also für mich eine Nummer zu groß, MS-Schub, (Multiple Sklerose)-Calzium EAP intravenös, Varizen (Krampfadern)-Frage Verödung oder Operation, koronare Herzkrankheit, Verlust-Depression einer Frau, Mann

früh verstorben, schnellender Finger (Digitus saltans)-Kortison Depot-Spritze in den Sehnenknoten, – erspart oft den Handchirurgen, erfolgte Aortenklappen-OP, Psychosen, gerade kein Platz frei im Pirnaer „Roten Haus“ (Psychiatrie), – das lässt tief blicken, Arthrosen, Wirbelsäulenprobleme von oben bis unten, Neurose mit der bewährten Imap-Wochenspritze behandelt, Präkollaps bei junger Frau, Colitis (nervige Dickdarmentzündung), Aszites (Bauchwasser) bei Leberzirrhose, Schlaganfall mit Halbseitenlähmung, – das elende Schicksal, metastasierter Darmkrebs, eine verschleppte Hypertonie (Patient nachlässig),– kann als Schlaganfall enden, Durchfall, Fersenschmerz, Diabetes-Einstellungen, ein Fall von TIA (Transitorisch-ischämische Attacke, d. h. vorübergehendes Schlägle), ein Fall von Kehlkopfkrebs, erfolgreich bestrahlt, Migräne, Impotenz und Inkontinenz nach Prostata-OP, Mb. Parkinson, meist vom Neurologen eingestellt, Heparinspritze bei Schwindel, drohender Schlaganfall?, Gürtelrose (Herpes Zoster)-mit Aciclovir-Tabletten und Anaesthesulf Lotio behandelt, Tachykardie (Herzrasen), Pankreatitis (bei Alkohol), blutendes Hämangiom (Gefäßknäuel) am Unterarm, selbst mit Z-Naht umstochen, Überlaufblase bei Prostataschwellung, ein Bandscheibenvorfall bei D1 (1. Brustwirbel), Lungen-Sarkoidose, eine Rarität, Mandelentzündung (Angina colli), öfter mal, Behandlung mit Penicillin oder Cephalosporin, Längenverlust bei schwerer Osteoporose (Frau), ein unklarer Pleuraerguss erwies sich dann als bösartiges Pleura-(Lungenfell-) Mesotheliom, oft eine Asbest-Folge, Ferrlecit-Spritzen (Eisen) bei Eisenmangel-Anämie, ein Fall von Gehirnblutung bei einer alten Frau im Pflegeheim mit Halbseitenlähmung, Verdacht auf eine Pilz-Bronchitis, Raynaudsche Krankheit (blaue Finger durch Gefäßkrämpfe)-meist bei jungen Frauen, chronische Kehlkopfentzündung bei Nichtraucherin, Verdacht auf Reflux (Säurerückfluss aus dem Magen), Bindehautentzündung-leicht mit Augentropfen zu heilen, neuer Blasenkrebs bei einer alten Frau mit Harninkontinenz, ein Tubenkatarrh mit Schwerhörigkeit-Zuschwellung des inneren Gehörgangs (Tube) verhindert die nötige Belüftung des Mittelohres vom Rachen aus, Psoriasis und andere Ekzeme, unklare einseitige Halsschwellung, z. B. laterale Halszyste, ein Patient mit Durchblutungsstörung der Beine ging zur Gefäß-OP, ein epileptischer Anfall in der Praxis-DMH gerufen, Herzrhythmusstörungen, – bei Absoluta Blutverdünnung wegen der Gefahr des Schlaganfalls und zur Kardiologie, eine desolat zerstörte Halswirbelsäule bei Rheuma bei einem älteren Mann, der Kopf war aber noch oben, geplante Magenraffung bei Adipositas, Klimakterium, Ausräumung eines vereiterten Grützbeutels (Atherom) am Rücken, bei solchen eitrigen OPs legten wir die segensreichen Leukasekegel in die Wunde zur Desinfektion ein, eine Totenschau bei einer 75-jährigen Frau mit Darmkrebs, eine Hochdruckkrise bei Nierenversagen, der junge Mann kam dann an die Dialyse, bei

Depression bewährten sich Opipramol und Sulpirid, bei Verdacht auf Bornholmsche Krankheit (Rippenschmerz durch Virus) gaben wir Aciclovir, lange Brust-Narben nach koronaren Bypässen, die mehr oder weniger gut heilten, bei einem Leberkrebs mit Pfortaderthrombose konnte ich mich nicht zügeln, die Kryonik als letzte Überlebenschance anzubieten, der 75-jährige Mann lachte darüber herzlich, wenige Wochen später lachte er nicht mehr, das ist auf dem Friedhof nicht möglich, eine Patientin mit Sprue (Gluten-Allergie) musste alle Brotsorten meiden, eine Hühneraugen-Entfernung, die Spritze an der Fußsohle ist unangenehm, ein neuer Patient nach hoher Beinamputation wegen Diabetes, eine Abszesseröffnung in der Achselhöhle mit Einlegen der Leukase-Kegel, Harnwegsinfekte, Hypothyreose (SD-Unterfunktion) – bekam Novothyral, Drogen- und Alkoholabusus, oft junge Leute, unklare Leber- und Milzschwellung bei junger Frau, Verdacht auf Glykogen-Speicherkrankheit, unklare Schwäche zur Diagnostik. Schub einer Schizophrenie, Olanzapin bewährt, Schwäche des Ellennervs (N. Ulnaris) bei einer jungen Frau, OP-Vorbereitungen für die Augenärzte, die den grauen Star wie am Fließband operierten, Kieferhöhlenentzündung (Sinusitis maxillaris), eine Keloid-Exzision bei einer jungen Frau (Herausschneiden einer unschönen Narben-Wucherung), Wegkratzen ebenso unschöner Hyperkeratosen (braune Hornwucherungen der Haut), COPD (Emphysem-Bronchitis), eine Angststörung, lustigerweise bei einer Schwester der Psychiatrie, Kollaps bei Alkoholismus (Leber- Synkope), mit Lebermitteln wie Mariendistel, Hepa Merz und Ursofalk und dem Epilepsie-Mittel Timox behandelt, Ischiasneuralgie, Kortison- und Betäubungsspritze an die Nervenwurzel, osteoporotische Wirbeleinbrüche bei älterem Mann, mit wochenlangen Schmerzen, die Migräne-Spritze mit Aspirin, MCP und Dexa 4 iv. half immer, Suizidalität bei junger Frau mit „Probierschnitten“ am Handgelenk, ad Psychiatrie, infizierte Beinödeme, eine Atherom-Entfernung vom Rücken und eines von der Nase, ohne Naht gutes kosmetisches Ergebnis, eine Totenschau im Dienst bei einem 59-Jährigen mit metastasiertem Prostata-Krebs, ein Fall von Krätze, die gibt es in Heidenau, Eosinophilie im Blutbefund, nach Allergie oder Würmern forschen, chronischer Husten bei Nichtraucherin, Ursachensuche, ein Spontanpneu (Luft neben der Lunge), beim Abhören erkannt, Hämochromatose (Eisen-Speicherstörung), über den Leberschaden erkannt, ein Steißabszess wurde ausgeräumt, alles in Lokalbetäubung, ein Pendelfibrom vom Augenlid abgeknipst, über diffusen Haarausfall nachgedacht, bei Herzschwäche gab es die segensreichen iv.-Spritzen mit Strophanthin, Behandlung einer eitrigen Bauchwunde nach Darm-OP, bei Erkältungen half die Homöopathie „Nisylen“ ganz gut, nichts dagegen, bei Grippe Amantadin, Tamiflu, Relenza, bei einer Struma-OP im KH Pirna war ein Patient fast an einer Nachblutung erstickt, das wäre dem genialen Struma-Operateur CA D. von H. nicht passiert

bei seiner vorangehenden Blutstillung, ein Vaginalpilz wurde mit Scheidenzäpfchen inimur myko und Itraconazol oral beseitigt, 2 bekannte Trinker starben mit 41 und 45 Jahren an Alkoholfolgen, eine unklare Ataxie (Gang- und Koordinationsstörung) ging weg mit einer mutigen Dexa / Strophanthin / und Heparinspritze. Beim Heparin nahmen wir meist Clexane, in gewichtsadaptierter Dosierung.
Das war ein kleiner Ausflug ins Fachliche, in die Praxistätigkeit im Jahr 2010, die natürlich noch vieles mehr umfasste. Die Quartalsabrechnung wurde noch manuell zur KV gebracht, die online-Zeit war noch nicht angebrochen.

2010 außerhalb der Praxis

Ohne eigenen Garten – es war einmal – spazierten wir nun an der Elbwiese oder sonst im Grünen.
Mit der Dresdner Familie, den Kindern, Oma Melzer und Martina, mit Janette, Mario und deren Kindern blieb ich ständig in Kontakt.
Sohn Hansi (8) hatte wegen eines Musik-downloads mit der „GEMA“ Probleme und sollte zahlen, worum wir uns kümmern mussten.
Mein lieber Freund Peter, selber Katzen-Fan, versorgte meine Katze Miezi in jedem Urlaub und schaffte sie bei Bedarf zum Tierarzt, wozu es mir an Zeit ermangelte. Auch bei meinem Computer war er eine unschätzbare Hilfe, und das bis heute.
Der Oberarzt Prof. Ludwig, den ich noch von der Chirurgie- „Ausbildung“ von der Uni kannte, sollte mit 68 Jahren an Krebs gestorben sein. Ein weiterer Beweis, dass es Ärzten nicht besser ergeht als ihren Patienten.
Die Mutter unserer befreundeten Physiotherapeutin Petra S. starb an einem rapide verlaufenen Mb. Alzheimer mit 74 Jahren in dem einschlägigen Pflegeheim in Dresden-Plauen. Ein Elend, dem die heutige Medizin nicht gewachsen ist, wie so vielem.
Meine LAG (Lebensabschnittsgefährtin) Christine bereicherte weiter mein Privatleben in erfreulicher Weise. Leider war sie etwas cholerisch und launisch veranlagt, was einige Krisen mit sich brachte.
Wegen meiner eingesackten Stummelnase, an „Schweinchen Maschullah“ erinnernd, konsultierte ich den Gesichtschirurgen Prof. Eckelt an der Uniklinik, der sich vom Zahnarzt „weiterentwickelt“ hatte. Im Nachhinein konnte man nur bedauern, dass er das nicht geblieben war.
Bei unserer Tante Christl war von ihrer neuen Hausärztin (nach Umzug) ein Darmverschluss wegen einer eingeklemmten Bauchwandhernie (Bruch) bagatellisiert und damit verschleppt worden, sie wurde mehrfach operiert, die Nähte hielten nicht im halb nekrotischen Darm … Sie starb bald im Alter von

immerhin 85 Jahren. Sie war eine angenehm direkte, rustikale Person gewesen, die kein Blatt vor den Mund nahm. Wir hatten ihren Geburtstag in Familie im „Café Blümchen“ gefeiert, als sie noch in der Nähe wohnte und bei mir Patientin war.

Im Januar gab es eine Weiterbildung über den Herzinfarkt mit dem Pirnaer Chefarzt Dr. Axthelm, OÄ Funke, OA Preißner, dem Notarzt Dr. Franke, wobei die Heidenauer Hausärzte Dr. Winkler, Sand, Gilbert und Krumpolt und der Kardiologe Dr. Maaß und meine Wenigkeit dabei waren.

Bezüglich des Warnsystems, dessen Bastelei jahrelang mein Hobby war, testeten wir einen Brustgurt auf EKG-Basis, der zuverlässiger war als die akustische Puls-Abnahme am Handgelenk per Mikrofon.

Im Februar 2010 begann Kerstin, die Tochter der gut eingearbeiteten Stundenkraft Ramona, ihre Probezeit in meiner Praxis. Sie sollte dann bleiben und Vollkraft werden. Am 02. 02. trat unser überzeugter Kryoniker Prof. Klaus Sames bei Sandra Maischberger im Fernsehen auf.

Wir hatten damals noch die Hoffnung, unsere Theorie durch Reklame ins Volk bringen zu können.

Anwesend waren die Schauspieler Joachim Fuchsberger (83) und Jan Josef Liefers und Ursula Lehr von der Alternsforschung. Unser Professor schilderte Grundidee und Ablauf der kryonischen Versorgung. Die Einzige, die dem etwas zugeneigt schien, war die kluge Frau Maischberger, die anderen verrissen unsere Überlebenshoffnung, Fuchsberger verlachte sie sogar offen, obwohl er schon ziemlich alt und somit dem Finale nahe war. Im selben Jahr starb sein Sohn mit 53 Jahren und Joachim Fuchsberger selbst lebte auch nicht mehr lange. Wie schon bemerkt: Auf dem Friedhof lacht keiner mehr.

Viele Medienauftritte zur Propagierung der Kryonik als einzige Überlebenshoffnung in der diesseitigen Welt erwiesen sich bis auf Ausnahmen als vergeblich, stießen auf Unverständnis, auch Hohn, Spott und sogar feindselige Kritik. Natürlich von Leuten, die sich nie genauer mit den Grundlagen dieser Theorie befasst haben und sie spontan und gefühlsmäßig ablehnen.

Vielleicht werden wir mit viel Glück eines Tages erfahren, ob eine winzige Minderheit oder die große Masse recht hatten. Laut Einstein ist die Dummheit der Menschheit ja unendlich.

Die Zensuren von Sohn Hansi in der Schule machten wieder Sorgen, was erzieherische Gespräche erforderte.

Die Lebensgefährtin von Freund und Helfer Peter K. hatte sich einen Nierenkrebs zugelegt, an dessen Metastasen sie Jahre danach viel zu früh sterben sollte. Mit der Christine gab es eine längere Beziehungskrise, wir wechselten bereits Abschiedsmails, dann lenkte sie wieder einmal ein. Denn mit dem „Nachschub“ war es für beide Seiten nicht so leicht.

In einem Bereitschaftsdienst im März war wieder die Koma-Station

Kreischa-Gombsen daran, wo ein Patient Pneumonie (Lungenentzündung) hatte, eine der typischen Folgen der Bettlägerigkeit neben Wundliegen und Nierensteinen. Wieder ein Anlass, über das Phänomen Wachkoma nachzudenken.
Minus 8 Grad im März ließen wieder an der vielbesungenen „Erderwärmung“ zweifeln, die ist allerdings inzwischen bewiesen.
Auf die Theorie des CO2 als „Treibhausgas“ wird später noch eingegangen.
Ein Ärzteball des Landkreises stieg im März im Bastei-Hotel, wo auch der Chef das „Roten Hauses“ (Psychiatrie) Pirna, Herr CA Dr. Beese, anwesend war und viele Arztrentner.
Einen Praxisausflug mit Freund Gerhard ins „Tropical Island“ gab es auch, um dem nasskalten deutschen Wetter wieder einmal kurz per Illusion zu entkommen.

Der „alte Krieger“ Jochen Schwerdtner erzählte auf seinem 80. Geburtstag, sein Schwager habe seinen Darmkrebs mit Haferflocken und einem Tässchen Morgenurin oral (neben der Chemo) geheilt, ein interessanter Ansatz, den ich in solchem Fall beherzigen werde.

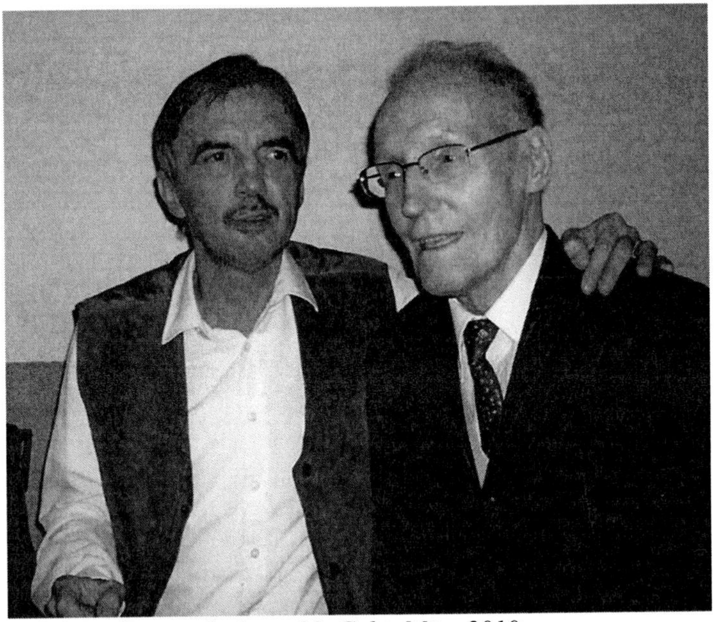

Jochen Schwerdtner auf seinem 80. Geb., März 2010

Am 25. März versuchte sich der „große" Gesichtschirurg Eckelt von der Universitätsklinik an der Korrektur meiner Stummel-Nase. Er entnahm einen Knochenspan vom Beckenkamm und schraubte ihn oben auf mein Nasenbein, statt ihn auf Stoß anzusetzen. Dadurch wurde meine Nase schmal nach oben verzerrt, aus Schweinchen Maschullah wurde nun ein hässlicher Buratino mit schwer behinderter Nasenatmung, die Entnahme-Stelle am Beckenkamm tat brutal weh wie alle Knochenoperationen. Fazit: Die meisten können es einfach nicht, kein Gefühl für Form und Ästhetik. Nach der Vollnarkose noch schwankend, fuhr mich Freund Peter wieder einmal nach Hause.
Mit Nasen-Gips erschien ich wieder in der Praxis, was noch besser aussah als ohne.

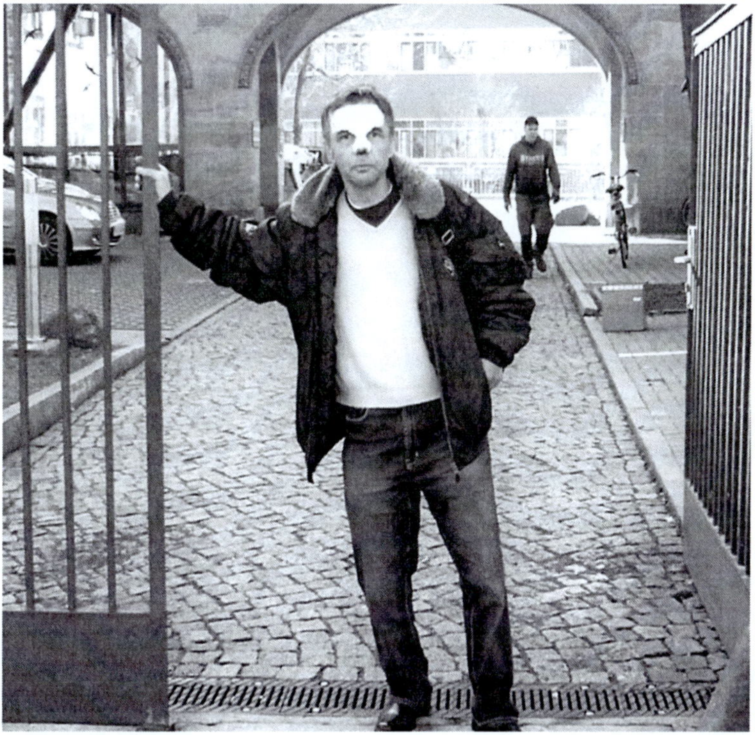

Nach der Nasen-OP von Prof. Eckelt am 25. März 2010, schwankend nach Vollnarkose

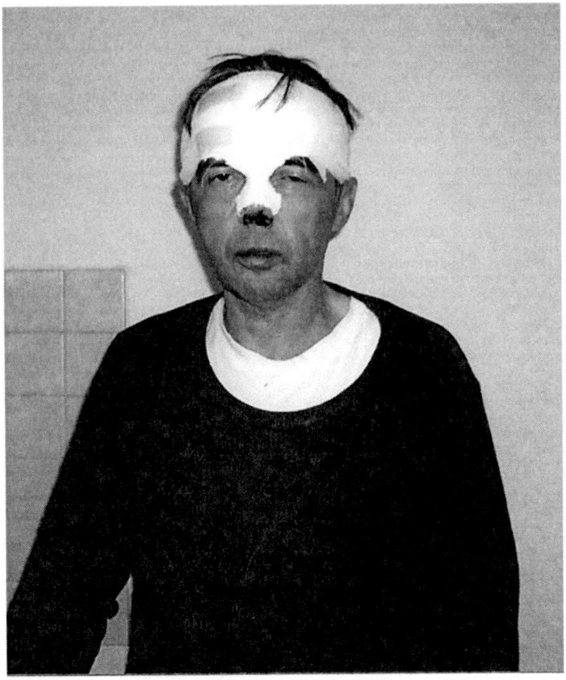

Nasenoperation ist kein Spaß, 25. 03. 2010

In der „Reichskrone" tagte eine Kryo-Sitzung des Dresdener Raumes, es tat immer wohl, Gleichgesinnte zu treffen.
„DSDS" mit Dieter Bohlen und „Damals wars" mit „Muck" würzten das Fernsehprogramm.
Martinas 57. Geburtstag wurde beim Chinesen „Mandarin" gefeiert bei guter vietnamesischer Küche. Sohn Hansi lernte mit meinem Auto fahren auf dem Übungsplatz Mügelner Straße, wie wir von unserem Vater gelernt hatten: „Ohne Gas in die Kurve, mit Gas aus der Kurve".
Ein Schützen-Freund titulierte mich als „Zwerg Nase", an sich eine lustige Anspielung auf meine geringe Körpergröße und derzeitiges Aussehen und klassische Literatur, wenn die erlebte Unfähigkeit meiner Operateure nicht so traurig gewesen wäre. Prof. Eckelt sagte einen (Reklamations-)Termin ab unter dem Vorwand einer Dienstreise. Vielleicht zu einer nötigen Fortbildung in Nasenchirurgie?
Betreffs des Warnsystems wurde nun die Baby-Matte „Angelcare" getestet, die nur zeitweise für Erwachsene ging, bis deren Druckfedern erlahmten. Sie ist wohl für den plötzlichen Kindstod konzipiert und meldet fehlende

Lebenszeichen in ein Nachbarzimmer.
Gerhards 69. Geburtstag begingen wir in seinem April-kalten Pavillon im Garten und ahnten nicht, dass er nur noch 5 Jahre leben sollte.
Der „Nasen-Tourismus" mit Suche nach einem fähigen Operateur führte uns mit der wieder versöhnten Christine nach Berlin, zu einem Professor Behrbohm, verbunden mit einer Spree-Fahrt mit Monbijou-Brücke, Moltke-Brücke, Bode- und Pergamon-Museum, der „schwangeren Auster" und Bundestag von hinten. „Wichtig ist, was hinten herauskommt" hatte Kanzler Kohl einmal neckisch gesagt, mit Prof. Behrbohm kam hinten nichts heraus.
Nun erinnerte ich mich endlich, dass in der DDR die Nasenchirurgie in Leipzig führend war, und nahm Kontakt mit Prof. Michalski in Leipzig auf. Das war ein Nasen-Operateur der alten Schule und sollte sich als guter Griff erweisen.
Auch mit Vertretern der Kryonik war ständiger Kontakt angesagt, so mit Ben Best und James Swayze, der mit einer desolaten Nervenkrankheit im Rollstuhl saß und nicht mehr lange lebte.
Er hängt nun seit Jahren in der Stickstoff-Tonne, wartend auf eine bessere Zukunft.
Am 23. Mai gab es wie gewohnt das Geburtstags-Angrillen bei Schwägerin Dagmar, diesmal mit Thomas` chinesischer Frau Susan, die problemlos in die Familie und Wirtschaft integriert wurde, sie arbeitete dann auf dem Flughafen.
Das Stadtfest Heidenau am 30. Mai wurde von Gerüstbau Bindig durch eine Panzer-Vorführung militärisch bereichert. Als Nebenhobby sammelte dieser alte russische Panzer, die man auch zur Probefahrt mieten konnte.

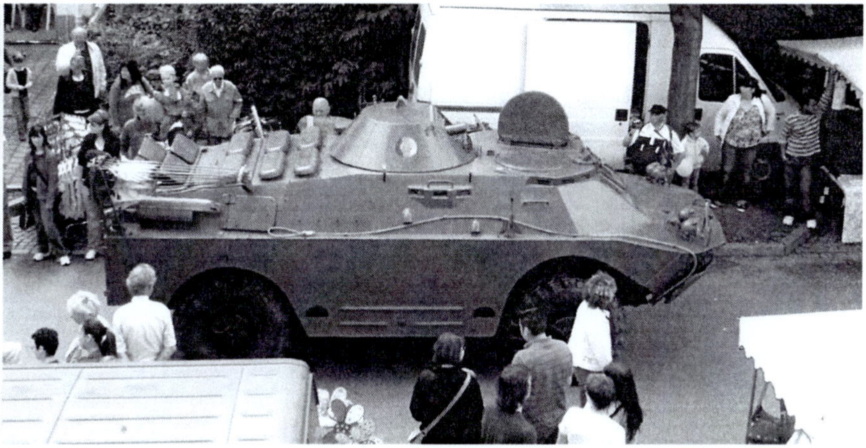

Auf dem Stadtfest Heidenau 30. Mai 2010, Panzer-Bindig greift an!

Der „Nasen- Tourismus“ führte uns Anfang Juni samt Praxisschwestern Ramona und Kerstin nach Leipzig. Dabei wurden natürlich die Thomaskirche mit dem Bach-Denkmal und Auerbachs Keller mit Reminiszenz an unseren großen Dichter Goethe besucht.
Im Juni 2010 ging der bekannte Pirnaer ambulante Chirurg Dr. Siegfried Fankhänel mit 67 Jahren in den Ruhestand.
Am 17. Juni flogen wir mit Christine für eine Woche auf die berühmte Urlaubsinsel Ibiza. Dort entfaltete sich ihre Grilligkeit wieder in voller Pracht, ein cholerischer Charakter, und zwischendurch war sie, als sei nichts gewesen. Spaziergänge bei brütender Hitze, auch zur Festung, Flossenschwimmen im Mittelmeer und fachliches Lesen gehörten wie immer dazu.
Das schöne Ärzte-Sommersingen mit Grillen und ein Jubiläumsfest bei dem befreundeten Bestatter Richard lockerten den Sommer weiter auf, zu letzterem erschien eine neue Kryonik-Anhängerin, ein seltenes Ereignis. Am 7. Juli operierte Prof. Dr. Michalski in Leipzig am Diakonissenhaus meine Nase, entfernte den abgestorbenen Beckenspan von der letzten OP des Herrn Eckelt, und baute meine Nase mit Ohrknorpel aus dem rechten Ohr wieder auf. Nach einer zweiten Sitzung mit Knorpel aus dem linken Ohr sah meine Nase einigermaßen wieder wie eine solche aus, wenn auch nicht ganz gerade. Prof. Michalski, ein gütiger und menschlicher Typ – wie ein Arzt sein sollte – mahnte mich wegen des Rauchens, da seine Frau früh an Lungenkrebs gestorben war. Das war für ihn aber kein Grund, die OP zu verweigern wie Prof. Gubisch von Stuttgart. Er hatte die Nasenplastik sogar an der Leiche geübt, ein Hinweis, wie ernst er seine Aufgaben nahm. Professor Michalski schleicht meine Dankbarkeit ewig nach. Er hat meine schreckliche Nasen-Odyssee beendet, von der armen Krankenkasse ganz zu schweigen.

Mutters 81. Geburtstag wurde in Familie begangen, nur Onkel Fritz lag gerade mit Schlaganfall im Krankenhaus. Dieser ist in unserer Familie häufig, der HERR verschone uns vor diesem elenden Schicksal!
Die Fußball-WM verfolgten wir mehr oder weniger, Deutschland kam auf den dritten Platz.
Hansis 18. Geburtstag und die üblichen Garten-Treffs bei Freunden brachten Geselligkeit in die Freizeit. Gastliche Leute mit Garten sind besser als ein eigener Garten!

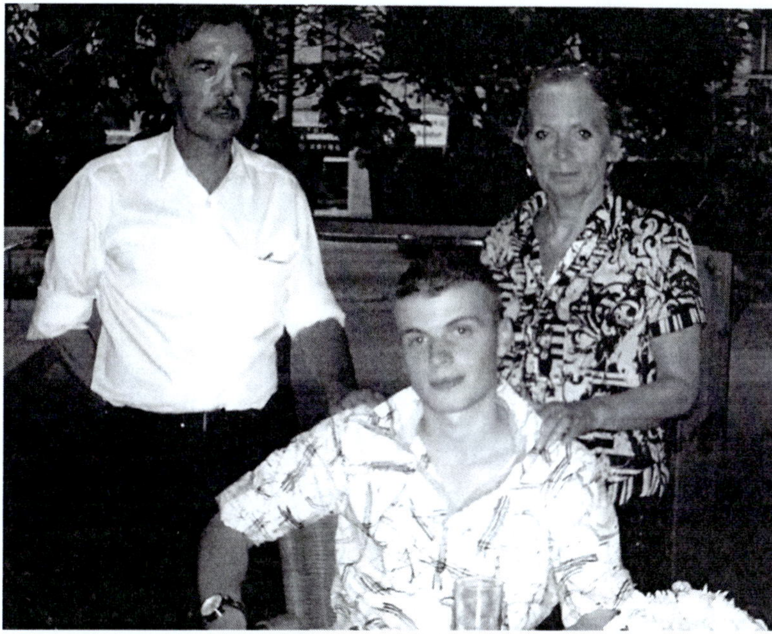

Sohn Johannes 18. Geburtstag am 11. 07. 2010

Manche Patienten konnten ihren Zahnersatz bei den horrenden Preisen von zum Beispiel 2000,- nicht bezahlen, was etwas Zweifel an der Fürsorglichkeit des „Sozialstaates“ weckte, wie auch die durch immer enger werdende polizeiliche Handschellen geschädigten Handgelenke eines jungen Mannes. Am 7. August schlug es bei mir wieder gesundheitlich zu in Form eines massiven Bandscheibenvorfalls sub L5 links, am untersten Spinalnerven, der Fuß und Fußheber versorgt. Die „böse 7“ ist vielleicht doch eine Unglückszahl. Wochenlang musste ich beim Aufstehen mühsam den aufrechten Gang erwerben, was auch in der Geschichte der Menschheit langwierig war, lief an UA-Stützen, kühlte mit Eis, nahm Schmerztabletten. Restbeschwerden habe ich heute noch (nach 12 Jahren) mit Missempfindungen im Fuß und nächtlichen Fußheberkrämpfen. Zwei Wochen war ich ausgeschaltet, dann wünschten mir die Patienten in der Praxis wegen hinkenden Ganges „gute Besserung“, also mal andersherum. Zur Lähmung oder Operation kam es Gott sei Dank nicht, auch Tischtennis wurde später wieder möglich. Oberarzt der Radiologie von Pirna, Dr. Berndt, spritzte dreimal Kortison unter CT-Sicht an die böse Nervenwurzel, dann brach ich die Serie ab aus Kortison- und Strahlenangst. Das CT hat ja die 300-fache Strahlenbelastung einer normalen Röntgen-Aufnahme, und

dass Medizin auch schaden kann, ist uns zur Genüge bekannt.
Im August waren wir bei der Praxisübernahme von Dr. Fankhänel durch den Chirurgen Sven Barthel in Pirna in schöner Geselligkeit dabei. Dr. Fankhänel hatte einen sehr guten Ruf gehabt.
Der Oma Melzer (Mutter Martinas) mussten wir beim Umzug helfen.
Im September ging es trotz allen Leidensdrucks durch die Bandscheibe mit Ramona und Kerstin wieder in unser geliebtes Tropical Island. Praxisausflüge konnte man wenigstens in der Steuer geltend machen.
Nach wieder einmal von Freundin Christine provozierter (scheinbarer) Trennung ließ ich mich von der kleinen Praxisschwester Ramona verführen, das war körperlich eine große Umstellung, wegen ihrer Verträglichkeit sollte aber diese Beziehung dann immerhin 9 Jahre halten.
Trotz eigener Schuld an der Trennung – man spielt nicht mit einer Beziehung – offenbarte sich nun Christines ganze Boshaftigkeit und Rachsucht. Sie versuchte sogar, per Eingabe an die Ärztekammer meinen Beruf in Gefahr zu bringen, was ihr aber natürlich nicht gelang.
Nachdem die blonde Stefanie H. aus der Praxis durch die anderen Schwestern vergrault worden war, wurde als neue Stundenkraft Heike Ringel eingestellt. In meiner kleinen Praxis waren nur eine Vollkraft und zwei Teilzeitkräfte wirtschaftlich möglich.
Der 60. Geburtstag meines guten Freundes und technischen Helfers Peter K. wurde mit einem Besuch im DDR-Museum in Pirna verbunden. Peter war in der DDR-Militärfahrer und dann Busfahrer gewesen, und wir alle konnten die alte Zeit nie vergessen.
Mit meiner privaten Krankenkasse war ständiger Kampf um die Erstattung der letzten Nasen-OPs nötig. Kann doch keiner dafür, wenn es viele Operateure nicht bringen! Aber die Kasse konnte einem schon etwas leidtun.
Mit den Krücken ging ich an der Elbwiese spazieren, das Durchschwingen ähnelte ja einer Zugbehandlung und tat gut, für Physiotherapie war keine Zeit und von Kuren halte ich auch nicht viel. Eine solche ist für einen Kleinunternehmer auch fast unmöglich.
Auf dem Schießstand begeisterte wieder das Gewehr „Marlin“, das mit Perlkorn ohne Zielfernrohr wie von alleine auf 50 Meter traf.
Der jämmerliche „Lärmkrieg“ mit meinen dubiösen Nachbarn ging auch dieses Jahr weiter. Das führte doch wie erwähnt zu einem gewissen Schlafmangel.
Am 01. 10. ging es in die historische Kaiserresidenz Goslar zu einer erhebenden Kryonik-Tagung mit 50 Teilnehmern, mit den meisten Vorträgen in Englisch.

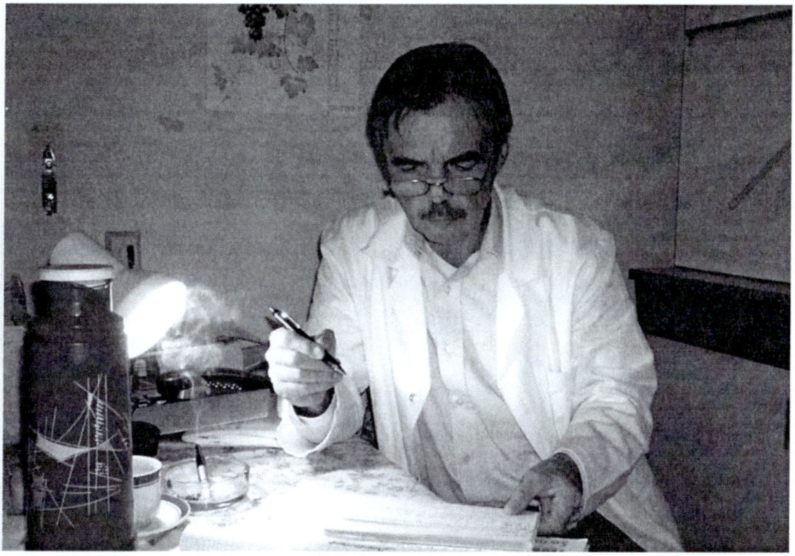

Im „Pausenraum“ September 2010 mit Schreibkram und der legendären „Rotpunkt-Kanne“

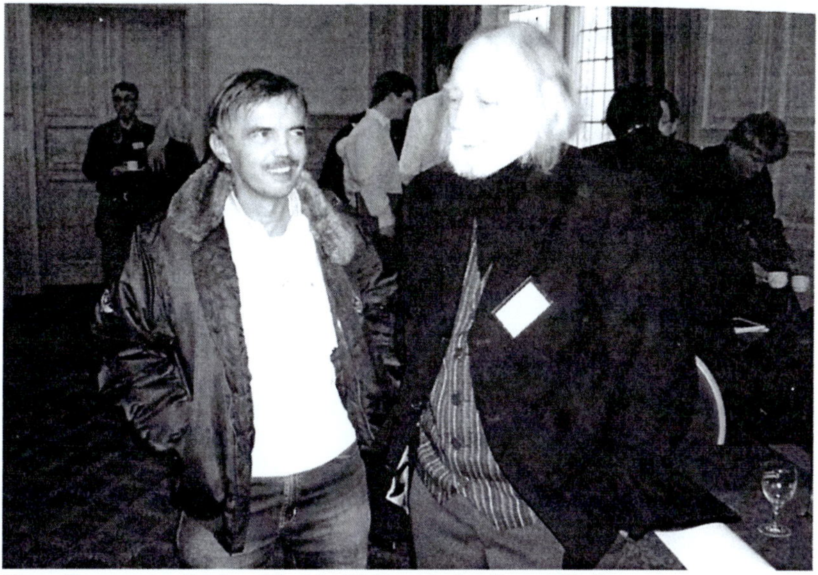

Kryo-Tagung in Goslar, 02. 10. 2010, mit Professor K. Sames

Die arme Martina, Mutter meiner 2 letzten Kinder, brach sich bei einem Sturz auf dem Arbeitsweg die linke Schulter, deren Funktion dann eingeschränkt blieb. Immerhin bekam sie dann eine bescheidene Rente dafür von der BG.
Im November gab es zwei Ärzte-Weiterbildungen. Auch über Fachzeitschriften konnte man „WB-Punkte" der (Zwangs-)Weiterbildungsvorschrift sammeln wie ein Schüler die „Bienchen". Unnötige Gängelei, denn jeder Arzt muss sich sowieso immer belesen, nachschlagen, Gelerntes wiederholen. Aber die Bürokraten können nicht anders.
Filme mit Silvester Stallone, Chuck Norris und Charles Bronson würzten manchen Abend in dieser Zeit.

Kryonik-Werbung unter Kollegen erwies sich als zwecklos. Bei dem Wort „Tod" hört auch bei Ärzten das logische Denken auf. Der Tod ist ja „irreversibel", die Reanimation ist ja noch nicht so alt, vorher war tot, wer umfiel und nicht mehr atmete. Die Kryonik schiebt die Wiederbelebung nur etwas weiter hinaus, zu so viel Abstraktion ist kaum jemand fähig.
Ende November ging es in den Urlaub nach Hurghada, Ägypten. Das Hotel Sol y Mar Makadi Sun lag in einer typischen Touristen-Enklave, mit Wache am Eingang. Auch die Sicherheitsmaßnahmen unterwegs waren beeindruckend gewesen, viele Kontrollstellen mit bewaffnetem Militär.
Wir badeten mit Ramona im Roten Meer und im Pool, machten eine sogenannte „Safari" zu den Beduinen in der Wüste, der holprige Jeep war der weitere Tod meiner Bandscheibe, bemerkten die Geselligkeit der Russen, die ihre Tische zusammenrückten und vereint feierten, während die deutschen Pärchen allein an ihrem Tisch saßen. Alkohol gab es nur im Hotel, nicht in den Läden, der lustige Kellner „Waeel" gab an, 7 Kinder zu haben und koptischer Christ zu sein, also progromgefährdet, er flirtete Ramona an und war echt unterhaltsam. Insgesamt war es eine schöne Woche. Bei der Heimreise erfuhren wir vom Tod einer Badenden im Roten Meer durch einen Hai-Angriff in dieser Gegend, und gruselten im Nachhinein etwas.

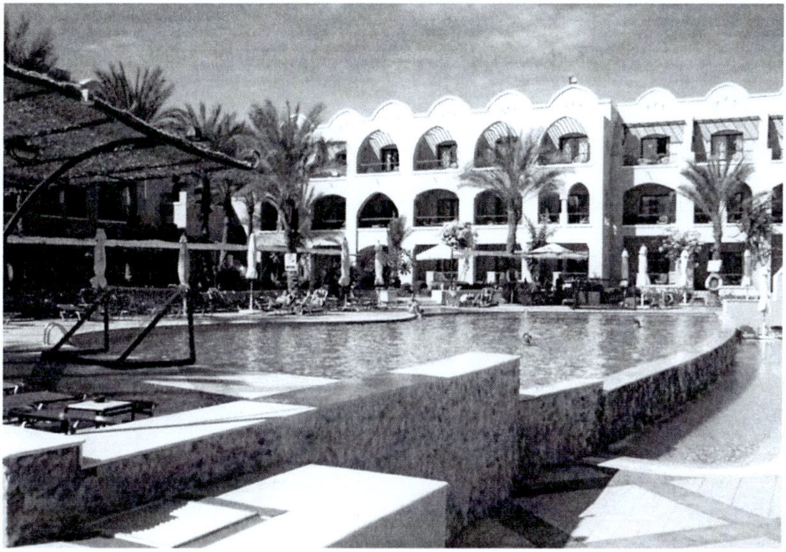

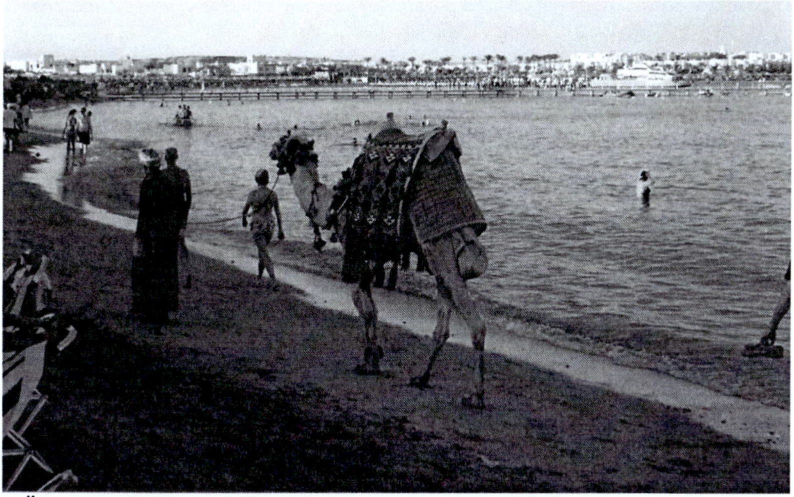

In Ägypten, November 2010

Nach der Rückkehr besuchten wir mit Martina den Mozart-Klassiker „Die Zauberflöte“ in der Operette Leuben. Zur Personal-Weihnachtsfeier ging es in die „Reichskrone“. Am 16. 12. herrschten minus 10 Grad, Schneeketten wurden besorgt.

Der Film „Der Schakal“ mit Edward Fox war wieder fesselnd, dem Buch von Frederick Forsyth ebenbürtig. Der Lärmkrieg mit den üblen Nachbarn steigerte sich manchmal bis zum (gegenseitigen) Schlagbohren, einfach jämmerlich. Wo diese Bosheit herkam, ist mir bis heute schleierhaft.

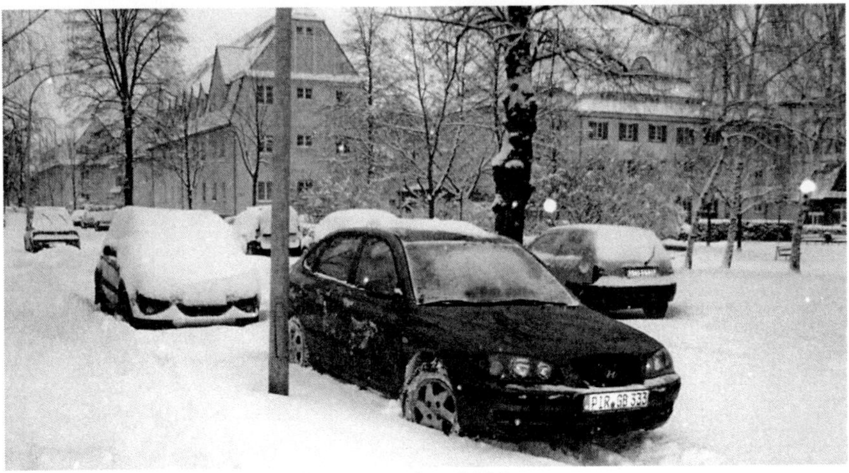

Richtiger Winter, mit Hyundai, Dezember 2010

Vaters 85. Geburtstag in Adams Gasthof in Moritzburg Heiligabend in Heidenau und Dresden bei den Kindern hier und da, 1. Feiertag bei den Eltern wie immer und Silvester im „Gelben Haus“ bei den Ulbrichts rundeten das Jahresende 2010 ab.

2011

In der Praxis:
Die Sprechstunde lief mit dem oben erwähnten üblichen Spektrum an Krankheiten aus allen Fachgebieten weiter. Von der Wirkung der Vitamin B-Mischung „Neurobion“ als im.-Spritze hatten wir einen guten Eindruck. Schwindel und Kollapsneigung bei Älteren wurden mit dem Heparin Clexane sc., und Dexa 4 und Strophanthin iv. behandelt, da sie auch als Vorboten eines Schlaganfalls bewertet werden konnten. Ein allergisches Quincke-Ödem (Gesichtsschwellung) wurde mit Fenistil und Dexa iv. beherrscht. Allergien können ja lebensgefährlich werden in Form eines allergischen Schocks und sollten schnell unterbunden werden. Dann wird nach dem Allergen im Labor gesucht, falls noch nicht bekannt, das dann gemieden werden muss. Das

empfohlene Adrenalin im allergischen Präschock wurde bei uns so gut wie nie nötig. Manchmal erhielt ein Allergiker ein Notfall-Set mit Kortisontropfen und Adrenalin-Spritze prophylaktisch verordnet.
Bei Grippe-Verdacht halfen 3 Tage Amantadin 1 x 1 recht zuverlässig, das die Viren am Eindringen in die Zelle hindert, neben seiner Anwendung als Parkinsonmittel. In der Corona-Zeit, schon Rentner, wendete ich es auch erfolgreich gegen das Coronavirus an, gern in Kombination mit Delimmun und Doxycyclin.
Harninkontinenz ist bei Frauen nicht selten, für diese entdeckten wir das originelle „Fem soft insert", ein eiförmiger Silikon-Einsatz in die Harnröhre, sofern nicht die „Bändchenmethode" der Frauenärzte zum Einsatz kam, die auch recht gute Ergebnisse zeitigt. Das Produkt Fem soft verschwand Jahre danach vom Markt aus unbekannten Gründen, vermutlich weil: Alles Gute muss weg!
Einem Patienten mit COPD (Lungenblähung) empfahl ich, einen Gummigurt über den Brustkorb zu tragen, eine Idee von mir (trage ihn als Raucher auch). Das zu große Restvolumen der Lunge wird dadurch verringert, die Rippen aus ihrer ineffektiven horizontalen Lage wieder in den schrägen Arbeitsbereich gebracht. Sein Pulmologe verstand diese Logik nicht und riet ihm später davon ab, er trug ihn aber lange und lebt heute noch.
Unser Schützenbruder Dieter W. verstarb im Januar wie schon erwähnt nach üblen Vorerkrankungen am Magenkrebs, ein herber Verlust. Ein Alkoholiker starb im zarten Alter von 45 im Krankenhaus Pirna und beraubte damit die „Rechte Szene", der er bekanntlich angehörte, seiner persönlichen Kampfkraft. Nichts gegen etwas mehr nationales Denken in Deutschland, das die ganze Welt retten will und dabei die eigenen Leute vernachlässigt.
Ein infizierter Katzenbiss wurde erfolgreich mit dem einschlägigen Clindamycin behandelt.
Bei Herzschwäche bewährten sich unsere Strophanthin-Serien iv., manchmal mit Furesis kombiniert wegen Wasser in Lunge und Beinen, häufig holten wir die meist älteren Betroffenen damit aus diesem lebensbedrohlichen Zustand heraus.
Ein hohes PSA (Prostata-spezifisches Antigen) von 20 verriet ein neues Prostata-Karzinom, Lymphknoten am Hals eines jungen Mannes erwiesen sich als (bösartiges) Non-Hodgkin-Lymphom. Eine eiternde Sternotomie-Wunde (Brustbeinschnitt) verlangte auch den Einsatz des gut knochengängigen Clindamycins, mit dem man sogar auch entzündete Zahnwurzeln beruhigen kann.
Zur Linderung einer „aktivierten" Knie-Arthrose (Schmerz-Schub) bewährte sich weiter die Spritze mit Lokalbetäubung (Xylokain) plus Dexa4, bei chronischer Arthrose mit Zeel comp., dem antientzündlichen Homöopathikum,

dessen Wirkung manchmal 2 Jahre anhielt und das im Gegensatz zu Hyaluronsäure billig ist, beides muss ja privat bezahlt werden.
Ein 39-jähriger Mann hatte schon eine KHK (koronare Herzkrankheit) entwickelt. Dafür setzten wir gern das aus der DDR stammende Rocornal ein, neben der üblichen Palette mit Nitrat, Beta-Blocker und Blutverdünnung. Wie gesagt verschwand auch das Rocornal später vom Markt, weil „alles Gute muss weg!“, ohne den alten Satz zu beachten: „Unter Rocornal gibt es keinen Herzinfarkt“. Solche Erfahrungen aus der Praxis sind den Bürokraten am grünen Tisch („GBA“) völlig egal. Vielleicht erleben sie die Folgen ihrer Sparwut einmal am eigenen Leibe …
Unklare Gewichtsabnahme erforderte einschlägige Diagnostik, Zucker, Schilddrüse, Tumor?
Die Dupuytrensche Konraktur, diese seltsame Vernarbung der Finger-Beugesehnen, kommt öfter mal vor und kam natürlich zum Handchirurgen, wie auch das Carpaltunnelsyndrom, für meine Hautchirurgie eine Nummer zu groß. „Schnellende Finger“ dagegen konnten wir oft mit einer Spritze mit Depot-Kortison heilen und damit Patienten und Kasse die Handchirurgie ersparen.
Ein Patient mit operiertem Dickdarmkrebs (Colonkarzinom) hatte danach doch Lebermetastasen gebildet, das heißt, „die Vöglein waren verflogen“. Das Krebs-Elend hörte nie auf. Bei einem vermutlich leberbedingten epileptischen Anfall in der Praxis (Leber-Synkope) eilte uns der beliebte, freundliche und menschliche Oberarzt Klinger zu Hilfe, den wir noch vom Heidenauer Krankenhaus kannten und der jetzt öfter Notdienst fuhr.
Per Ultraschall entdeckte ich ein vom Gynäkologen übersehenes Ovarialkarzinom (Eierstockkrebs) mit malignem Aszites (krebsverursachtes Bauchwasser). Sie wurde dann noch 4 Jahre von den Gynäko- und Onkologen mit OPs und Chemo-Methoden am Leben gehalten, bis sie ihrem Schicksal erlag. Diese Tumorart ist heute definitiv nicht heilbar.
Es folgten ein neuer Fall von Darmkrebs, auch noch ein guter Freund meines alten Freundes Jochen, ein neuer Kehlkopfkrebs, im Krankenhaus gleich mit Sprechkanüle am Hals versehen, ein Pankreaskrebs-Rückfall nach Operation, Elend ohne Ende …
Meine kleine Chirurgie lief im ganzen Berufsleben (und danach) weiter, Naevi (Muttermale), Fibrome, Warzen, Atherome (Grützbeutel), Fremdkörper (Splitter) wurden gelegentlich entfernt, bei vereiterten Großzehennägeln eine Nagelwallplastik in Oberst-Leitungsanästhesie gemacht, wobei der Nagel erhalten bleibt. Letztere will wie gesagt gelernt sein.
Der alte Herr S. Im Pflegeheim konnte nicht mehr Wasser lassen, was zuerst an die Prostata denken lässt. Diesmal lag es an großen Smegmabatzen unter der Vorhaut, welche die Harnröhre abdrückten und leicht zu entfernen waren.

Das Pflegepersonal traute sich aus Geschamigkeit wohl nicht, die alten Männer beim Baden auch unter der Vorhaut zu waschen, was bei jedem Mann zur Routine-Hygiene gehört oder gehören sollte.
Eine 85-jährige Frau hatte überall Metastasen vom Darmkrebs. Diese Volksseuche schlägt in jedem Alter zu.
Ein „Schlägle“ (little stroke) bei einer alten Frau führte zu Sprachstörungen.
Beinamputationen bei Diabetes oder PAVK waren weiterhin üblich, eigentlich eine Schande der „modernen“ Medizin.
Bei Psychosen bewährte sich weiter die Imap-Wochenspritze, beim Gichtanfall die Dexa 8 / Ambene-Spritze.
Im Mai starb der oben erwähnte Freund von Jochen, Armin S., am Diakonissenhaus mit 59 Jahren vermutlich an den Folgen einer Darmoperation, unter anderem „Platzbauch“.
Bei Morphin-Junkies waren Fentanyl und Tramadol begehrt, welches sie beim Hausarzt zu ergattern versuchten. Bei allem Mitleid, solche Anliegen mussten abgewehrt werden.
Beim Kopf-CT (CCT-Craniales Computer-Tomogramm) wurden öfter bei älteren Patienten kleine Narben gesehen als Ausdruck von Mini-Infarkten, ohne jegliche klinische Folgen.
Eine 61-jährige Patientin von uns starb an der Uniklinik an einer Magenblutung, der Pathologe fand 2,5 Liter Blut im Darm, Das erinnerte mich an alte Zeiten, in 25 Jahren nichts gebessert?
Fadenwürmer wurden mit 4 Tabletten Helmex beseitigt.
Die Kumarin-Patienten (wir nahmen Warfarin) wurden nach dem sogenannten Quickwert eingestellt, bei einem zu niedrigen Wert trat einmal Blut im Harn auf.
Den Pflegestift, das ehemalige Krankenhaus Heidenau, tauften wir „das Gruselkabinett“, weil hier besonders viele Demente und im Präkoma befindliche Patienten wohnten. Die elende Endphase des menschlichen Lebens konnte man hier zur Genüge kennenlernen.
Bei einer prophylaktischen Operation der Halsschlagader (A. Carotis) trat bei der mittelalten Frau genau das ein, was vermieden werden sollte: Ein großer Schlaganfall mit kompletter, bleibender Halbseitenlähmung. Den Operateur, einen Herrn F., kannte ich noch aus der Chirurgie-Ausbildung, er gehörte zu den Mobbern, die mich für „ungeeignet“ erklärt hatten. Vielleicht gab ihm dieser Fall Anlass, über seine eigene Eignung nachzudenken? Wohl kaum.
Eine chronische Leukämie war mit Chemo geheilt worden, es gab auch Gutes.
Einer sehr jungen Frau musste wegen eines Herzklappenfehlers eine Bio-Klappe vom Schwein eingesetzt werden, was auch gut ging.
Ein Blasenkrebs bei einem männlichen Patienten führte zur Blasenentfernung

mit Pouch-Anlage, (Kunstblase aus Darm) mit Harnbeutel am Bauch. Er überlebte definitiv viele Jahre.
Bei dem abgehärmten Jochen machten wir Ernährungs-Infusionen. Die Krebs-Suche blieb ohne Ergebnis, so dass wir seine COPD mit pulmonaler Kachexie und Arteriosklerose als Ursache für sein extremes Untergewicht annehmen mussten.
Betonte, also verdickte kleine Gallengänge im Ultraschall zeigten eine andere chemische Belastung als Alkohol an, zum Beispiel die Inhalation von Lack-Dämpfen bei Malern.
Ein Karzinom der Ohrspeicheldrüse (Parotis) wurde am Krankenhaus operiert und entwickelte später einen üblen Rückfall.
Eine 53-jährige Alkoholikerin starb nicht am Leberschaden, sondern an einer Nachblutung nach der Operation ihres Magengeschwürs im Krankenhaus.
Die riesige Quernarbe am Bauch bei einem Mann nach Fettschürzen-Resektion war entzündet und wurde dann zur Schnürfurche durch Narbenkontraktion, die später wieder korrigiert werden musste.
Der armen Frau Eva N. wurde das zweite Raucherbein amputiert nach einer misslungenen Gefäß-Operation.
Die „Zeugen Jehova“ hatten in Dohna ein eigenes Pflegeheim eröffnet, wo auch gelegentlich ein Hausbesuch fällig wurde. Dort lag auf jedem Nachttisch eine Bibel, die ich bis heute leider nie die Zeit hatte, sie komplett zu lesen.
Eine plötzlich verwirrte bzw. desorientierte 88-jährige Frau wurde nach einer Dexa/Strophanthin-Spritze sofort wieder klar, wie gesagt eine alte Erfahrung aus der DDR-Zeit.
Dem jungen Mann Robert K. hatte ein Rottweiler das linke Ohr abgerissen. Mit dem Ersatz durch eine Epithese machte der junge Mann einen jahrelangen Leidensweg durch, mit Wartezeiten und Entzündungen der Magnet-Implantate, was ein bezeichnendes Licht auf den ach so hohen Stand der heutigen Medizin warf.
Bei einem jungen Mann mit einer erblichen Nervenkrankheit mit staksigem Gang (Ataxie) versuchten wir den Muskel-Überträgerstoff Acetylcholin mit einem Abbau-Hemmer zu stärken, letztendlich ohne Erfolg. Die Krankheit schritt weiter fort.
Das oben genannte Krankheits-Spektrum der Allgemeinpraxis lag weiter vor und wird hier nicht noch einmal extra erwähnt.

Außerhalb der Praxis:
Zu Neujahr machte ich einen Nostalgie-Spaziergang am Lughang mit einem Blick auf mein früheres Haus. Bäume waren weg, viel Beton im Nebengelaß angewendet worden, was mir als altem Waldläufer in der Jugend etwas weh tat. Wehmütig gedachte ich der netten Nachbarn von damals, Rosi Mally, Jörg

Pläncker, Harry Lorenz, Elektro-Schmidt und Rüdiger Frohberg. Das Leben rast weiter, und vieles versinkt in der Vergangenheit.
Treffen im Gelben Haus und Skatabende sorgten immer für Geselligkeit. Eine junge Patientin von uns trat bei Straßenfeten in Kleinzschachwitz als Double von Andrea Berg auf, der sie wirklich ähnlich sah.
Im Nahen Osten tobte der „Arabische Frühling“ mit Straßenkämpfen in Ägypten, Jordanien, Syrien, Jemen, Tunesien, Lybien. Die Revoluzzer erreichten am Ende nur Chaos, Elend und Verluste an Menschenleben.
Neben dem oben erwähnten umfangreichen Praxis-Schreibkram, meist zuhause erledigt, legte ich auch von jedem verstorbenen Patienten ein Berichts-Blatt an, mit Todesursache und Vorerkrankungen und sonstigen Angaben. Die Sterbestatistik der Patienten meiner Praxis steht am Ende dieses Lebensberichtes.
Wir besuchten auch den Louisenhof, den „Balkon Dresdens“ und streiften dabei das Institut des berühmten Technikers und Erfinders Manfred von Ardenne. Dieser hatte sich zuletzt der Medizin zugewandt – Lebensverlängerung, Krebsbehandlung – leider diesmal erfolglos. Auf die Idee des Einfrostens von Menschen (posthum) als letzter Versuch der Lebensrettung ist er trotz aller Genialität nicht gestoßen, das blieb dem amerikanischen Physiker Robert Ettinger vorbehalten.
In einer Pathologie lernte ich den Sektionsgehilfen Mike kennen, der in der Balsamierung von Toten geübt war, und fachliche Tipps geben konnte. Wir brauchen ja Hilfe bei unserem Gang in die Zukunft. Die Frostschutzlösungen wurden für den Fall der Fälle bereitgestellt, aus dem Beruf wissen wir, wie unerwartet und schnell es mit dem Ableben gehen kann. Daher wurde auch am Warngerät „Lebenszeichen“ weiter gebastelt.
In Berlin starb Opa Melzer mit 85 Jahren, in der DDR eine prominente Person als Bauleiter des Berliner Nikolai-Viertels. Nachdem seine zweite Frau gestorben war, die er bis zuletzt gepflegt hatte, wandte er sich im Alter wieder seiner ersten, unserer Oma Brigitte Melzer zu, die nach Berlin zog und ihn bis zu seinem Ende versorgte, eine buchreife Romanze! Danach zog sie wieder nach Dresden in die Nähe ihrer Tochter Martina, der Mutter meiner Kinder.
Die Behandlung meines desolaten Gebisses ging weiter. Entzündungen wurden mit Clindamycin bekämpft, auch lokal als Pulver aus der Kapsel, lockere Stiftzähne mit geborgtem Zahnzement oder Sekundenkleber festgeklebt. Bei Zahnarzt Göpel und seiner „Erbmasse“ (Tochter) war man in guten Händen und die Zahntechnikerin, Frau Henke in Heidenau, schien auch die Beste zu sein. Was sie machte, das passte auch.
Sohn Hansi bezahlte ich die Fahrschule, das waren schlappe 2100,- Euro. Wer hat, der kann. Ein Fahrzeug sah ich für die Entwicklung eines jungen Mannes

als notwendig an.
Im Februar ging es mit dem Praxispersonal und Freund Peter wieder einmal bei Minusgraden ins „Tropical Island“, um etwas Wärme zu tanken.

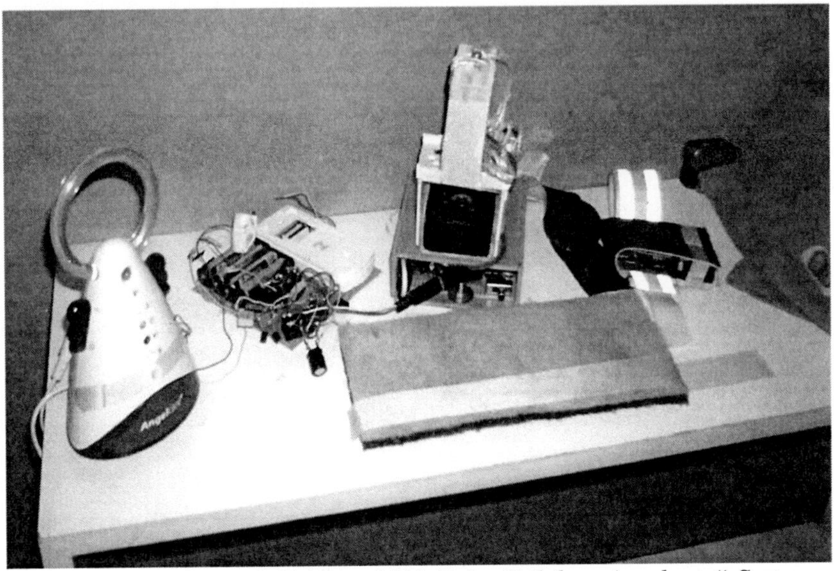

Warngerät „Vital signs“, Februar 2011, links: Teil des „Angelcare“-Systems, Mitte: elektromagnetischer Stößel, der den Knopf des Notruf-Handys drückt.

In Lybien wurde der an sich West-freundliche Herrscher Gaddafi außer von inneren Feinden auch von der NATO bekriegt, was mir politisch unbegreiflich war. Erreicht wurden nur Chaos und die Infiltration durch militante Muslime des „Islamischen Staates“, ein toller „Erfolg“.
Martina lag im Krankenhaus und hatte ein Horner-Syndrom am linken Auge (Ptosis, Miosis und Enophtalmus) (hängendes Lid, enge Pupille, eingesunkenes Auge), was durch die Läsion ihres Hals- Sympathikus beim Legen des zentralen Venenkatheters verursacht war. Der Sympathikus ist ein Strang des autonomen Nervensystems. Das ging später wieder weg.
Im März gab es wieder einen Skatabend in Hellerau, bei dem mein 85-jähriger Vater trotz dieses Alters meisterlich spielte!

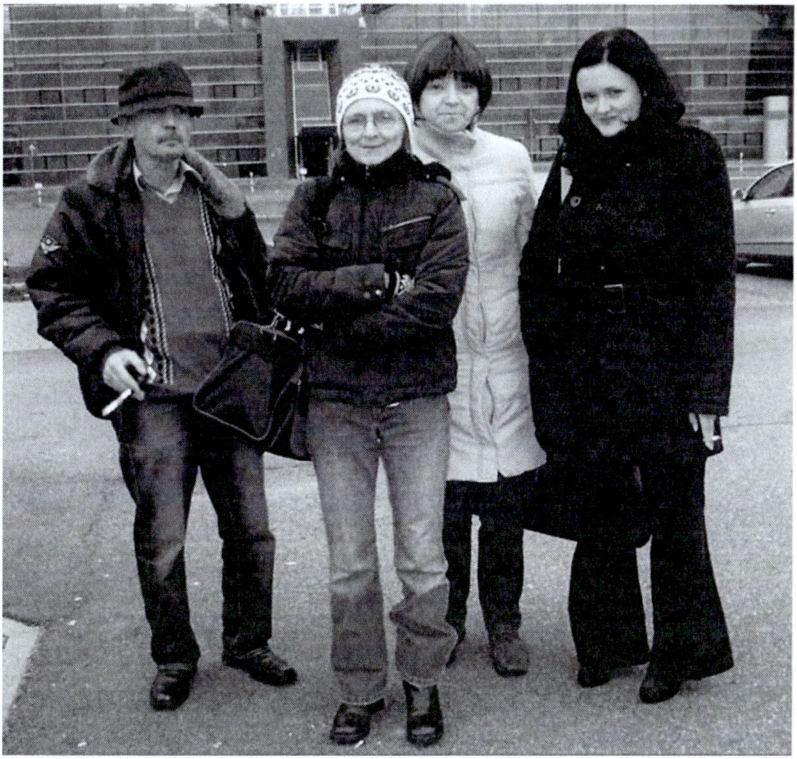

Vor dem „Tropical Island", Februar 2011, Praxisschwestern, von links: Ramona, Heike, Kerstin

Im März ging es für eine Woche nach Teneriffa, Puerto de la Cruz. Unterwegs entrüsteten wir uns wieder über die grässliche kleine Raucherkabine auf dem Nürnberger Flughafen, eine Zumutung und Diskriminierung einer (großen) Minderheit, während andere Minderheiten hochgejubelt und fast über die Mehrheit gestellt werden.
Das gab erneut Anlass, über die vielgerühmte „Demokratie" nachzudenken. Diese soll ja nach dem „Mehrheitsprinzip" funktionieren.
Auf der Insel war es ungemütlich windig und kühl. Mit Ramona besuchten wir den Loro-Park mit Seelöwen-, Delphin- und Orca-Show. Die Chefin eines deutschen Cafés erzählte von einem traumhaften Steuersatz von 5 % (wir hatten 30 %). Ein Bus-Ausflug zum Süden der Insel zum Siam-Park war dabei. Unsere Urlaube waren oft nur eine Woche lang, und gingen schnell vorbei.

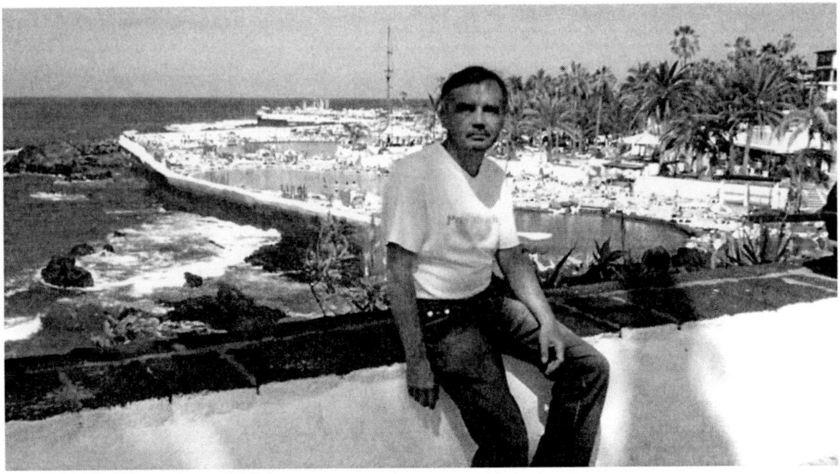

Auf Teneriffa, März 2011

Danach folgte wieder der übliche Ansturm in der Praxis, da war der Erholungseffekt des Urlaubs in 2 Tagen vorbei.
Dr. Unger vom Ärztehaus ging mit 68 Jahren in Rente, er war der Homöopathie zugeneigt und glaubensmäßig Zeuge Jehova. Dr. Dirk Dietrich kam als Nachfolger, dessen Eröffnungsfeier wir besuchten.
Die überlebenswichtige Quartalsabrechnung wurde noch eigenhändig zur KV am Rand des Hellers gebracht und dabei neue Formulare abgefasst.
Bei Darmspiegelungen kamen gelegentlich lebensgefährliche Darmperforationen (Loch im Darm) vor, was die Patienten wegen der Kurznarkose nicht gleich bemerkten. Dann drohte die kotige Peritonitis (Bauchfellentzündung), zum Teil mit Todesfolge. Ein Mann, dessen Frau dieses Schicksal erlitten hatte, klagte mir sein Leid. Seine Klage gegen den betreffenden Arzt blieb wohl für diesen ohne wesentliche Folgen.
Mit der Dresdner Familie gingen wir öfter ins Carolaschlösschen im Großen Garten, wobei wir uns an der Aufregung der Karpfen bei der Fütterung von der Brücke aus jedes Mal ergötzten.
Martinas 58. Geburtstag wurde wieder beim Chinesen „Mandarin" begangen, Freund Gerhards 70. im „Christlichen Jugenddorf", ein Schlösschen in Grosssedlitz im früheren Besitz derer von Lützow.
Tischtennis bei den „Alten Herren" in Jessen und der Schützenverein liefen weiter, einmal erreichte ich den 3. Platz im Verein mit dem Revolver „Taurus", Kaliber 38, der mir irgendwie lag, eine vereinseigene Waffe.
Im Hausbesuch lernte ich einen grässlichen Haustyrannen kennen, der in meiner Gegenwart und sicher auch sonst seine arme Frau auf erniedrigende

Weise anschnauzte und anbrüllte. Er erhielt seine Strafe vom Schicksal durch seinen schweren Diabetes mit Fußamputationen und koronarer Herzkrankheit und vorzeitigen Tod. Die Trauer der Witwe hielt sich in Grenzen.

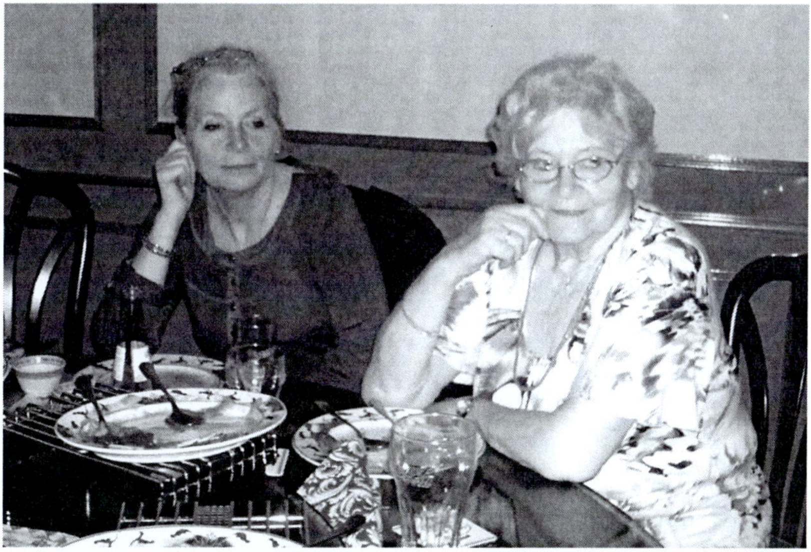

Martina auf ihrem 58. Geburtstag im „Mandarin", 21. 04. 2011, daneben Oma Melzer

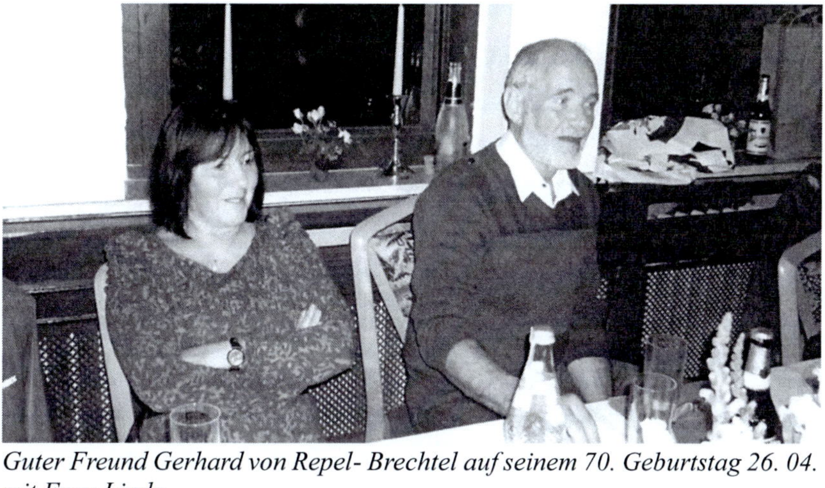

Guter Freund Gerhard von Repel- Brechtel auf seinem 70. Geburtstag 26. 04. mit Frau Linda

Im Mai erwischten die Amerikaner den lange gesuchten Terroristen Osama Bin Laden in Pakistan und übten Rache ohne viel Federlesens, was man bei den über 3000 Toten von Nine-eleven irgendwie nachvollziehen kann, aber vielleicht nicht ganz den Prinzipien eines demokratischen Rechtsstaates entspricht.
Unsere Patientenkartei erreichte die magische Nr. 5000, von denen allerdings nur 750 bis 850 im Quartal bei uns erschienen, da waren zweifellos viele „Karteileichen" dabei, die nie wieder erschienen. Es gab aber auch Patienten, die nach Monaten oder Jahren wieder zu uns zurückkamen – weil wir vermutlich doch die Besten waren.
Bezüglich der Kryonik nahm ich Kontakt mit Dr. Unger in seinem Ruhestand auf, der Zeuge Jehova war. Diesem Glauben gehörten wohl etwa 7 Millionen Menschen weltweit an, der Kryonik vielleicht etwa 5000. Hätten wir dieses Potential für uns erschließen können! Das gäbe einen ganz anderen Hintergrund und perfektere Organisation unserer posthumen Versorgung. Den Dr. Unger versuchte ich zu überzeugen, dass es der liebe Gott es mit der Wiederauferstehung der Leute vielleicht leichter hätte, wenn sie im Frost gut erhalten blieben, statt im verfaulten Zustand oder als Aschehäuflein. Leider kam die Idee bei Dr. Unger nicht gut an, er meinte, Gott habe uns wie abgescannt und wisse auch so, wie wir waren. So zerschlug sich die Hoffnung auf Zulauf von dieser Seite für unsere zu schwache Bewegung.
Im Mai feierte unser Ostsächsisches Labor in Dresden-Blasewitz sein 20-jähriges Jubiläum, wir waren dabei und begrüßten die Laborärzte Dr. Meye, Schönjahn und Jarsumbek.
Beim Ärztetreff sprach der Lungenarzt Dr. Köpcke über die sehr relevante COPD (Emphysem-Bronchitis). Mit dieser Diagnose hatten wir immer mehrere Fälle laufen.
Sohn Hansi kaufte ich sein erstes Auto für schlappe 7000,- Euro, einen äußerlich geschmacklosen Citroen, aber wo die Liebe hinfällt … Freund Peter war als technischer Berater dabei.
Der Wirt der „Villa Else", wo wir gern mal einen Kaffee mit Elbblick nahmen, erzählte den üblen Fall seiner Schwiegermutter, die mit 72 Jahren im Krankenhaus nach einer Darm-Operation mit allen Komplikationen bis zum Luftröhrenschnitt (Tracheostoma) verstorben war. Er war überzeugt, sie wurde „totoperiert". Für einen Hausarzt waren solche Berichte immer interessant.
Nach der Panikmache um die Schweinegrippe war im Fernsehen nun mal E-HEC dran, eine Bazille, die blutigen Durchfall macht. Die Medien in Deutschland lieben die Angstmache, vielleicht um Aufmerksamkeit zu erregen? Seien es nun Würmer in Fischen oder Salmonellen im Geflügel, es findet sich immer etwas. Das wurde 10 Jahre später durch die hysterische

Panikmache um das Corona-Virus noch weit übertroffen. Die Berichterstattung über die täglich 614 Krebstoten in Deutschland, eine knappe Viertelmillion im Jahr, oder den Kindermangel in einem aussterbenden Volk, sind den Medien nur selten eine kurze Notiz wert. Sie haben die Relation zu den wirklich wichtigen, ernsten Problemen verloren! So sieht auch der finanzielle Aufwand aus:
Milliarden gegen ein (in der Mehrzahl harmloses) Virus und einen ominösen „Klimawandel", dessen menschliche Ursache nicht richtig bewiesen ist, dagegen ein paar Milliönchen für die Krebsforschung ... Die Dummheit der Menschheit ist laut Einstein unendlich ...

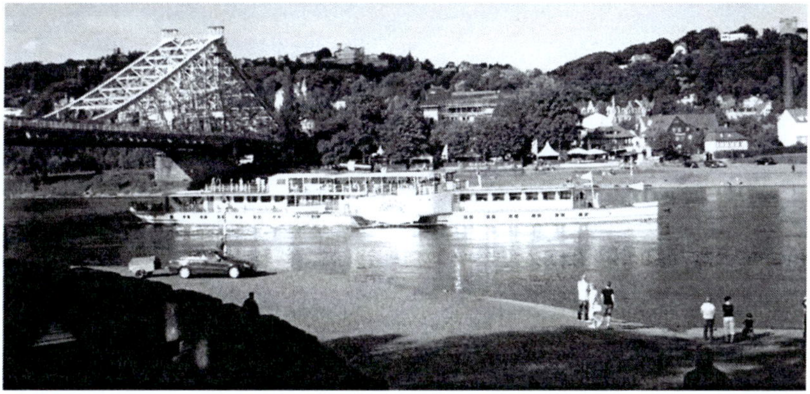

Die Elbe in Blasewitz mit dem „Blauen Wunder", Mai 2011

Bei dem unterhaltsamen Stadtfest Heidenau trat dieses Mal die allen bekannte Oldie-Band „Ohio Express" mit alten Hits auf wie „Simple Simon says" und „Jummyjummy". Das war Balsam für die Oldie-Seele.
Der „Herrentag" wurde wieder in Thomas R.`s Garten zelebriert, bei Skat und Leber-Training.
Am 03. Juni ging es zum Anbaden an die Kiesgrube, oh welch harte Burschen waren wir doch damals. Mit den „Eisbadern" im Winter kommt das natürlich nicht mit.
Sohn Hansi (Johannes) schaffte doch sein Abitur mit Durchschnitt 2,9 zu Papas Erleichterung.
Eine Weiterbildung für Ärzte über Prostatakrebs leitete der Chefarzt der Urologie Prof. Dr. Frank Steinbach, ein sehr relevantes Thema. Die Bestrahlung sei im Ergebnis gleichwertig zur Operation.
Am 25. Juni ging es für eine Woche mit Ramona per Auto nach Bibione an der Adria. Die romantische Ferienwohnung hieß „Villa Wanda", der

Schlüssel dazu musste bis 19 Uhr bei der Agenzia Europa auf dem Corso del Sole geholt werden, was wir wie immer gerade so schafften nach den 11 Stunden Fahrt. Wir tauchten ein in das eigene Flair dieses italienischen Urlaubsortes, spazierten durch die Via Costellazoni, Via Aurora, Via Orsa Maggiore, Playa Zenith, Via dei Pesci (Fischgasse), Via delfino, nahmen den Rummel und Rentner-Tanz mit den grauhaarigen deutschen Urlaubern mit, ein Ausflug nach Venedig war wie immer obligat. Alles wieder einmal ein schöner Traum!

Bald standen wir in der Praxis wieder „auf der Matte".

Freund Gerhards Frau Linda feierte in Großsedlitz ihren 54. Geburtstag. Wir ahnten nicht, dass sie ihren deutlich älteren Gatten später verlassen würde.

Die Diamantene Hochzeit meiner Eltern wurde in der Waldschänke Moritzburg im Kreise der gesamten Sippe begangen.

Im Juli 2011 starb der Gründer des Cryonics Institute, Robert Ettinger, im Alter von 92 Jahren, bis zuletzt geistig frisch gewesen. Seine kryonische Versorgung in einem Krankenhaus in Detroit verlief zeitlich optimal, sein Sohn David und die Helfer standen im Nebenraum mit der Einfrost-Ausrüstung bereit. Ich hatte den großen Mann und Denker zu seinen Lebzeiten mehrfach treffen dürfen.

Mit Martina, Oma Melzer und den Kindern gedachten wir der verblichenen Tante Christl im „Café Blümchen", wo wir früher ihren Geburtstag gefeiert hatten.

Sohn Hansi besuchten wir bei einem Auftritt der a-capella-Gruppe „Fiat vox" in der Königsteiner Kirche, die sich an der Kreuzschule zusammengefunden hatte.

Per Mail wurde mit Kryonikern Kontakt gehalten, auch mit einem gewissen Gilbert S. , der sich leider später als einer der Verräter an der Kryo-Kameradschaft erwies, also war der Briefwechsel mit ihm wieder einmal vertane Zeit, wie so mancher Aufwand im Leben.

Ein Patient mit desolater Diagnose wollte über die Kryonik nachdenken, er wischte das nicht gleich vom Tisch wie die meisten. Es kam aber dann doch nicht dazu, da er bis zum Tode keinen entsprechenden Vertrag gemacht hatte. So etwas tut weh.

Am 10. August starteten wir mit Ramona, Kerstin und Heike einen Personalausflug nach Hamburg.

Dort war auch eine anatomische Konsultation in Eppendorf geplant, wo unser Professor früher Leiter war. Wir stiegen im preiswerten ETAP-Hotel in St. Pauli ab, besuchten bei nasskaltem Wetter den Rummel am Millerntor, dort verkühlten sich die Mädels auf der Luftschaukel und dem höllischen „Shaker", der Schüttelmaschine. Die Erderwärmung schwächelt in Deutschland im August öfter mal. Am 11. 08. durfte ich mit der netten Dr. Valentiner in der Anatomie an halbierten Formalin-Köpfen präparieren. Es war zu lernen, wie die Äste des Gesichtsnervs (N. facialis) die Ohrspeicheldrüse durchdringen, dass dessen Mundast (Ramus marginalis mandibulae) auf dem Kaumuskel (M. masseter) liegt, der Speichelgang (Ductus parotideus) erst quer verläuft, bis er nach unten biegt und am 5. Zahn die Mundhöhle erreicht. Hintergrund war, die Lage der Halsgefäße für die kryonische Perfusion zu studieren, und die untere Gesichtsraffung vorzubereiten, zu der es allerdings dann nie kam.

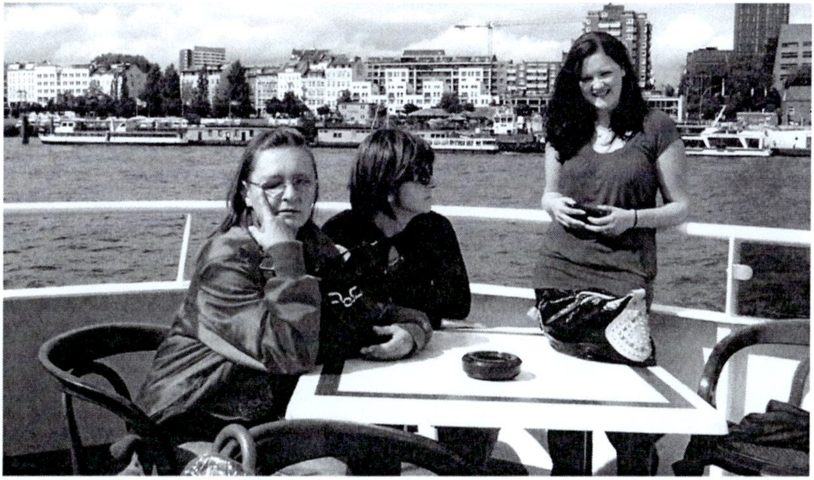

Hafenrundfahrt in Hamburg August 2011 mit Ramona, Heike und Kerstin

Eine Stadtrundfahrt, Hafenrundfahrt, die Reeperbahn mit der Großen Freiheit Nr. 7, der Fischmarkt, die Gaststätte „Zum Anker“ am Beginn der Herbertstraße, wo wir die (oder den) bekannte Olivia Jones mit großem Gefolge sahen, ein Tanz an der Stange in einem einschlägigen Etablissement, die Alster-Schwimmhalle, die St. Michaelis-Kirche (der „Michel“), das Denkmal der Gefallenen des 1. Weltkrieges, die Königs-Bilder am Rathaus bis zu Otto dem I. zurück gehörten zum Programm. Das war ein großes kulturelles Erlebnis.
Danach hatte uns die Praxis wieder, das „Grab unserer reiferen Jugend“.
Ein Patient berichtete, sein Bruder wäre mit 54 Jahren tot auf seinem Sofa gefunden worden. Die Sektion ergab wieder einmal eine Lungenembolie. So erfuhren wir Horrorgeschichten nicht nur bei eigenen Patienten, sondern auch aus deren Umgebung.
Die unsägliche „ASFINAG“, die österreichische Maut-Eintreibungsstelle, nervte und machte eine Nachzahlung von 120,- Euro geltend. Wir hatten die Maut an der ersten Raststätte in Österreich bezahlt und waren vorher durch

den Vignetten-Blitzer gefahren. Darauf gingen die trotz vorhandener Quittung nicht ein und drohten mit allen möglichen Rechtsschritten. Umso mehr erschien es mir als Hohn, dass die großmächtige EU Deutschland später eine Pkw-Maut verbot, auch noch auf Betreiben Österreichs, das die deutschen Pkw-Fahrer jahrzehntelang abgefettet hatte. Eine üble Ungerechtigkeit und Diskriminierung Deutschlands durch die unsägliche „EU".
Bei Bestatter-Freund Richard gab es ein Sommerfest, wo Teilnahme Pflicht war, mit Bestatterin Monika M. tranken wir gelegentlich einen Kaffee und besprachen das Projekt Kryonik. Man muss ja etwas tun für seine Zukunft.
Im September flogen wir mit Richard nach Thailand, was seine Gewohnheit war. Wir logierten in der kleinen Pension von Richards Freund Alfred Strohl. Seine thailändische Frau wurde von uns zur „Fernbedienung" ernannt, weil sie auf Zuruf das Hoftor öffnete oder schloss. Sie sorgte auch für gute Verpflegung, unter anderem mit einer hervorragenden Hühnersuppe. In der Tagesklinik in Pattaya ließ sich Richard entzündete Hautfollikel am Hals operieren, ich durfte dabei Beistand leisten, bei so etwas waren die thailändischen Arztkollegen locker.
Gern kehrte ich im „Seafood" an der Küste ein, aß Krabben und las Fachliteratur – wie immer im Urlaub – und konnte Fischerboote beim Ab- und Anlegen beobachten. Seltsame, dumpfe Töne nachts entpuppten sich als in einem da liegenden Rohr röhrende Kröten. In einem Supermarkt gab es sogar mein Lieblingsgetränk Sangria, da war die Welt wieder in Ordnung. Das Nobel-Restaurant „Royal Cliff", unter den ersten 10 der Welt-Rangliste, war ein Gourmet-Erlebnis für 40,- Euro pauschal. Da gab es Fisch, Shrimps, Lobster, Austern in beliebiger Menge.
Den zahlreichen „leichten Damen", für die Thailand ja bekannt ist, waren wir nicht ganz abgeneigt, wobei mein Körper und Geist doch etwas Verklemmungen aufwiesen, da diese offenbar auf weiße Haut geeicht sind. Violette Brustwarzen und Schamlippen sind eben etwas gewöhnungsbedürftig.
In der deutschen Gaststätte „Klein Heidelberg" konnten wir uns beim Wirt Erich heimisch fühlen, in der „Tiger Bar" gab es Musik, im „Nooch-Park" dressierte Elefanten. Oft ging ich am Nordende der Bucht von Pattaya zum Flossenschwimmen, wobei schon mal ein Stück Holz oder eine Plastetüte ins Genick klatschte. Im Zentrum der Bucht war das Baden unmöglich wegen strengen Geruchs, vermutlich durch ungeklärte Abwässer.

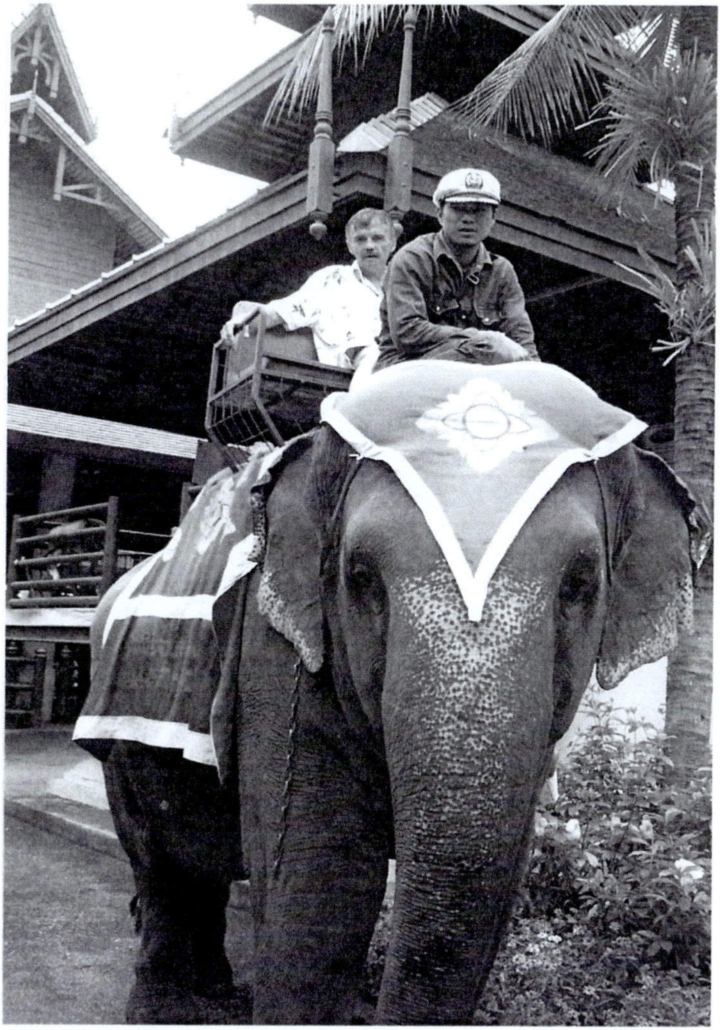

In Thailand, September 2011

Die Gläubigkeit der Buddhisten war beeindruckend, sie knieten und verneigten sich vor den Buddha-Statuen. Eine Schulklasse erschien, ganz in Pink uniformiert, was an alte Pionier-Zeiten erinnerte.
Auf dem Weg zur Gaststätte baute sich einmal ein Halbkreis streunender Straßenhunde vor mir auf, die aber mithilfe eines Knüppels beeindruckt werden konnten und für diesen Tag auf mein Menschenfleisch verzichteten. In den

Straßenküchen gab es frisch Gebratenes, im „Badehaus“ saß ein Spalier wunderschöner Thai-Damen zur Auswahl, die wir diesmal nicht in Anspruch nahmen.
Bei einem Gang in der „Walking street“ tobte das Nachtleben von Pattaya mit Gedränge, Rock-Cafés, auch einer „Rolling Stones-Bar“, Bordellen und Nobel-Restaurants. Als Frauen aufgemachte Männer gab es auch, auf den ersten Blick schwer zu erkennen.
Trotz schwüler Hitze mussten wir in der Regenzeit an der Beach Road manchmal durch knöcheltiefes Wasser waten. Alles ein traumhaftes, exotisches Erlebnis, wobei der lange Flug für Kettenraucher natürlich einen Stress mit üblen Entzugserscheinungen darstellt.

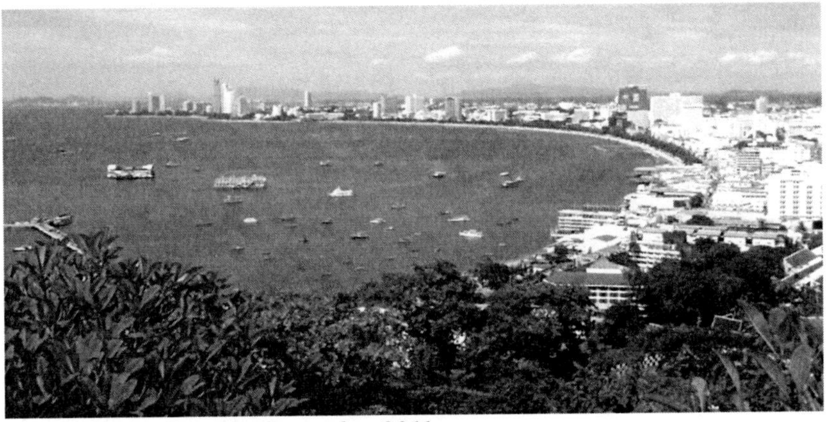

Die Bucht von Pattaya, September 2011

Wieder zuhause, konsultierte ich den Orthopäden C. Beichler wegen meiner nervenden Bandscheibe und Coxarthrose, ohne fassbares Ergebnis, ihm fiel nicht viel mehr ein als mir, und ich konsultierte noch einmal Prof. Michalski in Leipzig, den „Retter meiner Nase“.
Ein aus Thailand mitgebrachter Durchfall ging mit einer Tablette Xifaxan weg, dem guten Darm-Antiseptikum. Bei hartnäckigen Darminfektionen hilft auch oft das Metronidazol.
Beim Ausflug in den Großen Garten wurden die Karpfen verpflegt und die Kinder mit Taschengeld versorgt, mein Helfersyndrom erstreckt sich nicht nur auf das Medizinische.
Der patente Altenpfleger Uwe H. feierte seinen 50. Geburtstag im „Gelben Haus“, wo er mit Frau Ellen und Hund zur Untermiete wohnte. Da mussten wir dabei sein.
Als Steuer-Schock zog das geliebte Finanzamt schon mal 21 TE vom Konto

ab, wie gesagt ein ganzes Drittel unseres Gewinns. Das Konto des Kleinunternehmers ist eben nicht ganz das seine.
Die Hellerauer Verwandtschaft berichtete bei meinem Besuch von geistigen Ausfällen meines 86-jährigen Vaters, dem Beginn seiner vaskulären oder senilen Demenz.
In Dresden besuchten wir beim Einkaufsbummel gern mal das „Barococo“ am Altmarkt, eines der letzten Raucher-Cafés der Stadt.
Auch 2011 ging der „Lärmkrieg“ mit den sogenannten Nachbarn weiter, einmal rief ich früh um Drei die Polizei an wegen Lärm von der Seite, die natürlich nichts unternahm. Der Stress mit den komischen „Nachbarn“ hörte nie ganz auf.
Damals standen im Fernsehen mehr Humor und Comedy im Vordergrund als die heutige Panikmache (die natürlich auch unterhält, aber auf andere Art). Man konnte über die „Dreisten Drei“, den „Sechserpack“ und „Mensch Markus“ lachen.
Zwischen der „GEMA“ und Youtube gab es einen Rechtskrieg, worauf geliebte Oldies auf Youtube verschwanden, durch eine göttliche Fügung aber nur zeitweise.
Im November stieg der Schützenball im Sachseneck mit „Conny und Band“. Der Gastwirt Hartmut S. entwickelte sich dort gerade zu seinem besten Kunden mit Hochprozentigem, bekam aber dann noch die Kurve zu seinem Wohle ohne wie so viele andere eine Beute des Leber-Todes zu werden.
Meinen alten Hyundai Elantra löste ein gebrauchter Honda Civic ab, der die Nachteile schlechte Sicht nach hinten und große Masse, also längeren Bremsweg hatte.
Bezüglich der Kryonik wurde über „magnetic freezing“ nachgedacht, das durch magnetische Schwingung die Bildung von Eiskristallen verhindern sollte und in Japan zum Frosten von Obst und Gemüse angewendet wurde. Für die Kryonik wurde die Methode bisher nicht relevant.
Am 18. 11. ließ mich der nette Dr. Witzel von der Havelklinik in Berlin bei einer unteren Gesichtsraffung hospitieren, ein seltenes kollegiales Entgegenkommen durch einen kosmetischen Chirurgen. Zur eigenen Anwendung kam es wie gesagt nie, nicht zuletzt durch Zeitmangel in der Praxis. Die „UV-Bestrahlung des Blutes“ war auch aus Zeitmangel langsam eingeschlafen.
Mein Vater hatte sich mit dem Rad verfahren und nicht mehr heimgefunden, ein typisches Zeichen der Demenz. Er tat mir unendlich leid, der einst so kluge, ja weise Mann.
Er bekam auch ein Hörgerät, die „preiswerte“ Version mit 3000,- Euro Eigenanteil.
Unsere 102-jährige Patientin Käthe Mickwausch verstarb in ihrer Wohnung, sie wohnte über unserer Praxis im 4. Stock und hatte die Treppen bis vor

einigen Tagen noch selbst (ohne Fahrstuhl) geschafft.
Bei einer Weiterbildung im „Hilton" sahen wir den bekannten Dr. Drews aus Mölln, der wohl gesundheitspolitisch gelegentlich etwas aufmüpfig war, ein Kämpfer für die Rechte der Ärzte. Auf diesem Gebiet gibt es wahrlich einiges zu verbessern.
Mit Ramona waren wir öfter im Sporthotel „Aktiv" in Pirna zu einem Tischtennis außer der Reihe, in mir steckte noch der alte Sportler.
Die deutsche Geburtenrate war für mich (bis heute) schon damals deprimierend mit 1,4 oder 1,5 Kindern pro Paar, wobei zur Erhaltung der bestehenden Bevölkerung etwa 2,2 Kinder nötig sind.
Wir sind ein aussterbendes Volk, wenn sich daran nicht rechtzeitig etwas ändert, und sind damit nicht allein auf der Welt.

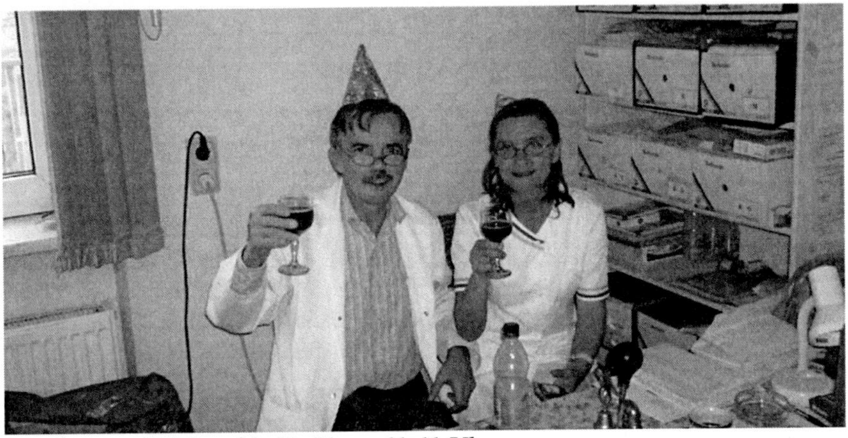

Faschingsauftakt am 11. 11. 11 um 11:11 Uhr

Tochter Lydia litt gelegentlich unter schwerer Migräne wie ihre Mutter, und meine Augenmigräne ohne Kopfschmerz war vielleicht auch in ihre Erbmasse eingeflossen.
Vaters 86. Geburtstag und Bruder Volkers 60. wurden im Dezember begangen.

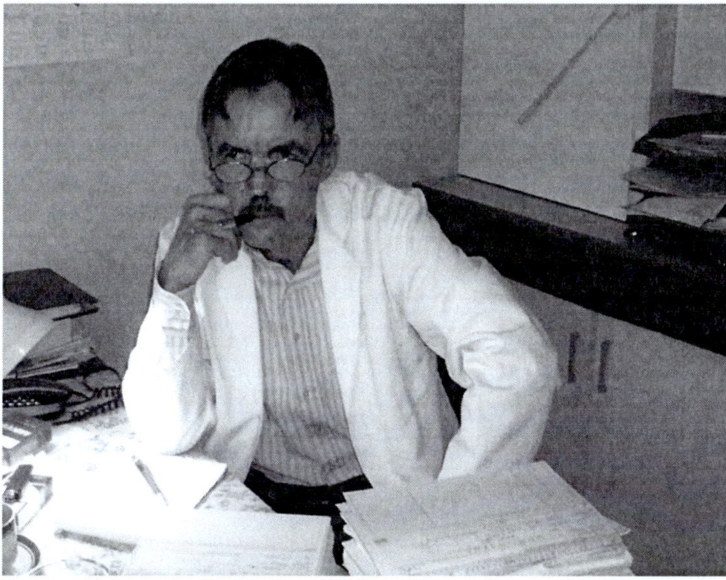

Denker in der Praxis, Dezember 2011

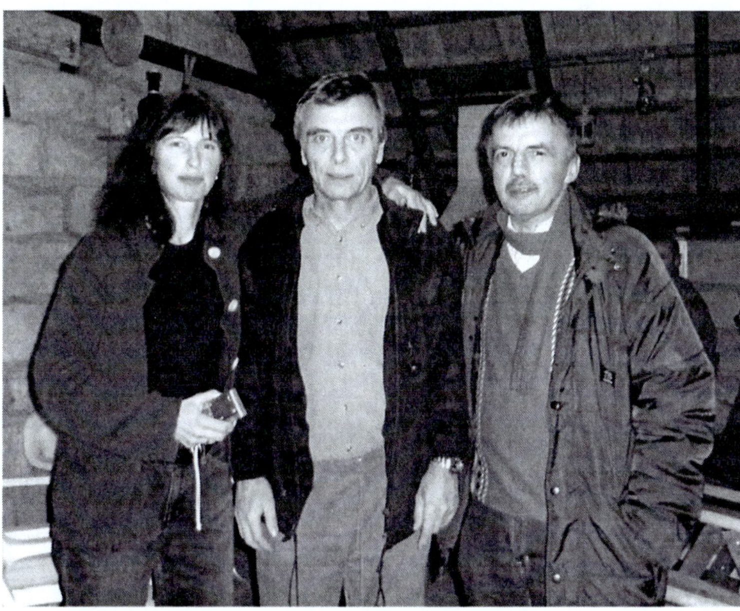

Harmonisches Geschwister-Trio am 29. 12. 2011

Weihnachtsgans und Silvesterkarpfen waren wieder die Tradition, Silvester begann bei den Kindern in Dresden mit kleinem Feuerwerk und ging im „Gelben Haus“ der Ulbrichts weiter, wobei „King Alcohol“ (nach Jack London) wieder sein Zepter schwang.

2012

Fachliches aus der Praxis:
Bei einer älteren Frau vermutete ich eine stattgehabte Lungenembolie wegen Dämpfung des Atemgeräusches beim Abhorchen, die sich im Krankenhaus bestätigte. Als kleinchirurgische „Bonbons“ entfernte ich störende Atherome (Grützbeutel) vom Unterlid, von der Nase und von der Schamlippe, alles mit gutem kosmetischem Ergebnis. Keine Lokalisation war mir heilig.
Als neuer Horror-Fall trat ein fortgeschrittener Speiseröhrenkrebs auf. Letzterer soll durch heiße und alkoholische Getränke gefördert werden. Eine 60-jährige Frau hatte einen neu entdeckten großen Dickdarmkrebs (Colonkarzinom) mit Lebermetastasen. Auch hier waren „die Vöglein verflogen“. Gelegentlich bot ich unsere Idee der Kryonik als letzte Überlebenschance an, natürlich vergeblich. Der eigene Tod ist ein Tabuthema, auch oder besonders bei Todkranken. Das übliche Spektrum an Krankheiten erschien wieder, wie Diabetes, Hochdruck, Hochdruck-Krisen, die mit Nifedipin-Tropfen schnell und zuverlässig beherrscht wurden, chronischer Durchfall mit Einleitung der Ursachen-Diagnostik, grippalen Infekten, Bronchitis und Asthma, Wirbelsäulen- und Gelenkproblemen, Hautausschlägen, auch Zoster (Gürtelrose), Hepatosen, (Leberschäden), Gastritis (Magenentzündung), Depression und andere Psychosen, Drogen, Schlaganfall und seine Vorstufen, Parotitis, Blasenentzündungen, meist bei Frauen, Dupuytrensche Kontraktur, Carpaltunnelsyndrom mit Missempfindungen der ersten 3 Finger (Nervus medianus), Migräne, Sehstörungen, Impotenz, Chlamydien-Infektion, Herzproblemen, eitrigen Wunden, mit Rivanol oder Tyrosur-Puder behandelt, usw. usw.
In Lokalbetäubung mit Xylokain 1 % entfernte ich einen eingewachsenen Ohrring und einen Holzsplitter aus der Hand. Über die nächste Hundertjährige im Pflegeheim konnten wir uns freuen. Die Todesfälle unter den Patienten kamen wellenförmig, so verloren wir im Juni 2012 5 Patienten in wenigen Tagen, davon 2 über 80 und 3 über 90 Jahre alt. Ein 23-jähriger Patient erhängte sich im Gefängnis auf dem Hammerweg. Bei einem jüngeren Lungenkrebs-Patienten war zu kritisieren, dass von den Onkologen gleich auf Chemo gegangen wurde, mit der kein solider Tumor heilbar ist, und die Bestrahlung unterlassen wurde, die doch effektiver sein dürfte.
Eine 85-jährige Frau sollte wegen eines schnellenden Fingers (Digitus

saltans) 2 Tage stationär gehen (!), wovor ich sie mit einer Kortisonspritze in den Finger bewahrte. Ihre Krankenkasse bewahrte ich damit auch vor erheblich höheren Kosten, eine Prämie an mich für solche Sparleistungen meinerseits steht allerdings bis heute aus.

Außerhalb der Praxis 2012:
Mein linker Fuß hatte Missempfindungen und war manchmal taub als Folge des Bandscheibenvorfalls sub L5 2010, und wurde nachts von schlafstörenden Fußheber- Krämpfen hochgezerrt. Das geht teilweise bis heute so. Nach meinen schlechten Erfahrungen mit den operativen Fächern wird das lieber ertragen, statt die Neurochirurgie anzustreben.
Im Gelben Haus wurde der 23. Geburtstag von Tochter Viktoria begangen, die ihren beruflichen Weg im Westen des Landes einschlug.
Zu meinem Geburtstag wurde diesmal in das Hotel „Aktiv“ in Pirna eingeladen, wo mein 86-jähriger Vater trotz erster Demenz-Anzeichen das Kegeln gewann. Sohn Hansi durfte mit meinem Honda Autofahren üben.
Im Februar wurden nachts minus 20 Grad erreicht, die gefürchtete Erderwärmung schien noch nicht ganz aktuell zu sein. Mein technisch versierter Freund Peter kaufte im Internet für mich ein, weil mir das wegen Daten-Klau oder Hacking zu gefährlich erschien, ich war und bin eben ein PC-Muffel.
Lydia und Frank waren auf Mallorca, in dieser Zeit fütterten wir ihre Zimmerratten. Am 26. 02. ging es mit Ramona zum Winterurlaub in das DDR-Nostalgie-Hotel „Panorama“ in Oberhof zum Rodeln und Besichtigung der Sportstätten.

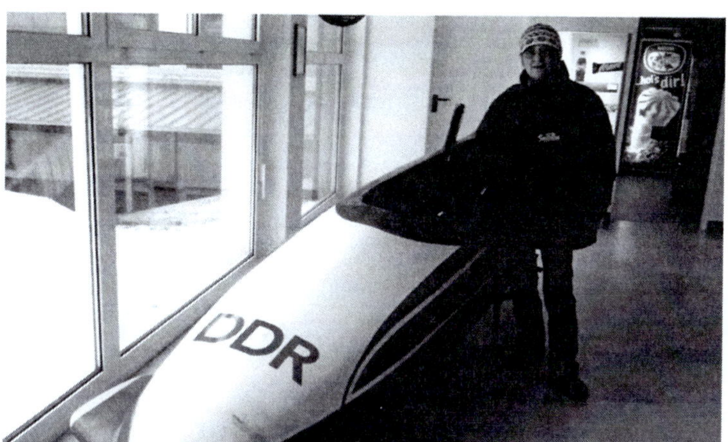

Im „Panorama“ in Oberhof, Februar 2012

Im März begingen wir den 70. Geburtstag unserer beliebten Dr. Renate Frühauf, der Leiterin von Gut Gamig, einer Reha-Einrichtung für geistig Behinderte, und Gastgeberin unserer Ärztetreffs. Sie war menschlich-mütterlicher Art, stellte auch Kollegen grundsätzlich keine Rechnung, so wie andere, und arbeitete weiter bis 75 (!). Sie hatte für ihre Leistungen das Bundesverdienstkreuz erhalten, mit dem ihre Enkel spielen durften, typisch Renate.
Ramonas 50. Geburtstag begingen wir beim „Chinesen" in Heidenau. Hier war wie gesagt die berühmte Haifischflossen-Suppe abgeschafft, na ja, Haifische sind auch nur Menschen.
Eine persönliche Tragödie erlebte Freund Gerhard: Seine Frau Linda verließ ihn nach 30 Jahren Ehe. Als Außenstehender muss man sich dabei einer Wertung enthalten, wenn man die Gründe nicht kennt. An der „Liebesfront" war ich auch kein reiner Engel.
Meine Tochter Lydia wurde in die Vorsorgevollmacht für mich eingewiesen. Sie wurde auch zum Kryonik-Glauben herangezogen, der auch einen einschlägigen Bekanntenkreis mit genügend jungen Leuten mit sich brachte. Die Jugend scheint unsere Theorie überhaupt besser zu begreifen als Ältere, vielleicht wegen ihres größeren Vorrats an grauen Zellen, obwohl die Älteren es mehr nötig hätten.
James Bond-Filme, ein Kriegsfilm mit J. P. Belmondo, der in der Normandie spielte, die Beat-Oldies erweiterten den nostalgischen Horizont. Fachzeitschriften waren immer Pflicht, ohne jemals alles wissen zu können. „Ihr durchstudiert die große und kleine Welt, um es am Ende gehen zu lassen, wie`s Gott gefällt" (Goethe).
Am 20. März besuchten wir unseren Professor K. Sames in Ulm, wo wir beim Aufstieg auf das berühmte, 161 m hohe Ulmer Münster dessen körperliche Fitness bewunderten. Wir führten kryonische Fachgespräche, und nahmen auf dem Rückweg noch das ebenso berühmte Schloss Neuschwanstein mit. Meinen Spruch „Als Deutscher muss man Neuschwanstein gesehen haben" konterte der Professor mit: „Nein, als Japaner". Und so konnten wir es auch feststellen!
Für die kryonische Versorgung (Balsamierung mit Frostschutz) suchte ich erst dummerweise unter den Chirurgen. Diese haben noch nie eine Balsamierung gemacht und haben auch ein gestörtes Verhältnis zu bereits „toten" Patienten, sehen diese auch nicht so oft wie der Hausarzt. Die Suche war somit vergeblich, wir wurden später bei Pathologen und Sektionsgehilfen fündig, die in der Balsamierung geübt sind.
Zum Begreifen der Kryo-Theorie war keiner der Chirurgie-Kollegen fähig.
Am kältesten Ostersonntag seit 50 Jahren (in München gab es viel Schnee) waren wir zu Eiersuche und Tischtennis bei den Eltern in Hellerau.

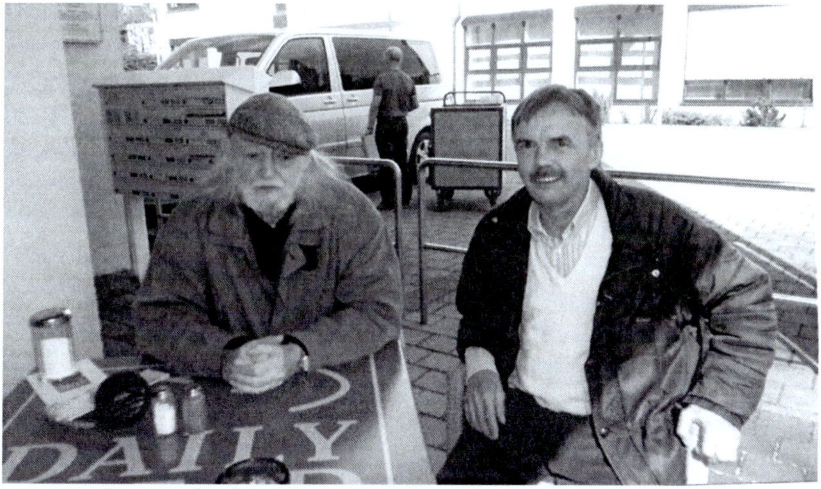

Bei Prof. K. Sames in Ulm, 20. März 2012

Ein Skatabend im Sachseneck, Tischtennis im Verein und mit Ramona im „Aktiv", Sportschießen, im Fernsehen Boxen mit Arthur Abraham und Felix Sturm, „DSDS" mit Dieter Bohlen, der alte Klassiker „Die glorreichen 7" mit Yul Brynner und Horst Buchholz und die „Titanic" bereicherten die Freizeit. Sohn Hansi war jetzt Tontechniker in einer arabischen Techno-Band namens „KMN-Gang" oder „Kokaina", deren Sprechgesänge man als alter Anhänger der guten Beatmusik zwar nicht hören konnte, die aber bei der am Verblöden befindlichen Jugend bestens ankam und somit Geld einzubringen schien. Diese dubiöse Band hatte Kontakte zum „Milieu", wie die Presse berichtete. Hansi gab Jahre danach seine Mitwirkung dort glücklicherweise auf.

Der 60. Geburtstag unserer bei Patienten und Kollegen beliebten ärztlichen Leiterin und Verbindungsfrau zur Obrigkeit, sprich kassenärztliche Vereinigung (KV), Frau Dr. Elisabeth Gnoyke, wurde auf Gut Gamig im Kollegenkreis gebührend gefeiert. Anwesend waren die Doktores Wündrich, Alheit, Löscher, Clausnitzer, Wendelin, Gsell, Hochmann, Müller, Lindner, Meyer, Königsmann, CÄ Stiebitz, meine Wenigkeit und andere.

Am 1. Mai hatte ich im Geibelt-Bad ein Nahtod-Erlebnis durch einen Stimmritzen-(Glottis) Krampf beim Baden. Dieser ungünstige Reflex entsteht durch einen Schwapp kaltes Wasser in die Kehle, diese macht krampfartig dicht und man bekommt bis 3 Minuten keine Luft, die Atmung ist nur noch ein Piepsen. Ersticken macht Todesangst, dann setzt die sogenannte CO2-Narkose ein, alles rückt weit weg bis kurz vor dem Koma, der Gedanke kommt auf: „Das wars dann … " Ich kniete auf allen Vieren am Beckenrand und fiepte,

Ramona schlug wie wild auf meinen Rücken und rief meinen Namen, und sie oder die Natur holten mich zurück ins Leben oder die Realität.
Wahrscheinlich löst sich der Krampf auch durch die steigende Kohlensäure im Blut. Eine Koniotomie oder Tracheotomie in diesem Falle wäre eine Variante, aber meist hat man im Bad kein Messer und keinen Tubus dabei. Große Kanülen (Flexülen) durch das Ligamentum conicum sollen auch gehen, um Luft zu schaffen. Diese Erscheinung war vorher schon selten mal bei mir aufgetreten, auch nachher noch.
Danach war Ramona nicht mehr ins Geibeltbad zu bewegen.
Meine Mutter brach sich bei einem Sturz im Garten den linken Schenkelhals und wurde mit einer Hüftprothese versorgt. Eine typische Altersverletzung bei Sturz auf die Seite.
Ein neuer HNO-Arzt, Dr. Haupt, ließ sich in Heidenau auf der Thälmann-Straße nieder, wir waren zur Eröffnung dabei.
Mein Schwager in spe (Ramonas Bruder) Frank Fiedler feierte seinen 47. Geburtstag im Garten in Großsedlitz. Er war ein guter, bodenständiger Kerl, züchtete Kaninchen und schlachtete sie auch selbst, war wie erwähnt von seiner Frau verlassen worden und hatte einen behinderten Sohn großziehen und verlieren müssen, also genug seelische Belastung verkraften müssen. Vielleicht war er dem Biere und Rauchen etwas zugeneigt. Keiner ahnte damals, dass ihm das Schicksal nur noch 7 Jahre Leben gönnen sollte.

Im Mai erkundete ich mit Sportsfreund Siegfried S. erstmalig den Heidenauer Schießstand von Gerüstbau-Bindig. Der Schützenverein hatte keinen Vertrag mit diesem und fuhr immer noch nach Langenhennersdorf. Die Sammlung alter Waffen dort war schon interessant, die Panzer waren draußen im Gelände. Der Männertag fand dieses Mal bei den Kindern Schumann des „alten Kriegers" Jochen Schwerdtner auf dem Lande bei Stolpen statt. Jochen bewies seine Meisterschaft mit der Luftpistole und zeigte auch mal, wie schnell er eine „Handkante" an meinem Hals ansetzen konnte. Im „3. Reich" wurden die Männer zu richtigen Kampfmaschinen erzogen!

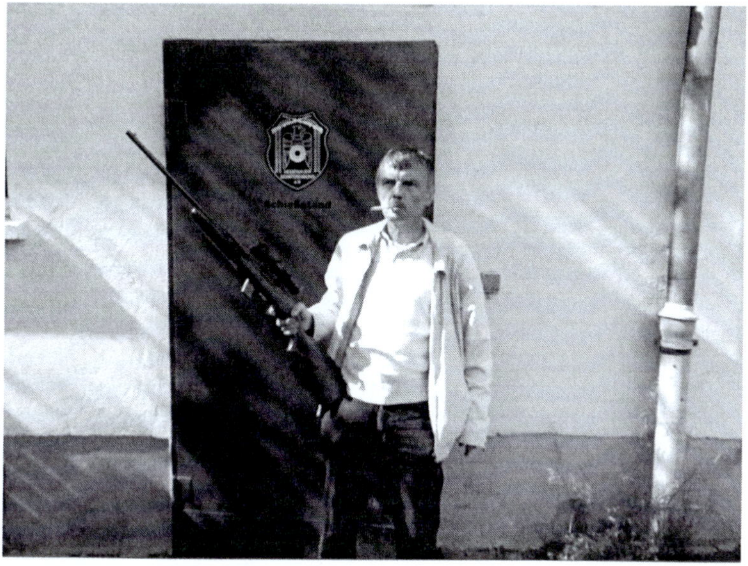

Angeber-Bild vor dem Schießstand Bindig in Heidenau

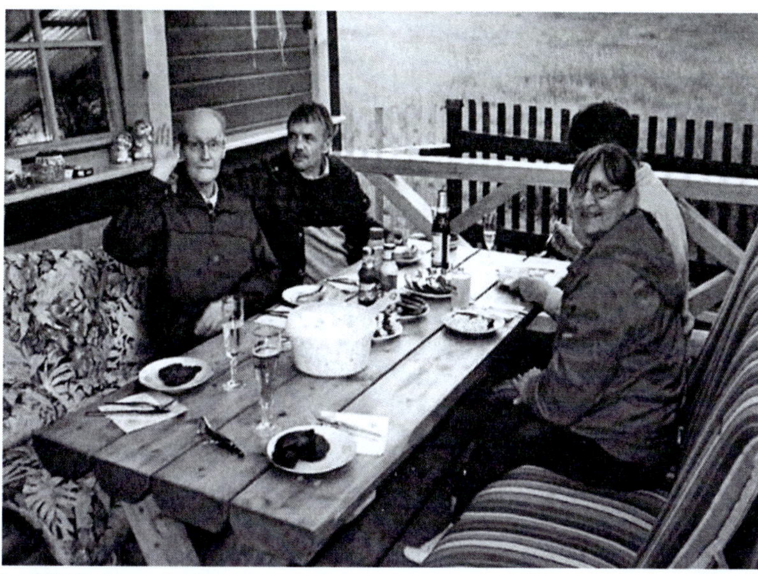

Mai 2012, Aber Jochen!

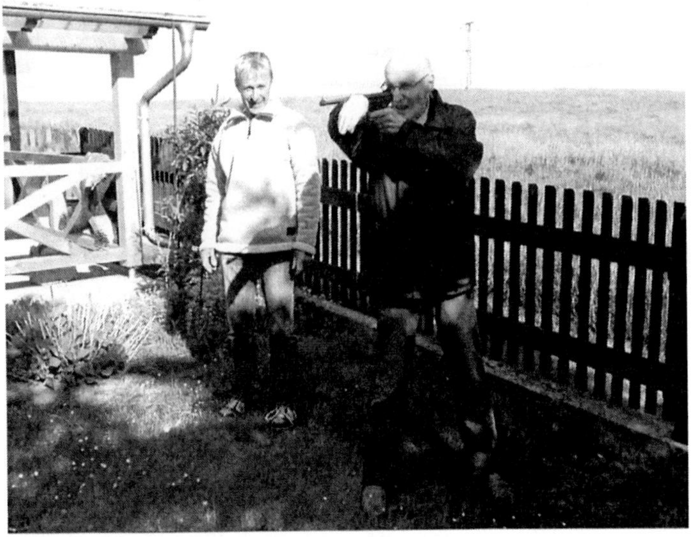

Herrentag bei Stolpen, 17. Mai 2012

Die Eltern waren zur Kur im „Raupennest" Altenberg, Mutter nach ihrer Hüftprothese, wo wir sie besuchten.

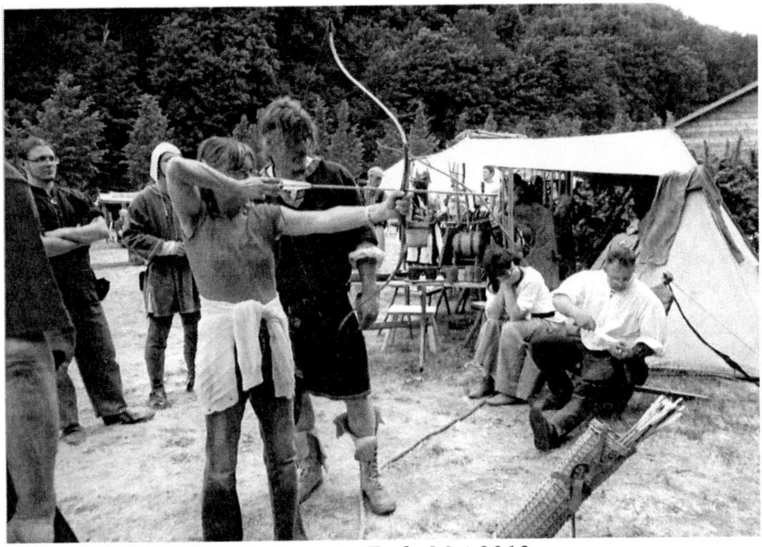

Auf dem Mittelalterfest Weesenstein Ende Mai 2012

Ein neuer, überzeugter Kryoniker mittleren Alters aus Dresden stieß zu unserer kleinen Gruppe, das baute auf. Er will seine gesamte Familie einfrosten lassen und mit in die Zukunft nehmen, wenn es denn so weit ist. Wir haben bis heute Kontakt.
Die Bastelei am Warnsystem lief noch, Versuche mit Trockeneis wurden gemacht. Dieses hat etwa minus 80 Grad und dampft in etwa 3 Tagen ab, in einer isolierten Tonne hält es für Monate.
Beim Stadtfest Heidenau nervte ich einen Schießbuden-Besitzer durch Abräumen einer Menge seiner Kunstblumen, wir waren als Sportschützen in der Übung.
Am 12. Juni ging es mit Ramona für 10 Tage in die Türkei nach Antalya, Hotel Kervansarai Lara, wo man irgendwie das Wort „Karawanserei" heraushörte. Ein subtropisches Erlebnis wie gewünscht (in nördlichen Ländern waren wir nie) mit Schwimmen in Pool und Meer, Tischtennis, Bootsfahrt auf dem Piratenschiff, Erwerb von Safran, nebenbei Beobachtung der Fußball-EM, Animation, Beach-Party mit nerviger „Techno" und „Rap"-Musik. Neben der üblichen Fachlektüre hatte ich Zeit zum Verfassen eines politischen Traktates (Ansichten am Ende dieses Buches), die AfD gab es noch nicht, war wohl gerade in Gründung, meine Schrift zeigte einige Grundzüge derselben. Wenn die Zeit für eine Sache reif ist … wie bei Erfindungen!

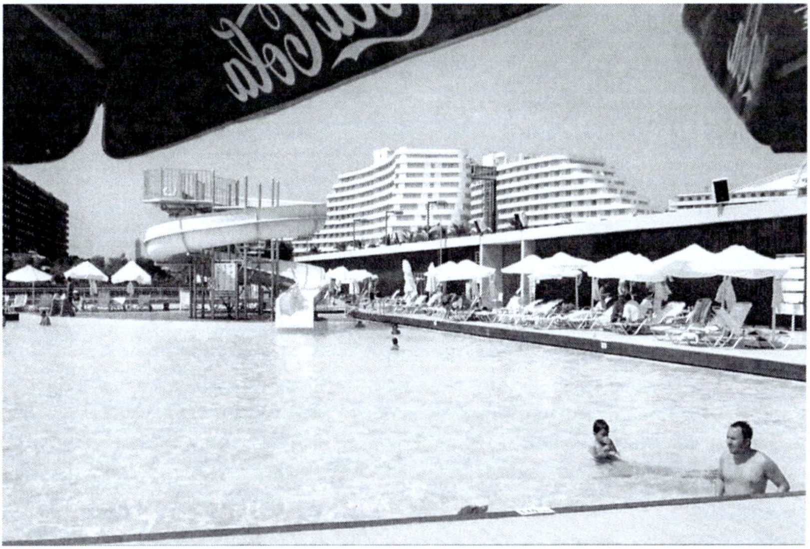

In der Türkei Juni 2012

Wieder zuhause, füllten ein Besuch des Militärmuseums an der Stauffenberg-Allee in Dresden, der Große Garten in Familie, Flossenschwimmen in den Kiesgruben und Feiern im „Gelben Haus“ die begrenzte Freizeit.
In Hellerau wurde der 83. Geburtstag meiner Mutter im Kreise der Verwandtschaft begangen.

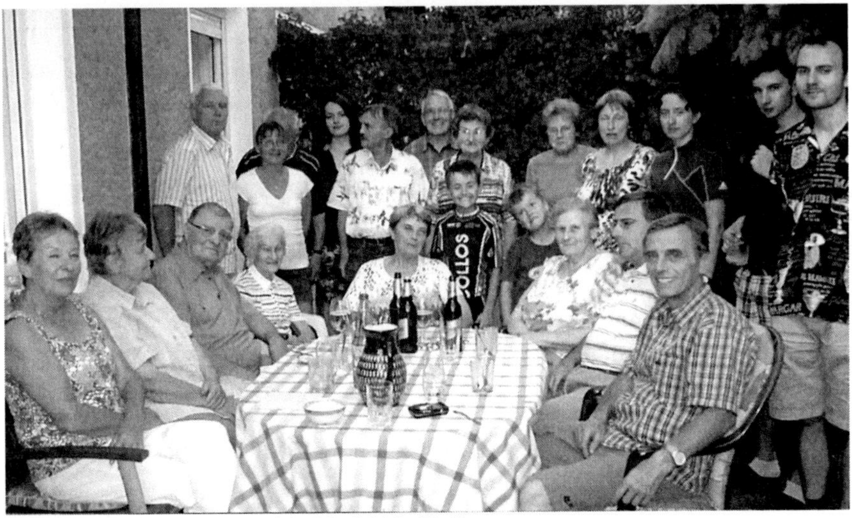

Mutters 83. Geburtstag, 01. 08. 2012, Hellerau

Im August gönnten wir uns noch 4 Tage am geliebten Schwielochsee und klapperten die altbekannten Orte Zaue, Ressen, Birkenwäldchen, Goyatz und Jessern ab. In dieser Zeit las ich das Buch von Steven Austad „Why we age“ über Alternsforschung.
Über eine Lärm-Dämmung meines Wohnzimmers wurde nachgedacht, weil die Nachbarn zeitweise unerträglich waren. Probeweise wurde die Decke mit einem Bau-Stempel unter Spannung gesetzt, damit sie nicht so schwingen konnte mit ihren schwachen 7 cm Stahlbeton, ohne rechten Erfolg.
Die Schuleinführungen von Großneffe Tom Boden und Nachbarstochter Marlen wurden gefeiert.
Tochter Lydia kämpfte weiter mit der gefürchteten „Organischen Chemie“ beim Chemie-Studium, welches über die Hälfte der Studenten nicht zum Abschluss brachten. (Bei uns waren damals nur 16 % im Medizinstudium durchgefallen).
Mitte September besuchten wir mit Ramona, Lydia und Frank die Jahresversammlung des Cryonics Institute in Detroit und fuhren ein Stück durch Kanada zu den Niagara-Fällen, ein unvergessliches Erlebnis.

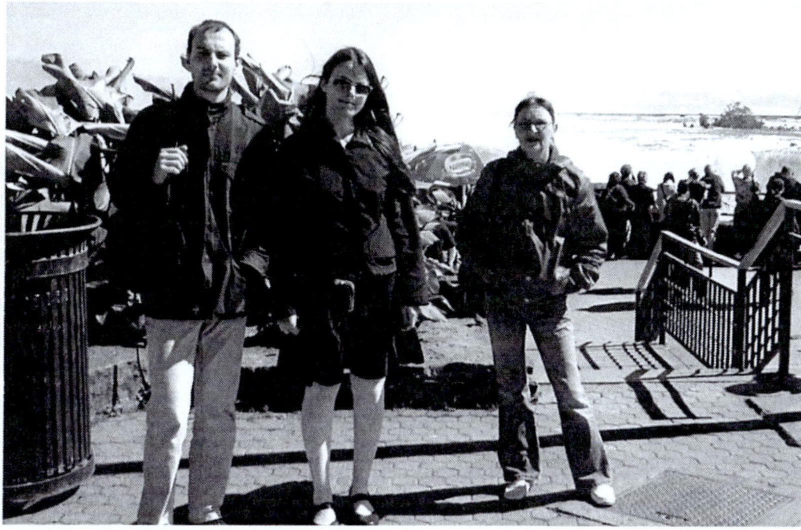

An den Niagara-Fällen, „The Falls“, September 2012

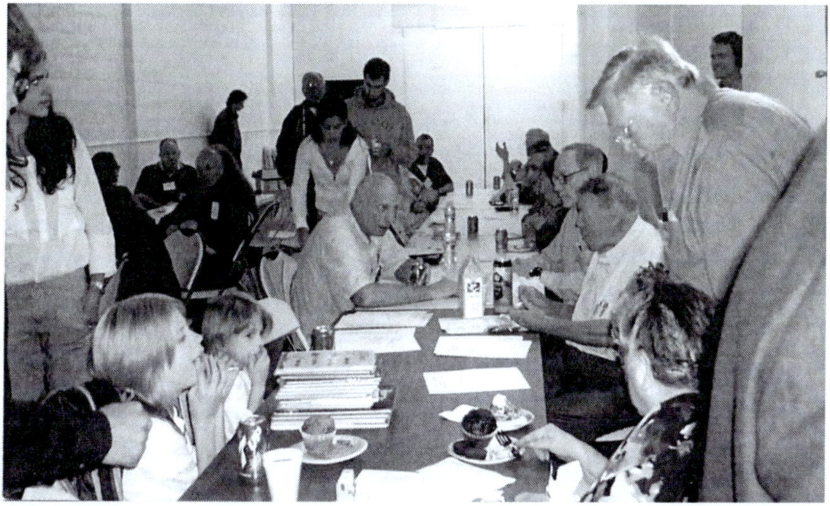

Jahrestreffen des CI neben den Patienten-Tonnen, September 2012, mit erfreulichem Nachwuchs

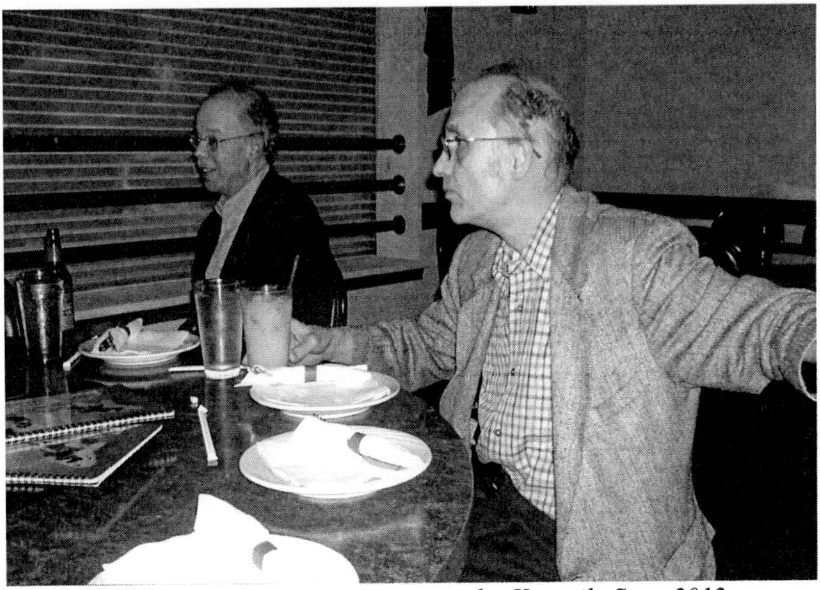
David Ettinger und Ben Best, 2 Urgesteine der Kryonik, Sept. 2012

In den USA und Kanada hatte die Raucher-Diskriminierung ausgeufert, also im „freiesten Land der Welt“, mit dem „smoke free air law“, rauchfreie Luft-Gesetz. Rauchen war in Toronto weitgehend verboten, Alkohol nur in wenigen Spezialläden zu kriegen. Die Raucher standen verstohlen und sich nach allen Seiten umsehend am Straßenrand in der Betonwüste, denn auch in Freiluftgaststätten war es verboten, welch unwürdige Erniedrigung in einer sogenannten „Demokratie“. Im Protest buchten wir von Niagara um in ein Raucher-Hotel in Buffalo, wo das Gesetz noch nicht galt. Vom CN-Tower hatte man guten Überblick über die Steinwüste Toronto.
Dann ging es über Kitchener, wo wir deutschstämmige „Menuiten“ in schwarzer Kleidung und mit Pferdewagen sahen, das kanadische „Dresden“, eine hübsche Kleinstadt, zu „Onkel Toms Hütte“ und zu Farmen gehörenden Familiengräber. Bei den „Bridges to USA“ gab es eine Passkontrolle.
In Detroit stiegen wir im Comfort Inn in Warren ab, besuchten dann alte Stätten wie mein früheres Hotel „Best Western“ in der 14th Mile Road, das renoviert und umbenannt war, gingen im „Great Value“ einkaufen, wo es sogar einen Tabakladen gab, sieh mal an, dann über die lange Gratiot Avenue bis zum Hart Plaza, Ufer des Detroit River und Hardrock-Cafe, über die Jefferson Road bis zur Belle Isle mit Insel-Rundfahrt.
Abends tummelte sich beim Hotel eine Hirschkuh mit ihrem Kitz, vielleicht

ein Anzeichen, dass die Natur beginnt, sich das halb verfallene und verödete Detroit zurückzuholen.
Beim Fernsehen in USA dauerte es gewöhnlich 3 Tage, bis ich den amerikanischen Slang wieder etwas verstand. Ein Begrüßungs- Dinner von CI (Cryonics Institute) fand in der Gaststätte „Golden Harvest“ in der 12th Mile Road statt, wo man schon mal im engeren Kreis fachsimpeln konnte, am nächsten Tag das AGM (Annual general meeting). Als neuer Chef des CI wurde Dennis Kowalski gewählt, ein korpulenter Rettungssanitäter, der eben die Lebensrettung komplett machen wollte. Der kluge und kompetente Ben Best wurde leider abgewählt und tat mir etwas leid.
Eine Führung durch das Institut durfte nicht fehlen, vorbei an den großen Stickstofftanks, in denen je sechs Kryonauten auf Bretter geschnallt mit dem Kopf nach unten hingen.
Am nächsten Tag begann der touristische Teil der Reise zu den Niagara-Fällen („The Falls“).
Wir streiften die Fälle entlang bis zum bis zur Plattform am großen Horseshoe-Fall, wo die Nutzer des Bootes „Maid of the mist“ (Mädchen des Nebels) durchnässt wurden, besuchten den Skylon-Tower in Niagara, Souvenirläden und Vergnügungs-Boulevards und Louis Tussaud`s Wachsfigurenkabinett, wo Frank dem Präsidenten Barack Obama (in Wachs) herzlich die Hand schüttelte (die Kinder hatten Spaß). Danach nahmen wir noch „Niagara on the Lake“ mit, samt Baden im Ontario-See, um diese Zeit war noch Indianersommer. Auf der Rückfahrt nach Toronto bestaunten wir die riesigen, endlosen kanadischen Industrieanlagen. Der Rückflug nach Berlin-Tegel verlief ohne Probleme, die Reise von Tür bis Tür dauerte 21 Stunden.
Danach ging die berufliche Praxis-Routine weiter. Auf dem Ärztetreff verriet die beliebte Dr. Gnoyke ihre Patientenzahl: 1700 im Quartal. Wir waren mit etwa der Hälfte ausgelastet und irgendwie froh, nicht in ihrer Haut zu stecken.
Die Freizeitgestaltung ging weiter wie oben beschrieben, zusätzlich eine kleinere Kryo-Sitzung im Carolaschlösschen mit Bericht aus den USA.
Auch Gunter von Hagens „Plastinarium“ in Guben wurde noch einmal besucht, der wohl damals 3000 (lebende) Körperspender hatte, was uns kleines Grüppchen Kryoniker neidvoll erblassen ließ.
Die „Medizintechnische Prüfung“ der Praxis war Vorschrift und kostete nunmehr über 400,- Euro, ein elender Nepp für eine Stunde Arbeit, der Hausarzt als Melkkuh.
Die Lärmdämmung meines Wohnzimmers begann mit 6 cm Steinwolle-Platten an der Seitenwand mit Mörtel-Kleckserei. Das war die Seite, an der nachts immer die Bässe des Nachbarn durch die Wand wummerten, ohne eine Melodie erkennen zu lassen.

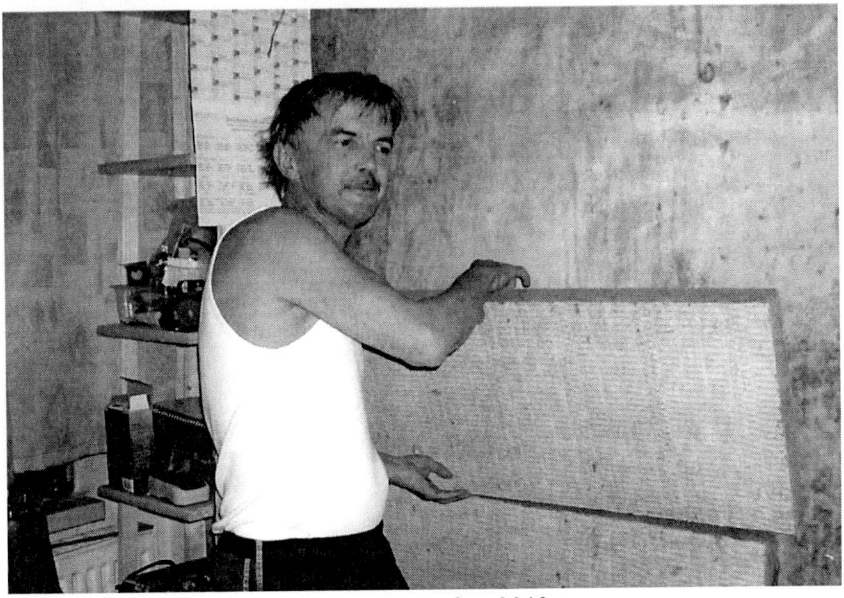

Lärm-Dämmung in der Wohnung, November 2012

Mein Freund und technischer Helfer Peter Knappe richtete mir einen neuen Computer ein, was ich allein nie schaffen würde. Mein Vater kam mit einer üblen Gürtelrose im Kopfbereich in die Klinik, wo wir ihn besuchten, es sah grässlich aus, aber der Zoster ist zum Glück meistens harmlos, ohne Folgen. Anfang Dezember machten wir einen Personalausflug zum Nürnberger Christkindls-Markt, bei Schneetreiben und minus 10 Grad. Daneben nahmen wir das NS-Doku-Zentrum, das Zeppelinfeld, Reichsparteitagsgelände und ehemalige SS-Kaserne mit, wie jedes Mal in Nürnberg.

Auf einem Winter-Grillabend bei den Geblers in Großsedlitz waren der nunmehr etwas depressive Freund Gerhard und sein armamputierter Bruder und die netten Nachbarn Thilo und Marlies dabei. Es gibt Schlimmeres als meine Wehwehchen.
Den Weihnachtsabend gab es bei Ramona und ihren Kindern mit dem Freund der Familie Norbert Kentsch, dem das Schicksal kein langes Leben gönnen sollte, und weiter bei den eigenen Kindern in Dresden.
Bruder Volkers 61. Geburtstag in seinem Haus in Hellerau war gut besucht, seine Tochter Christiane war mit ihrer hübschen Main coon-Katze aus dem Westen angereist.

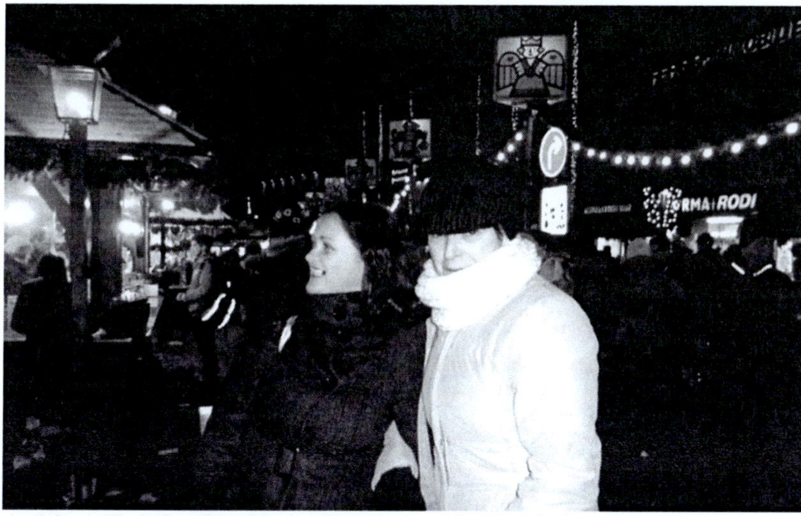

Auf dem Christkindl's Markt, Nürnberg, 08. 12. 2012

Die Silvester-Feier stieg wieder, – na wo denn – im Gelben Haus bei Ulbrichts.

2013

Fachliches aus der Praxis:
Eine Alveolitis (Lungenbläschenentzündung), als feines Knistern bei der Auskultation hörbar, entpuppte sich nach längerer Suche als Vogelstauballergie, worauf der Patient seine Sittiche besser isolierte, aber nicht abschaffte.
Eine ältere Frau war im Endstadium der COPD (Chronic obstructve disease) (Emphysembronchitis) bekam ein Sauerstoffgerät, was durch Blutgaswerte begründet werden musste. Gegen die sogenannte aktinische Hyperkeratose (schuppiges Ekzem durch Sonnenstrahlung), die als Vorstufe von Hautkrebs gilt, gab es das teure Solaraze-Gel, das den billigen Wirkstoff Diclofenac enthielt. Wieder ein Beispiel für unbegründeten Nepp in der Medizin.
Bei einem Hausbesuch fand sich eine alte Frau nach Sturz in einer aus einer Kopfplatzwunde stammenden Blutlache sitzend. Sie bot einen martialischen Anblick, aber aufgrund langer Zeit in der Chirurgie war ich der Sache seelisch und fachlich gewachsen.
Bei virusbedingten Papillom-Beeten, oft in der Achselhöhle, erwies sich das blutlose Abbinden der länglichen Warzen als effektiver als das Wegschneiden, da durch das Blut das Virus auf der Haut verbreitet wird und viele

Warzen neu wachsen.
Eine schmerzende Hüfte bei einer jungen Frau ging mit Clindamycin und Ambene schnell weg. Der Hausarzt handelt oft richtig aus dem Bauchgefühl heraus, oder kann man es Intuition nennen.
Eine Ulnaris-Schwäche (beginnende Ellennerv-Lähmung) erwies sich als cervical bedingt (von der Halswirbelsäule aus), wo der Ellennerv bei C7 bis C8 entspringt und muss von der peripheren Lähmung unterschieden werden, meist eine Einengung im Sulcus nervi ulnaris, einer Rinne am Ellbogen.
Ein junger Mann mit Herz-Vorhofmyxom erlitt einen Kollaps in der Kaufhalle durch ein vom Herzen abgeschwemmtes Gerinnsel (Embolie) im Kleinhirn, eine medizinische Rarität. In der Medizin gibt es wohl fast nichts, was es nicht gibt.
Unser älterer Tischtennis-Fan Helmut Q. war Bier und Rauch zugeneigt und entwickelte eine schwere COPD und Osteoporose mit Wirbeleinbrüchen, ein trauriger Verlauf, der ihn am Ende nicht alt werden ließ. In Hausbesuchen und einmal auf dem Parkplatz vor dem Tischtennis machte ich die oben erwähnte Asthma-Spritze bei ihm, die zeitweise Erleichterung schaffte, aber den Gesamtverlauf nicht aufhalten konnte. Die COPD war in seiner Familie erblich, auch der Vater und Bruder hatten sie.
Ein junger Patient hatte seine Krankschreibung gefälscht, das war aufgeflogen und mich kontaktierte die Polizei (wegen „Urkundenfälschung“). Auch so etwas gehört zum Hausarzt-Dasein.
Bei höhergradiger Eisenmangel-Anämie gaben wir auch statt Dragees mal die Ferrlecit-Spritzen iv., bei jeder Anämie muss zudem nach der Ursache gesucht werden.
Die berühmte „Duplizität der Fälle“ ist bekannt, aber unerklärbar, also 2 gleiche Diagnosen am selben Tag kommen vor, dieses Mal neuer Diabetes mellitus. Ein Prostatakrebs war mit Erfolg bestrahlt worden, ohne Operation.
Blut im Stuhl stammt oft aus Hämorrhoiden, der Gastroenterologe Dr. Ebert aus Pirna entfernte diese per Ligatur (Abbindung). Daneben gibt es noch die größere Operation.
Auch eine sonst als harmlos angesehene Mandel-OP kann lebensgefährlich werden, wie sich an der Nachblutung im Hals bei einer jungen Frau zeigte.
Ein „offenes Bein“ (Ulcus cruris) kriegten wir mit Rivanol-Umschlägen in den Griff. Über die bikuspide (2- statt 3-seglige) Aortenklappe eines jungen Mannes musste ich mich erst einmal belesen. Keiner ist allwissend. Und was da stand, klang gar nicht gut: Bei diesem Herzklappenfehler drohen durch die Blutwirbel hinter der Auswurfklappe ein Aneurysma (Aussackung) der aufsteigenden Aorta und das verheerende, meist tödliche Aneurysma dissecans, die Abschälung der Innenhaut des Gefässes. Der Patient musste vorsichtig aufgeklärt werden, regelmäßige Kontrolle beim Kardiologen angeraten.

Ein Pankreaskrebs bei einem armen Mann mittleren Alters kam in das Endstadium und verursachte Bauchwasser (Aszites), früher hatte er schon eine Armamputation erlitten. Ein kurzes Leben voller Leid und Elend.
In den Nacht- und Wochenddiensten gab es nunmehr immer weniger Hausbesuche, manchmal auch null, die DMH, wo die Notrufe einliefen, brauchte wohl selber Geld und fuhr per Notarzt alles selbst, was ging.
Der oben erwähnte junge Mann mit dem vom Hund abgerissenen Ohr wartete nun schon seit 1,5 Jahren auf seine Ohr-Epithese, ein Armutszeugnis der tollen „modernen Medizin".
Einen Patienten mit chronischer Herzschwäche, vermutlich durch hohen Bierkonsum, hielten wir jahrelang mit Strophanthin-Spritzen über Wasser.
Mein alter Krieger-Freund Jochen S. verstarb mit 83 Jahren im Krankenhaus, er wurde dort unerwartet tot auf der Toilette gefunden. Ein herber Verlust. Er war kein Kryoniker, so kam seine Urne ins Grab seines an Suizid gestorbenen Sohnes auf dem Südfriedhof, wie es sein Wunsch gewesen war. Wieder brach eine lange Freundschaft weg.
Ein mittelalter Patient bekam nach Hüft-OP eine tiefe Venenthrombose, die er überstand, eine typische Komplikation nach Bein-Operationen. Ein junger Mann entwickelte eine Tachyarrhytmie, vermutlich wegen Myokarditis oder alkoholischer Myokardose, und kam zum Kardiologen. Ein 57-jähriger Patient mit Neigung zu Alkohol und Nikotin und mit Hochdruck erlitt einen Schlaganfall mit weitgehend bleibender Halbseitenlähmung, ein elendes Schicksal.
Nach einer Schulter-OP am Krankenhaus war die Schulter eines Mannes im mittleren Alter komplett steif, was man vielleicht auch ohne Operation erreicht hätte.
Auch ein Stammpatient in Jessen mit Restlähmung des Armes nach Schlaganfall, Siegfried F., wurde mit 84 Jahren tot auf der Toilette seines Einfamilienhauses gefunden, das er erst mit über 60 Jahren gebaut hatte, womit eine lange Hausbesuchs-Tradition zu Ende war. Neben dem Bett, wo die meisten Leute sterben, scheint auch die Toilette ein gefährlicher Ort zu sein.
Patient Karl-Heinz N. starb mit 64 Jahren an Sepsis nach einer Knieoperation am Krankenhaus, was wieder den Verdacht auf Krankenhaus-Keime im betreffenden OP-Saal weckte. An diesen Keimen sterben jährlich tausende Deutsche, die Zahl 33.000 wurde genannt.
Im Pflegestift hatten wir einen neuen Patienten mit unklarer fortschreitender Lähmung. Die gefürchtete ALS (Atrophe Lateralsklerose) sollte es laut Neurologen nicht sein. Bei ihm mussten öfter die Atemwege abgesaugt werden.
Als medizinische Sensation war auf der Koma-Station in Gombsen nach Jahren ein Koma-Patient wieder erwacht, ein Hinweis, dass die Betroffenen das Gedächtnis noch haben, aber nicht herankommen in der Zeit des Wachkomas.

Bei einem jungen Crystal-Anhänger wurde im CCT ein Hirnabbau (Atrophie) gesehen, ähnlich wie bei Alkoholikern.
Ein älterer Patient unter Kumarin (Blutverdünnung) wegen Herzflattern erlitt eine epidurale Blutung (neben dem Gehirn), die der mutige Neurochirurg Dr. Rautenberg von Pirna über ein Bohrloch im Schädel absaugte. Das gelang gut. Danach trauten wir uns keine Blutverdünnung bei ihm mehr und empfahlen den Herzohrverschluss per Membran, der bei den Kardiologen mit gutem Effekt erfolgte. Ein junger Mann hatte schon eine koronare Herzkrankheit und bekämpfte deren Symptome selbst mit Heparin-Spritzen, der coronare Bypass mit riesiger Sternotomie (Brustbein-Schnitt) blieb ihm aber später doch nicht erspart.
Ein Mann war auf der Chipkarte versehentlich als „weiblich“ deklariert worden, daher akzeptierte der Computer bei ihm keine Prostata-Diagnose, wir ergötzten uns über diese Segnungen der Digitalisierung.
Das „Geriatrische Basisassessment“ (GBA, nicht zu verwechseln mit dem unsäglichen „Gemeinsamen Bundesausschuss“) war zwar relativ sinnlose Bürokratie, brachte aber ein bescheidenes Zusatzeinkommen ins „Budget“, ähnlich zu den „DMP“ (Disease Management Programmen).
Ein älterer Mann im Pflegeheim mit Restlähmung und Insulin-Diabetes kam plötzlich in ein unklares Koma, das ich gern stationär abgeklärt hätte. Das wurde von der „Vorsorgebevollmächtigten“ (Ehefrau) verhindert, die von der Notärztin von der Aussichtslosigkeit aller Massnahmen überzeugt worden war. Diese „Notärztin“ spritzte dann noch Morphium, im Koma bestimmt angezeigt (!), und er starb dann. Das erinnerte irgendwie an Euthanasie, und die läuft schon zweifellos in unserem Land. Meist durch Palliativ-Mediziner mit ihren Morphium-Derivaten. Palliativ kommt von „Pallium“, der Mantel, und bedeutet den Mantel über das Elend zu decken, damit man es nicht sieht. Also, Augen zu!
Neben diesen medizinischen Spezialfällen erlebten wir das übliche Fallspektrum wie immer. Bei koronarer Herzkrankheit (Angina pectoris) gab es oft Rocornal neben den üblichen Nitraten, Betablockern und Blutverdünnung, unklare Gelbsucht (Ikterus) zur Abklärung, manchmal ein eingeklemmter Gallenstein, Harninkontinenz, meist bei Frauen, Atemwegsinfekte bis hin zur Lungenentzündung, eine Mastitis (Brustentzündung), erhöhte Leberwerte zur Abklärung, wenn nicht alkoholbedingt, dann auch durch Medikamente wie das frei käufliche Paracetamol und anderes, Beinödeme, die nach Herz- oder Nierenschwäche oder Varizen (Krampfadern) forschen lassen, Psychosen, auch Krebsangst, heutzutage mehr oder weniger berechtigt, Asthma-Einstellung mit Spray und Spritze im Atemnot-Anfall, Diabetes- und Hochdruck-Einstellung, Struma, Gastritis und Reflux (Rückfluss der Magensäure), Quincke-Ödem und andere Allergien, bei Grippe halfen Amantadin und

Relenza, später auch das sehr gute Delimmun, bei eitriger Angina muss man auch an den peritonsillären Abszess denken, der in der HNO eröffnet werden muss, Herzklappenfehler – häufig Aortenstenose, bei diabetischer Fußentzündung half oft die lokale Ampicillin- oder Cefuroxim-Unterspritzung, alle Diabetikerfüße konnten wir und die Kollegen aber nicht retten, Nikotinentzug mit Hilfe des teuren Champix, Schwindel, orthopädische Erkrankungen, Knie- und Rückenspritzen, bei Arthrose auch das (teure) AHP 200 usw. usw.
Auch in diesem Jahr 2013 lief meine kleine Chirurgie weiter, als handwerkliche Zugabe zu dem endlosen Schreibkram. Ein Abszess am Gesäß wurde eröffnet und ausgeräumt, mit Leukasekegeln und Lasche versorgt. Fibrome wurden entfernt von Hals, Oberlid, Lippe und Ohr, Atherome (Grützbeutel) meist von Kopf und Rücken, ein vereiterter Zehennagel wurde ausnahmsweise im Ganzen gezogen, sonst macht sich die Nagelwallplastik meistens besser, ein nussgroßer Abszess am Hals wurde inzidiert, regelmäßig Zecken entfernt, ein bereits eitrig eingeschmolzenes Atherom vom Kopf, hierbei sind alle Hüllen-Reste zu entfernen, sonst kommt es wieder, Naevi (Muttermale) wurden herausgeschnitten und immer zur Histologie geschickt, um das Melanom (schwarzer Hautkrebs) auszuschließen, ein Fibrom von der Augenbraue brauchte keine Naht, ein Wundstrip genügte, der im Gesicht kosmetisch günstiger ist. Schnellende Finger wurden per Kortisonspritze kuriert, Hyperkeratosen mit dem scharfen Löffel weggekratzt. Eine tiefe Gesäßwunde durch Setzen auf ein scharfes Eisenteil heilte unter Rivanol-Spülungen wunderbar zu, das Ethacridin hat neben der desinfizierenden auch eine granulationsfördernde Wirkung. Als kleinchirurgisches „Bonbon“ stillte ich eine spritzende Krampfaderblutung im Hausbesuch mittels Z-Naht, OP-Tisch war der Fußboden der Küche. Alle Hautoperationen erfolgten in Lokalbetäubung mit Xyloneural 1 %, und alle heilten problemlos.
Soweit zum Fachlichen in 2013.

2013 außerhalb der Praxis:
Seit Abschaffung der Naturbelüftung in unserer „Platte“ (Abkürzung für DDR-Plattenbau) und Ersatz durch Ventilatoren wurde es feuchter und kam erstmals Schwarzschimmel ins Bad, was es früher nicht gegeben hatte. Meine Lärmdämmung der Wände lief weiter und war nötig. Nach oben wurde nun ein gewellter Schaumgummi aus dem Musikladen „Zoundhouse“ aufgeklebt, der aber nicht genügte. Lustigerweise baute mein Sohn Hansi auch gerade an einer schalldichten Kabine für seine laute Musik, also er nach innen, und ich nach außen.
Mein 60. Geburtstag wurde im Saal der „Drogenmühle“ groß aufgezogen. Es kamen über 70 Teilnehmer, Kollegen, Verwandte und Freunde, Nachbarn, und Teile des Schützen- und Tischtennisvereins. Freund Gerhard bediente

den Bildwerfer und wir zeigten Bilder aus meinem teils bewegten, teils langweiligen Leben. Die Gäste waren offensichtlich zufrieden mit der Veranstaltung, auch der Gastwirt mit seinen angemessenen 1500,- Euro. Leider vergeht irgendwann der Ruhm der Welt (Sic transit gloria mundi).

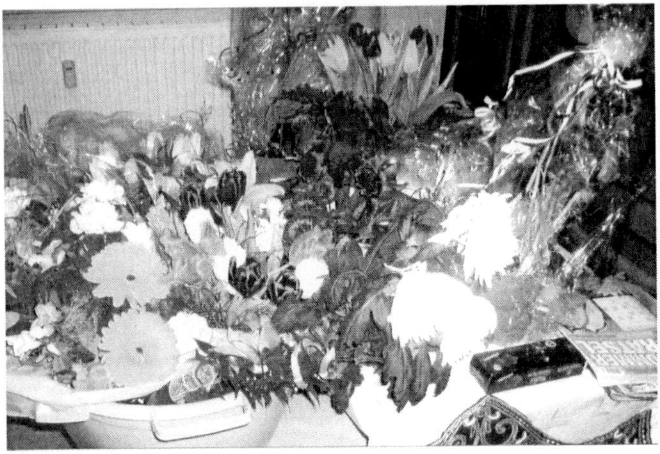

Blumen zu meinem 60. Geburtstag

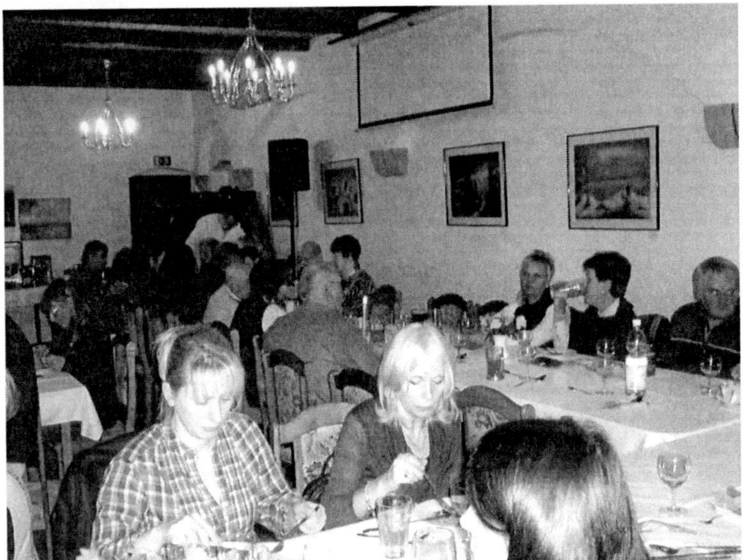

Mein 60. Geburtstag in der Drogenmühle, Heidenau, 09. 01. 2013

Meine Eltern gingen nun zu Dr. Edelmann in Hellerau, der einen Teil seiner Ausbildung am Heidenauer Krankenhaus absolviert hatte, wie das Leben so spielt. Das war mir ganz lieb wegen weniger Verantwortung im Familienkreis. Man soll ja als Arzt Verwandte lieber nicht behandeln oder sie als Chirurg operieren, da man sie nicht ganz objektiv wie neutrale Patienten sieht.
Im Fernsehen lief das „Dschungelcamp", bei dem man sich mal so richtig ekeln konnte, bei dem Verzehr von Würmern und Kakerlaken durch die Teilnehmer.
Beim Ärztestammtisch auf Gut Gamig hielt Dr. Ott einen Vortrag über Diabetes, dann folgte wie immer der gesellige Teil. Die kollegiale Geselligkeit der Heidenauer Ärzte in freundlicher Harmonie war wirklich einmalig, auch dank der Organisatoren Dr. Renate Frühauf und Dr. Elisabeth Gnoyke. Früher hatte ich es anders erlebt, wie berichtet.
Dabei konnte man auch immer die wertvollen „Fortbildungs-Punkte" sammeln, ein angenehmer Nebeneffekt. Der Arzt als „Bienchen" – Sammler.

Mit LAG (Lebensabschnittsgefährtin) Ramona waren wir zum Baden in der Toskana-Therme in Bad Schandau und zum Rodeln in Altenberg.

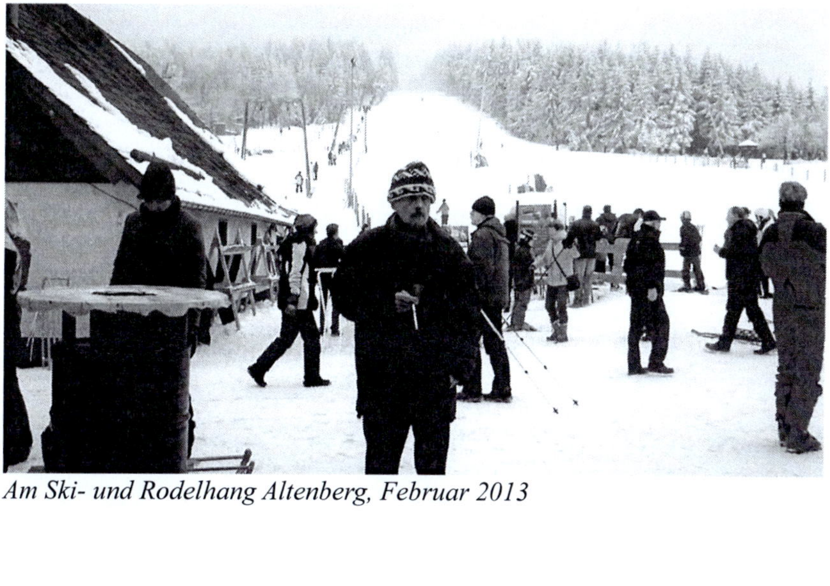

Am Ski- und Rodelhang Altenberg, Februar 2013

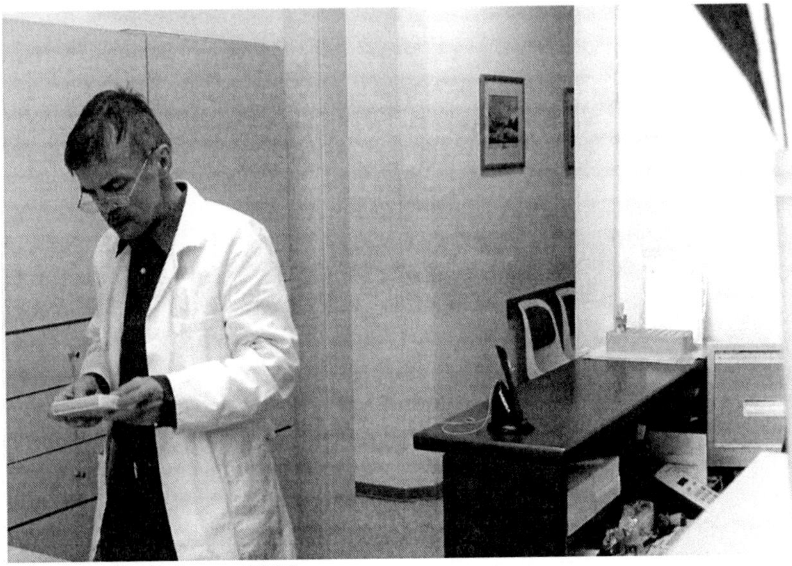

Auf Arbeit (!), Februar 2013

Der 50. Geburtstag unserer Helferin Heike wurde in ihrer Wohnung in Gorbitz gefeiert, und wir hatten auch einen lustigen Abend in „Uschis Pfannbar“ am Hauptbahnhof mit Musik und Tanz.
Mein Nachbar und lieber Freund Peter kümmerte sich weiterhin um meinen Computer und half beim Entrümpeln meiner Elektronik-Vorräte. Die Bastelei mit der Baby-Matte (gegen plötzlichen Kindstod) lief noch etwas weiter. Mein Eigenbau kam wie gesagt nie zum praktischen Einsatz, da wir dann etwas Besseres und Eleganteres bekamen.
Meine Mutter hatte nach ihrer Hüftoperation einen sogenannten „Watschelgang“, offenbar hatten sie dabei ihren Musculus gluteus medius (den mittleren Gesäßmuskel) kaputtgemacht, der beim Gehen die Gegenseite des Beckens anhebt. Seine Raffung war geplant, vielleicht hätte man ihn besser gleich intakt lassen können.
Als böse Überraschung verlangte die Rentenversicherung eine Nachzahlung von 5 TE, da kann man nichts machen außer gehorchen.
Mein vielleicht altersbedingt nicht mehr ganz zuverlässiger Steuerberater, Herr F. aus Dresden, hatte die Steuer von 2011 zu spät fertig und machte auch fachliche Fehler, so dass wir ihn bald verließen. Wer mag schon Mahnungen vom Finanzamt.
Mit Freund Gerhard besuchten wir die Tanzgaststätte „Gong“ mit geschmacklos lauter Musik, da haben manche Veranstalter echt kein Gefühl

dafür, mit Ramona das Rauchercafé „Barococo“ am Altmarkt zu ihrem geliebten Ragout Fin und das Sporthotel „Aktiv“ zum Tischtennis-Zusatztraining.
Stiefenkel Rickis 14. Geburtstag begingen wir im Café Jähnig am Beutlerpark. Der junge Bursche hatte später den falschen Umgang und machte Sorgen, was wohl nicht immer zu verhindern ist.
Der Bruder unseres Freundes Wolfram G. beging mit seiner Sportpistole Suizid im Alter von 72 Jahren, es tut nicht gut, bei der Damenwelt kein Glück zu haben und ein „einsamer Wolf“ zu sein.
Ab und zu nervte meine Augenmigräne noch, ist nun im Alter selten geworden. Ein Licht-Flackern vor den Augen ohne Kopfschmerzen, das genau 25 Minuten dauert und dann verschwindet.
Der 14. März ließ mit minus 10 Grad und Schnee wieder ein wenig an der „Erderwärmung“ jedenfalls in Deutschland zweifeln, zumindest schien Panik deswegen nicht ganz angebracht.
Um diese Zeit wurde ein neuer Papst gewählt, wobei weißer Rauch im Vatikan aufstieg und „habemus papam“ erscholl, sein Name Franziskus 1. erinnerte an den heiligen Franz von Assisi, der wegen seiner Tierliebe schon verehrungswürdig ist.
Die unbeliebte, da zeitlich und mental belastende „Praxisgebühr“ wurde in diesem Jahr wieder abgeschafft. Sie hatte die erhoffte Wirkung, die Patienten vom Arzt abzuhalten, nicht gezeitigt.
Vielleicht hatten die Gängel-Bürokraten in einem ihrer seltenen lichten Momente auch begriffen, dass diese Maßnahme am Ende teurer wurde durch verschleppte Krankheiten.
Im Kryonik-Verein „DGAB“ (Deutsche Gesellschaft für angewandte Biostase) tauchten plötzlich unverständliche Differenzen, ja Anfeindungen gegen aktive Mitglieder auf. Das war schmerzlich in einem Verein, der eine kleine verschworene Gemeinschaft sein sollte. Bei Vereinsmeierei geht es oft kleinlich um das Geld, die wahren Hintergründe wurden erst später klar.
Zu meines Patenkindes Anett 30. Geburtstag waren wir auf dem Lande, in Lomnitz hinter Radeberg bei den lieben Verwandten. Ihr Vater Harald züchtet die wetterfesten Galloway-Rinder.

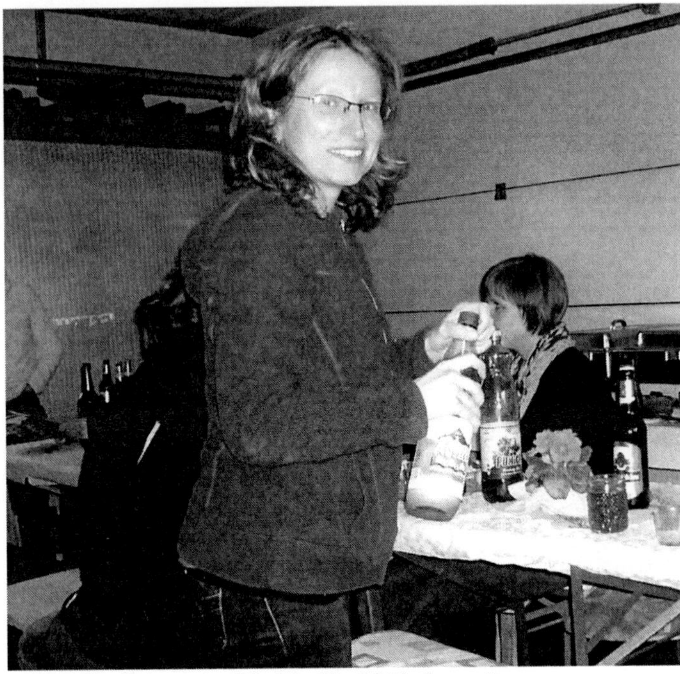

Großes Patenkind Anett ist 30, 31. 03. 2013, Lomnitz

Bei den Kindern in Dresden wurden Ostereier und Taschengeld verteilt vom guten Papa. Mein Vater fand immer öfter beim Radfahren nicht mehr heim, seine Demenz schien leider zuzunehmen. Dann kam noch ein Nachzahlungs-Schock: 15 TE für unser liebes Finanzamt, das wie schon gesagt ein Drittel meines Reineinkommens schluckte. Hinzu kommen die Mehrwertsteuer, wenn man etwas kauft, als Raucher die Tabaksteuer, die horrende Benzin-Steuer usw., kurz: Ein vorbildlicher Staatsbürger im besten Steuerstaat der Welt!

Meine Lieblings-Friseuse Frau Gärtner, übrigens Nichtraucherin, starb mit 56 Jahren an einem seltsamen Halskrebs, ein herber Schlag. Sie war nicht bei uns Patientin und hatte bis zuletzt auf eine neuartige Chemotherapie gehofft. Eine Meisterin ihres Faches war gegangen.

Martina, die Mutter meiner Kinder, beging ihren 60. Geburtstag im „Papagei“, mit Kegelbahn und anderem Spaß, wo Sohn Hansi auch seine neue Freundin vorstellte.

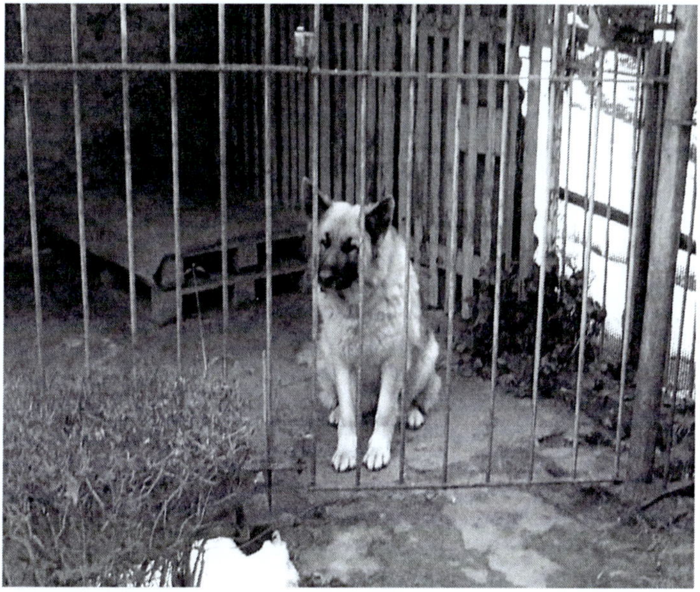

Ein Liebling der Familie in Großsedlitz, März 2013

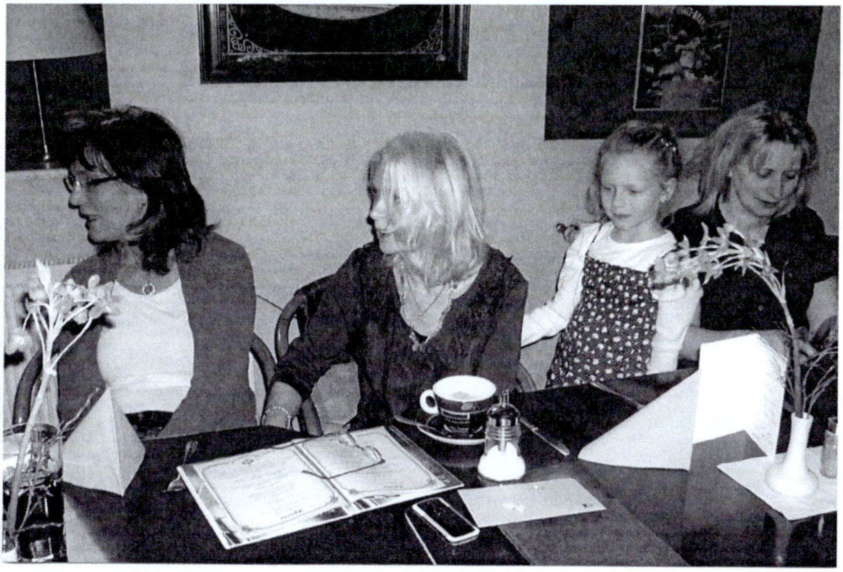

Auf Mamas 60. Geburtstag, 21. 04. 2013, Dresden

Beim Besuch der Familie in Hellerau las ich Vaters MRT-Befund des Gehirns, desolat mit vielen lakunären Infarkten und Hirnabbau (Atrophie), also vaskuläre Demenz, zu der wohl sein Hochdruck beigetragen hatte.
Es gab wieder einen Kryoniker-Treff im Carolaschlösschen. Einer der jungen Leute machte nun eine Ausbildung zum Thanatologen und ist heute unser wichtigster Versorger.
Der Herrentag wurde dieses Mal beim Camping in Lübben/Spreewald zelebriert und gleich auch Frank Fiedlers 48. Geburtstag mitgefeiert, des Bruders von Ramona.
Auf dem Heidenauer Schießstand bei Gerüstbau-Bindig konnten wir die Meisterschaft des Chefs (Jörn Bindig) mit der Pumpgun bewundern, wovon wir Durchschnitts-Schützen weit entfernt waren.
Im Mai ging es an die Kiesgrube zum Anbaden, mit den Kindern an den Carolasee, zum Angrillen zu Schwägerin Dagmars 60. Geburtstag bei nasskaltem Wetter, und zum Stadtfest von Heidenau, immer ein Erlebnis. Und Katze Miezi erwärmte wie immer das Herz.

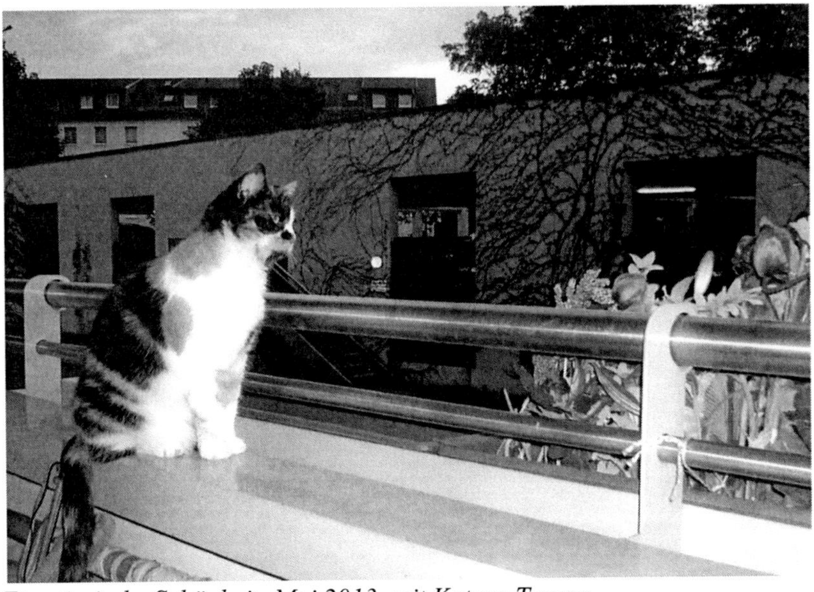

Eine tierische Schönheit, Mai 2013, mit Katzen-Treppe

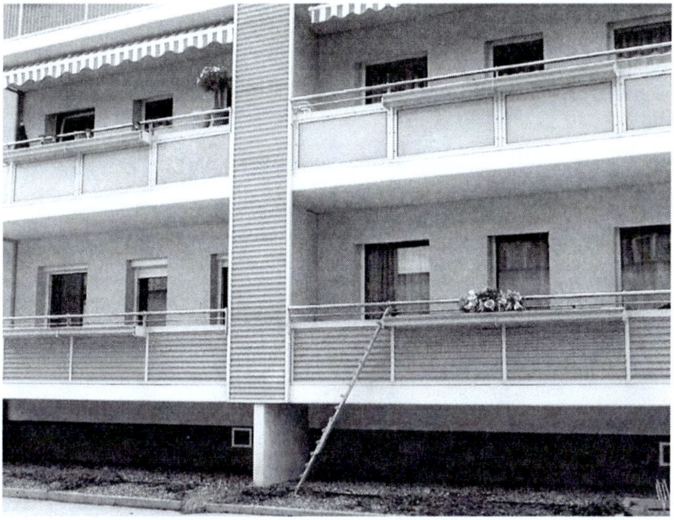

Im Juni kam noch einmal ein Hochwasser, jedoch kein Vergleich zu dem von 2002, aber mit entsprechender Panik. Auf den Gängen im Pflegestift kampierten evakuierte Bürger. Auch unsere Praxis war ein paar Tage geschlossen, im Hof stand das Wasser kniehoch.
Die Homo-Ehen wurden nachträglich in die Steuer-Splittingtabelle integriert und millionenschwere Nachzahlungen seit 2001 angeordnet. Ein weiterer Beweis, dass vom Merkel-Staat alles gefördert wurde, was Kinder verhindert, aber nicht die Kinder. Davon hätte man auch das Kindergeld erhöhen können.

Im Juni fand wieder das romantische Sommersingen der Ärzte statt, außerdem fuhren wir für eine Woche nach Mallorca-Paguera, mit Freund Gerhard, der nun als Single etwas Unterhaltung brauchen konnte. Höhepunkt war eine Kutschfahrt in Palma, neben Sonne, Strand und Meer.

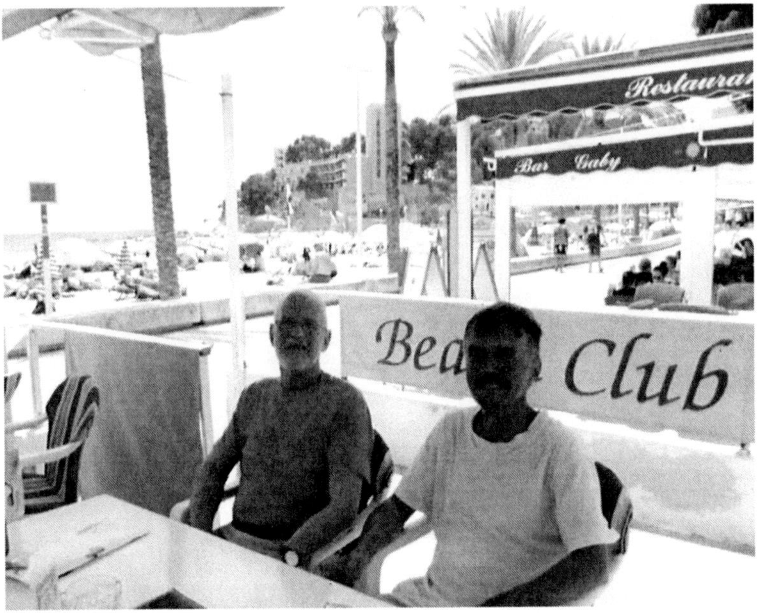

Mit Gerhard in Paguera/Mallorca

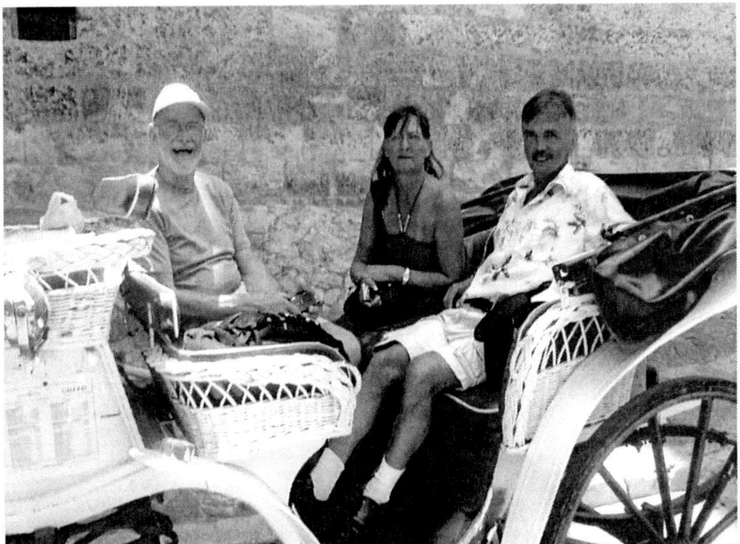
Juni 2013

Im Sommer wurde wie immer viel gebadet, an den Kiesgruben oder im Natursee Copitz. Ein Sommerball im traditionsreichen Pirnaer Gasthaus „Zum Gießer“ erwies sich als sogenanntes „Mumien-Schubsen“, fast nur alte, grauhaarige Teilnehmer, als hätte das Altersheim Ausgang, was doch zum Nachdenken über das demografische Problem unseres Landes anregte. Für die Praxis gab es einen neuen Bodenbelag im Sprechzimmer, solide ausgeführt und einen neuen Karteischrank, da die Papier-Kartei ausuferte. Am Welt-Katzentag im August bekam meine Miezi ein Stück Ente und viel Schlagsahne, was sie sehr zu würdigen wusste. Am 17. August brachen wir mit Ramona und Kerstin per Auto nach Bibione und Rimini auf. Wie gewohnt gab es eine Rast in Pentling und eine an der Tauernalm mit grandiosem Alpen-Blick.
Die Fahrt nach Bibione dauerte wie immer 11 Stunden, dort war das Wetter subtropisch. Spaßig waren das 4-rädrige Fahrrad, der Rummel, eine Fahrt mit dem Tretboot bis zur Tagliamento-Mündung. Das Flossenschwimmen und Surfen wurde etwas vergällt durch eine Algenschwemme und Herden von Feuerquallen, an denen ich mich tüchtig verbrannte. Als Einlage retteten wir eine kleine Eidechse aus einem Spinnennetz, Franz von Assisi gemäß.
Am 24. ging es weiter über Venedig nach Rimini. Dort begrüßten wir altbekannte Orte wie Tronchetto, den Markusplatz, die Seufzer- und die Rialto-Brücke.

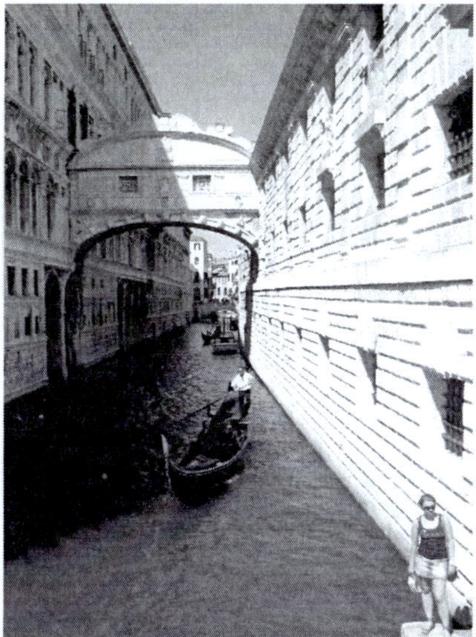

Die Seufzerbrücke in Venedig, 24. 08. 2013

Von Rimini waren wir nicht begeistert. Zuviel Regulierung und Gängelei, am Strand war die erlaubte Stelle zugeordnet, für alle Leistungen wie Bettwäsche oder Strandschirm wurde extra berechnet (abgefettet). Das Wetter war trotz der südlichen Lage auch kälter und windig geworden. Fazit: Nie wieder Rimini!
Auf dem Rückweg nächtigten wir am Chiemsee, der auch seine Reize hat.
Zu Hause ging die übliche Gestaltung der begrenzten Freizeit weiter mit Sportschießen, Tischtennis „Alte Herren", Baden an der Kiesgrube und Treffen mit Freunden.
Stieftochter Janette bekam ihr 4. Kind, vorbildlich bei der demografischen Lage in unserem Land, eine niedliche Emely.
Mein Vater verfuhr sich wieder mit dem Rad und wurde von der Polizei gesucht.
Der Mann einer nahen Kollegin wurde als „Herzinfarkt" eingewiesen, wobei diese ihn ins Krankenhaus begleitete. Er starb dort mit 71 Jahren. Die Sektion ergab ein Aneurysma dissecans (Ablösung der Gefäss-Innenhaut) der Aorta, das bei richtiger Diagnose potentiell heilbar gewesen wäre. Bei seiner Beerdigung auf dem Nordfriedhof am 23. 09. kamen 120 Trauergäste, meine Wenigkeit inklusive. Offenbar schützen weder der Arztberuf noch eine Arzt-Frau zu haben vor dem allmächtigen Gevatter.
Ein neuer „EBM" (Vergütungs-Modus der Ärzte) wurde nach 5 Altersstufen strukturiert statt nach erbrachter Leistung (die nun mal nicht vom Alter abhängig ist), über die Idiotie praxisferner Bürokraten an ihrem grünen Tisch konnte man immer wieder staunen!
Die Quartalsabrechnung wurde nun auf „online" umgestellt, die Fahrten zur „KV" am Rand des Hellers hörten damit auf.
Im Oktober besuchte ich die Friedhofshalle und das Krematorium Tolkewitz mit dem Bestattungshelfer Roland T. und spürte den Hauch von Ende und Ewigkeit.
Auf einem hektischen Hausbesuch schubste ich mit dem Auto ein Fahrrad um, das plötzlich von der Seite kam. Es war ein Patient von uns, den ich gleich in der Praxis verarztete und auch das Finanzielle regelte. Er sah es gelassen.
Unser neuer, junger Kryo-Anhänger erwies sich als versierter PC-Könner und schuf ein elegantes Warnsystem mit Armband und Handy-App. Die Jahre meiner elektronischen Bastelei konnten nun als vergeblich eingestuft werden, wie es oft so geht im Leben, siehe die 6 Jahre Bastelei an meinem ehemaligen Haus.
Bei dem berühmten Abfischen in Moritzburg kauften wir mit Ramona Schleie und Forellen.
Jetzt war ich in 2 Schützenvereinen, im alten und im HSB von Herrn Bindig.

Oma Melzers 83. Geburtstag wurde gefeiert. Meine Tochter hatte eine leichte Magenblutung wegen zu viel Aspirin bei Migräne – große Kinder, große Sorgen!
Auf dem Ärztetreff wurde Dr. Winklers 50. Geburtstag und 20 Jahre ihrer Praxis in Dohna begangen. Eine ganz tüchtige jüngere Kollegin, die alle fachliche Hochachtung verdiente.
Frank, der Bruder von Ramona, erhielt regelmäßig von uns Gemüseabfälle für seine Kaninchen, wir dafür zu Weihnachten ein solches. Die Fiedlers waren eine Familie mit engem, beneidenswertem Zusammenhalt.
Unser Freund Manfred berichtete von seinem Besuch im „Palmblattarchiv" in Indien, worin die menschlichen Schicksale verzeichnet sind und ihm eine Lebenserwartung von 83 Jahren vorausgesagt wurde. Es ist doch schön, wenn man etwas genauer planen kann!
Ein prominenter Patient kam durch Mundpropaganda zu uns. Er war in der DDR ein bekannter Spitzensportler gewesen. Auf sein Schicksal wird weiter unten noch eingegangen.
Vaters 88. Geburtstag wurde wie immer am 20. 12. in Hellerau begangen, die Weihnacht bei den Kindern in Heidenau, der Familie in Dresden und den Eltern. Freund Heiner feierte seinen 50. Geburtstag am Jahresende.
Silvester begingen wir wieder in geselliger Runde feuchtfröhlich im „Gelben Haus" bei den gastfreundlichen Ulbrichts. Die Knallerei machte Gehörschützer und Schutzbrille erforderlich, die Trinkerei Leberschutz mit Mariendistel und Hepa Merz. Das war eine gute alte Tradition!

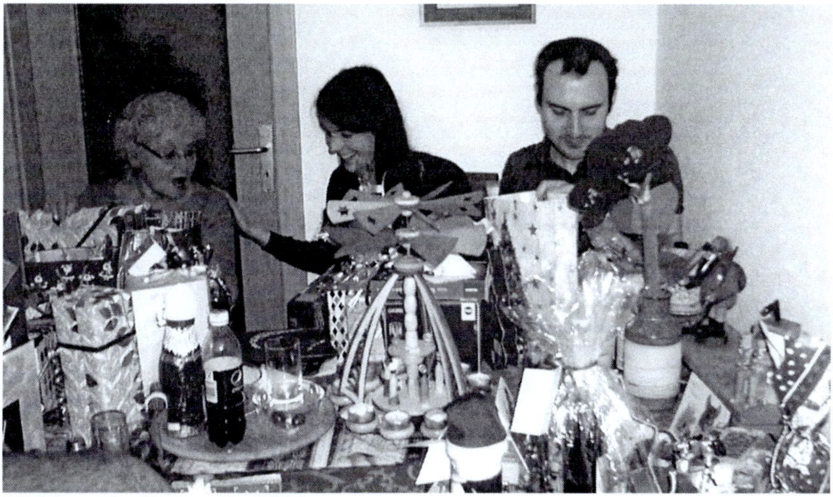

Wohlstands-Weihnacht 2013

2014

Fachliches aus der Praxis:
Einer jungen Frau mit Blutdruckabfall bei massivem Durchfall mussten wir eine Infusion anlegen mit gutem Effekt. Der Bruder unserer früheren Stundenkraft Margit, Rainer S., hatte das Endstadium der alkoholischen Leberzirrhose erreicht mit Aszites (Bauchwasser), und sollte nicht mehr lange zu leben haben. Seine Stammkneipe, wo er regelmäßig seine Einsamkeit zu ertränken versuchte, war uns bekannt. Er hatte früher auf meinem Bau am Haus geholfen und war überhaupt ein guter Kerl.
Ein 83-jähriger Patient mit Schwindel bekam Strophanthin iv. und Clexane sc.
Der ältere Herr mit der vom Rheuma halb aufgelösten Halswirbelsäule (Werner R.), erhielt sein Todesurteil mit der Diagnose Magenkrebs. Er war auch ein netter, freundlicher Kerl, dessen rasender E-Rollstuhl schon zum Stadtbild von Heidenau gehörte und der aus seinem Häuschen bereits in das „Geschützte Wohnen" umgezogen war. Sein privates Film-Archiv im Keller des Hauses war der Flut von 2002 zum Opfer gefallen.
Einem mittelalten Patienten mit Schwindel gab ich auch Clexane (Heparin) sc. und Betahistin-Tabletten. Bei Psychosen half das bewährte Dogmatil im., beim Diabetikerfuß die lokale Unterspritzung mit Ampicillin (Penicillin).
Bezüglich der Führung ihres Hochdrucks waren manche Patienten nachlässig (indolent) und erlebten Hochdruckkrisen bis weit über systolisch 200 Torr. Dabei verdrängten sie die bekannten Folgeschäden des Hochdrucks, Schlaganfall und Herzschaden.
Bronchitis oder Lungenentzündung wurde mit Antibiotika-Spritzen in die Vene behandelt, wobei wie schon gesagt aus anatomischen Gründen die ganze Dosis in der Lunge ankommt.
Als Rarität hatte ein junger Mann eine „aseptische Knochennekrose" an der Fußwurzel, wobei ein Knochenteil abgestorben ist, vermutlich durch Druck. Das tat einige Wochen weh.
Ebenso rar war das üble Sarkom eines älteren Patienten hinter dem Ohr, das sich in den Schädelknochen hineinfraß, von ihm selbst verschleppt, d. h. lange nicht beachtet.
Osteoporotische Wirbeleinbrüche mit Schmerzen, Perniziosa (B12-Mangel-Anämie), unklare Schwäche zur Abklärung, erste Maßnahme Labor, ein neuer Fall von Krätze (Scabies), Angina pectoris (Brustenge) grippale Infekte, ein infiziertes Beinödem, Proriasisarthritis (Gelenkentzündung bei Schuppenflechte, wie Rheuma behandelt), Handgelenksschaden nach polizeilichen Handschellen, eine Kieferentzündung von einer bösen Zahnwurzel aus, gut mit Clindamycin beherrschbar, COPD mit Heim-Sauerstoff-

Therapie, ein vorerst geheilter Morbus Hodgkin (malignes Lymphom), nur Leukämien sind mit Chemotherapie heilbar, eine Orchitis (Hodenentzündung), mit Doxy behandelt, Coccygodynie (Steißschmerz), infiziertes Asthma, Schub eines Morbus Crohn (Dünndarmentzündung), das sind geplagte Leute, Hypertonie bei Bierkonsum-Aufklärung, Gichtanfälle, seltsamerweise auch unter Prophylaxe mit Allopurinol oder Adenuric, Letzteres soll doch besser sein als Allopurinol, aber auch teurer.
Ein junger Mann mit Herzflattern (ventrikuläre Extrasystolie mit Salven) musste zum Kardiologen zur Katheter-Ablation (Entfernung von Störstellen im Herzen).
Eine 86-jährige Frau hatte es auf die alten Tage noch mit einem Gallen-Karzinom erwischt, das bereits in den Leberhilus einwuchs, dem Krebs ist kein Alter heilig!
Meine kleine Chirurgie lief auch dieses Jahr weiter wie immer.

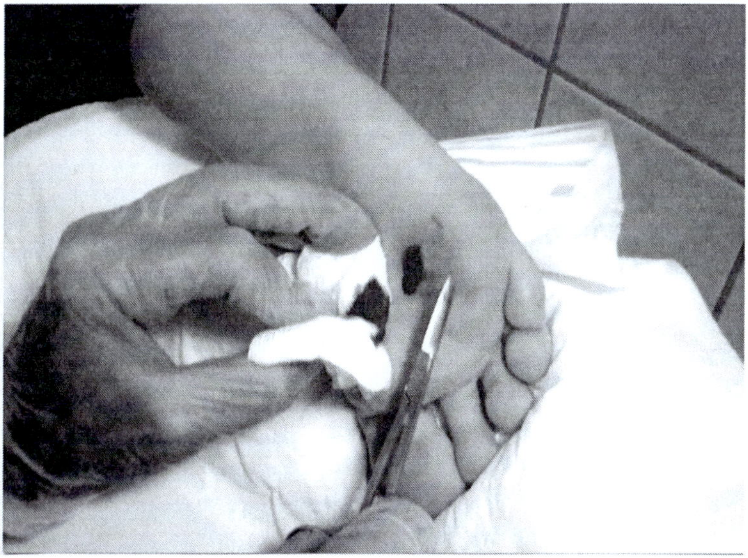

Entfernung eines Clavus (Hühnerauge) von der Fußsohle, April 2014

Abszessinzisionen, Atherom- und Fibromentfernungen, im März eine riesige Risswunde am Bein bei einer alten Frau mit Wundausschneidung wegen nekrotischer Wundränder und Naht.
Die Wunde heilte wider Erwarten primär (ohne Eiterung), die Patientin gestand dann, diese mit Eigenurin behandelt zu haben, offenbar eine gute Maßnahme. Ein Fibrom von der Schläfe erwies sich als Basaliom, Splitter-

Entfernungen meist aus der Hand, Abkratzen von Hyperkeratosen mit scharfem Löffel, eine Hämatom-Ausräumung am Unterarm, bei solchem Bluterguss gibt es 3 Möglichkeiten: Er löst sich folgenlos auf, er vereitert oder er lagert Kalk ein mit Knotenbildung. Daher empfiehlt sich die prophylaktische Ausräumung. Bei der Ausschneidung von Hühneraugen muss die spitze „Wurzel“ desselben komplett entfernt werden, damit es nicht wiederkommt. Die Hautchirurgie erfolgte immer in Lokalbetäubung mit Xylokain 1 %, alles heilte gut.

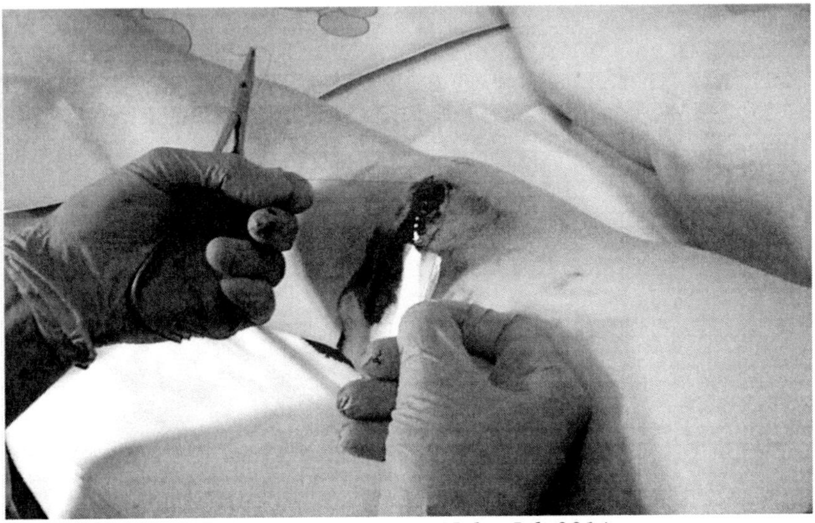

Entfernung eines Fibroms vom Knie, vor Naht, Juli 2014

Eine Patientin hatte üble Narben in der Hohlhand nach Dupuytren-OP beim Handchirurgen. Da war wohl ein besonders für die Chirurgie Geeigneter am Werke gewesen.

Der Patient im Pflegestift mit der unklaren fortschreitenden Lähmung, Günter B., der öfter wegen Fehlschluckens abgesaugt werden musste, verstarb mit 65 Jahren.

Weitere Diagnosen waren unter anderem Borreliose, Pollinose (Heuschnupfen), Tumorkachexie mit Ernährungsinfusion (jeder Tag Leben zählt), Hämorrhoiden, mit Dolo Posterine und kalter Dusche behandelt, Tachyarrhytmie mit Pulsdefizit (das Herz macht mehr Schläge, als in der Peripherie ankommen), Leberschaden, mit Empfehlung Mariendistel (Silymarin) und Hepa Merz (Ornithin), Migräne, roter Stuhlgang durch Rote Beete, also kein Blut, Schlaganfall, Medianus-Schwäche (Mittelnerv der Hand),

Ischiasneuralgie, eine Bakerzyste in der Kniekehle.
Ein 77-jähriger Patient starb kurz nach seiner Magenkrebs-Operation im Krankenhaus, er war dem Alkohol zugeneigt gewesen mit Spitznamen „Don Promillo“ und hatte diesbezüglich lange durchgehalten.
Ein 51-jähriger Fernfahrer mit Asthma und Hochdruck wurde tot in seiner Wohnung gefunden. Die Ferndiagnose war: Lungenembolie, das Thrombose-Risiko steigt ab 5 Stunden sitzen.
Ein Malum perforans (Hautgeschwür an der Fußsohle bei Diabetikern) wurde mit Tyrosur-Puder und Zugpflaster geheilt. Eine Trigeminus-Neuralgie (Gesichtsreißen) gab es auch, sehr selten.
Die Lungen/Lappenresektionen des feinen Thoraxchirurgen Ciesla (polnischer Herkunft) in Pirna gelangen allesamt und erregten unsere Bewunderung.
Soweit ein Ausschnitt aus dem Fachlichen im Jahr 2014.

2014 außerhalb der Praxis:
Im Januar herrschte im Osten der USA eine Kältewelle bis minus 40 Grad, was wieder einmal die ach so gefährliche „Erderwärmung“ relativierte. Im Großen und Ganzen ist diese nicht zu leugnen, Temperatur ist ja messbar, sie scheint aber gelegentlich Ausnahmen zu machen.
Sohn Hansis Musikstudio wurde begutachtet, wo er als musikverarbeitender Tontechniker schaffte. Leider hatte er keine Lehre oder Studium ins Auge gefasst, Geld verdienen war ihm wichtiger, er kommt aber offenbar auch so zurecht.
Eine „Alltagsbegleiterin“ im Pflegeheim in Pirna sollte einen großen Schlaganfall erlitten haben und wurde nun selbst zum Pflegefall, wie ein Hohn des Schicksals. Der Urologe von Heidenau Dr. Rau, beliebt, tüchtig und fleißig, Nichtraucher und gesund lebend, sollte einen Lungentumor mit Knochenmetastasen haben, die immer das Aus bedeuten.
Mein 61. Geburtstag fand zu Hause statt, mit einem großen Klumpen Schweinekamm zur Bewirtung der Gäste, dem Hellerauer Spießbraten nachempfunden. Mein guter Freund Gerhard war wie gesagt nach seinen letzten Erlebnissen subdepressiv geworden und schloss sich eng der katholischen Kirche an, wo er den Namen „Bruder Anselm“ erhielt, und vergaß dabei unseren Glauben, das Überleben mit Kryonik. Als kluger Mann hatte er dieser unserer Theorie eine echte Chance eingeräumt (und mich zu den einschlägigen Sitzungen begleitet), aber nie für seine Person einen schriftlichen Auftrag dafür erteilt, der für die posthume Versorgung und Lagerung rechtlich notwendig ist.
Es gab weiter Treffen mit Kryonikern samt einem jungen Balsamierer, der Hilfe im Ernstfall zugesagt hatte. Dagegen kündigte der Pathologie-Chefarzt G. Haroske unsere Balsamierungsverträge, aus welchen Gründen auch

immer. Daraufhin schickte ich dann meine Histologien an eine andere Pathologie, als Rache des kleinen Mannes. Zur Kryonik gab es viel Interessantes zu lesen. Bis heute gibt es für mich keinen Anlass, an der Logik dieser Hypothese zu zweifeln. Und was logisch ist, muss auch funktionieren. Meine Hellerauer Familie lehnte das leider ab, obwohl meine Reklame dafür nur gut gemeint war und ihr Leben retten sollte.
Der 60. Geburtstag von Freund Wolfram Ulbricht wurde in der Gaststätte des Sportforums mit Kegelbahn begangen.
Im Fernsehen amüsierte der Mainzer Fasching und lieferte neue Witze für meine Sammlung.
Stiefenkel Rickis 15. Geburtstag mit Jugendweihe stieg im „Café Jähnig“ am Beutlerpark.

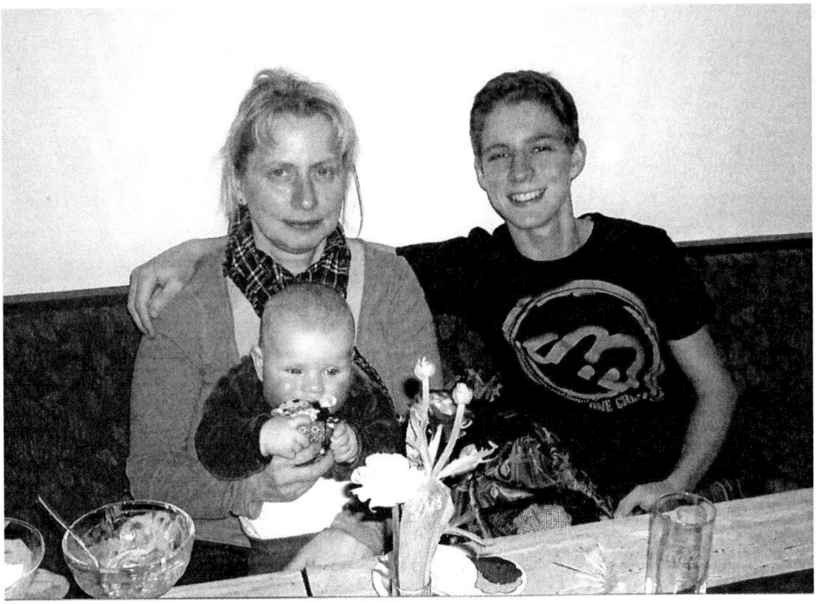

Rickis Jugendweihe März 2014

Die Kinder (Lydia und Frank) machten eine Reise nach Rom, sie kamen etwas mehr durch die Welt als wir zu DDR-Zeiten. Wir Älteren versuchten aber auch viel nachzuholen. So ging es am 15. März für eine Woche nach Agadir, Marokko. Wie meist am Ende des Quartals, als „Budget ist voll“-Urlaub. Damit ist das Leistungs-Budget gemeint, welches ja das Einkommen begrenzte. Auf dem Weg zur Urlauber-Enklave waren wir etwas entsetzt von den sichtbaren Zuständen, der Armut mit trostlos an den Mauern sitzenden

Einheimischen, Müllhaufen, verfallenen Werkstätten mit rostigen Autos darin, kahlen Elendsvierteln, auch der sogenannte Hafen sah eher wie ein großer Schrottplatz aus. Der „Supermarkt“ war eine mickerige Händlerbude, das Essen im Hotel war frugal, Trinkwasser gab es nur aus Flaschen.
Trotzdem hatten wir Spaß, besonders Ramona beim Feilschen mit den Händlern. Bei einem Kamelritt zu den Berbern gab es Unterhaltung und eine Kostprobe des Nationalgerichts „Kuskus“.
Das Kamel musste ich bald verlassen und nebenherlaufen, weil Seitspagat für meine Coxarthrose unerträglich schmerzhaft war. Alles in allem ein exotisches Erlebnis mit möglichem Vergleich zum deutschen Wohlstand!

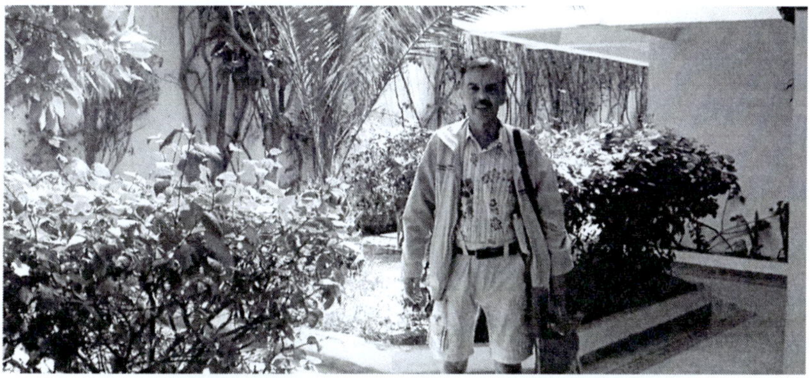

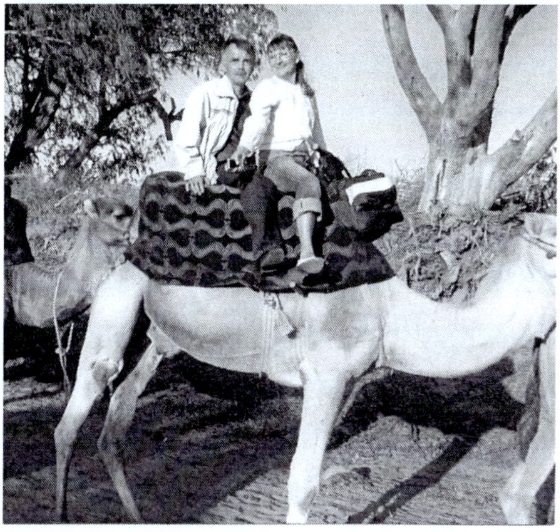

In Marokko, März 2014

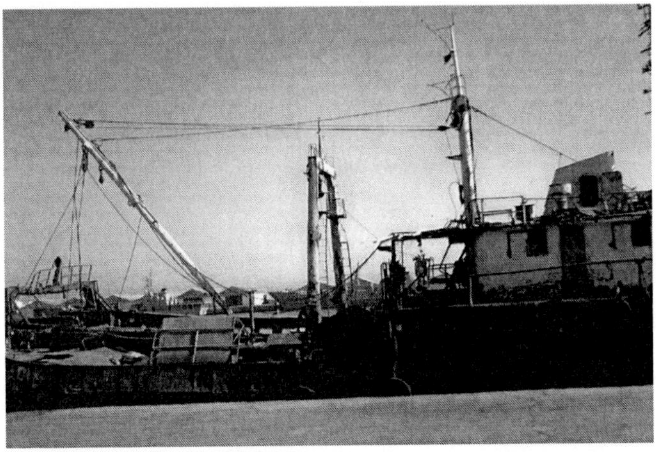

Der „Hafen" in Agadir, viel Schrott

Nach der Rückkehr hatte uns die Praxis wieder.
Ich war noch in der Messias-Phase bezüglich der Kryonik und ließ 500 Werbe-Flyer zu dem Thema drucken und mit einer Wochenzeitung verteilen mit dem Titel: „Komm mit in die Zukunft", um die Menschheit aufzuklären und zu retten. Leider wollte sich keiner retten lassen und es kam null Antwort. Der einzige geringe Zulauf ist wie gesagt nur über das Internet erreichbar. (etwa 1/800.000 begreift es). Im April starb der Schriftführer des Cryonics Institute, John Bull, mit 84 Jahren und wurde im Stickstoff konserviert. Ich hatte ihn zu Lebzeiten kennengelernt und hoffe, diese große, markige Gestalt in der Zukunft wieder zu treffen.
Beim Sportschießen ging es nun mehr und mehr zu Bindig mit Schießstand in Heidenau, das war einfach näher als die lange Fahrt nach Langenhennersdorf.
In der Freizeit frequentierten wir die geliebte Elbwiese, das Rauchercafé „Barococo" am Altmarkt beim Einkaufsbummel und den Großen Garten, den schönen Park Dresdens.
Die kleinere Kiesgrube zwischen Heidenau und Zschieren wurde nach und nach zugeschüttet, samt ihrem Schilfgürtel mit allem dort lebenden Getier. Die Enten konnten sich vielleicht retten, was bei Blesshühnern, im Schilf lebenden anderen Vögeln, Fröschen, Kröten, Fischen usw. wohl kaum anzunehmen war. Wo war sie denn mit ihrem Protest oder Veto, die sogenannte „Grüne Partei"? Den Bürokraten sind ihre Paragrafen nun mal wichtiger als ein wunderschönes Stück Natur. Davon blieb am Ende nur ein kahles Feld übrig. Da die Lärmbelästigung in der Wohnung von oben und von der Seite unverändert weiterging, wurde auch an der Lärmdämmung weitergearbeitet.

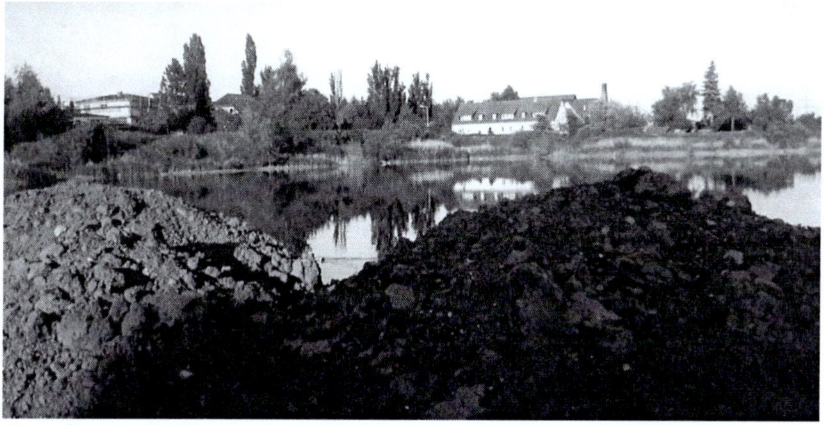
Sie schütten die Kiesgrube an der Tronitzer Strasse zu, Juni 2014

Die Vorbereitung der Einkommenssteuer kostete viel Zeit, wie jeder Kleinunternehmer weiß, besonders das Kassenbuch mit den vielen Kleinausgaben. Unsere Steuerberaterin war nun die Frau Claußnitzer aus Heidenau, auch nicht billig wie dieser ganze Berufszweig, aber dafür zuverlässig und sehr genau.
Es gab neue Labor-(Spar-)Vorschriften mit Androhung von Regressen bei Überschreitung des Budgets. Die Bürokraten können keinen in Ruhe lassen!
Zu Ostern fand die Eiersuche wie üblich bei den Eltern in Hellerau statt.
Martinas 61. Geburtstag wurde bei Oma Melzer im Kreise der Kinder und Enkel gefeiert, der 49. von Frank Fiedler, Ramonas Bruder, in Großsedlitz im Garten und Häuschen, der 73. von Gerhard mit Tochter Ricarda (werdende HNO-Ärztin) und seinem Sohn Heiko im Garten-Pavillon, der 61. von Schwägerin Dagmar mit Angrillen im Garten in der Gartenstadt Hellerau.
Den „Herrentag“ am 29. Mai verbrachten wir zum Teil zünftig auf dem Schießstand.
Das Heidenauer Stadtfest und Karl-May-Fest in Radebeul mit deutschen und echten Indianern brachten weitere Abwechslung in unsere Freizeit.
Katze Miezi war krank, mein guter Freund Peter, selbst ein Katzenfreund, brachte sie zum Tierarzt, wozu es mir bei laufender Praxis an der Zeit ermangelte.
Auch Grillabende im Garten des „Gelben Hauses“ und in Grosssedlitz bei den Geblers blieben nicht aus.

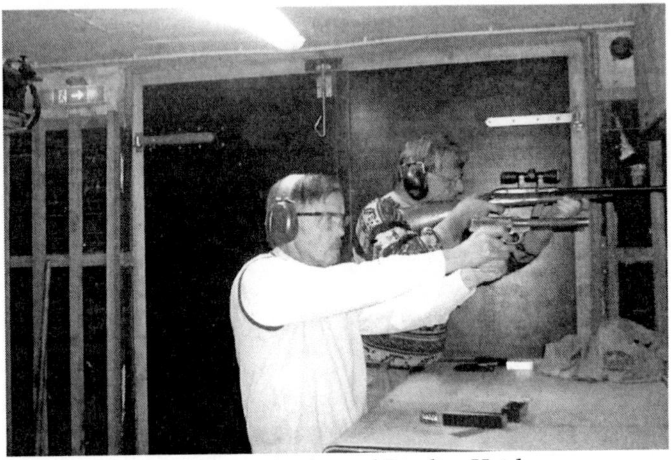

Am Herrentag 29. Mai 2014, Schießstand Bindig, Heidenau

Am 12. Juni 2014 machten wir im Sinne der kryonischen Wissenschaft einen Perfusionsversuch an der Leiche in der Dresdner Anatomie, die interessanterweise aus dem Frostzustand kam und taufrisch aussah. So eine „Übungsleiche“ kostete 600,- Euro. Als Färbemittel nahmen wir das ungiftige Methylenblau. Wir stellten fest, dass in diesem Fall die Perfusion über nur eine Halsschlagader nicht ausreichte, das ganze Gehirn zu erreichen. Nur eine Hirnhälfte färbte sich blau, die andere und das Kleinhirn nicht, trotz der Querverbindungen wie der Circulus arteriosus Willisii, was schon ein wertvoller Hinweis war.

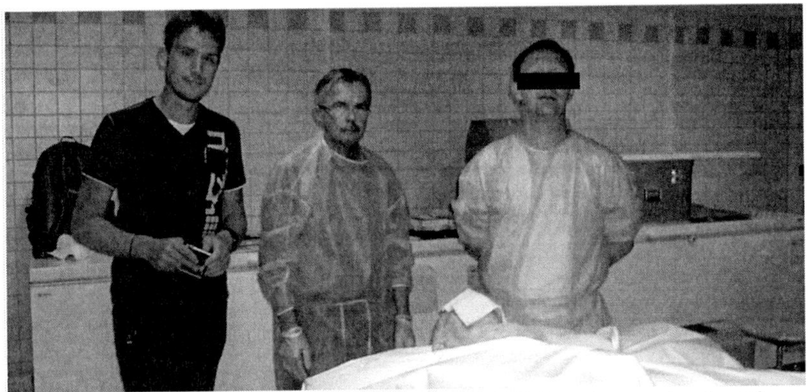

In der pathologischen Arena am 12. Juni 2014, links: ein werdender Thanatologe, rechts: ein versierter Sektionsgehilfe und Balsamierer

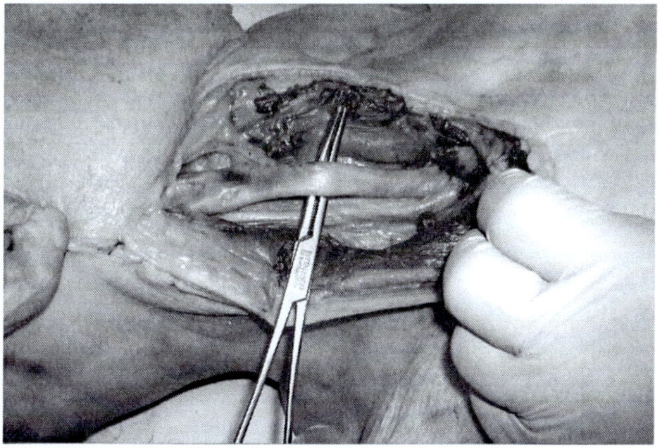
Halsschlagader freigelegt (Arteria carotis)

Meiner Miezi ging es erst einmal wieder besser, und sie brachte über die Katzentreppe am Balkon eine lebende Maus in meine Wohnung, die hinter die Schrankwand entkam und dann ein halbes Jahr meine Wohnung bevölkerte. Für mich eher ergötzlich und spaßig, für die Damenwelt (Ramona) erschröcklich. Die Maus versteckte sich sehr geschickt. Manchmal lief sie vor dem Fernseher entlang Richtung Küche, wo sie auch hinter Herd oder Kühlschrank für mich und Katze unerreichbar war. Dort gab es zu fressen, mein neues Haustierchen sollte ja auch nicht hungern!
Etwas übel zu nehmen war nur, dass sie ein Loch in meine Waffentasche gefressen hatte. Diese Mäuse-Fettlebe endete erst per Lebend-Falle nach einem halben Jahr, mit Entlassung ins Grüne hinter dem Garagenhaus. Bedankt hat sie sich danach nie!
Ende Juni gönnten wir uns eine Woche Urlaub in Waren an der Müritz, mit vergeblichen Angel-Versuchen (null Biss), Flossenschwimmen und Lesen von Stephen Hawking, und einem Abstecher zum Heidepark Soltau, der noch eine „Bildungslücke“ von uns war.
Ende August gab es noch eine Woche Urlaub am Gardasee. Auf der Rückfahrt war ein Besuch im Hofbräuhaus obligat, wo wir uns wieder an dessen bekannter Hymne erfreuen durften: „In München steht ein Hofbräuhaus, eins, zwei, gsuffa … “
Am 06. 09. 14 war die Silberhochzeit meiner Schwester Franziska und Schwager Hagen in der „Zappelbude“ in Radeberg. Noch herrschte Familienharmonie, trotz Hagens Abneigung gegen die Kryonik. Was soll an einem verzweifelten Rettungsversuch für die Todgeweihten dieser Welt (und das sind leider alle Menschen) schlecht oder verwerflich sein?

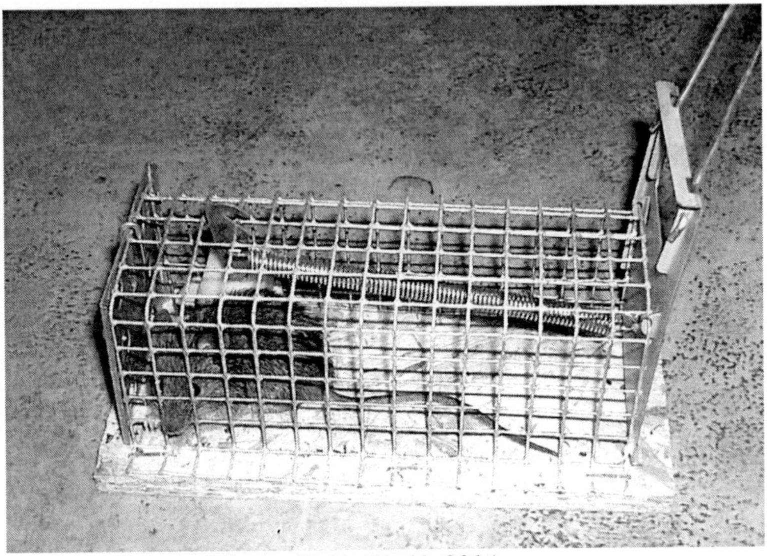

Mausi in der Lebendfalle (endlich), 01. 11. 2014

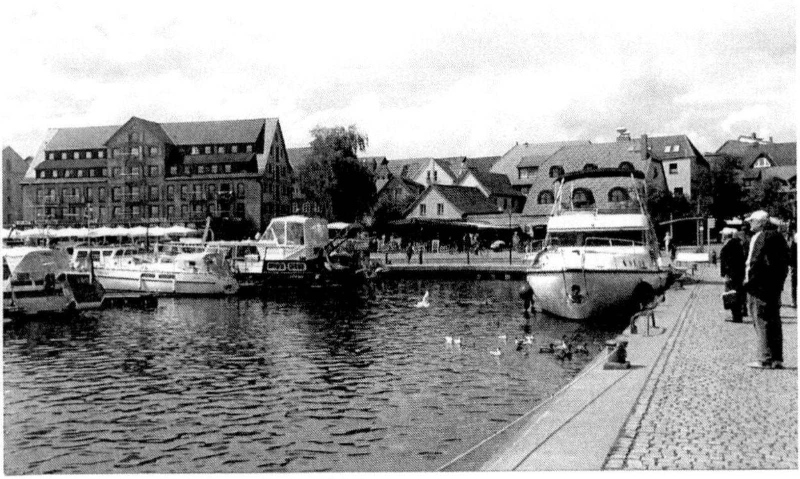

In Waren an der Müritz, Juni 2014

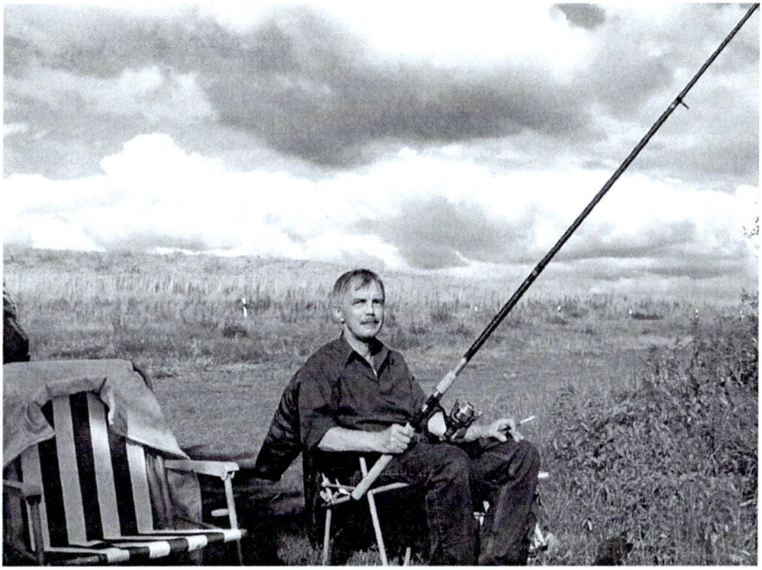

Mit vergeblichem Angel-Versuch in der Müritz

Am 03. 10. 14 fand eine internationale Tagung der „DGAB" im Dorint-Hotel Dresden statt, deren wissenschaftlicher Teil erhebend war, nicht so der vereinsinterne. „DGAB", heißt „Deutsche Gesellschaft für angewandte Biostase e. V. " (posthume Einfroster). Im Verein gab es Vorwürfe und Anfeindungen gegen aktive Mitglieder bis hin zur Strafanzeige, einfach unmöglich unter eigentlich Gleichgesinnten, die später zum Zerfall des Vereins führten. Der Hintergrund wurde uns danach klar: Anhänger des „Tempels der Vampire" hatten sich bis in den Vorstand des Vereins eingeschlichen und vergraulten dann die besten und teilweise ältesten Mitglieder ohne jede Achtung vor diesen. Diese verprellten Mitglieder waren die klügsten und aktivsten und gründeten dann einen Freundeskreis mit derselben Zielsetzung, ohne die verhasste Vereinsmeierei.
Die eigentliche Tagung war dagegen ein schönes, informatives Erlebnis mit Größen der Kryonik wie Max More, Ben Best, Ashwin de Wolf und Prof. Peter Gouras aus den USA, Aubrey de Grey aus England und anderen. Auch unser Prof. Sames hielt einen Vortrag über die postmortalen Vorgänge in der Zelle und Apoptose, eine Biochemikerin aus Berlin über Einfrosten und lebendigem Auftauen kleiner Würmer (C. elegans, ein beliebtes Forschungstier).

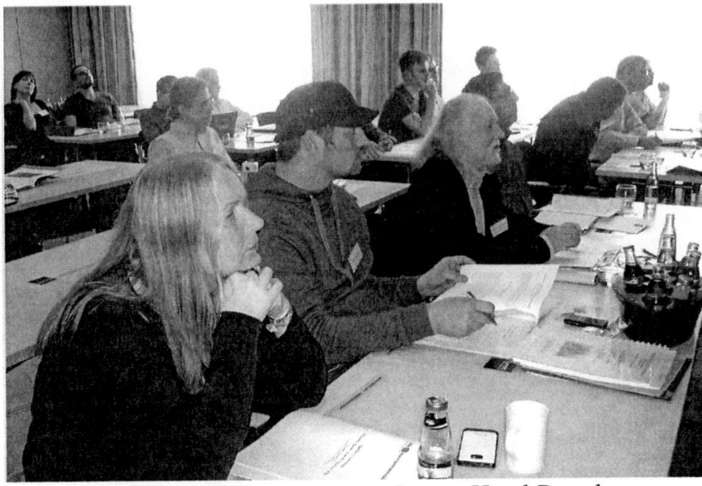

Auf der Kryonik-Tagung 04. 10. 2014 im Dorint Hotel Dresden

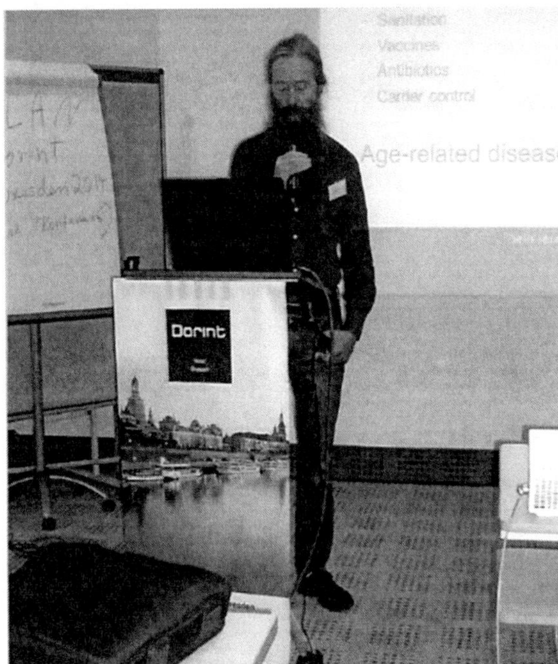

Aubrey de Grey (UK) spricht. Alternsforscher und Kryoniker

Aubrey ist ein Exot in der Alternsforschung mit ungewöhnlichen Ideen. Da wir die Erfolge dieser Forschung nicht mehr erleben werden, ist er auch Kryoniker geworden, um die Zeit bis dahin zu überbrücken.

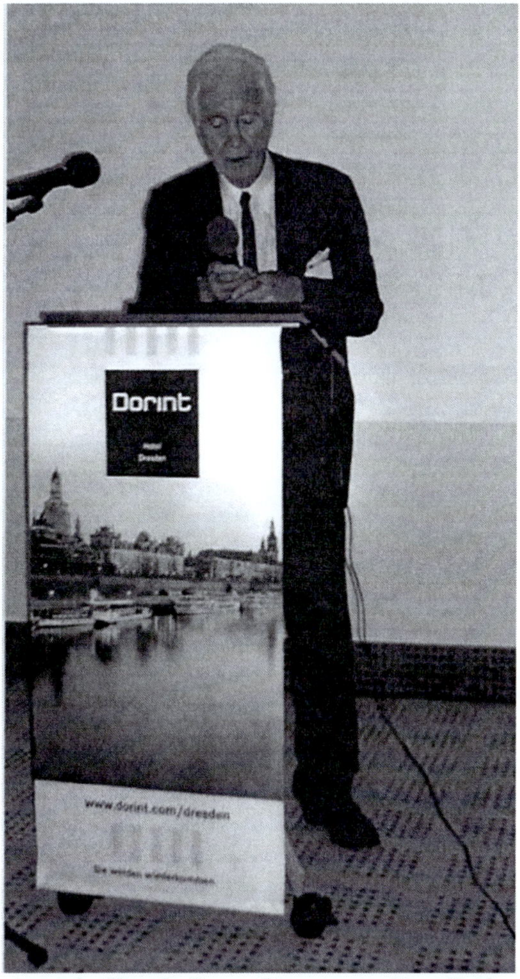

Professor der Augenheilkunde Peter Gouras aus New York spricht auf der internationalen Kryonik-Tagung im Dorint-Hotel Dresden 04. 10. 2014 (völlig vom Gelingen überzeugter Kryoniker)

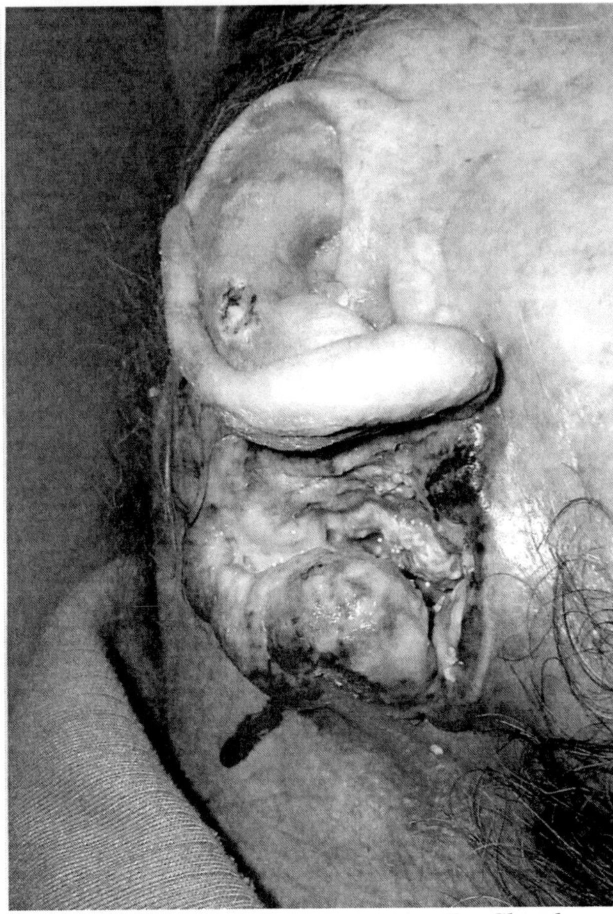

Ein fachlicher Rückblick aus dem Sommer 2014: Ein Chondrosarkom unter dem rechten Ohr, verschleppt. Hier hätte nur noch die Kryonik eine letzte Chance gegeben. Eine andere hatte der Patient nicht mehr.

Um diese Zeit leistete ich mir noch ein neues Sportgewehr der Bauart Kalaschnikow, natürlich ein Halbautomat, aus Nostalgie an die Armeezeit in der DDR, dessen Aufbau und Zerlegung uns noch geläufig war. Durch die große Patrone und das kleine Geschoß hatte es eine hohe Geschwindigkeit (des Geschosses) und durchschlug mühelos eine Stahlplatte, was wir auf dem Schießstand testeten.

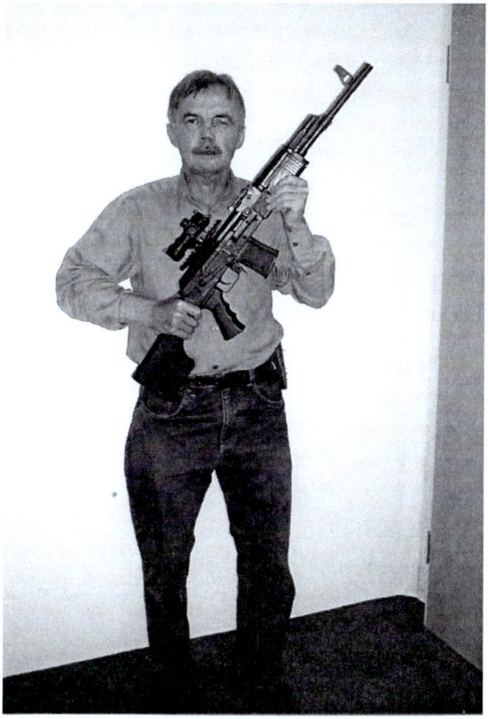

Der Friede muss bewaffnet sein, neues Gewehr Firma Molot, Bauart Kalaschnikow, Kaliber. 223, gebraucht, Preis 1100,-, Oktober 2014

Praxisschwester und LAG (Lebensabschnittsgefährtin) Ramona brauchte ein neues altes Auto, da gab ich 2000,- Euro dazu, die soziale Ader regte sich wieder.
Im November gab ich meinen Honda an Sohn Hansi und erstand einen gebrauchten VW GTI 6, der klein und stark war. So sollte es sein. Klein fürs Einparken bei den vielen Hausbesuchen, stark (211 PS) für die sportliche Komponente.
Im Fernsehen unterhielten uns damals James Bond, Clint Eastwood, Oliver Welke, die Klitschko-Boxkämpfe und vieles andere.
Im November fuhren wir auch wieder ins „Tropical Island", gingen in die „Reichskrone" zum Ragout fin, in der Münzgasse gern ins „Ayers Rock", ins Barococo und Joe`s Billardsaal mit Tischtennis.
Mit einer eigenen Stickstoff-Gewinnungsanlage waren wir der unsäglichen „DGAB" nunmehr technisch überlegen, geistig sowieso, da wir eine

kameradschaftliche Einstellung und mehrere Ärzte im Kryo-Freundeskreis haben. Das hatten sie nun davon.
Das Adventssingen der Ärzte auf dem Gut Gamig war wieder schön und romantisch.

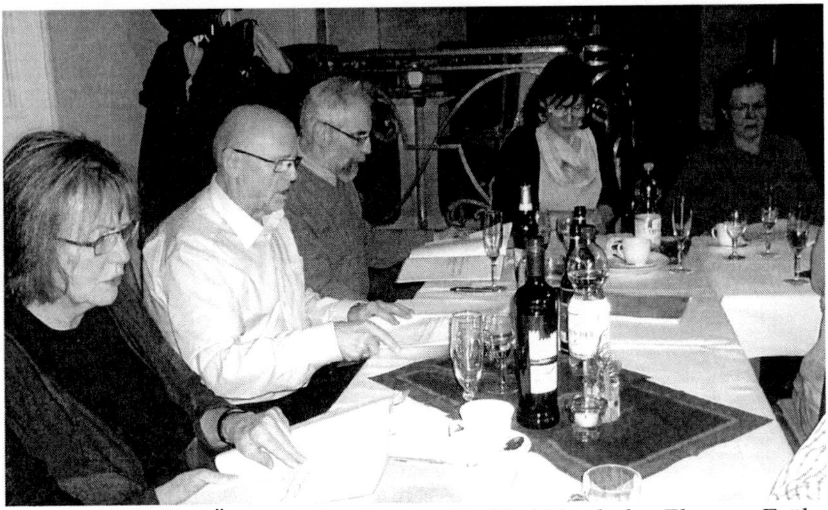

Adventssingen der Ärzte auf Gut Gamig, 03. 12. 2014, links: Ehepaar Frühauf, rechts daneben Ehepaar Alheit

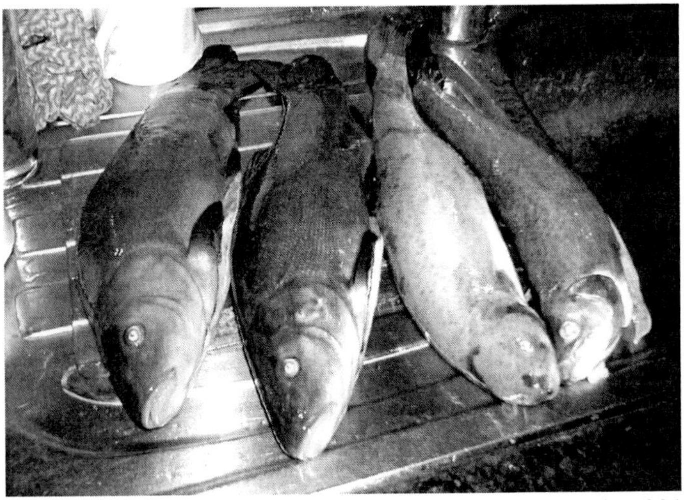

Und ein dankbarer Patient deckte uns mit Fischen ein, Dezember 2014

Der Schützenverein veranstaltete das Weihnachtsschießen in Langenhennersdorf und die Weihnachtsfeier auf der Kegelbahn im Sportforum Heidenau. Tochter Lydia und Frank hatten sich getrennt, ein kleines Familiendrama. Ein halbes Jahr später vereinigten sie sich wieder.
Die regelmäßige „Betriebsprüfung“ durch die Rentenversicherung nervte und stahl Zeit, dabei musste immer die Steuerberatung helfen. Die Korrespondenz mit der „BG“ (Berufsgenossenschaft) war auch nicht sehr erbaulich.
Bei den befreundeten Geblers in Großsedlitz gab es ein romantisches Wintergrillen an der Feuerschale.
Vaters 89. Geburtstag wurde in der Hellerauer Verwandtschaft begangen. Nichte Christiane hatte sich einen starken Golf R zugelegt, der Neid ließ uns erblassen, und hielt die wunderschöne Rassekatze „Main Coon“, hatte aber etwas Pech mit den Männern. Neffe Conrad, der Musterschüler mit bewundernswertem Best-Abitur, verplemperte seinen hervorragenden Geist, indem er sich dem Studium der Theologie zuwandte, statt z. B. der Krebsforschung oder Genetik.
Dort hätte er vielleicht mehr für die Menschheit leisten können. Mein jüngster Onkel Armin war gerade wegen seines metastasierten Prostata-Karzinoms im Krankenhaus, längerfristig hatte er keine Chance.
Das musste ich auch Onkel Karl, seinem älteren Bruder, so sagen, es hat keinen Sinn, die traurige Wahrheit zu ignorieren.
Bei der Quartals-Abrechnung half unsere PC-Firma Wächtler & Weißbach diesmal per Fernwartung, sehr praktisch, sie konnten von fern auf unseren Computer zugreifen.
Die berühmten Sänger Udo Jürgens (80) und Joe Cocker (70) waren dieses Jahr gestorben. Das ewige Leben hat eben keiner.
Weihnachten wurde in Heidenau mit Ramonas Kindern und Hausfreund Norbert Kentsch, dann bei den Dresdner Kindern begangen.
Mit Ramona verbrachten wir dann ein schönes Silvester im Hotel Gendorf in Vrchlabi in der Tschechei mit Tanz und böhmischer Blasmusik und Knallerei vor dem Hotel und Abstechern nach Spindlermühle zum Rodelhang.

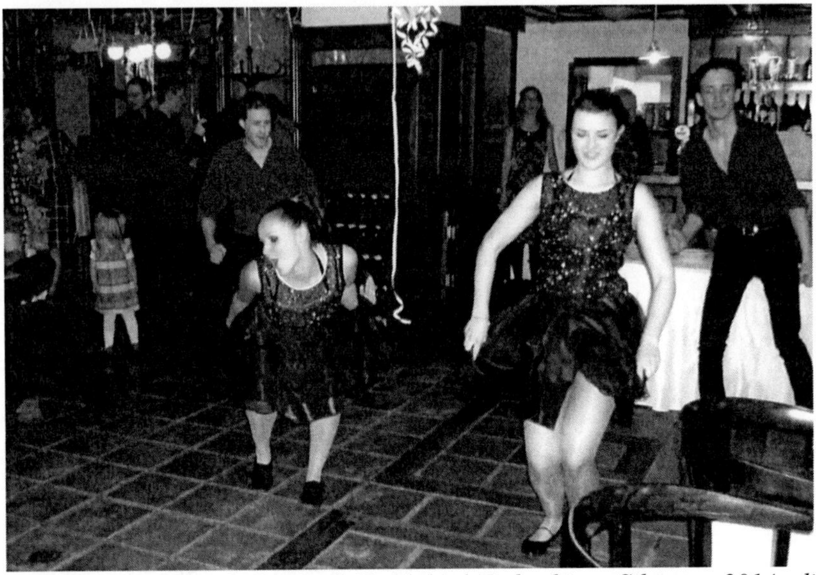

Tanz-Show im Hotel Gendorf, Vrchlabi / Tschechien, Silvester 2014, die Tschechen können feiern!

2015

Fachliches aus der Praxis 2015:
Meine Strophanthin-Serien per Vene liefen weiter, gegen Herzschwäche und gegen Demenz. Die geplagte Frau mit dem Hodgkin-Lymphom (eine Leukämie) erfuhr einen Rückfall, auch dieser wurde mit Chemo beim Onkologen geheilt. Es gab den Verdacht auf eine Borreliose-Neuropathie bei einem jungen Mann. Diese Bazille ist schwer völlig aus dem Körper zu kriegen, wird durch Antibiotika zurückgedrängt und flackert dann mal wieder auf. Ein neuer Pankreas-Krebs wurde bei einer älteren Frau festgestellt, der eine sehr schlechte Prognose hat. Ein Patient berichtete von einer Husten-Synkope (Ohnmacht durch Pressen).
Manche Patienten erschienen lange nicht, und wenn sie dann einmal kamen, zählten sie 5 Krankheiten (aufwärts) auf in langem Gespräch, auf die man dann einzeln eingehen musste.
Der Rheuma-Schub bei einer jungen Frau wurde mit Kortison-plus Ambene (Phenylbutazon)-Spritze unterbrochen und oral mit MTX (Methotrexat) begonnen. Die kleine Chirurgie lief wie immer, ein Fibrom vom Kopf und eine „Hucke" von der Stirn einer älteren Frau wurden entfernt, letztere entpuppte

sich als Metastase ihres bekannten Gallenkarzinoms, die Vöglein waren verflogen … Eine oberflächliche Venenthrombose am Bein schnitt ich auf und drückte das schwärzliche Gerinnsel heraus, als Prophylaxe gegen Entzündung oder Verkalkung.

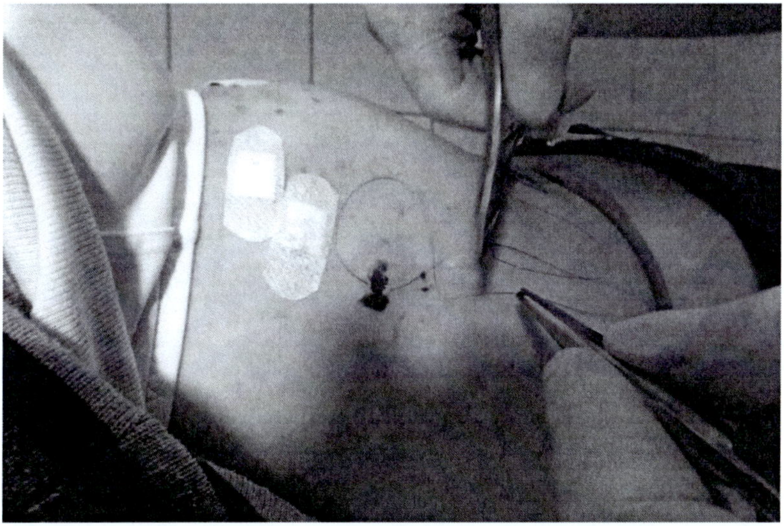

Hautchirurgie in 2015, hier: Entfernung eines Naevus vom Bauch

Paravertebrale Spritzen bei Lumbago und Asthma-Spritzen im Atemnotanfall waren kontinuierlich nötig.
Hochdruck-Krisen wurden mit Nifedipin-Tropfen sicher beherrscht, an Diagnosen gab es weiterhin Migräne, Spinalstenose mit lumbaler Claudicatio, Cox- und Gonarthrose waren täglich Brot, Stenokardien (Angina Pectoris), TIA (Schlägle oder little stroke, wie der Engländer sagt), Rhizarthrose (im Daumen-Grundgelenk), Atemwegsinfekte bis Pneumonie (Lungenentzündung), bei Grippe halfen Tamiflu, Amantadin oder Relenza, Lymphknotenschwellung am Hals erforderten Diagnostik, sind aber nur sehr selten bösartig, unklare Ferritin-Erhöhung im Labor kann auf Hämochromatose hinweisen oder andere Ursachen haben, ein neuer Darmkrebs im Pflegeheim mit Subileus-Beschwerden tauchte auf (beginnender Darmverschluss), Lippenherpes wurde mit Aciclovir-Tabletten und Creme behandelt, ein Patient überlebte einen Herzinfarkt bei Diabetes, Diabetiker sind sehr herzgefährdet, Narkose-Vorbereitungen für Zahn- und Augenarzt blieben nicht aus, im März eröffnete ich einen großen Leisten-Abszess nach auswärtiger Varizen-Operation mit Abfluss von einem halben Liter Eiter, Einlage von desinfizierenden

Leukase-Kegeln und Lasche und antibiotischer Abschirmung, später Rivanol, das heilte gut ab, Naht einer Stirnplatzwunde mit gutem kosmetischem Ergebnis (nach Feierabend), der junge Mann war ewig dankbar. Bei einer akuten Harnverhaltung wurde auf der Toilette ein Harnkatheter gelegt, dann ging der Patient in die Urologie zur Prostata-Abschälung (TUR) (transurethrale Resektion). Eine Kieferentzündung verlangte Clindamycin, das Wundermittel für Knocheninfektionen, eine Stenokardie (Herzschmerzen) wurde mit Aspirin, Heparin, Strophanthin und Beta-Blocker anbehandelt, dann ging es zum Kardiologen. Als medizinische Rarität hatte ein russischstämmiger Patient ein Alport-Syndrom der Nieren und kam später an die Dialyse. Bei einer jungen Frau musste ich einen „Periprok" eröffnen (Abszess am Anus), bei einem jungen Mann eine schmerzhafte Hämorrhoiden-Thrombose mit Ausdrücken des blauschwarzen Gerinnsels. Nach einer Hals-Bestrahlung wegen Kehlkopfkrebs kam ein Patient in die Schilddrüsen-Unterfunktion und musste nun das SD-Hormon Thyroxin nehmen, im Gichtanfall wurde die Gichtspritze Ambene plus Dexa 8 erforderlich, Hautkrankheiten wie endogenes Ekzem kamen vor, motorische Störungen nach Langzeit-Neuroleptika, die bekannte Nebenwirkung, (EPS-Syndrom), Reflux mit Sodbrennen gehörte oft zur Sprechstunde, Pollinose (Heuschnupfen) machte einschlägige Sprays nötig.
Im Mai gab es zwei grässliche Totenschauen. Ein 65-Jähriger mit Übergewicht und starkem Hochdruck, um den er sich nicht sehr gekümmert hatte, (Indolenz) und verarmtem und verwahrlostem Eindruck lag auf dem Bauch tot im Korridor seiner Wohnung, schon steif und mit blauschwarzem Gesicht, zwei junge Polizisten waren anwesend.
Ein noch mehr verwahrloster 25-jähriger Insulindiabetiker lag in allerlei Gerümpel tot in seiner Wohnung, Rauschgift unbekannt, vermutlich im ketoazidotischen Koma verstorben, da er auch seine Insulinspritzen vernachlässigt hatte bei minderem Intellekt. Er hatte isoliert gelebt und die Hilfe seiner Familie abgeblockt. Vielleicht hätte man eher den sozialpsychiatrischen Dienst einschalten müssen, war mein Selbstvorwurf. Die Chirurgen machen ihre Fehler mit den Händen, der Hausarzt mit Unterlassungssünden. Auch diesen Todesfall hatte uns der Notarzt Dr. Franke avisiert, da der Hausarzt den endgültigen Totenschein ausstellen muss.
Bei einer unklaren Beinschwellung forschten wir per D-Dimer im Labor nach einer tiefen Venenthrombose, die nicht ganz selten und bekanntlich lebensbedrohlich ist.
Die Kumarin-Blutverdünnung, wir nahmen mehr Warfarin als Phenprocoumon, (welches leberverträglicher zu sein schien) musste der Spiegel per Quickwert eingestellt werden, bei niedrigen Werten gab schon mal Blutungen, auch blaue Flecken an der Haut.

Eine 79-jährige ehemalige Augenärztin starb im Pflegeheim nach elendem Verlauf: Depression nach Verlust des Mannes, Demenz, aggressive Psychose, sogenannte „3 Punkt-Fixierung“, also Fesselung ans Bett (nicht von mir angeordnet), Tod in wenigen Tagen … Das Ende einer Kollegin, endlos traurig! Die Neigung zu Nierensteinen versuchten wir mit Blemaren (Citrat) zu bekämpfen. Bei Fußschmerzen versuchten wir die Fußstatik mit Fersenkissen oder einer Bindenrolle unter dem Mittelfuß zu ändern. Bei erosiver Gastritis (wunde Magenentzündung) und Helicobacter positiv erfolgte die „Eradikation“ (Ausrottung) der Bakterie mit 2 Antibiotika und Wismut und Säurehemmer wie Pantoprazol. Ein 62-jähriger Raucher mit metastasiertem Lungenkrebs und Arteriosklerose verstarb elend am Leriche-Syndrom (Verschluss der Aorta, beide Beine schwarz nekrotisch), er war kurz zuvor aus dem Krankenhaus heimgeschickt worden, vermutlich um dessen Sterbestatistik zu schonen, aber für seine arme Frau eine üble seelische Belastung. Krebs macht bekanntlich eine Thrombose-Neigung.
Ein junger Mann hatte eine Verlust-Depression nach dem Tod seines 52-jährigen Vaters (nicht bei uns Patient), wobei sich als Antidepressivum das Opipramol bewährte. Das Elend hört eben nie auf. Ein indolenter Diabetiker mit hochlaufendem Zucker verweigerte die Insulin-Spritzen, er starb später unerwartet in seinen 60er-Jahren am plötzlichen Herztod, wie es bei Diabetikern öfter einmal vorkommt. Bei einem Patienten mit Schlägle (little stroke) wagte ich eine Mini-Lyse (Thrombose-Auflösung) mit 10. 000 IE Urokinase iv., was gutging und vielleicht den drohenden großen Schlaganfall verhinderte.
Weitere anfallende Diagnosen waren Nervenschäden (Peroneus- und Medianus-Schwäche), Verdacht auf Cauda-Syndrom, Varizen, Hüftdysplasie, toxische Reaktion auf Wespenstich mit Armschwellung, mit Kortisonspritze beherrscht, Haarausfall, für Betroffene belastend, Schwindel, Gürtelrose, Angina, Angststörung, M. S.-Schub, Augenentzündung, MAS-Anfälle (kurze Ohnmacht bei zu langsamem Herzschlag), Fuß- und Nagelpilz, Tinnitus (Ohrensausen), Ohrenentzündung (Otitis externa und media), Drogensucht, Gewichtsabnahme bei neu entdecktem Diabetes, (Verlust von Zucker, also Kalorien), eine Analfissur (Riss am Anus), Panaritien wurden regelmäßig eröffnet (eitrige Finger-Entzündung), das bunte Spektrum der Hausarztpraxis lief weiter.
Ein guter Freund und Schützenbruder, prominent im Verein, hatte schweren Diabetes und erlitt eine Fußamputation. Er war nicht mehr bei uns Patient, vielleicht hätten meine Lokalspritzen etwas helfen können? Wie man sah, kochten die Kollegen auch nur mit Wasser.
Ein mittelaltriger Dauer-Arbeitsloser, der gern krank war, wurde in einem Bericht als „seit 25 Jahren arbeitssuchend“ bezeichnet. Danach stellte ich mir

die Arbeit als ein im Zickzack vor ihm herspringendes Eichhörnchen vor, das einfach nicht zu fangen war, im Gegensatz zur Bierflasche.
Genauso lustig war das Tattoo auf dem Arm einer jungen Frau, die dort ihre 4 Geschwister verewigt hatte.
Die Kaisers am Dohnaer Markt, im „Napoleon-Haus" wohnend, hatten die 90 überschritten und feierten erfreulicherweise ihr „Eiserne Hochzeit", natürlich ein Verdienst meiner Behandlung.
Ein neues Bronchial-, Prostata-, Dickdarm- und Mastdarm-Karzinom tauchten auf. Dies ist die eigentliche Weltseuche, da ist die Corona-Pandemie aus heutiger Sicht (2022) ein Klacks dagegen. An Krebs sterben eine knappe Viertelmillion Deutsche im Jahr, 614 am Tag! Und keiner verfällt deswegen in Panik oder wendet Milliarden zur Bekämpfung dieser tödlichen Seuche auf wie bei „Corona". Da haben manche wohl die Relation verloren.
Als medizinisches „Bonbon" erschien ein tatkräftiger junger Mann aus dem „Milieu" mit Zustand nach Lungendurchschuss mit Armlähmung wegen Nervenverletzung. Dank seiner körperlichen Fitness und Zähigkeit hatte er Koma und Folgen überlebt. Über die Schießerei auf dem MaFa-Gelände in Heidenau war in der Zeitung berichtet worden. Der Schütze war gerade im Gefängnis.
Nach dem Einstrom der „Asylanten" 2015 traten bei Patienten, mehr Patientinnen, Ängste auf. Auch ich war nicht frei davon, wie sich noch zeigen wird.
Ein junger Mann erlitt einen NPP (Bandscheibenvorfall) mit den entsprechenden Schmerzen, wo auch die Spritzen nur noch zeitweise halfen.
Es gab auch fatalistische Patienten, die Vorsorgeuntersuchung oder Diagnostik ablehnten, da sie „lieber nichts wissen" wollten. Eine interessante Einstellung, aber solche Vogel-Strauß-Politik kann Lebenszeit kosten.
Zur Herzentlastung und -Schonung werden gern die sogenannten Betablocker verwendet. Diese haben aber den Nachteil der Bronchien- und Gefäßverengung, also bei COPD, Asthma und Arteriosklerose ungünstig. Da wurde das Nebivolol aus dieser Gruppe interessant, das auch gefäßerweiternde Eigenschaften haben soll. Dieses wendeten wir daher vermehrt an.
Als medizinische Rarität bekam eine Patientin mit schwerem, unbeherrschbarem Hochdruck auf meine Anregung einen Carotis-Stimulator in der Kardiologie eingepflanzt. Dieser reizt die Drucksensoren in der Halsschlagader elektrisch, worauf der Körper den Blutdruck herunterregelt.
Die Maßnahme erwies sich als effektiv. Wir hatten nur einen einzigen Fall dieser Art.
Dann operierte ich ein Atherom vom Kinn weg, immer wieder auch Hühneraugen (Clavi) und Naevi. Letztere wurden wie gesagt eingeschickt, um den schwarzen Hautkrebs auszuschließen. Das war bei den mit „scharfem Löffel" abgekratzten, oft schwarzbraunen Hyperkeratosen nicht nötig, die man

schon an ihrer Konsistenz als gutartig einstufen konnte.
Ein Mundsoor (Candida-Pilz) der Mundhöhle trat besonders nach kortisonhaltigen Asthmasprays auf und wurde effektiv mit Ampho Moronal Lutschtabletten behandelt.
Bei dem durch seinen Magenkrebs abgehärmten Bruder von Ramona, Frank F., wurden Ernährungs- Infusionen nötig, die ich im Hausbesuch machte. Seine oft strapazierten Venen wurden dann so schlecht, dass die Infusion nicht mehr ging.
Bei einer älteren Frau mit Aortenstenose (Verengung der Auswurfklappe des Herzens) sank der Blutdruck und die Lungenstauung nahm zu, Zeichen des Endstadiums. Sie bekam dann in der Kardiologie eine neue Herzklappe eingesetzt.
Eine alte Frau (76) mit schwerer COPD kippte unerwartet in ihrer Wohnung tot vom Stuhl. Sie hatte früher genügend geraucht, hing bereits am Heim-Sauerstoff und hatte schon die pulmonale Kachexie (lungenbedingten Körperabbau) gehabt.
Rainer S., der Bruder unserer ehemaligen Praxishelferin, starb mit 74 Jahren an Leberzirrhose in der Uniklinik, ein Elend.
Eine erst mittelalte Frau ereilte der Schlaganfall mit bleibenden Folgen, auf der Basis von Hochdruck, Diabetes und Rauchen.
Als Seltenheit trat bei einem Diabetiker eine Abduzens-Lähmung (ein Augenmuskel-Nerv) mit Doppelbildern auf, die nur langsam zurückging. Diabetes schwächt bekanntlich auch die Nervenstränge (Diabetische Neuropathie).
Ein großes Atherom von der Wange wurde von mir entfernt und der Patient damit wesentlich verschönert, man soll ja auch nicht bis zur Vereiterung der Grützbeutel warten. Auch ein im Pflegeheim eröffnetes Nackenfurunkel bei einer alten Patientin heilte gut ab, wie alle meine Hautoperationen.
Einem Patienten mit einer Knöchel-Absprengung wurde ein klobiger Klotz von Schienungs-Stiefel in der Chirurgie verpasst, der an den Teil einer Ritterrüstung erinnerte, statt einer leichten und eleganten U-Schiene, was wieder einmal die Geschmacklosigkeit der Hilfsmittel-Industrie und des Verordners aufzeigte.
Eine fachliche und menschliche Hiobsbotschaft erschütterte uns im Dezember 2015: Der ehemalige DDR-Spitzensportler Werner F., habe ein Prostata-Karzinom mit Knochenmetastasen. Die Vöglein waren verflogen. Er war immer nur am Empfang wegen eines Rezeptes vorbeigehuscht und hatte nie die Zeit für die Sprechstunde oder Vorsorge aufgebracht.

2015 außerhalb der Praxis:
Anfang des Jahres gab es ein mittleres Nachbarn-Drama, indem sich bei einem älteren Ehepaar nach langer Ehe die Trennung anbahnte. Der Streit hatte sich an der Erwärmung (oder nicht) einer Knackwurst entzündet. Rentner haben echt Sorgen! Wir versuchten, beschwichtigend einzugreifen, und kurz vor dem Auszug des Mannes überlegten sie es sich wieder anders.
Mein 62. Geburtstag wurde im kleinen Kreis in der „Reichskrone“ gefeiert.
Unsere kleine Praxishelferin (und meine LAG) Ramona wollte mir eine Patientenakte ans Auto bringen, stolperte in der Hektik im Praxishof über den Fahrradständer und stürzte nach vorn auf Bauch und Knie. Diesen rührenden Anblick vergesse ich nie, es war ein Sinnbild ihres jahrelangen engagierten Einsatzes für meine Praxis und für mich. Die aufgeschlagenen Knie wurden verbunden, es blieben keine Folgen zurück.
Bei der Dresdner „PEGIDA“ marschierten jeden Montag bis zu 25.000 Teilnehmer gegen die muslimische Überfremdung (und -Vereinnahmung) auf dem Neumarkt auf. Dabei konnte ich nie teilnehmen, denn das Montags-Tischtennis ging vor. Diese Bewegung schwächte sich nach geraumer Zeit wieder ab. Politische Aktivitäten sind sowieso meistens Zeitverschwendung!
Der Leiter des Heidenauer Schützenbundes (HSB), Herr Bindig, machte fast alle Sportschützen per Lehrgang zum „Schießleiter“, so dass wir selbstständig auf den Schießstand gehen konnten, ein guter Schachzug. Denn die Anwesenheit eines Schießleiters beim Training ist Pflicht.
Im Januar gab es einen nächtlichen Einbruch in der Praxis, bei welchem aber kaum etwas entwendet wurde. Das brachte entsprechende Aufregung mit sich, es sollte auch nicht der letzte Einbruch sein. Ein junger Patient bastelte uns eine effektive Warnanlage mit Bewegungsmelder, der eine laute Hupe zur Abschreckung ertönen ließ und uns per Handy informierte. Sie bewährte sich in der Zukunft noch.
Zum Tischtennis „außer der Reihe“ gingen wir mit Ramona nun öfter ins „Joe`s“ an der Mügelner Straße. Die Lärmdämmung in meinem Wohnzimmer lief auf Hochtouren. Sie war nötig.
Im Fernsehen ergötzten wieder der Mainzer und Kölner Fasching mit Jecken und Witzen, zu dem ich aus der Wiesbadener Zeit noch etwas persönlichen Bezug hatte.
In Libyen wurden koptische Christen vom unsäglichen „Islamischen Staat“ enthauptet. Ein schöner „Erfolg“ westlicher Außenpolitik, die mit dem Nato-Militärschlag Staatschef Gaddafi beseitigt und damit Chaos in dem Land geschaffen hatte.
Ende Februar wurde ein Kryoniker in die Zukunft geschickt, der mit 79 Jahren an Lungenentzündung gestorben war. Die Versorgung verlief zeitlich optimal. Wenn alles gut geht, haben wir die Chance auf ein Wiedersehen in der

Zukunft. Bald danach wurde der Freundeskreis „Cryonics Germany“ gegründet. Bloß keinen Verein mit Vereinsmeierei!

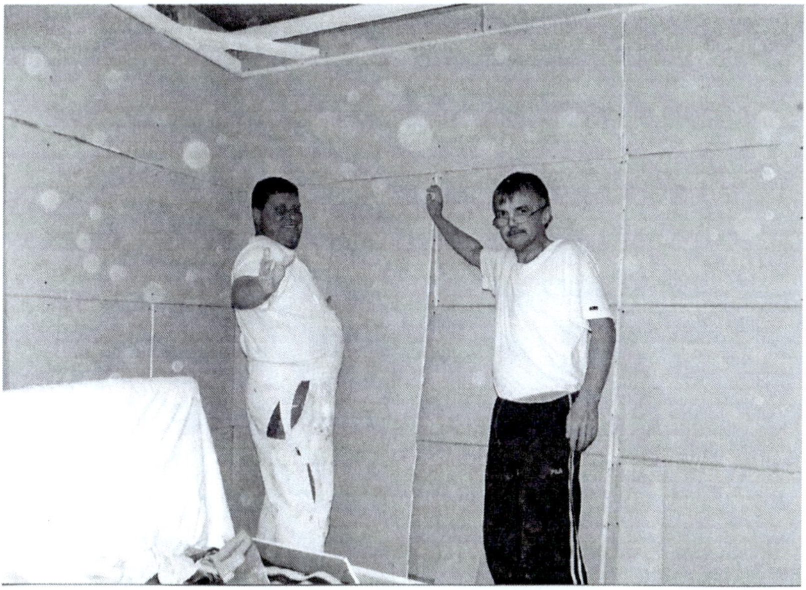

Lärmdämmung in der Wohnung, Februar 2015, als „Raum im Raum“, ohne Bohren - ein ausgeschlafener Hausarzt ist besser für seine Patienten als ein übernächtigter!

Zu unserer Überlebensidee hatte meine Mutter, ansonsten eine sehr kluge Frau, die lapidare Meinung: „Ein Leben reicht.“ Mir und Gleichgesinnten reicht dieses kurze Leben eben nicht, und diese Aussage enthält den Denkfehler, man habe dann ein „zweites Leben“. Nein, es ist dasselbe Leben, nur von einem langen Schlaf unterbrochen. Die vielen, vielen Ablehner unserer Idee bestrafen sich selbst, denn sie gehen per Friedhof vermutlich ins ewige Nichts, wo wir herkamen, falls Buddha, Allah oder Gott nicht richtig funktionieren. Sie haben die Chance der Wiederbelebung in dieser Welt nicht.
Als neue Stundenkraft stellten wir die ausgebildete Krankenschwester Sylke H. ein. Sie war anstellig und fleißig.
Weiterhin besuchte ich Martina, die Oma Melzer und meine Kinder in Dresden, teilweise auch als Patienten.
Im März kaufte ich bei der Bank Gold im Wert von 12 TE. Davon ist heute kaum noch etwas da, da ich die Feinunzen öfter mal zu Geburtstagen verschenkte. Meine soziale Ader verhinderte das Reichwerden.

Auch im März verstarb unser geschätzter, tüchtiger und beliebter Urologe von Heidenau, Dr., Rau, an seinem metastasierten Lungenkrebs, trotz gesunder und sportlicher Lebensweise.
Sohn Hansi rackerte als „Workoholic" in seinem Musikstudio bis zu 15 Stunden am Tag, hatte keine Zeit mehr für die Familie oder seinen Vater, und heute habe ich fast null Kontakt zu ihm.
Sehr traurig, und ein Manko für beide Seiten.
Dr. Sand, internistische Hausärztin in Heidenau, ging mit 63 Jahren in den Ruhestand, wir waren bei der Abschiedsfeier.
In diese Zeit fiel das schreckliche Flugzeugunglück der German Wings in den französischen Alpen mit 150 Toten, wohl durch Suizid des Copiloten. Ein ordentlicher Selbstmörder hätte das alleine erledigt.
Im Hygienemuseum Dresden, übrigens immer ein Erlebnis, konferierten wir mit einem Kryonik-Fachmann (Balsamierer) über die menschliche Anatomie. Schließlich hatte ich in diesem Fach als Student einmal die Bestnote gehabt. Es gibt aber auch eine exponentielle Vergessenskurve.
Zu Ostern waren wir wieder in Hellerau zur Eiersuche.
Der Schützentreff mit Vorstandswahl fand dieses Mal im Stadtcafé statt.
Auf dem Ärztetreff auf Gut Gamig stellte sich die neue Kollegin Dr. Katja Funke vor, die sich in Dohna niederließ.
Bei der Konfirmation meiner Nichte Rosa in Hellerau durften wir auch nicht fehlen. Bei dieser Gelegenheit spielte mein 89-jähriger Vater noch etwas Tischtennis mit. Wir waren begeistert!

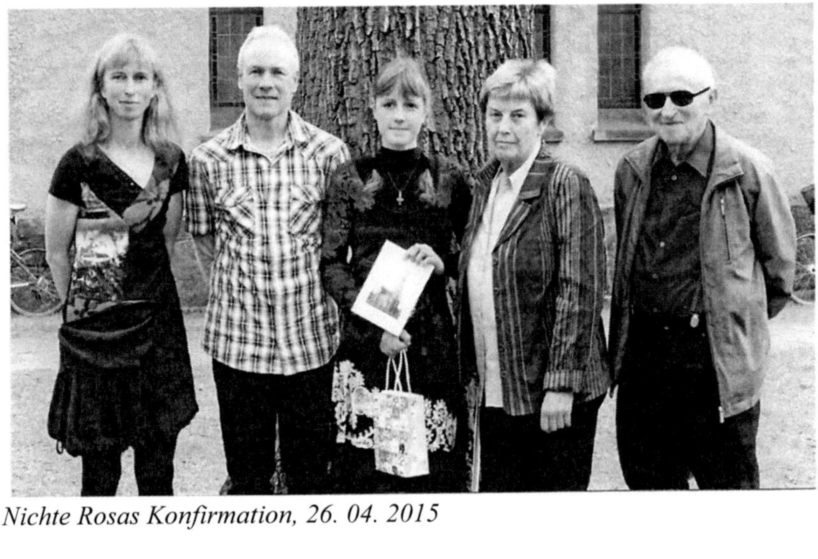

Nichte Rosas Konfirmation, 26. 04. 2015

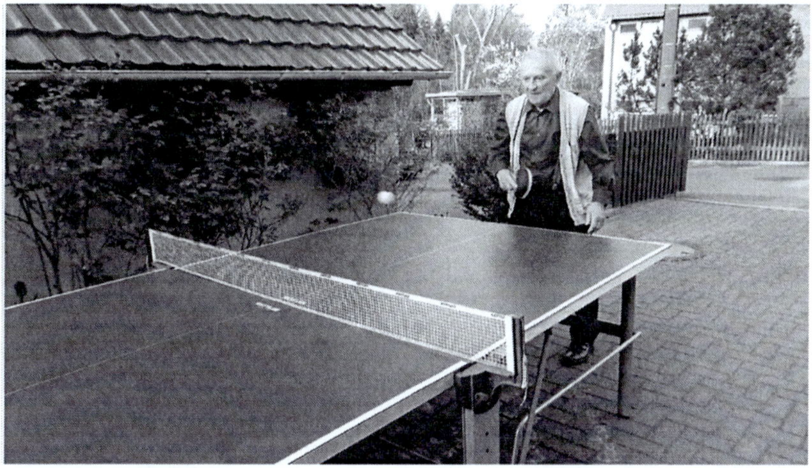

Mein Vater beim Tischtennis mit 89 Jahren, 26. 04. 2015. Er hat viel Zeit seines Lebens mit Sport aller Art zugebracht

Als lustiges Intermezzo sei hier die Plüschtier-Sammlung der über 90-jährigen Frau H. gezeigt. Sie hatte keine Familie und Freunde mehr und steckte daher ihre Liebe in diese. Nicht zu verwechseln mit dem berühmten „Friedhof der Kuscheltiere"!

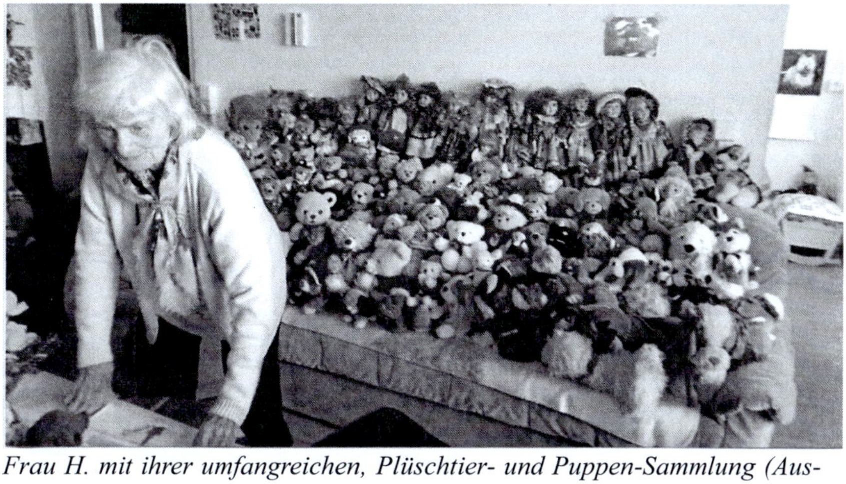

Frau H. mit ihrer umfangreichen, Plüschtier- und Puppen-Sammlung (Auszug), April 2015

Auch lustig war der traditionelle „Hexentanz“ an der Heidenauer Elbwiese, ein kleines Volksfest mit Verpflegungs-Buden und einem großen Holzfeuer, vor dem die Damen im Gegensatz zum Mittelalter verschont blieben.
Soll Walpurgis vielleicht ein Hinweis auf einen kleinen Teil der ansonsten unerforschlichen Frauenseele sein?

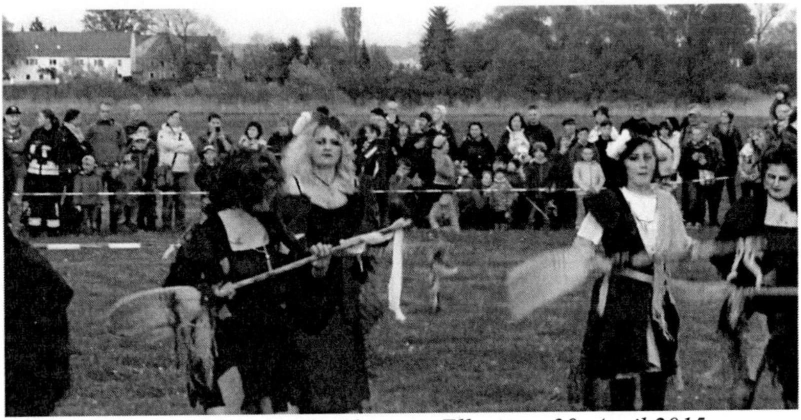

„Hexentanz“ zu Walpurgis, Heidenauer Elbwiese, 30. April 2015

Im Mai machten wir mit Ramona eine Stadtrundfahrt in Dresden, der schönsten Stadt Deutschlands (keine Widerrede!), erfuhren einiges von Schillers „Gustel von Blasewitz“ und vieles andere.
Mein dyssozialer Nachbar flippte wieder einmal aus und beschallte mit seiner Musikanlage die halbe Straße, vermutlich im trunkenen Zustand, zahlreiche Nachbarn waren Zeugen, vom Ordnungsamt, das für Lärmbelästigung zuständig ist, war nichts zu sehen.
Mit den Kindern, Martina und Oma besuchten wir den Großen Garten, mit Ramona das Joe`s zum Tischtennis und mit Freunden den Schießstand, was ich als „Schießleiter“ jetzt durfte.
Unser computerversierter und auch sonst aktivster Mitstreiter in der Kryo-Gruppe versorgte uns wie schon erwähnt mit einer Armbanduhr mit der gewünschten Warnfunktion per Puls- oder Bewegungs-Überwachung, eigentlich ein kleines Handy. Meine jahrelange Bastelei an einem solchen Gerät, das lange nicht auf dem Markt erhältlich war, hatte sich damit wie gesagt endgültig erledigt. Außerdem dachten wir über eine „Biobank ZNS“ (Zentrales Nervensystem) nach, das Aufheben menschlicher Gehirne. Denn eigentlich reicht es, das Gehirn statt den ganzen Körper für die Zukunft aufzuheben, der „Rest“ kann wieder neu geklont oder geprintet werden. Im Gehirn sitzen ja die Persönlichkeit, Gedächtnis und alle Fertigkeiten. Diese Kryonik-

Variante nennt sich „Neuro“, und erfordert zum Verständnis noch mehr Abstraktionsvermögen und Logik als die Ganzkörper-Variante.
In den Mai 2015 fiel auch der 50. Geburtstag von Ramonas Bruder Frank. Bald darauf kam er ins Krankenhaus und sein Leidensweg durch seine tödliche Krebserkrankung begann. Er sollte nur noch 4 Jahre zu leben haben.

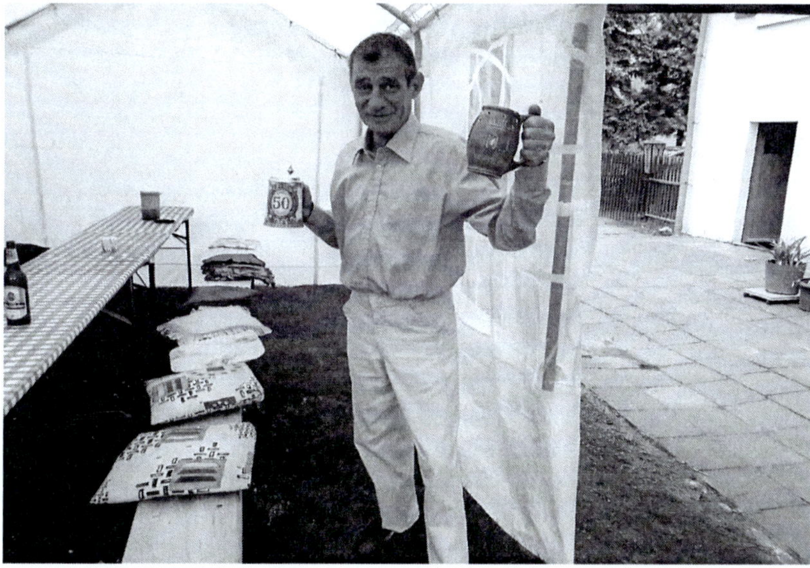

Frank Fiedler an seinem 50. Geburtstag, Mai 2015

Den Männertag begingen wir zünftig auf dem Heidenauer Schießstand, mit feuchter Fortsetzung im „Gelben Haus“.
Der 62. Geburtstag meiner Schwägerin Dagmar war wieder mit Angrillen im Garten verbunden, diesmal erschien der legendäre Helfried Wolf, der „Wulf“ genannt, aus unserer Jugendzeit, der jetzt ein Transport-Unternehmen hatte und der Werner, ein Freund der Familie aus dem Bau-Gewerbe.
Stadtfest und Nachbarn-Geburtstag rundeten den kulturellen Teil des Monats Mai ab.

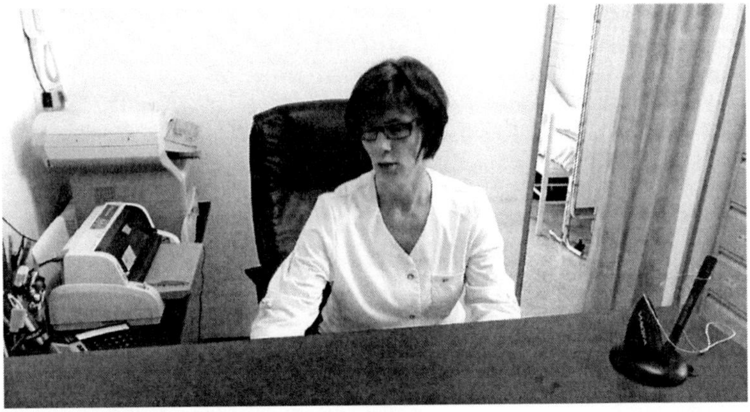

Schwester Sylke, Teilzeitkraft im Mai 2015

Im Juni gab es das erbauliche Ärztesingen auf dem Gut Gamig, anwesend waren die Doktoren: Gnoyke, Winkler, Hasse, Hochmann, Sell, Alheit, Frühauf, der Musiker Flemming, die Apothekerin Frau Benedikt von der Hirsch-Apotheke und meine Wenigkeit. Es war wie immer lustig und herzerwärmend in schöner kollegialer Harmonie. Zum Anbaden ging es an die Kiesgrube Leuben. Dann folgte ein schöner Kurzurlaub am Bodensee mit Hotel in Überlingen. Der Bodensee ist immer ein Erlebnis mit der Blumeninsel Mainau, dem Hafen von Lindau, der Wasserbühne Bregenz, den Pfahlbauten in Uhldingen, dem Freibad in Überlingen. Auf dem Rückweg war eine Rast im Münchener Hofbräuhaus obligat, der urigsten Gaststätte Deutschlands mit historischem Touch.

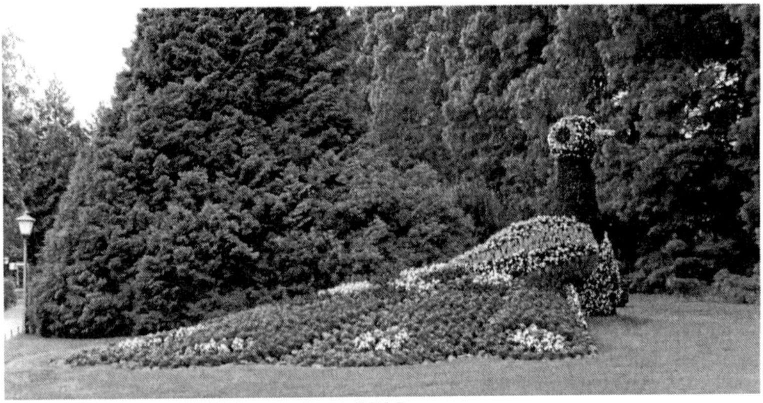

Auf der Blumeninsel Mainau, Juni 2015

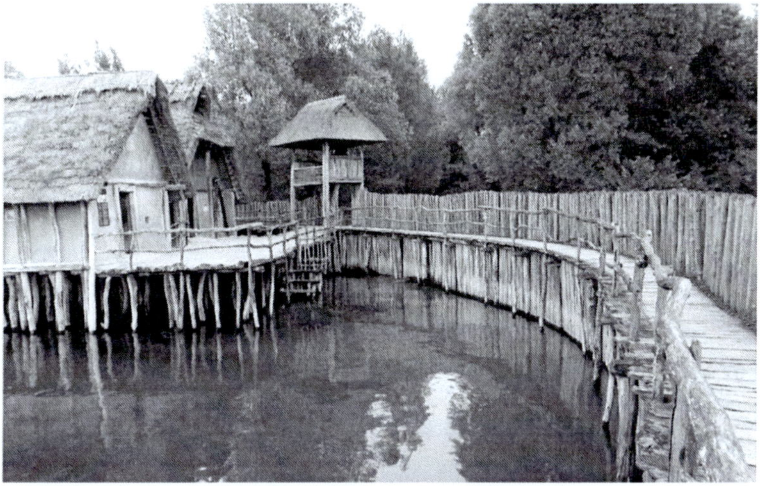

Die Pfahlbauten in Uhldingen am Bodensee, Juni 2015

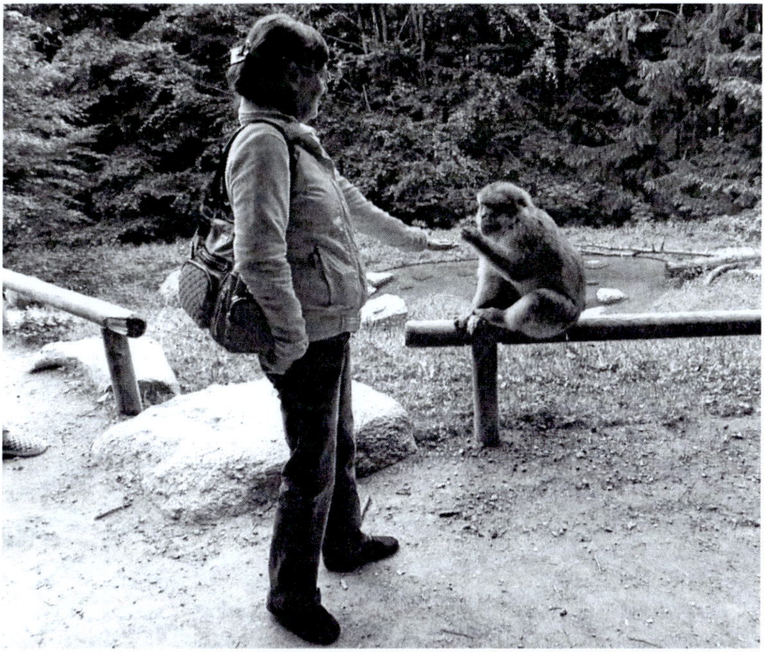

Affenberg Salem, Juni 2015

In einem Gespräch mit dem Schönheitschirurgen Dr. Meinking nahe dem Schillerplatz lehnte dieser meine Einweisung in die untere Gesichtsraffung (Facelift) ab, betreffs Halsfalten und Hängewangen, die ab 55 jeder bekommt, ein alter Traum von mir. Die Unfreundlichkeit und das Konkurrenzdenken der Chirurgen zeigte sich wieder, wie schon altbekannt. Zur Verwirklichung gelangte dieser Traum bis dato nie, natürlich auch wegen Zeitmangel. Dazumal verlangte man für diese 2 Stunden Arbeit 4,5 TE.
Vom Schlosser Schneider wurde ein Zahlenschloss an meine Wohnungstür montiert, damit im Notfall jemand in die Wohnung kommen konnte, auch zum Zwecke der Kryonik, der posthumen Lebensrettung.
Ende Juni verabschiedeten wir Dr. Andreas Heymann von Dohna (68) mit einem zünftigen Kollegenständchen in den verdienten Ruhestand. Die herzliche Kollegialität der Ärzte von Heidenau zeigte sich wieder!
Anfang Juli ging es zum Flossenschwimmen an die Zschierener Kiesgrube bei noch recht kühlem Wasser.
Die Kryonik ließ mich nicht mehr los. Ein Transportsarg, Zukunfts-shuttle genannt, wurde gebastelt aus Spundbrettern, Wärmedämmung mit Styropor und einem Zinkblech-Einsatz von Metallbau Heidenau. Er war für den Transport auf Trockeneis vorgesehen. Einige Kilo davon brauchten etwa 3 Tage zum Abdampfen, wie wir feststellten, eine ausreichende Zeit für den Transport nach Amerika. Ein leichter Kiefernsarg mit mehreren Lagen Isolierung leistet dasselbe, wie wir später bemerkten, und muss nicht erst gebastelt werden.

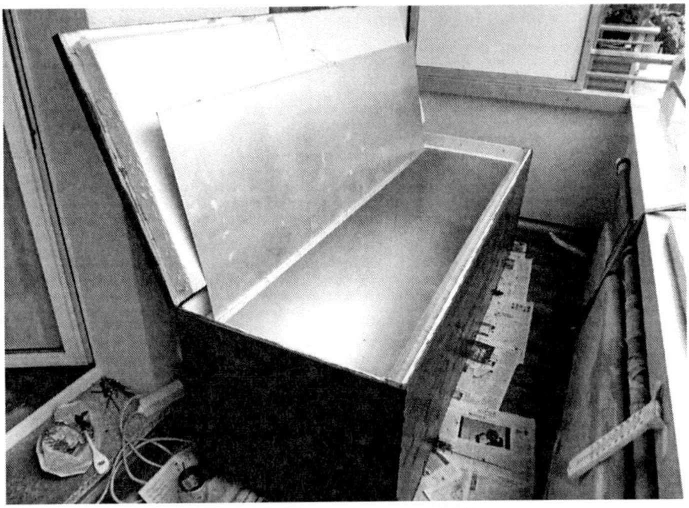

Ein Zukunfts-shuttle auf dem Balkon, August 2015

Zahnärztin Dr. Göpel (Herrn Dr. Göpels „Erbmasse“) kümmerte sich um den Neuaufbau meines Oberkiefers und entwickelte sich weiter zu fachlicher Meisterschaft.
In der begrenzten Freizeit liefen die üblichen Aktivitäten weiter. Martina und Kinder wurden im 8. Stock in der Comeniusstraße nahe dem Großen Garten besucht, ein Grillabend im Gelben Haus absolviert, mit Ramona die Kiesgrube Leuben samt dem kleinen „Cafe Blümchen“ besucht, auch die Kiesgrube Zschieren mit Zschierener Gasthof und gelegentlich das erwähnte „Joe`s.
Auf einer Ärzte-Weiterbildung ging es um die „NOAK“, die Neuen Oralen Antikoagulanzien, die anfingen, die Kumarine zu verdrängen trotz ihres höheren Preises. Dafür musste bei diesen kein Blutspiegel kontrolliert werden.
Mutters 86. Geburtstag wurde in der Hellerauer Sippe begangen.
Im Fernsehen beeindruckte der Partisanenfilm „Der Bärenjude“ mit seiner Grausamkeit. Es ist doch schön und legitim, wenn man in Selbstjustiz die Bösen bestrafen kann, auch wenn man sich dabei auf deren Niveau begibt.
Ein kleines Intensiv-Pflegeheim war in Heidenau eröffnet worden, wo man bei oft jüngeren, desolaten Krebsfällen im Hausbesuch das Gruseln lernen konnte.
Auf den Bildungsstand „der heutigen Jugend“ warf ein Schlaglicht, dass ein großer Junge nicht mal „Max und Moritz“ kannte. Ich schenkte ihm daraufhin ein Wilhelm Busch-Album.
Ende Juli kam dann der furchteinflößende Zustrom der vielen Migranten aus dem Nahen Osten, begünstigt durch unsere sagenhafte Kanzlerin Merkel. Das beliebte Wort „Flüchtlinge“ will ich hier lieber meiden, da es sich weit überwiegend um grinsende, muskulöse junge Männer handelte, die offenbar ihre Familien bei ihrer „Flucht“ zurückgelassen hatten.
Am 21. Juli kam es zu einer Demonstration mit 1000 Teilnehmern in Heidenau gegen die Aufnahme der Migranten im ehemaligen „Praktiker“. Anschließend folgten noch Unruhen vor dem Aufnahmeheim, die von der Polizei tatkräftig unterbunden wurden und den prominenten Politiker Siegmar Gabriel zu Äußerungen über die Einwohner Heidenaus, wie „das Pack“, „der braune Mob“ und „Pöbelmetropole“ veranlasste, was ihm nicht gerade Sympathien einbrachte. Die Unruhen entsprangen Bedenken oder Angst der Bevölkerung vor Chaos, Plünderungen und Gewalttaten, wozu es allerdings dann nicht in dem befürchteten Ausmaß kam. Bei der doch höheren Kriminalitätsrate durch Migranten kann sich jeder zur Berechtigung dieser Angst seine eigene Meinung bilden. Sie war bei mir so ausgeprägt, dass ich den Kontakt zum nationalen, also mehr rechten Lager der Politik suchte. Deshalb besuchten wir auf Mallorca den abgesägten NPD-Funktionär Holger Apfel von Sachsen, der dort ein Restaurant eröffnet hatte, die „Maravillas Stuben“.

Er empfahl, sich lieber der AfD statt der eingehenden NPD zuzuwenden, womit er wohl recht behielt.

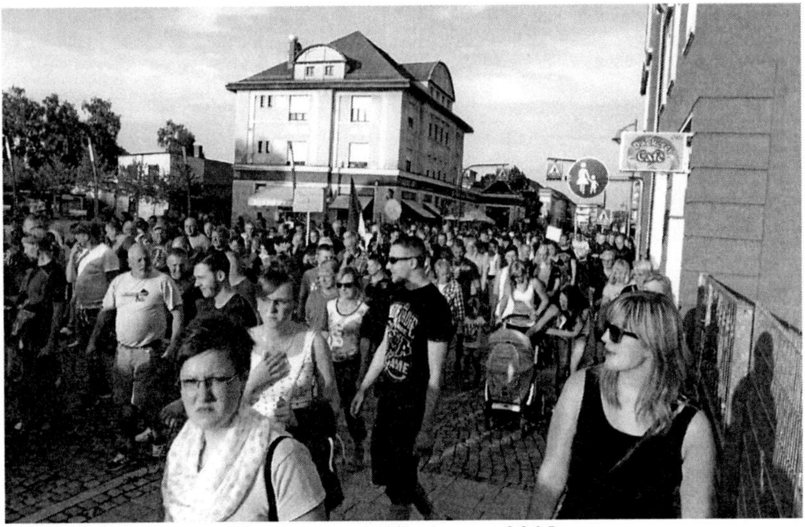

Anti-„Asyl"-Demo in Heidenau am 22. August 2015

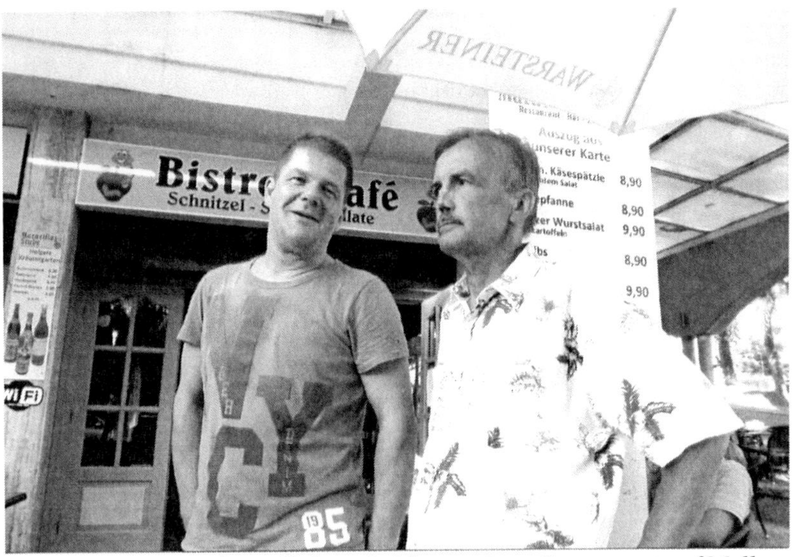

Informatives Gespräch mit Holger Apfel vor seinem Restaurant auf Mallorca, August 2015

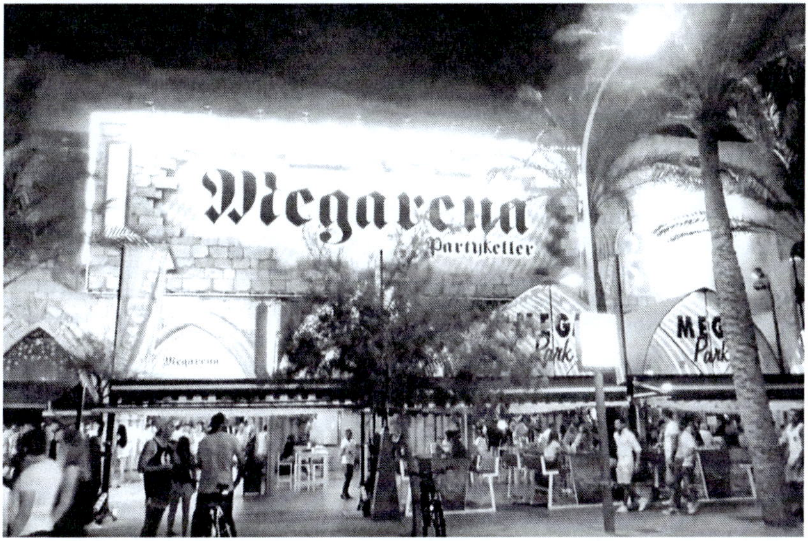

Auf „Malle“ brannte die Luft

Im Jahr darauf trat ich auf sein Anraten in die AfD ein. Seitdem darf man sich über die Diffamierung dieser bürgerlichen Partei, der nur das Wohl unseres Landes und seines Volkes am Herzen liegt, als „rechtsextrem“ ausgiebig ärgern. Nach dem Mallorca-Urlaub holte uns wie so oft der beste Freund Peter K. vom Flughafen ab.
Unser lieber Peter, der auch die Katze versorgte in meiner Abwesenheit, feierte seinen gelungenen 65. Geburtstag in dem Miet-Raum am REWE-Markt im September.

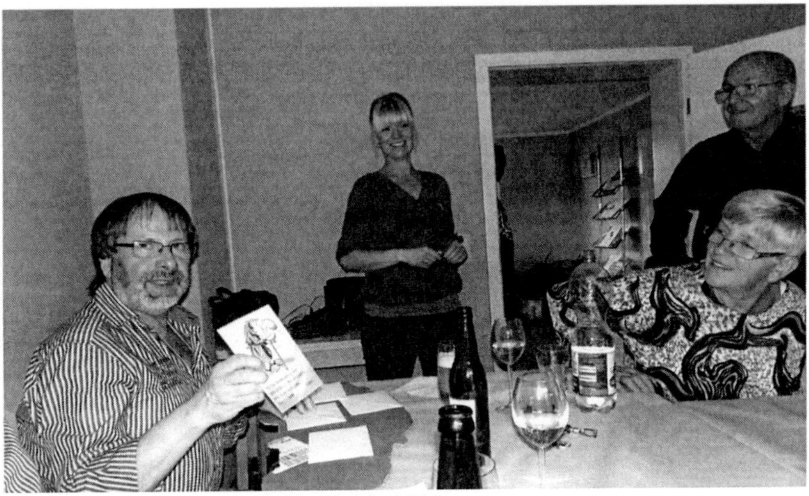

Bester Freund Peter wird 65, 19.09. 2015

Beim Ärztetreff ging es dieses Mal um Schmerztherapie. Mit der Morphin-Gruppe stand ich nie auf sehr gutem Fuß.

Die Diabetes-Weiterbildung von Dr. Olschewski fand nun in der neuen Dialyse am Rathaus statt und war immer sehr informativ.

Um diese Zeit starb der bekannte Autor Henning Mankell („Wallander") mit 67 Jahren an Krebs.

Im Fernsehen beeindruckte uns die Box-Kampfmaschine Vincent Feigenbusch.

In einem persönlichen Gespräch mit der Chefärztin der Gerichtsmedizin, Prof. Dr. Erfurt, lehnte diese jegliche Zuarbeit für die Kryonik ab. Unsere Theorie ist bis dato noch weit vom „Mainstream" entfernt.

Ende August hatte es wieder eine Kryo-Sitzung der Überlebenswilligen in Dresden gegeben.

Der Bruder von Ramona, Frank, war wieder im Krankenhaus, nach oraler Magenresektion wegen Krebs war eine Naht aufgegangen und musste noch einmal übernäht werden. Die Experten hatten doch hoffentlich nicht durch Krebsgewebe genäht? An dieser Nahtstelle entstand später das tödlliche Lokalrezidiv (Lokalrückfall), ein Hinweis, dass ungenügend gründlich reseziert wurde.

Am Elbufer nahe der „Villa Else" wurde eine „Flutschutzwand" gebaut, geschmacklos hässlich und an die Berliner Mauer erinnernd. Das Flüsschen Müglitz mündet flussabwärts davon in die Elbe. Diese Mündung kann man nicht verschließen, sonst hat man das Hochwasser gleich gratis.

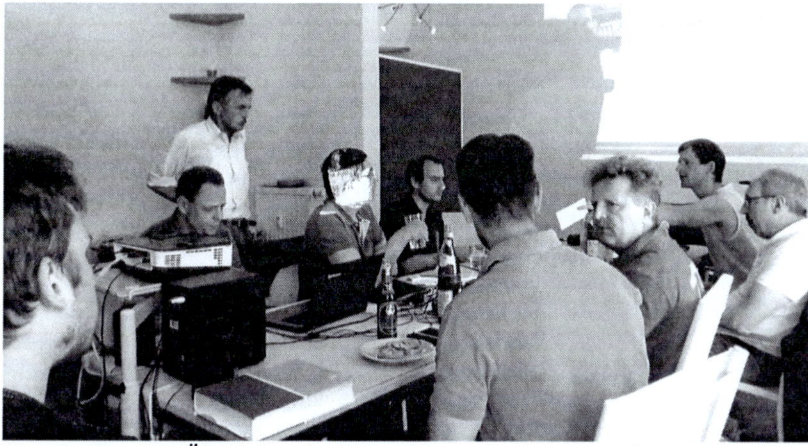

Ein Treffen der Überlebenskünstler (Kryoniker) in Dresden, Ende August 2015

Also wird ein Normaldenkender vermuten, dass bei Elbhochwasser dieses über die Müglitz-Mündung hinter dieser „Mauer“ hochsteigen und diese damit null Effekt haben wird. Wie viele Millionen Steuergelder und EU-Zuschuss hier vergeudet wurden, ist mir unbekannt.
Auf dem Ärztetreff erzählte eine Obstbau-Expertin, dass die Säure, damit auch das wichtige Vitamin C aus den Äpfeln herausgezüchtet wurde, um sie süßer zu machen, wohl auch ein Schildbürgerstreich.
Meine Nichte Christiane gestaltete ihren 40. Geburtstag im „Fischhaus“ am Rand der Dresdener Heide, ein schönes familiäres Ereignis.
Oma Melzers 85. Geburtstag fand im „Espitas“ an der Zwinglistraße statt.
Altkanzler Helmut Schmidt starb im November 2015 mit fast 97 Jahren trotz seines Kettenrauchens von Menthol-Zigaretten, die vielleicht doch etwas Gesundes an sich haben? Von einem Staatsmann seines Formats und seiner Klugheit kann man heute nur noch wehmütig träumen.
Terroranschläge des „Islamischen Staates“ in Paris kosteten 129 Tote und waren geeignet, Misstrauen gegen den Islam zu wecken.
Bärtige Araber erschienen auf unseren Straßen, es gab Berichte, dass deutsche Bürger mit Gaspistolen, Pfeffersprays und Ähnlichem aufrüsteten, und die Schützenvereine hatten Zulauf wie nie.
Meine Katze Miezi verschwand unerklärlich von der Straße vor unserem Block, wo sie 12 Jahre überlebt hatte. Nach langer Zeit tauchte sie auf wundersame Weise wieder auf, war wohl weggesperrt gewesen, Sie war jetzt sehr krank und wurde Martina zur liebevollen Pflege überantwortet, womit sie nun doch zur Zimmerkatze mutierte.

Als Erster von meinen Onkels mütterlicherseits verstarb mein jüngster Onkel Armin am 11. 11. mit 72 Jahren an seinem metastasierten Prostatakrebs. Wie mein Lieblingsbestatter zu sagen pflegt: „Es geht nicht der Reihe nach."
Am 27. 11. 15 feierten wir den 30. Geburtstag meiner Tochter Lydia. Als Geschenk gab es etwas Gold vom Papa, das macht was her!
Am 03. 12. 15 ging es nach Jena zu einer Tagung der DGFA (Dt. Gesellschaft für Alternsforschung) im Beutenberg-Campus. Wir kampierten in der „Pension Bertha" am Westbahnhof, wo es Raucher-Probleme gab. Bei der Tagung waren einschlägige Größen wie Björn Schumacher, Lenhard Rudolph, der Amerikaner Henry Jasper, Thomas von Zglinicki (zur Zeit in Newcastle) und der Japaner Morita anwesend. Wir besuchten daneben den Weihnachtsmarkt in Jena und meinen Onkel Karl (Historiker) (81), der 3 Jahre darauf einen großen Schlaganfall erleiden sollte, und Tante Karin. Das alte lustige Studentenlied „In Jene lebt sichs bene" kam mir in den Sinn.
Dann gab es im Dresdener Hilton eine Weiterbildung über Kardiologie mit Frau Prof. Strasser. Dort traf ich den alten Kommilitonen Gunter Michel wieder, jetzt niedergelassener Internist mit Endoskopie in Dresden, dessen Tochter in die Herzchirurgie gehen wollte.

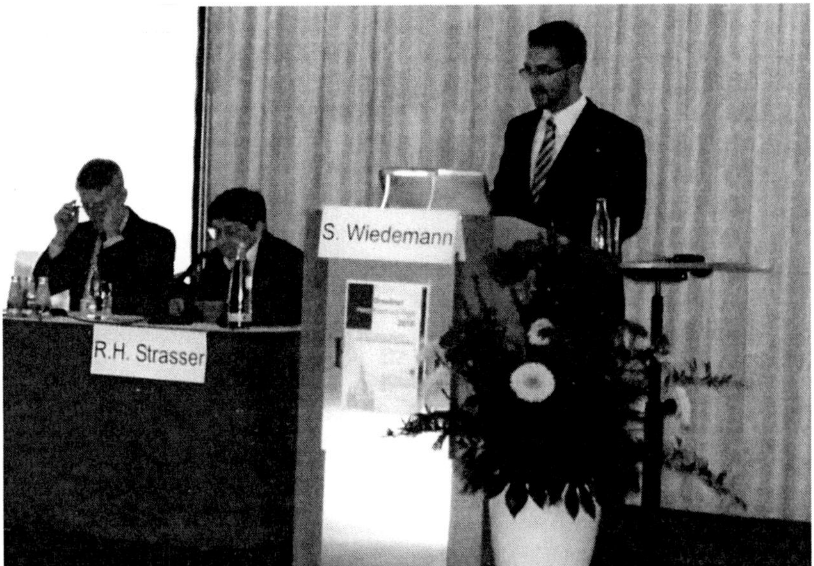

Kardiologie-Tagung im Hilton-Hotel, 12. 12. 2015

Bei den befreundeten Geblers in Großsedlitz gab es ein Herbst-Grillen, wozu auch Fisch geeignet ist.

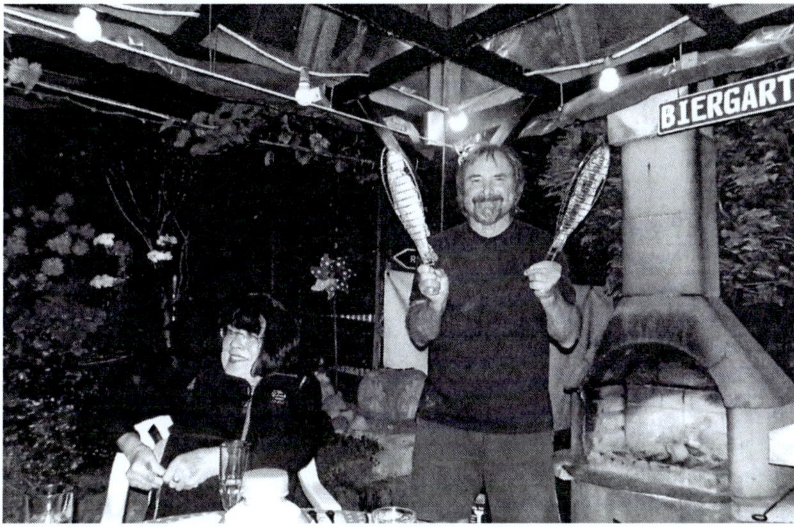

Ein Herbst-Grillen bei Evelin und Wolfram Gebler in Grosssedlitz 2015

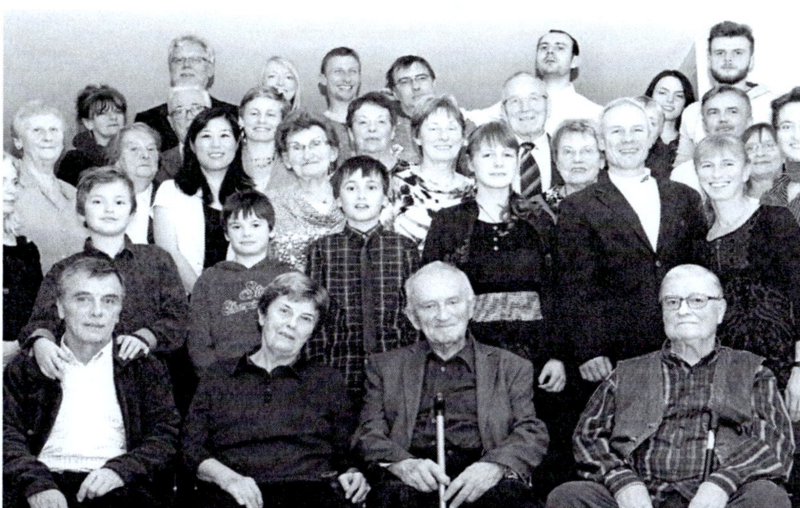

Die Hellerauer und Dresdner Verwandtschaft an Vaters 90. Geburtstag, am 20. 12. 2015 mit weiteren Gästen

Mit den „Alten Herren“ vom Tischtennis in Jessen besuchten wir „Merlins Wunderland“ im Zschoner Grund, dort gab es wie üblich flachen Klamauk zu sehen.
Meines Vaters 90. Geburtstag wurde im Festspielhaus Hellerau im großen Stil begangen. Es sollte sein letzter sein. Das Festspielhaus war zu DDR-Zeiten eine Russenkaserne, wo kein Deutscher Zutritt hatte. An dessen Mauer und Zaun entlang hatte mich der Schulweg zur 84. Oberschule jahrelang entlang geführt.

Am Jahresende frönte ich wieder einmal der Laien-Mikroskopie an Gewebsschnitten eines Schweinehirns mit verschiedenen Färbemethoden und Frostschutz-Lösungen, Bei allen waren die Nervenzellen gut erhalten und zu erkennen.
Meine Toten-Registrierung der Praxis-Verluste wurde weitergeführt.
Die Akten Verstorbener sind vom Hausarzt für 10 Jahre aufzubewahren. Manche Patienten hatten mehrere mehr oder weniger dicke Akten.

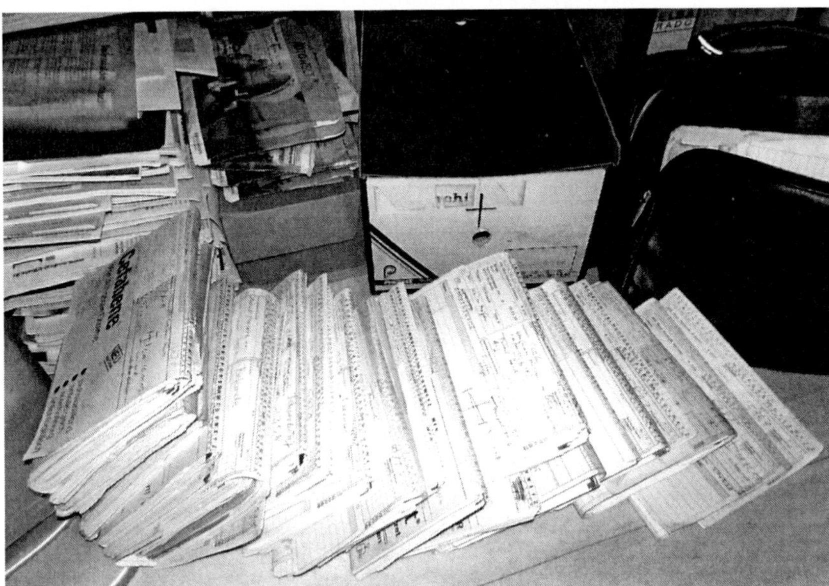

Die Patientenakten von Verstorbenen, Ende 2015, „Sterben tun immer die Anderen“ - ein Los des Hausarztes

Weihnachten gab es wieder in Heidenau mit Ramonas Kindern und Hausfreund Norbert Kentsch, dann weiter bei meinen Kindern in Dresden, stilgerecht mit Karpfen und Gans.
Zu Silvester waren wir in der „Reichskrone", mit pompösem Feuerwerk, von Gastwirt Röhler großartig organisiert.

2016 Das Unglücksjahr

Fachliches aus der Praxis 2016:
Bei einer 85-jährigen Frau wurde ein Blasenkrebs entdeckt, bei einem Mann Lungenkrebs, nachdem er 40 Jahre geraucht hatte (40 Packungsjahre, mit 1 Schachtel pro Tag). Ein junger Biertrinker hatte Hochdruck (kann vom Bier kommen) und Herzjagen (Tachykardie) also vermutlich einen alkoholischen Herzschaden. Da fiel mir das sogenannte „Münchener Bier-Herz" der Pathologen ein, die am histologischen Bild sogar die Biersorte erkennen konnten. Bei einem mittelalten Mann mit Hyperlipidämie war eine neue Absoluta (irreguläres Herzstolpern) aufgetreten, bei dem die rechtzeitige Kardioversio (Rhythmisierung) versäumt worden war. Er wurde unter die obligate Blutverdünnung gesetzt, dieses Mal mit dem NOAK Pradaxa. Eine Bronchitis erwies sich dann als Sarkoidose, die ich nur selten gesehen habe. Ein Hautgeschwür an der Nase erweckte den Verdacht auf ein Basaliom, ein halb-bösartiger Hauttumor, der nie absiedelt, sich aber am Ort immer tiefer ins Gewebe frisst. Eine mittelalte Frau hatte durch eine Hirnblutung eine Halbseitenlähmung erlitten und entwickelte üble Beugekontrakturen der Gelenke der betroffenen Seite. Ein Mann mit Mastdarmkrebs erhielt dauerhaft einen künstlichen Darmausgang am Bauch (Anus praeter), ein Elend.
Der Nachbar mit der asthmoiden COPD geriet öfter einmal in Atemnot mit (übersteigerter) Erstickungsangst, und rief mich gern auch zu unchristlichen Zeiten abends zum Hausbesuch. Unsere Asthmaspritze verschaffte ihm meistens Besserung.
Unser relativ junger Parkinson-Patient D. litt oft auch unter Ballismus, weiträumigen unwillkürlichen Zuckungen der Arme, trotz aller Medikamente. Nicht nur der Krebs, auch neurologische Krankheiten sind heute weitgehend unbeherrscht.
Meine kleine Chirurgie lief weiter.

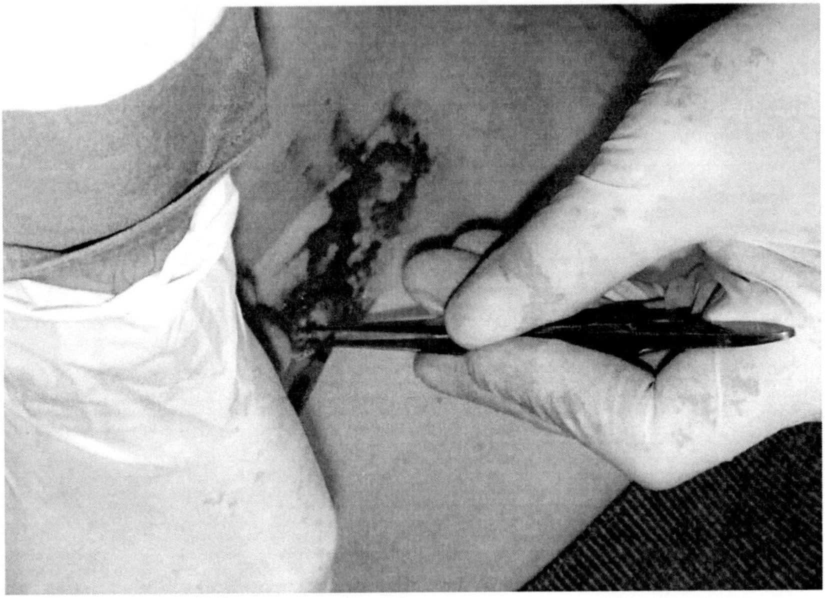
Entfernung eines Fibroms vom Bauch

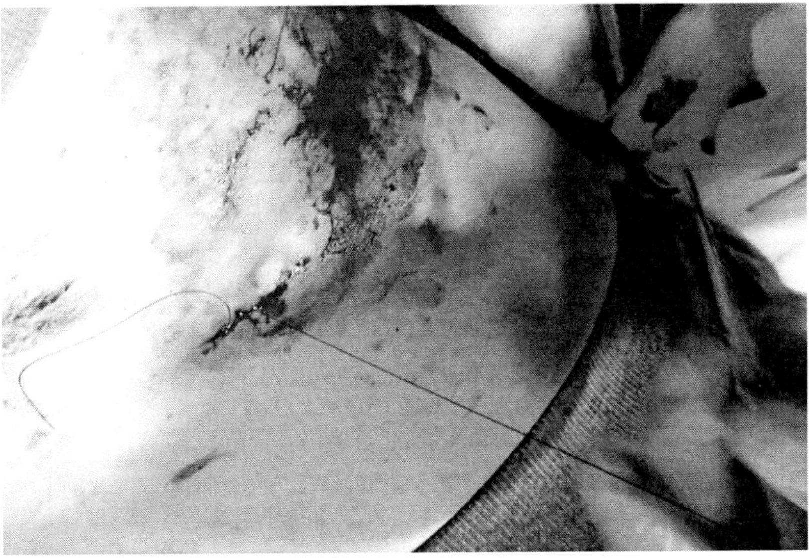
mit fortlaufender Naht, April 2016 in der Praxis

Der Verdacht auf Nierenentzündung entpuppte sich dann als Herpes Zoster (Gürtelrose), die bekanntlich sehr schmerzhaft ist.
Ein alter Patient bekam von den Kardiologen eine Kardioversion und einen HSM. (Herzschrittmacher). Eine jüngere Frau war mit Muttermalen (Naevi) übersät und wurde daher in ihrer Familie als „Dalmatiner" benannt. In einer Sitzung befreite ich sie von 8 derselben, alle eingeschickt und gutartig. Die Gefahr kam dann wie so oft von einer ganz anderen Seite, nicht durch den schwarzen Hautkrebs, sondern sie starb Jahre danach viel zu jung an Brustkrebs.
Wiederkehrende Feig- oder Stielwarzen wurden statt mit dem Messer auch mit dem scharfen „Condylox" weggeätzt. Der oben erwähnte Carotis-Stimulator erwies sich nach Justierung nun als wirksam, die Frau war endlich auf einem normalen Blutdruck von systolisch 135 Torr.
Einen älteren Herrn (80) erklärte der Notarzt für fast tot, es sei sinnlos, ihn in das Krankenhaus zu nehmen, da er dort auch nur sterben würde. Wir heilten seine Lungenentzündung problemlos mit einer Serie von intravenösen Cefuroxim-Spritzen, der alte Mann lebt heute noch mit 86 Jahren.
Bekanntlich leben Totgesagte länger. Welch ein toller Notarzt!
Meine Hautchirurgie ging weiter Zeit meines Berufslebens, und danach als Rentner noch.

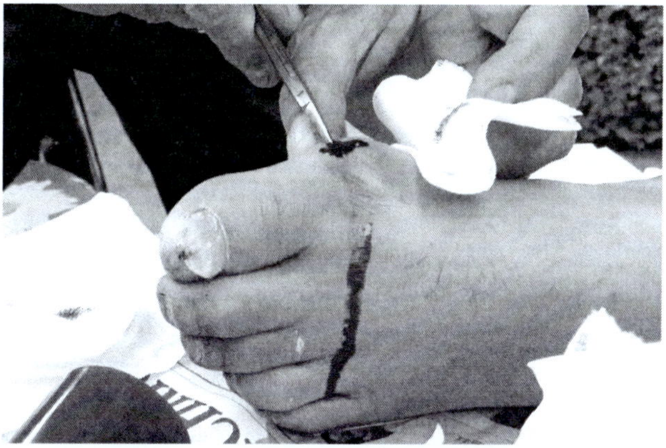

Eröffnung eines Gichtknotens Im Rahmen eines Grillabends (auf dem Gartentisch) im Mai 2016. Die Entleerung der weißlichen Gichtkristalle bringt schnelle Erleichterung, Primärheilung wie fast immer.

Ein jüngerer Mann hatte per senkrechtem Brustbeinschnitt coronare Bypässe erhalten, ein ziemlich martialischer Eingriff der Herzchirurgen. Nach einer Schulter-Endoprothese in Pirna war die Schulter komplett steif, der Arm des

Patienten hing senkrecht herunter und war kaum noch zu gebrauchen. Biomechanisch nicht zu begreifen, aber es war eine Tatsache.

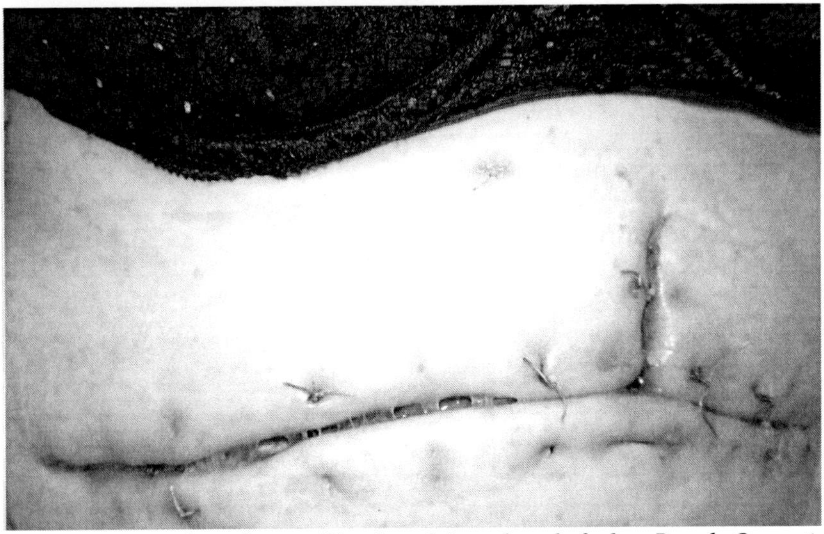

Ein vereiterter inkompletter „Platzbauch“ nach mehrfachen Bauch-Operationen am Krankenhaus (55-jährige Frau), August 2016

Bei der alten Frau Kaiser im Napoleon-Haus in Dohna musste ich regelmäßig eine große Schulter-Zyste abpunktieren, wenn diese zu drücken anfing, und der Chirurg nicht verfügbar war. Das waren 12-15 ml einer serösen, gelblichen Flüssigkeit, von der Entfernung der Zyste hatte man wegen des hohen Alters der Patientin abgesehen. Ein Hausarzt mit chirurgischer Erfahrung ist doch etwas Schönes.
Ein linksseitiger Bauchschmerz weckte den Verdacht auf eine Divertikulitis, die Entzündung von Ausstülpungen der Darmwand, auch „Linksappendizitis“ genannt. Diese kann man mit Antibiotika und Nahrungsumstellung behandeln, gelegentlich wird aber doch eine Operation nötig, z. B. bei entzündlicher Verklumpung des Darmes.
Wenn bei Harnwegsinfekten die üblichen Sulfomamide wie Cotrim versagten, gingen wir gern auf das gute Nitroxolin und andere Medikamente über.
Seine seltsamen Lähmungen mit beginnenden Kniekontrakturen (beginnende Versteifung in Beugestellung) brachte ein Patient mittleren Alters mit seiner gehabten Grippe-Impfung in Verbindung. Er ging mühsam an Gehstöcken.
Einen Leistenbruch-Rückfall (Rezidiv) mussten wir als Reklamation wieder zum Chirurgen schicken, im Versandhandel heißt das Retoure. Bei einer

älteren Patientin hatten die Kardiologen Erfolg mit einer Ablatio (Ausschaltung von Störzentren im Herzvorhof), ihre neue Arrhythmie war beseitigt. Die Synkope (Ohnmacht) bei einer Frau mittleren Alters blieb unklar. Später starb sie viel zu früh an Herzinfarkt. Eine alte Dame war auf dem Weg zur Erblindung, vielleicht durch eine Makula-Degeneration, die Augenärzte hatten offenbar kein Mittel dagegen …
Bei einer jungen Frau schnitt ich ein Keloid (Narbenwucherung), mehr bei jungen Leuten auftretend, an der Schulter heraus, mit wesentlich besserem kosmetischem Ergebnis. Bei einer mittelalten Bekannten wurden am Krankenhaus Alzheimer-Eiweiße im Liquor gefunden (im Nervenwasser), sie war aber noch Jahre danach bezüglich einer Demenz weitgehend unauffällig. Einem Patienten war der halbe Kehlkopf wegen Krebs entfernt worden (Hemilaryngektomie), er hatte dann lebenslang eine Flüsterstimme, die ihn doch in seinem Beruf als Autoschätzer behinderte. Der erwähnte Spitzensportler (in der DDR) hoffte auf seine teuren radioaktiven Spritzen gegen sein metastasiertes Prostatakarzinom, letztlich vergeblich. Ich habe keinen einzigen Patienten mit Knochenmetastasen überleben sehen, offenbar der Stand der heutigen Medizin. Ein Patient mit Patella-Fraktur (Kniescheibe) hatte damit den Grundstein für seine spätere schwere Gonarthrose mit Teilversteifung des Kniegelenks gelegt. Ein anderer hatte eine tiefe Venenthrombose nach einer Türkei-Reise, was auch als Reisethrombose bezeichnet wird.

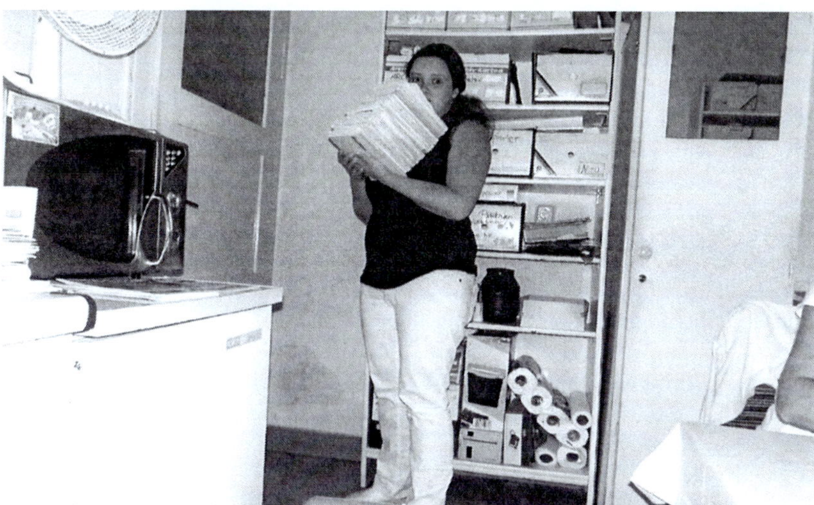

Das sieht nach Arbeit aus! Unsere Vollkraft Schwester Kerstin im Oktober 2016

Bei unserer Stundenkraft Sylke hatte ich mehr zufällig mit dem Ultraschall etwas Unklares im Bauch entdeckt, was wie 2 parallele Gefäße im Pankreas aussah. Das eine war die übliche Milzvene, das andere der durch einen Tumor gestaute Pankreasgang. Das wurde im CT gesichert, und ihr endloser Leidensweg begann. Zunächst durchlitt sie 4 Bauch-Operationen am Krankenhaus, eine wegen Nachblutung, und aus der Hemipankreatektomie wurde eine totale, weil die Schnittränder krebsbefallen waren, ein Pfusch folgte dem anderen. Zudem hatte sie noch eine Portalvenenthrombose entwickelt.
In der Praxis punktierte ich eine Bursitis (Schleimbeutelentzündung) am Ellenbogen und operierte eine zweite. Bei einer COPD war der bekannte „Salehsche Venenkranz" am Rippenbogen zu bewundern, ein klinisches Zeichen für Lungenblähung (Emphysem). Als starker Raucher trage ich nachts einen Gummigurt (vom EKG) um den Brustkorb, um dem beginnenden Emphysem entgegenzuwirken.
Der arme Patient mit den Knochenmetastasen erlitt auch noch eine Schenkelhalsfraktur, die bei dieser Diagnose auch spontan, ohne Trauma, möglich ist. Als ob sein Elend nicht gereicht hätte. Er starb im September.
Unsere arme Praxisschwester Sylke bekam ab Oktober Chemotherapie. Sie hatte einen unbändig starken Lebenswillen und Optimismus, gab sich nicht auf und kam in den Therapiepausen immer wieder auf Arbeit.
Eine über 90-jährige Frau im Pflegeheim Einsteinstraße in Pirna war lebensmüde und bekam einen hysterischen Wutanfall, weil ihr keiner beim Sterben helfen wollte! Dabei schlug sie mit ihrer knochigen Faust auf den Tisch im Personalzimmer, war also noch ziemlich vital. Wir mussten ihr beibringen, dass uns Sterbehilfe aus ethischen Gründen untersagt ist und wir auf der Seite des Lebens stehen! Der HERR oder das Schicksal erhörte sie aber nicht lange danach in Form eines tödlichen Schlaganfalls.
Ein Herzpatient erlitt beim Autofahren eine Herzattacke und einen Stromschlag durch seinen implantierten inneren Defibrillator, worauf das Auto im Straßengraben landete. Dieses Mal hatte er noch überlebt.
Die Patientin mit der Halbseitenlähmung nach Operation der Halsschlagader durch den berühmten Gefäßchirurgen CA Dr. F., dazu noch Insulindiabetes und Fettsucht, entwickelte die typischen Folgen der Bettlägerigkeit: Nierensteine mit Koliken und Einlage von Doppel-J-Kathetern in der Urologie, Dekubitus (Wundliegen), immer wieder Lungenentzündung und Harnwegsinfekte.
Einer jungen Frau wurde ein Klumpen (Bezoar) unverdaulicher Algen-Reste per Magenschnitt in der Klinik entfernt. Sie hatte mit ihrer Algen-Diät besonders gesund leben wollen.
Ein junger Mann mit Non Hodgkin-Lymphom (ein Blutkrebs) wurde vom Onkologen per Chemotherapie geheilt, mal etwas Gutes zwischendurch. Ein

anderer mit Drogen-Psychose hatte sich „Probierschnitte“ am Hals zugefügt, hatte den Suizidversuch abgebrochen, Leben ist vielleicht doch schöner und spannender als tot sein.
Ein paar monströse Krallennägel mussten von mir gezogen werden. Bei der Oberstschen Leitungsanästhesie an der Zehen- oder Fingerbasis muss etwas gewartet werden, bis sie „sitzt“, etwa eine Zigarettenlänge, während die Lokalbetäubung im Gewebe sofort wirkt.
Ein Diabetiker entwickelte einen kurzschrittigen „Trippelgang“ die Frage war diabetische Neuropathie oder beginnender Morbus Parkinson.
Ein neues Zungengrundkarzinom, das ich sogar mit dem Mundspatel sehen konnte und wie ein kleiner Blumenkohl aussah, wurde der Klinik avisiert und dort operiert.
Eine seltsame „Hirn-Gliose“ wurde bei einer 80-jährigen Patientin per CCT entdeckt, sie lebte nicht mehr lange und lag dann einmal unerwartet schnell tot im Bett. Das Ganze blieb unklar.
Ein mittelalter Mann hatte bei der Diagnose seines Magenkrebses bereits Lebermetastasen. Die Vöglein waren verflogen, er hatte keine Chance. Das Krebs-Elend hörte (und hört) nie auf.
Manchmal hatten wir den Eindruck, dass Heidenau-Süd, der Standort meiner Praxis, ein besonders krebsreiches Wohnviertel ist, ohne allerdings Überblick über andere Regionen zu haben.
Ein Anhänger des Tabaks und Alkohols bekam ein Mundhöhlenkarzinom. Auch er hatte keine Chance. Ein 61-jähriger Patient starb an Alkohol-Folgen inklusive Pankreatitis. Regelmäßig mit seinem Bier vor der großen Heidenauer Kaufhalle „REAL“ sitzend, war er schon ein Teil des Stadtbildes gewesen. Es war der ehemalige Mann unserer Physiotherapeutin Petra S.
Am 1. Weihnachtsfeiertag rief mich der gute Nachbar wegen Atemnot wieder einmal abends halb 11 zur Asthmaspritze, das sind die Härten des Berufs.
Außer den genannten Einzelfällen gab es in der Praxis das übliche breitgefächerte Spektrum an Krankheiten und Beschwerden: Schwindel, Prä / Kollaps, Atemwegsinfekte bis Bronchitis und Pneumonie, Grippe, Asthma, COPD (Chronic obstructive pulmonal disease), Hypertonie- und Diabetes-Einstellungen, Mastitis (Brustentzündung bei der Frau), Hepatosen (Leberschäden), Hüft- und Kniearthrosen, z. T. mit Kniespritzen, in die Hüfte lieber nicht, um keine Hüftkopfnekrose auszulösen, Rückenschmerzen von HWS bis LWS, z. T. mit Lokalspritze oder oralen Schmerzmitteln oder dem guten Muskelentspannungs-Mittel Ortoton behandelt, auch Physiotherapie, bei den Patienten sehr beliebt, aber vom Heilmittel-Budget bedroht, Angina, Tinnitus (Ohrensausen), Ekzeme, Akne und Urtikaria, Gastritis bis Magengeschwüre und andere Bauchschmerzen, Stenokardien (Herzenge), Herzstolpern, Herzschwäche, mit den segensreichen Strophanthin-Spritzen iv. behandelt, die heute

keiner mehr kennt, Migräne, Drogenabusus, NNH-(Nasennebenhöhlen-) Entzündung, Riesen-Hämatome (Blutergüsse) nach OP oder Arterienpunktion in der Klinik, ein „rachitischer Rosenkranz“ (Auftreibung des Rippenbogens) bei Calzium-Verlust durch Nierenschwäche, Blasenentzündungen, Hämorrhoiden, Psychosen, Beinödeme, Madenwürmer (Oxyuren), usw. usw. , Fälle aus allen Fachgebieten …

2016 außerhalb der Praxis:
Silvester war alkoholreich gewesen, und Ramona und ich tranken ein aufgelöstes HepaMerz-Pulver, den Ammoniakfänger Ornithin, um etwas klarer im Kopf zu werden.
Im Fernsehen hatten wir Spaß mit dem „modernen Robinson“ der mit „Zinzin“ seine Probleme hatte, dem Wort der Eingeborenen für eine fruchtbare Tätigkeit, deren deutsche Bezeichnung wir hier mal außen vor lassen wollen.
Die Mutter einer guten Patientin und Freundin der Praxis, Manuela B., kurz „Manu“ genannt, war mit 64 Jahren als Nichtraucherin an Lungenkrebs gestorben. Es gibt außer Tabakteer noch andere Kanzerogene wie Radon oder Dieselruß.
Im Dienst hatte ich eine üble, mental ergreifende Totenschau im Final-Pflegeheim August Bebel-Straße, einen 50-Jährigen mit Kehlkopfkrebs. Das große Pflegeheim in der Einsteinstraße in Pirna, wo wir regelmäßig etwa 8 Patienten hatten, war an einen Privatunternehmer verkauft worden, der gleich einmal die Gehälter der Pflegekräfte um 30 % kürzte. Mit Angehörigen dieses wertvollen Berufes sollte man nicht so umgehen. Wieder einmal schien der Raubtier-Kapitalismus im Gesundheitswesen fehl am Platze.
Die Migranten- bzw. Neubürger-Revolte zu Silvester in Köln kam verspätet und gekürzt in die Medien, da sie sich doch nicht geheimhalten ließ. Weil nicht sein kann, was nicht sein darf. Man kann nur hoffen, dass das vorliegende Büchlein von der zunehmenden Zensur in einem Land der sogenannten „Meinungsfreiheit“ verschont bleibt.
Mein 63. Geburtstag stieg dieses Mal zuhause im kleinen Kreis. Kinder und Familie samt Katze Miezi wurden in Dresden besucht.
Wir waren auf dem Lughang zum Rodeln und warfen einen nostalgischen Blick auf mein ehemaliges Häuschen. Viele Bäume im Garten waren weg, darunter die alte Lärche, Garten und Nebengelass strotzten von neuem Beton, daneben war ein großer Klotz von Haus errichtet worden. Mit Naturliebe hatte das alles nicht mehr viel zu tun.
Ende Januar hatte ich ein Gespräch mit dem Chef der Dresdener Anatomie, Professor Richard Funk. Da er unseren Anatomie-Professor Sames kannte, kam er gleich auf die Kryonik zu sprechen, gegen welche er wie gewohnt reserviert war. Zusammenarbeit war leider Fehlanzeige.

Einer netten und klugen Patientin, mit der ich gern palaverte, „gruselte“ es vor der Kryonik. Seltsam, dass es ihr vor den Würmern und Leichenkäfern auf dem Friedhof nicht gruselte, so wie uns.
Der Philosoph Epikur soll ja gesagt haben: „Der Tod geht uns nichts an, Denn wenn der Tod ist, sind wir nicht, und wenn wir sind, ist der Tod nicht“. Das ist schon irgendwie wahr, ändert aber nichts daran, dass wir Todesangst haben und den Tod nicht akzeptieren können.
Hobbys wie Tischtennis und Schießen liefen weiter, zum Rodeln ging es auch in das Ahorn-Hotel Schellerhau.

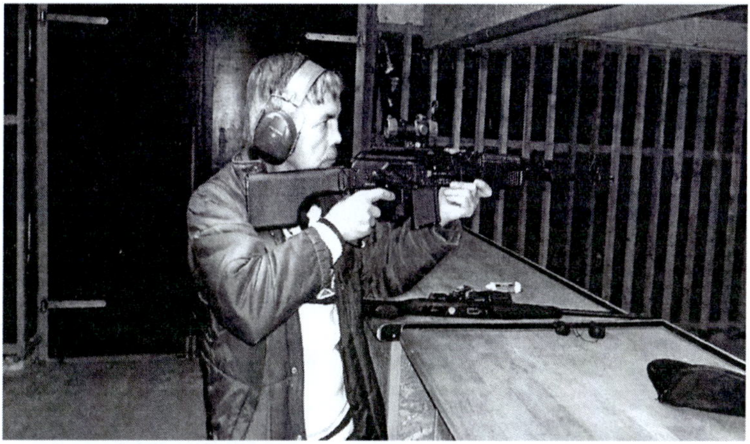

Bei Bindig auf dem Schießstand, Februar 2016

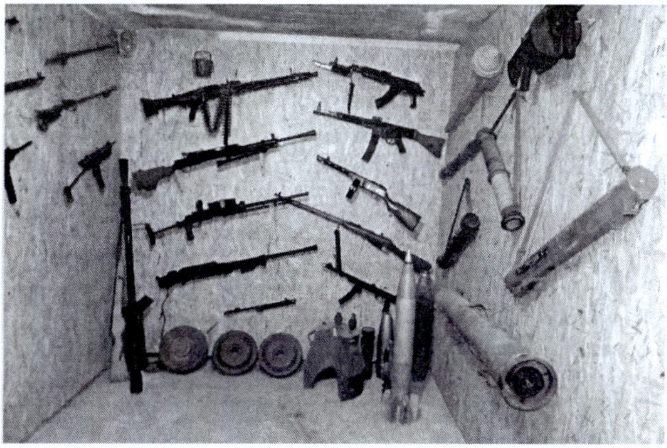

Mit historischer Waffensammlung

Im Fernsehen störte die unverhohlene Hetze gegen die „AfD“, eine legal gewählte bürgerliche Partei der Mitte, deren Patriotismus zu „Nazismus“ hochstilisiert wurde, und das bis heute.
Praxisschwester Kerstin hatte sich den Mittelfuß gebrochen und humpelte mit einem Gipsschuh herum. In ihrem jugendlichen Alter heilt so etwas gut und schnell. Eine neuerliche Diabetes-Weiterbildung bei Dr. Olschewski in der Dialyse bereicherte die Bildung und schuf Kontakt zu Kollegen.
Unser Pausenraum lag neben dem Zahnarzt-Röntgen der Dr. Kaiser. Mein Geigerzähler zeigte dort an der Wand bis zu 37 ppm (Partikel pro Minute) statt der üblichen 20 ppm. Wir gingen der Sache nicht weiter nach.
Tochter Lydia hatte ihren „Master der Chemie“ geschafft, was gebührend im „Espitas“ gefeiert wurde. Im Steigenberger Hotel in Dresden gab es einen Vortrag über Kardiologie mit dem bekannten Prof. Schellong, wie immer informativ und erhebend. Im März starb die schillernde Figur der FDP, Guido Westerwelle mit 54 Jahren an Leukämie. Das „Guidomobil“ aus seinem Wahlkampf war uns noch in lustiger Erinnerung. Wieder ein Hinweis, dass es höhere Mächte gibt als Politik und andere menschliche Aktivitäten. Mein guter Freund Gerhard kränkelte. Unter anderem hatte er auch Herzprobleme in seinem Alter von 74 Jahren.
Wir leisteten uns wieder einen Illusions-Ausflug in die große Traglufthalle des Tropical Island, um das gelungene südliche Flair zu genießen.

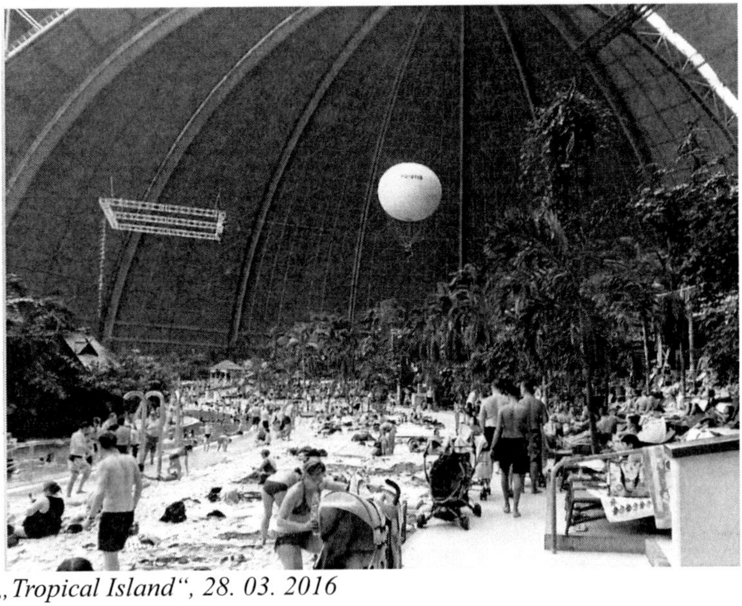

Im „Tropical Island“, 28. 03. 2016

Ostern wurde Ende März wieder in Hellerau zelebriert. Sohn Hansi hatte noch seine polnische Freundin Laura, was nicht ewig währen sollte.
Unser Kryonik-Professor Klaus Sames besuchte den gleichgesinnten Verein Kriorus in Russland. Er wurde auch von der unsäglichen „DGAB“ angefeindet, und das als deren Mitgründer und Initiator der Kryo-Bewegung in Deutschland, diesen jungen Leuten war nichts heilig. Im Nachhinein verständlich, da sich Mitglieder des „Tempels der Vampire“, einer dubiosen Sekte, in diesen Verein eingeschlichen hatten.
Am 30. März feierte unser tüchtiger Orts-Chirurg Dr. Wündrich seinen Abschied in den Ruhestand. Das Urgestein der ambulanten Chirurgie Dr. Fankhänel aus Pirna und sein Nachfolger Dr. Güttler waren dabei. Der Nachfolger brachte dann aus meiner privaten Sicht nicht ganz die Leistung und Zuverlässigkeit wie unser „Dr. Wü“ auf. Sic transit gloria mundi. Dr. Lindner nahm den jungen Kollegen Dr. Denzin in ihre Praxis auf im Sinne einer Gemeinschaftspraxis, der auch gelernter Palliativ-Mediziner war und somit Affinität zum Morphium und seinen Derivaten hatte. Im April verstarb auch Hans Dietrich Genscher mit 89 Jahren, der an der Wiedervereinigung Deutschlands seinen unvergesslichen Anteil gehabt hatte.

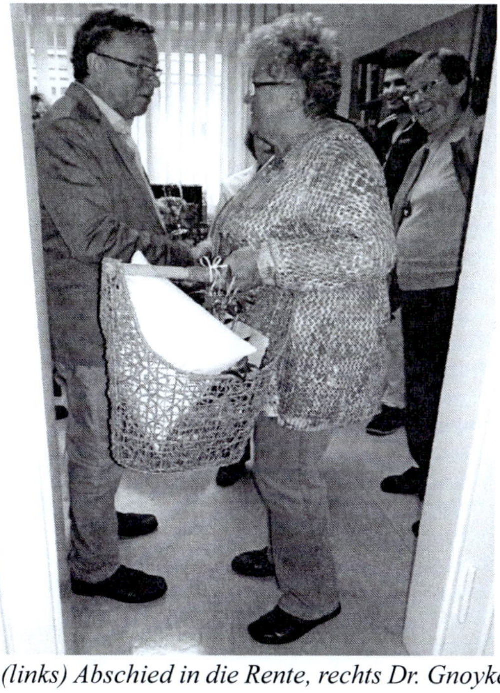

Dr. Wündrichs (links) Abschied in die Rente, rechts Dr. Gnoyke, 30. 03. 2016

Der Schützentreff des alten Vereins fand dieses Mal im Sportheim Dohna statt, zum Sportschießen ging es aber fast nur noch auf den Schießstand des neuen HSB, Langenhennersdorf war einfach zu weit.
Die Weltreisenden Ulbrichts, in deren „Gelbem Haus“ öfter feuchte „Auswertungen“ abgehalten wurden, waren schon mal in Australien und Hong-Kong.
Beim Ärztestammtisch ging es um Angiologie und die NOAK.
Anfang April besuchte ich den erkrankten Freund Gerhard in der Kurklinik Kreischa, er war noch relativ „gut drauf“.

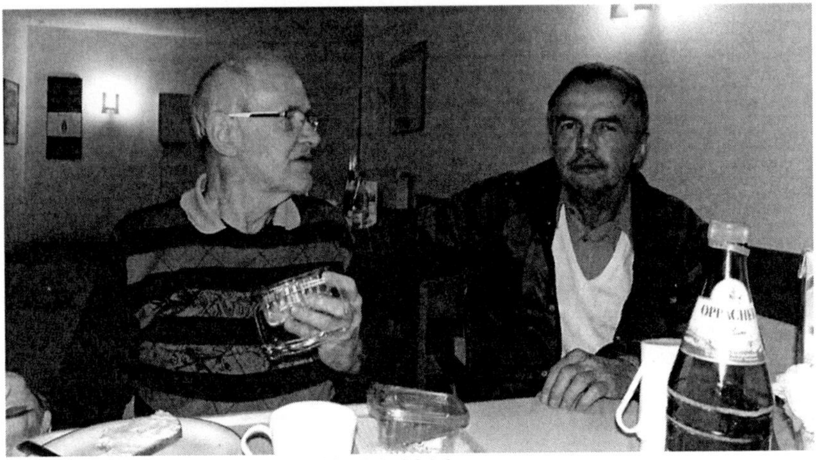

Bei Gerhard in Kreischa, am 03. 04. 2016

Das Unglücksjahr nahm seinen Lauf, am 24. April 2016 erlitt mein 90-jähriger Vater einen großen Schlaganfall. Er kam in das Krankenhaus Dresden-Neustadt an der Industriestraße, wo ich bei den netten Kollegen beim Besuch die Lyse (Gerinnsel-Lösung) befürwortete, die ja auch ein Risiko der Einblutung hat, aber ansonsten Besserung versprach. Mein Vater hatte eine Halbseitenlähmung, Aphasie (Sprachhemmung) und Dysphagie (Schluckstörung), bekam aber einiges noch mit und war weit vom Koma entfernt. Meine blutsverwandte Familie wollte ihm die Magensonde verweigern mit der Äußerung „mit 90 Jahren ist das Leben vorbei“, für mich eine unmögliche Einstellung. Denn, wie ein alter Kollege sagte: „Jeder Tag Leben zählt“. Und verhungern und verdursten ist wohl auch kein angenehmer Tod. Die liebe Familie entpuppte sich nun plötzlich, Vater sollte jetzt möglichst schnell weg, sie entschieden also für einen anderen, sein Leben sei nicht mehr lebenswert (weil sie solchen Anblick nicht gewohnt waren) und pochten auf die unsägliche „Patientenverfügung“, die kein Mensch braucht, den Freibrief für die Ärzte, alle Hilfe einzustellen. Ab 3. Mai kam der Vater nach Kreischa, der guten Reha-Klinik, Kontakt war möglich, er sprach einige verwaschene Worte und erkannte uns, strampelte als alter Sportler auf dem Standrad. Das war alles andere als Koma! Kein Zustand zum Aufgeben, sondern Hoffnung auf weitere Besserung. Von der Familie war er abgeschrieben, von mir nicht.

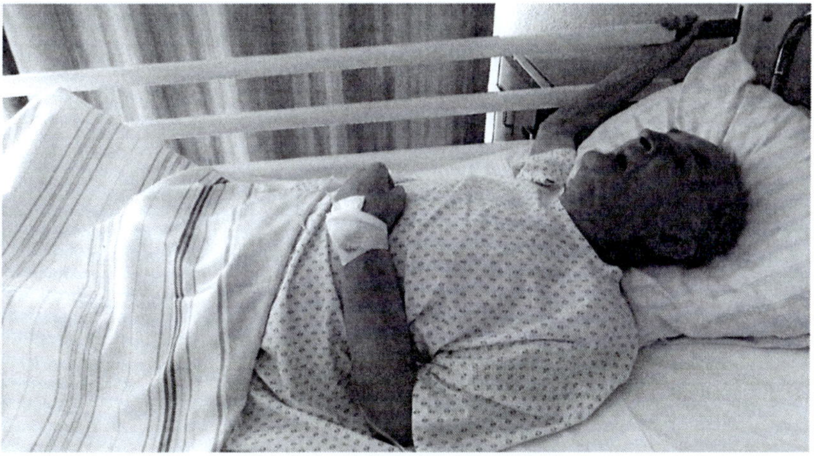

Ein Elend der Menschheit – Großer Schlaganfall! Mein Vater in der Kurklinik Kreischa, Mai 2016

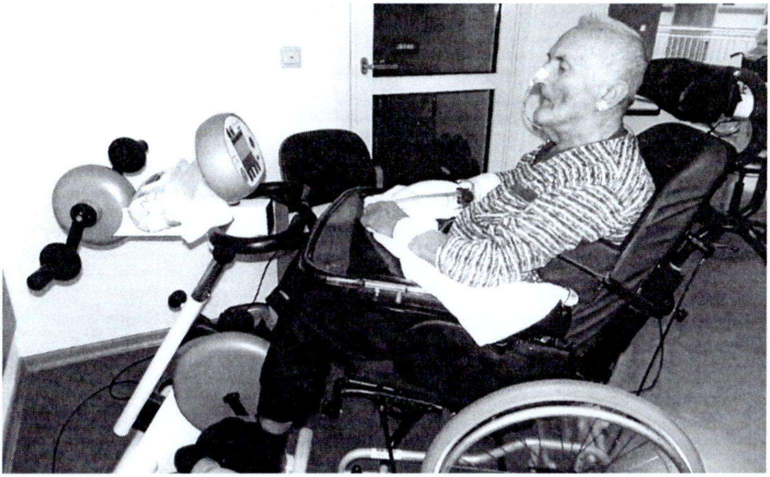

Mein Vater in der Reha-Klinik Kreischa, kann in die Pedale treten nach Schlaganfall, reagiert auf Anruf, 06.05 2016

Gerhard fuhr dann mit dem eigenen Auto selbst zur Uniklinik zum Zwecke eines Herzkatheters. Unter dieser Prozedur erlitt auch er einen großen Schlaganfall. Welch Zufall. Die Hirn-Nekrose soll besonders ausgedehnt gewesen sein und führte in einigen Tagen zu seinem Tod. Gerhard ist fast 75 geworden und wurde im Mai auf dem Friedhof Altleubnitz erdbestattet. Er hatte keinen Auftrag zur Kryonik gegeben, und ohne diesen geht es nicht, ein Jammer. Die Beerdigung war ein endlos trauriger Vorgang, seine Tochter weinte wie ein Schlosshund. So ging ein großer, kluger, humorvoller und unterhaltsamer Geist von uns, ohne Kryonik verurteilt, zu Staub bzw. Erde zu werden … Das Unglücksjahr … Es war endlos traurig.
Es gibt starke, vitale und kluge Menschen, deren Tod man einfach nicht begreifen oder glauben kann!
Ich konnte es auch lange Zeit nicht begreifen. Aber das Leben muss weitergehen …
Die damals „moderne" Techno- oder Rap-„Musik" war nichts für ältere Ohren, aber damit ließ sich gut Geld verdienen. Gute Beatmusik mit sinnvollen, teilweise ergreifenden Texten wie „Let it be" oder „Eleanor Rigby" von den Beatles oder „Sitting on the fence" und „Blue turns to grey" von den Rolling Stones, um nur wenige Beispiele zu nennen, stellen diese abstumpfenden Sprechgesänge weit, weit in den Schatten. Das Neue ist eben oft nicht besser als das Alte.
Trotz aller Sorgen waren wir wieder zum Karl May-Fest in Radebeul, um das fast ausgerottete Volk der Indianer zu ehren. Ach so, „Indianer" darf man auch nicht mehr sagen, ohne Rassist zu sein. Alles etwas viel für uns ältere Bürger.

Margot Honecker starb im Mai im chilenischen Exil und war bis zuletzt überzeugt, dass der Sozialismus doch eines Tages siegen wird, na mal sehen.
Eine Kryo-Sitzung in dem kleinen Dresdener Kreis fand wieder statt, wie immer erbaulich.
Meinen armen Vater besuchten wir regelmäßig in der Rehaklinik Kreischa. Meine Mutter und Schwester, auch der ohne mich stattfindende „Familienrat", wünschten sein schnelles Ende, vermutlich aus reiner Menschlichkeit, um „sein Leiden zu beenden". Das Dumme dabei war nur, dass er nicht litt und zum Kontakt fähig war. Meine früher so harmonische Familie wurde mir langsam unheimlich. Sie „litten" selbst unter dem Anblick eines gelähmten Bettlägerigen (da sie das nicht gewohnt waren wie wir) und wollten wohl ihr eigenes Leiden beenden. Das gibt kein Recht, das eingeschränkte Leben eines anderen Menschen für lebensunwert zu erklären. Vater bekam noch eine Magenblutung unter Aspirin, da der Arzt seine Magenempfindlichkeit gegen diesen Stoff nicht kannte (wie ich).

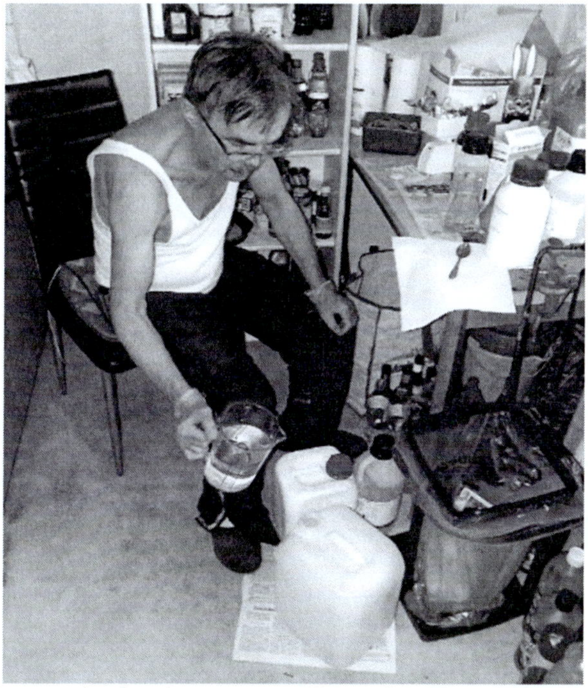

In der Alchimistenküche, Ansetzen von Frostschutz-Lösungen, 15. Juni 2016

An Schwester Franziskas 50. Geburtstag im Juni im Garten in Hellerau nahmen wir noch teil, es sollte das letzte Mal in dieser Familie sein. Da wurden wir scheel von der Seite angesehen und hinter dem Rücken wurde getuschelt. In einem Telefonat mit meiner Mutter bekräftigte diese ihren Wunsch, Vater die Magensonde abzustellen, um sein Ende zu beschleunigen.
Mit der Harmonie in der Familie war es vorbei.
Das von uns oft und gern verwendete Hochdruckmittel Briserin verschwand plötzlich aus der Kassen-Erstattung und dann vom Markt. Vermutlich wieder einmal eine „Meisterleistung" des unsäglichen „GBA", des Entsorgers bewährter Medikamente, nach dem Motto: Alles Gute muss weg! Es war zeitweise das meistverschriebene Hypertonie-Mittel in Deutschland gewesen, konnte also nicht ganz schlecht sein. Wir hatten monatelang Mühe, unsere Ht-Patienten auf andere Mittel einzustellen, die in Wirkung und Nebenwirkungs-Freiheit mit dem Briserin nicht mithalten konnten.
Im Juni 2016 besuchten wir in der Operette Leuben „Die verkaufte Braut" von Bedrich Smetana, wobei meine kleine Ramona in einem wunderhübschen Flitterkleid zu bewundern war.

Unserer alten Stammpatientin Margarethe Kaiser (von der meine Katze stammte) durften wir zum 90. Geburtstag gratulieren. Sie hoffte, 100 Jahre alt zu werden, wie ihre Mutter.
Am 19. Juni ging es für eine Woche mit dem Auto nach Kroatien. Wir machten Rast an der imposanten Tauernalm. Dann folgte der übliche Sonne-Strand und Meer-Urlaub in Novigrad mit Flossenschwimmen, Luftmatratze und Tretboot, Tanz im Hotel, Strandspaziergängen. Wir speisten viele Meeresfrüchte wie Krabben und deckten und mit Trüffelöl ein. Wir hatten immer einen Hang nach dem sonnigen Süden.

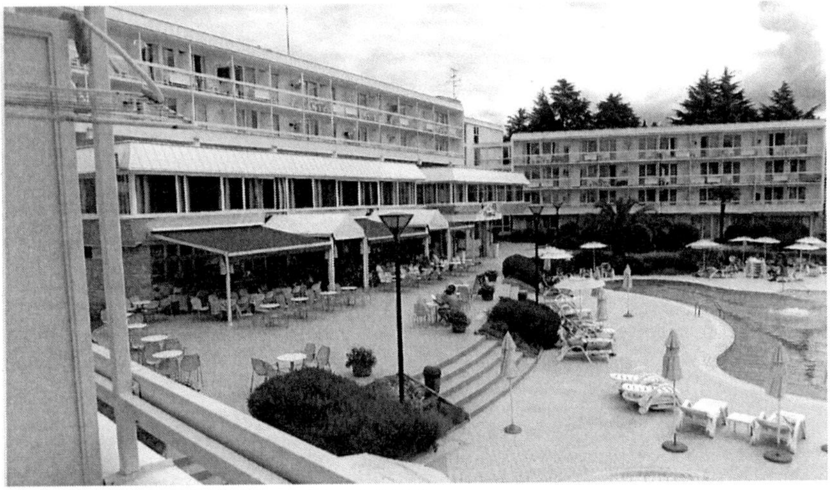

Hotel in Novigrad, Kroatien, Juni 2016

Wir waren immer noch beim Nachholen in Bezug auf Reisefreiheit.
Zweimal rief ich von dort die Reha-Klinik Kreischa an, Vater ging es dito.
Also ein schöner Badeurlaub. Auf dem Rückweg rasteten wir eine teure Nacht in Vaterstetten.
Am 30. 06. 2016 besuchten wir meinen Vater wieder in Kreischa, er sah mich hilfesuchend an, reichte mir die Hand und ein kleines Pelztier, konnte also gezielt greifen und war vom Koma weit entfernt. Der „Familienrat" hatte die Magensonde wieder abstellen lassen, meine Mutter hatte die Vorsorgevollmacht. Mein Vater sollte verdursten und verhungern. Ich konnte die Ernährungssonde noch einmal durchsetzen. Mit dieser Familie war ich innerlich fertig. Als Sohn des Betroffenen und erfahrener Mediziner vom „Familienrat" ausgeschlossen zu werden, war schon eine Missachtung höheren Grades durch diese „Familie".

Vaters Reha-Zeit war abgelaufen, soweit es die Krankenkasse genehmigte, und er kam auf Betreiben der Familie in das Cultus-Pflegeheim in Löbtau, zu DDR-Zeiten „die Sieche“ genannt, was jetzt keine mehr war, sondern ein normales Pflegeheim mit nettem Personal. Einen Tag später wäre er im Pflegestift Heidenau und ich sein Hausarzt gewesen. Das hatten sie erfolgreich verhindert. Am 27. 07. 2016 verschluckte sich mein Vater an Erbrochenem und war schon auf dem Weg zur Klinik zum Absaugen der Luftröhre, als meine unsägliche Mutter intervenierte, unter Berufung auf seine „Patientenverfügung“, der Krankenwagen kehrte kurz vor der Klinik wieder um, und mein Vater erstickte noch am selben Tage. Das hatte er bestimmt nicht so „verfügt“. Danach kämpfte ich noch um seine Einfrostung, rief sogar seine Bestattung an, meine Mutter verhinderte das. So ging mein Vater wie so üblich „durch die Esse“ des Krematoriums. So habe ich jetzt nicht mehr die tröstliche Vorstellung, meinen Vater in der Zukunft wiederzusehen.
Das zu bewirken hätte meine Mutter nur eine Unterschrift gekostet. Die Beerdigung der Urne fand am 11. 08. 2016 auf dem Friedhof Rähnitz statt. Den Termin erfuhr ich nicht von der „Familie“, sondern aus dem Internet. Am Grab standen wir uns als verfeindete Parteien gegenüber. Nach letzten Vorwürfen brach der Kontakt zu dieser einst so harmonischen, blutsverwandten Familie ab.

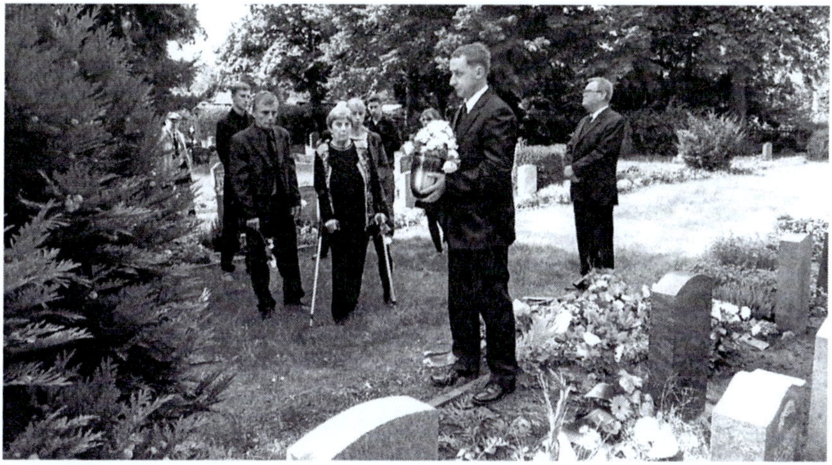

Beerdigung meines Vaters (Urne), Rähnitzer Friedhof, 11. 08. 2016

Das Leben muss weitergehen, für diejenigen, die noch leben dürfen.
Deshalb ging dann auch unsere Freizeitgestaltung so weiter mit dem „Joe`s“, Reichskrone, Großem Garten, Elbwiese, Baden an den Kiesgruben. Leben ist

doch schön. Ramona frönte ihrem Pokemon-Go-Hobby, das immerhin den gesunden Vorteil hat, sich länger im Freien bewegen zu müssen, sofern man die Zeit dafür hat.

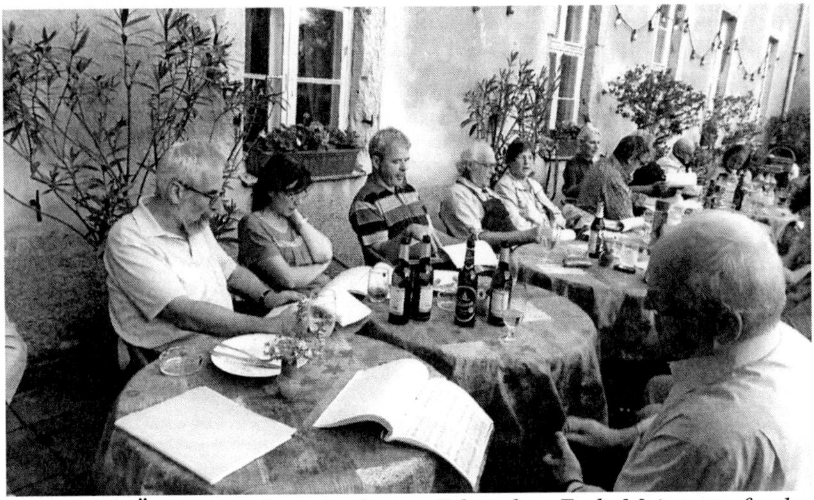

Das schöne Ärztesingen hatte in diesem Jahr schon Ende Mai stattgefunden. (Rückblende), Ärztesingen auf dem Gut Gamig, 28. Mai 2016

Zur Kryonik wurden Versuche mit Schweinehirn-Proben gemacht, auch zur chemischen Fixierung mit Glutaraldehyd, wovon 2,2 % das beste Bild ergab, statt der 3 % des USA-Forschers Greg M. Fahy. Ansonsten wurde die VM-1 (Vitrification mixture) von CI nachempfunden, die bei hoher Konzentration eine „Vergläserung" (Erstarren ohne Kristallbildung) bewirken soll.
Am 17. August ging es nach Paphos auf Zypern, was das nächste Unglück des Jahres einleitete.
Bis auf den letzten Tag wieder ein schöner Badeurlaub mit historischen Anteilen, eine informative Inselrundfahrt mit Blick auf den türkisch besetzten Nordteil der Insel, die Städte Larnaka, Limassol, Nikosia, einem Dorf im Troodos-Gebirge, Besichtigung der Stelle, wo Aphrodite aus dem Meer stieg, Paphos mit der sterilen „Mall", der Einkaufsmeile, der King`s Avenue, dem Hafen, dem Grab der Könige, einer Bootsfahrt zur Coral Beach. Im Fischladen in Paphos waren lebende Hummer zu bewundern, Zypern ist schon ein Erlebnis.

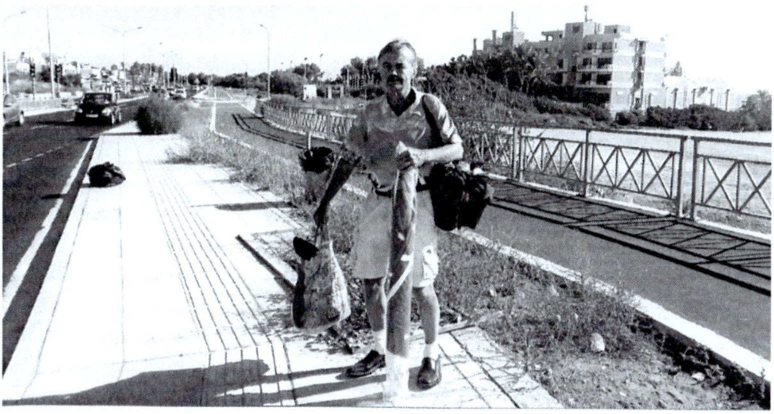

In Zypern August 2016, im Hintergrund das Venus Beach, mein Unglücks-Hotel

Das Unglück kam am letzten Abend des Urlaubs, im Hotel Venus Beach. Meine Zigaretten-Spitze fiel vom Balkon im 4. Stock, ich ging sie vergeblich im Hotelgarten suchen und sprang auf dem Rückweg über ein kleines Mäuerchen, dann setzt meine Erinnerung aus und nur kurz auf den kalten Fliesen des Hotelkellers wieder ein, dann erst im Hotelzimmer wieder.
Ich hatte ein Monokelhämatom rechts, ein Schädeltrauma mit retro- und antegrader Amnesie, eine doppelte Schulterblattfraktur und mediale Stauchungsfraktur des rechten Schlüsselbeins, dessen Stumpf als Stufe vor dem Brustbein tastbar war.
Meine geistige Wiederkehr nach dem Schädeltrauma war wie ein zweites geschenktes Leben, ich hätte auch mit einer Blutung im Kopf im Hotelkeller liegenbleiben und sterben können.
Da ich völlig wehrlos ohne die Judo-Falltechnik auf die rechte Seite gestürzt war, musste ich schon im Stand bewusstlos gewesen sein, zum Beispiel durch einen Schlag auf das rechte Auge. Am Pool hatte es z. B. einmal eine Differenz mit einem muskulösen Araber um den Liegeplatz gegeben. Vielleicht war der auch im Keller gewesen? Wie gesagt, die Erinnerung an den Sturz und die Zeit vor- und nachher fehlt bis heute. Früh gegen 3 Uhr ging es so zu Dr. Nicandrou, der mit seinem alten Feld-Röntgen, vermutlich aus der DDR stammend, die Frakturen feststellte und vergeblich an dem Schlüsselbein-Stumpf herumrenkte. Am hellen Tag gingen wir noch einmal zu ihm zur Bescheinigung der Reisefähigkeit und schafften tatsächlich unsere geplante Maschine um 20 Uhr Richtung Heimat. Unser guter Freund Peter holte uns vom Flughafen ab wie immer. Dann begann mein Schlüsselbein-Leidensweg mit tiefen Einblicken in die heutigen Leistungen der Knochenchirurgie.

Der nach vorn und Mitte ausgerenkte Schlüsselbeinstumpf rechts (als Rechtshänder) war trotz 3 x Ibu 600 und Eisbeutel schwer erträglich, jede Bewegung mühsam, unter Schmerzen. Im Gelenk stand noch das endständige Bruchstück von etwa 2 cm Länge. Am ersten Tag nach der Heimreise ging ich zum Diakonissen-Krankenhaus, kurz Diako genannt. Chefarzt der Chirurgie Dr. Lein sah die Verletzung als unkorrigierbar an und wollte das so stehen lassen samt verkürztem Schulter-Abstand und Schmerzen. Das konnte ich nicht akzeptieren und bettelte um einen OP-Versuch, den OA Dr. Neumeister, übrigens ein ehemaliger Kommilitone meines Studienjahres, mittels „8er-Naht“ dann doch versuchen durfte. Die 8er-Naht ist durchaus lehrbuchmäßig, misslang jedoch, am nächsten Tag stand der Knochen wieder ausgerenkt, wie er gewesen war. Vielleicht hätte man ihn auf Stoß auf das noch im Gelenk stehende Bruchstück aufsetzen und mit einer Miniplatte oder Spickdrähten im Sinne einer Zuggurtung fixieren können.
Das Diako gab nun auf, und unser lokaler Knochenchirurg von Pirna, CA Dr. Baldauf, versprach Hilfe. Das baute erst einmal psychologisch auf.

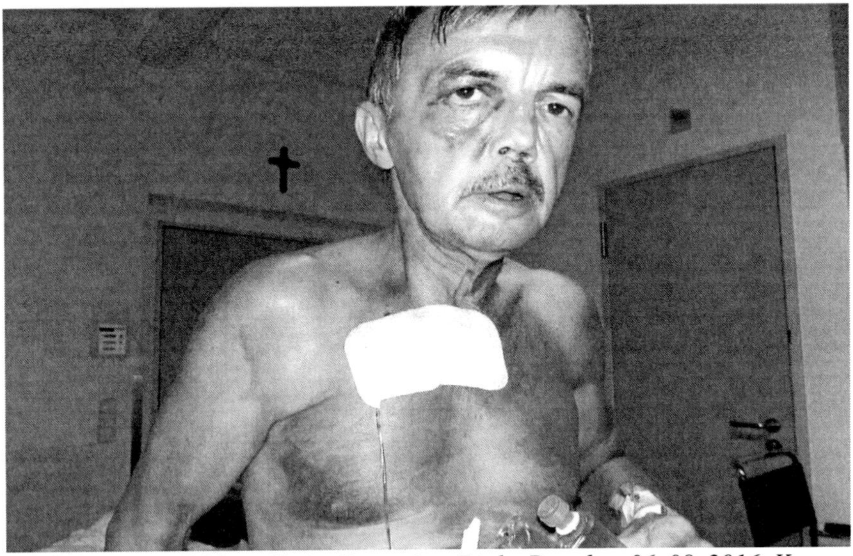

Nach der ersten Schlüsselbein-Operation, Diako Dresden, 06. 08. 2016, Knochenstumpf wieder ausgerenkt, wie gehabt

Meine Auslands-Krankenversicherung (ADAC) bezahlte zügig die Arztrechnung von Zypern. Die Zahlung des Heimtransportes war ihr erspart geblieben.

Am 14. 09. fand die 2. Operation, diesmal in Pirna statt.
Statt der von Chefarzt Dr. Baldauf versprochenen Zuggurtung wachte ich nach der Narkose mit einer langen Lochplatte (Schulterplatte) über das Gelenk wieder auf, die nur mit vier kleinen Schräubchen am Brustbein (Manubrium Sterni) fixiert worden war. Eine starre Platte über ein bewegliches Gelenk, mit langem Hebelarm, kann nur mit sehr starker Fixierung gelingen, z. B. mit einer Querverriegelung. Beim Anblick der mangelhaften Fixation konnte einem schon mulmig werden.

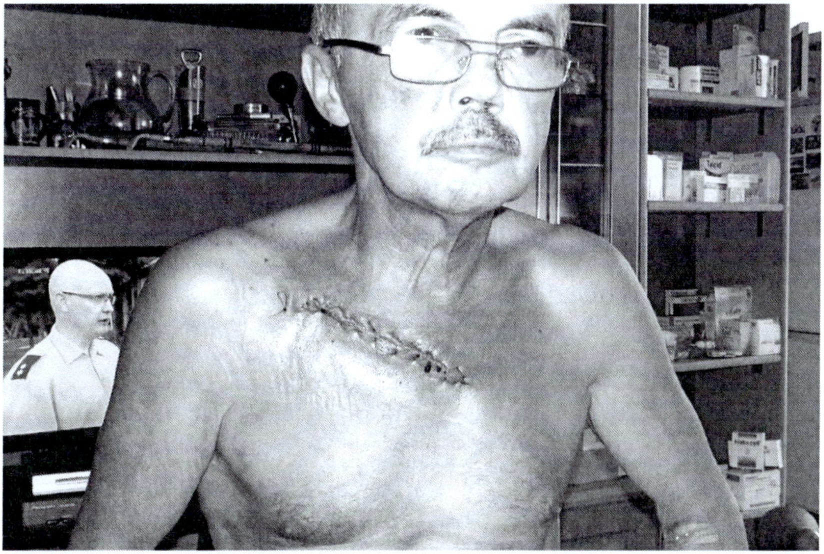

Nach meiner 2. Schlüsselbein-OP an der Helios-Klinik Pirna mit Wundentzündung, 15. 09. 2016

Eine Zuggurtung hätte noch eine gewisse Beweglichkeit gehabt, nicht aber die starre Platte.
Es ging 5 Tage gut, durch die Fixierung war ich fast schmerzfrei, und wollte am 5. Tag wieder in die Praxis arbeiten gehen, da geschah das Malheur: Unter brutalen Schmerzen rissen die Schrauben im Brustbein aus (wie zu erwarten), der lange Arm der Platte am Schlüsselbein hatte als Hebel gewirkt. Die Platte wölbte die Haut massiv nach vorn auf, eine Hautnekrose drohte. Mit einer Spritze Lokalbetäubung (selbst) und Eisbeutel konnte ich die Schmerzen nur zeitweise in Schach halten, bis OA Dr. Heinrich die Platte am 21. 09. notfallmäßig ersatzlos entfernte. Der ausgerenkte Knochenstumpf stand wieder da, wo er vor den Operationen gewesen war!

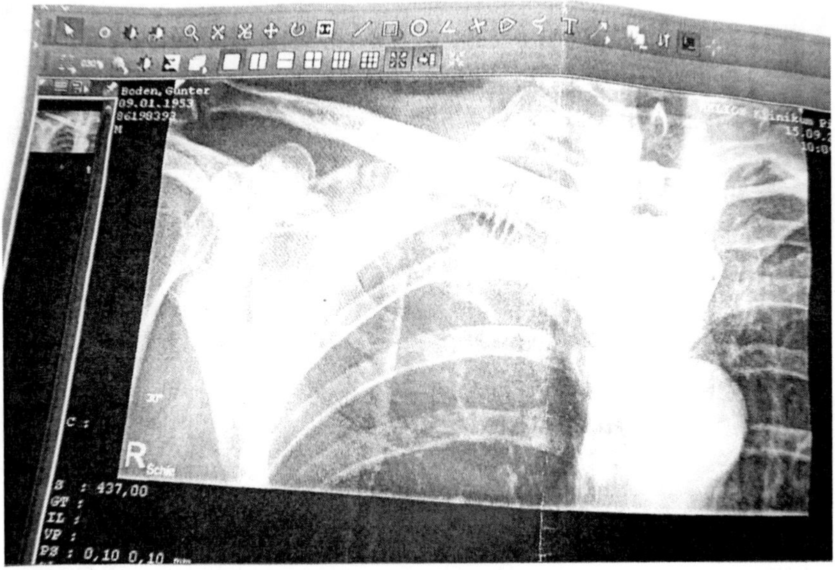

Die starre Schulterplatte über das Gelenk, eine von den vier Schräubchen im Brustbein kann nicht greifen, da zu randständig, und langer Hebelarm am Schlüsselbein.

Der wohlgemeinte Hilfeversuch von Chefarzt B. war leider gescheitert.
Wie gesagt, mit einer formschlüssigen Fixierung hätte dieses Prinzip gelingen können. Aber so wurden einfache Gesetze der Mechanik (Hebelgesetz) nicht beachtet.
Dass die Traumatologie Probleme bei der Versorgung bzw. Fixierung von Schlüsselbeinfrakturen hat, konnte ich zeit meines Berufslebens feststellen. Ich war nicht der Einzige, der vier Mal daran operiert wurde.
Eine Wundentzündung machte auch noch Clindamycin-Infusionen und weitere Antibiose erforderlich. Freunde mit technischer Grundbildung waren über den Vorgang auch erstaunt, da ihnen das Hebelgesetz noch geläufig war. Irgendwie mussten das Leben und die Praxis auch mit ausgerenktem Knochenstumpf unter Schmerzen weitergehen, und ab 26. September stand ich wieder in der Praxis erst stundenweise „auf der Matte". Der rechte Arm war nur teilweise gebrauchsfähig, aber das Schreiben ging, die wichtigste Funktion des Hausarztes.
Aus Großsedlitz kam noch die Hiobsnachricht, Franks Kaninchen waren alle an einer Seuche gestorben. Das kannte ich aus der Jugend, als es uns auch so ging. Er gab die Zucht auf und unser jahrelanges Futter-Sammeln ging damit

zu Ende. Trotz des ausgerenkten Knochenstumpfes ging unter Schmerzen das Leben weiter, so mit einem stimmungsvollen Nachbarn-Geburtstag und Dresden-Ausflügen, und im Stadtcafé konnten wir der 30 Jahre jüngeren Frau von Freund Jürgen (vom Schützenverein) zu ihrer Schwangerschaft gratulieren.

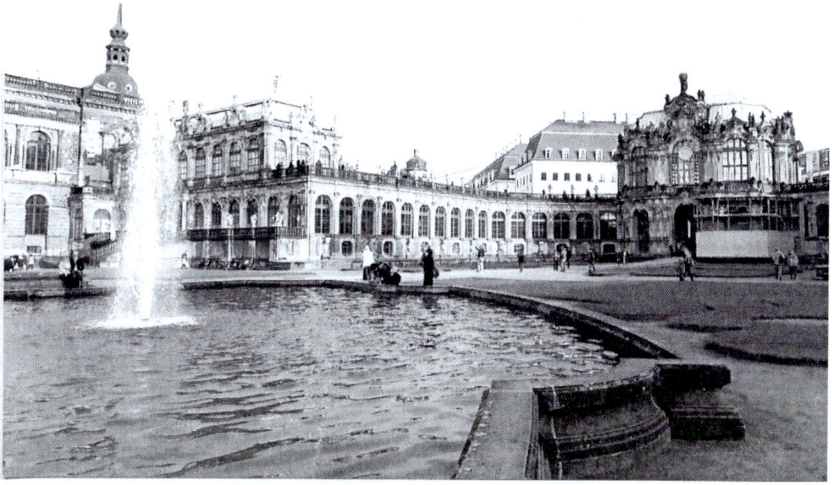

Wunderschönes Dresden, der Zwinger, September 2016

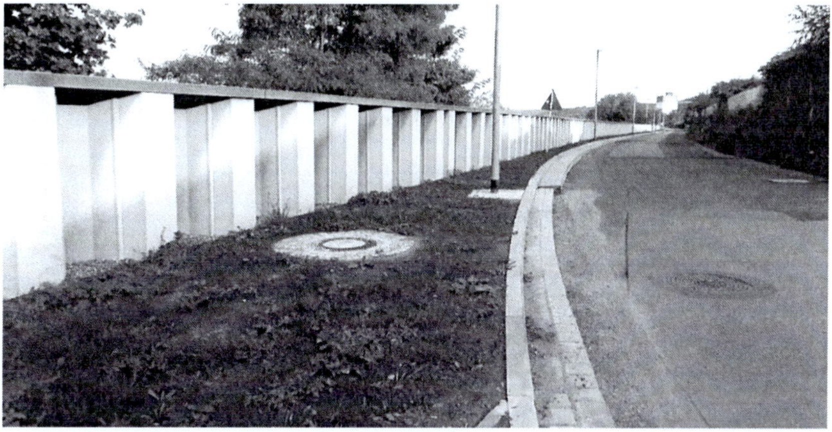

Hässliche Flutschutzwand Heidenau-Süd, die Müglitz mündet elbabwärts ein, bei Hochwasser fließt das über die Müglitz-Mündung hinter der Wand hoch, Sept. 2016

Unser junger Freund und Computerexperte Ben „googelte“ eine Gelenkprothese der Firma Link für mein gebrochenes Sternoklavikulargelenk, die das letzte Mal vor etwa 40 Jahren von einem Prof. Dr. Karl Tillmann in Bad Bramstedt bei Hamburg implantiert worden war. Ergebnisse dazu waren nicht mehr eruierbar. Mit der Herstellerfirma W. Link nahm ich Kontakt auf.
Ab 29.09.16 gab es wieder die volle Sprechstunde in meiner Praxis.
Aus Leidensdruck suchte ich weiter nach einer operativen Korrektur meines ausgerenkten Knochenstumpfes, dessen Ende an der Oberkante des Brustbeins stand und dort auch hin- und herscheuerte. Chefarzt Jan Heineck vom Neustädter Krankenhaus hatte keine überzeugende Idee, aber in seinem Wartezimmer gab es ein Wiedersehen mit dem guten Prinzen von der Lippe, dem ehemaligen Geschäftsführer des abgeschafften Heidenauer Krankenhauses.
Am 19. 10. kam es dann aus Leidensdruck zu einer erneuten, genauso erfolglosen Operation bei dem Chefarzt der Orthopädie Friedrichstadt, Dr. K., ein „Erlebnis der dritten Art“. Die Lebensgefahr begann mit der Narkose. Die Anästhesistin schaltete die Beatmungsmaschine bei vollem Bewusstsein ein, ich atmete wie gegen eine Wand mit Erstickungsangst und riss mir die Maske mit der noch freien Hand herunter, dann spritzten sie etwas nach und die Narkose setzte ein. CA K. entfernte etwa 2 cm vom medialen Ende des Knochens mittels Luer-Zange, wohl damit der Schlüsselbeinstumpf in seine alte Lage passte, setzte es aber nicht auf das im Gelenk stehende Bruchstück, der Stumpf stand danach, wo er gewesen war, an der Oberkante des Brustbeins. Ferner hatte er eine schlechte Blutstillung gemacht und keinen Redondrain eingelegt, und das bei einer Knochen-OP, die Fett freisetzt, ein übler Kunstfehler. Nachts drückte das Blut zweimal durch die Wundnaht und den dicken Verband, ich stand Ängste aus wegen eventueller innerer Blutung ins Mediastinum (Mittelfell), die lebensbedrohlich ist, und nahm dann mehrere Antibiotika, um eine Entzündung des Hämatoms zu vermeiden. Fehler sondergleichen, die übrigens meine Privatkasse über 4000,- Euro kostete für 2 Nächte samt der fragwürdigen „Leistung“. Ramona holte mich körperlich und seelisch angeschlagen, aber zum Glück noch lebend aus diesem Krankenhaus ab.
Der Knochenstumpf war weiter ausgerenkt und schmerzte wie immer.
Dennoch ging das Leben weiter mit einem Grillabend bei Geblers mit Trauern um Gerhard, Shoppen in Hrensko, einem politischen Treff in der Drogenmühle, einer Kryonik-Sitzung in Dresden, der „Herkuleskeule“ mit „Alarmstufe blond“ und Kontakt mit der Prothesen-Firma Link. Unsere Kryo-Freunde Marcus B. und Torsten N. waren im Fernsehen auf 3sat zu sehen. Solche Reklame- Versuche für die Kryonik nützten nicht viel, wir waren und bleiben Außenseiter.
Trotz seiner Vorliebe für Havanna-Zigarren starb der Staatschef von Kuba,

Fidel Castro, erst mit 90 Jahren, was die armen Raucher wieder aufbaute, die ja manchmal Angst vor den Folgen ihrer Sucht haben.
Der arabische Amokfahrer Amrin tötete mit seinem Lkw 12 Bürger auf einem Berliner Weihnachts-Markt. Auf einem späteren Foto aus der Gerichtsmedizin (Vortrag von Prof. Tsokos) waren sie in imposanter Reihe liegend zu sehen. Offenbar waren nicht alle der sogenannten „Flüchtlinge“ zu friedlichem Leben gewillt. Daraufhin wurde der Dresdener Striezelmarkt mit ästhetischen Betonklötzen abgeschottet, was ungemein zur Weihnachtsstimmung beitrug.
Weihnachten in Hellerau bei der „Familie“ fiel aus für immer, ich war ausgeladen, und das war gut so. Dafür gingen wir mit Kindern und Martina ins „Mandarin“ in der Gewandhausstraße.

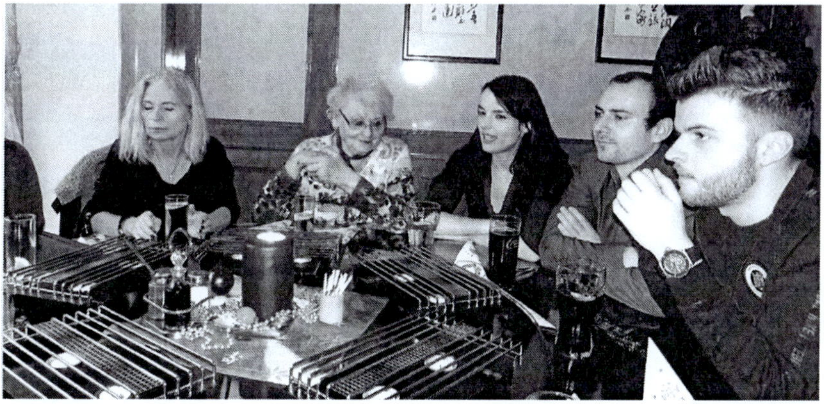

2. Weihnachtsfeiertag im „Mandarin“, 26. 12. 2016, von links: Martina, Oma Melzer, Tochter Lydia, ihr Freund Frank, Sohn Johannes

Silvester bei Nachbarn verlief wieder feuchtfröhlich in guter Tradition.

2017

Fachliches aus der Praxis:
Eine ältere Schizophrenie-Patientin mit vom Neurologen verordneten Neuroleptika entwickelte die typische Nebenwirkung derselben, eine Störung der Motorik. Eine 90-jährige Patientin kollabierte in unserer Praxis, Notarzt Dr. Franke erschien mit 4 (vier) Sanitätern und waltete seines Amtes. Die alte Frau überlebte.
Ein Trinker wurde gelb und bekam Bauchwasser (Aszites), die typischen Folgen der Leberzirrhose. Nach mehrfacher Venenthrombose bei einem

mittelalten Mann leiteten wir eine Labordiagnostik ein, um genetisch bedingte Gerinnungsneigung zu erfassen. Ein armer Mann mit Magenkrebs starb im Alter von 72 Jahren. Die absolute Arrhythmie (völlig irregulärer Herzschlag) bei einer älteren Frau ging nach Strophanthin-Spritze wieder weg. Ein segensreiches, heute vergessenes Mittel! Ein Schlägle verursachte eine teilweise Armlähmung, die langsam wieder zurückging. Meine kleine Chirurgie lief weiter. Ein perianaler Abszess bei einer jungen Frau wurde von mir eröffnet, der Eiter abgelassen und eine Lasche eingelegt, das heilte problemlos ab wie immer. Fibrom- und Atherom-Entfernungen, Nagelwallplastik ohne Naht, Panaritium-Eröffnung (Eiterherd am Finger) waren die handwerkliche Ergänzung des ewigen Schreibkrams.

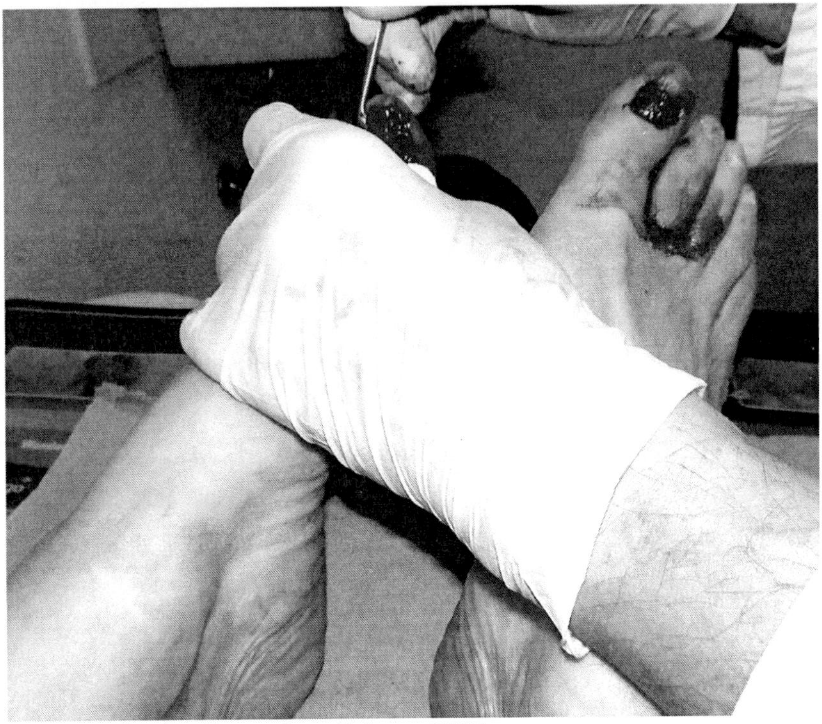

Operation beider Grosszehen, Februar 2017

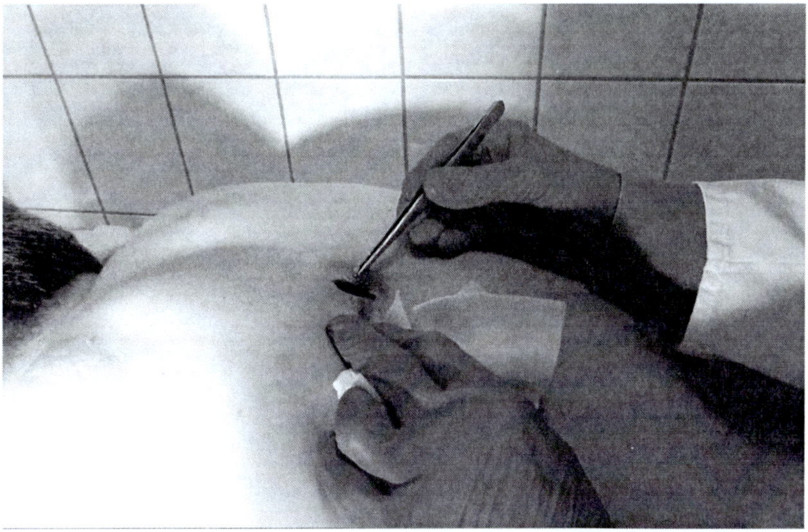

Ausräumung eines infizierten Atheroms am Rücken, 10 / 2017

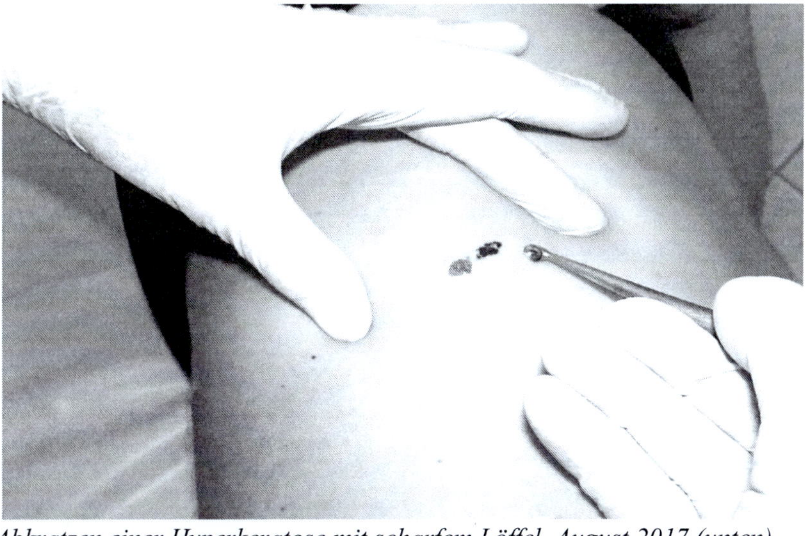

Abkratzen einer Hyperkeratose mit scharfem Löffel, August 2017 (unten)

Ein älterer Herr hatte eine neue Freundin gefunden und brauchte seitdem kein Viagra mehr. Die Potenz scheint doch etwas von der Art der Frau abzuhängen!
Eine ältere Frau aus dem Freundeskreis von Jochen Schwerdtner war nach dem traurigen, vorzeitigen Tod ihres Mannes völlig dem Alkohol verfallen und erreichte das Schicksal der Leberzirrhose, die ihr Leben deutlich verkürzen sollte.
Ein junger Mann war nach 7 Jahren Crystal-Gebrauch geistig geschädigt. Unser bisschen Jugend macht sich zum Teil auch noch mit Rauschgift kaputt.
Einen 72-jährigen Patienten ereilte der Schlaganfall ohne Risikofaktoren wie Rauchen, Hochdruck oder Diabetes. Auch das gibt es.
Der oben erwähnte Stammpatient mit der Herzattacke (Auslösung des inneren Defibrillators) mit Auto im Straßengraben starb nun doch mit 61 Jahren im nahen Krankenhaus, ein Elend für die Witwe.
Bei dem Patienten mit Kehlkopfkrebs wurde eine Hirnmetastase erfolgreich ohne Schaden operiert und bestrahlt. Danach wurde die Strahlen-Nekrose an dieser Stelle im CCT für ein Rezidiv (Rückfall) gehalten und erneut operiert. Dieses Mal trug der Patient eine schwere Sprachstörung und Armlähmung davon, und das ohne berechtigten Grund, denn das Resektat war völlig tumorfrei gewesen. Oh „moderne Medizin"!
Eine denkwürdige Totenschau hatte ich im Pflegestift zu erledigen. Frau Ilse Krause war mit fast 97 verstorben, eine über 3 Ecken Verwandte aus der Kunisch-Linie (Mann meiner Tante väterlicherseits).

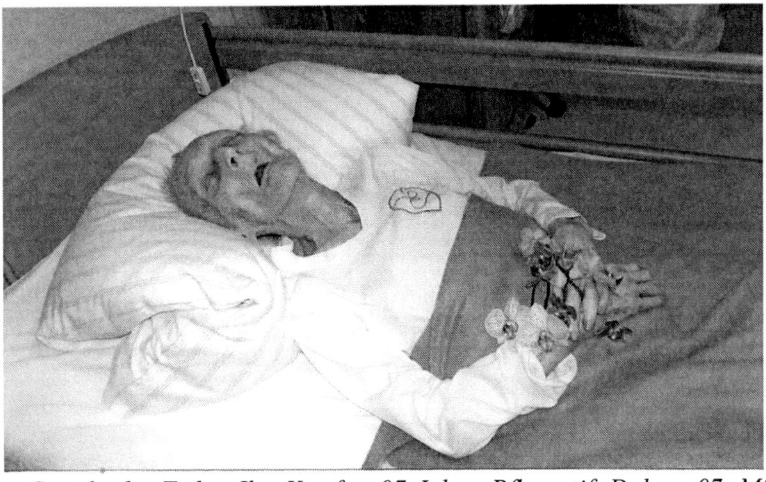

Das Gesicht des Todes, Ilse K. , fast 97 Jahre, Pflegestift Dohna, 07. März 2017

Als Rarität wurde einem starken Raucher ein verkalkter Schleimklumpen aus dem rechten Hauptbronchus endoskopisch in Coswig entfernt. Er hatte offenbar in letzter Zeit nur mit der halben Lunge geatmet.
Einen Fernfahrer erwischte die Lungenembolie mit einem Kollaps auf der Straße. Ab 5 Stunden Sitzen steigt bekanntlich das Thromboserisiko, wie bei der „Reisethrombose". Wenn sich ein Teil des Gerinnsels in der Beinvene ablöst, wird es über die große Hohlvene (Vena cava) mit dem Blutstrom in die rechte Herzkammer geschwemmt und von dort in eine Lungenarterie gepumpt. Kleinere Lungenembolien überlebt man, die große ist tödlich, wie oben beschrieben. Der Patient erholte sich nie ganz wieder und gab seinen Beruf auf. Er lebt heute noch in meiner Nachbarschaft.
Im Mai 2017 wurden wir von zwei elenden Fällen geschockt: Von ihrer Arbeit als Verkäuferin kommend, fuhr die 59jährige Patientin Martina S. in Gorbitz mit ihrem Auto rechts von der Straße ab auf eine Wiese. Die rein zufällig dahinter fahrende DMH fuhr gleich hinterher und fand sie ohnmächtig über dem Lenkrad hängend. Die Reanimation war erfolglos, als Diagnose Herzinfarkt angegeben. Einziger Vorbote war ein unklarer Kollaps Wochen davor gewesen.
Ein anderer Stammpatient, Frank G., aspirierte (erstickte) an Erbrochenen in einer Radiologie während eines CT-Röntgen, Keiner war da zum Absaugen, er wurde bereits hirntot in die Uniklinik verlegt, dort wurde noch der Bauch eröffnet (er war wegen einer Bauch-Sache im Krankenhaus), die Därme lagen frei sichtbar unter einer Folie … er verstarb dann … Das schilderte seine Frau ausführlich an unserer „Theke". Wir brauchten danach wieder einmal keinen Horrorfilm mehr. Die medizinische Wirklichkeit ist Horror genug.
Der oben erwähnte Patient mit dem verschleppten Mundhöhlenkarzinom hatte eine üble Halsschwellung nach Bestrahlung und bekam in der HNO eine Sprechkanüle in den Hals gesetzt (Tracheostoma). Auch er sollte nicht mehr lange zu leben haben.
Die bettlägerige Patientin in Dohna mit der spastischen Halbseitenlähmung (nach Hirnblutung in jüngeren Jahren) erlitt eine spontane Schenkelhalsfraktur und bekam am Krankenhaus eine Hüftprothese eingesetzt. Wir vermissten die Gewebsprobe, um eine Knochenmetastase auszuschließen. Auch Unterlassungssünden sind Sünden, oh Doktores.
Eine alte Frau aus dem Pflegeheim schickten wir mit Verdacht auf einen Darmverschluss in das Krankenhaus, wo sie in zwei Tagen ad finem kam (verstarb). Ein älterer Mann wurde 7 (sieben) mal an derselben Hüfte operiert, was andeutet, dass da einiges schiefgelaufen war. Seitdem hinkt er schwer, ohne Besserung.

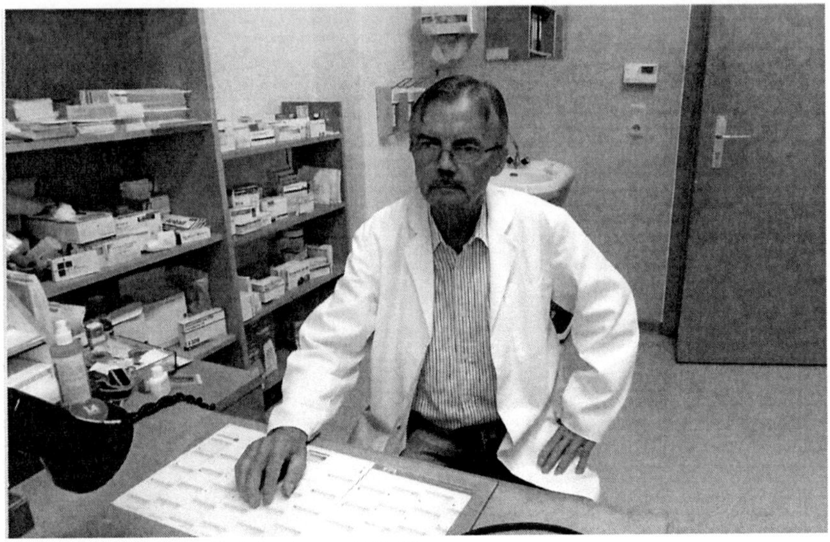

In meinem kleinen Reich, August 2017

Unser junger Betreuer vom Vermieter WVH (WohnungsVerwaltungHeidenau), Tino S., erlebte dort übles Mobbing,
die WVH war verrufen wegen Korruption und Vetternwirtschaft, die Betreuung der Mieter ließ sehr zu wünschen übrig. So brauchte er den guten Psychologen Herrn Großer in Dohna. Dieser arbeitete mit 74 noch, es war der, wo die Leute geknickt hinein und aufrecht wieder hinausgingen.
Bei einer über 90-jährigen Patientin schnitt ich im Hausbesuch einen Gichtknoten am Groß-Zehen-Grundgelenk (häufigste Lokalisation) auf und drückte die weißen Gichtkristalle heraus. Das heilte schnell und problemlos und brachte sofort Linderung.
Eine junge Frau bekam einen seltenen Pankreastumor, der ihrem jungen Leben später ein viel zu frühes Ende bereiten sollte, es war eine Klassenkameradin unserer Schwester Kerstin.
Der 68-jährige Klaus L. mit schwerem Insulindiabetes erlitt unerwartet den plötzlichen Herztod. Auch er war ein Original im Heidenauer Stadtbild gewesen, pflegte das Essen von der „Tafel" (wegen Armut) mit dem Mercedes abzuholen. Er starb in den Armen seiner Lebensgefährtin.
Eine Frau mit Aorteninsuffizienz wies die dafür typische hohe Blutdruck-Amplitude auf, der erste Wert hoch auf 200, der zweite normal mit 80 Torr. Das liegt daran, dass ein Teil des Blutes nach dem Auswerfen durch die undichte Aortenklappe zurückfließt.
Ein 52-jähriger Alkoholiker wurde tot in seinem Bett gefunden.

Der Raucher Dieter S. durchlief schon mit 67 Jahren das menschliche Jammertal, einer Folterkammer vergleichbar. Nach der Fußamputation wegen „Raucherbein“ (Durchblutungsstörung) folgte wegen übler Schmerzen, bei denen er ständig geschrien haben soll, die hohe Oberschenkel-Amputation, er starb dann aber am Lungenkrebs.
Einer alten Frau wurde in der Klinik eine Brust wegen Krebs amputiert und der 1. Wach-Lymphknoten (sentinal node) in der Achselhöhle entfernt.
Unser lieber älterer Patient Georg K. vom Dohnaer Markt hatte eine Hühnerzucht und versorgte uns regelmäßig mit frischen Eiern. Bei der Verfolgung eines flüchtigen Huhnes stürzte er in seinem Garten über eine Baumwurzel und brach sich den Oberschenkel. Die Fraktur wurde erst mit einer geraden Platte pfuschig fixiert und knickte dann um 45 Grad ab. Man hätte vielleicht doch eine Halbrohr-Platte oder zwei gerade statt einer nehmen sollen. Dass die Traumatologie gelegentlich Schwierigkeiten mit einfachen Gesetzen der Mechanik hat, war mir aus eigener Erfahrung bekannt. Der Knick wurde dann am KH Friedrichstadt beseitigt und ausreichend fixiert.
Die 60-jährige Patientin mit schwerer COPD (Emphysembronchitis) kam ins Endstadium mit blauen Fingern und Zehen (Akrozyanose) und schaffte die 2 Treppen bis zum Briefkasten nicht mehr, auch zum Einkaufen musste sie Helfer schicken. Ein anderer COPD-Patient bekam vom Pulmologen eine nächtliche Überdruck-Beatmung und ein Sauerstoffgerät verordnet.
Bei einer Patientin nach blutendem Magengeschwür erfolgte die „Eradikation“ der Schrauben-Bazille Helicobacter pylori mit zwei Antibiotika und einem Säurehemmer.
Die erwähnte Trinkerin hatte einen portocavalen Shunt (Druckentlastung der Pfortader) erhalten und bekam die typischen Lebersynkopen (Ohnmachten) durch mangelnde Entgiftung des Ammoniaks durch die Leber, ein Nachteil dieses Shunts. Ammoniak schädigt das Gehirn, und es ist ein Prinzip der Behandlung von Leberkranken, es mit HepaMerz (Ornithin) wegzufangen.
Der alte Herr Z., der bis zu seinem 87. Lebensjahr seine behinderte Frau liebevoll umsorgt hatte, bekam ein metastasiertes Prostata-Karzinom mit akuter Harnverhaltung. Er hatte vorher jede Vorsorge oder Diagnostik mit Hinweis auf sein vorgerücktes Alter verweigert. Sogar am Ende dachte er nur an seine Frau und ging zum Sterben ins Krankenhaus, um ihr das Elend zu ersparen.
Außer diesen eindrucksvollen Einzelfällen lief in der Praxis das übliche Spektrum an Krankheiten wie immer: Atemwegsinfekte, Bronchitis, Grippe, Lungenentzündung, orthopädische Krankheiten wie Arthrosen, Wirbelsäulenbeschwerden, Sehnenscheidenentzündung, Nervenschäden mit oder ohne Diabetes, Drogensucht, KHK, Herzschwäche, Thrombophlebitis (oberflächliche Venenentzündung), eine PBC (Primär biliäre Zirrhose) als Rarität, mit Ursofalk behandelt,

Eisenmangel-Anämie zur Abklärung, Dickdarmkrebs ad Chirurgie, Beinödeme, Migräne, Lymphknoten am Hals mit EBV- und Herpes-Antikörpern, Lungenemphysem bei einem jüngeren Patienten, erfordert die Alpha1-Antitrypsin-Bestimmung, Inzision eines Abszesses am Ohr mit Entleerung von viel Eiter, Zeckenentfernungen, Haut-Lupus bei einer jungen Frau, Reflux (Rückfluss von Magensäure bei undichtem Mageneingang), Lungenemphysem bei Nichtraucher mit Rechtsherzbelastung (die rechte Herzkammer muss gegen Widerstand arbeiten), – früher Hornbläser gewesen, Borreliose mit Gelenkentzündung, eine Nierenkolik mit Blut im Harn, ein Quincke-Ödem (allergische Gesichtsschwellung), mit Dexa und Fenistil-Spritze iv. rasch beherrscht, Varizen, Depressionen und andere Psychosen, Hypothyreose Hashimoto – (autoimmune Unterfunktion der Schilddrüse), Nagelpilz, Otitis, eine Sklerodermie als Rarität und vieles mehr …

2017 außerhalb der Praxis:
Unserem guten und unschätzbaren Freund und Helfer Peter gab ich in der „Reichskrone“ ein Schnitzel aus, seine Lieblingsspeise. Dabei erzählte Gastwirt Röhler, wie er nachts erfolgreich Einbrechern aufgelauert hatte. dass es diesen Berufszweig in Heidenau gibt, wussten wir bereits aus eigener Erfahrung. Ein Tischtennis-Versuch im Joe`s scheiterte an meinem ausgerenkten Knochenstumpf, der das leider nicht zuließ. Als Rechtshänder mit links zu spielen ist fast utopisch.
Unsere Stundenkraft Sylke wurde im Krankenhaus brutal an ihre Lage erinnert mit dem Ausspruch:
„Was wollen Sie denn noch, Sie wissen doch, was Sie haben“, wie einfühlsam. Den Pankreaskrebs überleben nur wenige, und die Miesmacher sollten recht behalten.
Die Kinder, Martina und Oma wurden in Dresden regelmäßig besucht.
Die Besuche bei den Blutsverwandten in Hellerau waren wie gesagt weggefallen.
Ein Vertreter unserer Kryo-Truppe war in England bei einer kryonischen Versorgung dabei gewesen und berichtete davon. In England (UK) gibt es wohl mehr Kryoniker als bei uns in Deutschland. Diesbezügliche Kontakte wurden weiter gepflegt, auch mit Jordan Sparks in Oregon, der nur Neuros (menschliche Gehirne) einlagert, und dem Hirnforscher Rodolfo Goya aus Argentinien, der zur Kryonik gestoßen war und dasselbe vorhatte. Im Januar feierten Nachbarin Gabi N. und ich unseren Geburtstag an der Feuerschale nach, wie immer eine schöne Geselligkeit.
Viele Freunde tolerierten meine posthume Einfrost-Macke, die eigene Familie nicht. Wie es manchmal so geht im Leben.
Ende Januar gab es einen „straffen“ Bereitschaftsdienst mit 7 Hausbesuchen,

aber kein Vergleich zu früher, die nicht ganz seltene Totenschau im Pflegeheim Kreischa zu unchristlicher Zeit, früh um drei bis vier Uhr, war dabei. Da hingen 1,5 Stunden daran.
Mein guter Freund Peter richtete mir einen neuen Computer für zuhause ein, was ich allein nie geschafft hätte.

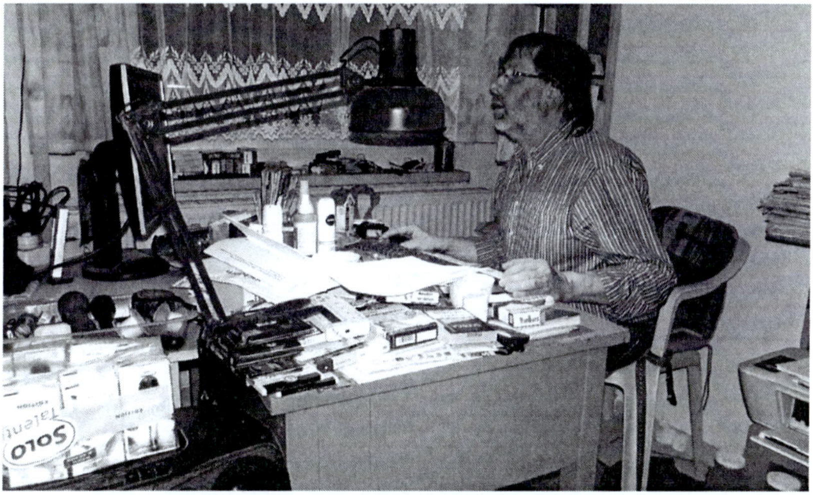

Freund Peter richtet neuen PC ein, 26. 01. 2017

Von Beschwerden meines ausgerenkten Knochenstumpfes getrieben, wechselte ich technische Ideen mit der Firma W. Link, die Gelenkprothesen und ganze Knochen aus Metall herstellte.
Von dem Internisten Dr. Axthelm in Pirna ging das Gerücht, er habe mehrere Praxen aufgekauft, also das Wesen des Kapitalismus verstanden. Pecunia non olet. (Geld stinkt nicht).
Im Februar war im Gelben Haus wie immer Freund Wolframs Geburtstag fällig.
Die Suche nach einem Operateur zum Einsatz der Link-Schlüsselbeinprothese bei mir begann.
Als Erster lehnte CA Baldauf von Pirna diese Operation ab, da er „keine experimentelle Chirugie“ betreibe, obwohl seine schlecht fixierte Schulterplatte wohl schon als Experiment einzustufen war.
Ihm folgten noch viele „Ablehner“ der Implantation dieser weithin unbekannten Gelenkprothese, als Nächstes die Orthopäden Novotny und Biewener und Chef der Traumatologie Schaser von der Uniklinik Dresden. Viele Ablehnungen von Hamburg bis Linz folgten, auch eine mit persönlicher

Vorstellung in der Charité Berlin. Letztere wurde gerade in den Medien als sehr für Innovationen aufgeschlossen dargestellt, was man in meinem Fall als Hohn empfinden musste.
Bei Oma Melzer machte ich eine Strophanthin-Serie iv. gegen Herzschwäche. Sie lebt heute noch mit 91 Jahren bei geistiger Frische.
Auf Geburtstage legten wir Wert, Ramonas 55. wurde Anfang März begangen.
Für unsere Lieblings-Schmerzspritze „Ambene" bekam ich eine Regressdrohung der AOK. Es sei eine Mischung von Schmerzmitteln, und diese sei nicht kassenfähig. Erst einmal stimmte das nicht, denn Ambene enthielt nur Phenylbutazon und einen Zusatz lokaler Betäubung, um den Spritzen-Schmerz zu lindern, also keine wirkliche „Mischung", zweitens, was soll an einer Mischung schlecht oder nicht kassenfähig sein? Der unsägliche, praxisfremde „GBA" (Gemeinsame Bundes-Ausschuss) schlug wieder einmal sinnlos zu. Wer rettet uns vor den Bürokraten! Wieder musste etwas Gutes, Bewährtes weg! Solche wiederkehrenden Regressdrohungen konnten zwar meist abgewehrt werden, kosteten aber Nerven und zeitraubenden Schreibkram. Diesen Ambene-Regress zog die AOK übrigens noch gnadenlos durch, als ich schon fast 4 Jahre in Rente war. In dem Bürokratenstaat, in dem man gern über Ärztemangel jammert.
Beim Hören von Oldies auf „Youtube" waren außer den Beat-Klassikern auch mal die polnischen Gruppen Maryla Rodowicz und Rote Gitarren dabei, deren einfachere, eingängige Melodien auch angenehm zu hören waren.
Bei einem Dresden-Ausflug konnten wir das Bus-Denkmal vor der Frauenkirche bewundern, völlig unpassend und geschmacklos.
Im März fand die Jahresversammlung des Schützenbundes statt im Beisein des Chefs Jörn Bindig und seiner Frau, Waffenhändler Halfter (!) von Pirna, Bernd H., der später unheilbaren Krebs kriegen sollte, dem Verwalter der Waffenkammer Andre K., dem angeblichen Millionär Fred B., der vielleicht seinen Reichtum schützen wollte, und vielen anderen. Dieselbe Geselligkeit wie in dem alten Schützenverein wurde nicht erreicht, viele der Sportschützen kannte man nicht und traf sie kaum einmal.
Irgendwie ging ich langsam aber sicher auf die Rente zu, und begann wegen einer Nachfolge Ausschau zu halten. Das junge Arztehepaar Siegmund war sympathisch wegen seiner drei Kinder und auch sonst und zeigte Interesse an der Übernahme meiner Praxis.
Ramona frönte weiterhin begeistert ihrem „Pokemon- Go"-Handy-Spiel und hatte dort das „level" 34 erreicht. Gern waren wir in unseren Stamm-Gaststätten „Barococo" am Altmarkt, dem „Ayers Rock" in der Münzgasse und der „Reichskrone" in Heidenau.

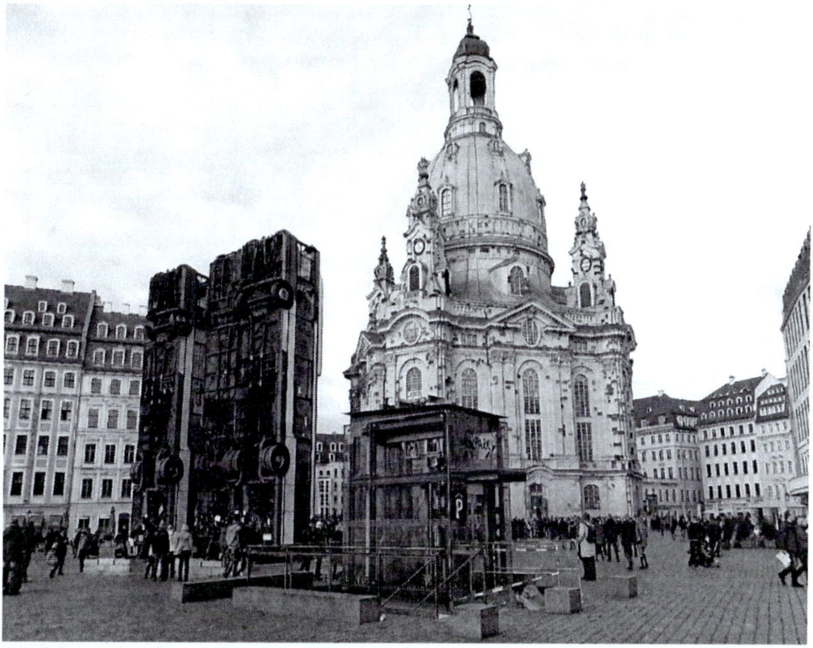

Gipfel an Geschmacklosigkeit 24. 02. 2017, aufgestellte Busse vor der Frauenkirche

Im Steigenberger Hotel am Neumarkt in Dresden gab es eine Weiterbildung über Kardiologie mit den Chefärzten Schellong und Steffen Schön von Pirna, Letzterer hatte CA Axthelm abgelöst.
Den Thanatologen Ben besuchten wir in Berlin in der Endphase seiner Ausbildung im Rahmen der Kryonik. Als Original brauste er mit seinem elektrischen Einrad samt Sturzhelm zügig die Fußwege entlang, was gelernt sein wollte.
Sohn Hansi (Johannes) hatte eine neue Freundin, die an der Uniklinik den Weg zur Neurologie einschlug. Bei Familienfeiern konnte ich etwas mit ihr fachsimpeln, die jungen Leute nehmen sich aber immer weniger Zeit für ihre Alten, und heute ist der Kontakt fast auf Null. Schade für beide Seiten! Die Jugend glaubt offenbar, von ihren Vorfahren nichts mehr lernen zu können, von Dankbarkeit ganz zu schweigen.
Der Schreibkram lief zuhause, gemütlich bei Tabak und Sangria, dem verdünnten Rotwein, und nebenbei laufendem Fernseher. Kassen-Auskünfte, Renten-Auskünfte, Schwerbeschädigungsanträge, Steuer-Zuarbeit, Check-Scheine, (die Formulare für den „2-Jahres-Check“), Kuranträge, die öfter

abgelehnt wurden, Atteste, waren täglich Brot, auch die Berichte über die Todesfälle wurden (freiwillig) weitergeführt.
Der 75. Geburtstag von Ramonas Mutter Renate Fiedler wurde in Großsedlitz begangen.
Im März gab es auch wieder eine Kryonik-Sitzung in Dresden mit Ablauf-Training.

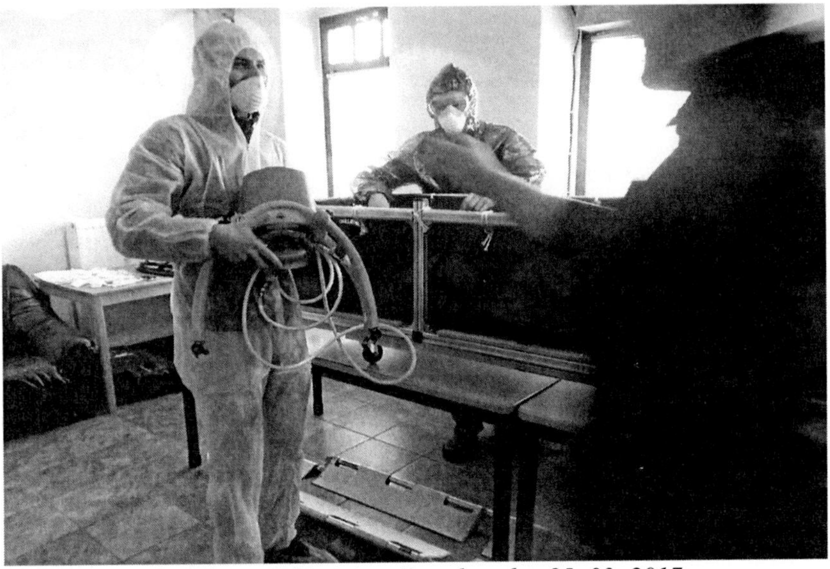

Ein futuristisches Kryonik-Training, Dresden, den 25. 03. 2017

Ein Teilnehmer fungierte als „Leiche" und wurde von muskelkräftigen Mitstreitern in dem trockenen „Wasserbad" transportiert.
Die Biochemikerin Nadine S. berichtete von kleinen Würmern, die lebend wieder aus dem Flüssigstickstoff (-196 Grad) aufgetaut wurden. Das sind natürlich aufbauende Nachrichten für die Kryoniker-Seele.
Unsere Tante Hannelore, „Hamma" genannt, die Frau meines Onkels Fritz, verließ uns mit 77 Jahren für immer durch eine Leukämie.
Die Suche nach einem mutigen Prothesen-Implanteur für meinen Knochenstumpf lief weiter:
CA Tomaschewski von Freital, KH Radebeul, Klinik Mainz, wo eine Bekannte einen Bekannten hatte, die Orthopäden Purath et al. von der Leipziger Straße, Prof. Rüther von Bad Bramstedt, ein Nachfolger des Prof. Tillmann, und viele andere lehnten ab, denn: „Was der Bauer nicht kennt, das frisst er nicht."

Wie gesagt hatte auch der Chefarzt der Traumatologie Sch. von der Uniklinik die Implantation der Gelenkprothese für mein Schlüsselbein abgelehnt, die er übrigens nicht kannte, und sagte, die Prothese würde „ausbrechen“, und Zugkräfte die Stifte aus dem Knochen ziehen. Das ist bei dieser von uns optimierten Prothese mit größerem Längsschub und Kugelgelenk praktisch unmöglich, da hier weder Scher- noch Zugkräfte anliegen können! Wo der Herr etwas über Mechanik gelernt hat, ist mir unbekannt. In der DDR kann es nicht gewesen sein. Was logisch ist, muss einfach auch funktionieren. Wenn z. B. die von einem Elektroniker logisch entwickelte Schaltung als Entwurf vorliegt, weiß er, dass diese funktionieren wird, bevor sie gebaut ist. Weil sie logisch ist.

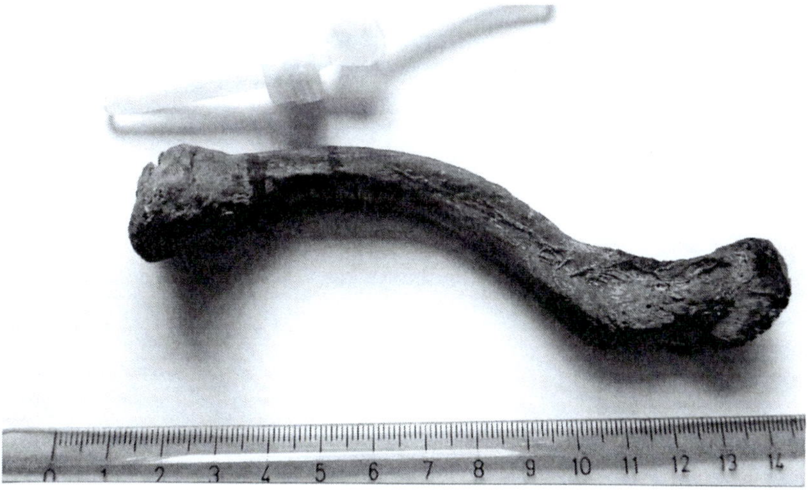

Ein echtes Schlüsselbein von einer Grabauflösung (Opa eines Freundes), die Striche zeigen das bei mir fehlende Knochen-Bruchstück, oben das Plastmodell der früheren unvollkommenen Gelenkprothese

Am 23. März erlitt ein guter Freund eine Hirnblutung bei einem Versuch im KH Friedrichstadt, seine Venenthrombose aufzulösen, was unter der „Lyse“ gelegentlich vorkommt. Er zeigte ein Bild des Jammers mit Halbseitenschwäche und Sprachstörung, hat sich aber heute Gott sei Dank vollständig von dem Schlag erholt.
Mein Gummi-Brustband, ein verstellbarer EKG-Gurt, trug ich weiter nachts, um der sich immer weiter aufblähenden Raucherlunge (Emphysem) entgegenzuwirken. Einatmen gegen den Gummi-Druck ist kein Problem, die Ausatmung ist erleichtert, das Restvolumen wird verringert.

Auch das ist logisch, aber weder Pulmologe noch Fachpresse wollten etwas davon begreifen.
In der „Drogenmühle“ trat im Mai die Oldie-Band „Madrigal“ auf, natürlich ganz unsere Welt!
Auf dem Ärztestammtisch in Gamig ging es fachlich um Reiseimpfungen, dann kam der gemütliche Teil. Ersteres brachte wertvolle „Weiterbildungspunkte“.
Der „Herrentag“ stieg feuchtfröhlich im Garten der Nachbarn-„Kommune“.
Zum Anbaden ging es am 31. Mai an die Zschierener Kiesgrube. Flossenschwimmen erfolgt ja in Rückenlage, den rechten Arm braucht man nicht dazu, Brustschwimmen ist dagegen mit ausgerenktem Schlüsselbeinstumpf nicht so gut möglich.
Mein Katzi Miezi in Martinas Obhut wurde immer kränker und machte Sorgen. Ihre Nierenschwäche kam vielleicht vom Auflecken des Frostschutzes Glysantin von den Autos, als sie bei mir noch Freigängerin war.
Das Sportschießen ging mit dem Knochenstumpf, wenn man den Gewehrkolben weiter außen an der Schulter ansetzte wegen des Rückstoßes.
Knochen hin oder her, am 17. Juni fuhren wir wieder für eine Woche nach dem geliebten Bibione an der italienischen Adria. (unter Schmerzen)

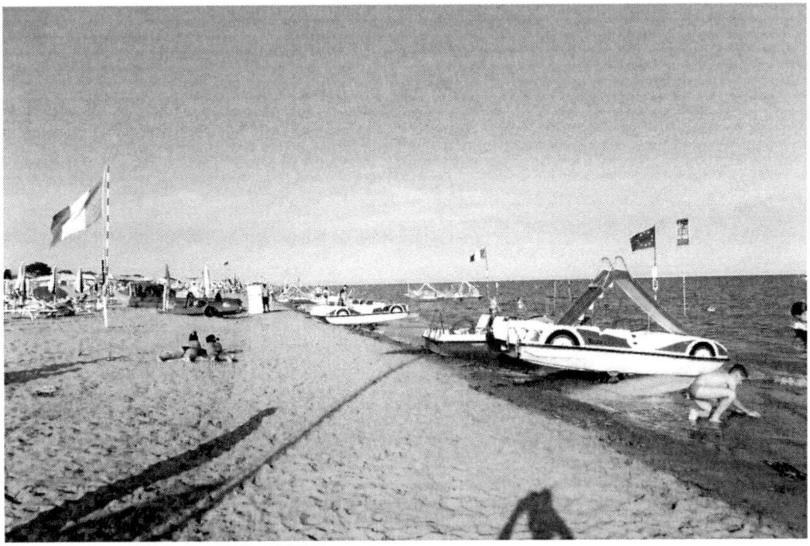

Strand von Bibione, Juni 2017

Im Juni 2017 starb auch der Kanzler der Einheit Helmut Kohl mit 87 Jahren, der in seinen letzten Wochen nur noch ein trauriges Zerrbild seines früheren

Ichs gewesen war. Eben das Jammertal am Ende des Lebens.
Gelegentlich erschien mir mein Vater im Traum in der gewohnten Umgebung in Hellerau in seinen jüngeren Jahren, ein Zeichen, dass die Vorgänge um seinen Tod noch im Unterbewusstsein weiter arbeiteten.
Auch der Schulterchirurg Cyffka von Pirna lehnte die Implantation meiner Prothese ab wie so viele andere, empfahl dafür Rotwein und Fentanyl (Morphium-Pflaster), der reine Hohn, und versuchte mir Angst zu machen mit „Prothesenlockerung", die wie schon ausgeführt unmöglich war, und möglicherweise tödlicher Infektion. Letzteres war in manchem OP-Saal natürlich möglich, wo man nach einer Knie-Operation auch mal an Sepsis sterben konnte, ein Beispiel ist oben erwähnt.
Ich schrieb eine Glosse: „Das unheilbare Gelenk", die von der Medical Tribune veröffentlicht wurde, auch in der Hoffnung, dadurch einen Operateur zu finden.
Auf Anraten unserer Stundenkraft Heike nahm ich Kontakt zu CA Dr. Naupert in Bischofswerda auf und hatte damit endlich, endlich längerfristig Erfolg. Als Chefarzt eines kleineren Hauses hatte dieser noch neben einem ausgeprägten Helfersyndrom genügend Eigenständigkeit und Mut zum Neuen, was den Doktoren der sonstwie hoch „zertifizierten" großen Endoprothesen-Kliniken abgeht, da keiner in deren Hierarchie diesen Mut zu Neuem aufbringt.
An der Kiesgrube Leuben konnte man neben Schwimmen auch die Sportler an der Wakeboard-Zuganlage bewundern.

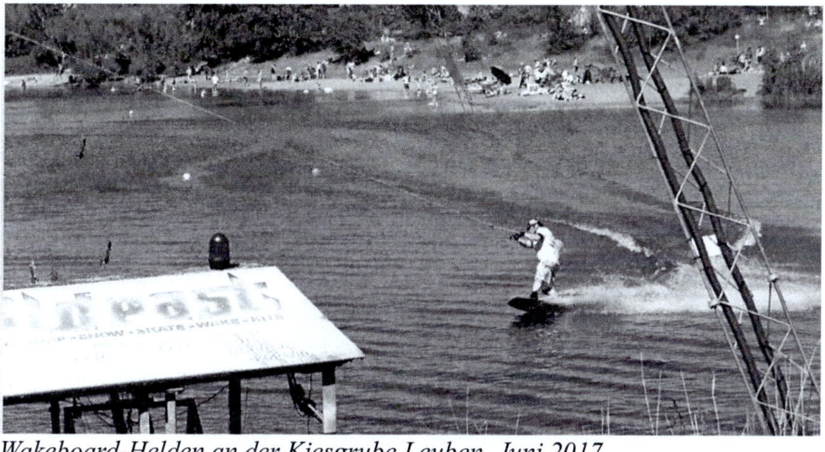

Wakeboard-Helden an der Kiesgrube Leuben, Juni 2017

Sohn Johannes feierte seinen 25. Geburtstag im Juli.

Am 15. August besuchten wir Ramonas Sohn in Leipzig, der dort zu seinem Informatik-Studium weilte, mit dem üblichen schönen Leipzig-Tourismus vom Hotel Lindner aus: Kulkwitzer See, Thomaskirche mit dem Bach-Denkmal, Völkerschlacht-Denkmal, Auerbachs Keller und Wenzels Bierstuben mit dem an Biergärten reichen Barfußgässchen, Zoo mit Bootsfahrt durch`s „Gondwanaland". Ein erfüllter, wunderschöner Ausflug.

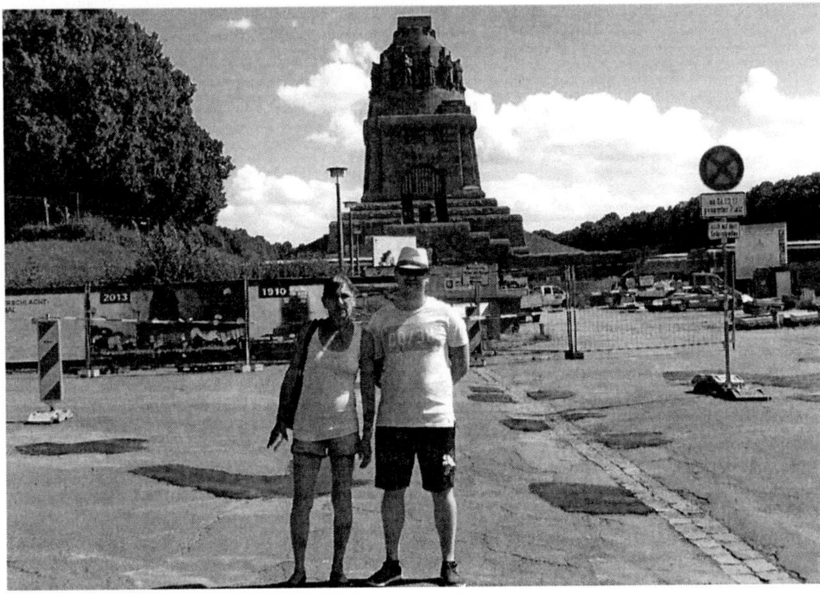

Student mit Mutter in Leipzig, 15. August 2017

Unserer kleinen Kryonik-Gruppe fuhr der Schreck in die Glieder, als sich ein Miglied des „Tempels der Vampire", der die „DGAB" gekapert hatte, um eine Direktor-Stelle beim Cryonics Institute bewarb, vermutlich um auch dort einen Fuß hineinzukriegen. Unsere Warnung an die Amerikaner verhinderte das zum Glück, sie konnten mit Internet die Sachlage nachvollziehen.

Meine beängstigenden, spürbaren Herzstolper bis -salven wurden mit Rytmopasc, Kalium und Amoxicillin bekämpft. Das Penicillin deshalb, weil ich gerade eine Parodontitis hatte und Herzgeschichten oft von den Zähnen ausgehen.

Wegen meiner doch etwas zu starken heißblütigen Veranlagung war gelegentlich eine „leichte Dame" vom „ältesten Gewerbe" für die seelische Betreuung nötig, denn keine sogenannte Normalo-Frau kann (oder will) alle Bedürfnisse des Mannes erfüllen. Es gibt viele unzufriedene Ehemänner, das ist nun mal

so, die Frauen lernen es auch nicht mehr. Einmal musste ich bei der Dame eine Fingerphlegmone gleich auf dem Stubentisch operieren, ein steriles OP-Set ist immer im Dienstkoffer, was gut gelang und den Finger vielleicht vor der Versteifung bewahrte. So kann man manchmal Notwendiges mit Angenehmem verbinden. Lachen erlaubt!
Im September hatte sich CA Naupert zu meiner Prothesen-Operation durchgerungen, was mich mit großer Freude und Erleichterung erfüllte. Diese erfolgte allerdings erst im März 2018, die Firma Waldemar Link hatte ja auch noch mit der Fertigung zu tun. Meine Mitwirkung daran wird noch berichtet.
Auf einem Hausbesuch bei einem 91-jährigen Stammpatienten lernte ich auf die Frage, warum er allein lebe, seinen unvergesslichen Spruch: „Der Adler fliegt allein, der Rabe scharenweise, Gesellschaft braucht der Tor, und Einsamkeit der Weise“. Ganz zustimmen kann man hierbei nicht, denn Geselligkeit ist schon wichtig im Leben und viel gesünder als Einsamkeit. Der alte Herr hatte übrigens bei der Marine gedient und pflegte seine Körperhälften auch mit „steuerbord“ und „backbord“ zu bezeichnen, was zur Belustigung beitrug.
Am 08. September 2017 ging es zum letzten Mal vor den Corona-Maßnahmen nach Detroit zum Jahrestreffen des Cryonics Institute, meiner vertraglichen posthumen Lagerungsstätte.
Nach Besichtigung der Facility fand die Tagung nach dem Begrüßungs-Abend im „Sajo`s“ in dem Hotel Concorde Inn statt, da der Platz neben den Patienten-Tonnen nicht mehr ausreichte. Das Wiedersehen mit Bekannten und Freunden der Kryonik war wieder harmonisch, familiär und erhebend. Die Vorträge handelten von wissenschaftlichen Grundlagen, kryonischer Forschung und Organisation der Versorgung. Danach gab es den üblichen (Kryo-) Tourismus. Die lange Gratiot Avenue entlang ging es zum Zentrum Detroits mit Hart Plaza, Blick über den Detroit River auf Windsor in Kanada, die Uferstraße Jefferson Road, zum Memorial Park am Lake St. Clair, Toledo mit Blick auf den Erie-See. In der „Wintergarden Tavern“ gab es riesige Spar ribs. Nach 4 Tagen ging es zum Rückflug.

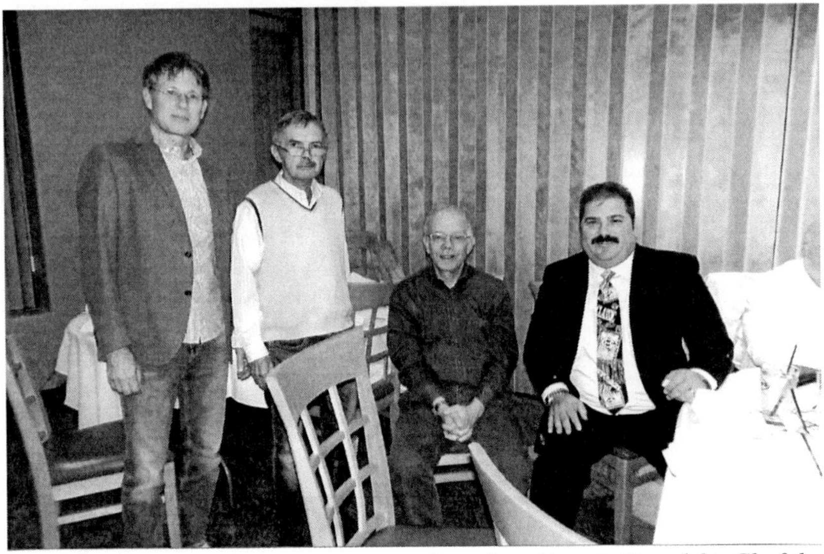

Geselliger Abend in „Sajos Restaurant“, rechts: Dennis Kowalski, Chef des CI, Rettungssanitäter von Beruf, 09. 09. 2017

Das „smoke free air law“ (Rauchfreie Luft-Gesetz) nervte uns Raucher in den USA nach wie vor.

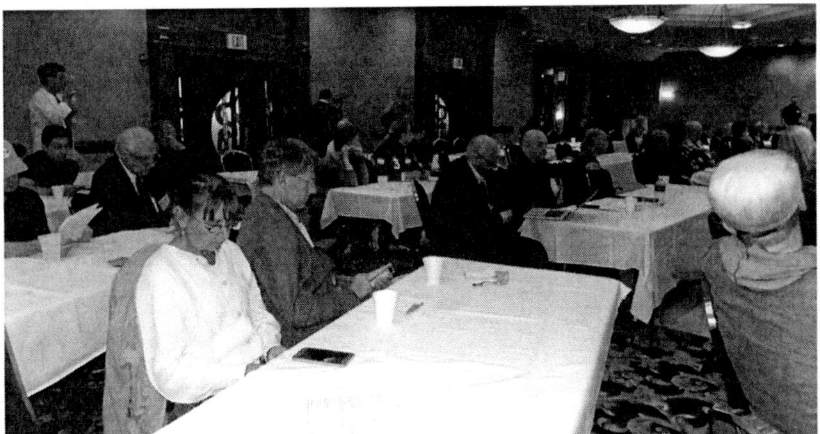

Blick auf die Tagung im Saal des „Concorde Inn“ zur Hoffnung Kryonik, Detroit, 10. 09. 2017, natürlich alles verschrobene, seltsame, unbegreifliche Exzentriker!

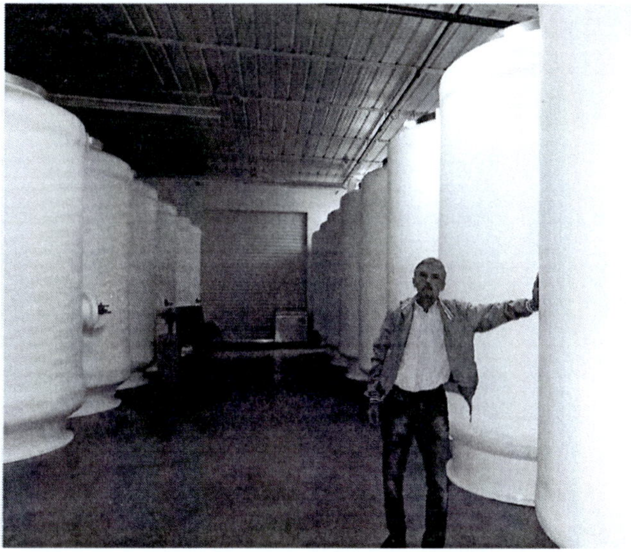

Die Menschen-Tonnen, in jeder davon hängen 6 Patienten mit dem Kopf nach unten in Flüssigstickstoff bei -196 Grad, Detroit, den 09. 09. 2017

Wieder zuhause ging das Hamsterrad weiter, etwas behindert durch den nervenden Knochenstumpf der mit Schmerztabletten und Kühlen in Schach gehalten wurde.
Schwester Kerstins 31. Geburtstag wurde im Garten an der Feuerschale zelebriert. Sie machte sich übrigens auf Arbeit ganz gut und entwickelte sich zur „Praxisperle“.
Das Buch von Björn Schumacher „Das Geheimnis des menschlichen Alterns“ wurde studiert, er ist der Leiter des großen Alterns-Forschungsinstituts in Jena und bringt ganz richtig das Altern mit der Genom-Instabilität in Verbindung, wie dazumal Prof. Howard Curtis aus New York.
Auf dem vorletzten Ärztetreff auf Gut Gamig (die alte Tradition schlief dann traurigerweise ein) wurde unsere liebe Leit-Kollegin Dr. Elisabeth Gnoyke in den Ruhestand verabschiedet. Sic transit gloria mundi!

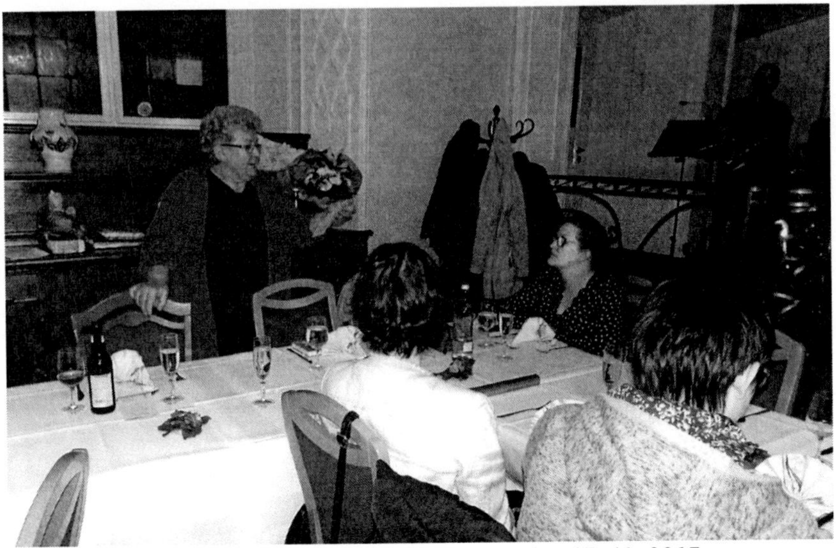

Dr. Gnoyke geht in den Ruhestand, Gut Gamig, den 17. 11. 2017

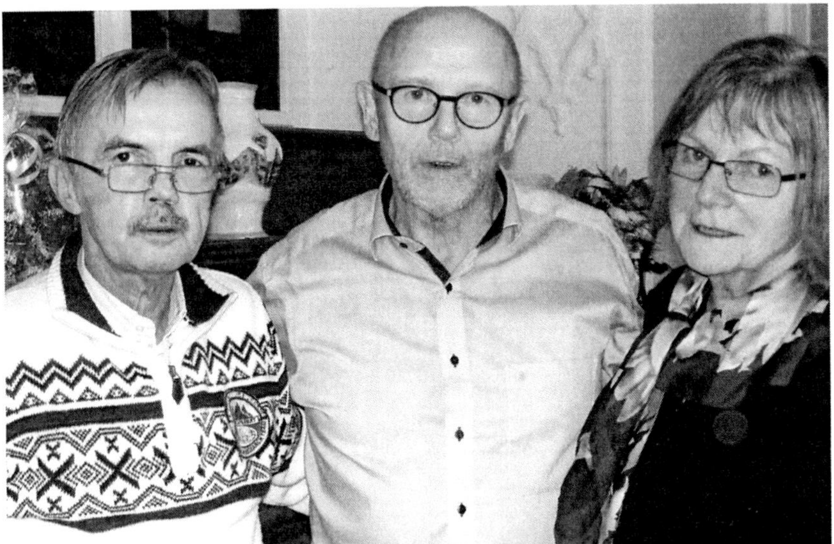

Mit Dr. Siegfried Frühauf (Hautarzt in Leuben) und Dr. Renate Frühauf (Neurologin, Leiterin von Gut Gamig) auf Gut Gamig, 17.11.2017

Den 25. Jahrestag meiner Praxis begingen wir im kleinen Kreis in der Reichskrone. Immerhin ein Vierteljahrhundert, und das ohne eine einzige Haftpflichtklage! Also Silberhochzeit mit der Praxis, was ich mit einer Frau nie erreicht habe und auch nicht mehr erreichen kann.
Im Dezember gab es noch eine größere Kryonik-Sitzung im „Espitas" an der Zwingli-Straße, wo wir auch einen Apotheker aus der Nähe von Leipzig begrüßen durften, der offenbar den Tod auch nicht leiden kann.
Dann erreichte mich die Nachricht, dass der Leiter des Heidenauer Tischtennisvereins Dieter Tauchert mit 66 Jahren (wenn das Leben anfängt nach einem bekannten Schlager) plötzlich einem großen Schlaganfall erlegen war. Ich kannte ihn persönlich von früher und hatte immer geglaubt, das Tischtennis schütze vor so etwas!
Silvester wurde wieder feuchtfröhlich in der Nachbarn-Kommune gefeiert, nicht weit vom „Gelben Haus".

2018

Fachliches aus der Praxis:
Eine Diabetikerin, seit 25 Jahren in unserer hausärztlichen Betreuung, ereilte mit 80 der typische plötzliche Herztod in der Kardiologie, ohne wesentliche Vorwarnungen.
Der Onkel einer jungen Patientin war mit 50 Jahren am Gallenkrebs gestorben, „es geht nicht der Reihe nach".
Bei der Bettlägerigen mit Halbseitenlähmung nach Hirnblutung schwoll der Hals seltsam an zum sogenannten „Cäsarenhals" und wir grübelten, woher diese obere Einflussstauung herkommen könnte. Eine junge Frau mit seltener Autoimmun-Hepatitis und bereits Leberzirrhose bekam nun eine „Panzytopenie", einen Mangel an allen Blutkörperchen.
Ein jüngerer Patient litt an Herzangst, ausgelöst durch den kürzlichen Herzinfarkt seines Kollegen, nach dem Prinzip „me too". So verlangten nach diesem Prinzip auch einige Patienten eine Krebsvorsorge, wenn sie einen Krebsfall in ihrer Umgebung erlebt hatten.
Bei einem langjährigen Diabetiker trat der sogenannte „Charcot-Fuß" auf, bei welchem der Fuß sichelförmig nach unten durchgedrückt ist und das normale Fußgewölbe (nach oben) verloren hat.
Dafür gibt es dann einen orthopädischen Schuh wie ein Klumpfuß, statt einer eleganten leichten Plastschiene, Geschmacklosigkeit ließ wieder einmal grüßen.
Ein Patient hatte seine Meningeom-OP (gutartiger Tumor der Hirnhäute) folgenlos bei Frau Prof. Schackert überstanden, mal eine gute Nachricht.

Ein junger Mann mit Nabelbruch wurde dem Dresdener Chirurgen Dr. Bruder überantwortet, der solche Hernien auch ambulant operierte. Bei unserem 80-jährigen Patienten Dieter B. mit Leberkrebs wurde der Tumor durch „Embolisation“ (Verschluss) der krebsernährenden Arterien bekämpft, ein nicht alltägliches Verfahren, er lebte trotzdem nicht mehr lange.
Ein junger Mann mit Insulindiabetes (Typ I) laborierte nach einem durchlebten ketoacidotischen Koma an seinem Intubationsschaden der Stimmbänder.
Bei einem 64-jährigen Patienten wurde ein (tödliches) Glioblastom festgestellt, seine Mutter hatte mit 62 dasselbe gehabt, ein Hinweis auf die Rolle der Genetik, die familiäre Tumorneigung.
Die akute, ausgeprägte Urtikaria einer jungen Frau wurde mit einer Fenistil- und Kortison (Dexa8)-Spritze iv. schnell beherrscht. Hierbei gilt es, dem allergischen Schock vorzubeugen.
Eine Hochdruck-Krise über 200 Torr syst. wurde mit 7 Nifedipin-Tropfen schnell behoben.
Meine kleine Chirurgie lief weiter.

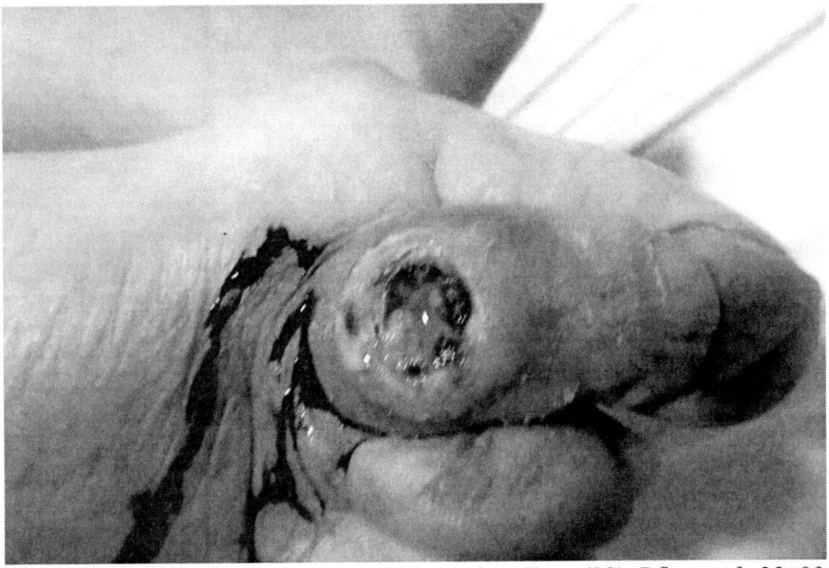

Druckgeschwür an der Hammerzehe einer alten Frau (92), Pflegestift, 22. 03 2018, vom Chirurgen als „amputationsreif“ bezeichnet. Die Amputation sollte stationär erfolgen. (!)

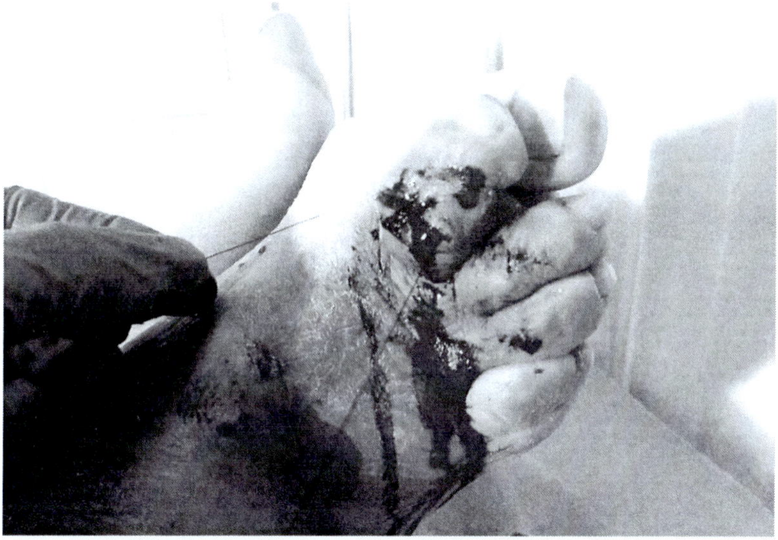

Lieber schnitt ich das Geschwür vor Ort heraus, lockere Situationsnaht

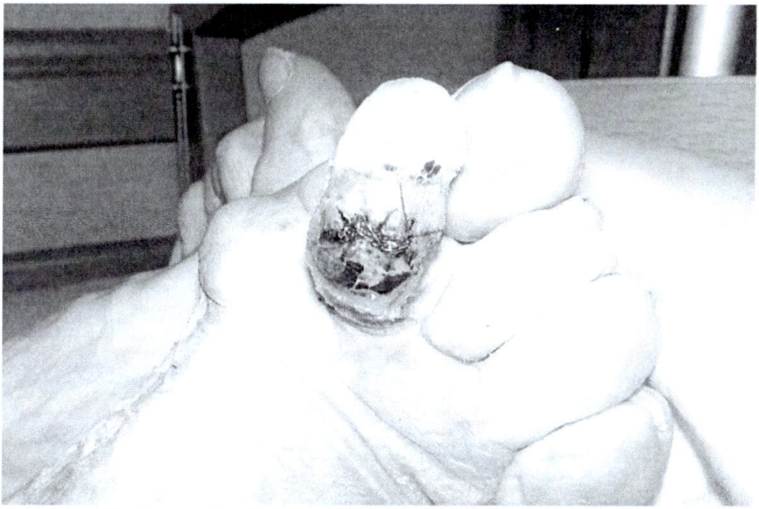

Nach einer Woche ist die Zehe reizlos geheilt und bleibt erst einmal dran!

Und: Der Krankenkasse viel erspart. Krankenhaus und -transport sind teuer. Davon mal abgesehen, eine Zehenamputation geht auch ambulant, in Oberst`scher Leitungsanästhesie.

Ein starker Raucher bekam mit 68 Jahren den gefürchteten Lungen (Bronchial-) Krebs, an dem er in absehbarer Zeit sterben sollte. Einen anderen Raucher ereilte mit 53 Jahren der dritte, diesmal tödliche Herzinfarkt zu unserem Entsetzen. Ein relativ junger Mann war im Nierenversagen und schon an der Dialyse, ihm wollte seine Frau eine Niere spenden, was später auch geschah. Unsere liebe und fleißige Stundenkraft Sylke sollte nun doch Metastasen von ihrem (fragwürdig operierten) Pankreas-Karzinom haben, ein grausiger Gedanke.

Hier noch etwas Hautchirurgie aus der Praxis:

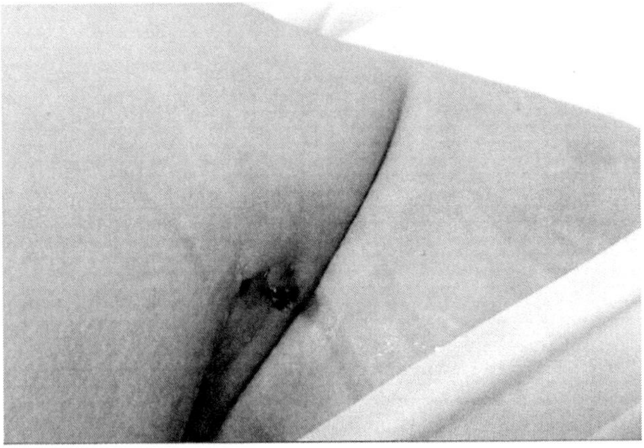

Eine seltsame Stielwarze am Hintern (Nates) einer älteren Frau mit endständiger (akraler) Nekrose, Praxis, 27. 05. 2018

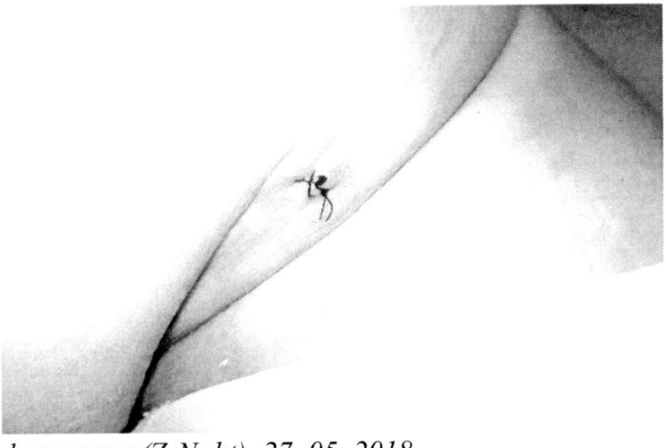

So sieht es besser aus (Z-Naht), 27. 05. 2018

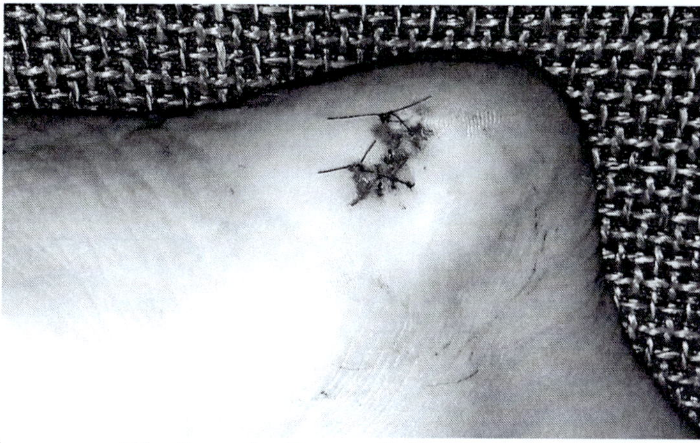

2 Hühneraugen (Clavi) von der Ferse auf einen Streich, auch mit Z-Naht, 21. 11. 2018

Und vieles mehr in der kleinen Chirurgie, handwerkliche Erholung von endlosem Schreibkram …

Im Juli verstarb der oben erwähnte „einsame Adler", Herr Siegfried S., mit 92,5 Jahren kurz nach einem stattgehabten Herzeingriff am Krankenhaus und ich verabschiedete mich von ihm nach langjähriger Betreuung im Hausbesuch mit dem letzten Dienst des Hausarztes, der Totenschau. Sein Sohn war dabei anwesend, der den Spruch auch kannte, und bemerkte: „Der Adler ist nun davongeflogen".
Ein 45-jähriger Deutschrusse erlitt einen Schlaganfall, ohne Diabetes oder Hypertonie, und hatte dann noch lange mit seiner Sprachstörung (Aphasie) zu kämpfen.
Unser Tischtennis-Fan Helmut Quast verstarb mit 66 Jahren in einem Hospiz, ein trauriger Verlust.
Auch Michael H. hat uns inzwischen verlassen. Der Krebs macht auch vor Sportlern nicht Halt. Helmut hatte eine COPD im Endstadium und es zuletzt nicht mehr bis zur Toilette geschafft. Da sein Tod doch etwas verfrüht erschien und er sich mit dem Hospizpersonal angelegt hatte, konnte ich den leisen Gedanken im Hinterkopf nicht loswerden, dass dieses per Morphium etwas nachgeholfen haben könnte, aber ich will hier nichts gesagt haben …
Ein Ehepaar verstarb innerhalb eines Monats aus etwas unklaren Gründen, sie mit 75, er mit 80 Jahren. Das Alter und eine erklärende schwere Krankheit hatten sie eigentlich nicht. „Es gibt mehr Ding im Himmel und auf Erden, als eure Schulweisheit sich träumen lässt" (Goethe).

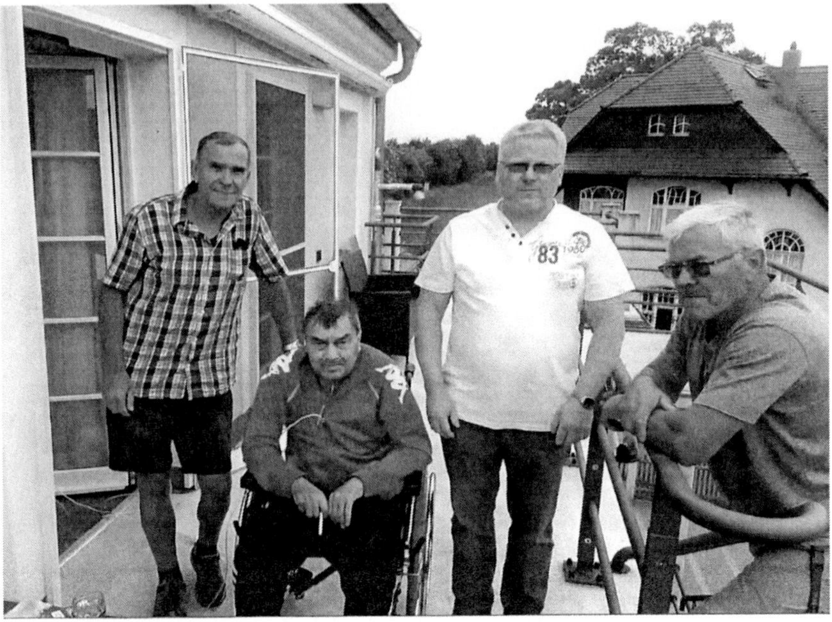

Im Gedenken an Helmut Q. (im Rollstuhl), im Hospiz, Juni 2018

Unserem Dialysepatienten Uwe H. war nach seiner Meinung bei der Dialyse „zu viel Wasser entzogen“ worden, was er an seinem Befinden merkte. Er war in den Jahren schon zum Fachmann auf diesem Gebiet geworden und hatte den eindrucksvollen „rachitischen Rosenkranz“, die Auftreibung des Rippenbogens durch Calzium-Verlust über die Nieren (renale Osteopenie). Er beklagte auch den Verlust vieler Dialyse-Leidensgefährten, die ein verkürztes Leben haben.

Einer jungen Nachbarin und Bekannten hatte ihre genauso junge und unerfahrene Hausärztin bei schwerer eitriger Streptokokken-Angina kein Penicillin verschrieben, diese hatte wohl eine Antibiotika-Phobie. Wir holten das schnell nach mit einer Cefuroxim-Serie, was die junge Frau vorm Ersticken bewahrte sowie vor den Folgeschäden der Angina wie Rheuma, Herzentzündung oder Nierenschaden. Vor den heutigen jungen Kollegen kann einem doch gelegentlich angst und bange werden. Dieselbe junge Kollegin verschrieb nichts bei schwerem Brechdurchfall mit der laienhaften Begründung „alles Schlechte muss raus“. Sie hat vielleicht noch nicht die Folgen einer schweren Exsikkose (Austrocknung) gesehen!

Eine ältere Frau (84) wurde nach dem Tod ihres Mannes zunehmend dement und fand bekannte Einrichtungen in Heidenau nicht mehr. Einsamkeit

verdummt, denn der Geist ist an die Sprache gebunden.
Ein junger männlicher Patient war seelisch beeinträchtigt, er hatte an der Eisenbahn den abgetrennten Kopf eines Selbstmörders am Bahndamm kullern sehen, ein grausiges Erlebnis.
Ein paranoider Patient war überzeugt, von bösen Nachbarn „bestrahlt" zu werden sowie in unserer Praxis von Mikrofonen abgehört, wovon wir allerdings nichts wussten.
Einen Schützenbruder vom HSB ereilte die Diagnose Pankreaskrebs, sehr traurig, wir kennen die schlechte Prognose dieser Erkrankung.
Nach einer Fettschürzen-Resektion am Krankenhaus mit riesiger Quernarbe am Unterbauch entwickelte sich durch Narbenkontraktur eine Schnürfurche wie ein zu enger Gürtel, was später korrigiert werden musste. So etwas engt ja auch die Bauchaorta ein, was dem Aneurysma Vorschub leistet.
Ein Patient war im Krankenhaus 4-mal am Schlüsselbein vergeblich operiert (kam mir bekannt vor) und wurde mit einer Lungenentzündung entlassen, die wir mit iv. Spritzen heilten.
Bei dem Schub (Verschlechterung) einer M. S. (multiple Sklerose) bei einer mittelalten Frau setzten wir wieder einmal Dexa und dann eine Serie von Calzium-EAP intravenös ein, was wie gewohnt zur Besserung führte.
Im November kam ein Patient, dessen Diagnose Prostatakrebs eindeutig vom Urologen verschleppt worden war, denn schon im Juni hatte er ein hohes PSA gehabt, den sicheren Marker für diesen Krebs. Wie dieser Fall ausging, ist mir heute unbekannt, da ich die Praxistätigkeit Mitte 2019 beendete.
Auch ein neuer Blasenkrebs bei einem Raucher tauchte auf, der bei Urologen und Onkologen in Behandlung ging.
Neben diesen ausgewählten Fällen erschien das übliche Krankheitsspektrum in der Praxis:
Anämie zur Abklärung, Konjunktivitis, Angina colli, Otitis, Genitalherpes, Beinödeme unter Amlodipin, Sinusitis ethmoidalis (Siebbeinzellen-Entzündung, nur im CCT zu sehen), Tinnitus (Ohrensausen oder -singen), Wadenkrämpfe, kann auch von Durchblutungsstörung sein, Wirbelsäulenprobleme von HWS bis LWS, es gibt auch Bandscheibenvorfall in der Halswirbelsäule, Atemwegsinfekte, Bronchitis, Grippe, Pneumonie, Psoriasis, Gastritis bis Magengeschwür, Diabetischer Fuß, mit Lokalspritze Cefuroxim und oral Clindamycin behandelt, meist mit Erfolg, ein Schlägle (little stroke) mit guter Erholung, Vaginal-Pilz (Candida), mit inimur Myko therapiert, unklarer Schwindel, Allergien, Tremor, Ischiasneuralgie, Arthrosen, unklare Ataxie (Bewegungsunsicherheit), Psychosen, Depressionen, Demenz, Gichtanfälle, mit Dexa 8 und Ambene im.-Spritze meist schnell beherrscht, Lungenstauung (bei Linksherzschwäche), Furo- und Strophanthin-Spritzen bewährt, Intertrigo (Hautentzündung, wo Haut auf Haut liegt), BPH (gutartige Prostata-

Vergrößerung), mit Tamsulosin oder Duodart behandelt, Abwimmeln von Morphin-Anhängern, die gern Fentanyl, Tilidin, Tramadol u. ä. haben wollten, Migräne, Haar-ausfall, Borreliose, Harnwegsinfekte, Harninkontinenz, Calcaneodynie (Fersenschmerz), Leistenbruch-Rückfall nach Operation-Retoure ad Chirurgie, Mund-Herpes, mit Aciclovir behandelt, Sehstörungen, Schilddrüsenstörungen und vieles mehr …
Die kleine Chirurgie wurde für dieses Jahr schon erwähnt, natürlich gab es wieder Atherom-, Fibrom- und Naevus-Entfernungen, Abszessinzisionen, Inzision einer Hämorrhoidalthrombose mit Herausdrücken des Gerinnsels, Ausschneiden einer Waden-Nekrose nach Hundebiss und Ähnliches.

2018 außerhalb der Praxis:
Auch im familiären Umfeld schlugen die Krankheiten zu. Die 4-jährige Enkelin von Martina Emely hatte eine Art Schlaganfall mit Lähmung, für uns entsetzlich, erholte sich aber fast völlig davon und bekommt seither Blutverdünnung. Der Bruder Ramonas (Frank) ging zur Beinarterien-OP, hatte die starke Arteriosklerose des Vaters geerbt, der daran mit 57 Jahren gestorben war. Mario, der Schwiegersohn von Martina, erlitt eine Schulterluxation (Ausrenkung) und musste eine Weile den fragwürdigen Gilchrist-Verband tragen, bei dem man wegen drohender Schulter-Versteifung aufpassen muss. In diesem Fall ging es gut. Auf dem Gebiet der Kryonik machten wir wieder ein paar kleine Versuche, so mit Trockeneis und Mikroskopieren am Schweinsgehirn mit verschiedenen Frostschutzmitteln.

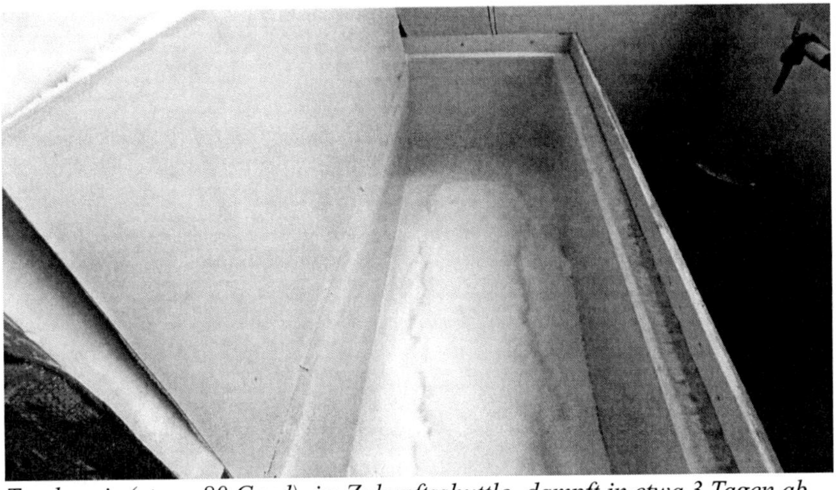

Trockeneis (etwa -80 Grad), im Zukunftsshuttle, dampft in etwa 3 Tagen ab, Januar 2018

Manchmal schweifte mein philosophisch veranlagter Geist zu alten Fragen ab, so hatte ich schon in der Abiturklasse die „Relativitätstheorie“ von Einstein nicht akzeptiert. Nun lernte ich einen Physiklehrer (Patient) kennen, der interessanterweise genauso wie ich dachte. Es kann nicht die Lösung sein, eine endliche (Licht)Geschwindigkeit zum Götzen zu erheben. Jede Geschwindigkeit kann nur in Bezug auf ein anderes Objekt angegeben werden, also relativ. Dass eine Geschwindigkeit in Bezug auf alle bewegten Objekte gleich sein soll, ist für einen beschränkten Geist wie meinem unvorstellbar, genauso wie die daraus gefolgerte Längen- und Zeitdehnung bzw. -Verkürzung. Die „Relativitätstheorie“ erscheint mir damit eher wie eine Absolutheitstheorie.
Auch eine „Raumkrümmung“ kann sich ein normaler Geist kaum vorstellen, da der Raum ja schon dreidimensional ist, genauso wenig wie die postulierte „Raumzeit“.
Noch glauben die meisten Wissenschaftler daran, aber die Zeit eines Umdenkens könnte kommen.
Die Lärmbelästigung durch die Nachbarn in der Privatwohnung ging übrigens auch dieses Jahr weiter, gemildert durch unsere Lärmdämmung. Sie hörte erst Mitte 2019 weitgehend auf, als ich in die Rente ging, welch ein seltsamer Zufall.
Mein 65. Geburtstag am 09. 01. 18 wurde am 13. 01. im Joe`s nachgefeiert, zu welcher Lokalität wir schon eine fast familiäre Beziehung hatten. Wegen des symbolischen Alters (früher war es der Renten-Beginn) wurde er etwas größer aufgezogen.

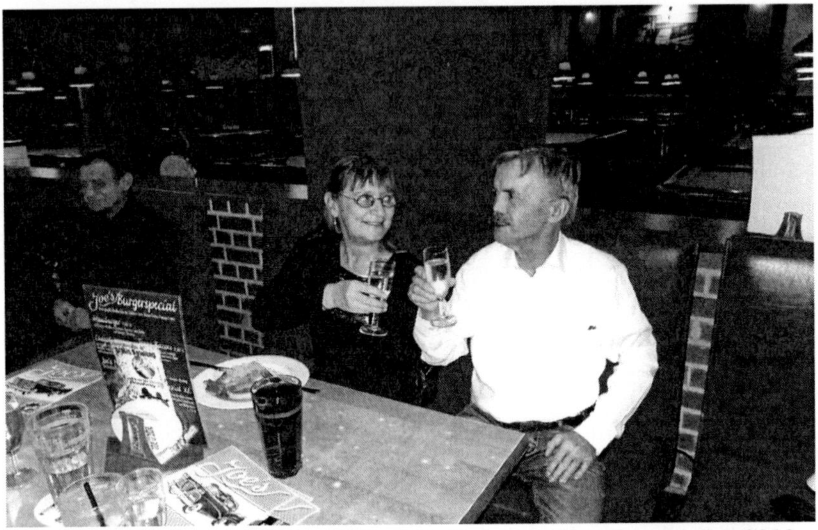

Mein 65. Geburtstag im Joe`s, Mügelner Strasse in Dresden, 13. 01. 2018

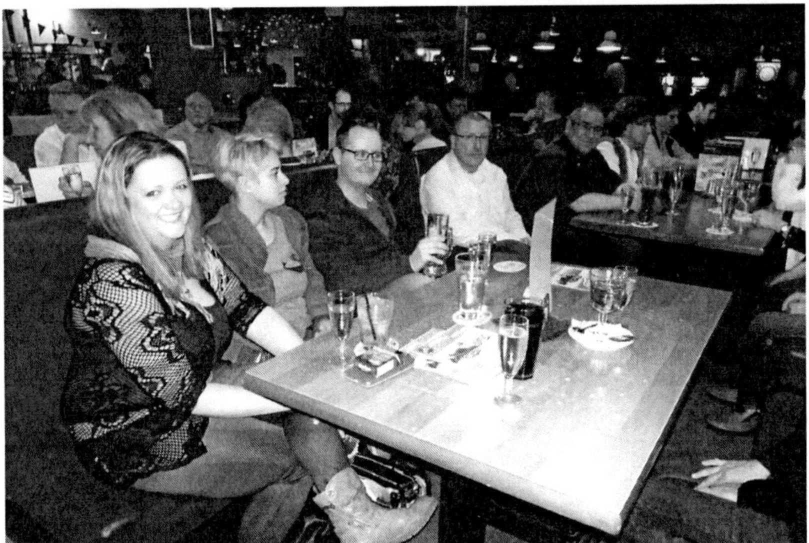

Praxispersonal mit Anhang auf meinem 65. Geburtstag im „Joe`s“

Die Freizeit wurde weiterhin bereichert durch Wolframs 64. Geburtstag im Gelben Haus, Besuche im Barococo am Altmarkt, Skat im Stadtcafé, im Fernsehen durch die unvergleichliche Komikerin Anke Engelke.
Chefarzt Dr. Naupert von Bischofswerda hatte sich zur Implantation meiner Schlüsselbein-Gelenkprothese durchgerungen. Als es ernst wurde, hatten wir die alte Version des Prof. Tillmann von vor etwa 40 Jahren technisch verändert, wobei sich die Firma Link sehr zutunlich zeigte und unseren Anregungen weitgehend folgte. Insbesondere wurde der Längsschub vergrößert, indem Kugelgelenk und Längsgeschiebe getrennt wurden, um der Längsbewegung des Schlüsselbeins bis zu 10 mm Rechnung zu tragen. Nun lagen keinerlei Zug- oder Scherkräfte mehr an, das musste einfach klappen (was logisch ist…). Der Stift im Brustbein wurde als Knochenschraube ausgelegt.
Die Operation am 01. März 2018 durch CA Naupert dauerte 2 Stunden, dann hatte ich als erster Mensch diese Weltneuheit im Körper. Es war ja mein ausdrücklicher Wunsch, als Versuchskarnickel zu dienen. In Abwandlung der alten Methode zog Chef Naupert einen Lappen aus dem großen Brustmuskel (M. pectoralis major) als Polster über die Prothese statt einen Streifen aus dem Kopfwender (M. sternocleidomastoideus). Ein Fotograf der Firma W. Link war dabei und machte eindrucksvolle, blutreiche Bilder von der einmaligen Operation. Das Kugelgelenk wird erst in der OP per Überwurfmutter vereinigt, und diese gegen Lockerung „gekontert“.

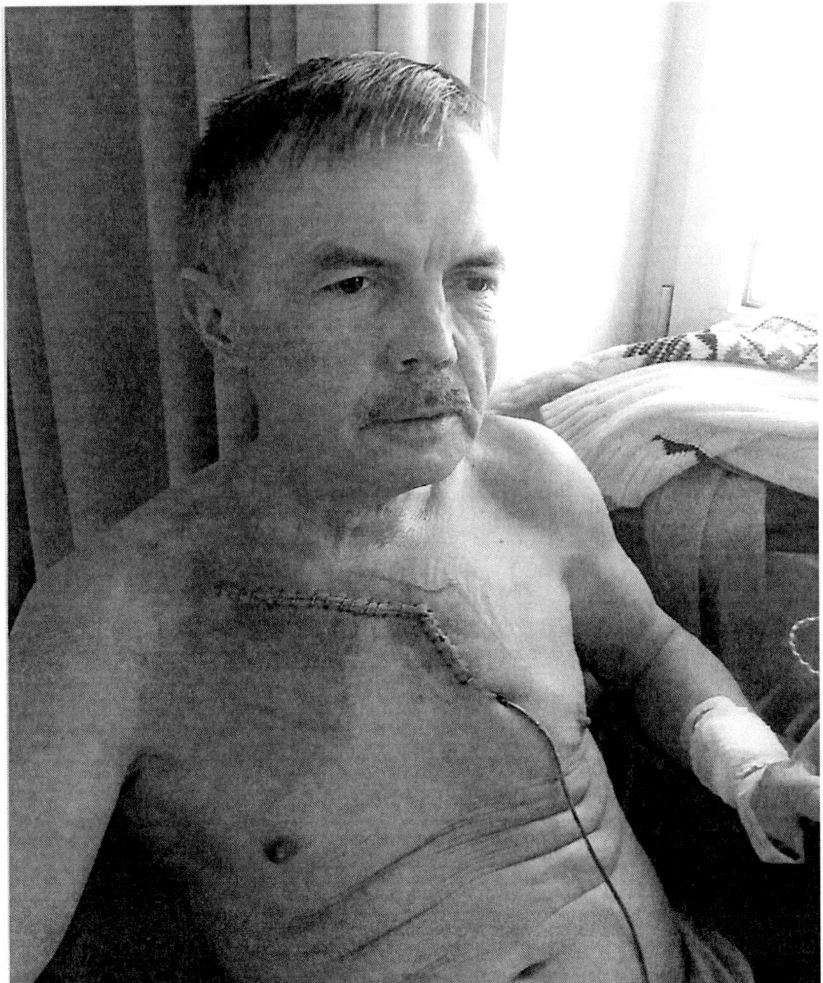

Nach der 4. Schlüsselbein-Operation, Implantation der neuartigen Gelenkprothese, Bischofswerda, den 02. 03. 2018

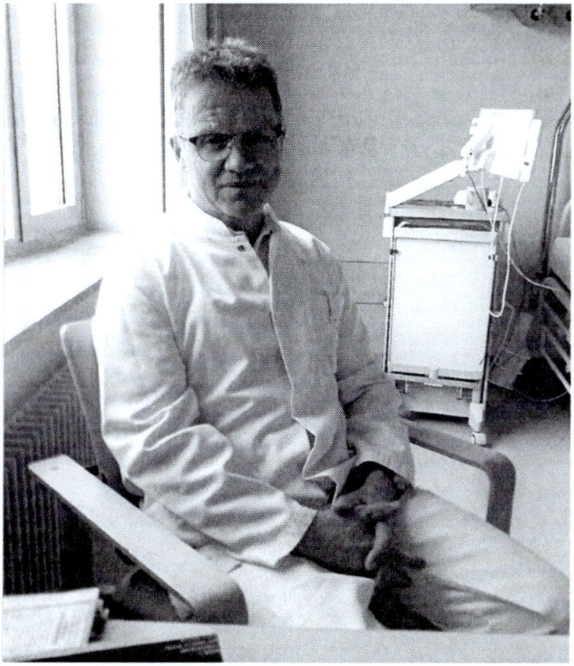

Chefarzt Dr. Marc Naupert 02. 03. 2018, mutiger Genius der Traumatologie

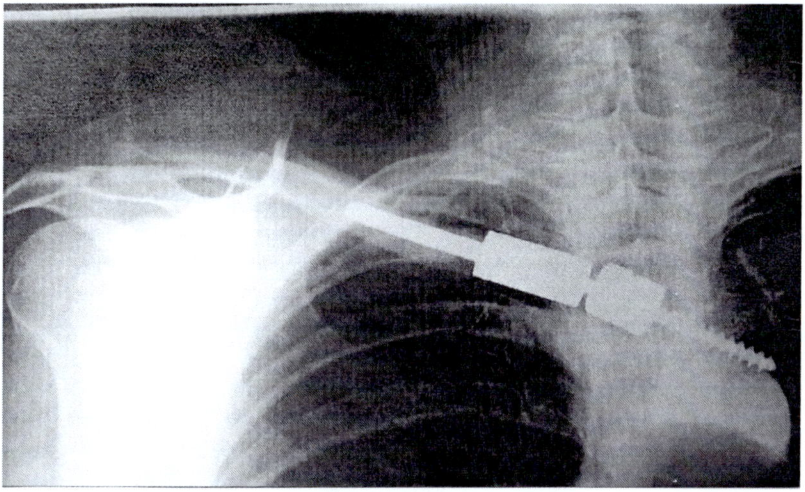

Die neue Gelenkprothese, von links: Stift im Schlüsselbein-Stumpf, Längsgeschiebe, Kugelgelenk mit Überwurfmutter, Schraube im Brustbein

Am 2. Tag wurde der (an diesem Haus nicht vergessene) Redondrain gezogen, die Wunde heilte primär (ohne Entzündung wie in Pirna), am 6. Tag fuhr ich mit dem eigenen Auto nach Hause, Gelenkprothesen sind sofort belastungsstabil und brauchen keine Ruhigstellung. Eine kleine Besonderheit sei noch erwähnt: Die Operation war am 01. März am Vormittag und ich wachte erst einen ganzen Tag später, am 02. 03. wieder auf.

Die Narkose wird an diesem Haus ganz schonend mit Tabletten eingeleitet (und verlängert), vermutlich mit Dormicum. Das Krankenhaus Schiebock, wie Bischofswerda im Volksmund genannt wird, schuldet mir also noch ein verschlafenes Abendbrot und Frühstück! Das war ein Scherz (lach). Diese Maßnahme diente wohl als Mittel gegen meine bekannte Rauchsucht. Sobald wieder wach, ging es sofort bei märzlichen Minusgraden in den Hof zur Zigarette wegen hochgradigem Nikotinmangel!

Die Betreuung an diesem kleinen Haus in der Oberlausitz war übrigens herzlich, familiär und achtungsvoll, während man an großen Häusern nur eine Art Nummer ist.

Die Unkenrufe der zahlreichen Ablehner und Ignoranten der neuartigen Gelenkprothese waren nunmehr widerlegt. Der Schulterabstand stimmte wieder, auf den Zentimeter genau.

In Heidenau feierten wir mit den Freunden ein lustiges „Schlüsselbeinfest", am 12. März gab es bei dem unvergleichlichen Chef Naupert die Nachuntersuchung mit einem kleinen Dankeschön meinerseits. Mit voll beweglicher und belastbarer Schulter stand ich am 12. Tag nach der Operation wieder in der Praxis „auf der Matte". Tischtennis durfte ich laut Chefarzt nach 3 Monaten wieder volle Leistung spielen. Die Prothese wird dadurch überdurchschnittlich belastet (Rechtshänder), das ist meinem Starrsinn geschuldet, der keine Einschränkung akzeptieren will.

Im März starb der eindrucksvolle, berühmte Physiker Stephen Hawking trotz seiner „ALS" mit 76 Jahren, dessen Bücher ich aus Zeitmangel noch nie ganz lesen konnte.

Meiner Macke, mit Anti-Emphysem-Gurt zu schlafen, wurde weiter gefrönt. Er soll der fortschreitenden Aufblähung der Raucherlunge entgegenwirken.

Im März besuchten wir mit Ramona das Kabarett „Die Herkuleskeule".

Der alte Bekannte Gerhard Kraut aus dem Freundeskreis der Ulbrichts starb mit 64 Jahren. Als „Grippe" eingewiesen, stellte sich dann eine Leukämie als Todesursache heraus. In Großsedlitz bei der Fiedler-Oma wurde der junge Schäferhund „Asta" begrüßt, der einem Teddy ähnelte, und den letzten Kaninchen nachgeweint, die an einer unklaren Seuche verblichen waren.

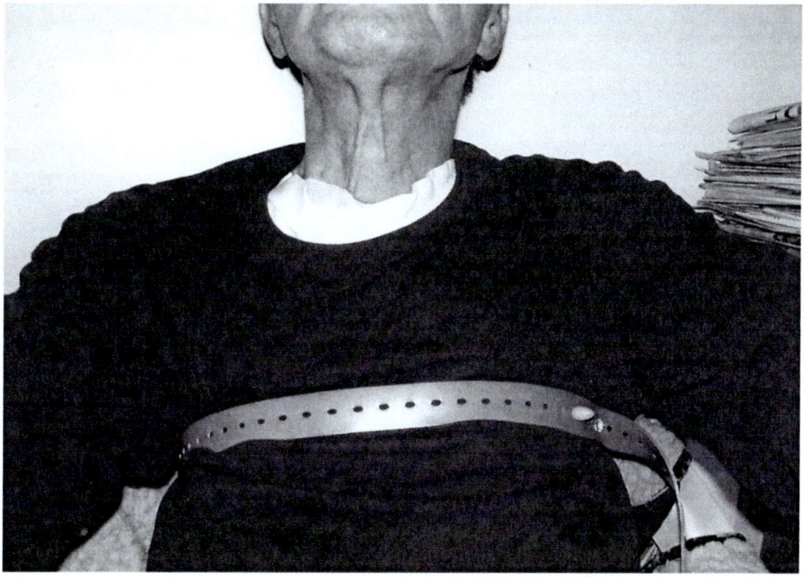

Anti-Emphysem-Gurt nach Dr. B. drückt den Brustkorb zusammen, Heidenau, März 2018

Der Osterhase kam am 2. April zur Dresdner Familie, Sohn Hansi und seine werdende Neurologin Conny waren leibhaftig da, was immer seltener wurde, da die heutige Jugend ihre Eltern immer mehr vergisst. Patenkind Anett wurde zu ihrem 35. Geburtstag auf dem Lande besucht. Dabei wurden die Galloway-Rinder ihres Vaters Harald wieder gebührend bewundert.
Martinas 65. Geburtstag fand wieder im „Espitas“ statt, der mexikanisch angehauchten Gaststätte an der Zwingli-Straße.

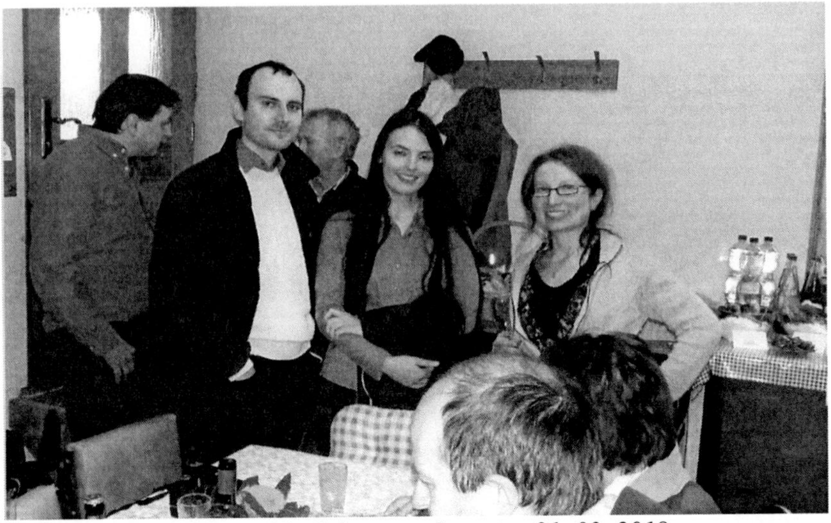

Anett (rechts) auf ihrem 35. Geburtstag Lomnitz, 31. 03. 2018

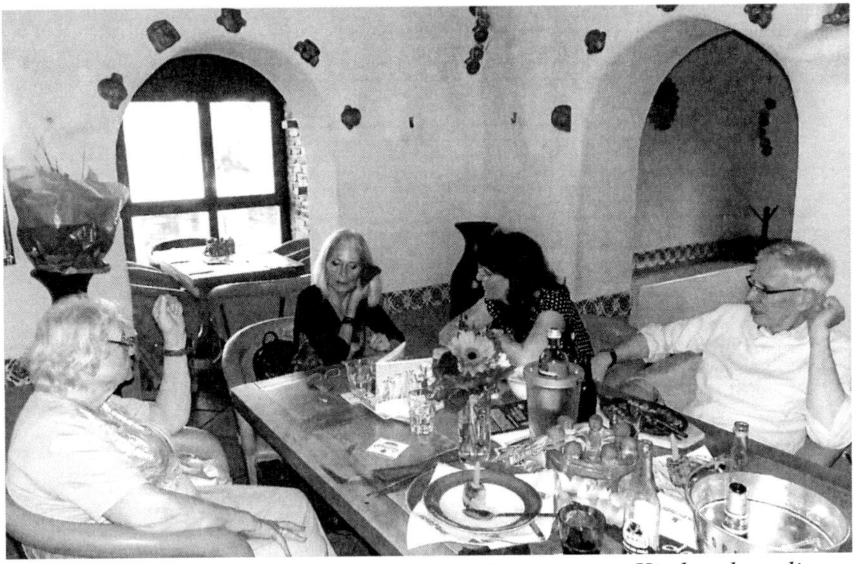

Auf Martinas (2. von links) 65. Geburtstag, Mutter meiner Kinder, ehemalige Chirurgie-Schwester, derzeit liebevolle Katzen-Pflegerin

Unsere üblichen Anlaufstellen wie die Münzgasse, die Reichskrone, das Fährhaus an der Elbwiese usw. wurden weiter frequentiert. Im Fernsehen faszinierte die Wiederholung von „Little big man“ mit dem überragenden Dustin Hoffmann, dem besten mir bekannten Indianerfilm.
Irgendwie waren viele meiner Rest-Bleiplatten verschwunden, so erfolgte der Aufbau eines neuen Blei-Schlafkastens in abgespeckter Form nur für das Kopfende. Etwa ein Jahrzehnt hatte ich ohne Blei-Abschirmung geschlafen, aus Zeitmangel und Trägheit.
Der alte Schützenverein wurde gekündigt trotz der dort herrschenden guten Geselligkeit, weil mir die Fahrerei am Sonntag auf den Schießstand in Langenhennersdorf zu viel wurde. Nun war ich nur noch im HSB von Herrn Bindig mit Schießstand vor Ort in Heidenau. Dadurch verloren sich viele Bekanntschaften, wobei man sieht, was Sport-Kameradschaft so wert ist.
Tischtennis-Freund Matthias G. feierte seinen denkwürdigen 60. Geburtstag im Hultzsch-Heim in Pirna-Jessen in der Sporthalle.
Bei Oma Melzer lief meine Strophanthin-Serie iv., sie ist jetzt, da ich diese Zeilen schreibe, 91 Jahre alt bei voller geistiger Frische. Nun gut, das schaffen andere auch, ohne Strophanthin.

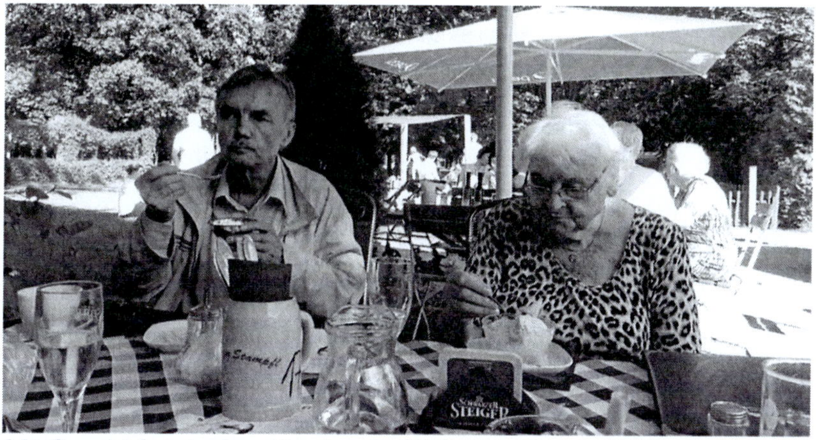

Mit Oma Melzer in der „Torwirtschaft“ Großer Garten, 20. Mai 2018

Es ging auf die Rente zu, ja wirklich, und ich schrieb an einem Praxis-Übergabe-Vertrag. Wir besuchten das junge Arztehepaar Siegmund in ihrem Anwesen in Zschieren (nahe unserer Kiesgrube). Sie hatten 3 niedliche Kinder, daneben auch Hühner und Kaninchen, ein großes Haus mit großem Garten. Zur Nachfolge in meiner Praxis kam es dennoch nicht trotz bescheidenen Kaufpreises (Arztpraxen werden verkauft), sie zogen die Neugründung vor und büßten damit viel Geld ein, denn mit meinen 2-3000 Patienten hätten sie einen ganz anderen Start gehabt. Die meisten jungen Kollegen mit Interesse für meine Praxis hatten übrigens schon Haus und Garten, waren also de facto schon wohlhabend. Mit unserem Start vor 26 Jahren war das kein Vergleich.

Aus der Wissenschaft kam die Nachricht von der Wiederbelebung eines Schweinegehirns 4 Stunden nach dessen Entnahme, durch das EEG nachgewiesen (elektrische Aktivität), was natürlich Wasser auf die Mühle der Kryoniker war und als Beweis für die Logik unserer Theorie dienen konnte.
Sohn Hansi hatte eine Mittelhandfraktur und war 2-mal daran operiert, weil einmal nicht reicht.
Der Schützenbruder Lutz H., dazu langjähriger Freund, starb mit 67 Jahren im Pflegeheim Gottleuba als Opfer seines schweren Diabetes und des King Alcohol. Es war traurig. Er war schon lange nicht mehr bei uns Patient gewesen.
Freund Peter arbeitet an einem „Reinigungstrunk“ gegen Krebs, er hatte einen Hang zur Naturheilkunde und ist ein kluger Mann. Der Trunk konnte langfristig keinen Krebspatienten/in retten, wobei ihn aber auch keine/r korrekt eingenommen hatte.
Zum Herrentag waren wir mit Karsten und seiner polnischen Freundin zünftig auf dem Schießstand.
Die Kinder Lydia und Frank waren gerade auf Madeira. Wie die heutige Jugend so herumkommt.
Das Mittelalterfest in Weesenstein wurde zu einem kleinen Kryo-Treff der örtlichen Gruppe und war auch sonst romantisch.
Geburtstage von Freunden wurden begangen, der Große Garten in Dresden mit der Familie weiter besucht, am 30. Mai ging es zum Anbaden an die Kiesgrube Zschieren.
Der unsägliche Bürokratenverein „Europäische Union“ überzog uns mit einer neuen, sinnlosen Maßnahme namens „Datenschutz“. Alle Firmen, Banken, Apotheken usw. schickten uns ellenlange Erklärungen zu, ganze Stapel, die Patienten mussten unterschreiben, dass wir ihre Befunde lesen durften (!) und anderer Blödsinn, auf Deutschland gerechnet unendliche Tonnen an Papier, also Vergehen am Umweltschutz. Diese sinnlose Maßnahme der EU kostete auch viel Geld wie immer und besserte nichts, auch nicht am „Datenschutz“. Die Konten waren weiter „gläsern“, die Handys wurden weiter geortet, die PCs weiter „gehackt“ usw. Die „Vorratsdatenspeicherung“ gibt es wohl trotzdem noch. Also alles Unsinn vom Feinsten, wie gewohnt! Die ärztliche Schweigepflicht gegenüber Dritten hatten wir ja schon immer.
Einen flachen Riss in meiner Vorhaut nähte ich selbst mit feinem Faden 4 x

0, man kommt ja mit beiden Händen an sein „bestes Stück“ heran. Da war wohl irgendjemand zu aktiv gewesen. Das erinnerte mich an die Frenulum-Risse (Halteband der Vorhaut), die in der Chirurgie gelegentlich mal genäht werden mussten.
Im Dienst besuchte ich einen Fremdpatienten mit Glioblastom im Endstadium (schon bettlägerig) trotz gehabter, ach so hochgelobter Protonenbestrahlung an der Uniklinik Dresden. Dieser Tumor ist immer noch zu 100 % tödlich.
Tochter Lydia reiste zu einem Chemie-Vortrag nach Kanada mit 17 Stunden Flug. (Wie die heutige Jugend so in der Welt herumkommt.)

Am 17. Juni ging es für eine Woche nach Ägypten in das Hotel Serenity Makadi Beach, ein sehr schönes Urlauber-Reservat. Da gab es Karaoke, „Animation“ und Bars am Swimming Pool. Wir fuhren immer noch gern nach Süden, wo im Gegensatz zu Deutschland Verlass auf die „Erderwärmung“ war. Diese ist zweifelsohne vorhanden, aber nicht immer nach Bedarf verteilt.
Die Frau meines alten Freundes Jochen, Frau Gerlinde Schwerdtner, war nun auch mit 78 Jahren gestorben, sie hatte sich mit einem neuen Altersfreund getröstet und war weggezogen. Ich sehe auch sie noch live vor meinem geistigen Auge, wir waren ja auch privat bekannt. Aber das Leben rast weiter (für die Lebenden), solche Dinge werden mit der Zeit verdrängt und müssen es auch.
Im Sinne der Kryo-Forschung sezierten wir mit einem Fachmann 2 Schweineköpfe und fanden in den Fettmassen keine Halsschlagader, ein unerklärliches Phänomen. Dafür gab es Mengen an Wellfleisch.
Am 7. Juli durften wir die ergreifende Landhochzeit meines Patenkindes Anett im Landschloss Hermsdorf miterleben, mit den klassischen Bestandteilen Anfahrt mit Pferdekutsche, Zersägen eines Baumstammes durch das junge Paar, die Braut über die Schwelle tragen, Blumenstreukinder … Ein Traumerlebnis.

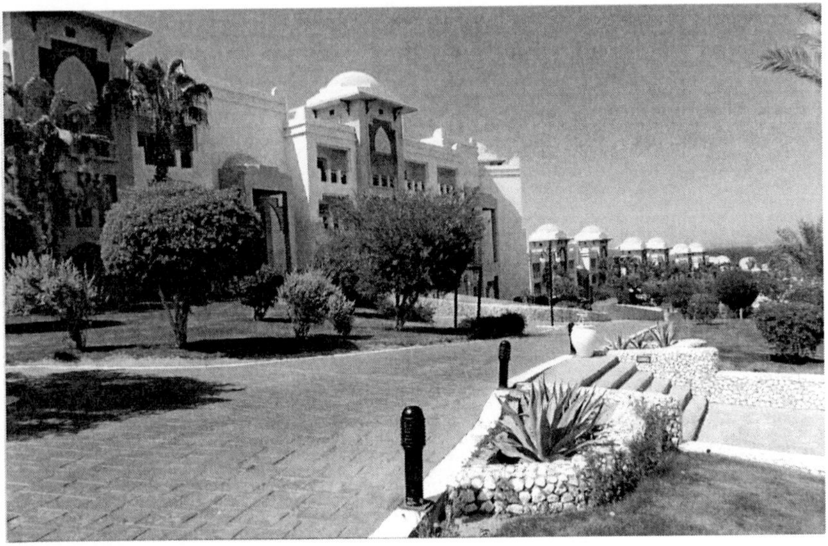

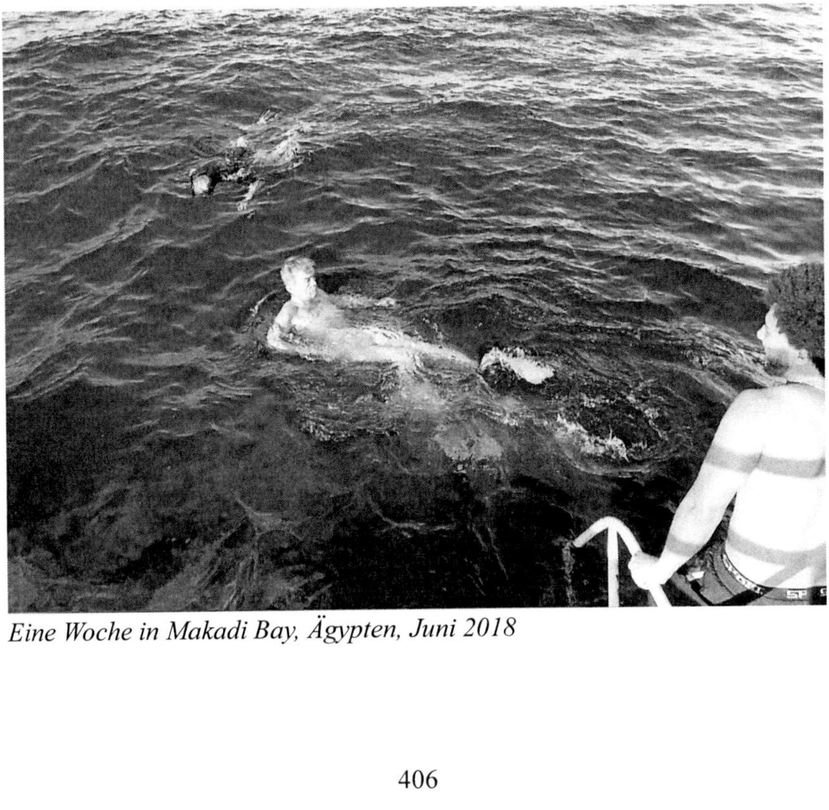

Eine Woche in Makadi Bay, Ägypten, Juni 2018

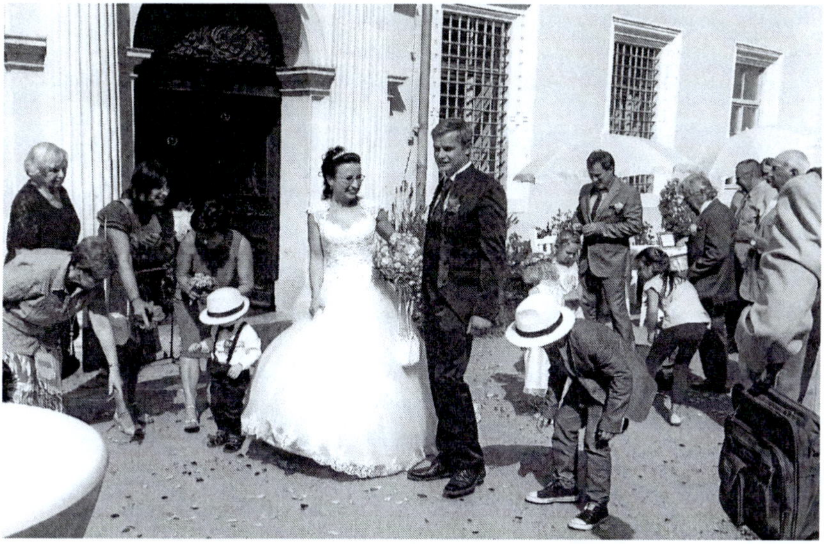

Eine Traumhochzeit - Patenkind Anett und Silvio, Schloss Hermsdorf, 07. 07. 2018

Meine Katze „Miezi“ bei Martina wurde nun todkrank, schwankte beim Gehen und fiel öfter um und dann ins Koma. Wir waren noch an einem Sonntag in der Tierklinik Fischhausstraße.
Der Tierarzt fand mit Ultraschall und Labor die Ursache nicht, kassierte über 200,- Euro und bot die Euthanasie an. Das lehnten wir ab, ich spritzte der Katze noch Heparin und Dexa, sie stand noch einmal auf mit taumelndem Gang (hätten wir mal so weiter gemacht) und verstarb erst 2 Wochen nach dem Euthanasie-Angebot (Jeder Tag Leben zählt).

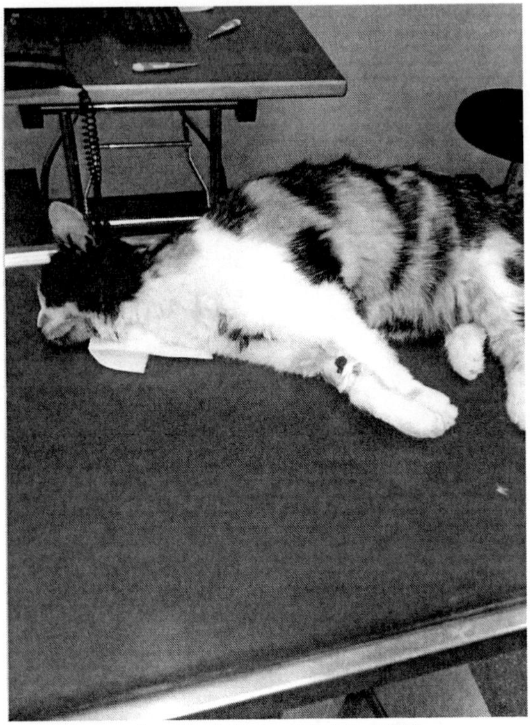

Meine Miezi im Koma in der Tierklinik, 08. 07. 2018

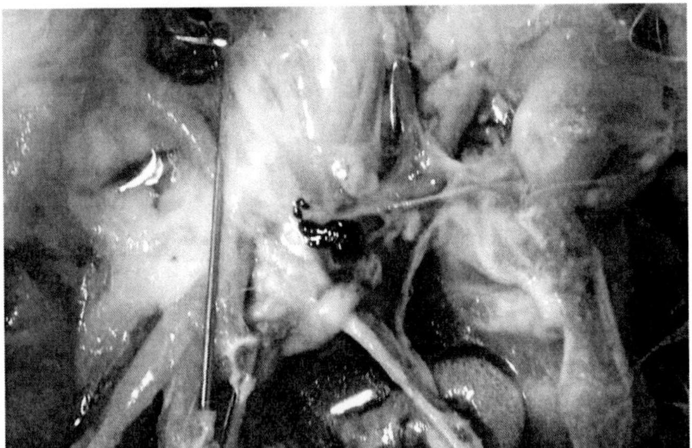

Todesursache-ein Gerinnsel in der Halsvene, Sektion am 24. 07. 2018

Miezi wurde kryonisch versorgt und wenn der Allmächtige will, sehen wir uns eines Tages wieder.
Das Gerinnsel in ihrer Halsvene erklärte die Beschwerden wie taumelnder Gang und Stürze durch intermittierende Durchblutungsstörung im Gehirn (Störung des Abflusses), der übliche arterielle Schlaganfall wäre anders verlaufen.
Ich schrieb noch die Leichenrede, eine Laudatio auf ihren wunderbaren Raubtier-Charakter, und am 28. Juli fand die Leichenfeier mit 12 Personen statt. Welche Katze hatte jemals eine solche Würdigung.
Im August 2018 war es schwül und die Ventilatoren fast ausverkauft, wir freuten uns über die 2 letzten kleinen, die noch zu bekommen waren.
Unsere Stundenkraft Sylke musste nun wegen Krankheit kündigen, nachdem sie eisern durchgehalten hatte, und Heike Besser wurde wieder eingestellt.
Ramona litt an ihrer COPD mit gelegentlichem Stickhusten und sichtbarem Muskelabbau (pulmonale Kachexie). Das Rauchen konnte sie dennoch nicht lassen, was ich als süchtiger Nikotinist leider nachvollziehen konnte.
Der Vater meiner Schwiegertochter in spe Conny, werdende Neurologin an der Uniklinik Dresden, war als Allgemeinarzt in Meißen noch aktiv und starb plötzlich und unerwartet mit 69 Jahren (PD Dr. Hans-Jörg Weber). Es war grausig. Zur Schwiegertochter kam es übrigens leider nicht, die jungen Leute trennten sich Jahre später. Wie das Leben eben so spielt.
Am 04. September 2018 kontrollierte Chefarzt Naupert meine Sternoklavikularprothese rechts, die Weltneuheit und ein Meisterwerk von ihm. Diese hatte die Firma W. Link mit 6 TE in Rechnung gestellt, wogegen sich meine Privatkasse lange sträubte. Nur über eine Beschwerde bei der „BaFin", der Aufsichtsbehörde der Privatkassen, war sie zur Zahlung zu bewegen, dann aber mit inständiger Entschuldigung.
Der Ärztetreff mit den jungen Kollegen fand jetzt in der „Reichskrone" statt, die romantischen, unvergesslichen Treffen auf dem Gut Gamig bei Dohna waren vorbei.
Das genannte junge Arztehepaar war ja als Praxis-Nachfolge abgesprungen, und wir suchten daher wieder eine/n Nachfolger/in.
Im Autohaus wurde ein neuer, gebrauchter Golf GTI 7 geordert, der bis heute mein treuer Gefährte ist. Er hat 220 PS, bringt diese aber nicht so auf die Straße wie der GTI 6 wegen seiner größeren Masse.
Als Warnsystem trug ich nun die „Cares Watch" am Handgelenk statt meiner Basteleien, eigentlich ein kleines Handy, das den Ausfall von Puls oder Bewegung an andere meldet, dank des PC-Experten unserer Kryo-Gruppe.
Im August gönnten wir uns eine Woche Urlaub auf Gran Canaria, Playa del Ingles.

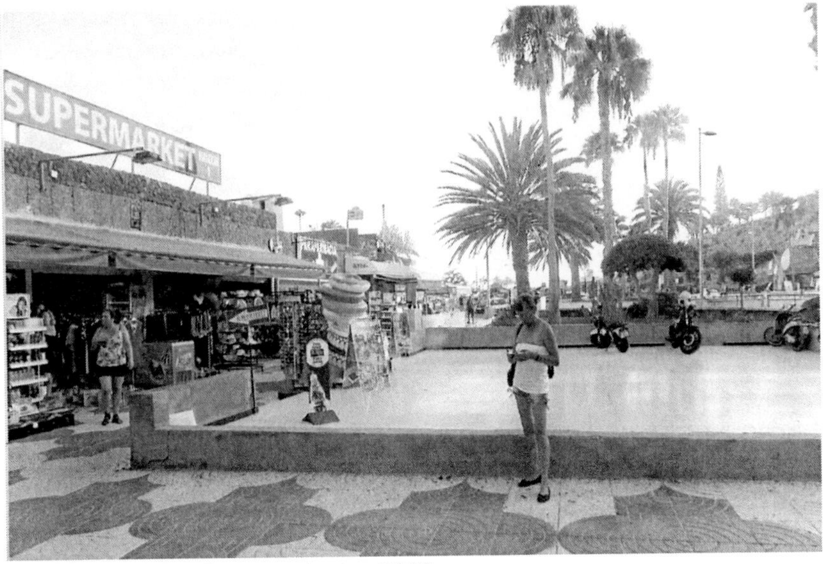

Urlaub auf Gran Canaria, August 2018

Unsere unsägliche Vermieter-Firma WVH schaffte es nicht, unseren wellig gewordenen Praxisgang (Holzdielen) ordentlich zu sanieren und hatte Glück, dass kein gebrechlicher Patient dort stürzte, sonst wäre es vielleicht teuer geworden.
Tochter Lydia erschien leibhaftig in meiner Wohnung zur Einweisung als „Vorsorgebevollmächtigte", ein seltenes Ereignis.

Sohn Johannes gab endlich in dieser Zeit die Mitgliedschaft in der dubiösen arabischen Rap-Band „KMN-Gang" auf und arbeitete als freischaffender Tontechniker weiter.
Der Freund unserer Tischtennis-Kameradin (die „Frauenquote" bei den „Alten Herren") Petra war mit 65 Jahren an Pankreaskrebs gestorben, was uns in den Trainingspausen zu tiefgreifenden Gesprächen über Leben und Tod veranlasste. Sie hatte das ganze Elend miterlebt.
Geburtstage und gesellige Trinkabende bei den Nachbarn gingen weiter, unsere Vollkraft, Praxisschwester Kerstin, feierte ihren 32. im nasskalten Garten.

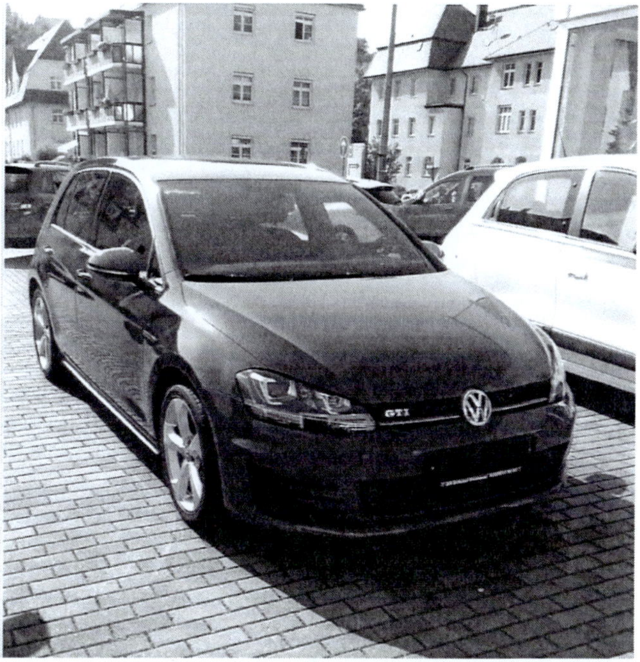

Mein neuer Kamerad mit 220 PS, Golf GTI 7, Heidenau, 21. 09. 2018

Eine Patientin sagte im Hinblick auf meine bald anstehende „Abdankung", man müsse mich klonen, damit es nach mir genauso wie gehabt weiterginge! Ein Lob der besonderen Art.
Im Oktober ging ich zu der Osteopathin F. Scharfe in Pirna, die in einer Stunde versuchte, meinen verschobenen 6. Halswirbel zu reponieren. Das kostete 80,- Euro (die Arztstunde wurde mit 47, – veranschlagt), sie machte aber einen sehr kompetenten Eindruck.
CA Dr. Naupert zögerte mit der Veröffentlichung seiner Großtat (neuartige Gelenkprothese), so versuchte ich das selbst, war ja mit Ablauf und Technik bestens bekannt. Der Springer-Verlag belegte dies mit so vielen Auflagen und Vorschriften, also Gängelei, dass ich schließlich die Veröffentlichung aufgab. Man hatte den Eindruck, Selektion und Zensur hatten nun auch auf die Fachpresse übergegriffen. Das sollte ich später noch ausführlicher feststellen müssen. Nun müssen die Traumatologen dumm sterben und sich vergeblich an der medialen Schlüsselbeinfraktur abstrampeln (bei mir 3 sinnlose Operationen), weil sie diese Gelenkprothese nicht kennen.
Im Oktober gab es noch eine Kardiologie-Weiterbildung im Nobelhotel Bellevue, gleich danach ging es zu einer Kryo-Sitzung in der Neustadt. Diese

war wieder mental erhebend, unter Gleichgesinnten zu sein, oder wie es manche sehen, unter Gleich-Verrückten. Unabhängig davon gab es einen Ausflug mit guten Freunden in Dresden

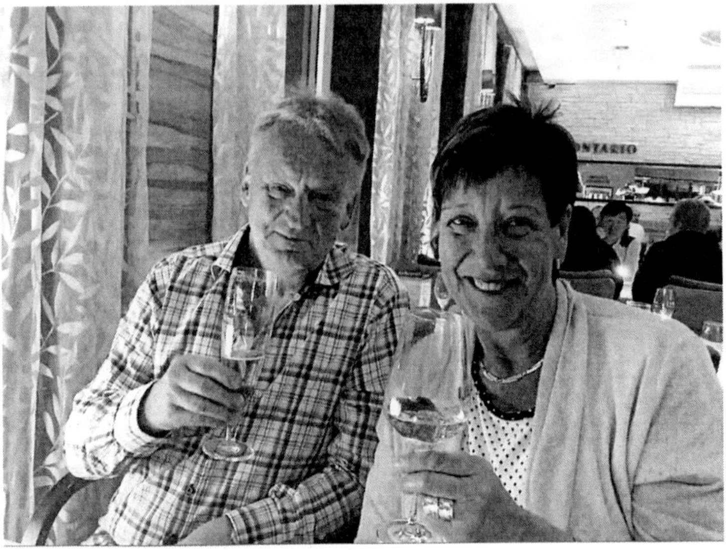

Karin und Wolfram Ulbricht, 29. 09. 2018

Im November ging es wieder ins „Tropical Island“ um dem nasskalten deutschen Wetter per Illusion zu entfliehen.
(Manchmal bekommt man den Eindruck, bei der Erderwärmung wird Deutschland vergessen.)
Die Mutter unseres Bekannten Thomas R. verstarb mit 78 Jahren und lag eine Woche tot in der Wohnung. Ihr Todeszeit wurde über eine Herz-Überwachung, vermutlich eine „Loop“ ermittelt.
Sie war übrigens Hausärztin gewesen und hatte bis zum Alter von 76 Jahren gearbeitet.
Der beliebte Schauspieler Rolf Hoppe starb mit 87 Jahren und Morten Grunwald von der verehrten „Olsenbande“ mit 83 an Lungenkrebs. Der „Gevatter“ macht keine Ausnahmen.
Meine ehemaligen Operateure (vor der Prothese) wollte ich wegen ihrer teilweise pfuschigen und sinnlosen Operationen, teilweise auch mit Lebensgefahr, auf Schadenersatz verklagen, aber meine (teure) Rechtsschutzversicherung ARAG diskutierte so lange hin und her, bis ich aufgab. Ohne Deckung kostete das über 2000, – Euro an Rechtsanwaltskosten. Der sogenannte

„Rechtsstaat“ kann nur so gut sein wie seine Rechtsschutz-Versicherungen. Jetzt kann ungestört weiter gepfuscht werden. Die ARAG wurde nach langjähriger Mitgliedschaft gekündigt, die neue Versicherung scheint auch nicht besser zu sein, war bisher schon für einiges „nicht zuständig“.
Mit Ramona und Freund Ben besuchten wir die romantischen Lichterspiele des „Christmas Garden“ in Pillnitz.
Als Beispiel für einen „starken Tag“ mit vielen Patienten wird ein Foto der Abrechnungszettel von einem Tag im Oktober eingefügt.

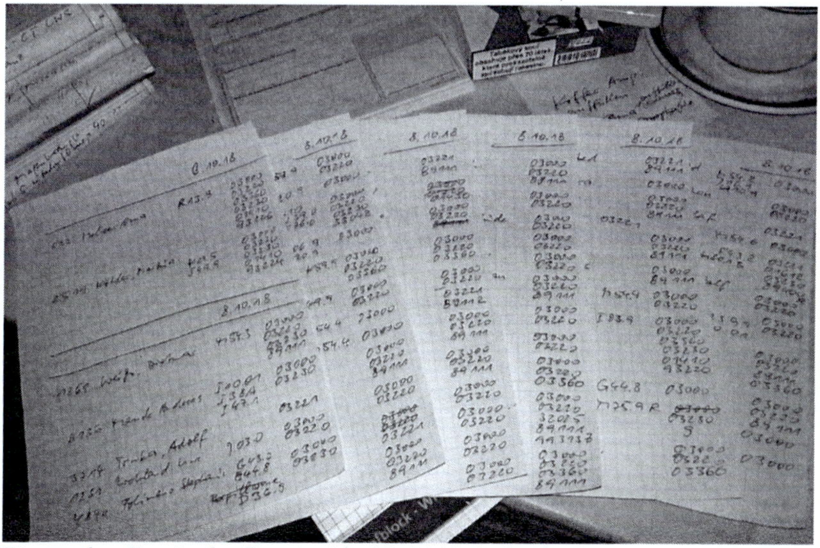

Ein starker Tag in der Praxis, 08. 10. 2018, links die Diagnosen – rechts die Leistungs-Nummern, diese trug die Praxisschwester dann in den Computer ein. Jeder und alles hat eine Nummer im Leben.

Am 22. 11. begingen wir den 26. Jahrestag unserer Praxis im kleinen Kreise in der Reichskrone. Wie die Zeit vergeht.
Der langjährige Kryonik-Forscher Yuri Pichugin starb viel zu früh mit 67 Jahren und wurde wohl bei Kriorus eingefrostet (russische Lagerungsfirma). Vielleicht sogar mit der von ihm entwickelten, heute noch aktuellen Frostschutzlösung, die eine „Vergläserung“ (Vitrifikation) anstrebt, also eine Erstarrung ohne Eiskristallbildung.
Der alte Professor Joachim Schmidt aus unserer Studentenzeit starb mit 85 Jahren. Bei ihm hatten wir Pharmakologie und Toxikologie gelernt. So starben unsere Hochschullehrer langsam aus, das ist der Lauf der Welt.
Auf die älteren Tage erfuhr ich noch, woher der oft gebrauchte Spruch „Der

ist weg vom Fenster“ stammt: Die Bergarbeiter im Ruhrgebiet hingen erst mit ihrer Staublunge luftschnappend im Fenster, dann lagen sie flach, waren also „weg vom Fenster“. Man lernt nie aus. Oma Melzers 88. Geburtstag wurde im Kreise der Familie begangen.

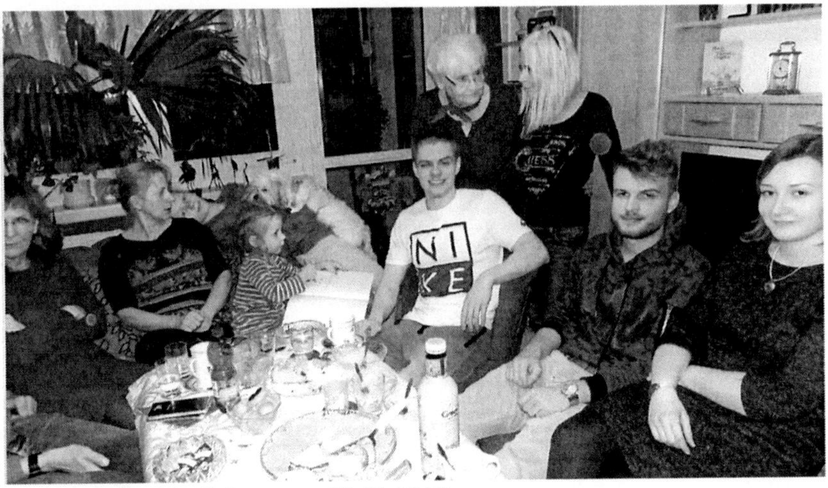

Oma Melzers 88. Geburtstag, 09.11.2018

Ohne Praxisperlen geht es nicht. Eine davon war unsere junge Vollkraft Kerstin Kretschmer.

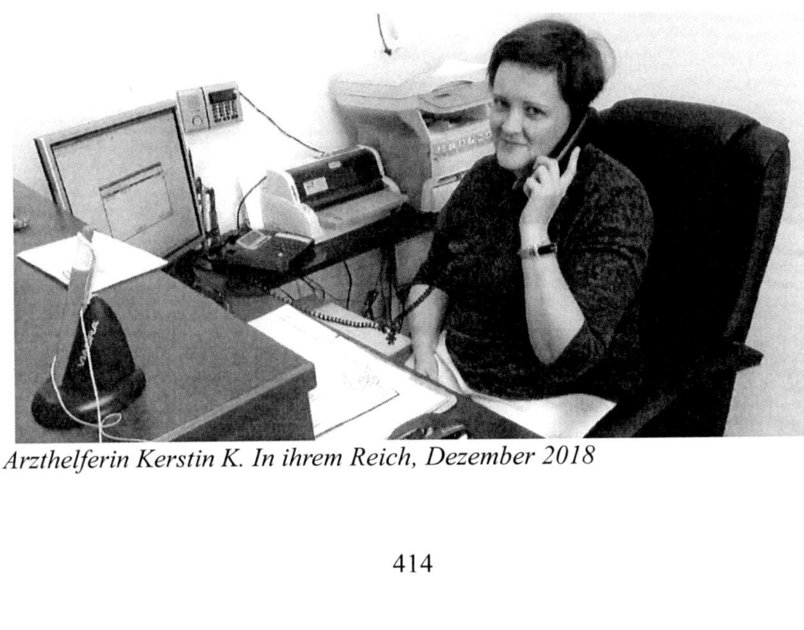

Arzthelferin Kerstin K. In ihrem Reich, Dezember 2018

Über die Feiertage baute ich die ineffektive Lärmdämmung mit Holzgestell und Gipskarton-Platten wieder ab. Letztere waren zu leicht, um den Lärm abzuhalten, dafür braucht man Masse. So war die nächste Ausführung in Metall und schweren Fermacell-Platten vorgesehen. Die stabilen Lochstangen von früher waren nicht mehr zu bekommen (es wird alles besser in Deutschland), so mussten schwächere „Regalsäulen" mühsam beschafft werden.

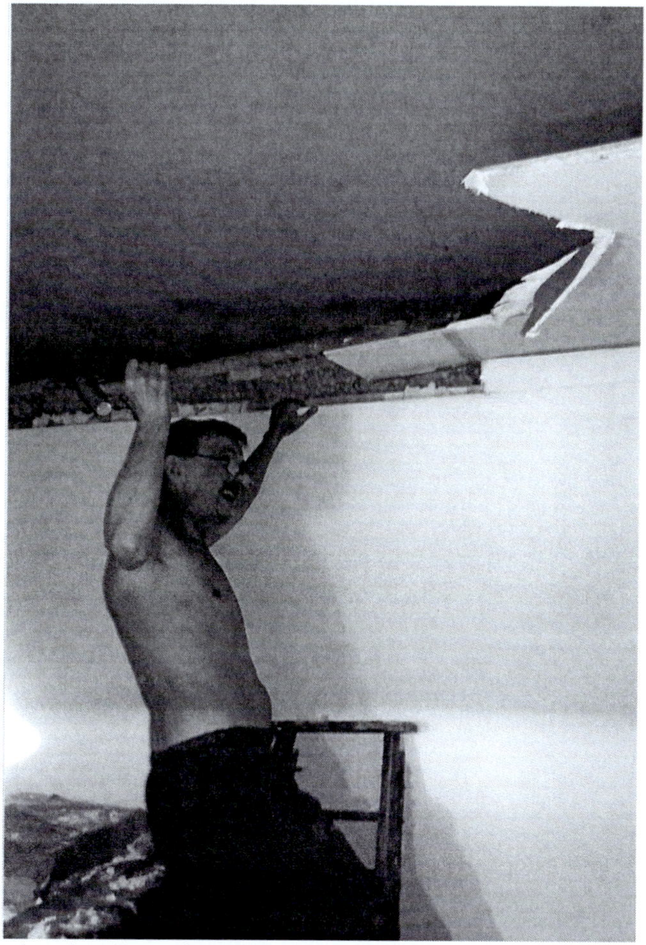

Abbruch der alten Lärmdämmung in der Wohnung, Dezember 2018, mit voll belastbarer Schlüsselbein-Endoprothese rechts vom März 2018

Im Dezember gab es noch einmal einen Einbruch in unserer Praxis, der durch die laute Sirene unserer gut funktionierenden Warnanlage schnell unterbunden wurde. Es fehlte nichts, vielmehr hatte der Einbrecher vor Schreck seinen Schraubenzieher fallenlassen, mit dem er das Fenster aufgehebelt hatte. Also ein Einbruch mit materiellem Plus. Er wurde übrigens ebenso wenig gefasst wie die anderen.
Freund Heiners Geburtstag wurde feuchtfröhlich wie immer am 29.12. gefeiert. Dann hatten wir eine sehr schöne Silvesterfeier in „Long`s Sachseneck", jetzt in vietnamesischem Besitz, mit Personal und Familie. Es spielte die Gruppe „Conny und Band", der Ansager teilte vorsorglich mit, dass die reizvolle schwarze Conny bereits in festen Händen war.

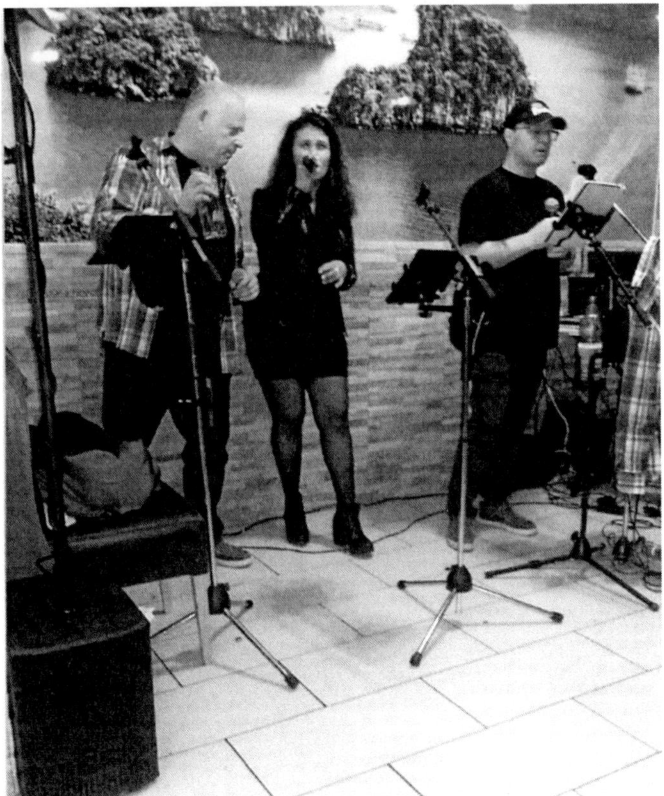

„Conny und Band" im Sachseneck, Silvester 2018

2019 - Das Jahr der Praxisabgabe

Mein letztes halbes Jahr voller Praxistätigkeit lief in der gewohnten Intensität weiter, was ein poetischer Kollege einmal als „fahrenden Zug" bezeichnet hatte, andere auch als „Hamsterrad".
Da ich nach Praxisabgabe am 01.07.19 noch öfter mit in der Sprechstunde saß und Vertretungen für meine Nachfolgerin machte, darf man die Zeit meiner Praxistätigkeit in grober Näherung wohl mit 27 Jahren beziffern. Meine Altersrente setzte schon im Dezember 2018 ein, das wurde nicht aufgeschoben. Mitten im Jahr mit der Praxis aufzuhören, erwies sich dann als finanzieller Fehler, das war bei mir nichts Neues im Leben. Mit der guten Rente kann ich zufrieden sein, gebe aber etwa 300, – Euro im Monat an das geliebte Finanzamt ab, wegen Einführung der aus meiner Sicht sittenwidrigen vor einigen Jahren eingeführten Rentensteuer, ein neuer Auswuchs unseres hervorragenden Steuerstaates. Da muss man sich bemühen, wenigstens so lange zu leben, bis man das Eingezahlte wieder herausbekommen hat, was bekanntlich nicht allen gelingt.

Fachliches aus der Praxis 2019:
Im Januar starb die arme bettlägerige Frau mit der Halbseitenlähmung (Monika B.) mit 56 Jahren auf der Intensivstation im Krankenhaus, was wehtat nach jahrelangen Hausbesuchen.
Bei dem erwähnten Patienten mit Glioblastom wurde wirklich alles an Therapie aufgefahren, was denkbar war, er trug jetzt sogar eine Wärmehaube auf dem Kopf, die ich noch nie gesehen hatte im Sinne der Hitzetherapie. Er überlebte deutlich über 1 Jahr nach der Diagnose „Glioblastoma multiforme", während es sonst etwa 7 Monate bei solchen Fällen waren. Dann war auch bei ihm der Tumor tödlich, wie bei 100 % der von diesem Schicksal Betroffenen.
Bei Bauchschmerzen bei Diabetes musste man auch an die diabetische „Pseudoperitonitis" denken, die Bauchfellreizung bei hochlaufendem Zucker.
Bei unserer armen Sylke (Praxisteilkraft) bestand nun Verdacht auf einen Rückfall ihres Pankreaskrebses und auf Lungenmetastasen. Man hatte dazumal durch den Tumor geschnitten, und dabei werden Tumorzellen frei und in die Blutbahn geschwemmt. Also nicht verwunderlich, aber endlos traurig.
Ein Patient hatte eine Verbrennung am Hintern durch die Chirurgie-Elektrode (des elektrischen Messers), die nur langsam heilte. Verbrennungswunden sind langwierig.
Einem Russlanddeutschen wurde in Coswig ein Lungen-Unterlappen wegen Krebs entfernt, diesen Raucher hatte es schon mit 50 Jahren „erwischt".
Die Witwe des an Magenkrebs verstorbenen Patienten wollte eine

umfassende Krebsvorsorge, nach dem typischen psychologischen Prinzip „me too“.
Eine 84-jährige Patientin starb nach erstaunlich langer Durchhaltezeit an ihrem metastasierten Darmkrebs.
Bei dem oben erwähnen Russlanddeutschen (45) mit Schlaganfall war eine Entlastungs-Craniototomie erfolgt (Aufklappen eines Deckels vom Schädeldach zur Druckentlastung), dieses Knochenteil fand keinen Anschluss mehr an die Blutversorgung und starb ab, Knochensequester genannt, und sollte durch eine Metallplatte ersetzt werden.
Eine Frau bekam den Brustkrebs nun auch auf der anderen Seite, wurde von den Fachärzten mit brusterhaltender Resektion und 30 x Bestrahlung behandelt.
Einen Insulindiabetiker stellten wir von 4 x Spritzen auf 2 x mit dem mittellang wirkenden Novomix um. Bei einem Patienten mit Lungenkrebs wurde eine Knochenmetastase im Becken entdeckt. Das bedeutete nach unserer Erfahrung das Aus, und so kam es auch.
Eine 80-jährige „Stammkundin“ starb unerwartet durch eine Herzattacke.
Der einzige AIDS-Fall, der mir im Berufsleben bekannt wurde, war der homosexuelle Sohn eines alten Stammpatienten-Paares, selbst nicht bei uns Patient. Wir testeten gelegentlich auf diese Krankheit bei relevanten Symptomen, und alle Tests waren negativ.
Einer mittelalten Frau mit unklarem, „essentiellen“ Tremor wurden in der Neurochirurgie Hirnelektroden eingepflanzt, was recht futuristisch aussah.
Bei einer Stammpatientin mit Bauchbeschwerden und hohem CRP (C-reaktives Protein) im Labor wurde dann ein großer Darmkrebs entdeckt und operiert. Der Ausgang ist mit unbekannt wegen Praxis-Ende. Die Karla S. war eine nette Schneiderin, die mir auch öfter neue Hosen gekürzt hatte.
Eine Frau mit Bluthusten weigerte sich erst, in die Fachklinik nach Coswig zu gehen, dann entpuppte sich bei der Nichtraucherin doch ein Lungenkrebs (Bronchialkarzinom). Auch die Nichtraucher sind wie schon gesagt inhalativen Karzinogenen wie Radon oder Dieselruß ausgesetzt.
Im ersten Halbjahr 2019 war unsere endlich gefundene Nachfolgerin zur Einarbeitung dabei, auch bei den Hausbesuchen. Als besonderer Fall fuhren wir zu einem 88-Jährigen, der somnolent in der Wohnung lag. Wir machten die Erstversorgung und riefen die DMH, der Patient überlebte (erst einmal).
Unsere gute Schwester Sylke starb mit 56 Jahren zuhause, der Schilderung des Mannes nach an einem Blutsturz, der Speiseröhrenblutung bei Pfortaderthrombose. Nun war ihr langer Leidensweg zu Ende. Good bye, gute Sylke, Du lebst noch in unserer Erinnerung.

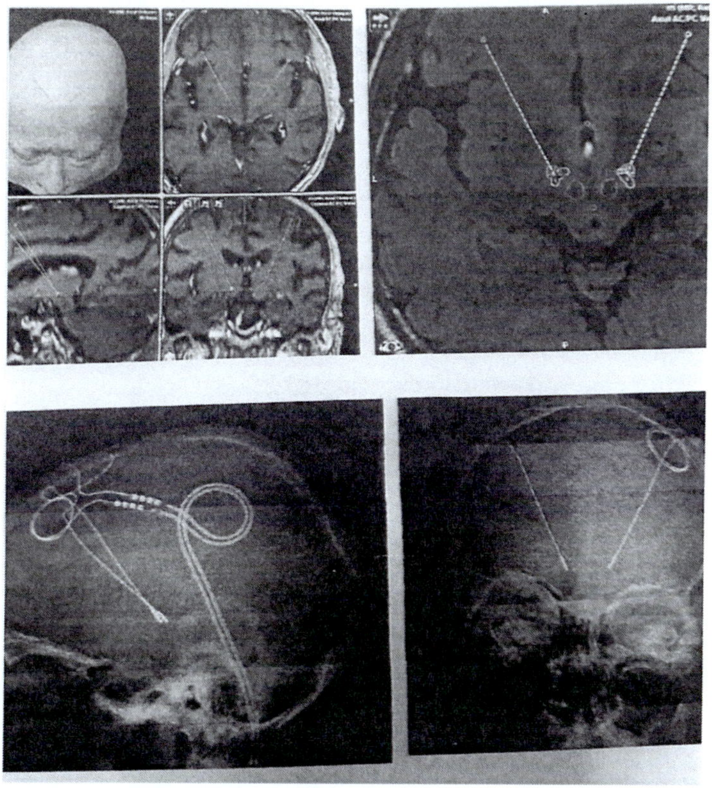

Elektroden im Kopf zur Stimulierung von Hirnzentren, mittelalte Frau, 03.05.2019, wie Medizin aus der Zukunft

Ein alter Bekannter aus dem Freundeskreis der Ulbrichts, Sigi R., mit etwas abenteuerlichem Lebensverlauf, beendete sein Leben bei der ersten Probefahrt mit seinem neuen Motorrad. Im Rausch der Geschwindigkeit hatte es ihn in einer Rechtskurve im Müglitztal heraus in den Gegenverkehr getragen. Erst vor einigen Monaten hatte ich bei ihm ein unschönes Atherom aus dem Gesicht entfernt. Nun konnte er schöner auf den Friedhof gehen. (Vieles ist umsonst im Leben.)
Auch in diesem letzten halben Jahr meiner Praxistätigkeit frönte ich meinem geliebten Hobby, der Hautchirurgie.
Ein Abszess am Ohr und einer an der Pobacke (Nates) wurden eröffnet, auch ein großer nahe dem Schulterblatt, wobei sich Massen von Pus (Eiter) entleerten, ein Atherom vom Augenlid entfernt. Bei einem jungen Mann wurde eine nekrotische Wunde (nach Holzverletzung) ausgeschnitten und mit

„Situationsnaht", das ist eine lockere Naht, versorgt, was gut heilte.

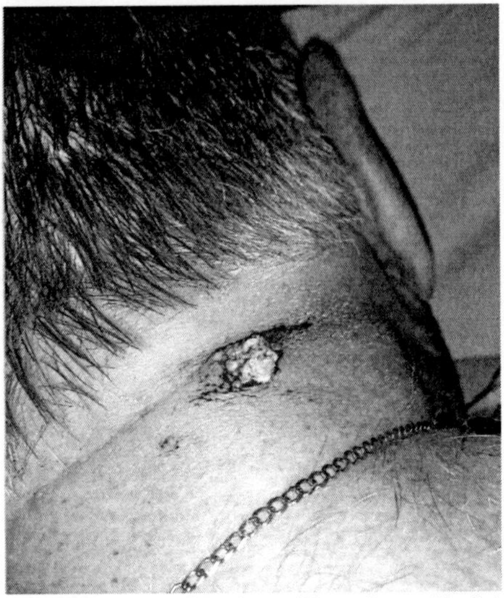

Ausräumung eines Atheroms am Nacken (Grützbeutel), 04. 06. 2019, Praxis

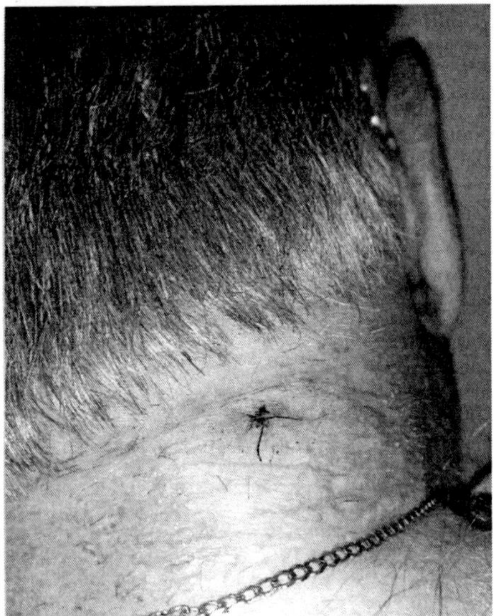

So sieht es besser aus, nach Atherom-Entfernung im Nacken, 04.06.2019

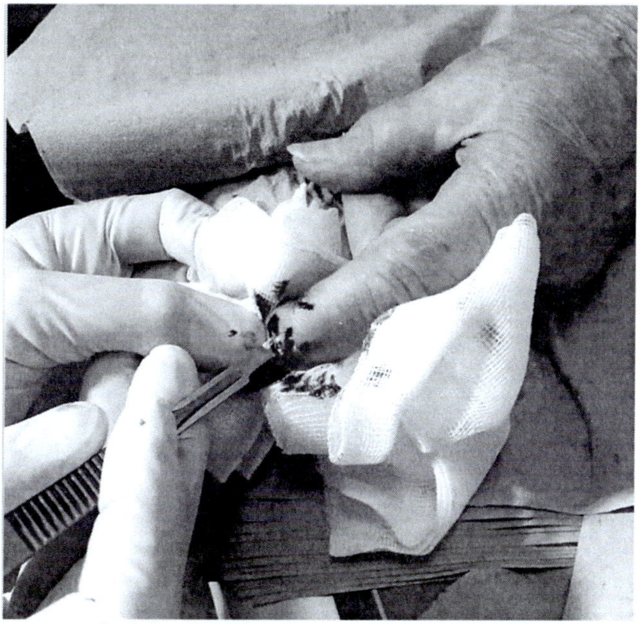

Eröffnung eines Gichtknotens am Finger. Die weiße Masse sind die Gichtkristalle, Praxis. 04.06.2019

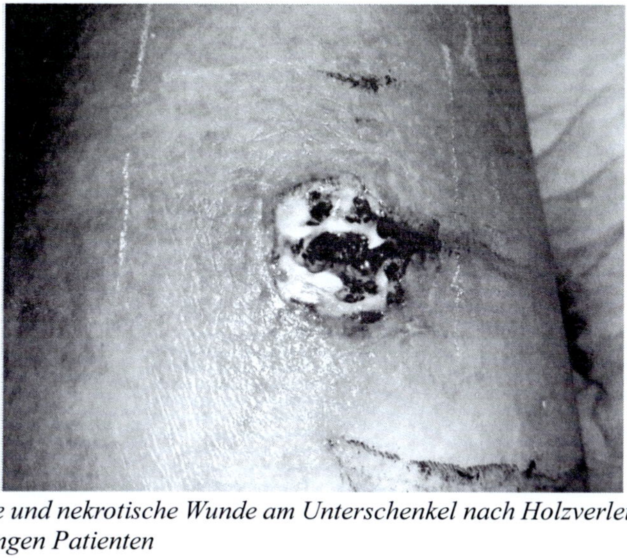

Vereiterte und nekrotische Wunde am Unterschenkel nach Holzverletzung bei einem jungen Patienten

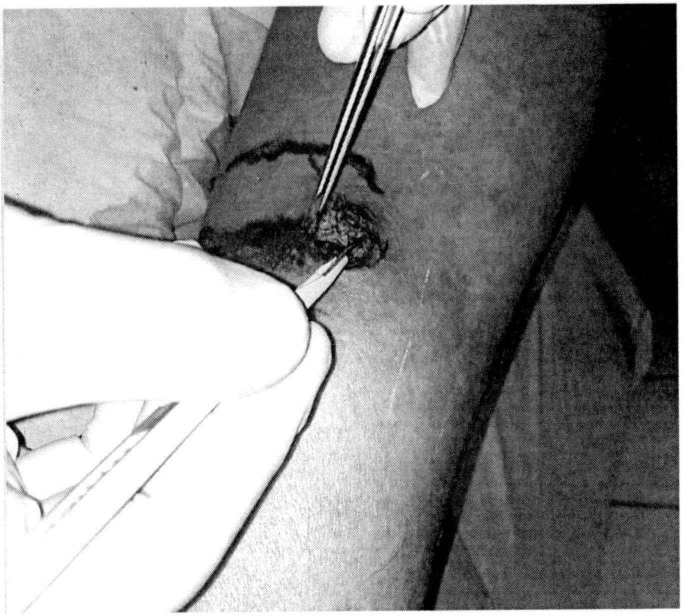

Wundausschneidung, 07.06.2019, Praxis

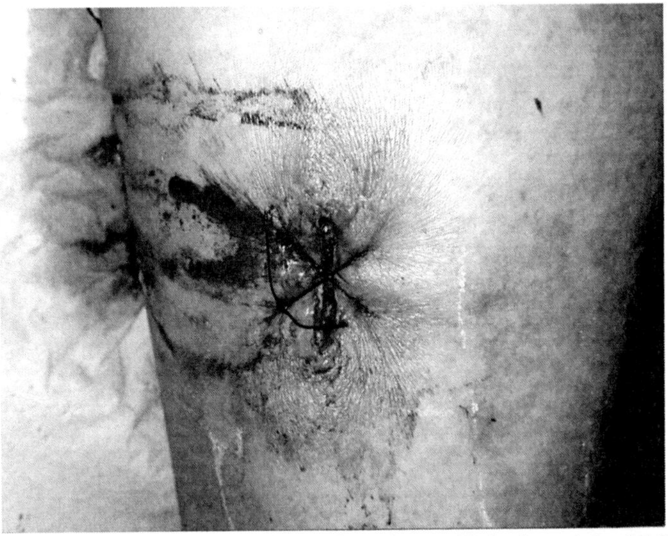

Situationsnaht nach der Wundausschneidung (Nekrektomie), 07.06.2019, Heilung per primam

Ansonsten hatten wir im letzten halben Jahr meiner selbstständigen Praxistätigkeit das oben aufgezählte, übliche Spektrum an Diagnosen aus allen Fachbereichen. Ab 01. 07. 2019 übernahm meine Nachfolgerin offiziell meine Praxis, noch am alten Ort. Der Vermieter WVH hatte meinen Mietvertrag nicht wie erst versprochen auf die Nachfolgerin übertragen, die Praxis-Fläche fiel dann der benachbarten Zahnärztin Dr. Kaiser zu.

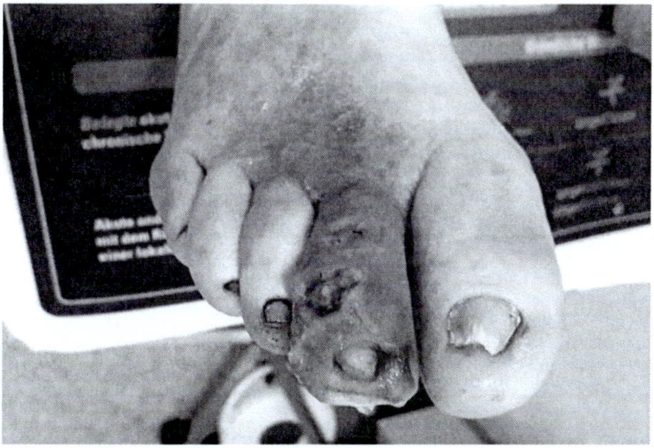

Eine typische Diabetiker-Zehe, März 2019

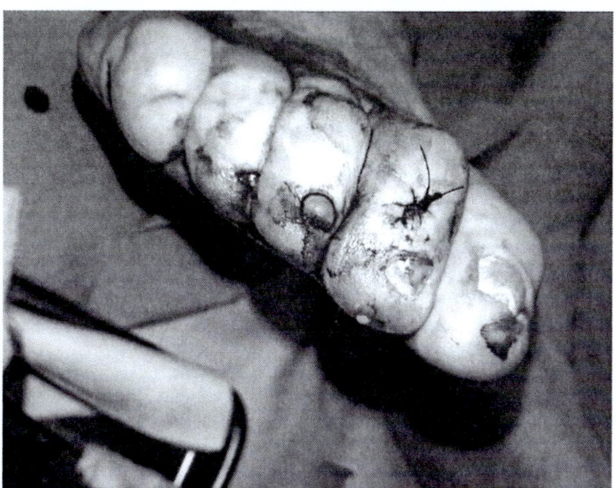

Nach Infiltration und Operation alle Zehen, noch dran, diabetischer Fuß verhindert!

Übergang in den Ruhestand 2019

Mein 66. Geburtstag am 09.01. wurde in der Reichskrone begangen. Im Pflegeheim Einsteinstraße in Pirna brachte mir das Personal ein unerwartetes Ständchen mit dem Klassiker von Udo Jürgens:
„Mit 66 Jahren, da fängt das Leben an". Herzergreifend, wenn es nur so wäre. In Wirklichkeit ist man dann auf dem absteigenden Ast, im Herbst des Lebens.
Auch die anderen Geburtstage ringsum mussten beachtet und absolviert werden, so der 46. Meiner Stieftochter Janette und der 61. von Nachbar-Freundin Gabi N., wegen ihrer Fürsorglichkeit auch „die Mutti" genannt.
Auch die Strophanthin-Serie bei unserer Oma Melzer in Dresden lief noch weiter bei den regelmäßigen Besuchen.
Am 29. Januar schlug die bedrohliche „Erderwärmung" in den USA mit minus 50 Grad in Chicago besonders erbarmungslos zu. Es gibt eben Zeiten und Orte, wo diese etwas schwächelt.
Die Lochstangen für die neue Lärmdämmung in der Wohnung von Stracke Ladenbau trafen im Januar ein und wurden mit Freundeshilfe auf den Balkon gehievt. Sie waren nicht so stabil wie von früher gewohnt, aber mit Giebel-Bauweise (schräge Streben) verwendbar. Der Aufbau konnte beginnen gegen das Getrampel von oben, mit dem Prinzip, nirgends in die Wand zu bohren, also ein freistehender Kasten im Raum, der dadurch etwas kleiner wurde.
Ein Kind von Freund Peter baute ein Haus im ländlichen Rammenau, das 500 TE (eine halbe Million) kosten sollte. Der Irrsinn in dem „Absurdistan", zu dem sich Deutschland zügig entwickelt.
Ein kleiner Kryoniker-Treff mit einem internistischen Kollegen fand im „Barococo" statt, der eine chronische, vielleicht lebensverkürzende Krankheit hat. Er will bei der teuren Lagerungsfirma Alcor in den USA den Weg in die Zukunft antreten.
Eine Strafanzeige gegen den Vermieter WVH wegen Vertragsbruch einer mündlichen Zusage (Mietvertrag für die Nachfolgerin) verlief wie alle meine Anzeigen im Sande im sogenannten Rechtsstaat, und mit diesem sollte ich als Rentner noch mehr zu tun bekommen. So mussten wir mit vereinten Kräften nach einer neuen Praxisstätte suchen, was schließlich meiner Nachfolgerin selbst gelang, einige hundert Meter entfernt in Heidenau.
Dass ich wegen Verlust des alten Praxissitzes als ideeller Wert mit dem Verkaufspreis deutlich heruntergehen musste, also Geschäftsschädigung durch die WVH, war der Staatsanwaltschaft offenbar völlig egal. Der Verkaufspreis war somit lächerlich niedrig, ein guter Geschäftsmann war ich noch nie.
Der Wegfall des „Hamsterrads", bei dem 30 und mehr Patienten am Tag auf mich einredeten, war schon ein psychischer Einschnitt, den ich jahrelang

nicht ganz begreifen konnte. Mein Eulentyp konnte sich nun durchsetzen, also immer später ins Bett, genauer gesagt früh, und immer später aufstehen. Oft war ich noch nachmittags in der Sprechstunde zur Starthilfe für meine Nachfolgerin und machte auch Vertretungen. Langsam war zu merken, dass an dem alten Spruch (oder Film) „Rentner haben niemals Zeit“ etwas daran ist, was man früher nie geglaubt hätte!

Mit Ramona ging es im Februar zum Wintersport nach Altenberg mit Besuch der Eishalle in Geising.

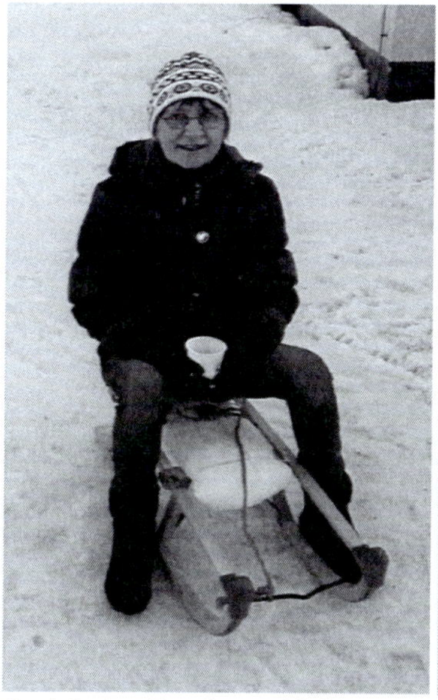
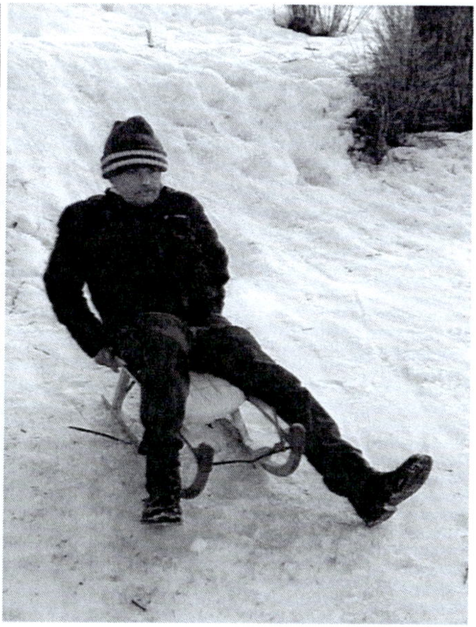

Rodeln in Altenberg, 20.02.2019

Es ging weiter zum Tischtennis „Alte Herren“ in Jessen und mit Ramona im Joe`s. Die Katzen einer guten Freundin über der alten Praxis mussten in deren Urlaub gefüttert werden. Die Jahres-Versammlung des Schützenbundes (HSB) wurde besucht und war interessant.
Im Februar übernahm ich mich beim Schwimmen in der Therme Bad Schandau und hatte auf der Heimfahrt ein übles Herzflattern, das zum Anhalten zwang. So schlimm und kreislaufwirksam war es noch nie gewesen, ließ dann aber nach.
Sohn Hansi übernahm sich ebenfalls mit einer Abrissfirma neben seinem Tontechnik-Geschäft, bei der er nur junge Migranten beschäftigte. Er

erschien mit 7 arabischen Jungs in meiner Praxis wegen der nötigen Gesundheitsatteste. Papa half sofort und wir stellten die Scheine aus, nicht ohne doch die eine oder andere Erkrankung bei den Untersuchungen festzustellen, mit der Anweisung, dem nachzugehen. Wir amüsierten uns noch länger darüber. Der Nachbar mit der COPD, der mich so oft in Todesangst zur Asthma-Spritze gerufen hatte, kämpfte jetzt um die Erstattung seiner neuartigen geplanten Bronchien-Ventile mit seiner Krankenkasse. Diese wurden ihm später tatsächlich eingesetzt und brachten eine gewisse Besserung seiner Atemnot. Im März machten wir ein Foto mit dem Sohn einer alten Patientin, der am gleichen Tag wie ich geboren ist. Er scheint doch etwas älter als ich auszusehen, vielleicht hat der Schlaf im Bleikasten doch etwas gebracht bezüglich Verlangsamung der Alterung? Als Beweis dafür kann dies nicht dienen, da die Leute bekanntlich verschieden schnell altern oder ergrauen.

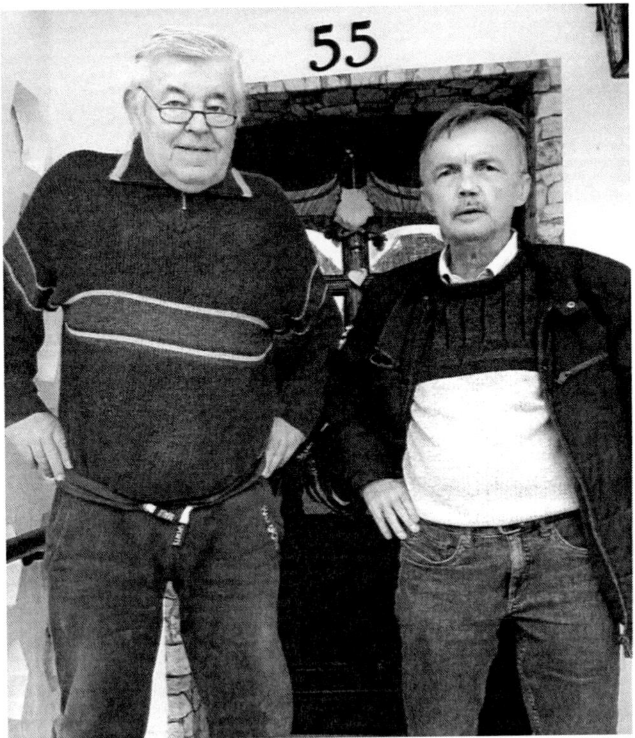

Am selben Tag geboren (09.01.1953), verschieden gealtert?, Heidenau, den 13.03.2019

Ein Ausflug in die Klimapolitik

Als Rentner hat man doch mehr Zeit, über dies und jenes nachzudenken.
Die „Schippel“ (eine gutgemeinte Bezeichnung für unsere hervorragende Jugend) von „Fridays for future“ maßen sich an, der älteren Generation Vorwürfe zu machen, welche ihren Wohlstand erarbeitet und ermöglicht hat.
Der Mensch ist an der Erderwärmung schuld, weil er das sogenannte „Treibhausgas“ CO2 produziert. Das glaubt die große Mehrheit der Menschheit und Politiker, wird uns ja auch ständig von den Medien und Institutionen eingehämmert. Ein willkommener „Grund“ für die Erhebung einer CO2-Steuer. Allerdings gibt es ernstzunehmende Gegenstimmen. Der „Treibhauseffekt“ soll entstehen, weil manche Gas-Moleküle die Wärmestrahlung der Erde „absorbieren“ oder aufnehmen und Richtung Erde wieder zurückstrahlen. Das ist schwer vorstellbar. Wärme kann sich in einem Gas nur als höhere Molekül-Bewegung manifestieren, kann diese wirklich Infrarotstrahlung erzeugen? Freilich hat die Lufthülle (Gott sei Dank) einen wärmeisolierenden Effekt gegen den kalten Weltraum. Keiner wünscht sich die minus 60 Grad in 10 km Höhe hier unten. Gegen die Wirkung des CO2 als „Treibhausgas“ sprechen einige Fakten:
Es gab Zeiten mit viel mehr CO2 in der Luft als heute, ohne Menschen-Industrie, die auch kälter waren. Der Anstieg des CO2 (wie derzeitig) folgte zeitlich immer der einer Erderwärmung, weil es dann vermehrt aus den Meeren abdampft (physikalisch belegt), also kann es nicht die Ursache der Erderwärmung sein, sonst wäre es v o r derselben angestiegen! Die jetzige Sonnenaktitvität ist die höchste in den letzten 1000 Jahren, das reicht als Erklärung der Erderwärmung aus, und steigendes CO2 ist die Folge davon. Der heutige „Klimaschutz“ ist also ein Denkfehler, eine Fiktion, und dafür wird die deutsche Wirtschaft kaputtgemacht, ohne nur ein Zehntel Grad Effekt zu erreichen.
Als „Treibhausgase“ werden Wasserdampf H2O, 2- bis 3-mal wirksamer als CO2, N2O (Lachgas), Ozon (O3), Methan (CH4) und FKW (Fluorkohlenwasserstoffe) angegeben. Die Politik will die Wasserstoff-Verbrennung als „klimafreundlich“, obwohl Wasserdampf den mehrfachen Treibhauseffekt von CO2 haben soll ... Die Dummheit der Menschheit ist unendlich... (Zitat Albert Einstein). Wenn jemand das Wort „Klimaschutz“ in den Mund nimmt, und das sind viele, weiß man sofort dessen geistiges Niveau einzuschätzen. Es gibt keinen „Klimaschutz“, es gibt nur eine Reaktion auf die tatsächlich bestehende, bisher geringe Erderwärmung, zum Beispiel Überlegungen, wie man mehr Trink- und Brauchwasser zur Verfügung stellen kann. (Entsalzungsanlagen von Meerwasser etc.) Die Krönung war eine „Dame“, die am 10. März in der ARD vorschlug, weniger Kinder zu erzeugen, weil damit das

CO_2 gesenkt würde! In einem Land, das an fehlendem Nachwuchs und „Fachkräften“ leidet durch Jahrzehnte verfehlter Kinderpolitik, mit einer Geburtenrate von 1,5 Kindern pro Paar, also ein aussterbendes Volk. Für wen wollen die „Klimaschützer“ denn das Klima retten, wenn das Volk sowieso ausstirbt?
Das betrifft übrigens alle „weißen“ Nationen, außerdem auch Japan. Als sehr guten Ausspruch fand ich die Frage: „Wer rettet uns vor den Klimarettern?“
Ja, als Rentner kann man doch etwas mehr über Politik, Gott und die Welt nachdenken.
Unsere üblichen Freizeit-Aktivitäten gingen weiter mit Besuchen in den oben erwähnten Lieblings-Lokalen. Martinas 66. und Oma Fiedlers 77. Geburtstag wurden gefeiert, auch Franks 54., der sein letzter sein sollte. Sein Magenkrebs kam wieder, die so hochgelobte Medizin der Uniklinik unternahm außer Morphium nichts mehr dagegen, irgendwie ein Armutszeugnis.
Unser Freund Andreas versorgte uns mit einem Test-Set für österreichische Krebs-Schnüffelhunde, die mit ihrer Nase den Krebs eher erriechen können, als das Labor reagiert. Ramona und ich waren „negativ“, was in der Medizin meist positiv ist. Freilich kann man nicht sicher sein, ob die Hunde wirklich geschnüffelt haben, man ist ja nicht dabei. Ansonsten ist das eine segensreiche Vorsorge, ob es diese Hunde auch in Deutschland gibt, ist mir unbekannt.
Im Fernsehen unterhielt nachts die alte Serie „Starski and Hutch“. Irgendwie scheinen ältere Filme unterhaltsamer und humorvoller zu sein als die heutigen öden Krimi-Serien. Heute gibt es mehr die Tendenz zur Angst- und Panikmache in den Medien als zu Spaß und Humor.

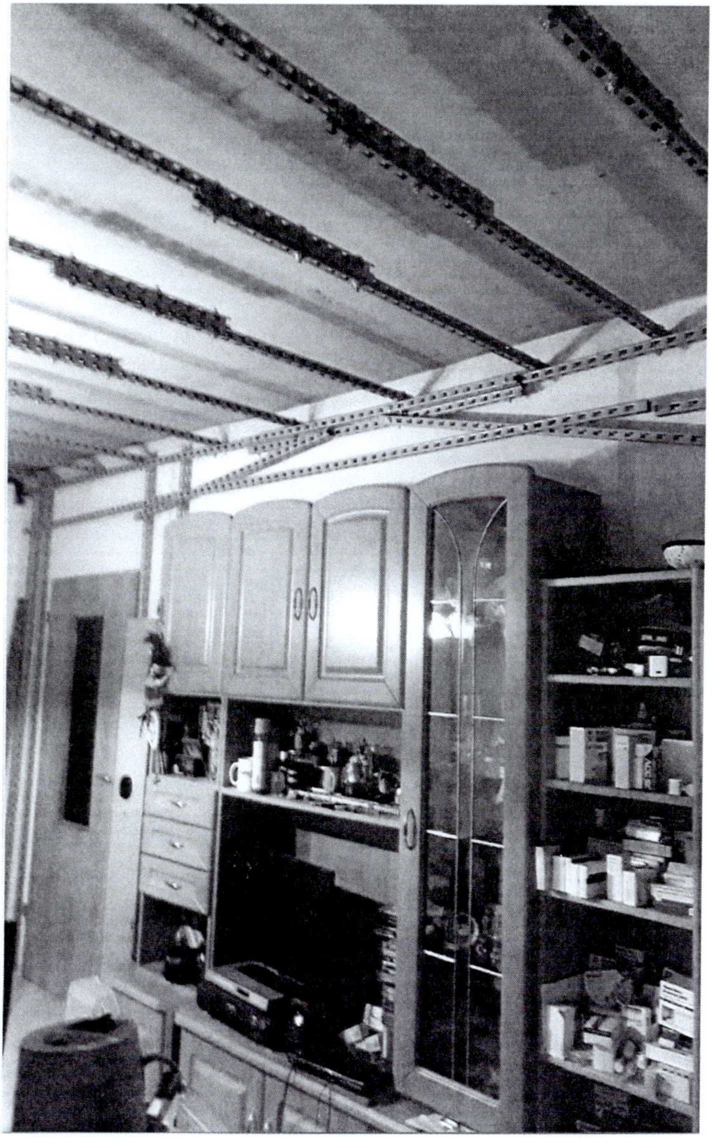

Bei der Lärmdämmung nach oben (gegen Trampel) wurde das Stahlgestell fertig und das Auflegen der schweren Fermacell-Platten begann, März 2019.

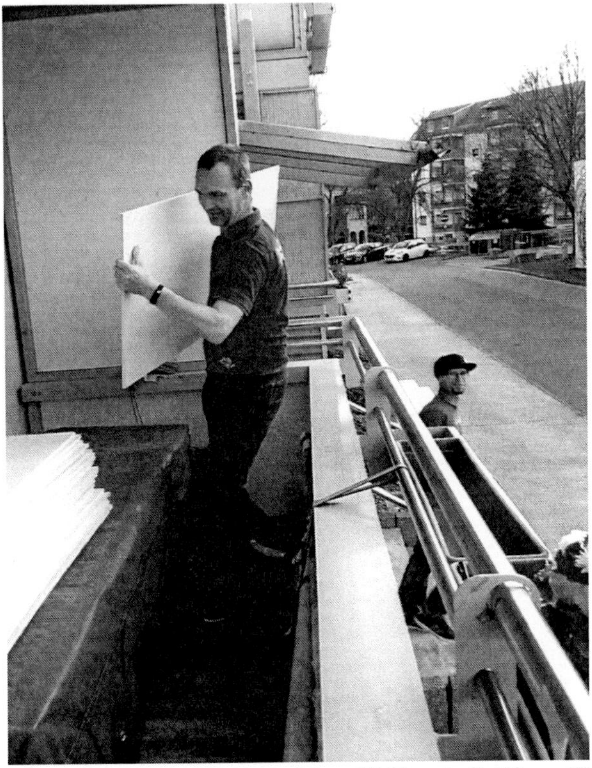

Lärmdämmung in Metallausführung, März 2019, mit fleißigen Helfern

Die Pulmologen von Pirna, Dr. Pilz und Lützkendorf gaben eine Umzugsfeier, die wir mit Ramona und unserer Nachfolgerin besuchten. Persönliche Gespräche unter Kollegen sind immer wertvoll.
Im Privaten testeten wir die Homöopathie „Cefagil" (Turnera diffusa) als sexuell anregendes Mittel für Männer und Frauen. Sie scheint schon eine gewisse Wirkung zu haben. Aus der Fachpresse war zu erfahren, dass auch die Viagra-Gruppe (Phosphodiesterase 5-Hemmer) auch bei Frauen eine anregende Wirkung haben soll.
Ein Ultraschallgerät zur Heimbehandlung für 220,- Euro wurde erstanden, von einem Patienten für die Behandlung des verschlissenen Bewegungsapparates empfohlen. Leider liegt es meistens etwas vergessen herum.
Bei mir waren im 67. Lebensjahr noch keine „richtigen" Medikamente nötig wie Diabetes- oder Hochdruckmittel, aber ich nahm doch so einiges: Rytmopasc und Kalium gegen die Herzstolper, (meine salzreiche Nahrung

verdrängt Kalium aus dem Körper), „AugenVital“ und Grünkohl für die Sehkraft, gekochte Tomaten mit dem roten Farbstoff Lycopin und Selen gegen Krebs, nach 45 Raucherjahren angebracht, Mariendistel und gelegentlich Hepa Merz gegen die Alkohol-Folgen, Prostagutt oder Sabal gegen die dicke Prostata, Vitamin B- Komplex, Curcuma, Vitamin D gegen die Verkalkung, soll auch die Krebs-Abwehr stärken, Homvioartrin und kalte Dusche gegen Hüft- und Kniearthrose, Kokosmilch gegen Demenz ... Man wird ja nicht jünger ...
Für meine Nachfolgerin machte ich im Sinne des Helfersyndroms einen Abzug meiner Praxis-Wissenskladde, die alle relevanten Diagnosen- und Abrechnungs-Nummern und Hinweise zur Therapie enthielt.
Der 50. Geburtstag von Ramonas Schwester Marion und ihrem sympathischen Mann (von der Bundespolizei) wurde im „Hofbräuhaus“ Dresden nahe der Frauenkirche begangen. Dabei erlitt Ramona einen Atemnotanfall ihrer COPD mit spastischer Komponente, überstand das aber ohne Notarzt.
Der Ärztetreff, jetzt von den jungen Kollegen dominiert, fand dieses Mal in der Gaststätte „Hommels“ in Zschieren statt, die schöne Zeit von Gut Gamig war vorbei.
Am 18. Mai ging es zum Urlaub nach Ägypten, Hotel Sensimar in Makadi Bay. Dort hatte ich eine seltsame, vermutlich Kontakt-Allergie, wobei übler Juckreiz von den Händen die Arme hinaufstieg. Das konnte mit Fenistil und Lorano unterdrückt werden.

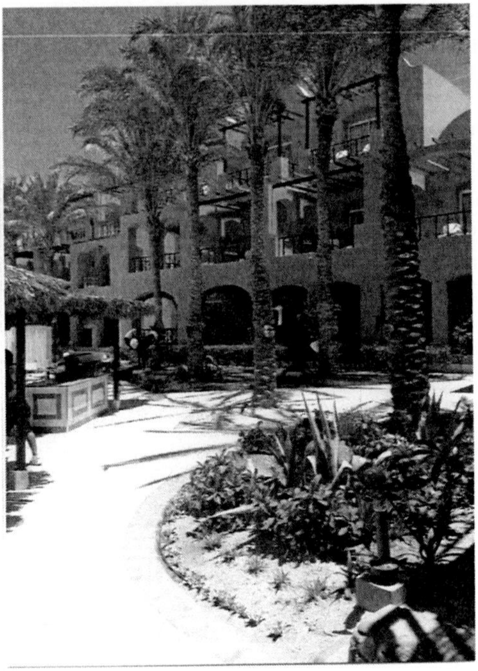

Hotelanlage „Sensimar", Ägypten, 18. – 24. Mai 2019, eine phantastische Architektur

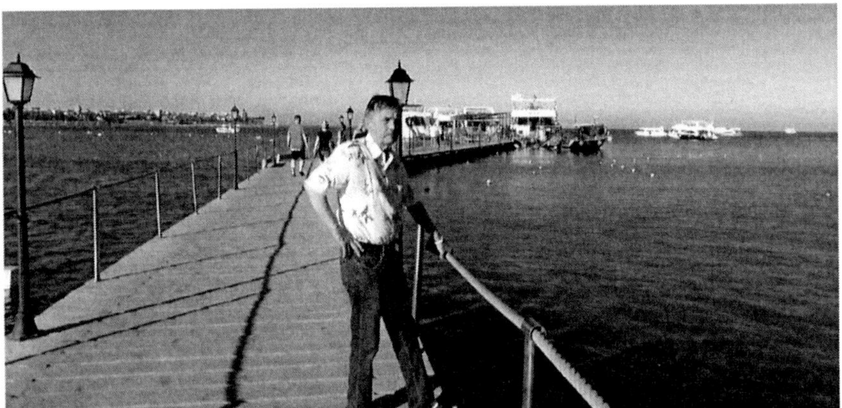

Makadi Bay

Unseren alten Freund Waeel suchten wir vergeblich. Er war ja koptischer Christ, weshalb wir uns um ihn etwas Sorgen machten.
Im Urlaub hatte uns ein unbekannter Bösling in der Praxis den Strom abgestellt, Impfstoff und Medikamente im Kühlschrank im Wert von etwa 3000,- Euro mussten verworfen werden. Eine Folge der Schlampigkeit des Vermieters WVH, an den Kippschalter im Keller kam jeder heran. Hier waren die Kassen einmal kulant, es hatte für uns keine Folgen.
Im Fernsehen war „Das alte Gewehr" mit Philippe Noiret wieder ergreifend, Das „3. Reich" kennen wir ja nur aus Berichten, aber diese begleiten uns durchs Leben.
Dass uns die Praxisnachfolgerin nicht zu ihrem 40. Geburtstag einlud, deutete an, dass sie keinen privaten Kontakt (auch in meiner Rentenzeit) wünschte. Die Jugend von heute, ob Arzt oder nicht, kümmert sich zu wenig um die alte Generation. Den Alten tut das weh, und die Jüngeren können nicht von deren Erfahrung profitieren, zum eigenen Schaden.
Die Frau Doktor hatte meine Praxis interessanterweise in demselben Alter übernommen, in dem ich damals die Neugründung gewagt hatte.
Auch das Mittelalterfest in Weesenstein nahmen wir wie öfter mal mit.
Tochter Lydia ging als zivil angestellte Chemikerin zum LKA, um sich etwas einseitig mit Drogen-Nachweisen zu befassen, bei der Überführung einschlägiger Unholde zu helfen und erst einmal etwas Geld zu verdienen.
Im Juni starb die Freundin meines guten Freundes Peter mit 61 Jahren an ihrem Krebs. Am Ende spielten wohl das Morphium und eine unbehandelte Darmblutung eine Rolle. Das elende Kapitel Krebs, das nie zu enden scheint. Genau so wenig wie der Nepp, die Urnenbestattung soll 8 TE gekostet haben. Der Tod unserer Praxishelferin Sylke am 28. Mai 2019 wurde oben berichtet. Mit ihr hatte ich öfter über das Thema Kryonik geredet, gemacht hat sie das nicht, das heißt, nie den Auftrag dazu gegeben. Ohne Auftrag keine Konservierung. Es ist traurig, wie wenige Leute heute die einzige Überlebenschance begreifen.
Mit der Nachbar-Kommune besuchten wir (ich erstmalig) die Naturbühne Maxen mit dem Stück „Der eingebildete Kranke". Im Fernsehen amüsierte Hape Kerkeling als „Horst Schlämmer" im Netz Max Giermann als „Kinski".

Mein Praxis-Ende brachte einige Aufgaben mit sich, Abmeldungen überall, eine Abschieds-Annonce im Lokalblatt, die Bestellung von Privatarzt-Stempeln für die Rentnerzeit. So richtig konnte ich nach dem langen „Hamsterrad" den Abschied von der Praxis lange innerlich nicht glauben, auch mein Alter von 66,5 Jahren nicht.
Freund Wolfram U. berichtete von bereits 9 verblichenen Klassenkameraden, was doch etwas gruselte. Er ist nur ein Jahr jünger als ich.

Unsere PC-Firma Wächtler & Weissbach richtete am Computer die „TI“ ein, den Beginn der papierlosen Praxis, die „von oben“ auch (finanziell) erzwungen wurde. Das blieb mir als Oldie und Computer-Muffel gerade so erspart!

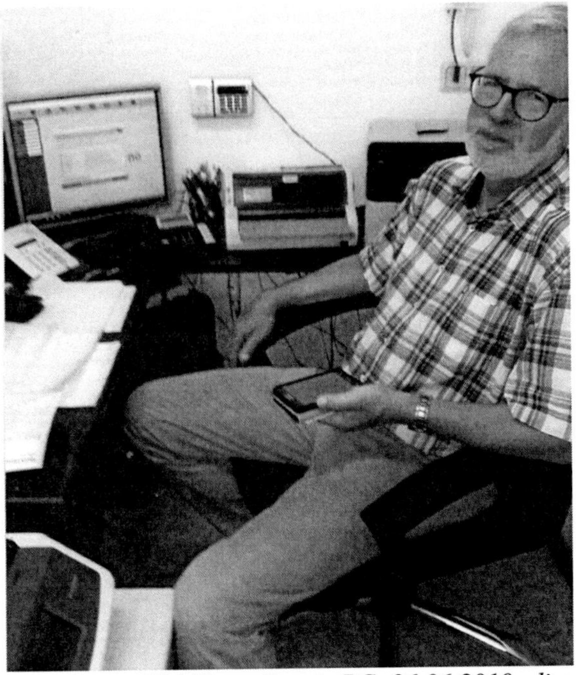

Herr W. von der Firma W&W am Praxis-PC, 26.06.2019, diese Firma betreute uns über viele Jahre menschlich, humorvoll und kompetent.

Meine Berufshaftpflichtversicherung wurde herabgestuft für die geringe privatärztliche Tätigkeit als Rentner.
Das Finanzamt von der Praxisabgabe zu überzeugen, war ein langer Kampf, das ließ erst einmal den hohen Steuerabschlag munter weiterlaufen. Irgendwann begriffen sie dann doch, dass auch ein „Freiberufler“ einmal in Rente gehen kann.
Das junge Ärztehepaar, das zuletzt die Übernahme meiner Praxis samt Patientenstamm ausgeschlagen hatte, wagte mutig eine Neugründung im Ärztehaus Heidenau. Mal sehen, eine Allgemeinpraxis braucht etwa 700 Patienten im Quartal für ein gutes Auskommen.
Aber Arztpleiten sind ja extrem selten, sie werden es schon schaffen.
Ramonas Auszehrung (pulmonale Kachexie) machte mir weiterhin Sorgen.

Meine Praxis-Nachfolgerin ließ ihre neue Praxis an anderer Stelle sanieren und herrichten, da die WVH meinen Mietvertrag nicht auf sie übertragen hatte.

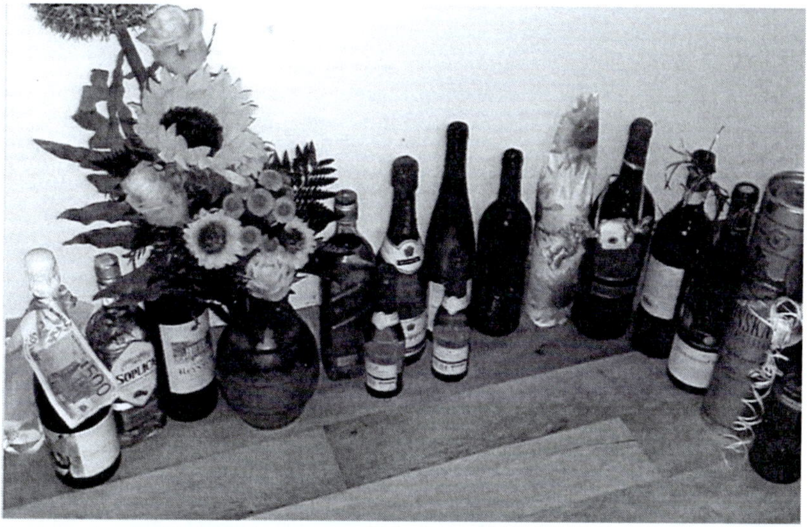

Trostgeschenke für den Praxisabgeber, Juni 2019

Am 05. Juli feierten wir einen kleinen Praxisabschied im engsten Kreise in der „Reichskrone“. So richtig begreifen konnte man es wie gesagt noch nicht.

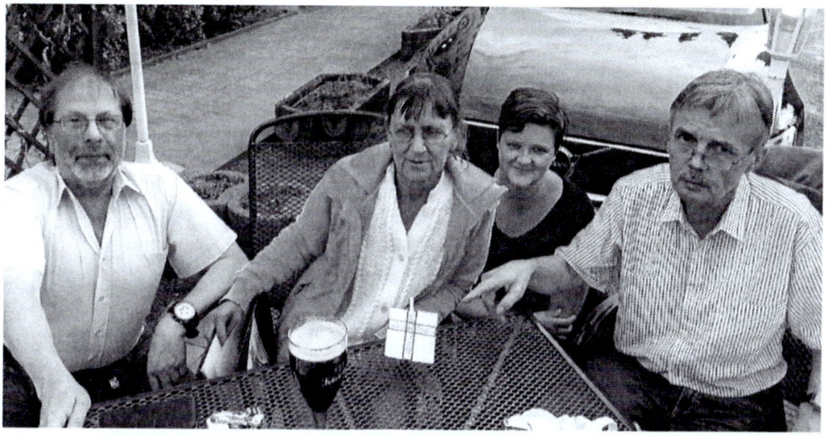

Praxis-Abschied in der Reichskrone, Heidenau, 05.07.2019

Um diese Zeit wurde die Lärmdämmung der Wohnzimmer -Decke vollendet, die doch eine wesentliche Linderung der Trampelgeräusche von oben brachte, allerdings nicht optimal gut aussah. Wegen der Schrägstreben wurde sie noch mit gewelltem Tuch verkleidet.
Mein Schicksal ist es, immer zu (teils ausgegrenzten) Minderheiten zu gehören, durch Befolgung meiner Überzeugungen. Seit 2016 war ich Mitglied in der AfD. Anlass dafür war die Angst vor der Massenzuwanderung südlicher Migranten durch die Merkel-Politik und deren Folgen, Verarmung und Drangsalierung Deutschlands durch den unsäglichen, bürokratischen Verbotsverein „Europäische Union“, die Pläne zu einer sinnlosen, zerstörerischen „Energiewende“ zum sogenannten „Klimaschutz“. Dort wurde ich zwar in den LFA 8 der AfD, den Landesfachausschuss Gesundheit aufgenommen, wo es um Meinungen zur Gesundheitspolitik geht, wollte das Engagement dafür aber immer in Grenzen halten, da dieses für die Politik generell weitgehend umsonst ist, also oft Zeitverschwendung. Man denke nur an den riesigen Aufwand für die Erhaltung des sozialistischen Systems der DDR, das dann in einem Tag weggefegt wurde. Damit gehörte ich wieder einmal zu einer von der Menge als „rechtsradikal“ verfemten Minderheit, wie auch bei der unverstandenen Kryonik (Aufheben von Menschen für bessere Zeiten), der Alternsforschung (halte das Altern für eine heilbare Krankheit, nicht gottgegebenes unvermeidliches Schicksal) und bei fachlichen Meinungen. Vielleicht kann man stolz sein, zu einer klügeren Minderheit zu gehören, wenn Albert Einstein die Masse der Menschheit als dumm eingestuft hat?
Nun als Rentner konnte ich Oma und Martina etwas mehr helfen. Da sie kein Auto haben, fuhr ich öfter „Taxi“ für sie. Oma wurde ja zuhause gepflegt, ein Heim kam nicht infrage, und sie war bei einer ehemaligen Chirurgie-Schwester natürlich in besten Händen, die eine anerzogene Fürsorglichkeit aufweist. Wenn man den Pflegedienst nur einmal pro Woche zur Hilfe bemüht, ist übrigens das ganze Pflegegeld weg im „Sozialstaat“, auch wenn man sonst rund um die Uhr pflegt.
Ab 10. August gönnten wir uns mit Ramona eine Woche Urlaub in Swinemünde an der polnischen Ostsee. Im Ganzen war es ziemlich nasskalt, die Erderwärmung schwächelte wieder einmal zur unpassenden Zeit, aber die alten Seefestungen wie Engelsburg und Westfort waren schon eindrucksvoll, polnische Schiffe waren zu besichtigen. Das Flossenschwimmen im Meer grenzte etwas an Eisbaden. Ein Ausflug nach Ahlbeck zeigte doch noch gewisse kulturelle Unterschiede zur polnischen Seite auf, welche sicher bald aufgeholt werden. In diesem Urlaub konnte ich endlich ein Grundlagenbuch der Kryonik von Klaus Reinhard lesen, das vor 30 Jahren erschienen war: „Wie der Mensch den Tod besiegt“. Das baute einen überzeugten Kryoniker natürlich auf, nur schade, dass sich diese Theorie trotz der langen Zeit ihres

Bestehens nicht allgemein durchgesetzt hat.

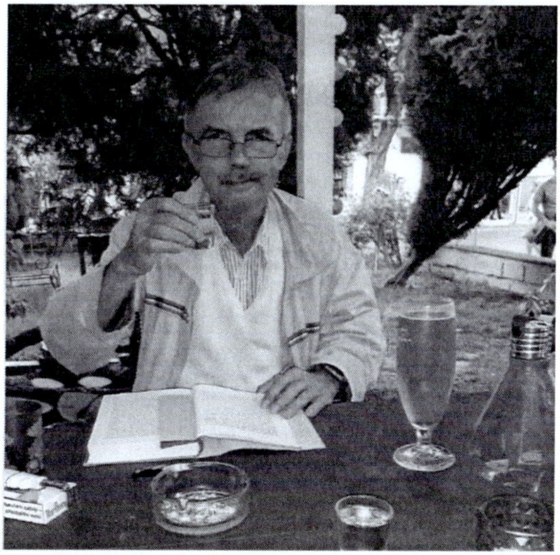

Frischgebackener Rentner im Hotelgarten in Swinemünde, August 2019

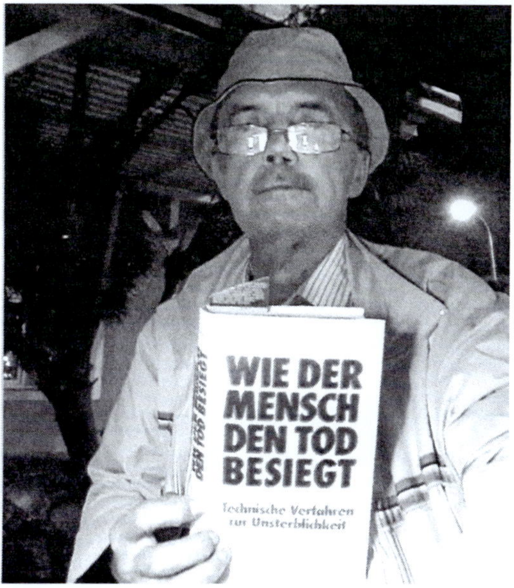

Fachlektüre im Seeurlaub, das begreift kaum einer

Mit der neuen Lage als Rentner wurde ich innerlich noch lange nicht fertig. Es war ein Gefühl, nicht mehr gebraucht und auf dem Abstellgleis zu sein. Nachdem in der Praxis täglich viele Patienten auf einen eingeredet hatten, brach doch ganz schön etwas weg, und private Kontakte gewannen an Bedeutung.
Gelegentlich waren wir bei den befreundeten Geblers zum Grillen und gedachten dabei wieder wehmütig unseres verstorbenen Freundes Gerhard von Repel.

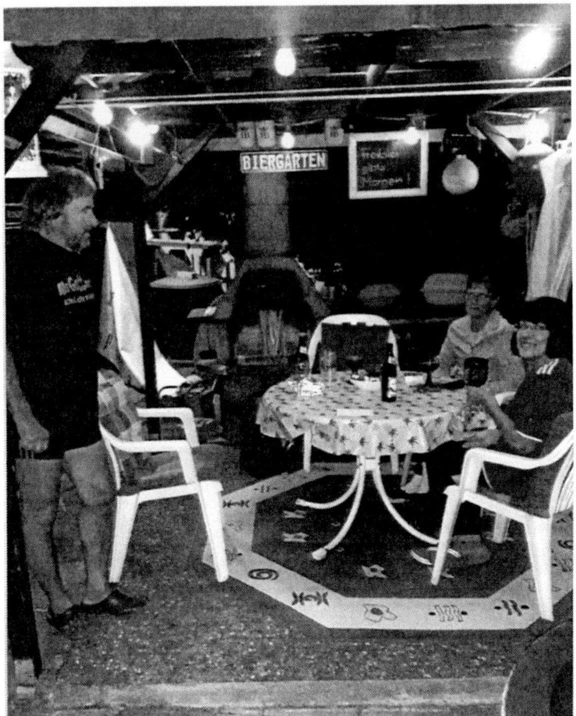

Ein Grillabend bei den Geblers, Grosssedlitz, 19.07.2019 – wie immer lustig

Durch weiteren Kontakt mit der Praxis bekam ich noch einiges mit. So starb unser alter Stammpatient Gottfried S. mit 81 Jahren zu meinem Leidwesen, dessen schwarzer Humor immer erbaulich gewesen war.
Auch mein ältester Onkel Karl Peschel, der Archäologe, starb in Jena mit 85 Jahren. Er war seit einem Jahr nach Schlaganfall bettlägerig gewesen, wie ich erst jetzt erfuhr. Vielleicht hätte man ihm mit den segensreichen Strophanthin-Spritzen noch etwas helfen können, wer weiß.

Unsere alte Stammpatientin und Gönnerin Margarethe Kaiser (von der meine Katze stammte) besuchte ich noch einmal im Pflegestift, sie war schon 93 Jahre alt und sollte nicht älter werden. Ihre Mutter war ja unsere erste Hundertjährige gewesen.

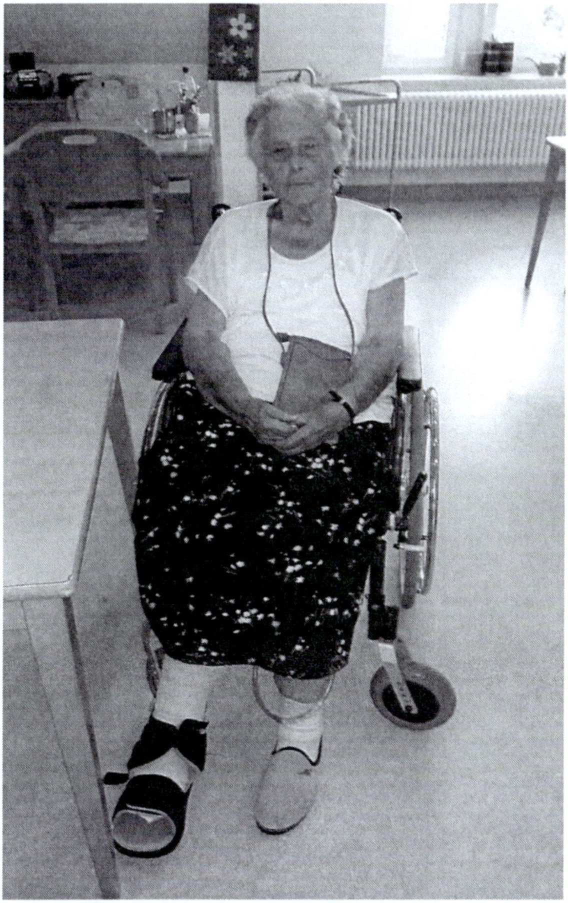

Margarethe Kaiser (93) im Pflegestift Dohna am 24.07.2019. Seit fast 27 Jahren in unserer Betreuung

Bei Oma Fiedler schafften wir angelieferte Kohlen in den Schuppen, als familiärer Gemeinschaftseinsatz, ja auch das gibt es noch, die gute alte Kohle.

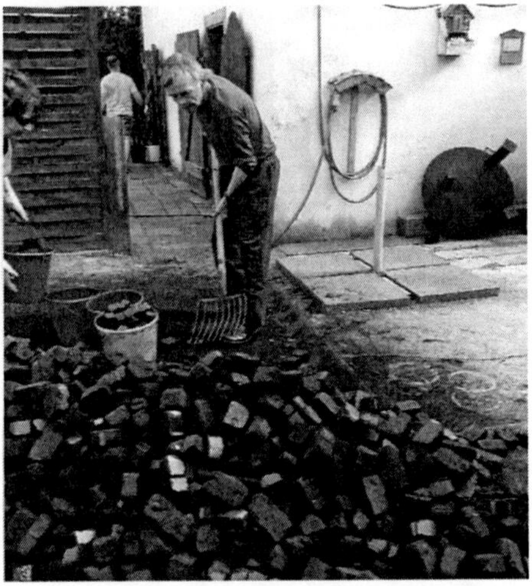

Kohlen-Einsatz im Hof der Fiedler-Oma, Großsedlitz, den 16.08.2019

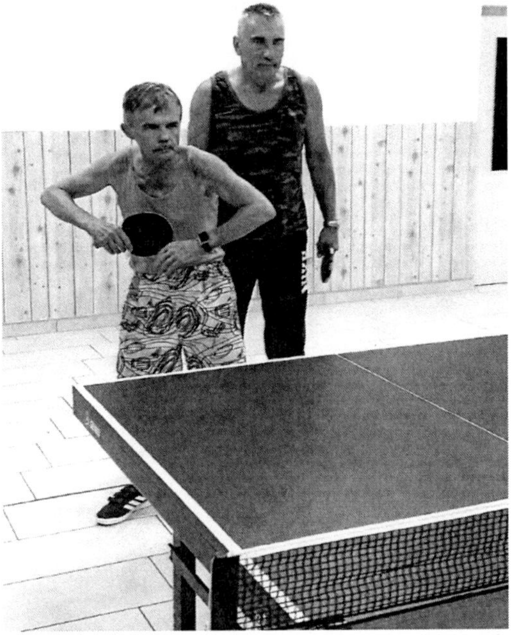

Beim Tischtennis „Alte Herren" in Jessen, am 05.08.2019, der lange Jürgen G. ist so alt wie ich und ein fanatischer Anhänger des schönen Sports. Meine Schlüsselbein-Prothese rechts macht keinerlei Probleme als Rechtshänder!

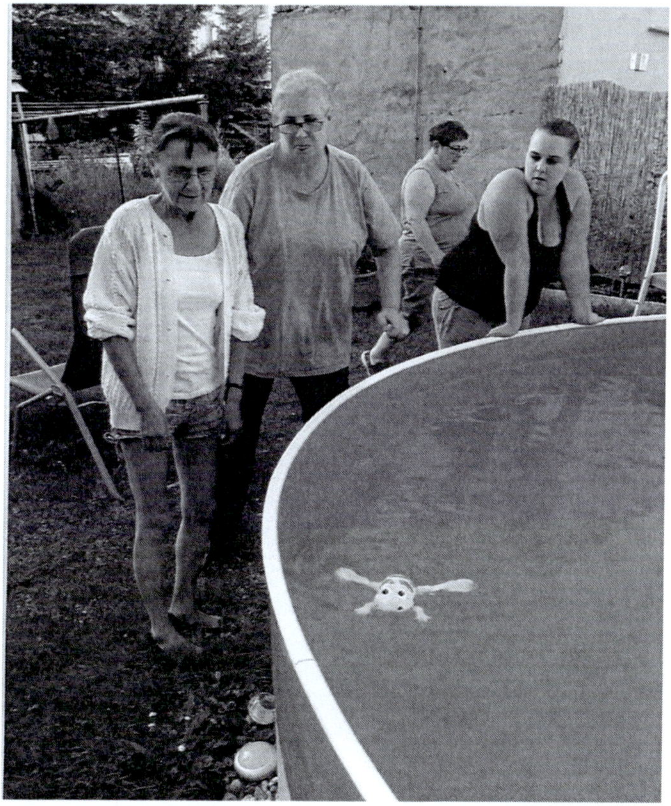

Ein künstlicher Schwimmfrosch aus Swinemünde erobert die Nachbarn-Kommune, 23.08.2019, etwas Spaß muss sein.

„Stiefsohn" Andres 28. Geburtstag (wir waren ja nicht verheiratet) und Nachbar-Freundin Karins 63. feierten wir im jeweiligen Garten, wobei es abends recht kalt wurde im Monat des Hochsommers August.
Die Erderwärmung scheint mit Deutschland etwas Mühe zu haben, schon wieder!
Sohn Hansi hatte die Fahrerlaubnis eingebüßt, vermutlich hatte er meine sportliche Fahrweise geerbt. Das war sehr traurig, schränkte ja doch die Mobilität deutlich ein. Ansonsten meldete er sich nicht mehr bei seinem Vater und nur selten bei seiner Mutter. Hoffentlich hat er diesbezüglich immer ein gutes Gewissen.
An der Kiesgrube als „wildem FKK" war festzustellen, wie viele unten herum unrasierte Frauen es gibt. Sie wollen ihre Männer offenbar zu

Dschungelkämpfern machen.
Nachbar-Freund Heiner hatte von einer fragwürdigen „Firma“ Parzellen auf dem Mond, dem Mars und der Venus erworben, was schon etwas spaßig erschien. Da er die Kryonik aber nicht für sich in Betracht zieht, wird er seine Ländereien auf anderen Planeten wohl nie besichtigen können.
Apropos Kryonik, eine neue Kryo-Lösung wurde angesetzt, die neben dem Frostschutz auch 2,2 % Glutaraldehyd zur chemischen Fixation enthielt. Damit es im Ernstfall schnell ginge. Die Zutaten wurden bei Fisher Scientific erworben.
Wir besuchten meinen letzten noch lebenden Onkel Fritz, der in meinem Geburtshaus in Rähnitz von seinem Sohn Peter gepflegt wurde und nach seinem zweiten Schlaganfall (bei schwerem Diabetes) ein Bild des Jammers bot. Mein Neffe Peter war der Einzige der Hellerauer Familie, der noch mit mir verkehrte.

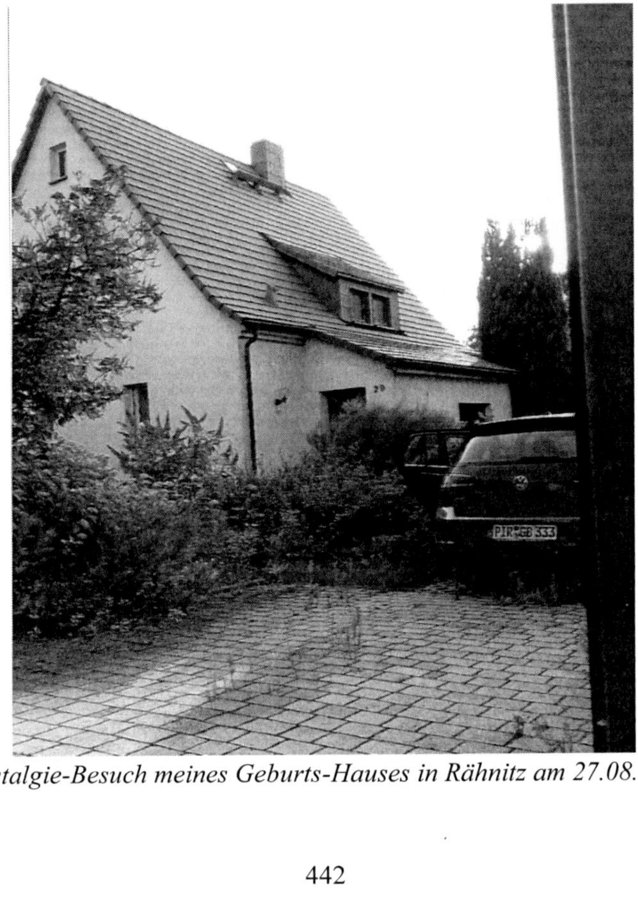

Ein Nostalgie-Besuch meines Geburts-Hauses in Rähnitz am 27.08.2019

Ende August erfolgte ein Kontroll-Röntgen meiner einmaligen Sternoklavikular-Endoprothese bei dem Lieblings-Chefarzt Dr. Naupert am Krankenhaus Bischofswerda, bei dem auch die Raucherlunge mit erfasst wurde. Nach über vier Jahrzehnten Rauchsucht darf man schon etwas Angst vor dem Lungenkrebs haben!
Mit Ramona besuchten wir die Talsperre Malter zum Baden in Paulsdorf an einem sonnigen Tag. Es war sehr schön, aber Ramona litt zunehmend an ihrer COPD. Sie war auch seelisch angegriffen von dem Krebs-Rückfall ihres geliebten Bruders Frank und sagte weinend „das wird wie bei Sylke“. Damit sollte sie recht behalten. Auf den Instinkt der Frauen ist Verlass. Anfang September wurde Frank wegen einer Magentumor-Blutung wieder in die Uniklinik gebracht.
Auch ein übergewichtiger Freund kam dort hin zum Einsetzen von Coronar-Stents nach kleinem Herzinfarkt. Er überstand das gut.
Die deutsche Geburtenrate wurde für 2018 mit 1,5 Kindern pro Paar angegeben. Das wohlstandsverwöhnte Schafsvolk stirbt weiter aus, wie schon in den Jahrzehnten davor.
In Oliver Welkes früher ganz lustigen Sendung „Wochenschau“ wurde nun gegen die AfD Stimmung gemacht, um nicht zu sagen gehetzt, gegen die letzte vernünftige bürgerliche Partei in „unserem“ Land, das immer weniger unseres ist. Das verleidete mir diese Sendung.
Der Trinker-Patient Laszlo H. wurde mit 61 Jahren mit Blut im Mund tot in seiner Wohnung gefunden, annehmbar eine Speiseröhren-Blutung (Oesophagusvarizen) bei Leberzirrhose. Dieser Fall fiel nicht mehr in meine aktive Praxiszeit, und damit nicht in meine Sterbe-Statistik, mit deren Ausarbeitung ich im September begann. Von jedem Todesfall lag ja ein Berichtsblatt vor.
Oma Melzer kam wieder einmal in die Notaufnahme der Klinik, wo ziemliches Chaos zu herrschen schien. Die Patienten lagen in dem zugigen Gang ohne genügend Decken, lange gab es kein Medikament, kein Essen, die Infusion war lange unterbrochen … Martina war ziemlich entsetzt, was an ihrer ehemaligen Arbeitsstelle gerade so ablief. Unsere Oma überlebte auch dieses Mal.

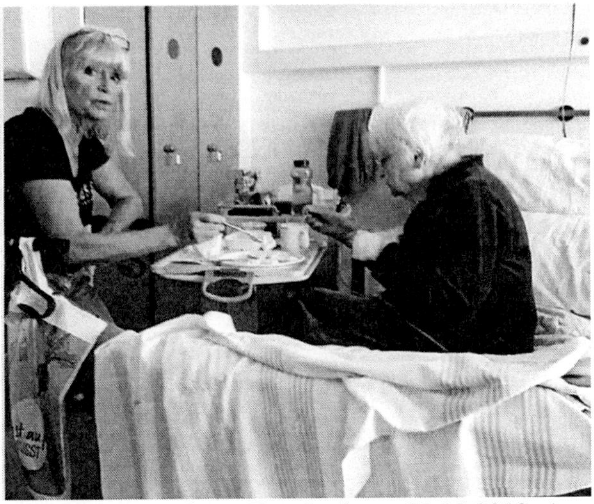

Oma Melzer in einem Dresdener Krankenhaus, 08.09.2019, Angehörige wie hier Martina müssen helfen zur Entlastung des Personals

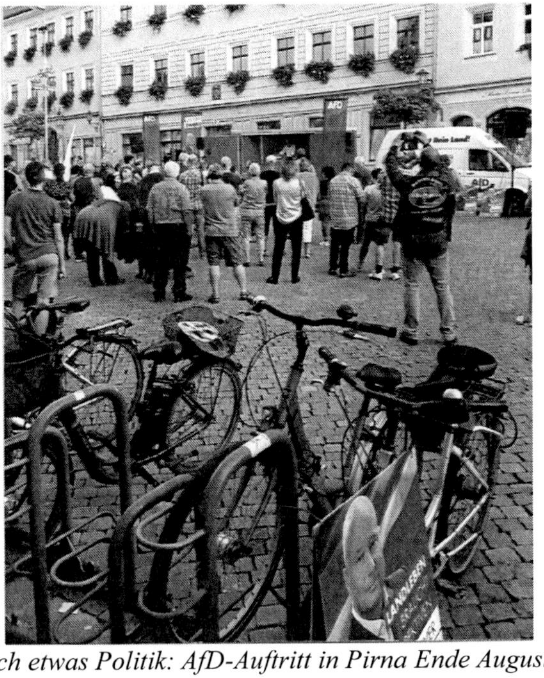

Zwischendurch etwas Politik: AfD-Auftritt in Pirna Ende August 2019

Im September gab es noch einen Grillabend bei der mit unserer Praxis befreundeten Physiotherapeutin Petra S., deren damals vom Notarzt totgesagter Vater dank meiner Hilfe immer noch lebte.
Mit 2 Kryo-Freunden besuchten wir den interessanten Vortrag des Rechtsmediziners Michael Tsokos von der Charité Berlin in der gut gefüllten Herder-Halle in Pirna, da wir ja ein verwandtes Thema bearbeiteten. Er zeigte auch ein eindrucksvolles Foto von den 12 Opfern des Amri-Attentats in Berlin, die in der Rechtsmedizin auf ihren Tragen in Reih und Glied lagen, und die riesigen Leichenhallen in Thailand nach dem Tsunami, wo er bei der Identifizierung der Opfer mitgeholfen hatte … Danach mussten wir bei einem „Rauchbier“ im „Gießer“ Pirna unser Gemüt beruhigen.

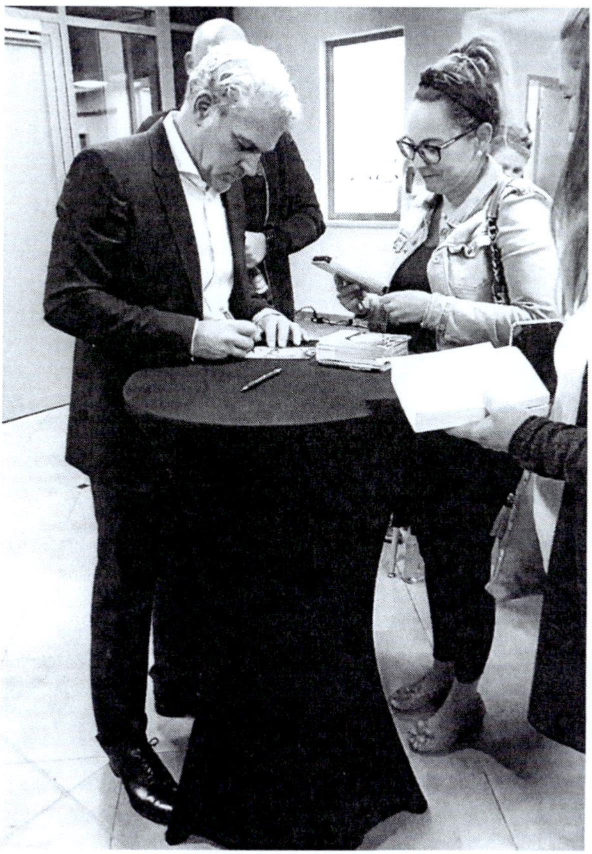

Professor Tsokos in Pirna, 14.09.2019

Mit Ramona versuchten wir die Fiedler-Oma bei einem Kaffee über das Schicksal ihres todkranken Sohnes Frank zu trösten.
Nach langer Schach-Abstinenz-das Leben hat nicht für alles Zeit-fing ich wieder an, nachts gegen den „shredder“ Computerschach zu spielen. Dabei ist die Spielstärke einstellbar und man kann anders als im wahren Spiel mal einen Zug zurücknehmen.
Freund Wolfram U. kam mit auf den Schießstand bei Bindig zum Training.
Anfang September räumten wir mit Freund Peter, dem treuen Helfer, die Praxis aus. Meine Nachfolgerin war bereits in ihre neue Praxis umgezogen.

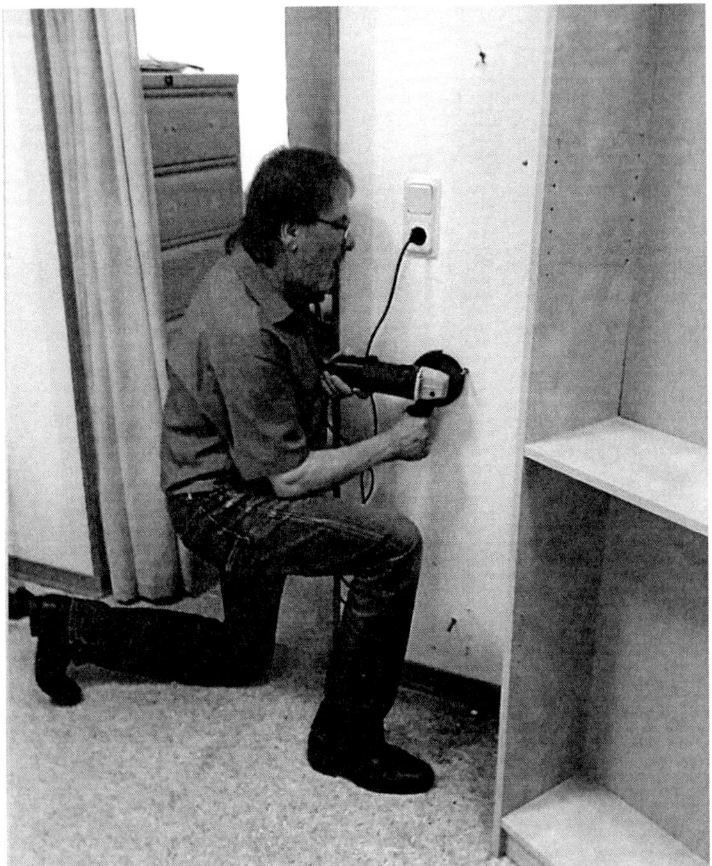

Ausräumen der Praxisräume, 02.09.2019, treuer Freund und Helfer Peter, bis zuletzt.

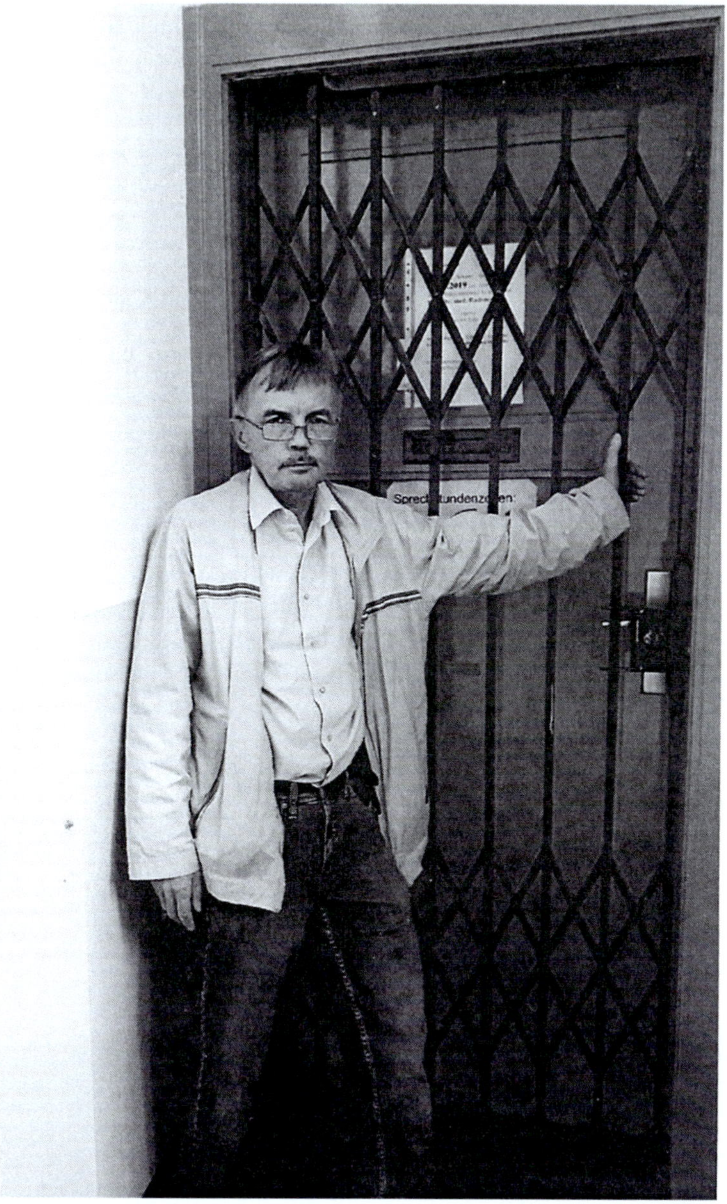

Das letzte Mal „Tür zu“ am 12.09.2019, nach fast 27 Jahren erschütternd und nicht ganz zu begreifen.

Mein Stiefenkel Luzi war mit dem Fahrrad vor dem Dorint-Hotel gegen einen Eisenmast gefahren, hatte eine Kopfprellung und Schlüsselbeinfraktur. Wie man sieht, gibt es auch für Rentner genügend Aufregung. Es blieben keine Folgen für ihn zurück.
Die unsägliche „CO2-Steuer" à la Merkel schickte sich an, Heizöl, Benzin, Gas und Strom zu verteuern, noch steigend über die nächsten 3 Jahre. Dem Steuerstaat fällt immer etwas Neues zum Schröpfen der Bürger ein, hier noch mit der Erzeugung schlechten Gewissens. Sollte sich die Theorie von den sogenannten „Treibhausgasen" als irrig erweisen, wird vielleicht mit den Erfindern solcher Maßnahmen abgerechnet? In diesem Staat wohl kaum. Siehe Dr. Ralf Tscheuschner: „Der CO2-Klimaschwindel", schon vor Jahren von mindestens 1000 Wissenschaftlern so festgestellt.
Im September dieses Jahres starb auch die Klassenkameradin unserer Helferin Kerstin, Christin R., an ihrem seltenen neurogenen Pankreaskrebs in ihren 30er Jahren, ein Graus.
Eine 79-jährige Stammpatientin starb „nach mehrfacher Darm-OP" am Krankenhaus, „mehrfach" bedeutet meist OP-Fehler.
Schwestern und Patienten weinten meiner unkomplizierten Praxis-Zeit nach. Die Helferinnen mussten in der „papierlosen" Praxis der Nachfolgerin wegen jedem Rezept und Formular extra ins Sprechzimmer, es war komplizierter geworden statt leichter, von den langen Wartezeiten mal abgesehen. Rezepte mussten neuerdings vorbestellt werden, bei uns hatte „reinkommen und drankommen" gegolten. Vielleicht hätte man mich doch klonen sollen, wie es eine Patientin gewünscht hatte, allerdings mit einem Chip für PC-Kenntnisse im Kopf.
An der Sterbe-Statistik wurde nun ständig gearbeitet, sie ist am Ende dieses Berichtes enthalten.
Im September gab es auch wieder eine kleine Kryonik-Sitzung der Überlebenswilligen.

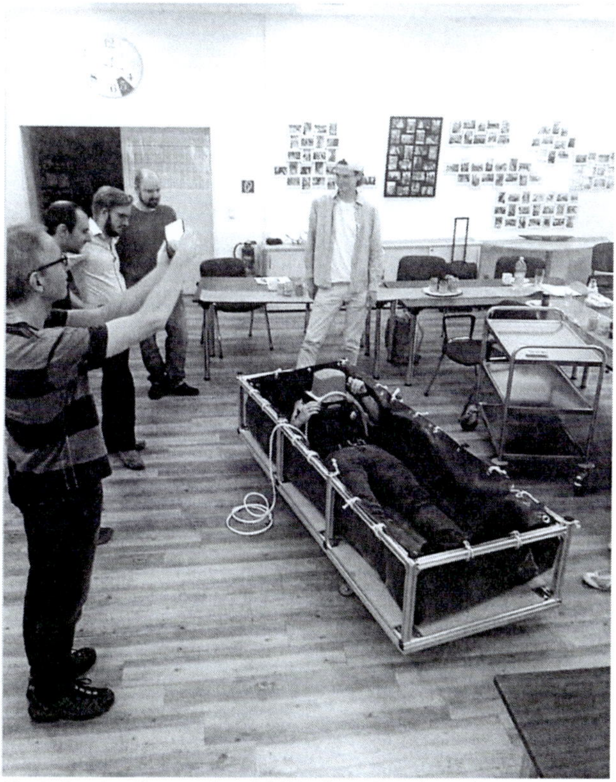

Ein Kryo-Training im September 2019, die „Leiche“ (Patient) im (trockenen) Wasserbad lebt noch!

Am 1. Oktober starb der bekannte tschechische Sänger Karel Gott mit 80 Jahren an einer Leukämie.
Wir besuchten den armen Frank, Ramonas Bruder, in der Uniklinik. Sein Magenkrebs-Rückfall hatte wieder geblutet. Lokalrezidiv bedeutet, beim ersten Mal nicht gründlich operiert. Er bot ein Bild des Jammers in seiner Tumorkachexie, und außer Morphium fiel den Ärzten nichts mehr ein. Er lebte noch bis zum 19. 03. 2020.
Unter Peters Mithilfe wurde dann noch der Praxiskeller leergeräumt.
Eine eingefressene Zecke von meinem Penis musste entfernt und die deutliche Entzündung mit der guten Fucidine-Salbe und Amoxi oral bekämpft werden. Diese Tierchen kriechen wohl in der Hose hoch.
Die Stammpatientin Kerstin E. starb mit 56 Jahren vermutlich im ketoazidotischen Koma bei Insulindiabetes, nachdem sie die Mitnahme durch den

Notarzt abgelehnt hatte. Das war natürlich wieder einmal ein psychischer Schlag, nachdem man in jahrelangen Hausbesuchen ein fast familiäres Verhältnis entwickelt und ihre kleinen Katzen immer gebührend bewundert hatte.
Der radikale Teil der Klima-Retter, die sogenannte „Extinction rebellion“ rebellierte hier und da, auch in den Kohle- Tagebauen. Diesen Klima-Hysterikern sollte man als erzieherische Maßnahme probehalber einige Wochen den Strom abdrehen. Wie oben erwähnt, ist der Menschen-Anteil an der Erderwärmung nicht endgültig bewiesen („CO2-Bluff“) und sie sind einer Fiktion aufgesessen, führen also einen völlig unsinnigen „Kampf“. Stattdessen sollten sie vielleicht fordern, einen großen Sonnenschirm im Weltraum aufzuspannen, da die Sonnenaktivität einen historischen Höchststand hat.
Es tat schon etwas weh, dass die allermeisten Patienten den Arzt als Rentner sofort abschreiben und nicht wissen, dass dieser noch alles machen kann und darf, außer den gesetzlichen Kassen Unkosten zu machen. Die „Kassenzulassung“ geht sofort verloren, auch ein Fehler der Politik, die über den Ärztemangel jammert. In wenigen Fällen konnte ich noch beraten, behandeln und kleine Hautoperationen machen. Nach einem Leben in der Medizin kann man nicht so schnell abschalten.
Mein Prostata-Wert macht Sorgen, er liegt in der Grauzone 3 bis 4. Wir hatten genügend üble solche Krebsfälle gesehen, um etwas Angst zu haben. So nahm mir Ramona gelegentlich eine Blutprobe ab, worin sie ja versiert war, und ich fuhr diese ins Labor. Weil ich als Rentner nicht mehr so früh aufstehen kann.
Sie flog im Oktober mit ihren Kindern in die Karibik. Das war für mich zu weit und anstrengend, auch erfahrungsgemäß durch den langen Nikotin-Entzug als Kettenraucher. Überhaupt lege ich nicht mehr viel Wert auf Reisen, habe viel von der Welt gesehen, und alles kann man nicht sehen.
Insbesondere, wenn noch „höhere“ Aufgaben wie Sterbestatistik oder Memoiren anstehen, erscheint das Reisen wie Zeitverschwendung, denn im Alter läuft die Zeit weg, und man möchte noch dieses und jenes fertig bekommen.

Ein Ausflug in die Bio-Philosophie:
Wie gesagt, unterscheidet man in der Kryonik, der Konservierung und Aufhebung von Menschen, den „Ganzkörper“ und den „Neuro“, letzteres bedeutet nur Kopf oder Gehirn. Die Vorstellung des „Neuro“ verlangt mehr Abstraktionsvermögen, da der große Rest des Körpers wieder geklont oder geprintet oder teilweise technisch ersetzt und mit dem Gehirn verbunden werden muss. Wie bei „Robocop“, der nur noch eine menschliche Hirnhälfte hatte und der Rest Roboter war. Im Film sind der Phantasie des Menschen keine Grenzen gesetzt (auch das Prinzip des Einfrostens kommt vor), wohl aber, wenn es um den eigenen Tod geht. Da hört jedes Verständnis auf, und

die Verdrängung setzt massiv ein.
Das Gehirn, was uns zum Menschen macht, ist ein erstaunliches Produkt der Evolution. Relativ klein gegen den großen Körper, steuert es diesen im gesunden Zustand präzise und komplett, seine Milliarden Nervenzellen realisieren die Persönlichkeit, das Gedächtnis, die Sensorik und Motorik.
Wie weit außerhalb des Gehirns liegende Nervenzellen lernfähig sind, z. B. die graue Substanz des Rückenmarks, weiß ich nicht genau, es könnten auch reine Schaltstationen sein. Während größere Hirninfarkte an günstiger Stelle kaum Auswirkungen haben, kann eine Nekrose im Millimeterbereich an ungünstiger Stelle (Capsula interna) eine komplette Halbseitenlähmung verursachen.
Es sei mir erlaubt, hier ein MRT-Bild vom menschlichen Gehirn zu zeigen, diesem noch weithin unerforschten Wunderwerk der Natur. Es handelt sich um das Gehirn eines sehr klugen Menschen.

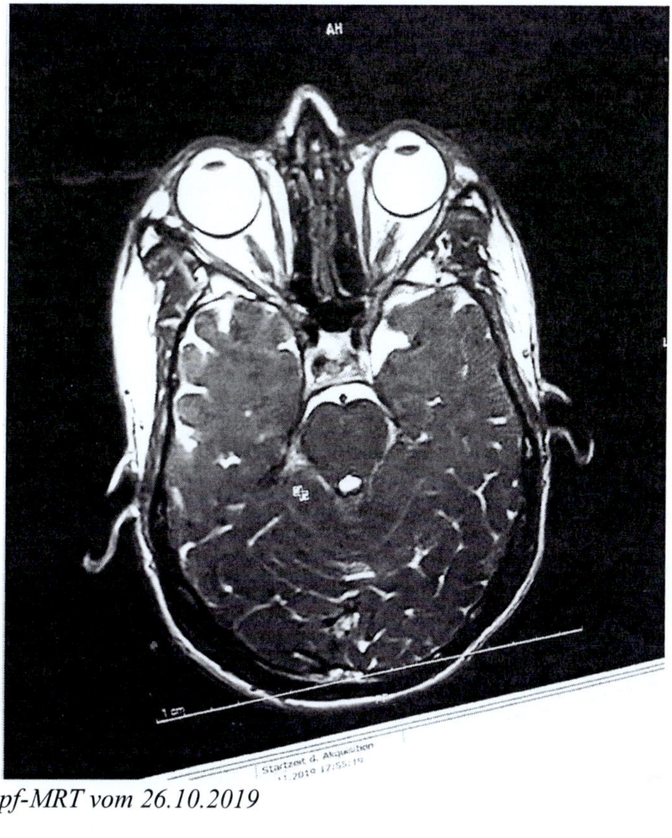

Ein Kopf-MRT vom 26.10.2019

In der Rentnerzeit lebte auch ein altes Hobby aus der Jugend wieder auf, sprich das Pilzesammeln. Die Übung darin war allerdings verlorengegangen, der Erfolg ungleich geringer als damals.
Einmal gingen wir mit Freund Wolfram U. vom Parkhotel Weisser Hirsch aus zu diesem Zweck in die Dresdner Heide. Die Natur war schön, unsere Gespräche klug wie immer, nur der Sammel-Erfolg sehr mäßig.
Gelegentlich vermisste ich doch meine verblichene Katze, und liebte dafür die „Käthe“ in Ulbrichts Garten.

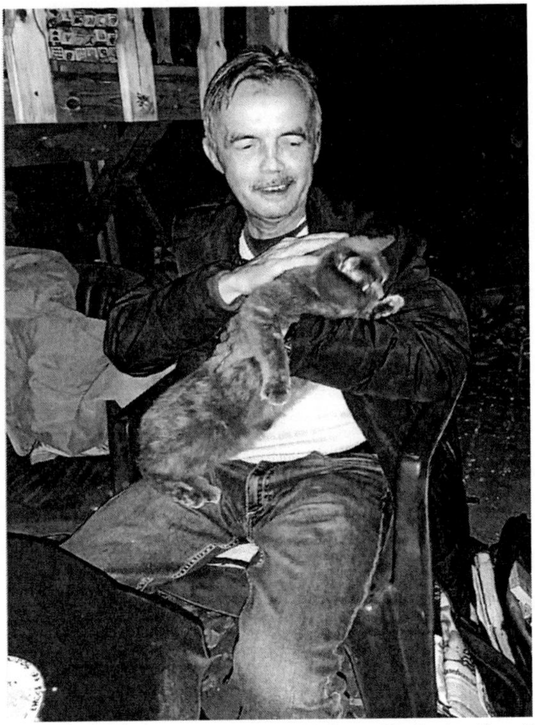

Arztrentner mit geborgter Katze, Käthe Kollwitz-Straße Heidenau, 26.10.2019

Eine alte Stammpatientin der Praxis nunmehr meiner Nachfolgerin, Gudrun V., war vermutlich an ihrem Mb. Alzheimer gestorben. Diese Krankheit hatte sich bei ihr zuerst in läppischem und distanzlosem Verhalten geäußert und nahm dann ihren unerbittlichen Verlauf. Kein Hausarzt kann das Schicksal oder den Gevatter endgültig aufhalten (im günstigen Fall hinauszögern), auch

meine Nachfolgerin nicht. In der Praxis machte ich noch gelegentlich Vertretung im Krankheitsfall und Hospitationen, konnte noch etwas helfen. Auch kleine Hautoperationen wurden noch erledigt, denn das Handwerkliche fehlte mir nun auch. Sehr traurig für mich war, dass die Nachfolgerin meine „Extras“ nicht übernommen hatte. Keine Knie- und Rückenspritzen, (Neuraltherapie kann man schnell lernen), keine kleine Chirurgie (die hatte sie nicht gelernt, also auch keine Genehmigung), keine Asthma- und Strophanthin-Spritzen (gegen Herzschwäche), keine Infiltration der Diabetiker-Füße ... Zudem war sie in den Verschreibungen äußerst zurückhaltend. So verlor sie möglicherweise doch in den ersten Monaten eine Anzahl meiner früheren Stammpatienten, die damit nicht klarkamen.
Oma Melzer brach sich den Schenkelhals bei einem Sturz auf die Seite, eine typische Altersverletzung, und kam wieder in die Uniklinik zur Leziusnagelung. Das ging wieder einmal gut.
In der AfD war ich im LFA 8 (Landesfachausschuss 8) Gesundheitswesen gelegentlich anwesend, wobei es auch um Missstände in der Pflegefinanzierung, z. B. den steigenden Eigenanteil ging, den Erhalt ländlicher Krankenhäuser und andere relevante Themen. Die Sitzungen, meist in Hartmannsdorf hinter Chemnitz, waren zeit- und fahraufwendig. Im Dezember gab es eine Besichtigung des sächsischen Landtages für AfD-Mitglieder.
Die Ausgrenzung der Afd durch alle anderen Parteien samt ihrer Diffamierung als „rechtsradikal“ wirft ein bezeichnendes Licht auf die vielgerühmte „Demokratie“ in diesem Staat. Die AfD ist eine bürgerliche Partei der Mitte, rechtmäßig gewählt!
An der Elbwiese wurde wegen Rohrlegung eine komplette Baumgruppe beseitigt, wo ich früher gern meine Klimmzüge gemacht hatte (seit der Gelenkprothese vorsichtshalber nicht mehr). Wieder vermisste man den Protest der „Grünen Partei“, wie bei der zugekippten Kiesgrube mit Vernichtung eines schönen Biotops. Diese hat vermutlich höhere Aufgaben und gibt sich mit solchen Bagatellen nicht ab, muss schließlich das Weltklima retten, wen schert schon eine Baumgruppe.
Ein Film über das Schicksal Blindheit regte mein immer noch waches (Rest-)Gehirn wieder einmal zum Kurbeln an: Ein Sehgerät auf Ultraschallbasis (wie bei den Fledermäusen) erschien vor meinem geistigen Auge. Die Impulse eines Ultraschallsenders könnten von vielen (Piezo-)Sensoren auf der Rumpfhaut empfangen und über Vibratoren fühlbar gemacht werden, was eine Art Bild für den Blinden ergeben müsste. Die Anregung dazu lieferte eine österreichische Firma, die Drucksensoren an der Sohle einer Beinprothese anbrachte, mit deren Hilfe der Beinamputierte den Untergrund über Vibratoren am Oberschenkelstumpf „fühlen“ kann (ohne Nerven-Anschluss). Das lernt das Gehirn ganz schnell, mit dieser Technik kann der Betroffene

unterscheiden, ob er auf Gras oder Beton oder anderem läuft. Eine sensationelle Erfindung. Kurz danach kam auch ein Film über Fledermäuse: „Wenn man mit den Ohren sehen könnte“. Die Erfindung der Seh-Hilfe scheint in der Luft zu liegen. Die Endlösung wäre dennoch ein künstliches Auge mit Anschluss an den Sehnerven, noch später ein geklontes natürliches Auge.

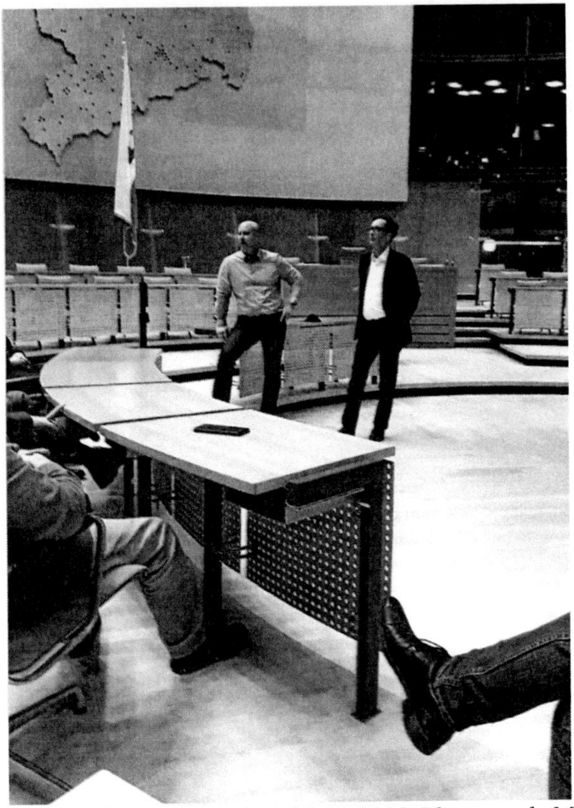

Im sächsischen Landtag in Dresden, 12.12.2019 Plenarsaal, MDL der AfD Jan Zwerg und Andre Barth

Am 14. November gab es noch einen Vortrag der Senioren-Akademie im Herzzentrum der Uni über implantierte Herz-Defibrillatoren, die nach meinem Gefühl auch von außerhalb des Körpers mit Klebelektroden funktionieren müssten. Wer lässt sich schon gerne am Herzen herumdoktern.
Wegen meiner Herzstolper hatte ich doch Interesse an dieser Technik.
Auch oder gerade beim Rentner rast das Leben weiter, der Entwurf des Seh-

Geräts liegt aus Zeitmangel ungenutzt herum. Die Idee des äußeren Defibrillators existiert als „life vest", welche nur leihweise auf Kosten der Krankenkasse eine Zeit lang erhältlich ist.
Als Rentner ging ich nun noch in einen zweiten Tischtennisverein, den Heidenauer, um zweimal in der Woche trainieren zu können, was meine Endoprothese zum Glück bis dato toleriert hat.
Als nächste langjährige Patientin meiner ehemaligen Praxis starb Martina R. Mit 62 Jahren an schwerer COPD.
Über Kryonik-relevante Themen wurde gelesen, wie „Das Gehirn" von Rita Carter und das Phänomen Wachkoma. Für eine eventuelle Balsamierung wurde zur Hirndrucksenkung Mannitol angeschafft, das auch am Lebenden zu diesem Zweck verwendet wird. Das bekannte perimortale Hirnödem (Druck im Kopf) behindert die Perfusion des Gehirns. Der ehemalige Kinderarzt und jetzt prominente Komiker v. Hirschhausen machte sich über die Kryonik lustig und verglich das mit einem kopflosen Huhn, das wieder geweckt werden will. Ein Unwissender, der ohne nähere Kenntnis der Sache aus dem Bauch heraus urteilt. Dem kann ich nur erwidern, dass es für Ignoranten dieser Art eine natürliche Auslese gibt, ganz einfach, per Friedhof. Von solchen Leuten lassen wir uns die Hoffnung nicht nehmen.
Dieses Jahr sollte es 630.000 „Klima-Protestler" in Deutschland gegeben haben, die offenbar außer Protestieren nichts Besseres zu tun hatten. Hätte jeder davon wenigstens einen Baum gepflanzt, dann würde es dem Klima etwas besser gehen!
Das Tischtennis der „Alten Herren" machte weiter Spaß und soll ja gesund sein.
Beim Tischtennis in Heidenau gab es auch eine Alten-Abteilung, wo es zwei 84-Jährige gab, einer davon mit 2 Knie-Prothesen. Der mit mir gleichaltrige Andreas P. ist unschlagbar, sehr schnell an der Platte, der lange Jürgen war auch hier dabei, wegen seines genoppten Schlägers auch „Noppe" genannt, auch die „Artillerie" Hartmut ist zwei Nummern zu hoch für mich mit seinem fürchterlichen Seit-Spin (Schnitt), wobei der Ball gerade ankommt und dann zur Seite wegspringt. Nun ja, man muss auch verlieren können.
In Dresden wurde die Fersennekrose unserer Pflegeoma verbunden, die sie aus dem Krankenhaus mitgebracht hatte. Dabei war sie bei der ehemaligen Chirurgie-Schwester Martina und mir in fachlich versierten Händen. Bei Martina täglich, bei mir nur ein- bis zweimal pro Woche.
Im Selbstversuch spritzte ich mir eine Ampulle ATP im., Adenosin-Triphosphat ist der Haupt-Energielieferant im Stoffwechsel. Statt eines gewaltigen Energie-Schubs spürte ich null Effekt.

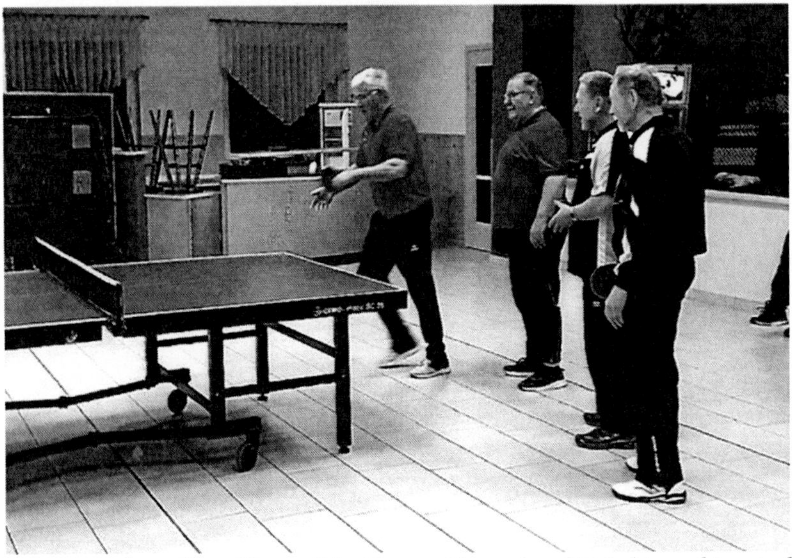
Tischtennis der „Alten Herren“ in Jessen, Dezember 2019, hier: chinesisch

Die ständig geschürte Panik in Beziehung auf den „Klimawandel“ beschäftigt mich schon sehr, was sich auch in den Wiederholungen zu diesem Thema in diesen Memoiren widerspiegelt. Schließlich wird mit der Begründung des sogenannten „Klimaschutzes“ gerade unsere Energie- und Autowirtschaft und damit der Wohlstand zerschlagen, und das geht jeden Bürger etwas an. So hörte ich im Net zu dieser Zeit die Beiträge „Die CO2-Lüge“ von Prof. Werner Kirstein und „Der Klima-Schwindel“ von Dr. W. Thüne. Auch diese sogenannten „Klimaleugner“ werden (wie die AfD) in den Medien verteufelt.
Meine diesbezügliche Leserzuschrift (Glosse) an die „Sächsische Zeitung“ wurde nicht veröffentlicht, das Wort „Klimahysteriker“ darin störte wohl, im Land der „Meinungsfreiheit“, die schon lange in eine Meinungsdiktatur umgeschlagen ist.
Ein letztes, nostalgisches Ärztesingen fand auf Gut Gamig statt, gut besucht, also offenbar ein allgemeines Bedürfnis.

Das letzte Ärztesingen auf Gut Gamig am 04.12.2019

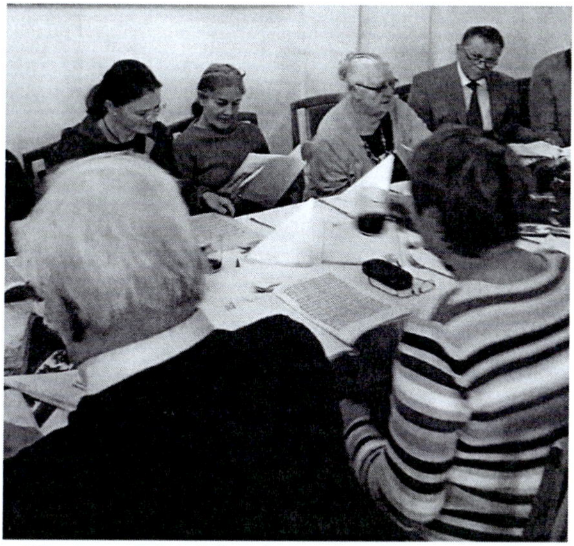

Dr. Sell, Dr. Herrmann, CA Schmidt mit Frau, Dr. Hasse mit Mann, Herr Flemming mit Frau

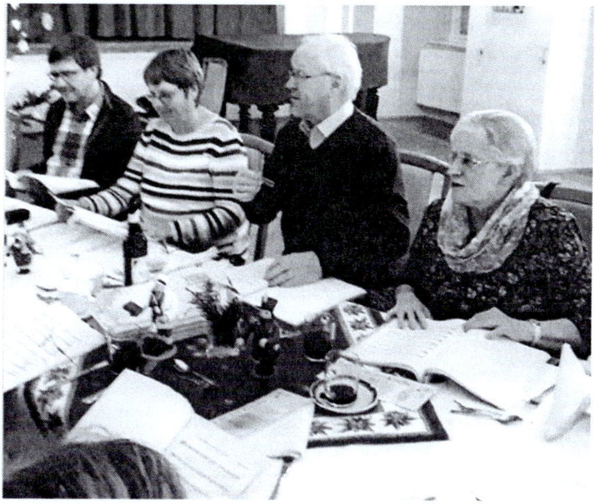

Dr. Gnoyke, Dr. Alheit. Einige bereits im Ruhestand.

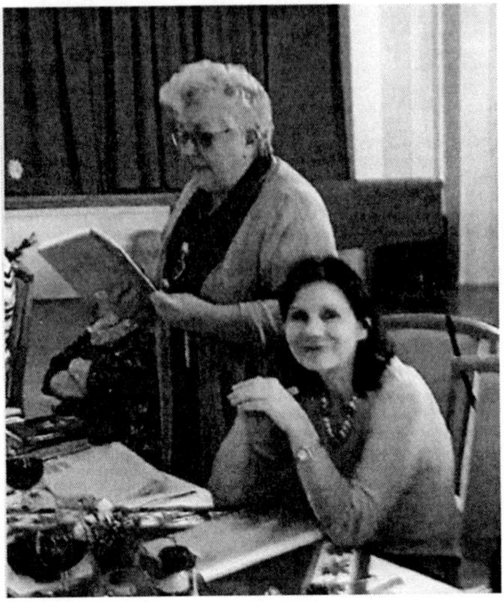

Dr. Schmidt, ehemaliger Chefarzt des abgeschafften Heidenauer Krankenhauses, war schriftstellerisch tätig und von ihm war zu lernen, dass gedruckte Bücher nicht automatisch in den Buchhandel kommen. Er ließ seine Werke auf eigene Kosten drucken und verkaufte diese dann selbst, meist ohne Gewinn. Es war wieder eine erhebende Geselligkeit, das letzte Ärztesingen.

Ramona kam immer weniger zu mir und kritisierte an mir herum. Spätes Aufstehen, zu viel Rauchen und Alkohol, zu sexistisch … Das war ja alles richtig, aber eine gute Frau müsste das aushalten. Mein Image als Praxischef war ja auch weggefallen.

So kam am 07. 12. 2019 der Hammer: Ramona verließ mich, packte ihre Sachen und zog aus. Mit Dankeschön für 9,5 Jahre Gemeinschaft und Abgabe des Schlüssels sah das echt endgültig aus. Als sie dann nach ein paar Tagen einen Rückzieher versuchte, konnte ich nicht mehr umschalten, das „Schlussmachen" nach 9 Jahren war unbegreiflich. So blieb es bei der Trennung, die lange Kameradschaft blieb aber erhalten, ohne die Liebe. An einer Frau, die körperliche Liebe unterbewertet, verliere ich jedes Interesse. Man kann nicht aus seiner Haut. Die „böse 7" hatte sich bewahrheitet (Trennung am 07. 12.). Keiner ist hier abergläubisch.

Nach Ramonas Abschied mussten Zahlenschloss und Testament geändert werden, worin sie auch bedacht war.

Im Intimbereich verblieb nun für das folgende Jahr nur noch das „älteste Gewerbe", denn die Suche auf den Vermittlungs-Plattformen war ziemlich frustran. Das war zwar teuer, aber seelisch besser als nichts.

Es gab noch kleine Hautoperationen, und im Tischtennisverein heilte ich in

bewährter Weise einen schnellenden Finger mit einer Kortison-Spritze.
In England hatte Boris Johnson die Wahl gewonnen und steuerte auf den „Brexit" zu. Irgendwie konnte man neidisch darauf sein. Zu groß ist meine Abneigung gegen das Bürokratie-Monster in Brüssel, EU genannt, das ein Verbot nach dem anderen erlässt, Deutschland finanziell aussaugt und damit die Menschen drangsaliert. Egal ob durch Sparlampen, Bananen-Krümmung, Dünge-Verbot oder Menthol-Zigaretten-Verbot, Abschaffung der Zinsen (die es immer gab). Der sklavische Gehorsam von Deutschland hierbei ist einfach widerlich.
Ein Stammpatient namens Michael G. wurde mit 65 Jahren tot in seiner Wohnung gefunden, seine Tochter machte meiner Nachfolgerin Vorwürfe. Ein anderer starb mit 69 an Sepsis nach einer Darm-Operation. Da hörte man die Nachtigall trapsen.
Weihnachten gab es das erste Mal seit Langem ohne die Ramona-Familie, nur bei der Dresdener, wo ich noch willkommen war. Die Silvesterfeier fand bei den lieben Nachbarn statt.

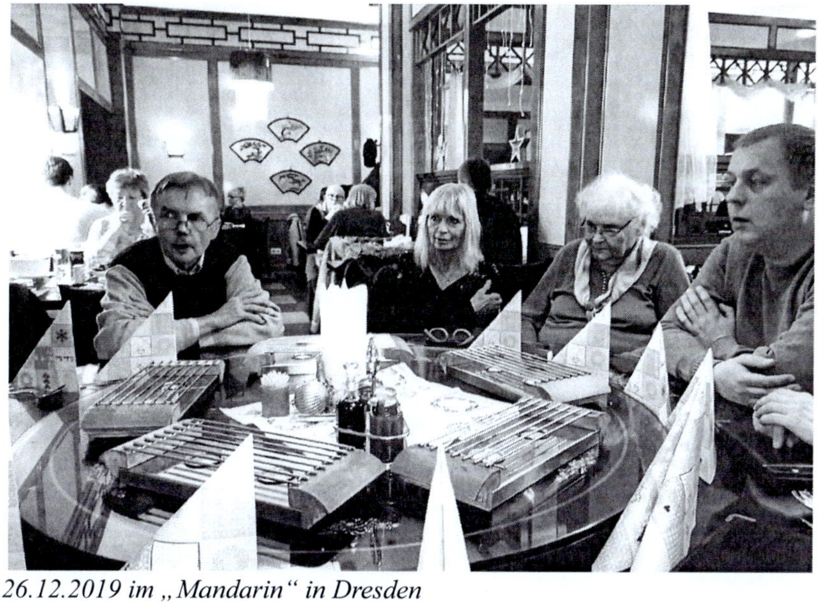

26.12.2019 im „Mandarin" in Dresden

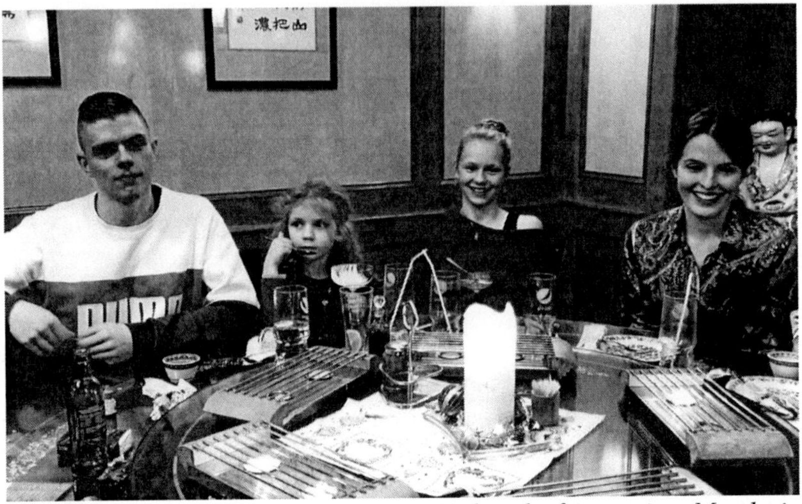

Die Jugend meiner Dresdner Familie, 2. Weihnachtsfeiertag im „Mandarin"

2020

Das erste Jahr als Vollrentner.
Gelegentlich stellte ich noch Privatrezepte aus oder machte eine kleine Hautoperation. Meine Nachfolgerin zog mich nicht mehr zur Vertretung heran, offenbar hatte sich ein Paragraph gefunden, der das scheinbar verbietet. Im Vorjahr war es noch ohne Probleme gegangen. Ich ging noch jeden Dienstag in die Praxis zum Zuschauen oder meinen Senf dazu geben, oder nur auf einen Plausch. Auf privaten Kontakt legte die Nachfolgerin meiner Praxis wie gesagt keinen Wert.
Bei meiner privaten Arzttätigkeit ging es nicht ums Geld, meine Rente ist auskömmlich trotz der unsäglichen, sittenwidrigen Rentensteuer, es ging um die rar gewordenen geselligen Kontakte und das Helfersyndrom.
Das ganze Jahr war ich nun „solo", und suchte auf Internet-Plattformen nach einer besseren Hälfte, denn wer will schon gern dauernd allein sein. Auf diesen Vermittlungs-Plattformen hatte ich aber keinen wirklichen Erfolg, kleine alte Raucher sind kaum erwünscht, und da tummelten sich viele komische Damen-Typen emanziger Art. Ist schon schlimm, wenn man mit 67 Jahren wieder auf Brautschau gehen muss, aber natürlich möglich, wenn man noch kein Pflegefall ist. Meine neue Altersliebe tauchte erst im nächsten Dezember auf und war dann ein echter Glücksfall.
Im Januar gab es zwei Kryonik-Treffen im kleineren Kreise, eine im

Carolaschlösschen mit zwei jungen Schauspielern aus München, die einen Film darüber geplant hatten, der nie gemacht wurde (die Jugend von heute), eine zweite bei Dresden mit internationaler Beteiligung. Da war ein auf dem Gebiet der Kryonik sehr aktiver Niederländer und der Kryo-Forscher (Ashwin aus den USA) und ein sehr gläubiger Russlanddeutscher. Wir redeten überwiegend in Englisch und es war wieder erhebend, unter Gleichgesinnten (Gläubigen) zu sein.

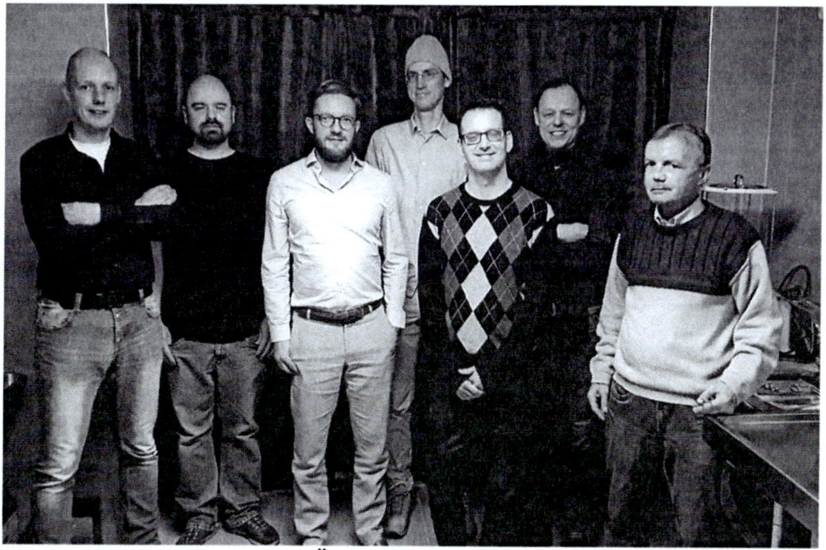

Ein Treffen von Kryonikern (Überlebenskünstlern) bei Dresden, 07. 01. 2020

Bei solchen Treffen gab es immer neue Anregungen und Ideen zur gemeinsamen Sache.

Bei meinem 67. Geburtstag im kleinsten Kreise gab ich das lustige, wenn auch etwas diskriminierende „Vegetarierlied" unseres verstorbenen Freundes Gerhard mit der Gitarre zum Besten:

„Drei Zwiebeln, drei Zwiebeln, die pflanzt man auf mein Grab, da kam ein Vegetarier und fraß sie ab"… usw.

Als Einzigen der damaligen Ablehner der Implantation meiner neuartigen Gelenkprothese informierte ich den Chef der Traumatologie der Uniklinik, Prof. Sch., über die erfolgreiche Operation und erhielt keine Antwort, vielleicht wegen Schamgefühl.

In der Praxis und außerhalb bekam man noch einiges mit. So starb unser alter Stammpatient Ebbi G. (70) an einer Herzattacke, den wir jahrelang wegen

seiner Herzschwäche mit Strophanthin-Spritzen über Wasser gehalten hatten, welche die heutigen Kollegen nicht mehr kennen. Auch Herr K. starb mit 70 an seinem Lungenkrebs. Er hatte lange Jahre 2 Schachteln Zigaretten täglich konsumiert. Wieder eine ernste Warnung für Kettenraucher wie mich, aber die Sucht …
Eine andere, erst mittelalte Stammpatientin mit M. S. ereilte nun auch noch der Brustkrebs beidseits und sie wurde brustamputiert, Ausgang unbekannt. Die langjährige, liebe Patientin Christa M. verstarb mit 80 Jahren, vermutlich an Krebs.
Der Freund und traditionelle Weihnachts-Besucher von Ramonas Familie Norbert Kentsch wurde unerwartet am 21. Januar ein Opfer des Schicksals mit 63 Jahren, er starb anlässlich eines Herzkatheters am Krankenhaus, wie dazumal unser Gerhard an der Uniklinik. Norbert war Rettungsschwimmer gewesen und erhielt von der DLRG einen würdigenden Nachruf in der Zeitung. Ein herber Verlust im Bekanntenkreis.
In der „Senioren-Akademie" lernten wir am 14.01., dass das wichtige Muskeleiweiß Aktin des Menschen identisch mit dem der Vögel ist, also noch von gemeinsamen Wirbeltier-Vorfahren stammt. Bei einem weiteren Vortrag am 22.01.20 sprach Herzchirurg PD Dr. Wilbring im Herzzentrum über Herzschwäche und den Vorläufer des Kunstherzens, eine kleine Pumpe an der Herzspitze mit Strom aus einem Akku am Gürtel, die deutlich schlechtere Ergebnisse zeitigt als eine Naturherz-Transplantation. Das erste Jahr überleben 60 % der Betroffenen, das zweite nur 20 %.
Zu Ramona hielt ich übrigens weiter kameradschaftlichen Kontakt, bis heute, kein Wunder nach unserer langen gemeinsamen Zeit in der Praxis und auch privat.
Bei der Ablieferung von Martinas Altpapier blieb mein Auto (GTI 7) mit defekter Batterie in Dresden liegen, seit langer Zeit brauchte ich das erste Mal den ADAC, der nach einer kalten Stunde Wartens erschien und mein Gefährt wieder in Gang brachte. Die neue Batterie kostete dann stolze 240,- Euro.
Einen netten Nachbarn, einen Holzfachmann, machte ich mit den Ulbrichts bekannt, die mit Holz heizten. Diese Art Heizung sollte sich später in der „Gaskrise" als Vorteil erweisen.
In den Medien tauchte das chinesische „Coronavirus" auf, das uns in den nächsten 2,5 Jahren mit Hysterie und Panikmache begleiten sollte.
Der medizinischen Fachpresse bot ich meine Totenstatistik aus 26,5 Jahren Praxis an, die das ebenso wenig veröffentlichte wie früher meine sensationelle Gelenkprothese und den Anti-Emphysem-Brustgurt. Meinungsfreiheit, korrekte Berichterstattung, wissenschaftliche Ehrlichkeit, wohin bist du entschwunden im demokratischsten Deutschland aller Zeiten?

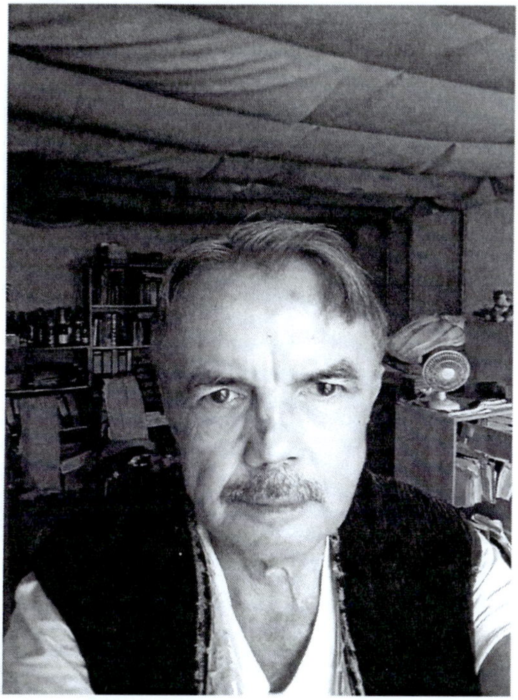

Ein Bild des Verfassers vom April 2020 mit Baldachin-Decke, Schönheit vergeht!

Mein Lieblings-Bestatter weilte zu dieser Zeit in Kreischa zur Leichenfeier eines 30-jährigen Bestatterkollegen, womit sich einer seiner weisen Aussprüche bestätigte: „Es geht nicht der Reihe nach."
Ein 53-jähriger „Stammkunde" mit Hochdruck und Diabetes, sowie dem Biere zugeneigt, wurde tot in seiner Wohnung gefunden. Nicht lange davor war seine oben erwähnte Lebensgefährtin mit Halbseitenlähmung und schweren Beugekontrakturen der Gliedmaßen im Krankenhaus gestorben. Solche Fälle gingen jetzt auf das „Konto" meiner Nachfolgerin, somit brauchte mein Gewissen nicht mehr aktiv zu werden mit der Frage, ob man etwas übersehen oder versäumt hatte.
Kein Arzt kann alle Patienten retten, auch sich selbst nicht.
Mein geändertes Testament wurde auf dem Nachlassgericht Pirna deponiert für schlappe 75,- Euro. Viel Zeit wurde verplempert auf mehr oder weniger dubiösen Partner-Plattformen.

In diese Zeit fiel der Skandal um die Wahl des Ministerpräsidenten Kemmerich in Thüringen, die von Kanzlerin Merkel anmaßend rückgängig gemacht wurde, da mit den Stimmen der AfD erzielt,
einer demokratisch gewählten Partei! Das warf wieder ein bezeichnendes Schlaglicht auf die vielzitierte „Demokratie“ in diesem Land. Im Bundestag wurde eine „Brandmauer gegen die AfD“ ausgerufen, also die Ausgrenzung einer Minderheit. Eine „Mauer“ war uns als Ostdeutschen noch zur Genüge erinnerlich.
Der berühmte und verehrte amerikanische Schauspieler Kirk Douglas starb mit 103 Jahren, das erweckte wieder einmal den Eindruck, dass Schauspieler im Durchschnitt recht alt werden.
Wegen der grünen Ansichten wurde die Stromversorgung langsam als gefährdet angesehen. So wurde dafür mit Nahrungsbüchsen, Gas- und Spiritus-Kochern etwas vorgesorgt. Schlimm, woran man in diesem Absurdistan alles denken muss.

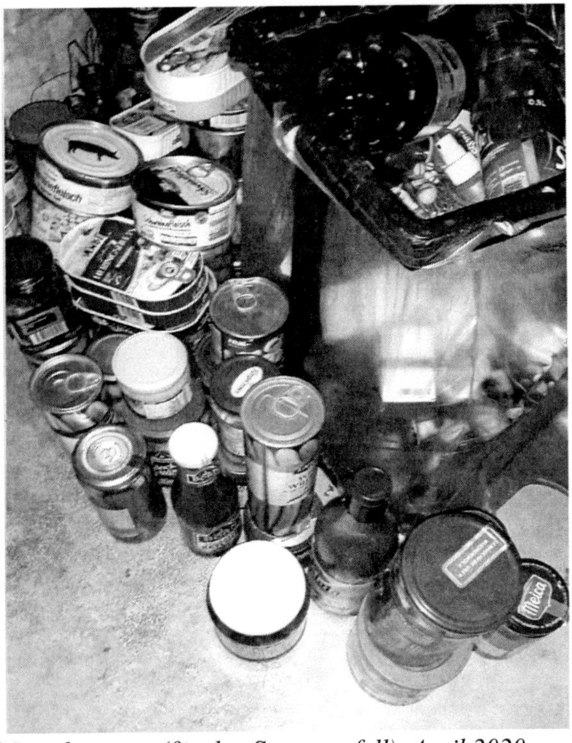

Der kluge Mann baut vor (für den Stromausfall), April 2020

Solche vorsorgenden Leute werden wohl heute als „Prepper" bezeichnet, was von „präparieren" stammt.

Eine kleine Toten-Statistik aus den Anzeigen in der Zeitung zeigte beruhigend, dass sich unsere Praxis nicht zu sehr zu verstecken brauchte. Dort lag das durchschnittliche Sterbealter bei 76,3 Jahren (bei uns bei 78,1), der Anteil der über 90-jährigen bei 11,4 % (bei uns 21 %). Wir lagen also etwa im üblichen Bereich.
Bei der Senioren-Akademie ging es im Max-Planck-Institut um Fluoreszenzmikroskopie, und wie man deren Auflösung steigern kann. Die hatten schon interessante Themen. Jeden Dienstag ging ich noch in die Nachmittags-Sprechstunde der Nachfolgerin, um etwas fachlichen „input" zu bekommen. Rentner brauchen Unterhaltung, sonst droht die Demenz.

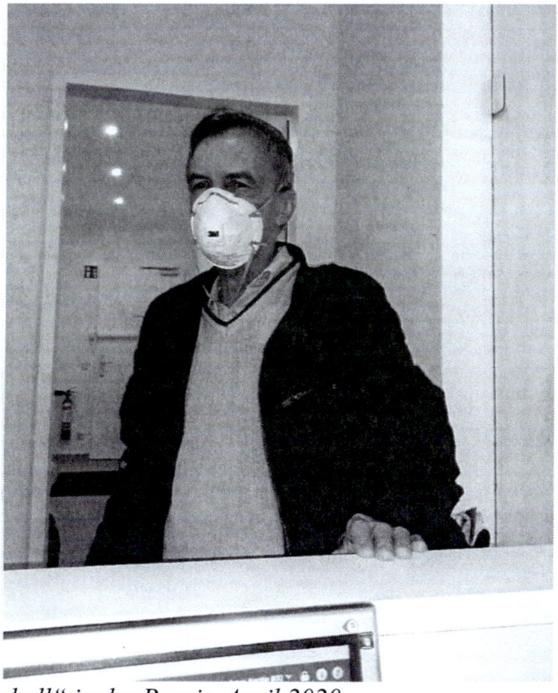

Mit „Maskenball" in der Praxis, April 2020

Der Bruder von Ramona, Frank, war grässlich abgemagert durch seinen Magenkrebs-Rückfall auf 40 kg bei normaler Größe. Es tat weh, dass in der Uniklinik nichts mehr unternommen wurde, von Morphium mal abgesehen. Wo

war sie denn, die gerühmte Protonenbestrahlung …
Ende Februar begann die Corona-Panikmache der Medien und Politiker, die sich fast zur Hysterie steigerte. Die ungleich schlimmere „Seuche“ ist der Krebs, mit 614 Toten am Tag in Deutschland, dem kaum Beachtung in den Medien oder gar Panik gewidmet wird, auch kein vergleichbarer finanzieller Aufwand. Als „Corona“ dann doch nicht so verheerend wurde wie dargestellt, musste die Angst mit grausigen Bildern von Intensivstationen und Särgen genährt werden, um eingreifende Maßnahmen und sinnlosen Geldaufwand zu rechtfertigen. Manchmal, oder meistens ? scheint die Politik die Relation oder den Bezug zur Realität zu verlieren.
Der Chef des Institutes für Alternsforschung in Jena, Dr. Björn Schumacher, erschien im Fernsehen. Unter anderem wurde erwähnt, dass Blutserum junger Mäuse einen verjüngenden Einfluss auf ältere habe. Der Durchbruch der Lebensverlängerung wird wohl nur gentechnisch möglich sein, durch Verbesserung der DNS-Reparatur.
Ramonas Bruder Frank wurde „zum Sterben nach Hause geschickt“, so verbessern manche Kliniken vielleicht ihre Verlust-Raten, wie oben schon vermutet.
Auf einer AfD-Tagung im Pirnaer „Q 24“ traten im März die Polit-Größen Jan Zwerg, Jörg Urban und Marcus Krall auf. Den Einlass managte übrigens ein Neger, sofern man dieses Wort noch sagen darf, sagen wir lieber ein dunkel pigmentierter Mitbürger, womit sich diese bekanntermaßen rechtsextreme und rassistische Partei offenbar heimtückisch tarnen wollte, genauso wie mit ihrer jüdischen Abteilung. Tino Chrupallas Auto war von der sogenannten „Antifa“ abgefackelt worden, ein Hinweis darauf, was die linke Szene unter „freiheitlicher Demokratie“ versteht.
Nun ohne Partnerin, ging ich mit einer „leichten Dame“ aus meiner Bekanntschaft zum Rentner-Tanz bei Möbel-Graf in Pirna. Dort sah es teilweise so aus, als habe das Pflegeheim Ausgang, was vielleicht böse Zungen als „Mumienschubsen“ bezeichnen. Manche Tänzerinnen konnten sich nur durch Abstützen an ihren Tanzpartnern auf den Beinen halten, ein mitleidheischender Anblick.
Aber es war schön, den ungebrochenen Vergnügungswillen der Alten zu sehen. Wie auf der Titanic, wo die Musik bis zum Untergang spielte.
Ein Freund mit Kontakt zu einer „Biker“-Gruppe lud in deren Bunker in Lohmen ein. Dort machte die Musikband „frontline“ ansprechende Beatmusik, aber in dem Bunker war es ungemütlich kalt. Es ging das Gerücht, im Lohmener Bunker-System seien radioaktive Abfälle aus Rossendorf gelagert, leider hatte ich den Geigerzähler vergessen.

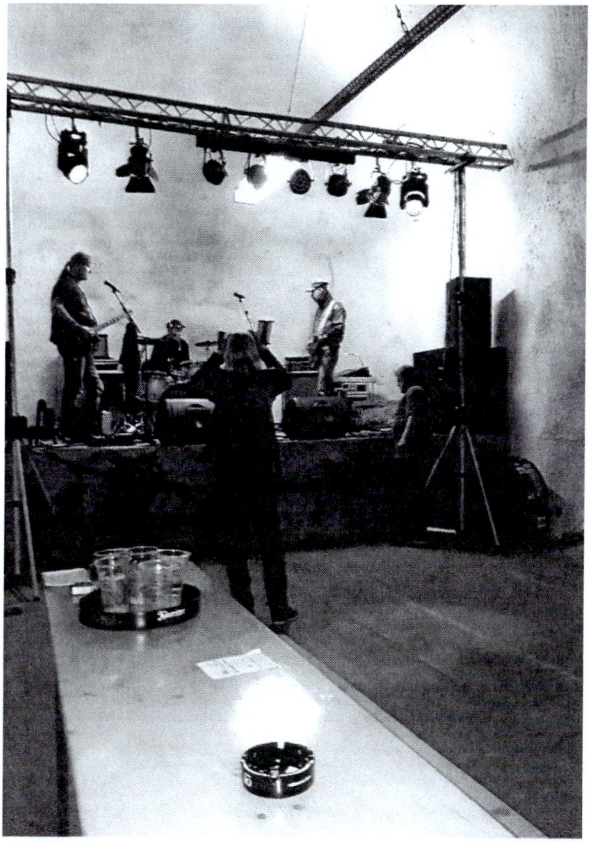

Die Gruppe „frontline" im Lohmener Bunker, April 2020. Der Bunker ist Domizil der „Biker", der Motorrad-Recken der Landstraßen. Auch Rentner haben ihre Unterhaltung, und das ist gut so!

Von der bekannten Vermittlungs-Plattform „parship" meldete ich mich sehr mühsam wieder ab, was von derartigen Firmen bewusst erschwert wird. Dort waren die Fotos der Damen unscharf gestaltet, und wer kauft schon die Katze im Sack.
Oma Melzer wollte unbedingt zu ihrer Lieblingsfriseuse nach dem abgelegenen Coschütz und ich fuhr sie gern dorthin wegen meines „Helfersyndroms". Nachdem ich das Wort „Pummelrentner" ins Spiel gebracht hatte, wurde ich im Familienkreis nun gern als „Pummel" benannt. Welch ein Abstieg, vom verehrten Hausarzt zum „Pummel"!
Die Corona-Welle samt zugehöriger Hysterie nahmen an Fahrt auf. In Italien

sollten wüste Zustände herrschen, bei uns stiegen die Erkrankungszahlen, die Panik wurde geschürt. Der sogenannte „lockdown“ kam ab 17. März, Sportvereine (auch Tischtennis) und Gaststätten wurden geschlossen, auch die Biergärten. Dann schlossen Friseure, Baumärkte, Physiotherapien, Universitäten, die Läden außer Lebensmittel. Oh, hätte die Politik ihre Finger nur von einem Fach gelassen, von dem sie nichts versteht. In den Krankenhäusern wurden die Krebsfälle verschleppt, andere, tödlichere Krankheiten zählten nun nicht mehr, Panikstörungen und Depressionen nahmen zu, die Psychiatrie lief über. Dass diese „Kollateralschäden“ einmal gründlich aufgearbeitet und die Verantwortlichen zur Rechenschaft gezogen werden, ist in diesem Staat wohl kaum zu erwarten, wo Macht auch Narrenfreiheit bedeutet. Wo war die Panik bei unzähligen Krebstoten und zigtausend Toten im Jahr durch Krankenhauskeime, die es schon immer gab?

Im April schickte ich einen kleinen Scherz in der Bekanntschaft herum, der hier abgebildet werden soll:

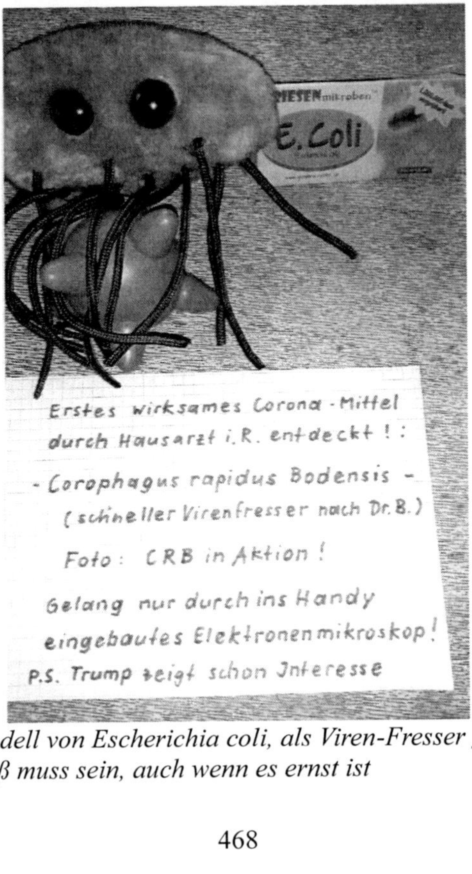

Ein pelziges Modell von Escherichia coli, als Viren-Fresser gezüchtet, April 2020, Spaß muss sein, auch wenn es ernst ist

Am 19. März starb der Frank Fiedler, der Bruder von Ramona, mit 54 Jahren an seinem Magenkrebs-Rückfall. Der Tumor war inzwischen auf 10 cm angewachsen, in Milz und Lunge eingebrochen, am Ende hatte er vielleicht noch ein tödliches Leriche-Syndrom (Aortenverschluss) mit üblen Beinschmerzen. Das Morphium tat sein Werk. Seine Ärztin hatte das von mir empfohlene Tinzaparin (ein Heparin) unter Hinweis auf seine stattgehabte Magenblutung abgelehnt, das neben gerinnungshemmenden auch tumorhemmende Eigenschaften hat. Das hätte ihn sicher auch nicht gerettet, aber: Jeder Tag Leben zählt. Der Winter hatte sich nach hinten heraus verschoben, im März waren bei uns nachts minus 3 Grad, im übrigen Land bis zu -12 Grad. Es gibt Zeiten, in denen die Erderwärmung schwächelt.
Im sogenannten „lockdown“ wurden gesellige Kontakte weiter gepflegt, natürlich nur mit den zwei vorschriftsmäßig zugelassenen Haushalten. Manche sind allerdings schwach im Kopfrechnen.
Stadtcafé und Apotheke wurden mit ihren romantischen Ausgabe-Fenstern besucht. Gelegentlich fiel noch eine kleine Privat-Behandlung als Rentnerarzt an, meist kostenlos bei Freunden und Bekannten.
Die Partnersuche auf den einschlägigen Plattformen war ziemlich frustran, die Emanzigkeit der Damen trieb ihre Blüten, auch im vorgerückten Alter. Da waren Schlagworte beliebt wie „mit beiden Beinen im Leben stehen“ (real, wenn man noch nicht amputiert ist), „positives Denken“ war erwünscht (ich ziehe realistisches, logisches Denken vor), eine wollte, dass ich wie sie vegan werde (da war vor Schreck erst einmal ein Steak angesagt). Hier und da ergab sich ein persönliches „Date“, wobei sich aber nichts Bleibendes entwickelte. Die Vorstellungen von beiden Seiten waren wohl zu hoch gesteckt.
Oma Melzers Fersennekrose war nach akribischer Behandlung abgeheilt, aber sie kam bald darauf wegen einer Bauchgeschichte wieder ins Krankenhaus. Die Sportvereine waren ja geschlossen, so wurde nach einem Privatraum für Tischtennis Ausschau gehalten, denn der Sport fehlte mir endlos. Die Tischtennis-Vereine waren zu dumm oder initiativlos, um das zu organisieren. Kontakt zweier Haushalte war ja erlaubt, also wäre das legal gewesen. Eine große, dunkelbraune Hyperkeratose wurde von einer Bekannten bei mir am Hinterkopf entdeckt, man spürte sie beim Bürsten oder Kämmen, man hat aber hinten keine Augen. Die liebe Hautärztin Dr. Alheit kratzte sie später ab mit scharfem Löffel, sie war gutartig, von der Pathologie-Rechnung mal abgesehen. Der Schützenbruder Jürgen M. starb zuhause mit frühen 63 Jahren an einem Herzschlag, er hatte Hochdruck und gelegentliche Herzstolper gehabt. Bei diesem so vitalen und lustigen Mann war der Tod nur schwer vorstellbar. Zu dem alten Schützenverein hatte ich ja kaum noch Kontakt, aber die Geselligkeit dort ist natürlich immer erinnerlich.
Auch ein ehemaliger Patient einfacher Natur (mit überschaubarem Intellekt)

starb mit 45, er hatte massiven Hochdruck gehabt mit oder durch Nierenversagen und war schon an der Dialyse gewesen. Auch der berühmte französische Schauspieler Michel Piccoli verstarb im Mai 2020 mit 94 Jahren, (als Schauspieler wieder erstaunlich alt).
Dr. Alheit gewährte mir eine Audienz in der geliebten „Drogenmühle", wo wir alter Zeiten gedachten. Dafür musste man dankbar sein, denn auch die kollegialen Kontakte waren rar geworden. Ramona hatte einen „Schub" ihrer Raucherbronchitis oder COPD, und wurde von mir behandelt. Sie gehörte nicht zu den Frauen, die nach einer Trennung jeden Kontakt abbrechen, was wohl für beide Seiten besser ist. Die Menthol-Zigaretten waren nun nach dem Verbot der unsäglichen „EU" außer Handel, was fällt diesem Verbotsverein wohl als Nächstes ein. Vielleicht der Tabak überhaupt. Der Markt reagierte mit Menthol-Tropfen, -Kügelchen und -Filtern. Sinnlose Aktion schafft Reaktion. Am 28. Mai besuchte ich meinen verehrten Chefarzt Dr. Naupert zum 2. Jahresgedenken der Weltneuheit Sternoklavikularprothese samt Röntgen, auch meiner Coxarthrose. Diese hatte den Stand gehalten trotz gelegentlicher Schmerzen, vielleicht wegen früherer Einnahme des guten AHP 200.

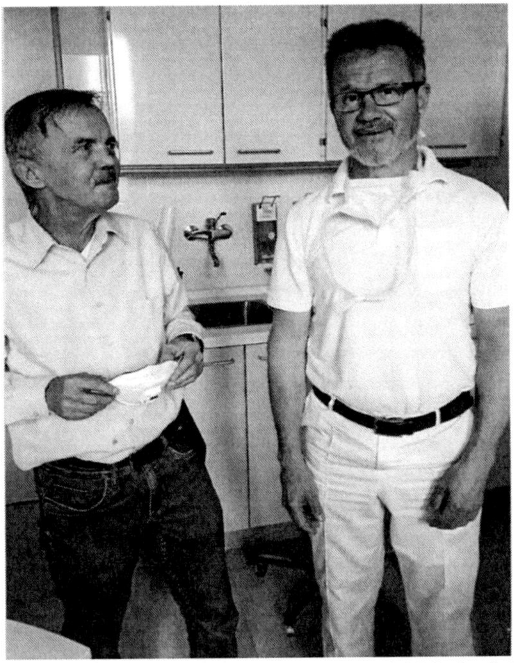

Bei Chefarzt Naupert in Bischofswerda, 28. Mai 2020, 2. Jahrestag meiner neuartigen Gelenkprothese

Bei einem Interview mit dem noch recht vitalen Täve Schur, uns allen aus der Jugendzeit bekannt, jetzt 89, erwähnte dieser sein Lieblingsgericht: Linsensuppe. Linsen haben viel Kalium. Ein Geheimnis hohen Alters?
Am 1. 6. 20 starb unsere ehemalige Stammpatientin Anett S. Mit grausigen 48 Jahren an metastasiertem Brustkrebs. Öfter hatten wir bei ihr („Dalmatiner") schwarze Flecken entfernt zur Prophylaxe des schwarzen Hautkrebses (Melanom), aber das Schicksal kam von einer anderen Seite als erwartet. Und: Es geht nicht der Reihe nach. Der Ronny vom Stadtcafé, dem ich per Ausgabefenster wirtschaftlich über den Lockdown geholfen hatte, erzählte, dass der dem Alkohol zu holde, im benachbarten Flachbau lebende Detlef T. mit 60 Jahren das Zeitliche gesegnet hatte. Er war mir noch von früher bekannt, aber nicht bei uns Patient gewesen. Der ehemalige Stammpatient Dieter B. starb auch mit 82 Jahren an seinem Leberkrebs, der stärker war als die versuchte arterielle Embolisation des Tumors.
Am 08. 06. 20 wurde der „Lockdown" weitgehend aufgehoben, das erste Tischtennis der „Alten Herren" erfolgte wieder nach 3 Monaten. Mit einem Freund hatte ich inzwischen an einem privaten Ort weiter trainiert. Sonst wäre man bereits an Raucherbeinen und anderer Thrombose gestorben!
Mit Oma Melzer machten wir wieder einen Ausflug in den Großen Garten.

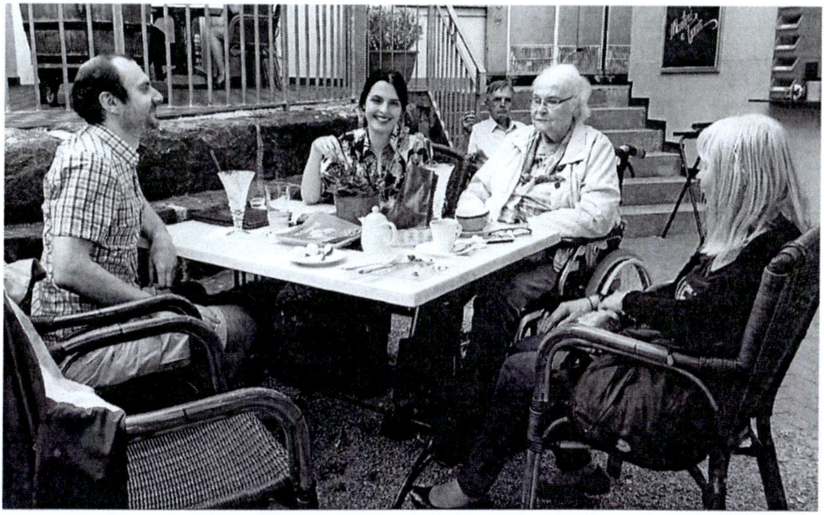

Mit der Oma im Großen Garten, Carolaschlösschen, Juni 2020, „Lockdown" vorbei (vorläufig)

Oma konnte wieder zu ihrer Lieblingsfriseuse fahren und war somit glücklich.
Die Ortsgruppe der AfD konnte wieder harmonisch in der Drogenmühle tagen.
Selbst zum ersten Mal wieder beim Friseur, war das verordnete Pflicht – Haarewaschen nicht zu verstehen, wie so viele andere idiotische Maßnahmen. Mit Haarewaschen soll ein Atemwegs-Virus bekämpft werden!
Bei 2 alten Patientinnen lief noch eine Strophanthin-Serie, eine Serie Kniespritzen mit Zeel comp. folgte, bei einer Bekannten mit Gonarthrose. Im Tischtennis lief nebenbei die „Privatsprechstunde“ kostenlos, ein alter Hausarzt kann nicht abschalten.
Meiner „Exgefährtin“ Ramona brachte ich regelmäßig die Programmzeitung, die sie nicht hatte. Sie hat im Leben genug für mich getan, um ihr für immer dankbar zu sein.
Mit einer 30 Jahre jüngeren Dame wurde herumgeturtelt, die zwar erst Hoffnungen machte, dann aber absprang. Sie war etwas eigen und hatte sich auch als bisexuell geoutet. Was es nicht alles gibt. Eine andere stieg aus, weil ich eine mal mögliche gegenseitige Pflege erwähnt hatte, obwohl sie nur 4 Jahre jünger als ich war. Emanzen wollen doch genießen, nicht dem Partner im Notfall helfen!
Herr Albrecht vom Uhren- und Schmuckladen, ein Heidenauer U(h)rgestein, arbeitete als Rentner weiter, da sich für den gutgehenden Laden kein Nachfolger/in fand. Er meinte, die heutige Jugend wolle nicht mehr arbeiten, und da ist schon etwas daran.
An der Kiesgrube traf ich beim Baden manchmal den ehemaligen Laborleiter Wendelin, dessen Frau, auch Hausärztin, an Leukämie gestorben war.
Kryo-Freund Andreas K. hatte sich die Schulter gebrochen, was verschraubt wurde. Das ging gut, daher mussten wir ihn noch nicht einfrosten. Ein bisschen Spaß ist auch unter den ernsthaften Kryonikern erlaubt. An Proben vom Schweinehirn wurde wieder etwas mikroskopiert, sogar mit billigem Schülermikroskop waren die Neurone mit ihren Dendriten zu sehen.
Der alten Freundin Evi G. half ich mit Azithromycin und Delimmun aus ihrer Bronchitis.
Mit einer lange Bekannten wissenschaftlicher Art hatten wir ein interessantes Gespräch beim „Thai“ am Lockwitztal. Leider war sie gerade im Kampf mit „King Alcohol“ und nur mühsam heil heimzubringen. Es ist nur zu hoffen, dass sie diesen Kampf gewinnen wird, was bei einem bestimmtem Suchttyp nur durch Abstinenz möglich ist.
Auch andere Geselligkeiten waren willkommen, wie die folgenden Bilder zeigen.

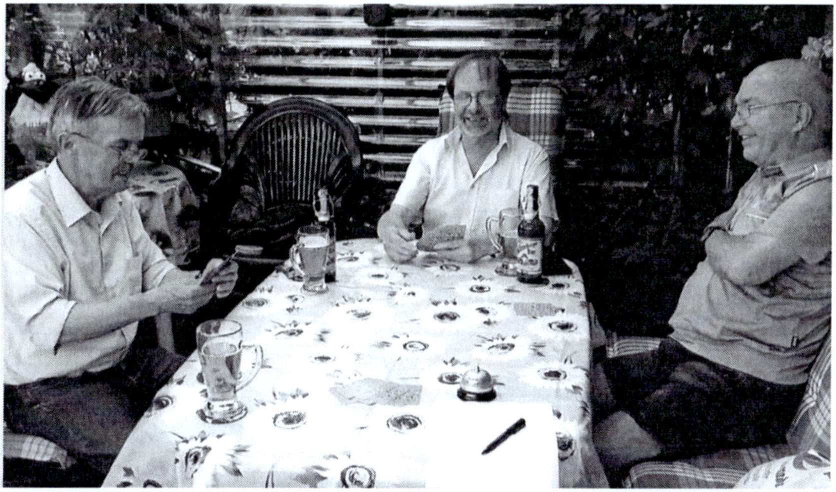

Ein Skat-Nachmittag im Garten mit Peter und Hans, Dresden, 02.07.2020

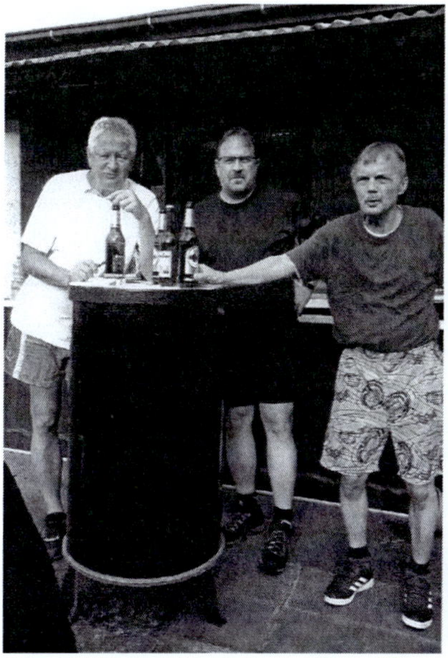

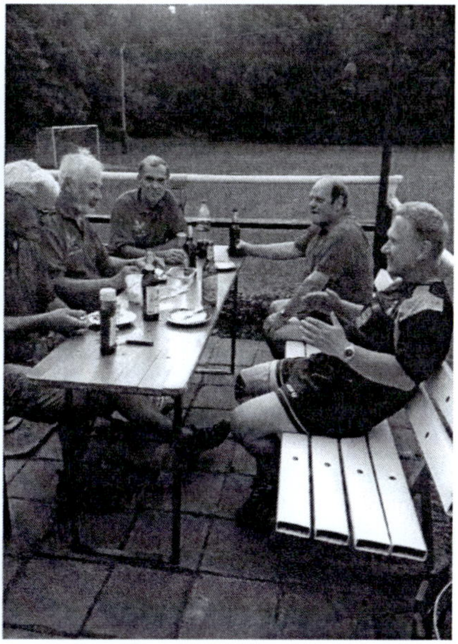

Ein Grillabend bei den „Alten Herren“ Tischtennis im Hultzschheim Pirna-Jessen, 06.07.2020, die Gladiatoren der Platte

Eine junge ehemalige Patientin hatte einen Senioren-Service eröffnet. Um bei dessen Start zu helfen, fungierte sie bei mir als Haushalthilfe eine Stunde pro Woche. Das lief mehr auf einen Schwatz mit Kaffee hinaus. Später war sie zeitlich so überlastet, dass sie meine seelische Betreuung einstellen musste. Am 13. August hatte ich eine ungewöhnliche Serie meiner langjährig bekannten Augenmigräne, bei der es 25 Minuten vor den Augen flackert, die Anfälle kamen 10 x hintereinander, das hatte es vor- und nachher nie gegeben, die höchste Anzahl war 2 x hintereinander gewesen. Das bekämpfte ich mit Clexane (Heparin), Proculin (gefäßverengende Augentropfen), Ginkgo und Kühlen der Stirn, bis es endlich aufhörte. Ein seltsames Erlebnis. Migräniker bekommen mehr Schlaganfall, und davon gibt es genug in meiner Familie. Man kann nur hoffen, dass dieser Kelch an einem vorbeigeht.

Unser Thanatologe (übersetzt: Totenkundiger) versorgte einen Kryo-Fall in Österreich in hervorragender Weise mit Frostschutzperfusion, Trockeneis und Begleitung bis zum Flughafen zwecks Lagerung in den USA. Der arme Patient war mit 57 Jahren an metastasiertem Pankreaskrebs gestorben. Dieser Fall war dank unseres besten Mannes optimal verlaufen, auch zeitlich.

Ein privates MRT meiner Lendenwirbelsäule erschien etwas erschreckend. Der linke Spinalnerv sub L5, der den Fußheber versorgt, war fadenförmig eingeengt nach dem Bandscheibenvorfall vor 10 Jahren, der unterste Lendenwirbel 1 cm nach vorn verschoben (Spondylolisthese), als ob er gleich abrutschen könnte. Am besten Augen zu und weiter Tischtennis spielen und schwimmen wie gehabt, und das tat ich auch. Mit den operativen Fächern hatte ich ja keine guten persönlichen Erfahrungen!

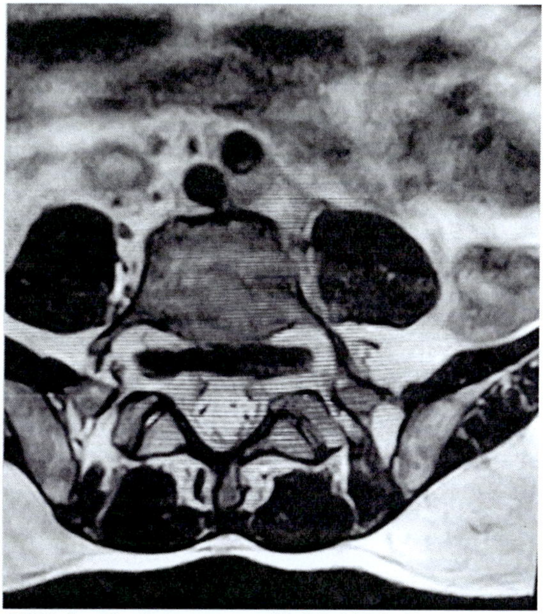

Ein MRT der LWS des Verfassers vom 08.08.2020: Einengung des linken Spinalnervs sub L5 Nach Bandscheibenvorfall 2010 durch die vernarbte Knorpelmasse

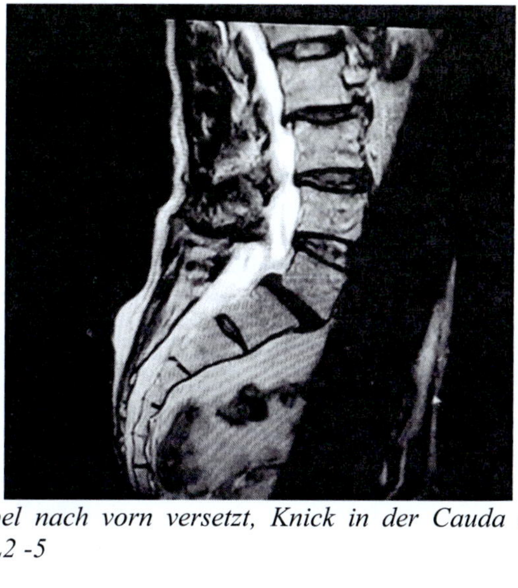

5. Lendenwirbel nach vorn versetzt, Knick in der Cauda equina, kleine Protrusionen L2 -5

Typisch für den Alternsprozess ist eben auch der Verschleiß des Bewegungsapparates.

Der jungen Tochter einer Bekannten halfen Peter und ich als Ersatz-Opas beim Umzug und Einrichtung ihrer neuen Wohnung. Leider gehörte sie zur Sorte der undankbaren Jugend, die helfenden Alten sind heute vergessen und es gibt keinen Kontakt mehr zu ihr.
Das tut ein bisschen weh bei meinem Mangel an Enkeln (derzeit null).
Bei einem Vereinsschießen im HSB bei Bindig mussten wir vier übel diktatorische „Schießleiter" samt Corona-Maskenball erdulden, ein Erlebnis der dritten Art diese Anmaßung, schließlich war ich selbst Schießleiter und musste mir so etwas nicht bieten lassen. Gib dem Menschen ein Amt und er entwickelt seine diktatorische Ader!
Karins 64. Geburtstag wurde im Garten, neben dem romantischen Goldfischteich der Ulbrichts gefeiert. Meine Leberpille (Mariendistel) liegt immer bereit.
Martinas Altpapier, das sie als arme Rentnerin akribisch sammelte, wurde regelmäßig mithilfe meines Autos zur Annahme gebracht. Das brachte nur Pfennige ein und rechnete sich überhaupt nicht, wenn man noch die Belastung der Bandscheiben durch das Schleppen beachtet, aber es machte sie zufrieden und glücklich.
Auf der Kryo-Mailliste traten zwei zugehörige Lesben eine echauffierte Gender-Diskussion los, was auf dieser Liste überhaupt nicht passte, denn Genderquatsch gehört nicht zu unserer Wissenschaft. Jeder kann mit seinem Trieb umgehen, wie er oder sie es will, aber das nicht verbreiten oder anderen Vorschriften zur Akzeptanz dessen machen, wie es in „unserem" Staat üblich ist. Dort gewinnt man den Eindruck, es wird alles gefördert, was eigene Kinder verhindert, um dann über die Folgen wie Generationsproblem, Überalterung und Fachkräftemangel ausführlich zu jammern.
Ende August vermittelte uns der Kryoniker Dr. med. K. eine neue Kryo-Interessentin, die in die Auftragsliste aufgenommen wurde. Insgesamt ist der Zulauf an Kryonauten (Zeitreisenden) aber sehr gering.
Ein erfrischendes Erlebnis war die Schuleinführung der kleinen Emely, Martinas Enkelin (und meine Ersatz-Enkelin), samt einer schönen Familienfeier.
Die Staatsmedien hetzten hektisch und diskriminierend gegen die „Querdenker"-Demonstrationen gegen teils sinnlose Corona-Maßnahmen wie z. B. nächtliche Ausgangssperren, mit Anwürfen wie „Rechtsextreme" und sogar „Antisemiten", sie scheuten somit vor keiner Lüge zurück.
In der Praxis fielen altbekannte Stammpatienten per vias naturales weg. (Auf natürlichem Wege).

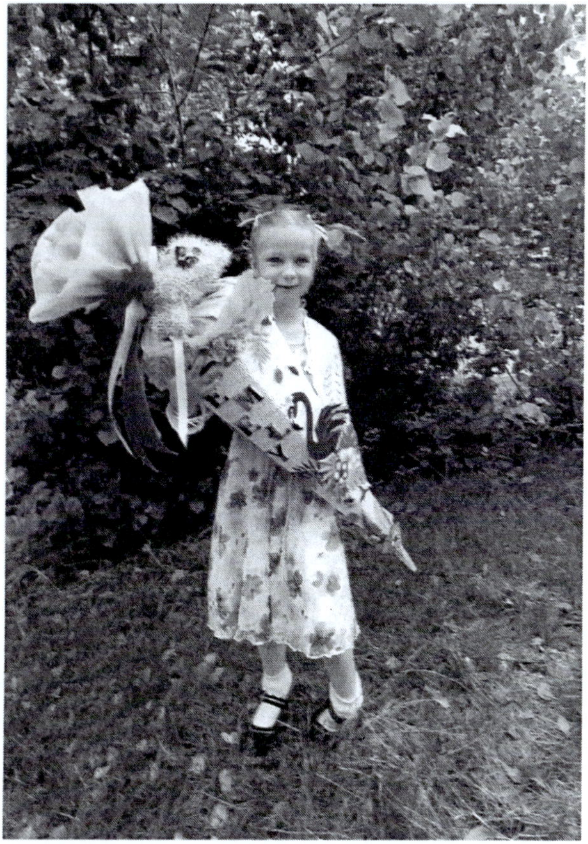

Emely zur Schuleinführung, Dresden, den 29.08.2020, mal etwas Erfreuliches!

Dieter Sch. war mit 69 nach einer Darmoperation an Sepsis gestorben, also infolge besonders geeigneter Chirurgen. Auch Manfred R., ein sympathischer, ruhiger Zeitgenosse mit viel Humor, starb mit ebenfalls 69 an metastasiertem Darmkrebs. Da er jahrelang an Reflux mit Barrett-Oesophagus (durch die Magensäure vernarbte Speiseröhre) gelitten hatte, hatten wir eher den Speiseröhrenkrebs befürchtet, aber das Schicksal kam wieder einmal von einer anderen, unerwarteten Seite.
Mit einer 51-jährigen Lehrerin hatte ich ein „Date“ im Schillergarten, woraus einmal mehr nichts wurde. Vielleicht war ich ihr mit 67 Jahren doch etwas zu alt, und sie war Nichtraucherin.
Mein lange bekanntes Reinke-Ödem im Kehlkopf zeigte sich bei der

Spiegelung durch HNO-Arzt Dr. Haupt von Heidenau deutlich angeschwollen, man konnte auch Schlimmeres wie Krebs nicht ganz ausschließen.

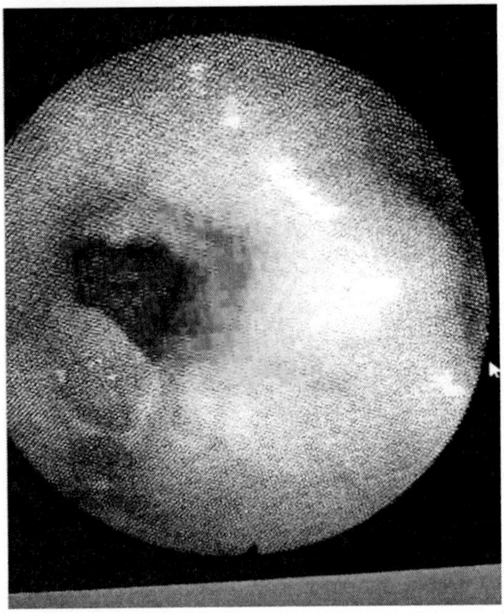

Mein Reinke-Ödem, Laryngoskopie bei Dr. Haupt, September 2020

Der HNO-Chefarzt Dr. Blödow vom KH Pirna wollte das operieren, aber dessen burschikose Art und die Bedingungen wie zeitiges Aufstehen, die idiotischen Corona-Tests usw. schreckten mich ab. So ging es dann nach Berlin zu dem HNO-Spezialisten Dr. Gerrit Wohlt, den die liebe Martina gegoogelt hatte.
Ein Freund brachte einen Korb Steinpilze, die wie in alten Zeiten geputzt, geschnitten und eingefrostet wurden. Wir waren in der Jugend auch Waldläufer gewesen.
Ein 77-jähriger Schützenbruder von dem alten Verein, Jürgen S. , war in seinem Garten plötzlich tot umgefallen. Die Bekannten werden langsam aber sicher weniger.
In Dresden eröffnete ich im Hausbesuch einen eitrigen Finger, der wie immer gut heilte, und besuchte bei dieser Gelegenheit unseren alten Freund Gerhard auf dem Leubnitzer Friedhof, der sein Verständnis für die Kryonik zu meinem Leidwesen nicht praktisch umgesetzt hatte.

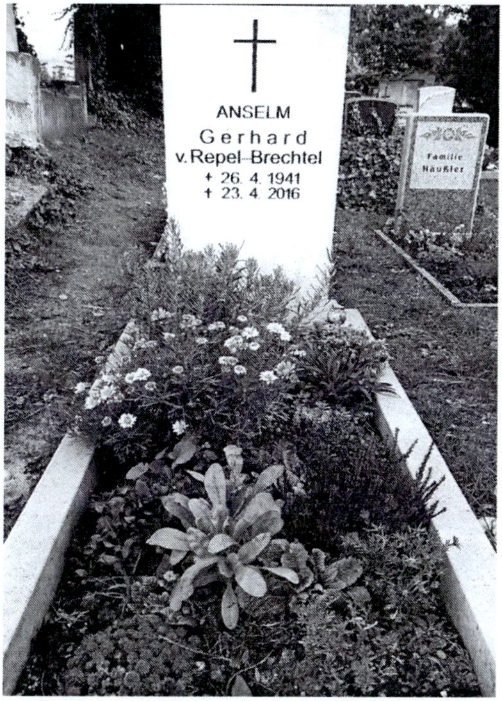

In Memoriam Gerhard, ruhe in Frieden, Friedhof Leubnitz, 10.09.2020

Es gab wieder eine AfD-Sitzung des Gesundheitsausschusses LFA 8 in Hartmannsdorf hinter Chemnitz. Wir sind zu wenige, um diesen Staat wieder in die richtige Bahn zu bringen, zudem noch erfolgreich undemokratisch ausgegrenzt als „rechtsextrem". Die (dumme) Masse glaubt der Mainstream-Hetze und wählt die dubiösen „Grünen", die unsere Umwelt mit ihren Windrädern und Solarflächen zerstören, wie auch die Industrie. So kann man sich Sarrazins Werk anschließen: Deutschland schafft sich ab!
Einer Nachbarin und ehemaligen Patientin entfernte ich ein kleines, aber störendes Atherom (Grützbeutel) am Unterlid in Lokalbetäubung, wo sich andere Kollegen nicht herangewagt hatten.
Später war nicht mal mehr eine Narbe davon zu sehen.
Auch im Alter hört fachliches Lernen nicht auf. Ein alter Freund (und Patient) wurde in Dresden-Nord nahe meiner Heimat besucht, der eine neuartige Erektions-Spritze empfahl, besser und billiger als „Caverjekt". Er bereicherte damit mein Privatleben im Alter ungemein, mit der Sicherung einer empfindlichen männlichen Funktion. Denn: Jünger werden wir nicht!

Bei einer dieser Gelegenheiten besuchte ich auch meinen Vater auf dem Rähnitzer Friedhof.

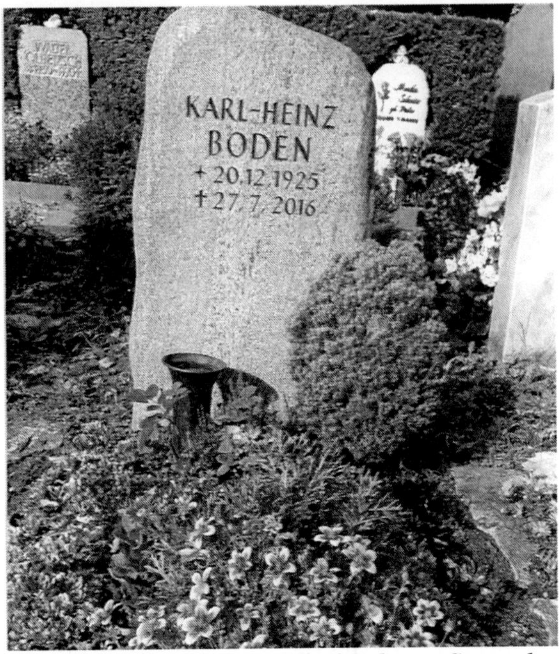

Am Grab meines Vaters auf dem Friedhof Rähnitz, September 2020, seine Zeitreise in die Zukunft wurde verhindert.

Bei der Frau eines Tischtennis-Sportfreundes begann ich eine Strophanthin-Serie iv. wegen nachgewiesener Herzschwäche. Sie hatte „schlechte", also schwer auffindbare Armvenen, aber es ging. Sie lebt heute noch.

Unerwartet ging die Kühlwasser-Pumpe an meinem erst 4 Jahre alten VW GTI kaputt. Der Spaß kostete über 1100,- Euro. Danach konnte ich wieder Taxi für autolose Damen spielen. Es ist doch schön, wenn man gebraucht wird.
Meines guten Freundes und Helfers Peters 70. Geburtstag fand in seinem Garten statt, wo ein neues Enkelchen von ihm im Säuglingsstadium zu bewundern war.

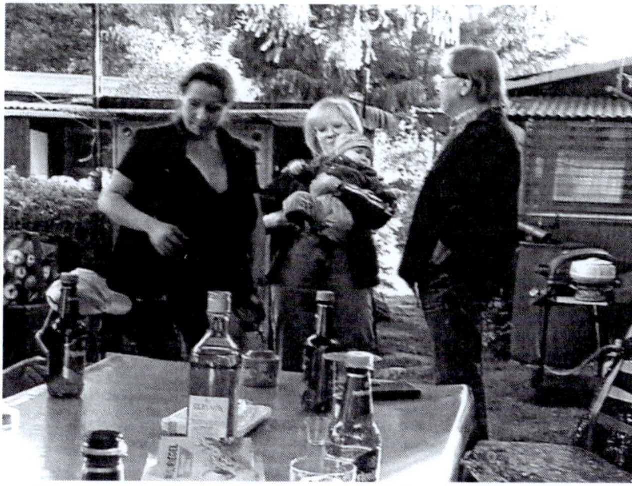

Auf Peters 70. Geburtstag im Garten bei Bühlau, 17.09.2020

Mit dem Tischtennis-Verein machten wir einen Ausflug zum Touristenareal „Fuchsberg“ bei Schirgiswalde. Es gab Grillabende und Kartenspiele, den Ausflug in den ehemaligen Stasi-Knast in Bautzen verpasste ich leider als Spätaufsteher.

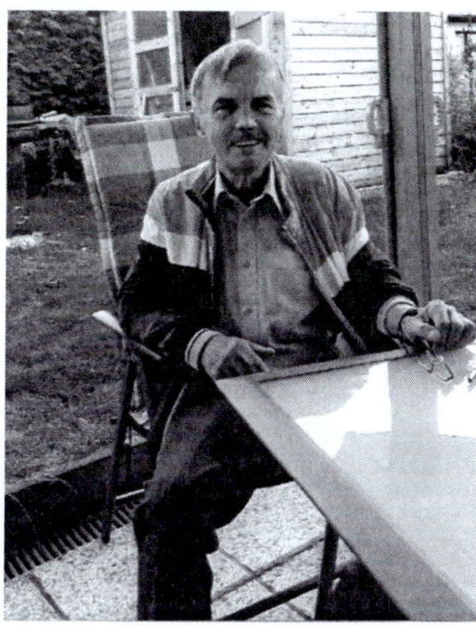

Auf dem Tischtennis-Ausflug in Schirgiswalde, das Wetter war ungemütlich nasskalt, Urlaubs-Areal Fuchsberg, 25.09.2020

Anfang Oktober wurde es mit meiner Kehlkopf-Operation in Berlin ernst. Laborwerte für die Anästhesie wurden besorgt, das Hotel „Augusta" in der Fasanenstraße gebucht. Der unsägliche „Lockdown" machte ja gerade Pause. Ein guter Kryoniker begleitete mich netterweise, falls etwas passieren sollte. Dadurch hatte ich auch gute Gesellschaft. Die Operation fand an der Wenckebach-Klinik statt, ein wohlbekannter Name für den Entdecker einer bestimmten Herzrhythmusstörung. Dr. Gerrit Wohlt, der einen feinen Eindruck machte, operierte mein großes Reinke-Ödem dicht unter dem rechten Stimmband. Das Narkoseteam nannte sich lustigerweise und treffend „dream team". Leider bescherte mir die Intubationsnarkose eine üble eitrige Bronchitis, vielleicht durch Krankenhaus-Keime, so dass ich das postoperative Husten-Verbot des Doktors nicht einhalten konnte und Antibiotika nehmen musste. Abends saßen wir mit dem lieben Begleiter Ben schon im „Reinhardts" am Ku`damm bei einem heißen Grog und leider: der ersten Zigarette.
Der Doktor hatte gesagt: „Ob Sie weiter rauchen, müssen Sie selbst entscheiden". Nun, das Aufhören nach 45 Jahren Nikotinsucht ist nicht so einfach! Nach der Operation blieb eine gewisse Heiserkeit zurück. Daran gab es einen deutlichen Eigenanteil, wie erwähnt.

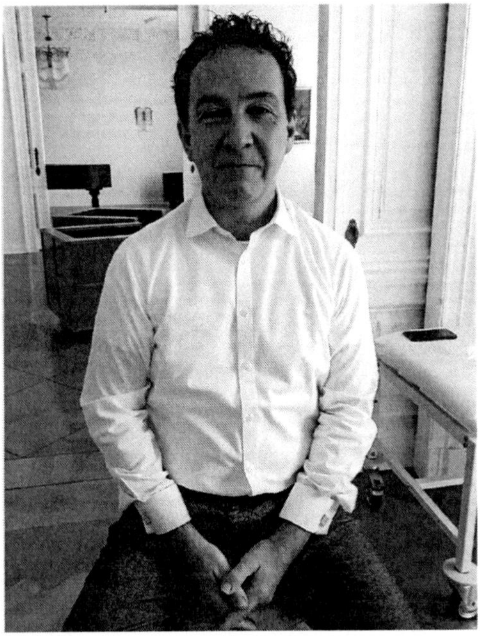

Dr. Gerrit Wohlt, Spezialist für Stimmband-Operationen. Ein feiner, rücksichtsvoller Kollege, Berlin, 08.10.2020

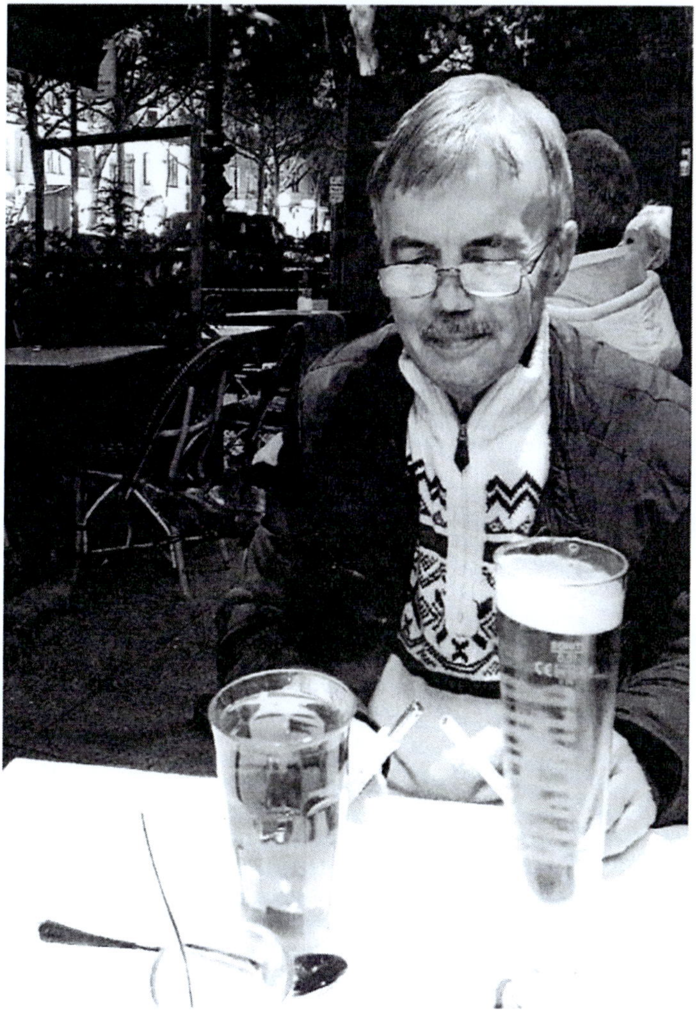

Beim postoperativen Grog am Kurfürstendamm

Meine Privatkasse erstattete nur die Hälfte des Preises für diese Operation von 3 TE. Lass fahren dahin, es traf keinen ganz Armen.
Einmal in Berlin, besuchten wir noch die dortige, aktive Kryonik-Gruppe zum erbaulichen Gespräch, samt deren Einsatzwagen und einem romantischen naheliegenden Friedhof, was irgendwie mental dazu passte.

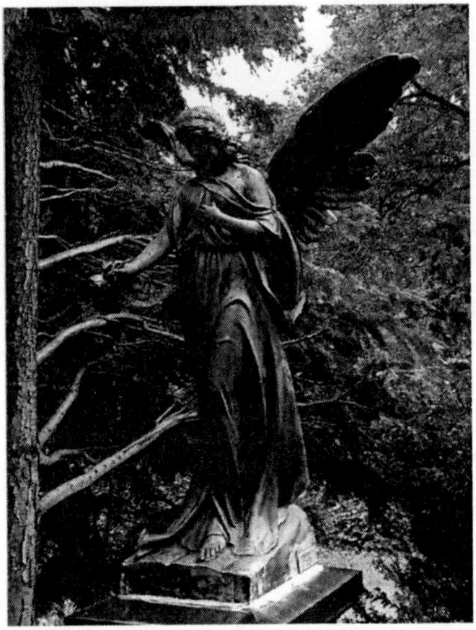

Ein romantischer Friedhof in Berlin, 08.10.2020, da wollen wir nicht hin

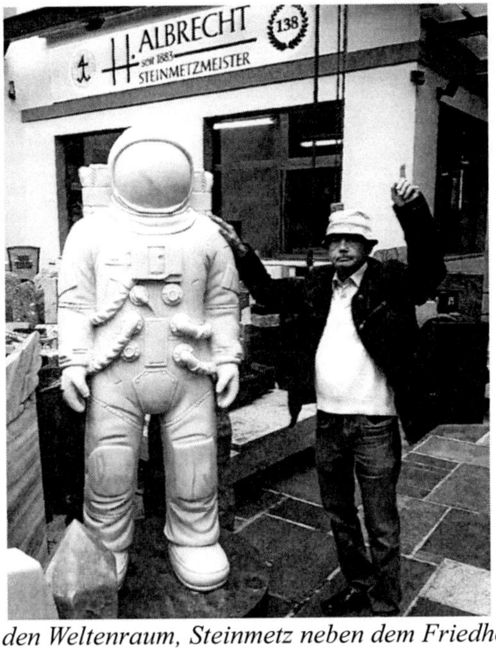

Dann lieber in den Weltenraum, Steinmetz neben dem Friedhof

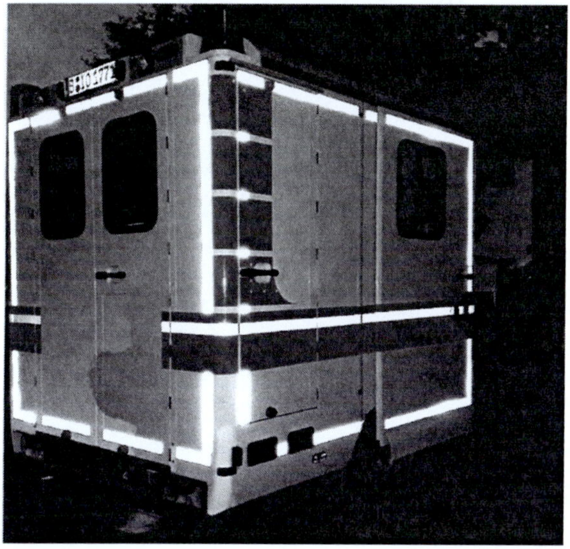

Einsatzwagen der Gruppe „Tomorrow", welcher der Lebensrettung nach dem „Ableben" dienen soll. Der Einsatzwagen für die posthume Lebensrettung mit Technik für die Frostschutzperfusion, Berlin, 08.10.2020

Das Forschungsschiff „Polarstern" kehrte aus der Arktis zurück, die Besatzung berichtete über meist minus 40 Grad dort. Gleichzeitig wurde über das Abschmelzen des Polareises berichtet, was nach unseren Schulkenntnissen erst bei über null Grad möglich ist. Was stimmt denn nun?

Ein junger Verwandter erlitt eine Crystal-Psychose und landete nach einigen Dummheiten in der „Geschlossenen", der Psychiatrie. Das sollte ihm noch mehrmals passieren. Das bisschen Jugend, das wir noch haben, macht sich zum Teil auch noch mit Rauschgift kaputt, wie schon gesagt.

Der SPD-Politiker Oppermann, der sich sehr gegen die grausige Corona-Pandemie engagiert hatte, starb an plötzlichem Herztod mit 66 Jahren. Außer Covid schien es die anderen, bisher gewohnten Krankheiten auch noch zu geben.

Der zweite „Lockdown" nahte, die Grenze zur Tschechei wurde geschlossen. Was soll das bewirken, wenn das Virus auf beiden Seiten der Grenze vorhanden ist? Die Politik war noch nie der Logik zugänglich und fabrizierte sinnlose Maßnahmen.

Die Gaststätten wurden weiter frequentiert, so lange es noch ging.

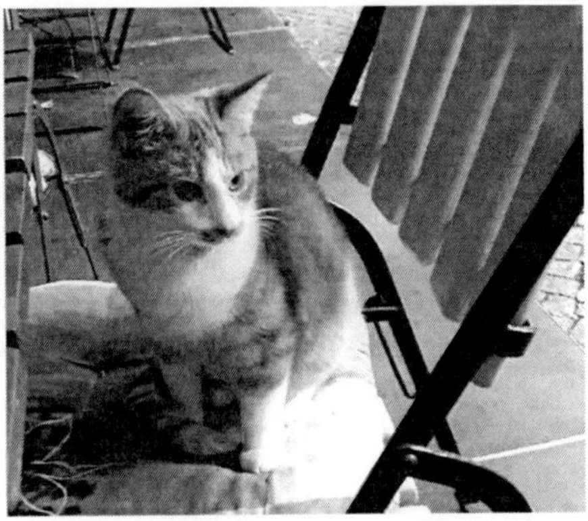

Mit meinem neuen Liebling in der „Drogenmühle“ November 2020, besser als gar keine Frau

Oma Melzers erfreulicher 90. Geburtstag wurde im kleinsten Kreise begangen. Damit gehörte sie zum illustren Fünftel der Bürger welche dieses oder ein höheres Alter erreichen. Eine AfD-Demo auf dem Theaterplatz und eine Versammlung auf dem „Platz der Freiheit“ in Heidenau wurden besucht.

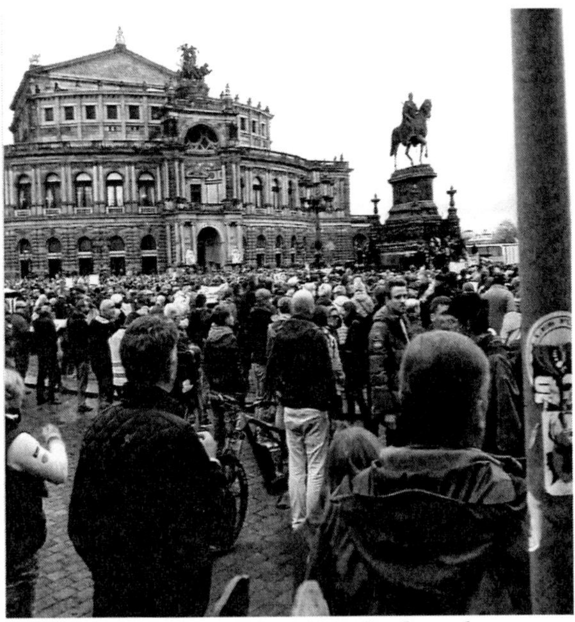

Auf der AfD-Demo in Dresden, 31.10.2020. Gut besucht

Dienstag nachmittags wurde weiter in der Praxis meiner Nachfolgerin hospitiert. Einem ehemaligen Patienten gab ich eine Rückenspritze, konnte eben beruflich noch nicht ganz loslassen.

Wieder war es ärgerlich, dass beide Tischtennis-Vereine im Lockdown nicht in der Lage waren, eine private Platte zu organisieren, wo wir nacheinander hätten spielen können. Treffen 2er Haushalte waren ja gnädigerweise erlaubt.
Ein junger russischer Mitbürger und ein Tscheche schrieben sich in die Versorgung unserer Kryo-Gruppe ein, ja, wir sind schon international aktiv.
Bezüglich „Corona" wurde viel Panik verbreitet, die Angstmache war bewusst gewollt.
So erlaubte ich mir, der Gesundheitsministerin von Sachsen, Petra Köpping, die Testung vorhandener zugelassener antiviraler Medikamente vorzuschlagen, an die offenbar kaum jemand dachte und die nicht in den Medien beachtet wurden. Das waren Amantadin, das wir oft gegen Grippe verwendet hatten, Delimmun, gut wirksam bei viralen Erkältungen, die Grippemittel Relenza und Tamiflu, das Mittel gegen RSV (Respiratory Synzytial Virus) Ribavirin. In der Antwort erklärte sich das Gesundheitsministerium Sachsen dafür nicht zuständig (!). Da fragt man sich, wofür ein solches Ministerium in einer ach so gefährlichen Pandemie eigentlich zuständig ist.
Ein wirksames Medikament hätte ja die die eintönige Leier von der ach so notwendigen Impfung behindern können, von der dann bekannt wurde, wie unwirksam und gefährlich sie war. Immerhin gab es kleine, positiv ausgefallene Studien zu Amantadin gegen Covid aus Polen und Mexiko, die in Deutschland totgeschwiegen wurden. Vorhandene Mittel nicht gegen Covid zu testen, bedeutet unterlassene Hilfeleistung bis fahrlässige Tötung!
Wieso man das Protozoenmittel Chlorochin und das Antiläusemittel Ivermectin gegen Corona, natürlich erfolglos, versuchte, bleibt der normalen Logik unbegreiflich. Gegen ein Virus sollte doch ein Anti-Virusmittel verwendet werden, nicht wahr?

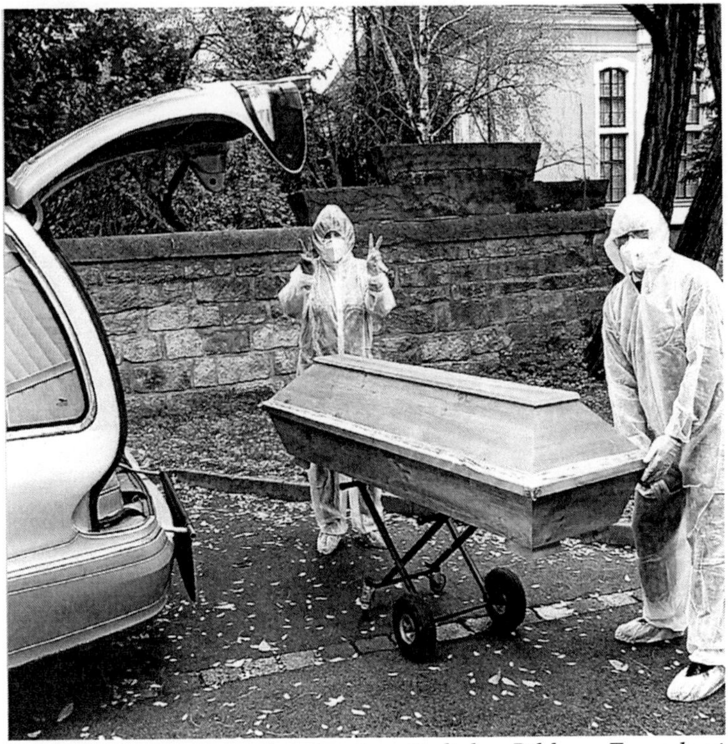

„An oder mit Corona verstorben“ - ein grässliches Bild von Freunden in der Covid-Welle, Dresden, November 2020

Unser Elektriker Manfred K. berichtete, dass im laufenden Jahr schon mehrfach stromfressende Aluminium-Werke abgeschaltet werden mussten.
Die idiotische „Energiewende“ zeitigte erste Folgen in diesem Land.

Das gute, gefäßerweiternde Medikament Naftidrofuryl wurde aus der Erstattung und vom Markt genommen, das letzte seiner Art. Motto: „Alles Gute muss weg“. Deutsche Medizin, quo vadis!
Es gab im Fernsehen auffällig gehäuft Sendungen über Arten der Bestattung samt Senioren-Ausflügen ins Krematorium, um dafür entsprechende Anregungen zu bieten. Ein wirklich fürsorglicher Service für ein überaltertes, aussterbendes Volk und natürlich hilfreicher als Nachwuchs- Förderung.
Ramona hatte zu hohen Puls und bekam von ihrer vergleichsweise jungen Hausärztin kein (teures) Procoralan verschrieben, sondern den (billigen) Betablocker Metoprolol, der wegen seiner gefäß- und bronchienverengenden

Nebenwirkung bei Grundleiden Arteriosklerose und COPD wahrlich fragwürdig war. Vor den heutigen jungen Ärzten kann einem schon etwas gruseln.
Der beliebte Unterhalter Karl Dall starb mit 79 Jahren am Schlaganfall, und hielt sich damit nicht an die Aussage der Medien, dass die Leute heutzutage immer älter werden. Er war ja schon zu Lebzeiten gelegentlich renitent gewesen.
Tochter Lydia wurde 35 und dachte zu meinem Leidwesen immer noch nicht an ein eigenes Kind.
Der in unserer Gegend am meisten beliebte Bestatter Werner Billing war mit 79 Jahren gestorben. Auch dieser Beruf wie auch der Arztberuf schützt nicht vor dem allmächtigen „Gevatter".
Bei einer Sonografie beim aktiven Arzt zeigte meine Prostata den Drang, zum Tennisball zu werden. Der gelegentliche PSA-Test lag immer in der Grauzone, nun um 4-5, zwischen benigne und maligne. Natürlich fielen mir die grausigen Fälle mit Prostatakrebs aus meiner Praxis ein, die bei der Diagnose schon teilweise metastasiert waren.
Die positiven Studien zur Wirksamkeit von Amantadin gegen Corona wurden an Kollegen von Heidenau verschickt und an Dr. K. von der Ärztekammer, sicherlich ohne Effekt. Der Rufer in der (geistigen) Wüste ruft bekanntlich vergebens. Das alte Parkinson- und Grippemittel Amantadin hatten wir oft erfolgreich bei Grippe eingesetzt, es soll die Zellwand gegen Viren abdichten. Später wendete ich es mit Delimmun und anderen Zutaten selbst als Rentner-Arzt bei Coronafällen mit gutem Erfolg an.
Alle Medikamente mussten jetzt als Arzt im Ruhestand privat gekauft werden.
Im Dezember 2020 gab es eine erschreckende Polizeivorladung, Dezernat 5 (Staatsschutz) wegen Ausstellung einer Maskenbefreiung für eine Dame, die sie bei einer „Demo" eingekreist hatten. Die Vorladung konnte per Brief vermieden werden. Solche ärztlichen „Taten" wurden akribisch vom Staat verfolgt mit Strafen bis hin zu Gefängnis. Man fühlte sich irgendwie in alte Zeiten zurückversetzt, als es noch die „Stasi" gab oder noch früher. Mit dem Polizeistaat sollte ich als Rentner noch mehr zu tun bekommen.
Für einen älteren Bürger sind derartige Maßnahmen sehr aufregend und erschreckend, der Gesundheit äußerst abträglich.
Unsere gute und liebe Notarin von Heidenau, Frau Schwalbe, erlag mit 60 Jahren ihrem Brustkrebs. Sie hatte dazumal auch meine Haus-Verträge bearbeitet und andere Sachen. Ein trauriger Verlust!
Die Memoiren des Internisten Theodor Brugsch „Arzt seit 5 Jahrzehnten" wurden wieder herausgekramt und überflogen, alte Zeiten, aber spannend.

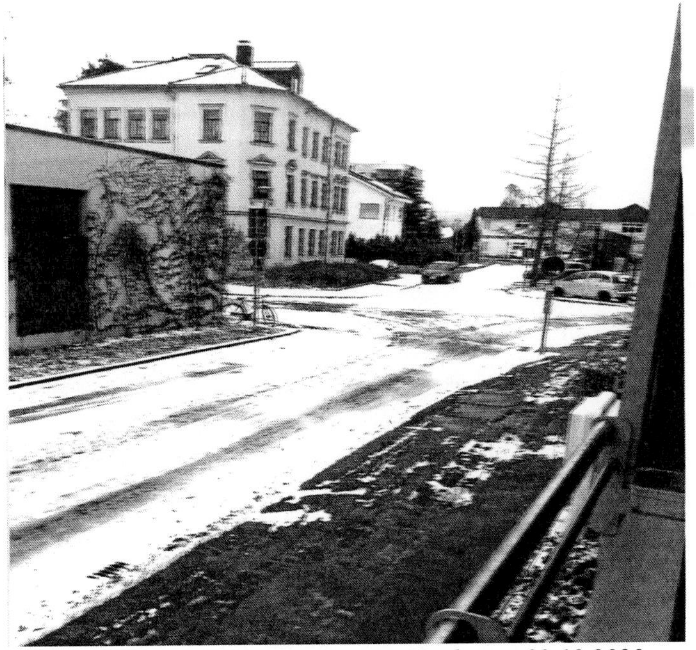

Echter Schnee! In letzter Zeit eine Rarität, Heidenau, 03.12.2020

Im Dezember 2020 geschah nach über einem Jahr der Suche noch ein Wunder: Eine neue Freundin, 63 Jahre alt und seit 2 Jahren verwitwet, mit viel Verständnis für meine Besonderheiten, um nicht Macken zu sagen. Eine unkomplizierte Frau ohne jede Emanzigkeit, ja das gibt es auch noch, also alte Schule, mit dem gleichen Musik-Geschmack (Beat-Oldies). Bei der Musik von Eric Burdon und Ähnlichem kamen wir uns näher. Sie wohnt eine halbe Autostunde entfernt, und seitdem trafen und treffen wir uns zweimal in der Woche zu gemeinsamer Freizeitgestaltung.
Weihnachten und Silvester fand wie immer in Familie statt.

2021

Meine neue Freundin Bettina war von nun an ein wichtiger Teil meines Rentnerdaseins, zumindest zweimal in der Woche. Ihre offene, unkomplizierte Art war einfach erfrischend. Zu klugen Gesprächen gab es genügend Themen, von Musik über Medizin bis zur Politik. Aus Hunden hatte ich mir nie viel gemacht, war mehr Katzen-Freak, aber Bettis niedlichen Terrier-Mischling

„Gustav“ musste man einfach gern haben. Er war in Rumänien vom Tierschutz vor dem Schafott gerettet worden und hatte nun Asyl in Deutschland. Nach ausführlicher Bestechung mit Leckerli liebte er mich auch, aber über den dritten Platz in unserem kleinen Rudel kam ich wohl nie hinaus, denn Frauchen blieb die wichtigste Bezugsperson. Als FZG (Freizeit-Gestalterin) brachte mich die wanderfreudige Betti ganz schön in Bewegung, was sicher gut gegen Raucherbein, nicht so für die Hüftarthrose war. Von ihrem vor 2 Jahren an einer seltenen Nervenkrankheit verstorbenen Mann Bernd kam sie mental nur schwer los und redete öfter von ihm. Zuletzt hatte sie ihn im Rollstuhl gefahren, versorgt und gepflegt.
Die oben erwähnte Patientin Irina B. mit der M. S. und beidseitigem Brustkrebs, hatte nun im zarten Alter von 58 Jahren Lebermetastasen, was das Aus bedeutet.
Bei dem Bekannten einer Bekannten machte ich eine wirksame Gichtspritze. Er war aus der Schweiz zurück und hier nicht krankenversichert. Da musste der private Rentnerarzt doch einmal einspringen.
Vor einiger Zeit hatten wir einen traurigen Kryo-Fall in Cannes, Frankreich gehabt. Ein todkranker junger Franzose mit Gehirntumor hatte mit uns Kontakt aufgenommen (also die Kryonik per Internet begriffen). Er wurde von seinen Ärzten und seiner Familie posthum darum betrogen und ging statt eingefrostet nach den USA, wie sein Wunsch gewesen war, als Rauch durch die Esse eines Krematoriums.
Am 08. 01. 21 starb ein Urgestein der kryonischen Wissenschaft, der Augenarzt-Professor Dr. med. Peter Gouras aus New York mit 90 Jahren in Deutschland, wo er wegen seiner deutschen Frau oft weilte. Er wurde über Prof. Sames von Bayreuth aus zeitlich optimal versorgt. Prof. Gouras hatte fest an das Gelingen der Kryonik geglaubt und öfter einschlägige Vorträge gehalten.
Die Politik oder Obrigkeit überschlug sich fast in ihrer Corona-Panik bei einer „Inzidenz“ von 560 positiv Getesteten (nicht Kranken) auf 100.000 Bürger, die Medien hämmerten den Leuten täglich die Angst vor dem Virus ein, die Polizei drangsalierte die Bürger bis hin zu körperlichen Tätlichkeiten, die angeblich gegen den „Lockdown“ verstoßen hatten. Es war erschreckend und bezeichnend, wie schnell die sogenannte „Demokratie“ zur (Corona-) Diktatur mutieren konnte. Vor dem Covidvirus hatte ich nie Angst, hatte je auch Medikamente dagegen da.
Trotzdem unterhielt im Fernsehen ein historischer Film über den berühmten Chirurgen Prof. Sauerbruch und sein medizinisches Wirken im „3. Reich“.
Mit Betti waren wir im Januar am Lughang rodeln, es lag wahrhaftig Schnee, und warfen einen nostalgischen Blick auf mein früheres Haus. Vorbei ist vorbei!
Ein Original von Heidenau, Herr Türmer, mit seinem Tabak- und

Lotterieladen unweit meiner alten Praxis, starb in seinen 70er Jahren an Lungenkrebs. Er hatte wohl überwiegend Zigarren geraucht. Vorher hatte er noch seine bettlägerige Frau bis zu ihrem Tode gepflegt. Ich kannte ihn persönlich von einem früheren Skatabend her.
Betti hatte Mitleid mit meiner „Unterarbeitung", und stellte sich gelegentlich als OP-Objekt zur Verfügung. Fibrome im Gesicht und am Bein wurden entfernt, und ein Ohrloch gestochen. Seitdem war sie von meinen hautchirurgischen Fähigkeiten überzeugt.
Noch eine kleine Sterbestatistik aus den Zeitungsanzeigen mit 34 Fällen zeigte bei den Männern ein durchschnittliches Sterbealter von 66,6 Jahren, bei den Frauen von 80,2 Jahren. Offenbar hielten sich die Bürger, renitent wie sie sind, nicht an die superoptimistischen Medienberichte über steigende Lebenserwartung und immer mehr Hundertjährige.
Mit einer Versicherung namens Helvetia gab es Ärger, die wegen angeblich fehlender Beiträge ein unsägliches „Inkasso" eingeschaltet hatte, weil sie mich angeblich „nicht erreicht" hätten. Ein Blick ins Telefonbuch hätte genügt. Die Helvetia verließ ich auf Nimmerwiedersehen nach Zahlung der Strafgebühr.
Am 09. 02. 21 ging wie immer eine Geburtstagskarte zum 74. an meinen lieben, ehemaligen Chef Dr. Ferdin in Bielefeld. In derselben Nacht schwächelte die Erderwärmung, ansonsten belegt, wieder einmal mit minus 14 Grad.

Mein letzter Onkel, der lustige und unterhaltsame Fritz Peschel, starb am 12. Februar nach seinem 2. Schlaganfall angeblich an oder mit „Corona" im Neustädter Krankenhaus. Ich kondolierte meinem Neffen Peter, der ihn zuhause gepflegt hatte.
Mein ehemaliger Praxis-Vermieter WVH zahlte die Mietkaution nur auf Aufforderung zurück. Von allein geht so etwas offenbar nicht.
Mit meiner neuen Freundin kamen wir uns immer näher. Die Freude an der Erotik gibt es Gott sei Dank auch in meinem jetzigen Alter noch.

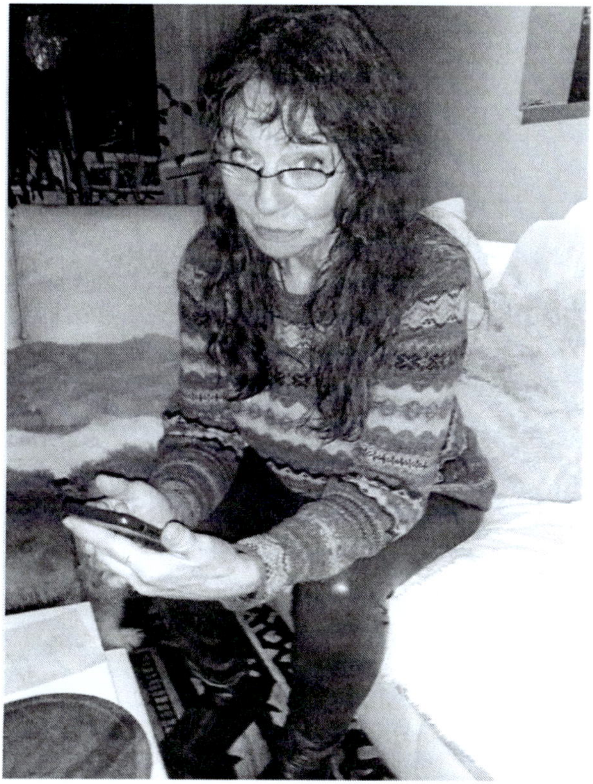
Mein Glücksfall im Alter, Bettina im Februar 2021

Mit Betti machten wir einen Lockdown-Ausflug in das wie ausgestorbene Zentrum Dresdens. Sogar die Frauenkirche war geschlossen, offenbar verzichtete die sächsische Regierung auf die Hilfe Gottes bei dieser so greulichen Pandemie. Diese bewirkte übrigens in 2020 keine Übersterblichkeit, was eigentlich zu einer richtigen Pandemie gehört.
Eine Erkältung unserer 90-jährigen Oma Melzer war nach 3 Tagen Amantadin 1 x 1 weg, Corona oder nicht. Freund Peter war ebenfalls auf Partnerin-Suche wie ich im vorigen Jahr. Dabei war er so wählerisch, dass man den Eindruck bekam, in Wirklichkeit wolle er gar nicht so recht. Zum einen konnte der Arme von seiner verstorbenen Lebensgefährtin nicht abschalten und besuchte sie regelmäßig auf dem Friedhof, zweitens wollte er sich nicht in seiner Unabhängigkeit und seinen Gewohnheiten stören lassen. Das tat mir sehr leid, denn Zweisamkeit ist doch besser als Einsamkeit.
Am 12.02.2021 wurde der 67. Geburtstag von Freund Wolfram U. begangen.

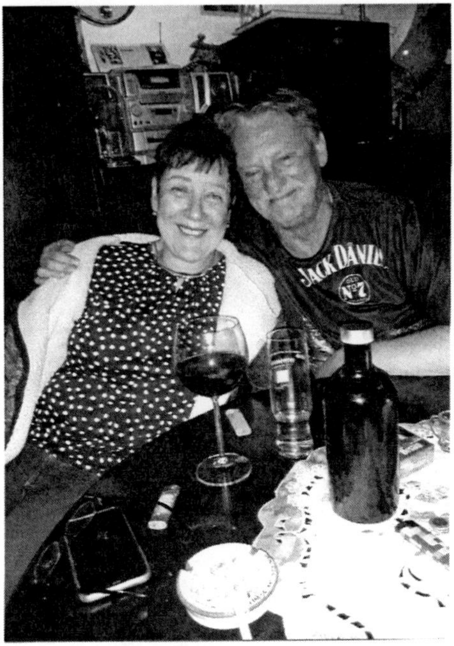

Ein lustiges Paar - Karin und Wolfram Ulbricht an Wolframs 67. Geburtstag, Heidenau, den 12.02.2021, kaum gealtert

Anfang März wurde Bettis 64. Geburtstag gefeiert.
Mit Sportsfreund Jürgen spielten wir im Freien an der Steinplatte Tischtennis, in Winterkleidung bei 4 Grad, um nicht ganz aus der Übung zu kommen.

Die Nachricht, dass Russland und China eine gemeinsame Mondstation planten, war erfreulich. Es ist wohl seit 1968 endlich einmal fällig, den Mond als Sprungbrett in den Weltraum und als Touristenziel zu nutzen.
Von einem ehemaligen Kollegen im Westen kam die bestürzende Nachricht, dass er Pankreaskrebs habe. Die Prognose dieser üblen Erkrankung kennen wir. Ihm ist alles Gute und viel Glück zur Heilung zu wünschen!
Am 11. März 21 ereilte mich beim Frühstück ein allergischer Präschock mit üblem Juckzeiz, krebsroter Haut, Schweißausbruch und Bewusstseinstrübung. Das Allergen war vermutlich Ibuprofen, das ich wegen Hüft- und Rückenschmerz genommen hatte. Den Schock konnte ich mit selbstgefertigtem Adrenalin-Rachenspray, Fenistil-Tropfen und einer Dexa8-Spritze gerade so verhindern, mein guter Freund Peter kam auf eine Stunde zur Beobachtung. Im folgenden Labor fand sich keine Nahrungs-Allergie.

Unser Freund in Dresden-Nord an der Jungen Heide wurde wieder auf einen Plausch besucht, besonders lustig fanden wir seinen Klodeckel mit der Freiheitsstatue, als Symbol für die öftere Befreiung an diesem Örtchen. Dabei besuchten wir wieder die Asche meines Vaters auf dem Rähnitzer Friedhof, dessen Reise in die Zukunft leider nicht erfolgt war. Das war keine gute Erinnerung.
Der gute Tischtennis-Kamerad Michael H. starb 64-jährig an Leberkrebs, es war ein Hammer. Bei seinem Humor, seiner Vitalität und beim Sport hammerartigen Vorhand war das wieder nicht richtig vorstellbar, dass er nun tot war.
Martinas 68. Geburtstag wurde begangen.

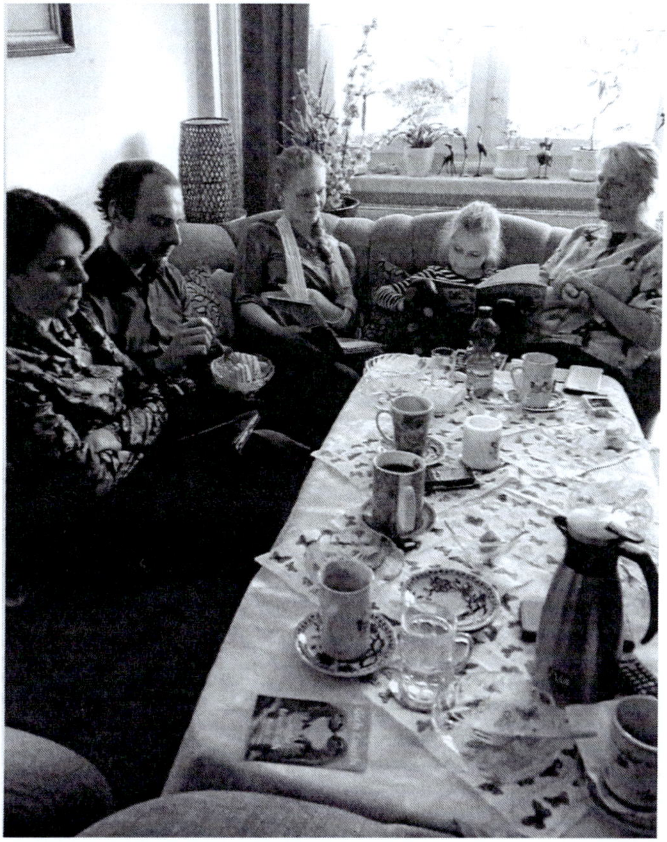

Die Jugend der Familie auf Martinas 68. Geburtstag, 21.04.2021, Dresden

Bei Martina war der Fahrstuhl wochenlang kaputt, und sie musste mit ihren 68 Jahren oft in den 8. Stock steigen, was sie gerade noch schaffte.

Mich nervte die Vernachlässigung der (vorhandenen) Medikamente gegen Corona, der Mainstream und die Medien bis hin zu Ministerium und Ärztekammer kannten nur Impfung und Lockdown. dass beides nichts brachte, zeigte spätestens die „4. Welle“ im November 2021. Im Sächsischen Ärzteblatt gab es keine Leser-Zuschriften mehr, die Medien waren also bis in die Fachpresse gleichgeschaltet, andere Ideen oder eigene Meinungen als die vorgegebenen waren nicht erwünscht. Es ging das Gerücht, das gegen Covid wirksame Amantadin sei in Polen ausverkauft, was bei uns dank der deutschen Blödheit nicht zu befürchten war. Das Virusmittel Ribavirin wurde in Deutschland als vermutlich wirksam gegen Covid erkannt, getestet wurde es in Kanada! Unglaublich, wie hier C-wirksame Mittel totgeschwiegen und unterdrückt wurden, um nur nicht den Absatz der unwirksamen und gefährlichen Impfung zu verringern!
In der Praxis berichtete eine Dame, dass bei einem an Krebs verstorbenen Verwandten „Corona“ auf dem Totenschein stand, offenbar wurden die Zahlen künstlich hochgetrieben. Die „Notbremse“ kam, inklusive nächtlicher Ausgangssperre, vermutlich weil das Virus nachts besonders aktiv ist …
Die Idiotie der Panikmacher war nicht mehr nachvollziehbar.
Durch Freundin Betti, das Wandermädel, kam ich nun mehr herum. Wir spazierten über die Hauptstraße in Dresden mit dem Eiscafé von Terence Hill und Goldenem Reiter, unweit davon die lauschige Raucherkneipe „Red Rooster“ (Roter Hahn), zu der sie eine persönliche Beziehung hatte. Am 30. April wanderten wir durch den Zschonergrund, aus der Kindheit noch erinnerlich.
Der April 2021 war der kälteste seit 30 Jahren, in den Weinbergen wurden wärmende Fackeln angezündet, um die künftige Ernte zu retten. Die so bedrohliche Erderwärmung legte offenbar schon wieder eine Pause ein. Auch der Mai war der kälteste seit 10 Jahren.
Auch als Rentner muss man seit einigen Jahren nunmehr seine Steuer bearbeiten, eine sittenwidrige Glanzleistung des unersättlichen deutschen Steuerstaates.

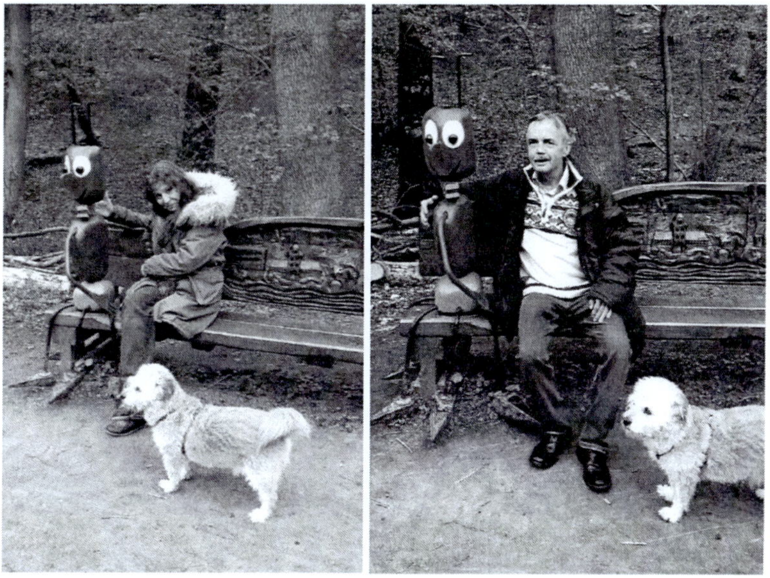

Mit Betti, Gustav und Ameisen-Mutation im Zschonergrund, 30.04.2021

Das Verfassungsgericht rügte Versäumnisse beim „Klimaschutz", der nirgendwo im Grundgesetz steht, das also nichts angeht. Dieser allgemeine Glaube an den „menschengemachten Klimawandel" tut denjenigen weh, die nicht an die CO2-Lüge glauben, sondern mehr an die Wirkung der Sonne, wie mir. Das Thema beschäftigt mich immer wieder, denn es wird in unser Leben eingreifen!

Als Rentnerarzt war ich noch etwas aktiv, eine Augenentzündung einer Bekannten mit Berberil- und Tobradex Augentropfen und Acic AS geheilt, bei einer anderen Hyperkeratosen vom Rücken weggekratzt.

Udo Lindenberg war 75 geworden und sagte den denkwürdigen Satz: „Ich habe kein Problem mit dem Altern, eher das Altern mit mir." Schauen wir mal. Nach der Erfahrung nimmt das Schicksal solche Äußerungen manchmal übel. Aber wir sind ja nicht abergläubisch.

Wie bei der Patientin, die immer 90 werden wollte, bis ihr der Krebs mit Anfang 70 einen Strich durch die Rechnung machte.

Im Mai hospitierte ich beim Balsamierer bei Dresden.

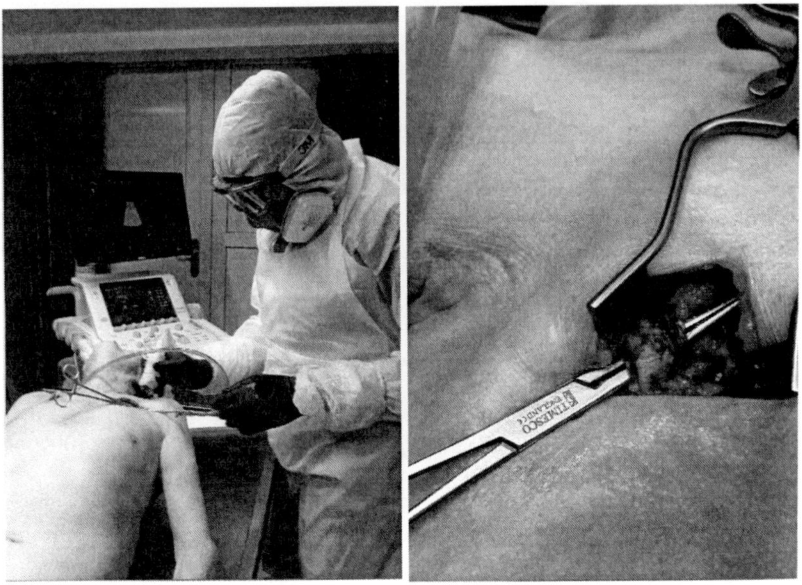

Eine Hospitation beim Balsamierer, 07.05.2021 mit Covid-Schutz, rechts: die Arteria subclavia ist freigelegt.

Dienstagnachmittag tauchte ich noch in der Praxis meiner Nachfolgerin auf und begrüßte alte Patienten, gab hin und wieder noch Ratschläge, mit mehr oder weniger Erfolg.

Es wurde berichtet, dass Deutschland zeitweise teuren Auslandsstrom kaufe, der natürlich auf Kohle- und Kernkraftbasis erzeugt war, also völlig klimafeindlich. Die Verlogenheit der "Energiewende" zeigte sich.
Meiner neuen Feundin wurde die Witwenrente wegen „zu hohen Einkommen" halbiert. Ich hatte bisher geglaubt, diese sei ein fester Prozentsatz vom Einkommen des verstorbenen Mannes. Aber dem unsäglichen Steuerstaat ist nichts heilig, damit er an anderer Stelle zum Unwohle des deutschen Volkes die Milliarden hinausfeuern kann.
Betti war gesellig veranlagt und machte mich in Ihrem Freundes- und Verwandtenkreis bekannt, so auch auf einem Freundestreffen in ihrem Pachtgärtchen im Juni 2021. Im Juni wurde ja der „Lockdown" weitgehend aufgehoben, über dessen Sinnhaftigkeit sich jeder seine Gedanken machen kann. Die Gedanken sind frei. So durften wir wieder im Verein „Alte Herren" Tischtennis spielen, wie gnädig. Aus dem sibirischen Permafrost wurden 24.000 Jahre alte Rädertierchen nach dem Auftauen wieder lebendig, dasselbe war schon

von 40.000 Jahre alten Würmern berichtet worden. Die Kraft der Kältekonservierung wurde deutlich, das war natürlich Wasser auf die Mühle unserer Kryonik-Theorie. Es gab dabei einen kleinen Unterschied: Alle aus dem Frost wiederbelebten Tiere waren aus dem Leben heraus gefrostet worden und waren wechselwarme Tiere, während das bei Menschen posthum vorgesehen ist und wir gleichwarme Säugetiere sind. Trotzdem ein schönes Symbol für die Wiederauferstehung aus dem Frost. Im Juni erreichte uns die gruselige Nachricht vom Tod meines alten Freundes seit der Jugendzeit, Peter Steidl. Er soll bei der Operation seines Aortenaneurysmas an dem oben erwähnten Krankenhaus mit einem gleichartigen Verlauf auf dem Tisch verblutet sein, wie bei dem Fall vor 40 Jahren, wo ich dabei war. 40 Jahre, und nichts dazugelernt?

Oma war wieder einmal im Krankenhaus, und im Großen Garten tagte in dem neuen Biergarten „Drachenwiese“ der Familienrat.

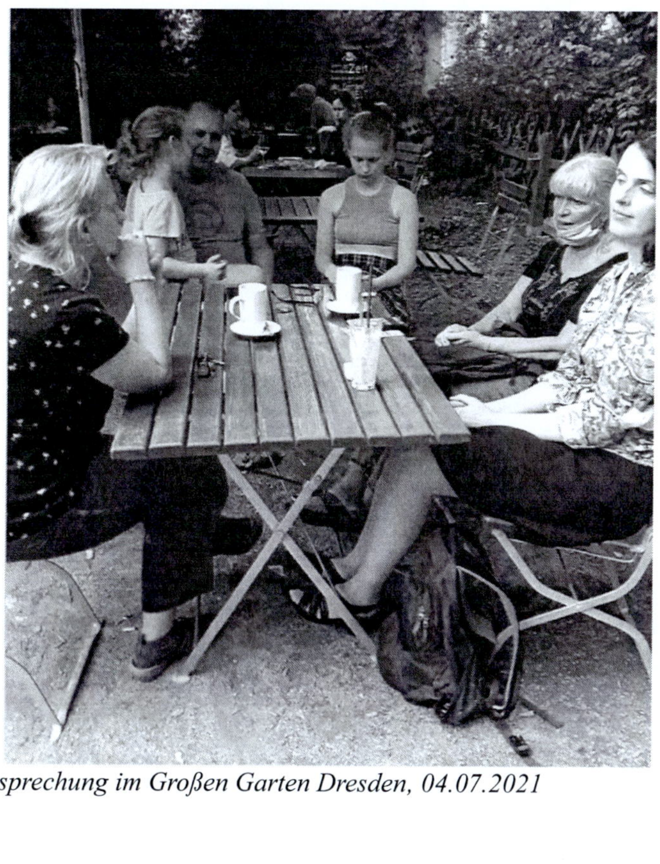

Lagebesprechung im Großen Garten Dresden, 04.07.2021

Mit Betti streiften wir durch unser schönes Sachsen,
Dresden, Großer Garten, Omsewitzer Grund mit Kümmelschänke, die Kirche „Maria am Wasser“ mit ihrem lauschigen Kirchhof, Schloss Pillnitz mit Park, Barockgarten Großsedlitz und der „Waldmax“ seien erwähnt.
Sie hatte Ärger mit der Leitung ihrer Gartensparte, ihr Swimmingpool sei zu groß nach irgendwelchen Paragrafen. Das Bürokraten-Land Absurdistan schlug wieder einmal zu. Wir bauten den Pool um zu einem kleinen Teich, der mehr einer Pfütze ähnelte.

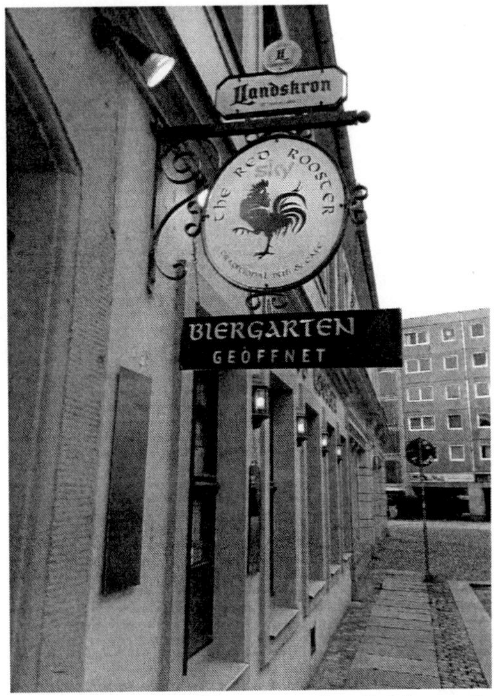

Eine Raucherkneipe in Dresden (!) unweit des Goldenen Reiters. Da waren wir öfter, wegen Bettis persönlichem Bezug dazu. Juli 2021

Die Inflation stieg ständig, weil die Gelddruckmaschine der unsäglichen „EZB“ heiß lief, je mehr Geld, umso wertloser wird es, das kann sich jeder Finanz-Laie vorstellen.
Zum 80. Jahrestag des deutschen Überfalls auf die Sowjetunion war als einziger deutscher Partei-Vertreter T. Chrupalla von der AfD in Moskau. Alle anderen mehr oder weniger russlandfeindlichen deutschen Parteien hatten das nicht nötig, eine nationale Schande.

Am 13. Juli, einem Unglückstag, fand bei mir eine Kontrolle der Waffen-Lagerung statt wie bei vielen Sportschützen. Die zwei jungen Polizisten hätten meine Kinder oder Enkel sein können. Sie wühlten in dem alten Waffenschrank Typ A, in dem Waffen und Munition seit 25 Jahren lagerten.
Es war zu erfahren, dass in diesem Typ Waffenschrank getrennte Lagerung erforderlich sei und ein paar Patronen für die Leihwaffe des Vereins „Taurus“ war sogar eine „Straftat“. Wer las schon die öfter verschärften spitzfindigen Paragrafen des Waffenrechts! Der Zuständige des Ordnungsamtes, ein unsympathischer Typ, hakte ein und erklärte mich nach 25 Jahren als Sportschütze für „unzuverlässig“! Das führte später zum Entzug meiner Sportwaffen, eine Beleidigung, die ich diesem Polizei- und Bürokratenstaat nie verzeihen kann. Vielleicht hatte diese Unverhältnismäßigkeit politische Hintergründe. Manche haben gefordert, die AfD als „rechtsextrem“ zu entwaffnen.
Unsere Oma kam in die „Geriatrie“ Radeburg, und ich fuhr Martina öfter dahin.

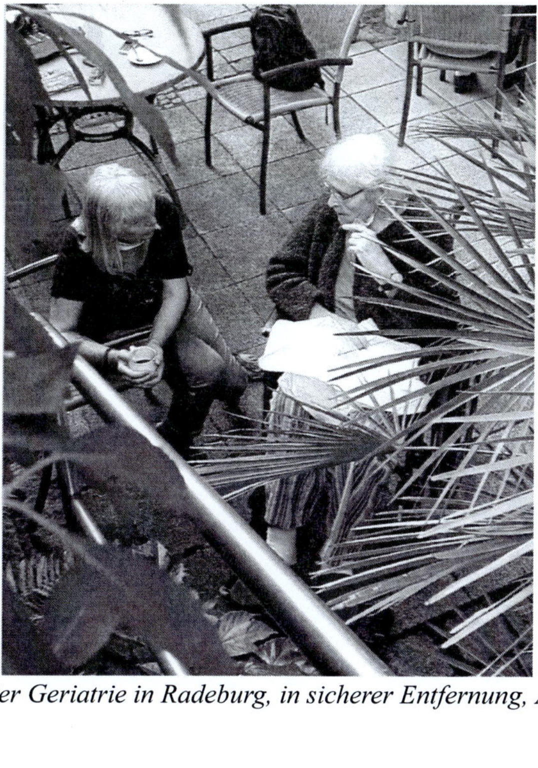

Bei Oma in der Geriatrie in Radeburg, in sicherer Entfernung, August 2021

Die Oma legte sich dann mit der Nachtschwester an, soweit eine 90-Jährige das kann, wurde als Querulantin eingestuft und einige Tage eher als geplant entlassen.

Bei einem 7-jährigen Mädchen kratzte ich eine halb zersetzte Bleistiftmine (von einer Mitschülerin appliziert) aus der Schulter, wozu weder Hausarzt, örtlicher Chirurg oder KH-Notaufnahme bereit waren. Die Kleine nannte mich danach ihren „Lebensretter", lustig, aber auch erbaulich, Unverständnis für die nicht helfenden Kollegen inbegriffen.
Die junge Schwiegertochter eines Freundes, der ich einen medizinischen Praktikumsplatz in Heidenau vermittelt hatte, weil sie in Dresden keinen bekam, hatte in einer orthopädischen Praxis danach Fuß gefasst. In ihrer in der Praxis beobachteten anstelligen und bescheidenen Art wird sie ihren Weg machen.
Ein mittelalter nunmehr Privatpatient hatte eine eitrige Ohrentzündung und wurde mit Ohrentropfen, Alkoholeinlagen 74 % in den Gehörgang, Ohrspülung und Amoxicillin oral behandelt. In 2 Tagen war die Sache vergessen. „Oldiedoc" hat noch nicht viel verlernt.
Am 9. August gönnten wir uns einen Ausflug nach Hahnenklee bei Goslar für 5 Tage. Es war ein schönes Erlebnis mit geschichtsträchtiger Kaiserpfalz, Glockenspiel und Café am Marktplatz, einer Stadtrundfahrt mit Freunden, einem langen Spaziergang die Grumbacher Teiche am „Liebesbankweg" entlang, ein Besuch auf dem Brocken mit der kohlebetriebenen Kleinbahn. Im Harz war es im August abends recht kühl, um 12 Grad, die Raucher müssen im Hotel ins Freie. Auf dem Rückweg nahmen wir noch den Kyffhäuser mit Barbarossa-Denkmal mit, ein großer Eindruck. Die Serpentinen dort hinauf wurden von Bikern zum Training benutzt, von denen gerade einer aus dem Wald geborgen wurde.

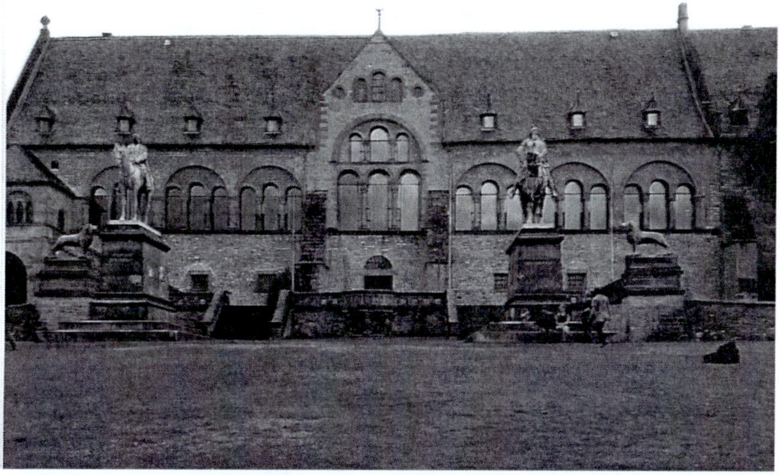

In Goslar an der Kaiserpfalz, 09. – 14.08.2021. Dort saß einst Rotbart (Barbarossa), dann Weißbart auf dem Thron.

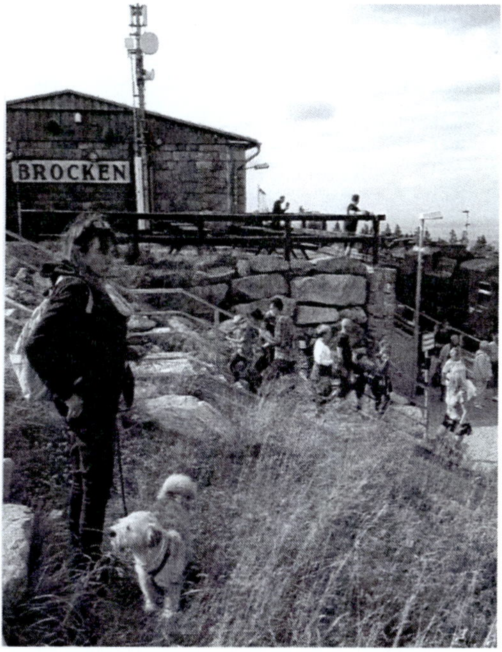

Und auf dem Harzer Brocken

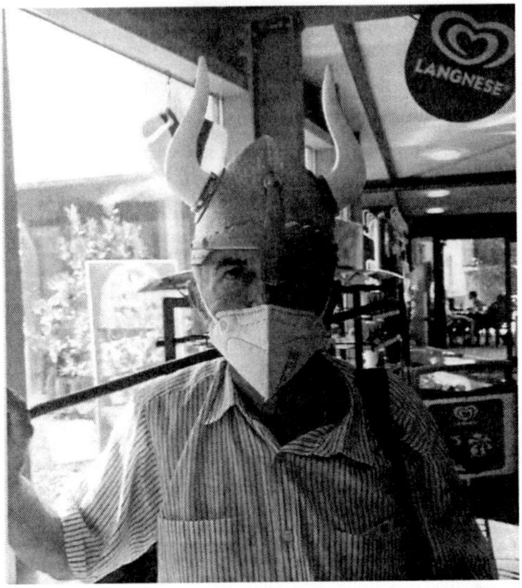

Zurück in die Germanenzeit, Souvenirladen auf dem Kyffhäuser

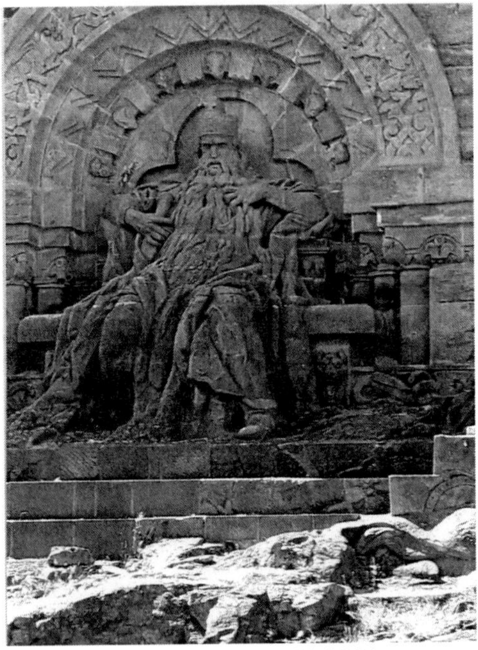
Kaiser Barbarossa auf dem Kyffhäuser 14.08.2021

Im August starb der unvergessliche „Bomber“ des deutschen Fußballs, Gert Müller, mit 75 Jahren, er hatte wohl zuletzt Demenz gehabt.

In Afghanistan eroberten die Taliban ihr Land zurück, sie schienen wohl die „westlichen Werte“ nicht sehr zu mögen, der Westen zog sich wieder einmal chaotisch und blamiert zurück, mit großen mehr finanziellen Verlusten. Aber wir haben`s doch.
Mitte August war es ziemlich kühl mit tagelangen 17 bis 19 Grad und windig, so dass das Baden (im Hochsommer!) meist ausfiel. Ich wollte bei der heiligen Greta Thunberg um ein paar Grad Erderwärmung für Deutschland bitten, hatte ihre Telefonnummer aber leider nicht zur Hand.
Bei dem PEI (Paul-Ehrlich-Institut) und in der Umgebung wurde von Corona-Impfgeschädigten und -Toten berichtet. So starb ein 31-Jähriger in Tharandt an Lungenembolie 3 Wochen nach der Impfung durch seine eigene Mutter, eine Hausärztin. Die Impfung macht genauso Thrombosen wie die Infektion. Die Politik samt dem obersten Panikmacher Lauterbach beharrten weiter darauf.
Ihnen ist nur zu wünschen, dass sie eines Tages für die Impftoten zur Verantwortung gezogen werden. Das sagt übrigens ein Ungeimpfter, der bis heute nie „Corona“ hatte.
Ein kleines Kryoniker-Treffen bei Dresden war wieder erbaulich, wir sind fest im Glauben.
Meine Nachfolgerin verlor ihre Teilzeitkräfte, Ramona und Heike kündigten. Da war wohl etwas nicht ganz harmonisch im „Arbeitsklima“.
Hier und da gab es noch eine Privatbehandlung zu erledigen. So wurde im Hausbesuch ein Abszess am Rippenbogen bei einem 85-Jährigen ausgeräumt, wieder mal ein eingeschmolzenes Atherom. Es war der vor Jahren vom Notarzt Totgesagte, und Totgesagte leben ja länger laut Volksmund. Danach fuhr ich noch mehrmals hin zum Wechseln der Lasche und Rivanol-Spülung der Wunde.
Das heilte primär, die Narbe war kaum noch zu sehen, der Tochter hatte ich die Stunden in der Notaufnahme und der Kasse wieder Kosten erspart.

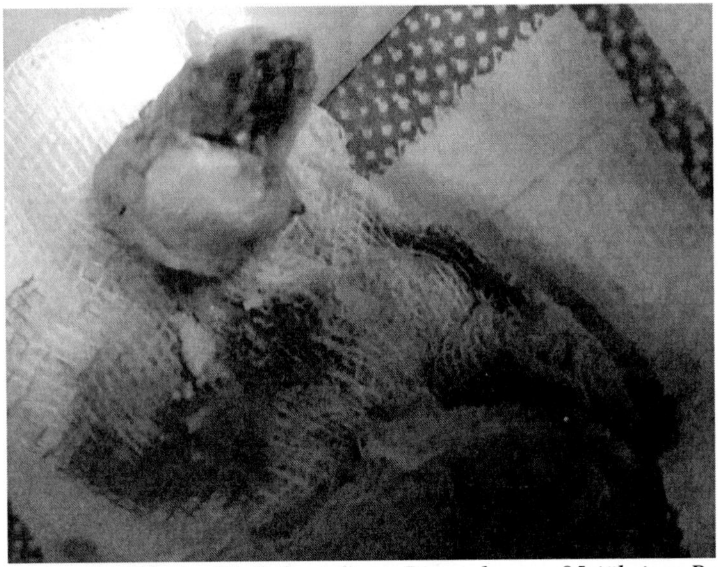

Ein vereitertes Atherom (Grützbeutel) am Rippenbogen, 85-jähriger Patient, Heidenau, 31.08.2021

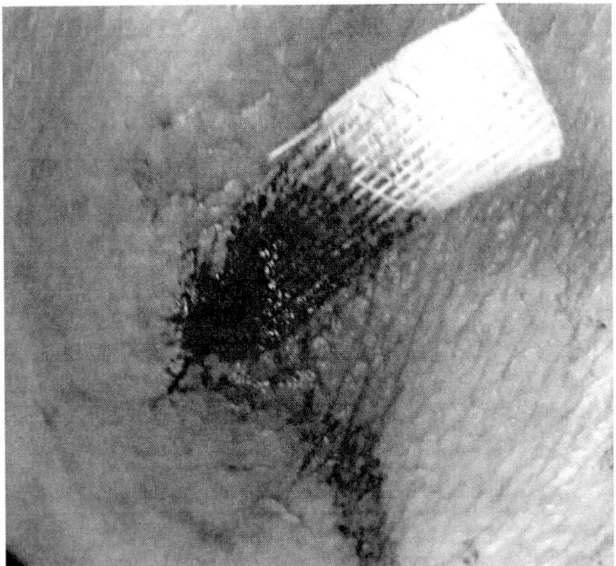

Lasche muss sein bei Abszessen

Eins meiner Zahnimplantate im Unterkiefer wurde böse, schließlich musste ich zur Infiltrat-Inzision zu meiner Zahnärztin Dr. Göpel, die das ohne langes Fackeln zupackend erledigte. Die „Erbmasse“ des alten Dr. Göpel! Auch sie hatte eine Lasche eingelegt, die ich selber ziehen durfte, und nach etwas Amoxicillin war die Sache vorbei.

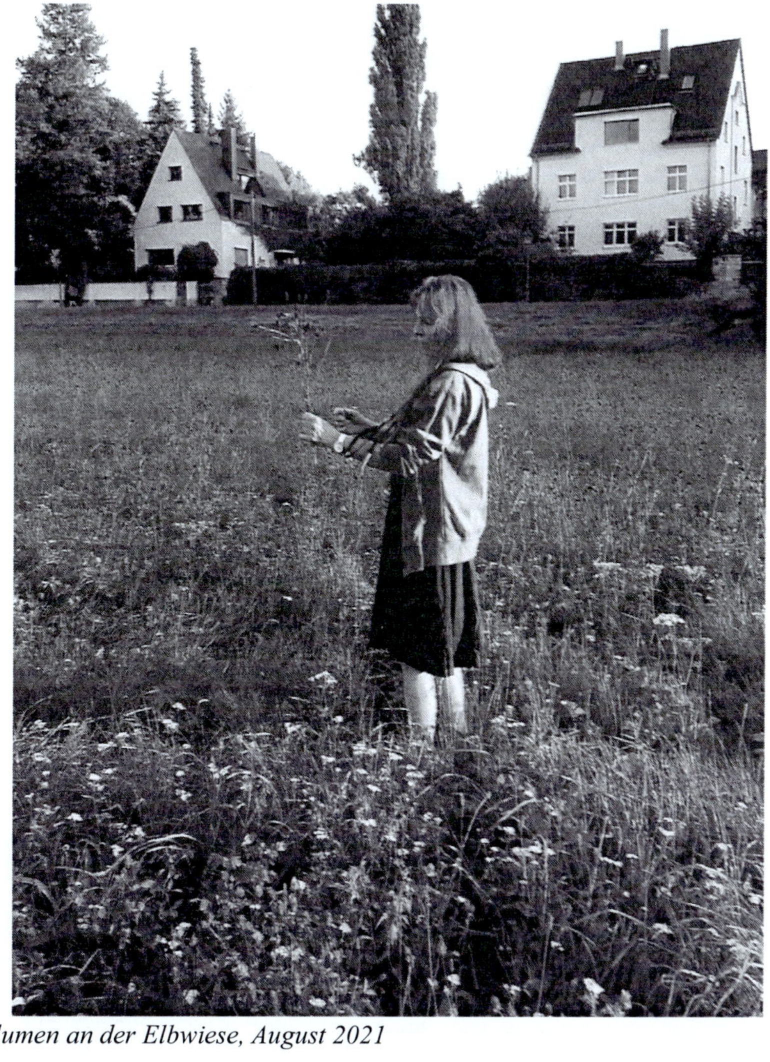

Blumen an der Elbwiese, August 2021

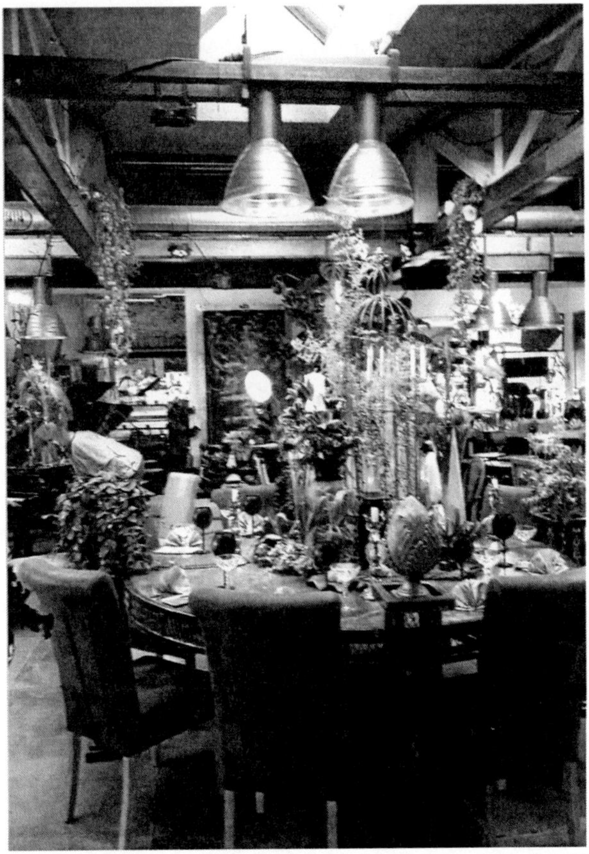

In der „Kulturwirtschaft", altes Kraftwerk Mitte, Dresden, 04.09.2021 Live-Klaviermusik wie in alten Zeiten, und menschenwürdige Raucher-lounge!

Am 3. September gab ich dann unter Staatszwang meine Sportwaffen im Waffenhandel Halfter in Pirna ab, für die läppische Summe von 300,- Euro. Allein die Molot hatte 1100,- bei der Anschaffung gekostet. Samt „Amtsgebühr" von 300,- ein schönes Verlustgeschäft, auch die beschlagnahmten „Fremdpatronen" wurden nicht erstattet. Ist doch toll, wie der kapitalistische Staat mit dem Eigentum der Bürger umgehen kann. Den „Waffenentzieher" im Ordnungsamt lernte ich am 09. 09. 21 bei der Abgabe der Waffenbesitzkarte persönlich kennen. Er könnte mein Sohn sein, jung, unbedarft, und nicht mal in der Lage, eine Anordnung ohne Fehler zu schreiben. Meine Eingabe beim Innenministerium Sachsen wurde natürlich abschlägig beschieden, die Landesjustiz Chemnitz verfiel in denselben Jargon „Straftat“, wie es sich für einen ordentlichen „Rechtsstaat“ gehört und drohte auf dem weiteren Rechtsweg Unkosten an. Das Strafverfahren gegen mich wegen „Straftat“ gelagerte Fremdmunition (für eine Vereinswaffe) wurde vom Staatsanwalt eingestellt, vermutlich wegen Geringfügigkeit.

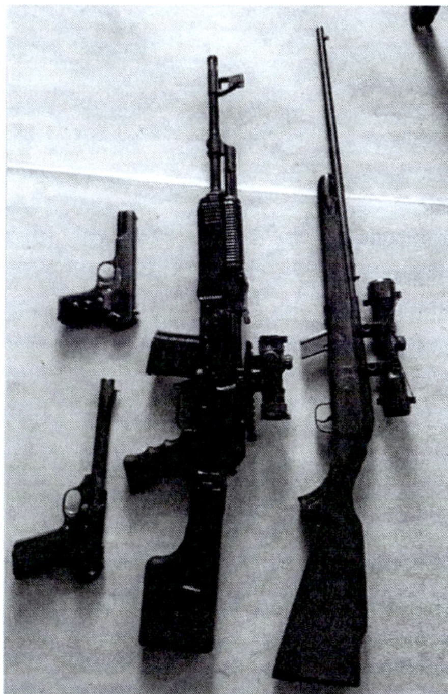

Das war es dann, Good bye, Sportwaffen, Pirna, 03.09.2021, von links: 9-mm-Norinco (Makarow-Nachbau), 22er-Browning-Bullside, 223-Molot-(Kalaschnikow)-Halbautomat, 22er-KK-Gewehr Lakefield

Jetzt ist meine Liebe zu diesem Staat grenzenlos! Endlich hatten die Vertreter unseres wahrhaft freiheitlichen, demokratischen Staates meine Gefährlichkeit für die Allgemeinheit nach 25 Jahren als Sportschütze erkannt! Dafür muss man überaus dankbar sein.
Medizinisch war im Rentner-Dasein hin und wieder etwas zu tun. Die Knie-Schürfwunde eines Freundes wurde mit Rivanol verbunden, die Oma bekam ihre monatliche B12-Spritze iv., die Schlatter-Erkrankung einem jungen Fußballer erläutert, Tischtenniskameraden medizinisch beraten. Eine Bronchitis war mit Delimmun und Roxi schnell geheilt. „Oldiedoc“ kann es eben nicht

ganz lassen.
Beim Tischtennis baute mich ein 3: 0-Sieg gegen „Erzfeind“ Achim auf, aber gleich danach holte mich Hartmut von der „1. Riege“ (ein Level höher) mit einem 0 : 3 vom hohen Ross wieder herunter.
Am 13. 09. fiel in Heidenau etwa eine Stunde der Strom aus, vielleicht ein Vorgeschmack auf kommende Zeiten, die „Grünen“ arbeiten ja ausgiebig daran. Kein Handy, kein Festnetz ging mehr, in Dresden blieben die Straßenbahnen stehen und Fahrstühle stecken. Die Kaufhallen machten sofort zu, eine Nachbarin hielt eine informative Ansprache auf der Straße, die einzige noch mögliche Kommunikation. Ein Vorgeschmack. Danach ging ich gleich vor Schreck etwas Bargeld abheben, Tanken und Kerzen und Batterien kaufen.
Der Bußgeldkatalog wurde verschärft, die Strafen massiv erhöht. Für 6 km/h „drüber“ zahlte ich 30-, für angebliches Falschparken 55,-, für Auto 100 m Umsetzen wegen plötzlich eingerichteten Parkverbots 287 -, Anfahrt des Abschleppdienstes wegen Privatparkplatz (nicht gut gekennzeichnet) 353,-, zahlbar sofort, „sonst nehme ich ihr Auto mit“. Das war Erpressung, der Preis elender Nepp, das Abschleppen war ja nicht erfolgt, da ich rechtzeitig dazu kam. Meine Polizeianzeige wegen Nötigung und Preisnepp wurde abgeschmettert, alles in Ordnung, keine Nötigung, kein Nepp! Das ist doch ein wunderbarer Rechtsstaat, in dem wir leben. Wir lieben diesen Staat immer mehr!
Am 12. Oktober war ein unterhaltsamer Musikabend im „Red Rooster“ mit dem Trio Michael Winkler, Posaune und Gesang, herrlich humorvoll, Silke Krause am Piano und Andre Schubert am Schlagzeug. Wir waren begeistert.
Die Hautärztin Dr. Alheit kratzte mir ein paar Hyperkeratosen vom Kopf weg. Sie stellte aus alter Kollegialität keine Rechnung, dafür war die für die Histologie an der Uni mit 204,- recht stolz.
Am 16. 10. 21 war ein großer Feier-Tag, ein 64. Geburtstag in Lomnitz, gleich danach noch ein 60. bei den Nachbarn. Rentner sind ja so beschäftigt.
Bei Betti musste ein Holzsplitter aus dem Finger entfernt werden. Mein Dienstkoffer ist im Auto immer dabei. Der Arzt im Haus erspart das Wartezimmer, oder so ähnlich.
Betti testete auch die „Plasma“-Methode zur Beseitigung von Gesichtsfalten, eine Art Mini-Verbrennungen mit lustigen Punkten im Gesicht. Das soll bei der Narbenbildung die Falten wegziehen. Wesentlich billiger und weniger belastend als das sogenannte „Peeling“, dafür vielleicht nicht so effektiv.
Ende Oktober 2021 stiegen die Corona-Zahlen wieder, die „4. Welle“ nahte trotz vieler Geimpfter und vorheriger „Lockdowns“. Eine Epidemie hat nun mal ihren Ablauf, was die dilettantischen Politiker auch dagegen zu tun versuchen.

Auf dem „Klima-Gipfel“ in Glasgow erwiesen sich die Klima-Panik und Glaube an die CO2-Lüge, also die Dummheit der Menschheit (Einstein), wieder einmal als international. Die „Maßnahmen“ des „Klimaschutzes“ sind eher geeignet, Panik bei den Bürgern zu erzeugen.
Das nächtliche Schachspiel gegen den Schachcomputer „shredder“ war zur Gewohnheit geworden.

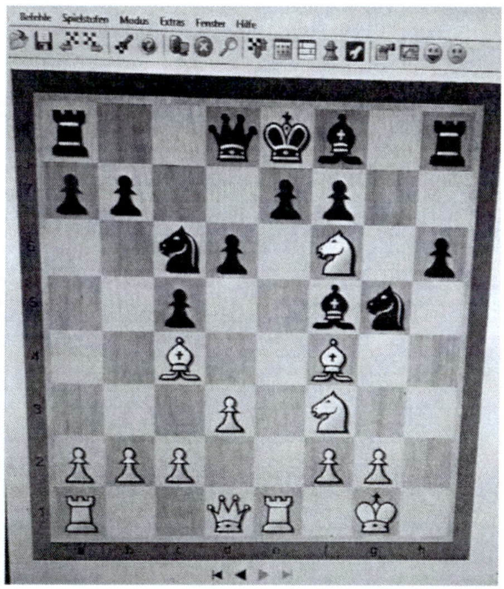

Ein grandioser Sieg gegen „shredder“, mit Weiß, Spielstärke 1200 Elo, Nov. 2021

Am 09.11.21 konnten wir unserer Oma Melzer zum 91. Geburtstag gratulieren, die geistig frisch ist bis heute. Manchmal verfällt der Körper im Alter schneller als der Geist, manchmal andersherum.
Der erneute „Lockdown“ war da, Tischtennis im Verein wieder verboten.
Nun hatte ich endlich einmal die Zeit, auf eine Montags-Demo der AfD auf dem Theaterplatz zu gehen, die gegen das unsinnige „2G“ gerichtet war (Zutritt nur für Genesene und Geimpfte). Dass die Impfung nicht sich selbst oder andere schützen kann, auch nicht vor schwerer Erkrankung oder Tod, ist inzwischen bekannt. Tino Chrupalla hielt eine gute Rede, aber wegen der Kälte (in der Erderwärmung) musste ich etwas eher gen Auto aufbrechen.
Ende 2021 gab ich den doch zahlreichen Corona-Erkrankten in der Umgebung, Verwandten und Bekannten und deren Bekannten, die Antivirusmittel-Rezepte oder -Tabletten – mit guten Rückmeldungen. Nicht einer musste ins Krankenhaus. Darunter war ein schwerer Fall, bettlägerig mit über 40 Grad

Fieber, mittelalter Mann, auch dieser war nach 3 Tagen Amantadin, Delimmun und Doxy über den Berg. Bei ihm setzten wir sogar Heparin gegen die bekannte Thrombosegefahr ein und danach Antihistaminika und etwas Kortison gegen die bekannte postvirale Lungenfibrose, eine autoimmun bedingte Narbenwucherung in der Lunge. Er wurde beschwerdefrei.
Auch unsere Oma hatte wieder Bronchitis, die schnell mit meiner Medikamentenmischung wegging.
Ende November 2021 schrieb ich, in Wut über den wieder verbotenen Sport, eine Strafanzeige gegen die sächsische Gesundheitsministerin Petra Köpping wegen unterlassener Hilfeleistung bis hin zu fahrlässiger Tötung, weil sie sich vor einem Jahr für (eventuell vorhandene) Medikamente gegen Covid für „nicht zuständig" erklärt hatte. Für Lockdown und fragwürdige Impfung war sie dagegen überaus zuständig. Die Antwort erfolgte erst geraume Monate später, die Staatsanwältin ging nicht richtig auf das Anliegen ein, mehr auf andere Sachen, und der „Rechtsstaat" zeigte sich wieder von seiner schönsten Seite, indem die Anzeige abgelehnt wurde. Die unterlassene Hilfeleistung bis hin zur „fahrlässigen Tötung" kann munter weitergehen, kein Machthaber wird zur Verantwortung gezogen.
Gegner der C-Impfung wie Prof. Bhakdi und Burkhardt warnten vor den Folgen der MRNA-Impfung in Form von lymphozytären Autoimmun-Angriffen auf viele Organe und mehr Krebs wegen gestörter Abwehr. Dies und auch die Impf-Toten wurden von der Politik als medizinischer Laienverein ignoriert, Fakten geleugnet oder totgeschwiegen. Eine Schwester von der Intensivstation berichtete von 50 % Geimpften dort, die Medien von 90 % Ungeimpften. Wer hatte da wohl recht?
Die „Ungeimpften", wozu der Verfasser gehört, wurden wie Aussätzige ausgegrenzt. Die Maßnahme „2G" erstreckte sich auch auf Biergärten, also im Freien, wie wir in „Kathy`s Garage" in der Neustadt entsetzt feststellten. Es fand sich aber ein offener Außenbereich eines kleinen Cafés in der Nähe, was sich nicht so idiotisch zickig hatte, wo wir beim Glühwein die „bunte Republik" der Neustadt beobachten konnten. Ende November rechnete ich aus den bekannten Corona-Zahlen etwas zum Risiko nach. 64.000 von 4 Millionen Sachsen waren „C-positiv", davon 0,01 % (548) auf Intensivstationen (nie „Überlastung") (die Quote der Geimpften daran wurde nicht mehr berichtet). Man hätte am Tag 1600 Bürger treffen müssen, um einen Positiven zu kontaktieren, was bei meinen ca. 4 Kontakten am Tag ziemlich unwahrscheinlich schien. „Pandemie", wo bist du? Panik und „Maßnahmen" standen in keiner Relation zur Realität. Interessante Berichte sagten aus, dass Regionen mit hoher Impfrate eine Übersterblichkeit aufwiesen (sieh mal an) und auch eine höhere „Inzidenz", mit deren Zahlen uns die Medien täglich nervten, was sie bis heute tun.

Die Demonstrationen gegen idiotische Corona-Maßnahmen und die drohende Zwangsimpfung der Ungeimpften nahmen zu, wobei die Polizei teilweise heftig „hinlangte“ in unserer so wunderbaren „Demokratie“.
Am Ende des Jahres wurden doch tatsächlich die vorletzten drei Kern- und 10 Kohlekraftwerke abgeschaltet! Absurdistan auf der schiefen Bahn.
Als lustigen und treffenden Ausspruch fand ich neulich: Wenn die „Ampel“ (Rot-Gelb – Grüne Koalition) bei Stromausfall ausfällt, gilt an der Kreuzung wieder: „Rechts vor links!“ Wir werden sehen.
Zum Jahresende konnten wir alte Filme noch einmal sehen wie „Zwölf Uhr mittags“ und „Odysseus“ mit dem unvergesslichen Kirk Douglas. Nostalgie ist immer herzergreifend.
Weihnachten war ich bei Oma und Martina, zu Silvester das erste Mal bei Bettis Anhang in Gorbitz

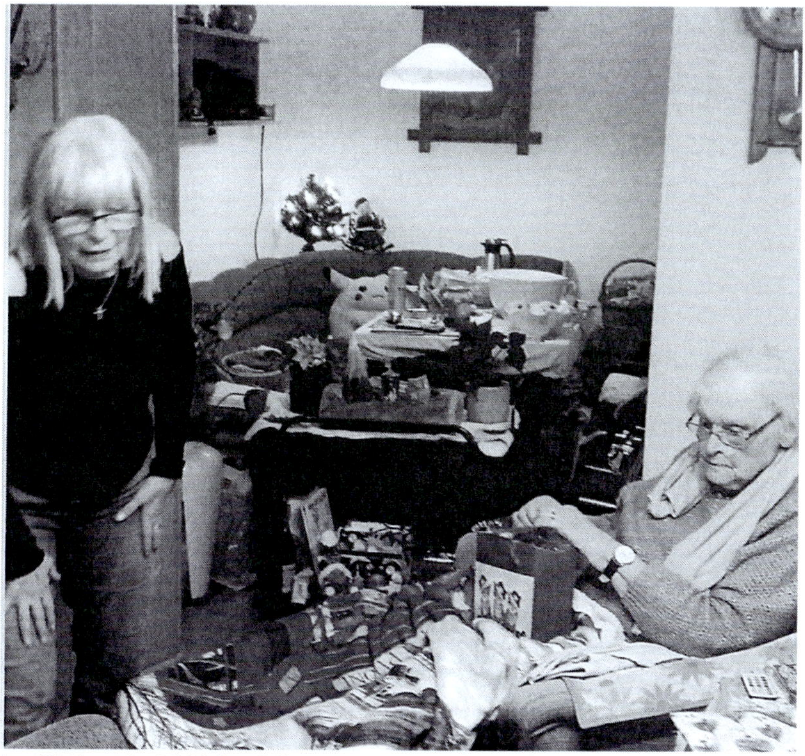

Zur Weihnacht 2021 bei Pflegeoma in Dresden

2022

Damit begann das letzte angerissene Jahr dieses Lebensberichtes, der beendet wird, wenn das Schreibdatum erreicht ist.

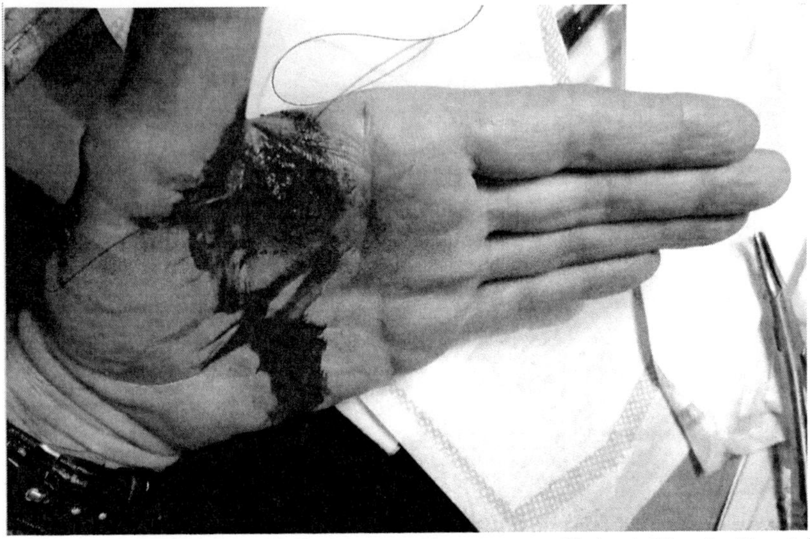

Nachtrag: Eine Küchen-Verletzung an der eigenen (linken) Hand nähte ich vor einiger Zeit selbst. Dabei wird die Lokalbetäubung von der Wunde aus unter die Wundränder gespritzt. Der Arzt im Haus erspart das Wartezimmer!

Mit einem Sportsfreund hatten wir eine Möglichkeit, im „Lockdown" an privater Stelle Tischtennis zu spielen, andernfalls hätte die Verkalkung und Verdummung zu sehr Raum greifen können. Ein Lichtblick in der finsteren Isolierungszeit durch inkompetente Politiker, die ihre Macht über die Bürger zu genießen schienen.
Die „Grünen" hatten aufgrund des verblödeten Wahlvolkes in der Regierung Fuß gefasst. Hinweise, sich auf einen eventuellen Stromausfall privat vorzubereiten, kamen nicht nur aus alternativen, sondern auch aus offiziellen Quellen. Man sollte sich für zwei Wochen Nahrungsmittel – und Wasser-Vorräte hinstellen und Ähnliches.
Leute, die das tun, wurden neudeutsch als „Prepper" bezeichnet (von Präparieren = Vorbereiten), und ich gehörte mehr oder weniger dazu.
So wurden angeschafft: Ein Gaskocher und -heizer, ein Spirituskocher, Holzkohle, Benzinkanister, Nahrungsbüchsen, Kaffee (vor Mangel war gewarnt

worden), Tee, Wodka und sonstiger Alkohol, Tabak, Trinkwasser. Wenn man sich umhörte, gab es viele „Prepper", ein Freund deckte sich mit wertvollen Whisky-Flaschen ein, auch als Tauschobjekt, falls es kein Geld mehr gäbe, mit Notstromaggregaten und Solarpaneelen wurde „aufgerüstet" für den längeren Stromausfall. Über Notstrom dachte ich nach, nahm aber dann davon Abstand. Schade, dass es im Plattenbau keine Kamine gibt. Von solchen Sorgen hätten wir uns früher nie träumen lassen!
Bezüglich des Klimawandels wurde noch einmal gelesen, so über die Milancovic-Zyklen der Eiszeiten, Schwankungen der Erdachse und des Abstands zur Sonne, die höchste Sonnenaktivität in den letzten 1000 Jahren … Die These, die Erderwärmung sei rein menschengemacht, erschien immer fragwürdiger.
Zum wiederholten Male nervte eine merkwürdige Krankenkasse mit der Unterstellung einer Falschabrechnung, ich hätte bei einem Patienten 2 Hausbesuche abgerechnet, der zu dieser Zeit im Krankenhaus gewesen sei. Da ich das anhand der Unterlagen bereits widerlegt hatte, wollte ich sie wegen Verleumdung verklagen, aber die Rechtsschutzversicherung spielte einmal mehr nicht mit. So funktioniert der hervorragende „Rechtsstaat".
Der ehemalige Dresdner Fußball-Star Dixie Dörner, uns bestens bekannt aus unserer Jugendzeit, starb mit 70 Jahren. Er habe „etwas mit den Gefäßen" gehabt und sah auf dem Zeitungsbild auch nach Vasculitis aus, Gefäßentzündung, die eine der Komplikationen der C-Impfung sein soll. Wer weiß das genau.
Meine seltenen Privatbehandlungen gab es noch, alle kostenlos für Freunde und Verwandte.

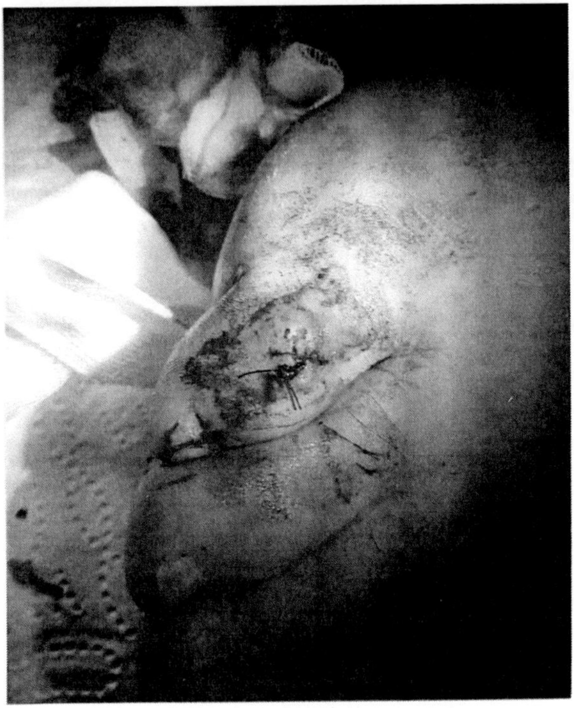

Weg mit dem bösen Hühnerauge, Heidenau, 22.01.2022

Auch ein weiteres vereitertes Atherom vom Rippenbogen wurde ausgeräumt und eine Lasche eingelegt. Eine Narbe war danach kaum noch zu sehen. Gelernt ist gelernt. Ein alter Freund hatte Blasenkrebs nach der 3. Corona-Impfung, Zusammenhang unklar. Eine Verwandte erkrankte an Corona nach der 3. Impfung, die offenbar nicht viel taugt. So etwas hörte man öfter.
Am 15. Februar 2022 startete die Reinschrift der vorliegenden Memoiren, nachdem der handschriftliche Auszug aus den Tagebüchern fertig war.
Im Januar erhielt ich einen teuren „Knollen“ für „Parken auf dem Gehweg“, vielmehr eine rechteckige Ausbuchtung eines Gehwegs, die wie ein offener Parkplatz anmutete. Leicht hätte die Stadt hier ein Parkverbots-Schild aufstellen können, es ist aber offenbar gewollt, ortsunkundige Bürger in diese „Parkfalle“ zu locken. Die Stadt braucht Geld, und wer lässt sich besser schröpfen als die Autofahrer! Mein Protest wurde abgelehnt, es war ein erneuter Frust mit dem „Rechtsstaat“, was ich nie anders erfahren habe.

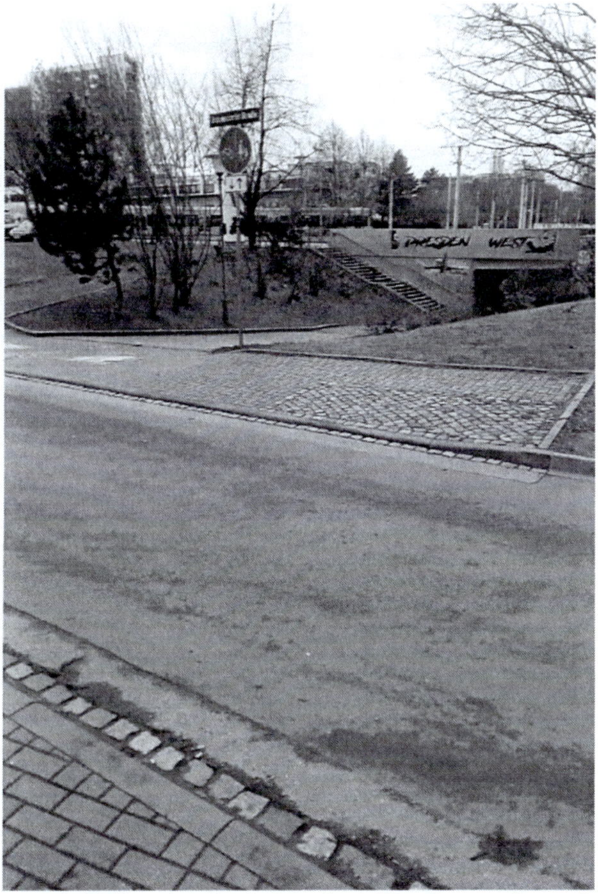

Das ist eine „Parkfalle“ der Stadt Dresden: Wer dort parkt, parkt „auf dem Gehweg“, obwohl kein Gehweg weitergeht! Und zahlt dafür nur 55,- Euro. Und das sind einige. Für Geld ist jeder Betrug recht, leicht könnte man ein Parkverbotsschild aufstellen! Gorbitz, Januar 2022

Martina hatte sich durch heftiges Hinsetzen eine H-Fraktur des Kreuzbeins zugezogen, die Arme, welche im Februar verschraubt wurde, und musste lange an Stützen gehen. Als mental starke Frau steckte sie alles weg und pflegte weiterhin unsere Oma zuhause.

Die Demonstrationen gegen die Corona-Maßnahmen mit ihren Freiheitseinschränkungen hatten zugenommen. Da es kein Montag-Tischtennis gab, konnte ich in Heidenau schon einmal daran teilnehmen.

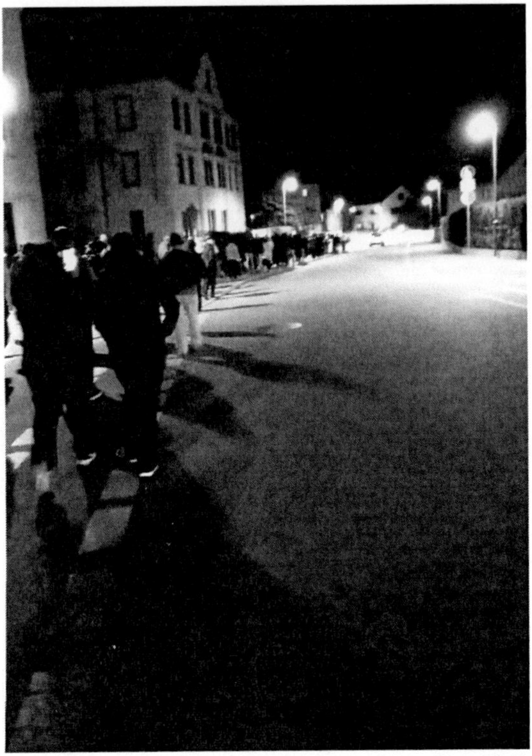

Auf einer Montags-Demo in Heidenau, 14.02.2022, „Das Volk murrt“

Am 24. Februar erfolgte der denkwürdige Einmarsch Russlands in die Ukraine, was fortan die Nachrichten in den Medien weitgehend beherrschte. Dabei traten Klima und Corona jetzt in den Hintergrund. Der Westen reagierte hektisch-hysterisch mit „Sanktionen“ und Waffenlieferungen. Die „Sanktionen“ sollten den Westen danach mehr treffen als Russland, aber der hat außenpolitisch schon immer versagt.
Anfang März wurde der fragwürdige „Lockdown“ aufgehoben, inwieweit die zunehmenden Demonstrationen dazu beitrugen, bleibt unklar. Wir durften gnädigerweise wieder Tischtennis spielen.
Ein Tischtennisfreund hatte einen Rückfall seines operierten Leistenbruchs und ging als Reklamation wieder in die Chirurgie.
Am 16.03.22 assistierte ich einem Angler an der Elbe unweit der Pillnitzer Fähre, aber der Fluss wollte keinen Fisch herausrücken. Wir hatten null Biss.

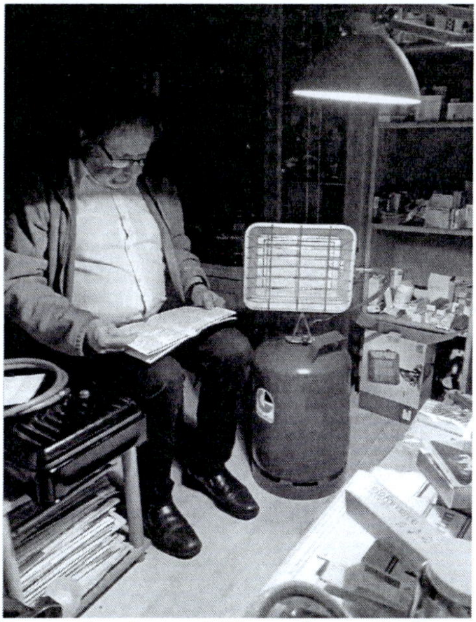

„Prepper“ mit Propanflasche und Heizaufsatz, Heidenau, Februar 2022. Der kluge Mann baut vor. Stromausfall nicht ganz auszuschließen!

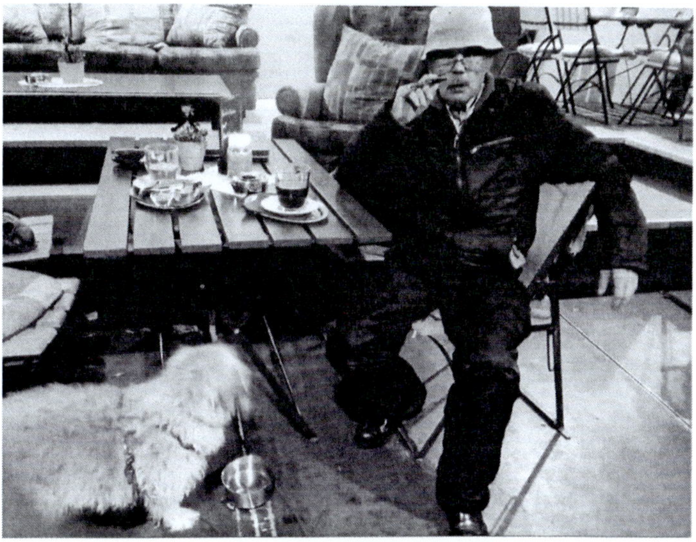

3/2022 - verschlampter sündhafter Arztrentner in der Kneipe

Kryoniker-Kontakte wurden immer weiter gepflegt und die Aktivitäten des Versorgers verfolgt. Denn wir wollen nicht, was Jimi Hendrix in seinem Klassiker „The wind cries Mary“ damals sang:
„Will the wind ever remember (wird sich der Wind jemals erinnern) all the names, it has blown in the past (all die Namen, die er in die Vergangenheit blies) its old age, with its crutch, and its wisdom (es ist hohes Alter, mit seiner Krücke und seiner Weisheit) it wispers no, it will be the last … (Er flüstert nein, es wird das letzte sein)“, vergleichbar mit „All we are is dust in the wind“ (wir sind nur Staub im Wind) von der Gruppe Kansas. Oder wie der Pfarrer sagt: „Asche zu Asche, Staub zu Staub“. Nein, das wollen wir nicht, sondern uns vorsichtshalber etwas aufheben.
Im März entdeckten wir mit Betti eine Kiesgrube mit zutraulichen Nutrias hinter der Leubener „Kie“, einem wundervollen Biotop.

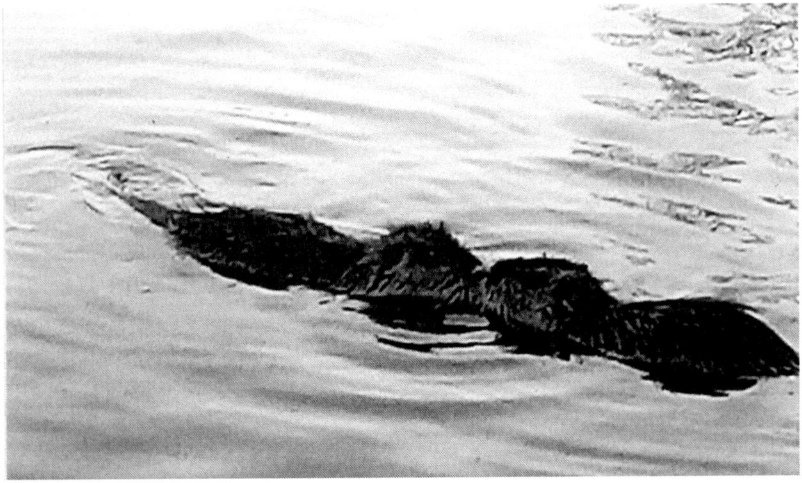

Muss Liebe schön sein! Nutria-See in Dresden-Leuben, 09.03.2022

Die Inflation und der Spritpreis nahmen zu und führten zu privaten und öffentlichen Kommentaren. Sollte die unsägliche „EU“ ihr geplantes Öl-Embargo gegen Russland noch dieses Jahr umsetzen, droht wirklicher Benzinmangel in Deutschland, also wieder ein Eigentor.
Am 7. April feierten wir die Ablehnung der allgemeinen Impfpflicht gegen Covid durch eine Mehrheit im Bundestag, was mir als Ungeimpftem (Aussätzigen) erst einmal weiteres Nachdenken über eine Umgehung derselben ersparte.
An Medikamenten nahm ich nach wie vor ACC200 zum Lösen der

Raucherbronchitis, Imidin zur besseren Nasenatmung, Mariendistel zum Schutz der Leber als abendlicher Gewohnheitstrinker, Sabal-Kürbis für die vergrößerte Prostata, Vitamin B-Komplex, weil chronische (Trinker-)Gastritis die Aufnahme der Vitamine schwächt, 50 mg Selen, Weißdorndragees für die Herzkraft. Außerdem konsumierte ich viel gekochte Tomaten (mit Lycopin) als Krebsvorsorge und gelegentlich ein Glas Kokosmilch gegen Alzheimer sowie Knoblauch-Extrakt.
In Bettis Pachtgarten war einiges zu basteln. Nach 5 Jahren hatte auch der Vorstand der Sparte entdeckt, dass ihr Swimmingpool zu groß sei. Der Bürokratenstaat ließ grüßen, die haben keine anderen Sorgen oder Spaß daran, die Bürger zu nerven.

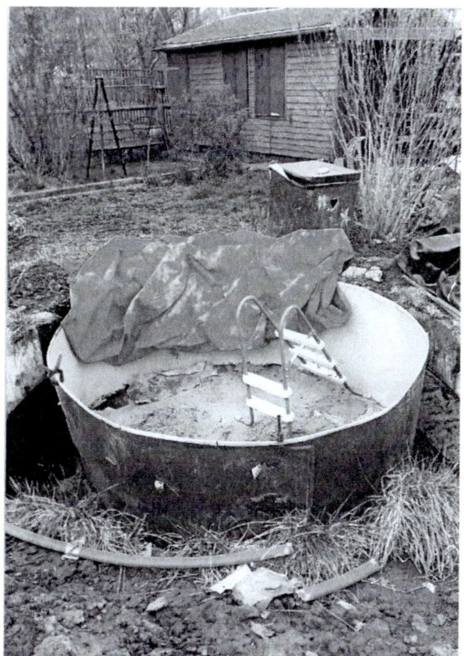

Pool-Verkleinerung bis auf Pfützen-Größe auf Anordnung „von oben“. Der Blechring wurde spiralförmig verengt nach Trennschleifen, März 2022

Mein Knoblauch-Wodka-Extrakt (russisches Rezept gegen Raucherbeine) färbte sich manchmal blaugrün, das soll wohl Kupfersulfid sein, was durch Enzyme in unreifen Knoblauchzehen entsteht, und das Gebräu unbrauchbar macht.

Am 13. April gab es wieder eine LFA8-Sitzung (Landesfachausschuss Gesundheit der AfD) in Hartmannsdorf hinter Chemnitz. Mein politisches Engagement war ansonsten sehr begrenzt, am Ende kommt dabei ja meist nicht viel heraus.
Mit unserem Kryonik-Professor Sames gab es einen Mail-Wechsel, wir freuten uns, dass wir noch in diesem Leben weilten und noch nicht in der Stickstofftonne hingen.
Martinas 69. Geburtstag wurde in dem geliebten „Espitas" begangen. Von ihrem kaputten Rücken und anderen Leiden abgesehen, hat sie sich mit ihrer klugen und goldenen Seele bisher ganz gut gehalten.
Bei einem befreundeten „Prepper" bestaunten wir dessen umfangreiche Notstrom-Vorkehrungen, was mit eigenem Haus natürlich problemloser ist. Davon nahm ich wie gesagt Abstand, es schien zu aufwendig und reicht bei Stromausfall ja auch nur für wenige Tage.
Am 24. März war ich zur Nachkontrolle bei Chef Naupert, die jährliche Tradition. Er staunte, dass die neuartige Gelenkprothese 4 Jahre nach der Implantation immer noch funktionierte, hatte wohl seine Bedenken gehabt.

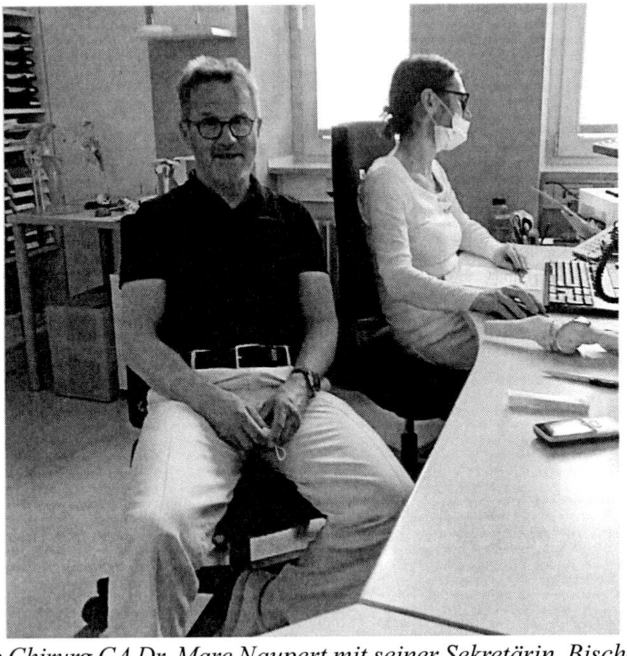

Der feine Chirurg CA Dr. Marc Naupert mit seiner Sekretärin, Bischofswerda (Schiebock) am 24.03.2022

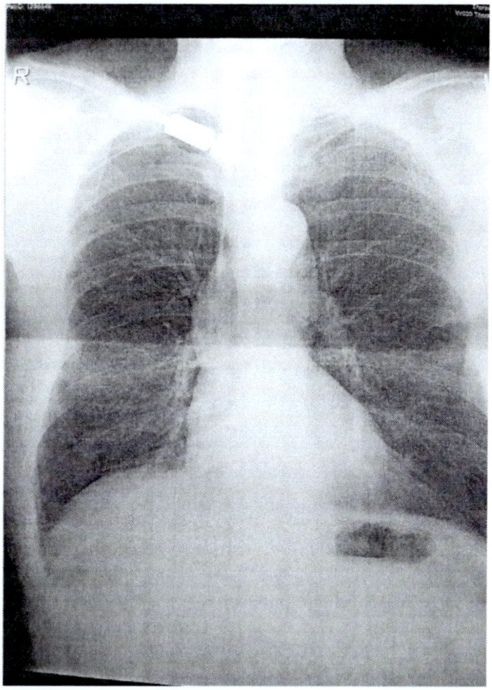

Thoraxbild des Verfassers. Prothese sitzt, (noch) kein Lungenkrebs, Raucherbronchitis, Herz gut tonisiert.

Am 24. April ging es dann für eine Woche mit Betti in die Türkei nach Side-Kumkoy. Es war ein typischer Badeurlaub mit Sonne, Strand und Meer, jeden Abend Bühnen-Unterhaltung mit diversen Tanz- und Musikgruppen, als Höhepunkt ein Ausflug in das „Aquarium“ in Antalya mit einem Plast-Figurenkabinett, in dem auch der russische Präsident Putin posierte, die Türken machten sich offenbar nicht so viele Probleme mit dem Ukraine-Einmarsch wie der Westen.
In der Einkaufsmeile amüsierten wir uns über den rotgefärbten „Bumbum-Viagra-Tee“, der nach Test doch eine gewisse Wirkung zu haben schien. Obwohl die Türken meist Muslime sind, dürfen sie auch nur eine Frau haben, verriet der Friseur des Seher-Hotels.

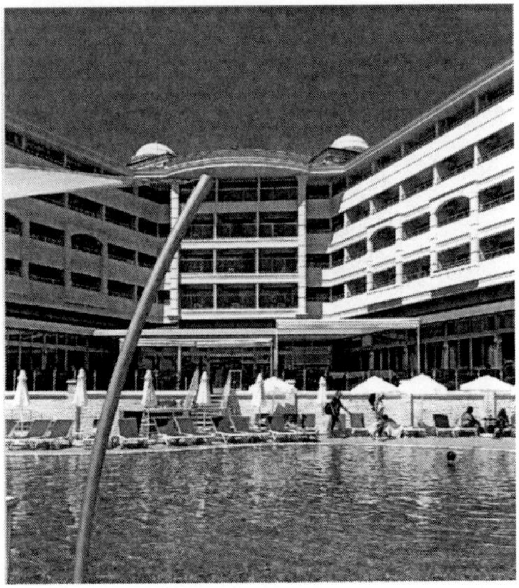

Im Seher-Hotel Side-Kumkoy, Türkei

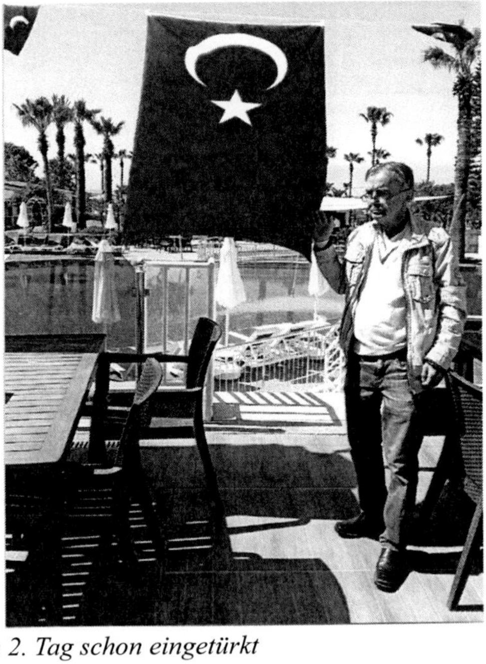

26.04.2022, am 2. Tag schon eingetürkt

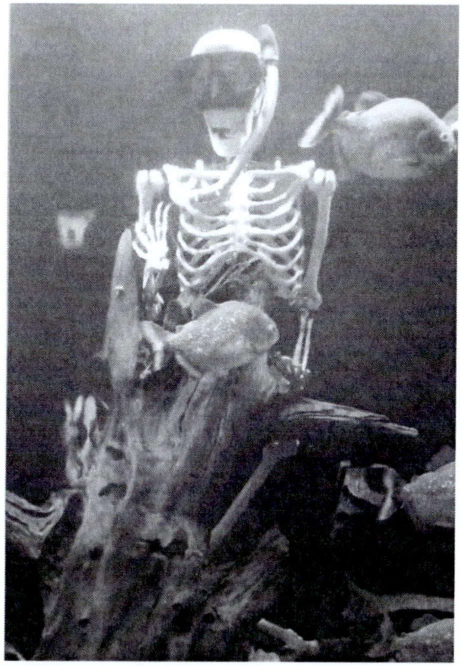

Angebrachte Warnung vor dem Tauchen im Piranha-Becken im „Aquarium“ Antalya, 28.04.2022

Meine gute Betti hielt mich weiter auf Trab, Ende Mai ging es auf das Stadtfest in Heidenau, und mit ihren Freunden in den „Red Rooster“, zum schon erlebten „Winkler-Trio“, im Juni zum Kurz-Camping bei Lauchhammer, zu Freunden nach Ungarn-Balaton und zu der Dresdener „Schlössernacht“, wobei man die Preise als Nepp empfinden musste, ansonsten ein romantisches Erlebnis mit Besuch der drei Schlösser Albrechtsberg, Lingnerschloss und Eckberg.

Nun ist das laufende Datum im August 2022 erreicht und mein Lebensbericht soll hier beendet werden, bevor es das Schicksal tut.
Die Memoiren sind ein unvollständiger Auszug aus meinen Tagebüchern und anderen Unterlagen und können nie alle Facetten eines Lebens wiedergeben. Hoffentlich haben sie etwas zu Ihrer / Eurer Unterhaltung beigetragen. Wiederholungen bitte ich zu entschuldigen, sie spiegeln die wiederholte Befassung mit den gleichen Themen zur jeweiligen Zeit wider, und: für beginnende Demenz kann man nichts!

Anhang:

1. Meine Praxis-Sterbestatistik („Totensammlung" aus 26 Jahren Praxis)
2. Gedanken zur Alternsforschung
3. Die Theorie des Kryonik-Einfrostens des Menschen für das Überleben
4. Gesellschaftspolitische Meinungen

Die Sterbestatistik meiner Allgemein-Praxis:
Wie schon gesagt hatte ich in meiner Praxiszeit von jedem/er verstorbenen Patienten/in ein Blatt mit Angaben zur Todesursache und zur Vorgeschichte angelegt, soweit das eruierbar war. Als Rentner wertete ich diese „Totensammlung" statistisch aus. Eine ähnliche Statistik ist mir aus der Literatur nicht bekannt, scheint also in der Allgemeinmedizin selten oder nicht vorhanden zu sein.
5 Fachzeitschriften lehnten die Veröffentlichung ab, 4 davon generell ohne Angabe von Gründen, und eine stellte so komplizierte Bedingungen, dass ich die Veröffentlichung aufgab. Es erschien mir als Hinweis, wie die Zensur Einzug auch in die Fachpresse gehalten hat, eine unheilvolle Entwicklung für die „Meinungsfreiheit" in diesem Staat, wobei es sich hier nicht um eine Meinung, sondern an unserem Patientengut festgestellte Tatsachen handelt. Als Ablehnungsgrund der Fachpresse ist vorstellbar, dass sich das durchschnittliche Sterbealter in diesem Vierteljahrhundert in unserer Praxis nicht verändert hat, während nach offizieller Meinung die Menschen doch immer älter werden …
Vielleicht kann wieder einmal nicht sein, was nicht sein darf?
Meine Totenstatistik wird hier unverändert vorgelegt, damit sie als Anhang dieser Memoiren vielleicht der Nachwelt und der Öffentlichkeit erhalten bleibt.
Zusätzlich werden eindrucksvolle Einzelfälle berichtet, die auch verdeutlichen, warum ein Hausarzt keinen Horrorfilm mehr braucht, für diese Art der Unterhaltung reicht eine Hausarztpraxis …

Sterbefälle in der Allgemeinpraxis

Versuch einer Statistik über 26 Jahre

Meine eher kleinere Allgemeinpraxis in Heidenau am Rand von Dresden betrieb ich von November 1992 bis Mitte 2019, von meinem 40. bis 66,5. Lebensjahr. Nun, im Ruhestand, machte ich mich an die Sichtung meiner Sterbefälle aus diesem guten Vierteljahrhundert.

Die genauere Buchführung über meine verstorbenen Patienten setzte Mitte 1993 ein, so dass ich als Auswertungszeitraum Mitte `93 bis Mitte 2019 nahm. Jeder Verstorbene erhielt ein A5-Blatt mit Angaben zur Todesursache und Anamnese.
Die Gesamtzahl unserer Patienten war schwer zu schätzen, vermutlich um 2500, im Quartal erschienen 780 bis über 900 Patienten. Viele erschienen ja nicht jedes Quartal, Jüngere auch mal jährlich oder 2-jährlich, zudem gab es die jedem Kollegen bekannte Fluktuation mit Zu- und Abgängen. Es ist doch eine repräsentative Stichprobe der Bevölkerung, aus der man Trends ablesen kann. Eine ganz korrekte Statistik scheint auf diesem Gebiet nicht möglich, es ist ein multifaktorielles Geschehen. Eine multifaktorielle Analyse haben wir uns erspart.
Am spannendsten ist ohnehin die Lektüre der Einzelfälle, wobei man als alter Hausarzt viele der Verstorbenen noch live vor sich sieht, die man zum Teil viele Jahre kannte.
Ein witziger Freund bezeichnete meine „Totensammlung" als mein „Lebenswerk". Ich mag (auch makabren) Humor und hoffe, mein Lebenswerk umfasste viel mehr als diese.

Material und Methode

Von den 539 in 26 Jahren erfassten Todesfällen wurden die 9 unter 30-Jährigen aus der Statistik genommen, 530 gingen in die Auswertung ein. Aus Pietät nahm ich 44 Fälle in „meine" Statistik mit auf, die zum Todeszeitpunkt Monate oder Jahre bereits einen anderen Hausarzt hatten, wenn sie jahrelang bei uns gewesen waren. Streng genommen gehören diese nicht in „meine" Statistik.
Dass wir zunehmend mehrere Pflegeheime betreuten, hatte sicher Einfluss auf die Gesamtzahl „unserer" Sterbefälle mit einer Sterberate von 20,7 Patienten pro Jahr.
Mittels 2-Stichproben-t-Test wurden gegen die Gesamtzahl der Verstorbenen die Gruppen mit Hypertonie und Diabetes und Alkoholiker verglichen, ferner Männer gegen Frauen, Raucher gegen Nichtraucher, Krebstote Raucher gegen Nichtraucher, Untergruppen der „Herztoten". Die Todesursache „Herztod" wurde nur bis zu einem Alter von 87 Jahren postuliert, in noch höherem Alter der Senilität angelastet. Natürlich bleibt bei jeder Todesursache das Herz stehen, somit ein schwierig festzulegendes Kriterium.
Bei perioperativ Verstorbenen (OP-Folge), Vorliegen eines finalen Nierenversagens, einer Demenz und Gallensteinen, wurde nur die Anzahl und Altersmittelwerte mit Standardabweichung ermittelt.

Mit der Übersicht über 5 5-Jahresabschnitte von 1994 bis 2018 wurde die zeitliche Entwicklung unserer Sterbefälle untersucht.

Ergebnisse

Gruppen ohne statistischen Vergleich:
9 Todesfälle vor dem 30. Lebensjahr:
1 18-Jähriger verstarb an Muskeldystrophie Duchenne, je 1 18- – 19- und 20-Jähriger an Verkehrsunfall (Westwagen-Euphorie nach der „Wende“), 1 23-Jähriger an Suizid bei Drogenabusus, 1 23-Jähriger an Krebs, 1 24-Jähriger juveniler Diabetiker im ketoazidotischen Koma, 1 25-Jähriger durch Mord, und 1 28-Jähriger durch Suizid bei Trennungsproblemen.
Intra- oder postoperativ Verstorbene:
Perioperativ verstarben 22 Patienten zwischen 38 und 92 Jahren, Altersmittel 71,5 Jahre, Varianz 166, 6, u. a. an intra- oder postoperativer Blutung, Lungenembolie, Apoplexie während Herzkatheter, postop. Sepsis (z. B. nach Knie-Op.). Ein Hinweis, dass man auch an medizinischen Maßnahmen mal versterben kann.
Ein präfinales Nierenversagen wurde bei 73 Patienten mit einem Altersmittel von 82,3 Jahren dokumentiert, Standardabweichung 10,0.

Verstorbene mit Demenz

Das prämortale Vorliegen einer Demenz wurde in 112 Fällen dokumentiert, in einem Altersbereich von 58 bis 102 Jahren, Altersmittelwert 86,2 Jahre, Varianz 61,7, also etwa in einem Fünftel aller Sterbefälle.
Verstorbene mit oder nach Cholelithiasis
Wegen eines früheren empirischen Eindrucks vorzeitiger Mortalität bei Gallensteinträgern oder-Operierten wurde auch diese Gruppe erfasst. Mit n=89, Altersmittel 80,9 Jahre, Varianz 142, bestätigte sich dieser Verdacht nicht.

Typischer Raucher-Krebs

Die Gruppe starker Raucher mit typischen Raucher-Krebsen (n = 30) wies 20 Bronchialkarzinome, 3 Mundhöhlenkarzinome, 2 Tonsillen-Ca, 2 Kehlkopf-Ca, 3 Blasen- Ca auf. Altersmittelwert bei Versterben 67,3 Jahre, Varianz 85,1. Damit erlitten 25,6 % aller 117 erfassten Raucher dieses Schicksal. Der jüngste Patient mit Bronchial- Ca war 46, die ältesten 2 83 Jahre alt.

Statistische Vergleiche

Männer / Frauen:

Beim Vergleich der Lebenserwartung zwischen Männern (258) und Frauen (272) ergab sich ein deutlicher, signifikanter Vorteil zugunsten der Frauen in unserem Patientengut. Die Männer wurden im Durchschnitt 73,0, die Frauen 83,2 Jahre alt, ein Altersunterschied von 10 Jahren.
(Varianz 181 / 116). Das dürfte etwas über dem bekannten Unterschied in der Lebenserwartung der Geschlechter liegen, und ist hoffentlich keine Folge der Lebensweise der Männer von Heidenau.

Patienten mit Hochdruck oder Diabetes versus alle / nicht Erkrankte:

Bei bekannten Hypertonie-Patienten ergab sich überraschend kein signifikanter Unterschied in der Lebenserwartung im Vergleich zur Gesamtheit (Ht: n= 277, mittl. Sterbealter 79,0 Jahre (alle: 78,2 Jahre), Diabetes: n=166, mittleres Sterbealter 77,3 Jahre. Das ist vielleicht der Tatsache geschuldet, dass einige Hochdruck-Patienten sehr alt wurden und auch leichte Hochdruckfälle ohne Differenzierung in diese Gruppe eingeordnet wurden. Unsere erste Hundertjährige lag mit dem Blutdruck oft über 180 Torr syst. Und war wegen einer Aortenstenose früher invalidisiert worden (!). Ich musste zu mehrere Totenschauen wegen plötzlichen Herztodes als Folge der bekannten diabetischen Coronarsklerose (in ihren 60er Jahren), so dass der subjektive Eindruck nur gering dieser Statistik entspricht. Beim Vergleich Diabetiker versus Nichtdiabetiker ergab sich ja nur ein leichter, signifikanter Vorteil für die Nichtdiabetiker. Beim Vergleich Hypertonie gegen normotone Patienten ergab sich unerwartet kein signifikanter Unterschied.

Hoher Alkoholkonsum versus alle:

Die bekannten Alkoholiker (n = 59), bei einer hohen annehmbaren Dunkelziffer, wiesen eine besonders kurze Lebenserwartung auf mit einem Altersmittel von 60,2 Jahren (alle: 78,2 J.). Als jüngste Verstorbene wurden hierbei 5 Patienten im Alter von 38 bis 41 Jahren registriert. Trotz aller Bemühungen und Warnungen der Therapeuten einschließlich ihres Hausarztes scheint die Sucht des Äthylismus schwer überwindbar zu sein. Sie starben die typischen

Lebertode wie hepatisches Koma, Oesophagusvarizenblutung, hepatische Synkope mit schwerer Sturzverletzung, Delir mit Unfall. Als eindrucksvollen Fall erinnere ich einen fünfzigjährigen Mann, der nach einem halben Jahr Alkoholabstinenz (!) tot in der Wohnung in einer Blutlache gefunden wurde (Oes. Blutung). In diesem Fall war offenbar der „point of no return" seiner Leberzirrhose überschritten gewesen, die Abstinenz kam zu spät.
Nichtraucher gegen Raucher:
Zur Raucher-Statistik muss bemerkt werden, dass Ex-Raucher nach 25 Jahren und fast alle Pflegeheiminsassen als Nichtraucher bewertet wurden (ohne die Zeit der Abstinenz eruieren zu können) sowie der Raucher-Status bei 40 Patienten wegen mangelhafter Buchführung nicht bekannt war. Das verschlechterte natürlich die Raucher-Bilanz der Lebenserwartung.

Beim Vergleich von 360 erfassten Nichtrauchern gegen 117 Raucher ergab sich ein hochsignifikanter Unterschied in der Lebenserwartung zugunsten der Nichtraucher:
Altersmittelwert 82,5 versus 65,5 Jahre (Varianz 118/150). Dazu muss noch bemerkt werden, dass die Alkoholiker mit ihrer besonders kurzen Lebenserwartung meist auch Raucher waren. Ich erinnere einen traurigen Fall, in dem ein 89-jähriger Mann noch das gefürchtete „Raucherbein" bekam, der seit seinem 40. LJ rauchabstinent war. Die Klinik unterließ eine Gefäß-OP, das Bein wurde komplett schwarz, nach Ablehnung der hohen Amputation verstarb der Pat. im Delir bei nekrosebedingter Sepsis. Die Arteriosklerose ist wohl hochgradig genetisch bedingt, beschleunigt durch Rauchen, Hypertonie, Diabetes und erhöhte Lipide.

Krebstote, Nichtraucher versus Raucher:

Beim Vergleich nicht/rauchender Patienten, die als krebsbedingt eingestuft wurden, ergab sich eine interessante Konstellation. Die Nichtraucher wiesen deutlich mehr Krebstote auf als Raucher (n=94 versus 55), starben aber signifikant später als die Raucher. Durchschnittsalter NR 77,5, R 69,7.
Auch bei den Nichtrauchern gab es einige Krebstote jüngeren Alters, in ihren Fünfzigern, z. B. Mamma- und Pancreas-Ca. Somit ist Nichtrauchen sicher gesünder, aber keine Garantie für das lange Leben.

Herztote-Gruppen:

Bei den als „Herztod" deklarierten Fällen (nur Pat. bis 87 J.) wurden Untergruppen analysiert. Das Altersmittel aller 246 Herztoten betrug 74,7 Jahre,

mit Hochdruck (n = 70) 75,2 Jahre, mit Diabetes (n = 54) 74,5 Jahre, Nichtraucher (n = 89) 77,7 Jahre, Raucher (n = 33) 67,8 Jahre.
Hypertonie und Diabetes bewirkten unerwartet in unserem Patientengut keinen signifikant früheren Herztod, Raucher ereilte der Herztod signifikant früher als Nichtraucher, bei einem höheren Anteil der Nichtraucher an allen Herztodesfällen. Das Ergebnis der Diabetes-Gruppe widerspricht etwas der persönlichen Erfahrung bezüglich plötzlichen Herztodes bei Diabetikern, der diese öfter in ihren 60ern ereilte. (Diabetische Coronarsklerose).

Zeitverlauf der Sterbefälle:

Um zeitliche Trends zu ermitteln, wurden 5-Jahres-Abschnitte von 1994 bis 2018 analysiert.

Sterbefälle

Jahr	Gesamt	Durch-schnittsalter	90-99	100 Jahre und älter
1994 –1998	88	76,9	15	0
1999 – 2003	86	78,9	15	3
2004-2008	98	79,6	28	1
2009-2013	115	78,1	24	3
2014-2018	131	77,8	25	0

Es ergab sich kein signifikanter Unterschied in der Lebenserwartung über die 25 analysierten Jahre. Die in den letzten Jahren registrierte Zunahme der Sterbefälle dürften der stetigen Zunahme unserer Pflegeheim-Patienten geschuldet sein, weniger meiner nachlassenden Leistung.
Wir hatten also 107 über 90-jährige plus 7 über 100-jährige Patienten. Die letzte 100-Jährige wurde 2012 registriert, somit in den letzten 7,5 Jahren keine mehr. Daher können wir die andererseits postulierte ständige Zunahme der Lebenserwartung (und damit der Hundertjährigen) an unserem Patientengut nicht bestätigen.
Unsere älteste Patientin starb 1 Tag vor ihrem 106. Geburtstag. Ich wies das Pflegeheimpersonal darauf hin, dass sie bei stundenlanger Herzmassage dieses Datum erreicht hätte … Etwas Humor darf auch in der Medizin erlaubt

sein … Die stationäre Pflege (meist Johanniter) ist in Heidenau übrigens ausgezeichnet!
In der Bibel als historischem Dokument wurde vor etwa 2000 Jahren geschrieben: „Das Leben des Menschen währet 70 Jahre, und wenn es hoch kommt, so sind es 80 Jahre." Heutzutage könnte man dieses Bibelzitat aktualisieren auf „und wenn es hoch kommt, so sind es über 90 Jahre".
Immerhin wurden 114 unserer 539 in den 26 Jahren Verstorbenen 90 Jahre oder älter (= 21 %).
Also nur ein Zugewinn von etwas über 10 Jahren bei der maximalen Lebenserwartung in den letzten 2000 Jahren. Das lässt vermuten, dass es eine genetisch determinierte Obergrenze der durch den Alternsprozess bestimmten maximalen Lebensspanne gibt. Diese könnte nur durch die moderne Alternsforschung mit genetischen Methoden spürbar hinausgeschoben werden.

Dieser Versuch einer Mortalitätsstatistik in der Allgemeinpraxis erscheint mir doch interessant und mitteilenswert. Vielleicht machen sich auch andere fachgleiche Kollegen/innen einmal die Mühe.
Nur der Hausarzt hat den Überblick über alle Diagnosen seiner Patienten und kann eine Studie aus einer repräsentativen Gruppe der Bevölkerung erstellen.
Das Ende jedes menschlichen Lebens kann heutzutage durch keinen Arzt der Welt verhindert werden (einschließlich seines eigenen), das ist uns wohl allen klar. Wir können nur Leben mit etwas Glück (und Können) etwas verlängern.

Ein Zitat unseres großen Genius Goethe von vor über 200 Jahren darf noch erlaubt sein:
„Es singen die Priester: Wir tragen die Alten, nach langem Ermatten und spätem Erkalten, wir tragen die Jugend, noch eh sie`s gedacht."

Danksagung

Mein besonderer Dank gilt Frau Lydia Köhler, Chemie-Doktorandin an der TU Dresden, für die Erstellung der statistischen Berechnungen.

Dr. med. Gunter Boden, Hausarzt i. R.
Heidenau, den 18. 01. 2020

Ausgewählte Sterbefälle, zum Teil schon oben erwähnt

Abkürzungen: NR = Nichtraucher/in, R = Raucher/in, TU = Todesursache, FA = Familienanamnese, EA = Eigenanamnese, BA = Berufsanamnese K = Kommentar

Herr Uwe S., 27. 02. 54-09. 07. 19 (65), R
TU: Glioblastoma multiforme
K: Dieser Hirn-Tumor ist bis heute zu 100 % tödlich, also unheilbar.
FA: Mutter am selben Tumor mit 62 Jahren gestorben! (genetische Komponente)
EA:
Der Patient überlebte die obige Diagnose 1 Jahr und 3 Monate (früher: 7 Monate).
Intensive Tumortherapie mit 2 x OP, Bestrahlung, Chemotherapie, alternative Methoden, elektrische Wärmehaube.
– Hypertonie
– Lumbago bei engem Spinalkanal
BA: Baggerfahrer, Werkzeugmacher

Herr Siegfried R., 24. 02. 54-26. 06. 19 (65), R
TU: Motorradunfall, aus Rechtskurve in Gegenverkehr getragen worden
EA:
- Hypertonie
- Aorten-Bioklappe 2015
- A. Carotis-Stenose links (Einengung der Halsschlagader)
– Sehschwäche links nach Netzhaut-Einblutung
– Subdurales Hämatom 2015, operativ ausgeräumt
– Darmverschluss 2016, operiert mit Anus praeter, zurückverlegt
– kleine Hirninfarkt-Narben im CCT
- äthylische Hepatose und Polyneuropathie
- Pleuraempyem 2015 mit operativer Ausräumung, künstl. Beatmung
BA: Gastwirt in Heidenau

Frau Elli K., 30. 08. 35-26. 06. 19, (83), NR
TU: Plötzlicher Herztod oder Lungenembolie
Nach Sturz im Pflegeheim mit Oberschenkelfraktur in das KH Pirna eingewiesen, dort 1 Tag vor geplanter OP tot im Bett gefunden.
EA: infizierte Unterschenkelödeme, Bronchitis, Adipositas permagna, Non Hodgkin-Lymphom

1998 mit Chemotherapie geheilt, Hypertonie, Diabetes, Rheumatoid, Kniegelenksprothese 2011 rechts mit Nachbeschwerden, Vorhofflimmern, Absoluta, Blutverdünnung, Herzschwäche, chron. Nierenschwäche
BA: Schweißerin, im Krieg Flucht aus Westpolen

Frau Sylke Z., 26. 07. 62-28. 05. 19, (56), NR, NT
TU: Metastasiertes Pankreaskarzinom, finale Oesophagusvarizenblutung bei Portalvenenthrombose. Präfinal Morphium-Pumpe von „Homecare"
EA: Brustkrebs beidseits 2010 mit Resektion und Brustaufbau, Bandscheibenvorfall L1 2009, endogenes Ekzem, Hypertonie, Hypothyreose, Hüftkopfresektion am Diako 2018 ohne Ersatz wegen schlechter Prognose, pankreopriver Insulindiabetes.
Verlauf: Pankreaskopfkarzinom, Erstverdacht durch mich bei Ultraschall Juli 2016 (gestauter Pankreasgang), dann elender Leidensweg am Krankenhaus mit mehrfachen Operationen:
Erst Pankreasteilresektion, dann Totalresektion wegen befallener Schnittfläche (durch Tumor geschnitten), Re-OP wegen Nachblutung im Bauch, Patchplastik Vena mesent. sup., Portinfektion, Bauchdeckendehiszenz (fast Platzbauch), biliodigestive Anastomose u. a. Die Qualität der Chirurgie dort scheint sich seit meiner Zeit an diesem Haus um Nichts gebessert zu haben …
FA: 3 Kinder, 2 davon Hypothyreose Hashimoto
BA: Krankenschwester, davon 3 Jahre als Teilzeitkraft in unserer Praxis
K: Sylke hatte einen starken Charakter, kam zwischen ihren Operationen immer wieder in die Praxis arbeiten, bis die Krankheit stärker war …

Frau Ingrid R., 28. 01. 39-18. 05. 19 (80), NR
TU: Kardiogener Schock nach Herzinfarkt, Tod am Tag der Einlieferung ins Krankenhaus
EA: Langjähriger Hochdruck und Diabetes, Rheuma, Gonarthrose, Stenokardien bei Coronarsklerose, Mitralinsuffizienz 1. Grades.
FA: Sohn Herzinfarkt mit 46 (!)
K: Genetische Komponente
BA: Angestellte, Juristin, Rente

Frau Helga S., 31. 01. 34-01. 03. 19, (85), NR
TU: Metastasiertes Rektumkarzinom
Nach ungewöhnlich langem Verlauf
EA: Aortenummauerung durch malignes Lymphknoten-Konglomerat 12 / 16 (!), Tumor-Thrombus in Beckenvene, zeitweise Chemotherapie, Uterus-Karzinom 2007 mit Operation und Bestrahlung, Hypertonie mit hypertensiven Krisen, Gonarthrose, Coxarthrose, Spondylose, Cholelithiasis, Glaukom,

Meningeom-OP 1999, Divertikulose, Reflux 2. Grades.
BA: Druckereiarbeiterin

Frau Monika B., 25. 04. 62-07. 12. 18, (56), R
TU: Bronchopneumonie, hyponatriämisches Koma
EA: Jahrelang bettlägerig bei spastischer, linksbetonter Tetraparese, spitzwinklige Beugekontrakturen li. Arm und Bein nach Subarachnoidalblutung Oktober 2010 mit Reanimation. Hüftspontanfraktur rechts im Juni 2017, Endoprothese, keine Knochenhistologie (!) (Metastase?), Hyperthyreose, Depression (verständlich), Harnkatheter, Anus praeter nach Ileumresektion, Epilepsie, Magensonde seit 2018, Steiß-Dekubitus, fragliche obere Einflussstauung 2018 (Malignom-Verdacht) („Cäsarenhals“). Von Lebensgefährten und Pflegedienst ambulant betreut.
FA: 3 Partus

Frau Ilona S., 21. 01. 53-22. 07. 18 (65), R, T
TU: Leberversagen, hepatisches Koma
EA: Nach dem zu frühen traurigen Tod ihres Mannes (ein Freund meines Freundes Jochen Schwerdtner) verfiel die Patientin gänzlich „King alcohol“ (Zitat Jack London). Sie hatte dann auch die typischen Lebersynkopen (Ammoniak-induzierte Epilepsie), am Ende auch die hepatische Encephalopathie mit Desorientierung und Schrei-Anfällen. Sonstige EA: Diabetes, Beinödeme, Anämie, eine Magenblutung 2018, Harnwegsinfekte, Herzdilatation-möglich durch äthylische Myokardose.
BA: Diplomingenieurin für Verfahrenstechnik, Arzthelferin, Arbeitslosigkeit, Sozialhilfe, Rente.
K: Verdrängen, sonst schmeckt der Alkohol nicht mehr!

Herr Helmut Q., 03. 03. 52-18. 07. 18, (66), R
TU: Schwere COPD
EA: Zunehmende COPD über Jahre, Magenresektion 2016, deutliche Osteoporose mit Wirbeleinbrüchen und auch Rippenbrüchen. Bei zunehmender Atemnot schaffte er es am Ende nicht mehr bis zur Toilette und kam in ein Hospiz.
K: Helmut war ein Fan unseres Tischtennisvereins „Alte Herren“ in Jessen, (persönlicher Bezug) konnte dann wegen Luftnot nicht mehr spielen, saß am Tisch bei Bier und Zigaretten, spendete Beifall und Kommentare. Ein sympathischer, vernünftiger Kerl mit Lebensweisheit. Er lebte im Haus seiner Tochter im Souterrain (Keller), kümmerte sich viel um seine Enkel.
Im Hospiz sollte er sich mit dem Personal angelegt haben und starb ziemlich plötzlich unter der Morphiumtherapie. Ich will hier nichts gesagt haben, war

ja nicht dabei!
FA: Vater mit 64 an COPD verstorben. Lebender Bruder hat COPD. Genetische Komponente!
BA: Schlosser, Schweißer (Schweißgasbelastung), Sandstrahler (Steinstaubbelastung).

Frau Anita B., 12. 04. 47-10. 07. 18 (71), NR
TU: Vermutlich Herztod zuhause bei Multimorbidität
EA: An der Dialyse seit 2012 (Nierenversagen), Diabetes, Hypertonie, Restlähmung nach Apoplex 2008, Aortenstenose und -insuffizienz (kombiniertes Vitium, kann plötzlichen Herztod erklären), Wegenersche Granulomatose, die nicht mehr so genannt werden darf oder soll, denn Wegener war ein Pathologe im „3. Reich", Absoluta bei Vorhofflimmern, Colitis, Zehenamputation,
KHK.
BA: Uhrmacherin
K: Eine wahrlich vom Schicksal verfolgte arme Frau!

Herr Siegfried S., 29. 11. 25-02. 07. 18, (92), NR
TU: Herztod / Altersschwäche, 3 Tage nach Implantation eines Herzschrittmachers am Krankenhaus.
Vom Sohn früh tot im Bett gefunden mit kompletter Leichenstarre und auffälligen großen Hämatomen (nach Krankenhaus).
EA: Schwer führbarer Hochdruck bei Nierenschwäche (renaler Hochdruck), Hochdruck-Krisen mit über 200 Torr, Coronar-Stents 2009, Hinterwandinfarkt am 23. 06. 18, danach Herzschwäche mit Lungenstauung.
K: Den lieben, humorvollen alten Herrn betreute ich viele Jahre lang im Hausbesuch.
BA: Techniker, im Krieg bei der Marine. Benutzte daher für Seitenangaben an seinem Körper gern die Worte „backbord" und „steuerbord" statt links und rechts.

Herr Mario J., 26. 04. 65-13. 05. 18, (53), R
TU: Vermutlich Myokard-Reinfarkt, zu Hause, Reanimation durch den Notarzt erfolglos
EA: Raucher seit 18. Lebensjahr, Hypertonie mit Hochdruckkrisen bis 220 Torr syst., Femoralis-Bypass am rechten (Raucher-) Bein von OA Dr. Schmidt am KH Pirna, Coronar-Stents und PTCA, Mehrere Herzinfarkte überlebt, kam 2016 in die Niereninsuffizienz und an die Dialyse, (Gicht- und Hochdruck-Nieren), hat eine Staphylokokken-Sepsis von infiziertem Katheter 2018 überlebt.

BA: Koch, Lagerist, Schweinezüchter, Hausmeister.
K: Herzinfarkte bei Männern können schon ab etwa 40 Jahren auftreten. Der Freund einer Patientin (nicht bei uns) (42) hatte neben seinem Taxi am Nordbahnhof Heidenau einen Luftsprung gemacht und war tot umgefallen. Also plötzlich, aus relativem Wohlbefinden.
„All we are is dust in the wind." (Kansas)

Herr Klaus L., 05. 08. 49-16. 09. 17, (68), NR
TU: Plötzlicher Herztod bei Diabetes
Starb zu Hause in den Armen seiner Frau.
EA: Schwer führbarer Insulin-Diabetes seit 1997, Hypertonie, Adipositas permagna. Diabetische Vorfußamputationen, beginnende Nierenschwäche, passagere Arrhythmien. Antikoagulation mit Kumarin.
FA: Vater Herzinfarkt
BA: Lange Hartz 4, EU-Rente
K: Der typische plötzliche Herztod in den 60er Jahren bei Diabetes.
Herr L. hatte es sich mit Hartz 4 bescheiden, aber gemütlich eingerichtet, und war schon eine Art Heidenauer Original, wenn er bei der „Tafel" mit seinem Mercedes vorfuhr, um Lebensmittel zu fassen.

Herr Frank G., 21. 07. 48-19. 05. 17, (68), R
TU: Aspiration / Asphyxie (Erstickung) im Krankenhaus
EA: Den grausigen Verlauf schilderte uns seine Frau ausführlich an der Praxis-Theke: Dem Patienten wurde am Krankenhaus ein Darm-Pouch nach Entfernung der krebsbefallenen Blase angelegt. Danach bekam er einen „harten Bauch" (Peritonitis, Bauchfellentzündung), vermutlich durch eine undichte Naht. Darauf erfolgte ein Bauch-CT, unter dem er Erbrochenes einatmete und dabei fast erstickte. Kein Arzt oder Fachkraft zum Absaugen war in der Nähe, die Röntgenassistentin sah hilflos zu. Danach lebte Herr G. noch, galt aber als hirntot. Er wurde in die Uniklinik Dresden verlegt, dort der Bauch längs eröffnet und nicht mehr verschlossen, „die Därme lagen frei" (unter Abdeckfolie). Dann wurde die Herz-Lungen-Maschine abgeschaltet.
Nach dem Bericht brauchten wir keinen Horrorfilm mehr, zumal wir den netten Stammpatienten viele Jahre kannten.
Frühere EA: Hypertonie, Urosepsis 2015, COPD mit Spiriva, Lumbalgien, Blasenkrebs mit Chemotherapie und OP, Ellbogenfraktur 2016 bei Leitersturz.
BA: Eisenbahner, Wachschutz
K: Starkes Rauchen macht auch mehr Blasenkrebs, da der Tabakteer auch über den Harn ausgeschieden wird.
Herr Werner F., 30. 03. 46-27. 09. 16, (70), NR

TU: Metastasiertes Prostata-Karzinom
EA: Für uns und den Patienten überraschende und deprimierende Diagnose „Prostata-Karzinom mit Knochenmetastasen“ im November 2015. Bei dieser Diagnose gibt es heutzutage keine definitive Rettung mehr. Er erhielt teure Spezialtherapien, auch mit radioaktiven Isotopen (Yofigo und Extanti) für 40.000 Euro, nichts half, und er kam wie alle diese Fälle in die finale Kachexie.
Außer einer Leistenbruch-Operation 1999 und einer Hypertonie keine Krankheiten in der Vorgeschichte.
BA: Bis zuletzt trainierte Werner F. noch die Heidenauer Sport-Jugend.
K: Der in der Sport-Branche prominente, überaus sympathische Patient, der auch meine Praxismädels mit originalen Dynamo-T-Shirts erfreute, hatte nie Zeit für die Sprechstunde oder eine Vorsorge, die wir in diesem Alter bei Männern immer mit dem PSA-Wert verbanden, und war immer nur kurz an der Theke für ein Rezept. Trotzdem mache ich mir bis heute den Vorwurf, ihn nicht eindringlicher dazu animiert zu haben. Denn Krebs im Anfangsstadium ist heilbar.

Herr Bernhard L., 14. 05. 53-07. 07. 15, (62), R
TU: Metastasiertes Bronchialkarzinom, Leriche-Syndrom
EA: Die Zeit von der Diagnose bis zum Tod betrug gerade einmal 3 Wochen (!). Im Juni 2015 wurde der Lungenkrebs mit vielen miliaren (kleinen, verstreuten) Metastasen in übriger Lunge, Leber und Knochen entdeckt. Er wurde vom Krankenhaus zum Sterben nach Hause geschickt, am Ende kam noch ein Leriche-Syndrom dazu, der thrombotische Verschluss der Bauchaorta, worauf beide Beine schwarz wurden. Ein brutaler Verlauf.
Vorher waren eine PAVK (periphere arterielle Verschlusskrankheit) und eine COPD bekannt, die auch äußerlich als Salehscher Venenkranz am Rippenbogen sichtbar war.
K: bei unseren Lungenkrebs-Fällen fiel auf, dass sie außer Rauchen auch noch andere inhalative Belastungen hatten, in diesem Fall Schweißgase. Ansonsten auch Chemiefabrik oder Steinstaub.
BA: Schlosser, Schweißer.

Frau Anneliese B., 23. 06. 20-28. 05. 13 (92), NR
TU: Altersdepression, Ende des Lebenswillens bei seniler Kachexie
EA: Frau B. fühlte ihr Ende nahen und half nach, indem sie sich ins Bett legte und jede Nahrungsaufnahme verweigerte. Auch die Altersschwäche, dieser grausige, langsame Verfall des Körpers, kann Todesursache sein. Krankenhaus und jegliche andere Hilfe hatte Frau B. abgelehnt.
Mit ihrer Tochter einigten wir uns, ihren Willen zu respektieren, obwohl der

Arzt auf der Seite des Lebens steht („Jeder Tag Leben zählt"). In der Anamnese gab es eine mäßige Arteriosklerose („Man wird so alt wie seine Gefäße"), eine Uterus-Entfernung wegen eines Teratoms, eine Gallenoperation, eine Divertikulitis-OP 2004, Spondylose, Katarakt-Op.
BA: Köchin
Im Krieg Flak-Beobachterin, hatte durch ein Loch im Schornstein mit dem Fernglas Feindflieger beobachtet.
K: Auch diese liebe und humorvolle alte Frau hatte ich jahrelang im Hausbesuch betreut und mich an ihrer lustigen Art ergötzt. Unterhaltsam war auch ihr Bericht von ihrem „sexkranken" Vater.

Herr Ingolf B., 21. 05. 62-12. 02. 13 (50), R
TU: Zentrales großzelliges Bronchialkarzinom links mit Pleurakarzinose (flächiger Krebsbefall des Lungenfells)
EA: Vielleicht war es doch eine Fortsetzung seines Hypopharynx-Karzinoms von 2010, das schon mediastinale (Mittelfell-)Metastasen aufwies. Bei der Behandlung durch die Onkologen gab es nur Chemotherapie, auf die wirksamere Bestrahlung wurde verzichtet.
FA: Mutter Brustkrebs, Opa Magenkrebs.
BA: Wieder fiel eine zum Rauchen zusätzliche Lungenbelastung auf: Kunstseidenwerk, Asbest-Entsorgung, Bindewerk (Klebchemie), Schlosser (Schweißgase).

Herr Karl-Heinz K., 07. 06. 49-09. 12. 08, (59), R
TU: Magenblutung / Sturzfolge
EA: Der Quartalstrinker, Gefährte einer guten Bekannten, war eine meiner grausigsten Totenschauen, Er lag im Bad, mit dem Genick auf der Ecke eines Schränkchens, vermutlich Genickbruch, etwa 3 Wochen tot und bei offenem Fenster in der kalt-trockenen Luft mumifiziert. Die Augen waren nur noch schwarze Höhlen. Eine alte Blutspur führte vom Bett bis ins Bad.
Seine Alkoholexzesse waren bekannt, dabei war er schon früher einmal in einen Glastisch gefallen. Mit der Polizei einigten wir uns etwas mühsam auf „natürlichen Tod". Aus der Vorgeschichte waren sein Äthylismus, eine Nieren-OP, Depressionen und ein Bandscheibenvorfall bekannt. BA: Buchführung.

Damit wird der Bericht über einzelne Sterbefälle hier beendet. Sie geben auch einen gewissen Einblick in die Tätigkeit des Hausarztes, die neben Mit-Leiden auch ein „dickes Fell" erfordert.

Einige Gedanken zum Altern, der schlimmsten Krankheit

Das Altern des Menschen als Krankheit zu sehen, wie es schon die Alten Römer taten, ist insofern optimistischer, als jede Krankheit prinzipiell heilbar ist. Die meisten Leute sehen das Altern wohl immer noch als unabänderliches, der Natur des Menschen innewohnendes Schicksal, vor dem kein Entrinnen denkbar ist, zumal es „schon immer so war“. Letzteres ist nun gar kein Argument, denn die Menschheit hat schon vieles zu ihren Gunsten verändert, was bis dahin „schon immer so war“.
So kam die moderne Chirurgie erst Ende des 19. Jahrhunderts auf, bis dahin musste man am eingeklemmten Leistenbruch oder Blinddarmentzündung (damals die „Seitenkrankheit“ genannt) eben sterben. August der Starke starb wohl vorzeitig an seinem Diabetes, weil es zu seiner Zeit keine Medikamente dagegen gab. Die technische Entwicklung in den letzten 2 Jahrhunderten verlief mit enormer Beschleunigung, also hat die Menschheit vieles geändert, was „schon immer“ anders gewesen war. Genauso wird die Zeit kommen, in der das Altern und alle anderen Krankheiten heilbar sind. Heutzutage kann man gegen Altern und viele andere Krankheiten noch nichts Wesentliches tun, und daher müssen alle heute lebenden Menschen einmal sterben.
Das besondere an der Krankheit Altern liegt darin, dass sie zu 100 % alle trifft (die es erleben), die anderen tödlichen Krankheiten wie arteriosklerotischer Gefäßverschluss, Krebs, Nervenkrankheiten usw. nur in einem prozentualen Anteil. Dieser elende Abbauprozess von Körper und oft auch Geist hat mich als grüblerisch-philosophisch Veranlagten lebenslang beschäftigt, natürlich mit dem Wunsch, dieses ubiquitäre Elend zu beenden. Von Lebensverlängerung, ewiger Jugend und Verjüngung träumt die Menschheit schon lange. Das ist auch sehr schön in dem Titel „Forever young“ von Alphaville beschrieben. Damit ist nach meinem Empfinden aber erst in hunderten Jahren zu rechnen, aber wer weiß das genau.
Das Altern ist ein allmählicher Zellverlust der nicht mehr oder kaum teilenden Zellen. Um die Form zu erhalten, füllt der Körper die Lücken, die tote Zellen hinterlassen, mit kollagenhaltigem, totem Ersatzgewebe auf, also Narbengewebe. Dieses hat eine Schrumpfungstendenz, wie jeder Chirurg weiß, der gelegentlich Narbenkontrakturen beheben muss. Dieser Vorgang bedingt auch die Falten und Runzeln der Haut, die einen Menschen auch äußerlich als alt kennzeichnen.
In zwei Vereinen der Alternsforschung war ich Mitglied und nahm an Tagungen teil, erst in der DGGG (Deutsche Gesellschaft für Gerontologie und Geriatrie), wobei mich nur die Sektion 1, die Biologie des Alterns, interessierte, dann auch in der DGFA (Deutsche Gesellschaft für Alternsforschung).

Einschlägige Literatur wurde immer wieder mal gelesen, wie Roland Prinzinger: „Das Geheimnis des Alterns“, Campus 1996, Dieter Platt: „Biologie des Alterns“, de Gruyter 1991, Ricklefs & Finch: „Altern“, Spektrum 1995, Steven N. Austad: „Why we age“, Wiley & Sons 1997, Leonhard Hayflick: „Auf ewig jung?“ (How and why we age), Cell Ass. Inc. 1994, Martina Steinhardt (leider schon in ihren 60ern verstorben): „Altern“, Hirzel 1990, erfrischend optimistisch, aber etwas zu einfache Vorstellungen zur Lösung des Problems, Björn Schumacher: „Das Geheimnis des menschlichen Alterns“, Karl Blessing Verlag 2015, und andere.
Das kürzeste und älteste Buch über das Altern, das weitgehend meine Überzeugungen prägte, war jedoch das von Prof. Howard J. Curtis: „Das Altern, die biologischen Vorgänge“ (Biological mechanisms of aging), C. C. Thomas, Springfield 1966 / VEB Gustav Fischer-Verlag Jena, 1968.

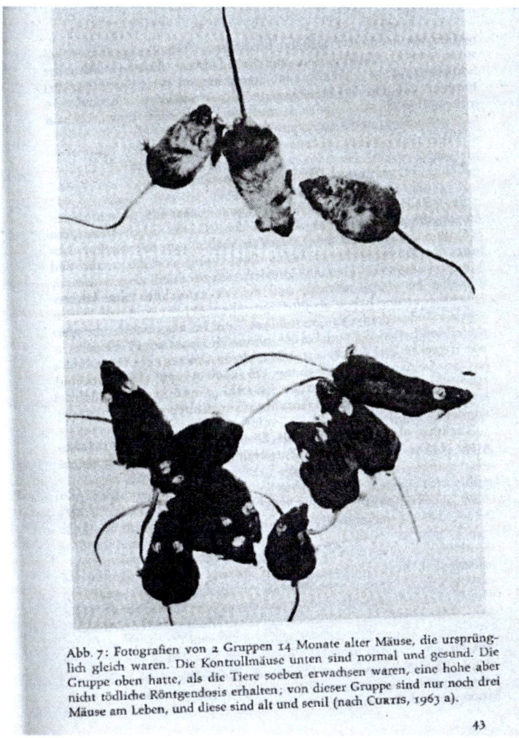
Abb. 7: Fotografien von 2 Gruppen 14 Monate alter Mäuse, die ursprünglich gleich waren. Die Kontrollmäuse unten sind normal und gesund. Die Gruppe oben hatte, als die Tiere soeben erwachsen waren, eine hohe aber nicht tödliche Röntgendosis erhalten; von dieser Gruppe sind nur noch drei Mäuse am Leben, und diese sind alt und senil (nach Curtis, 1963 a).
43

Das Bild, das mein Leben beeinflusste. Oben bestrahlte, vorgealterte Mäuse, unten die unbestrahlte, gleichaltrige Vergleichsgruppe
Aus Howard J. Curtis, „Das Altern“, G. Fischer Verlag Jena, 1968

Deshalb schlief ich einige Jahre in einem Bleikasten, um die radioaktive Naturstrahlung zu reduzieren!

Auf die zeitweise bis zu 300 Alternstheorien (als Zeichen der Unklarheit), von Abnutzungstheorie, Mathematische Theorien, Kollagen-Theorie, Theorie von den Abfallprodukten (wie Lipofuszin oder Amyloid), Hormontheorie, Fehler-Theorie, Stress-Theorie, Theorie von der Stoffwechselrate usw. soll hier nicht weiter eingegangen werden, dazu siehe die Fachliteratur. An einigen Theorien scheint schon etwas daran zu sein, z. B. an der Theorie von der Stoffwechselrate (jedes Gramm Gewebe kann im Leben nur eine bestimmte Kalorienmenge verbrennen). Ich neige zur somatischen Mutationstheorie von Howard J. Curtis (zunehmende DNS-Brüche). Hier soll nur kurz auf Hayflick-Limit (nur 50 Zellteilungen pro Zelle in vitro möglich) und die Telomer-Theorie Stellung bezogen werden, da sie noch in vielen Köpfen herumspuken. Diese Ideen als Alternsursache scheiden durch eine einfache Tatsache völlig aus: Im Körper bleiben schnellteilende Zellen oder Gewebe jung (Blutbildung, Sperma, Darmschleimhaut), während nicht mehr teilende altern (Muskelfasern, Nervenzellen, Eizellen) und sukzessive absterben. Also kann das Altern nicht durch Eigenschaften der Zellteilung verursacht sein („Telomerverkürzung bei jeder Teilung"), eher im Gegenteil.
Einzelne biochemische Maßnahmen wie Testosteron-Entzug (Frauen und Eunuchen leben durchschnittlich länger), oder mögen sie Spermidin, Rapamycin, Metformin, Sirtuin, Resveratrol o. a. heißen, können das Altersproblem nicht generell lösen. Sport kann das Leben nur durchschnittlich um 1,5 Jahre verlängern, regelmäßiges Saunieren angeblich um 2 Jahre. Kalorienarme Diät verlängert das Leben bei Nagetieren deutlich, der Kalorienentzug wird beim Menschen durch Rapamycin und Metformin nachgeahmt. Auch die Kriegsgeneration scheint älter geworden zu sein, sie musste öfter hungern. Die eigentliche Lösung liegt woanders.
Schon zu Zeiten von Prof. Curtis (etwa 1966) wurden die mit dem Alter zunehmenden Chromosomenbrüche in den Zellen mit dem Lichtmikroskop erkannt. An manchen Bruchstellen kann dann ein für die Zelle wichtiges Eiweiß nicht mehr abgelesen werden, und die Zelle geht ein. (Altern ist langsamer Zellverlust der nicht oder kaum teilenden Zellen). Das reicht als Erklärung der Alterung völlig aus. Wobei noch nicht ganz sicher scheint, ob die Chromosomen als Ursache oder Folge der Alterung brechen.
Über die offenbar von der Zelle nicht abbaubaren Alterspigmente Lipofuszin, Amyloid, AGE`s u. ä. habe ich noch nicht weiter nachgedacht, die exotische Vorstellung Aubrey de Greys, diese durch Erdbakterien (am besten vom Friedhof) im Körper abbauen zu können, erscheint doch sehr exzentrisch.
Zur möglichen Ursache der DNS-Brüche lieferte Prof. Curtis auch eine

Erklärung: die radioaktive Strahlung, der alle Lebewesen auf Erden ständig ausgesetzt sind. Das vorige Bild von den bestrahlten Mäusen, deren Alterung durch die Röntgen-Strahlung beschleunigt wurde, ging mir nicht mehr aus dem Kopf. Das könnte bei langlebigeren Organismen wie den Säugetieren auch die eigentliche Alternsursache sein. Auch eine inhärente Instabilität der Kohlenstoff-Ketten wurde in Frage gestellt. Wäre die radioaktive Strahlung schuld, wäre das Altern eine von außen verursachte Krankheit. Prof. Curtis erwähnte zwar Gegenstimmen, die Naturstrahlung sei mit der Dosis im Mäuseversuch nicht vergleichbar (zu gering), was ich unten aber etwas relativieren möchte.

Die Strahlenbelastung des Menschen besteht aus kosmischer, Umgebungs- und innerer (Isotopen-) und menschenbedingter (medizinischer) (Atomversuche, Reaktor) Belastung. Als radioaktive Isotope, die in den Körper aufgenommen werden, sind z. B. K40, C14, Radon 226 und ein Fluor-Isotop bekannt. Diese und die Umgebungsstrahlung (Radon, Baustoffe mit Restaktivität u. a.) wollen wir hier außen vor lassen, den meisten Effekt wird wohl die energiereiche kosmische Strahlung haben. Deren harter, energiereicher Anteil (meist Protonen) ist nicht abschirmbar und noch unter 2 m solidem Blei und in 1000 m Wassertiefe nachweisbar. Wenn sie auf Luftteilchen trifft, entsteht weichere, z. B. Röntgenstrahlung, die man mit Bleiabschirmung reduzieren kann.

Die biologisch sehr schädlichen Neutronen werden dagegen mit leichten Elementen wie Wasser oder Plastik (Kohlenwasserstoffe) abgeschirmt.

Da ich irgendwelche Erkenntnisse sofort in die Praxis umzusetzen versuche, mein Beruf hieß schließlich „Praktiker", schlief ich einige Jahre in einem Wigwam-ähnlichen Bleikasten, in dessen Inneren „nur" noch 40 % der Außenstrahlung mit dem Geigerzähler nachweisbar war.

Der Geigerzähler zeigt schwankende Werte, denn die Strahlung kommt in Schauern, nicht ganz konstant, etwa 15 bis 25 Teilchen bzw. Quanten pro Minute (ppm). Wenn man die kleine Ionisationsröhre des Geigerzählers ins Verhältnis zu unserem relativ großen Körper setzt, durchschlagen diesen hunderte Teilchen in der Minute und ziehen von Kopf bis Fuß eine Ionisations-Bahn hinter sich her. Dabei werden DNS und Proteine direkt zerschlagen, oder indirekt über entstehende OH-Radikale, da der Körper ja großenteils aus Wasser besteht. Die angeblich zu geringe Dosis für den Alterungseffekt kann hier durch die höhere Energie der Protonen relativiert werden. Der Körper hat eine DNS-Reparatur, aber diese kommt dieser Menge an Schäden oder Brüchen nicht hinterher.

Ein sogenanntes „Altersgen" wurde lange vergeblich gesucht. Das Altern ist nicht in unseren Genen programmiert bzw. von der Natur geplant. Vielleicht gibt es das bei wenigen Tierarten, wie Absterben der Lachse nach dem

Laichen, nicht bei Säugetieren. Der Aufbau des Körpers ist dagegen streng genetisch festgelegt mit 1. Zähnen, 2. Zähnen, Wachstum, Pubertät … Einmal erwachsen, läuft der Körper wegen mangelnder Reparatur dann langsam aus. Die Natur hat den Schwerpunkt auf Leistung und Fortpflanzung gelegt, also Erhaltung der Art, statt auf perfekte Reparatur des einzelnen, älteren Organismus. Das muss der Mensch schon selber nachholen in Form einer weiter entwickelten Wissenschaft, wenn er nicht mehr altern will.

Die Reparaturkapazität der DNS durch den Körper steht in engem Zusammenhang mit seiner Lebens-Spanne, das hat auch Björn Schumacher, Leiter des Instituts für Alternsforschung in Jena, ganz richtig erkannt.

Die seltenen Krankheiten mit vorzeitiger Vergreisung sind genetische Defekte des Reparatursystems oder betreffen die Stabilität der Kernhülle und damit der DNS. Letzteres trifft auf den Lamin A-Defekt bei der Progerie Hutchinson-Gilford zu, dessen Träger nur etwa 20 Jahre alt werden und in diesem Alter völlig vergreist aussehen. Das Werner-, Blooms- und Rothmund-Syndrom sind Helikase-Defekte, des für die Reparatur der DNS wichtigen Enzyms. Das ATM-Protein erkennt Strangbrüche in der DNS, sein Defekt führt zur Ataxia teleangiektasia mit vorzeitiger Alterung. Ligasen reparieren Strangbrüche, auch ihr Defekt führt zur vorzeitigen Alterung, wie das Lig4-Syndrom. Ein Defekt in der Nukleotid-Exzisions-Reparatur (NER) führt zum Cockayne-Syndrom, einer Progerie mit einer Lebenserwartung von 12 Jahren. Auch Schäden im Mitochondrien-Genom beschleunigen die Alterung deutlich. Das sind überzeugende Hinweise, dass die Alterung auf unzureichender Reparatur (der Strahlen- oder anderer Schäden) der DNS beruht.

Eine grundlegende Verlängerung der Lebenszeit scheint also nur über eine Verbesserung der DNS-Reparatur erreichbar zu sein, samt der Minderung exogener Einflüsse.

Die Methoden dafür existieren noch lange nicht, sie werden zukünftig entstehen. Vielleicht ähnlich wie die „Genschere“ Crisp casp, der nanomedizinische Ersatz geschädigter durch intakte DNS (von einem Kryoniker als „Chromallozyt“ angedacht, wobei die Vorstellung von Millionen Nano-Robotern im Körper etwas Juckreiz hervorruft), vielleicht durch Strahlenmethoden (mit Strahlung kann man Atome und Moleküle bewegen) und damit auch Schäden in Membranen und Zellorganellen reparieren, vielleicht durch Klonen neuer Organe und Gewebe …

Egal mit welchen Methoden, die menschliche Wissenschaft wird auch den grausamen Alternsprozess eines Tages verhindern können.

Davon ist der Autor fest überzeugt.

Da wir jetzt Lebenden dieses Ziel erst der Lebensverlängerung und dann der ewigen Jugend bei weitem nicht mehr erleben werden, ist die einzige Lösung heute zum eigenen Überleben, sich so lange aufzuheben, bis dieser

wissenschaftliche Stand in fernerer Zukunft erreicht ist.
Diese Logik ist der nahtlose Übergang zum nächsten Abschnitt dieses Anhangs, der Theorie der Kryonik.

Die Kryonik-Hypothese, eine Überlebenshoffnung:

Wie schon angesprochen, kann die heutige Medizin kein einziges Menschenleben für immer erhalten, steht vielen tödlichen Krankheiten und dem unerbittlichen Alternsprozess weitgehend machtlos gegenüber. Insofern ist der Ausspruch „ein Menschenleben gerettet" falsch, es müsste heißen, „ein Menschenleben verlängert", denn wirklich definitiv retten kann uns keiner. Die moderne Medizin ist im Vergleich zur Jahrtausende alten Menschheitsgeschichte auch noch sehr jung, das erste Antibiotikum (Penicillin) ist noch nicht einmal 100 Jahre alt, die Bauchchirurgie nicht mal 150.
So ab einem Alter von 50 Jahren fing ich an zu überlegen, wie viel Lebenszeit für meine Person fraglichen Wertes eigentlich noch verbleiben könnte, und ob es irgendeinen Weg gebe, den übermächtigen „Gevatter" zu überlisten. Alles Leben versucht, sich zu erhalten, das ist eine Grund-Eigenschaft aller Lebewesen und Teil ihrer Definition, und die meisten Personen halten sich für wertvoll und erhaltenswert. Laut Friedrich Engels ist Leben „die Daseinsweise der Eiweißkörper", die von ihrer Struktur her fragil sind, aber den Vorteil des Lebenswillens haben und daher alles Mögliche für ihre Erhaltung tun. Den hat ein unbelebter Stein z. B. nicht.
Den Gedanken der Kryonik (Einfrosten von Menschen, von kryos, die Kälte), kannte ich schon früher, hatte mich aber noch nicht näher damit befasst. Auf Tagungen der Alternsforschung war mir Professor der Anatomie (Hamburg-Eppendorf) Klaus Sames bekannt, der mich später, im Verein mit Gleichgesinnten von der Logik der Kryonik als Überlebenschance der heute (noch) Lebenden überzeugte. Dieser Mann strahlte viel Wissen, Weisheit, Güte und Humor aus, wie die meisten, die beruflich ständig mit Toten zu tun haben. Diese können die Kleinlichkeiten und Probleme des täglichen Lebens relativieren.
Die Überlebensidee der Kryonik geht wohl etwa auf das Jahr 1962 zurück, als der amerikanische Physiker Robert Ettinger sein grundlegendes Buch „The prospect of immortality" (Aussicht auf Unsterblichkeit) veröffentlichte. Er stellte fest, dass sich ein menschlicher oder tierischer Körper in Flüssigstickstoff bei minus 196 Grad Celsius in Jahrhunderten nicht verändert, Eiweiße und Strukturen bleiben, wie sie sind, Fäulnis und Verfall gibt es nicht mehr. Vor der Existenz von Flüssigstickstoff, LN2 genannt, konnte es keine

Kryonik geben, denn höhere Temperaturen reichen nicht für die langfristige Konservierung.
Was liegt näher, als einige Jahrhunderte im Kälteschlaf zu verbringen und auf die Weiterentwicklung der Medizin und anderen Wissenschaft zu warten! Diese wird eines Tages so weit gediehen sein, um die Frostschläfer wieder aufzutauen, alle Schäden einschließlich der Todesursache zu beheben und sie wieder ins Leben zurückzuholen. Die Methoden dazu wurden im Abschnitt „Alternsforschung" schon kurz erwähnt, seien es Quantencomputer, Nanomedizin, Strahlenmethoden, Klonen junger Körper oder Körperteile, 3D-Printen von Organen usw. …
Darüber brauchen wir heute nicht zu viel nachzudenken, wir wissen aus der Logik heraus, dass das gehen wird, wie auch immer.
Die konservierende Kraft der Kälte ist in Biologie und Medizin bekannt und jedem Laien als Kühlschrank mit Frostteil geläufig. Arktische Insekten und der kanadische Waldfrosch frieren im Winter ein und werden in der warmen Jahreszeit wieder quicklebendig, ihr Körper enthält Frostschutzstoffe, welche die gefürchtete Eiskristall-Bildung verhindern. Beim Auftauen des sibirischen Permafrostbodens wurden 40.000 Jahre alte Würmer und 24.000 Jahre alte Rädertierchen wieder lebendig. Nach „Ertrinken" in eiskaltem Wasser wurden Menschen nach längerer Zeit ohne Atmung und Herzschlag ohne neurologische Schäden wiederbelebt. Dieses Phänomen wird auch bei Operationen (am Herzen) in Unterkühlung genutzt, da das Gewebe bei +20 Grad kaum noch Sauerstoff und Nährstoffe braucht, so weit wird der Stoffwechsel heruntergefahren, das heißt, die Herz-Lungen-Maschine ist dann nicht nötig. Das Postulat der Medizin: „Nach etwa 6 Minuten ohne Kreislauf ist der Patient irreversibel gehirntot" gilt nur für Zimmerwärme. Darauf wird noch eingegangen. Isolierte Schweinehirne wurden nach Stunden mit künstlicher Durchblutung „wiederbelebt" und zeigten wieder normale elektrische Aktivität.
In der Medizin kommen routinemäßig kleinere Gewebsteile wie Herzklappen, Gewebsproben, Beischilddrüsen, Knochenteile, Sperma, Nabelschnurblut und Eierstöcke lebendig wieder aus dem Flüssigstickstoff, letztere können der Spenderin wieder implantiert werden und bringen gesunde Kinder hervor. Das gelingt nur mit Frostschutzmitteln. Ganze Säugetiere aus dem Frost wiederzubeleben ist bis dato leider noch nicht gelungen, das ist aber nur eine Frage der Zeit. Die genannten Beispiele wurden natürlich aus dem Leben heraus eingefrostet, während das beim Kryoniker erst posthum vorgesehen ist, was die Wiederbelebung erschwert, aber nicht unmöglich macht, siehe weiter unten.
Wenn man die Kryonik als Glauben bezeichnen will, so ist sie ein Glaube an die Weiterentwicklung der menschlichen Wissenschaft, und darauf kann man

sich verlassen. Auch andere Glauben versprechen das ewige Leben, auf der Basis einer Trennung der Seele vom Körper. Wir Kryoniker denken dagegen, dass die Seele, oder nennen wir es Erfahrungen, Gefühle, Gedächtnis, Empfindungen, Denken, Einstellungen Funktionen des lebenden Gehirns sind. Der Vergleich zum Computer bietet sich an: Ohne Festplatte (Gehirn) nützt die ganze Software (Seele) nichts, letztere braucht ein materielles Substrat. Wenn man aber die Festplatte mit ihrem derzeitigen Ladezustand aufhebt oder konserviert, kann sie später mit ihrer Software weiter arbeiten, wo sie aufgehört hat.
Denn wir kommen in dem Geisteszustand wieder, mit dem wir eingefrostet wurden, von durchaus möglichen Manipulationen einmal abgesehen. Der Körper und das (alte) Gehirn müssen natürlich verjüngt und repariert werden, bei Erhaltung des bestehenden Geistesinhalts.
Wir können nicht ganz ausschließen, dass uns eine höhere Intelligenz in eine unbekannte „Nebenwelt" hinüberziehen (downloaden) kann, das scheint aber sehr utopisch und keineswegs belegt. Die Idee der Kryonik ist dagegen viel einfacher nachvollziehbar. Der Glaube an eine rettende Gottheit, heiße sie Gott, Allah oder Buddha, erscheint wie Wunschdenken, Lenin nannte ihn „Opium fürs Volk" wegen seiner tröstlichen Wirkung. Sie laufen den Kryonauten auch nicht weg, denn diese Götter haben ja per definitionem die ewige Existenz.

Zur Theorie der Kryonik:

Die Erfahrung oder Meinung der Mediziner, dass nach etwa 6 Minuten ohne Kreislauf (in Wärme) der Mensch irreversibel (unwiderruflich) hirntot sei, ist natürlich für Kryoniker sehr bedenklich.
Zwei Gedanken sprechen dagegen: Komapatienten sind nach vielen, bis 20 Jahren aus ihrem Koma wieder erwacht und hatten ihr Langzeitgedächtnis wieder (das vor der Koma-Zeit).
Und:
Eiweiße, Zellen, Synapsen können nicht in 6 Minuten zerfallen, auch nicht in Stunden. Vielleicht wird durch die 6 Minuten Ausfall der Durchblutung „nur" das vulnerable „ARAS", das Aufsteigende retikuläre aktivierende System, lahmgelegt, so dass der Patient nicht mehr die Wachheit erreicht, um auf seinen Geistesinhalt zugreifen zu können, obwohl dieser noch da ist. Das Gedächtnis und alle Geistesinhalte sind in Synapsenstrukturen und Eiweißen (bzw. deren Konfiguration) festgehalten. Sollte der elektrische Zustand des Gehirns dafür eine größere Rolle spielen, die Membranpotentiale, wird es für die Kryonik etwas bedenklicher, denn diese können ziemlich schnell

zusammenbrechen. Für die Natrium-Kalium-Pumpe ist Energie erforderlich. Vielleicht liegen Gedächtnisinhalte in der Konfiguration der Schalt-Proteine der Ionenkanäle, und man weiß nicht genau, ob sie diese ohne Energiezufuhr behalten. Die Synapsenstruktur ist dagegen zweifellos durch Kälte konservierbar. Hier tut sich ein weites Feld für weiteres Nachdenken und Forschung auf. Aus dem Frost (LN2) aufgetaute Würmer hatten das Gelernte jedenfalls behalten.
Die Mediziner und viele andere glauben (bis auf Ausnahmen) nicht an die Machbarkeit der Kryonik aus obigem Grund („irreversibel hirntot"). Tot ist nun mal tot, wie wenn man einen Schalter umgelegt hat. In der Realität ist der klinische Tod anders, ein Vorgang über Stunden, ein langsames Eindämmern, bei dem der Anteil der noch lebenden Zellen immer kleiner wird. Also keine „Ganzkörpernekrose", die Nekrose (ein toter Gewebeteil) gibt es nur zu Lebzeiten, auch Infarkt genannt, und dieses nekrotische Gewebe ist wirklich tot, wird vom Körper aufgelöst (Kolliquationsnekrose) oder zur strukturlosen trockenen Nekrose mit Narbenbildung. Beim klinischen Tod des ganzen Menschen verläuft das anders. Ohne Sauerstoff schalten die Zellen auf Gärung um, die nur einen Bruchteil der Energie der Zellatmung liefert. Nach 8 Stunden wurden noch lebende Neuronen (Nervenzellen), nach 3 Tagen noch lebende Fibrozyten nachgewiesen im „toten" Organismus. Wo die zeitliche Grenze ist, bei der sich das Einfrosten noch „lohnt", das heißt, die volle Regeneration möglich ist, wissen wir nicht genau. Unser amerikanischer Kryo-Denker Ben Best empfahl die Versorgung bis in 5 Stunden nach dem Ableben in Zimmerwärme.
In der Kryonik reden wir vom „informationstheoretischen Tod", wenn die Strukturen für unseren Geistesinhalt wirklich zerstört sind, er wird heute in Zimmerwärme mit 36 Stunden, auf null Grad gekühlt mit 2 Monaten angenommen. Vielleicht haben wir mit der Versorgung mehr Zeit als gedacht, aber natürlich gilt: Je schneller, desto besser. Auch die Frostung aus dem Leben heraus wurde angedacht, ist aber aus ethischen Gründen kaum vertretbar. Da die „Sterbehilfe" in Deutschland gerade gelockert wurde, eröffnet sich aber hier eine Option.
Eine interessante Studie über den posthumen Zerfall der Hirneiweiße zeigte nach 48 Stunden nur einen Zerfall von 6, 5 % der Proteine, und auch das sind definierte Bruchstücke, die wieder reparabel sein dürften.
Fazit aus dem oben Gesagten: Wen der Bestatter heutzutage 3 oder 4 Stunden nach seinem „Tod" wegschafft, der lebt nach unserer Ansicht eigentlich noch. Wenn er oder sie kryonisch versorgt werden würde.

Die Technik der Kryo-Versorgung

Die Lehrmeinung der heutigen Kryonik ist immer noch, ohne Frostschutz geht es nicht, aus den oben genannten Gründen. Es gibt auch davon abweichende Meinungen. Man darf Erhaltung der Information nicht verwechseln mit Lebensfähigkeit der Zellen und Gewebe. Die Erhaltung der Information scheint das Primäre zu sein, die Lebensfähigkeit wird schon wieder hergestellt werden. So geben manche Kryoniker (auch ich) dem „straight freeze" (Frosten ohne Frostschutz) und der chemischen Konservierung neben dem Frostschutz auch durchaus ihre Chance, wenn man die unvorstellbaren Möglichkeiten in der Zukunft mit einrechnet.
So hatten wir einen Fall in der Anatomie, der aus dem Frost von minus 20 Grad ohne Frostschutz aufgetaut war. Der Mann sah makroskopisch äußerlich und innerlich im wahrsten Sinne des Wortes „taufrisch" aus, fast wie lebend. Es waren mit dem bloßen Auge keine Frostschäden erkennbar.
Der Frostschutz mit einem Alkohol (meist Ethylenglykol) und DMSO u. a. soll die Eiskristallbildung verhindern, welche Zellen und Gewebe durch Quellung zerreißen kann. Die Technologie der Zukunft wird nach mancher Meinung auch diese definierten Risse wieder zusammenfügen können wie bei einem Puzzle, die gesamte Struktur ist ja noch da.

In der elektronenmikroskopischen Studie von Greg M. Fahy (Kryo-Forscher in Florida) zeigte der Zusatz chemischer Fixation mit Glutaraldehyd (in der Anatomie ist Formaldehyd üblich) die besten strukturellen Ergebnisse.
Der Wissenschaftler Yuri Pichugin entwickelte eine kryonische Frostschutzlösung, VM1 genannt. . Das bedeutet „vitrifikation mixture 1", Vitrifikation ist „Vergläserung", das heisst Erstarren ohne Kristallbildung wie bei der Glasschmelze.
Die Aussage des großen Biochemikers Prof. Rapoport: „Im Prinzip ist jede Eiweiß-Denaturierung reversibel" stimmt optimistisch. Dann müsste man ja ein Rühr- oder Spiegelei (Hitzedenaturierung) wieder in ein rohes Ei umwandeln können?
Die Balsamierungslösung wird über eine große Arterie in den Körper gepumpt, wobei das perimortale Hirnödem überwunden werden muss (Gegendruck). Gegen dieses wird noch die Entlastungskraniotomie diskutiert, wie sie auch am Lebenden bei Hirnödem durch Schlaganfall angewendet wird. Dadurch würde der Druck im Schädel aufgehoben, die zusammengedrückten Gefäße frei für die Perfusion. Das Problem der Embolien durch „Leichengerinnsel" kann durch nachfolgende venöse Perfusion aus der Gegenrichtung vermindert werden, die dann noch unperfundierte Hirnanteile erreicht. Ist die Perfusion mit Frostschutz erfolgt, kann der Körper des Patienten mit

Trockeneis gefrostet werden (minus 80 Grad), das auch zum Transport bis zur Lagerungsstätte dient.
Bei der Lagerung unterscheidet man in der Kryonik zwischen „Ganzkörpern“ und „Neuro“. Unter „Neuro“ verstehen manche den Kopf, andere nur das Gehirn. Beim „Neuro“ ist viel mehr Abstraktionsvermögen nötig, da der übrige Körper wieder geklont oder geprintet werden muss.
Logisch ist das natürlich möglich, denn unser Geistesinhalt sitzt ja nur im Gehirn.
Die Neuros haben den Vorteil wesentlicher Platz- und Stickstoffersparnis, sowie leichterer Verlegung in einem Notfall.

Zur heutigen Ablehnung der Kryonik:

Die Kryonik wird heute allgemein verspottet, verlacht und sogar angefeindet, wie ich es in der persönlichen Umgebung erleben musste. Sie wird als nicht realisierbar bis gruslig empfunden, kommt mit herkömmlichen, eingeprägten Denkweisen in Konflikt (gestorben wurde immer und wird immer).
Aus unserer logischen Sicht eröffnet sie eine reelle Chance zum Überleben in eigener Person.
Kryonik bedeutet Leben, und daran hängen wir alle.
Die Wiederbelebung (Reanimation) wird heute nur Minuten nach dem klinischen Tod versucht.
Die Kryonik versucht das noch Stunden nach dem Ableben. Die Amerikaner nennen das „suspended animation“, aufgeschobene Wiederbelebung. Genau das ist es!
Hinzu kommt noch das Phänomen der Verdrängung des eigenen Schicksals, der eigene Tod wird vehement verdrängt und ist auch wirklich kaum vorstellbar. Man will gar nicht daran denken! Und wenn man sich doch einmal als tot vorstellt, dann als Lebender, der daneben steht und seine eigene Leiche betrachtet. Diese Verdrängung äußert sich in dem Spruch: „Sterben tun immer die anderen“ oder in dem Bonmot: „Frau Müller, Sie haben Krebs!“ „Herr Doktor, können wir nicht von etwas anderem reden?“
Auf die ganzen unsinnigen Einwände wie „wenn das gelingt, wird die Erde übervölkert“, „wir werden in der Zukunft nicht zurechtkommen“, „wir sind in der Zukunft so allein und mittellos“ und ähnlichen Blödsinn will ich hier nicht eingehen.
Wir werden in einigen Jahrhunderten sehen, wer recht hatte (oder auch nicht, wenn etwas dazwischen kommt, die lange Lagerung ist ein Risiko).
Aber wir Kryoniker haben eine Überlebenschance, die alle anderen nicht haben.

Denn alle anderen werden durch Fäulnis oder Krematorium in ihre Einzelmoleküle zerlegt und gehen geistig in ein schwarzes Nichts, welch grausiger Gedanke.
Wenn uns die Freunde in der Zukunft wiederbelebt haben und fragen: „Warum habt Ihr nicht mehr Menschen mit in die Zukunft genommen?“, müssen wir antworten: „Sie haben es nicht begriffen, sie haben es nicht geglaubt.“

Sollte sich ein Leser dieser Schrift für die Überlebenschance Kryonik interessieren, kann er über „Cryonics Germany“ oder „Cryonics Institute“ darüber Informationen einholen.

Einige politische Gedanken

In einem Türkei-Urlaub Juni 2012 hatte ich einen Anflug zur Weltverbesserung wegen Unzufriedenheit mit Ungerechtigkeiten und Unverhältnismäßigleiten der bestehenden Gesellschaft, einschließlich ihrer unbedarften Regierung, deren Stümperei sich Jahre später mit der unsäglichen „Energiewende“, idiotischen Maßnahmen zur „Corona-Pandemie“, maßloser Zuwanderung in unser Sozialsystem, sklavischer Unterwerfung zum Bürokraten- und Verbotsverein „EU“, hirnrissiger Vorwürfe zu „Rassismus“, auch die Geschichte betreffend und Ähnlichem seitdem noch maßlos gesteigert hat. Dass eine Kanzlerin Merkel das eigene Land schädigen wollte, war mir von Anfang an klar, und die sogenannten „Grünen“ scheinen diese Tradition der Schädigung Deutschlands bewusst fortzusetzen. Es ist ja bekannt, dass diese mit dem Wort „Vaterland“ „nichts anfangen“ können. Mit meinem nie veröffentlichten Traktat hatte ich eine Gegenströmung der Zeit vorweggenommen. Ein halbes Jahr später, im Februar 2013, wurde die AfD als Rettungsversuch für unser Land gegründet, deren Programm wesentliche Inhalte meiner Vorschläge enthielt. Wenn die Zeit für etwas reif ist, kommen Lösungsversuche von mehreren unabhängigen Seiten, wie bei technischen Erfindungen …
Der Spruch von Albert Einstein von der endlosen Dummheit der Menschheit wird immer relevanter, besonders wenn eine dumme Mehrheit Dumme oder Ungeeignete an die Macht wählt. Oder sind es Böswillige?

Zur Preispolitik:

Sittenwidriger Nepp bei Produkten bis zu den Mieten ist in diesem Land gang und gäbe. Das fällt besonders in der Medizin auf. Das älteste Schmerzmittel Aspirin kann billig tonnenweise hergestellt werden, genauso wie Kalium, das

tonnenweise auf Halden liegt. In der Apotheke kosten diese eigentlichen Pfennigartikel mehrere Euro. Das Magenmittel Talcid kostet in der Türkei 2,50 Euro, in Deutschland das Fünffache. Da werden hunderte Prozent Profit draufgeschlagen.
Die Zahntechnik hat horrende Preise, wie bekannt. Was an einem Schräubchen 2000,- Euro kosten soll, Zahnimplantat genannt, müsste erst einmal vorgerechnet werden. Das sind Kartellpreise.
Ein EKG-Gerät ist nur ein Verstärker und somit nichts wesentlich anderes als ein Radio, kostet aber das Hundertfache von diesem, zu meiner Zeit dazumal über 4000,-.
Dieser sittenwidrige Nepp könnte durch ein „Preisgesetz“ (nach Dr. B.) leicht verhindert werden, das auch Mietsachen mit einschließt. Der Hersteller oder Vermieter müsste seine Herstellungskosten oder Kosten der Mietsache vorrechnen, und dürfte dann, wie auch der Händler, nur einen festen Prozentsatz als Gewinn aufschlagen, als Beispiel maximal 50 %. Die Marktwirtschaft würde das nicht behelligen, die würde damit auch funktionieren.
Der sittenwidrige Nepp inklusive Mietwucher wären damit beseitigt. Ferner sind Laufzeitverträge aller Art sittenwidrig, eine Sache dürfte nur so lange bezahlt werden, wie sie auch genutzt wird.
Ohne den Nepp und Mietwucher hätten die Bürger mehr Geld für anderen Konsum übrig, was der Wirtschaft guttun würde. Die Schere zwischen arm und reich wäre gemildert.
Zu diesem Zweck (Preisgesetz) müsste das Kartellamt wesentlich erweitert werden, um alle Preise und Mieten zu kontrollieren und die erlaubte Gewinnspanne zu ermitteln.

Zur Steuerpolitik:

Deutschland gehört zu den Ländern mit den höchsten Steuern. Mit der Vergeudung dieser befasst sich die politische Führung. Bei einer verlotterten Armee und verfallender Infrastruktur fragt man sich wirklich, wofür diese hohen Steuern verwendet werden. Aber da fällt uns schon einiges ein.
Unverhältnismäßige Besteuerung, z. B. bei Kraftstoff und Tabak müsste reduziert werden.
Meine Kenntnisse zum ausgeuferten deutschen Steuerrecht sind sehr beschränkt, aber Einiges stößt hierbei auch einem Laien auf.
Die Steuerprogression (wer hat diesen Blödsinn eigentlich erfunden) dient nur dazu, den Fleiß der Kleinunternehmer und damit die Wirtschaft abzuwürgen. Sie sollte durch eine lineare Steuer mit festem Prozentsatz (z. B. 20 %) ersetzt werden, vergleichbar mit dem „Zehnten“ der Vergangenheit.

Dann würde die Wirtschaft aufblühen und der Staat würde am Ende genauso viel einnehmen, und alle wären zufriedener. Als ich auf Teneriffa die Inhaberin eines deutschen Cafés nach ihrem Steuersatz fragte, sagte sie: 5 %! Das ließ mich erblassen, denn ich drückte gerade (wie in der ganzen Praxiszeit) 30 % vom Gewinn ab!
Auch die erst vor einigen Jahren eingeführte Renten-Steuer halte ich für sittenwidrig, zumindest so lange, bis der Rentner das von ihm Eingezahlte wieder erhalten hat. Hier verlässt sich der Staat darauf, dass viele Rentner eher dieses Leben verlassen, wie makaber.
Ideologisch begründete Steuern wie die unsägliche „CO2-Steuer" sind nun völlig sittenwidrig. Wie oben schon angedeutet, ist der Klima-Effekt durch menschengemachtes CO2 längst nicht bewiesen, es gibt ernsthafte Zweifel daran. Sollte sich diese Hypothese als falsch erweisen, wäre alle erhobene CO2-Steuer zurückzuerstatten!
Vorzeitige Besteuerung (Umsatzsteuer) sollte durch nachträgliche (Einkommenssteuer) ersetzt werden, da einige Berufsgruppen (z. B. Künstler) ihren Umsatz nicht vorhersehen können. Insofern sollten auch Steuer-Abschläge gesenkt werden. Am Ende kriegt der Staat doch, was er beansprucht.
Das waren einige Anregungen eines Steuer-Laien.

Zum Rentensystem:

Die Höhe der Rente überwiegend an das ehemalige, oft ungerecht niedrige Einkommen zu koppeln ist wohl auch sittenwidrig, Die Arbeitszeit und -leistung und die Anzahl der aufgezogenen Kinder sind stärker zu beachten. Eine Witwen/r-Rente sollte einen festen Prozentsatz vom in die Rente eingezahlten Betrag des Verstorbenen betragen und nicht vom eigenen Einkommen abhängig sein.
Arbeit muss besser als jahrelanges Nichtstun in der Rente belohnt werden.
Die Überalterung unserer Gesellschaft, durch jahrzehntelange falsche Kinderpolitik verursacht, macht manchen Angst vor dem Zusammenbruch des Rentensystems. Denen sei gesagt, dass der Staat schon heute viele Steuereinnahmen in die Renten steckt und stecken muss, und das ist richtig so. Denn in die Steuer (der Unternehmen) geht auch die Leistung der Technik mit ein, und Technik bis Roboter brauchen keine Rente. So konnte ein Bauer mit Pferdepflug und Sense früher 4 Bürger ernähren, später mit Mähdrescher und Traktoren 100 Bürger.
Die Technik macht es möglich, dass immer weniger Leute immer mehr andere unterhalten können, man redet ja heute von nur 15 Millionen wertschöpfenden Bürgern von über 80 Millionen in Deutschland. Der „Rest" sind

Kinder und Greise, Leute im Sozialsystem mit vielen Zugereisten, Staatsangestellte und sonstiger Wasserkopf. Für die Zukunft eines Volkes zu sorgen bedeutet auch, sich um ausreichenden Nachwuchs desselben zu kümmern.

Zur Kinderpolitik:

Die heutige Abneigung junger Leute zur Schaffung und Erziehung eigener Kinder begründen diese meist mit finanziellen Nachteilen, die das mit sich bringt. Hinzu kommt eine gewisse Bequemlichkeit (oder Faulheit), da Kinder ja einen hohen Zeitaufwand inklusive gestörter Nachtruhe bedeuten. So werden Geld und Karriere, also Berufsleben, höher bewertet als das unendliche Glück, eigene, gut geratene Kinder aufzuziehen. Letzteres gehört zu den biologischen Bedürfnissen, besonders der Frau, ohne Kinder werden die Frauen ab 50 Jahren langsam etwas seltsam, grillig, vielleicht wird das als „Blaustrumpf" bezeichnet, sie haben etwas versäumt. Ich kenne in meiner näheren Umgebung erschreckend viele kinderlose junge Leute in ihren 30ern, einschließlich meiner eigenen Kinder.
Hier macht der Staat oder genauer seine Führung mächtig etwas falsch, oder ist das Aussterben des deutschen Volkes mit einer Geburtenrate von 1,5 Kindern pro Paar von manchen Kreisen gewollt?
Übrigens haben alle weißhäutigen Nationen und auch die Japaner eine zu niedrige Geburtenrate, um ihren Bestand zu erhalten, das scheint ein Problem der Zivilisation oder Industrialisierung zu sein.
Die eifrigen Klima-Schützer müssen sich fragen lassen, für wen sie eigentlich das Klima „schützen" wollen, wenn wir auch ohne Klimaeinfluss in ein paar hundert Jahren ausgestorben sind! Ach so, für die Völker, die sich vermehren. Die Klima-Fanatiker der „letzten Generation" werden (Gott sei Dank) wirklich die letzten ihrer verblödeten Generation sein. Weil sie sich lieber auf Straßen festkleben als Kinder zu schaffen und großzuziehen, nicht als Folge des Klimas!
In diesem Staat bekommt man den Eindruck, er fördert alles, was Kinder verhindert. Da werden Homosexualität und Feminismus (Emanzentum) überbetont und hochgejubelt, als etwas ganz Normales dargestellt, der Kindermangel soll durch möglichst viel Zuwanderung ersetzt werden statt durch eigene Kinder.
Die desolate Nachwuchs-Politik der letzten Jahrzehnte sollte dringend geändert werden, wenn weitere Vergreisung und Minimierung des deutschen Volkes verhindert werden soll. Nach Meinung einiger sogenannter „Deutscher" existiert kein deutsches Volk, Entschuldigung, dass ich aus alter Gewohnheit noch an diesem hänge.

Vielleicht könnte man bei der Nachwuchspolitik doch etwas von der viel geschmähten DDR lernen, die mit genügend Kindern keine Probleme hatte, auch durch ihre finanziellen Anreize, wie fast kostenlose Kinderkrippen und -gärten, Begrüßungsgeld und Kredit, den man „abkindern" konnte. Der viel wohlhabendere heutige Staat schafft das offenbar nicht. Kinder sollten für die Familie ein finanzielles Plus, kein Minus bedeuten.
Also müssen Kindergeld und auch Mütter-(und Väter-)Rente erhöht, die Kindergärten staatlich gestützt werden. Eine Geburtsprämie wäre auch kein Fehler. Die jungen Männer dürfen nicht mehr durch immer höhere „Alimenten"-Zahlungen für uneheliche Kinder bis in den Ruin getrieben werden (die unsägliche „Düsseldorfer Tabelle" abschaffen). Die notwendigen Alimente werden ja durch höheres Kindergeld ausgeglichen.
Zu letzterem Problem gab es das Bonmot: „Ich hatte eine steile Armee-Karriere, 20 Minuten Rittmeister, dann 18 Jahre Zahlmeister" (geht wohl heute bis 27 Jahre, wenn das Kind Ausbildung macht). Junge Leute für ihren natürlichen Drang zu Liebe und Erotik zu bestrafen, ist einfach widersinnig und unmenschlich.
Heute wird von gewissen Kreisen sogar in die Bedeutung der Familie eingegriffen auf sprachlichem Wege wie die Worte Mutter und Vater durch „Elternteil 1" und „Elternteil 2" zu ersetzen, welch haarsträubender Unsinn.
Der heutige Versuch, das einheimische Volk durch ein eingewandertes mit höherer Geburtenrate und anderer Kultur zu ersetzen, kann zu brutalen Konflikten führen.
Oben genannte finanzielle Maßnahmen als lohnende Investition in die Zukunft zu machen und die Rolle der Familie und Kindererziehung wieder im Bewusstsein auch der Jugend zu stärken, statt das Randproblem „Gender"-Blödsinn hochzuspielen, dürfte wesentlich zur Lösung des heutigen Generationen-Problems beitragen.

Zur sogenannten Verteidigungspolitik:

Zunächst sei bemerkt, dass die Atomwaffen mit ihrem „Gleichgewicht des Schreckens" doch in gewisser Weise Frieden geschaffen haben. Kein Aggressor hat bisher ein Land angegriffen, das Atomwaffen besitzt.
Die Vermischung der Menschheit zu einer beigen Einheitsrasse läuft schon lange, deutsche Männer holten z. B. wegen Frauen-Mangel ihre Partnerinnen aus Fernost und Kenia, und das wird wohl durch massive Zuwanderung noch beschleunigt. Das Ideal einer vereinigten Menschheit mit Wegfall nationaler Grenzen und nationalem Kleinklein wird wohl noch eine Weile auf sich warten lassen, das ist natürlich das Fernziel. Wer möchte kein Pazifist sein.

Frieden ist den Menschen wohl immer lieber und dienlicher als Krieg, auch mir.
Deutschland ist bei dieser Völkervermischung ein Vorreiter bis zur Selbstaufgabe, das scheint auch etwas übereilt, weil andere Nationen oder Religionen geistig noch lange nicht so weit sind und ihre nationalen Interessen am höchsten halten. Man denke nur an den Spruch „America first" oder daran, dass manche Muslime allen „Ungläubigen" den Kopf entfernen wollen.
Dem Menschen wohnt vielleicht auch eine gewisse natürliche Aggressivität inne, geschichtlich seit der Urmenschen-Horde bedingt, die ihr Territorium auf Kosten der Nachbarn erweitern wollte, was sich später auf der Ebene der Nationen fortsetzte.
Der Sport ist eigentlich ein mentaler Kriegs-Ersatz mit friedlichen Mitteln, bei dem man seine menschlichen Neigungen dieser Art ausleben kann, ohne andere umzubringen.
Die Russophobie der Obrigkeit in unserem Land habe ich nach dem Zerfall der Sowjetunion mit Einführung des Kapitalismus und Aufgabe des ineffizienten Kommunismus nie begreifen können.
Schon vor dem Ukraine-Krieg wurde immer wieder gegen Russland gehetzt. Unsere Regierung hat sich in den Wettstreit der Weltmächte aufseiten Amerikas einspannen lassen.
Angesichts der oben bemerkten noch zu starken Nationalität in der Welt ist derzeit noch eine Verteidigungspolitik nötig, also ein Staat sollte eine effiziente Armee und ein paar Atomraketen stehen haben.
Die allgemeine Wehrpflicht als „Schule der Nation" war vielleicht doch nicht ganz schlecht, wenn man so die zum Teil verlotterte, faule, unsportliche, teils dem Rauschgift verfallene und ungehorsame Jugend von heute so ansieht. Wir hatten sie noch.
Hoffen wir, dass sich der Pazifismus und die Vereinigung der Menschheit durchsetzt und dass sich die Menschheit statt um die Wette zu rüsten und gegenseitig die Köpfe einzuschlagen lieber entschließt, gemeinsam in den Weltraum aufzubrechen. Die Rüstungsindustrie kann auf Weltraum- Industrie umgepolt werden, und dort oben ist mehr als genug Platz für uns alle!

Zur Energiepolitik:

Die unsägliche, von der nun durch die Blödheit der Menge (Einstein) zum Teil an die Macht gekommene sogenannte „Grüne Partei" durchgesetzte umweltzerstörende „Energiewende", wird in dieser Form scheitern. Diese Leute sind schon von ihrem Bildungsstand her nicht zu vorausschauendem Denken oder gar Rechnen fähig. Die Erderwärmung wird auf menschengemachtes

CO_2 geschoben, statt auf die jetzige höchste Sonnenaktivität in den letzten 1000 Jahren, die als Erklärung dafür ausreichen dürfte. Es ist nachgewiesen, dass das „Treibhausgas“ CO_2 (falls es so etwas gibt) durch die und erst nach der Erderwärmung ansteigt, historisch belegt, als Ursache der Erwärmung müsste es vorher ansteigen. Es wird bei der Erwärmung vermehrt aus dem Meerwasser und schmelzendem Eis freigesetzt, das weiß jeder Physiklehrer. Die Zerschlagung unserer Energie- und sonstigen Wirtschaft beruht also wahrscheinlich auf einem Denkfehler, von dem geringen Anteil Deutschlands an der CO_2-Produktion der Welt einmal abgesehen, das tut noch mehr weh, als wenn es wahr wäre. Jetzt wird auch Wasserstoff als Brennmittel angestrebt. An sich erfreulich, da er den Weiterbetrieb der „Verbrennerautos“ ohne weiteres ermöglichen und Abgase verringern würde. Wasserdampf (H_2O) soll aber bis zum dreifachen Effekt wie CO_2 als „Treibhausgas“ haben (falls es so etwas gibt), hier merkt man wirklich den Dilettantismus der „Klimaretter“. Sie wollen ein „Treibhausgas“ durch ein (angeblich) deutlich wirksameres ersetzen!
Die geistige Enge und Borniertheit der „Grünen“ zeigt sich in ihren lächerlichen, leider auch umweltschädlichen Maßnahmen. Außer Windrädern und Solarflächen fällt ihnen nichts ein. Die viel zuverlässigere Wasserkraft, Gezeitenkraftwerke, Erdwärme werden weitgehend außen vor gelassen. Weiterentwickelte Kernkraft (wie Dual-Fluid-Reaktor) mit fast rückstandsfreier Verwertung auch alter Brennstäbe, CO_2-Abscheidung aus dem Kohlerauch (CCS), synthetische Kraftstoffe mit CO_2-Bilanz null werden ignoriert wegen ideologischer, verfehlter Grundsätze. Also, um was geht es den grünen Betonköpfen eigentlich, selbst wenn sie fest an die CO_2-Lüge glauben? Zumal sie mit ihrer unsäglichen „Energiewende“ nichts, aber auch gar nichts für das Weltklima erreichen werden. Wer das Wort „Klimaschutz“ auch nur in den Mund nimmt, darf getrost als minderbemittelt eingeschätzt werden, auch wenn er „Fridays for future“, deutsches Verfassungsgericht oder Europäische Union heißt.
Das Klima kann man nicht beeinflussen, außer durch einen großen Sonnenschirm im Weltraum, man kann aber darauf reagieren, z. B. mit mehr Trinkwassergewinnungs-Anlagen am Meer gegen Dürren. Die „Grünen“ sollen aufhören, eine ganze Volkswirtschaft für ein Hirngespinst zu ruinieren und die Umwelt mit ihren Maßnahmen zu verschandeln. Bei einem langen Stromausfall mit Chaos und vielen Toten werden sie die Quittung dafür kriegen.

Zur Umweltpolitik:

Statt Plast-Einsparung bei Verpackungen sollte biologisch leicht abbaubare

Plastik entwickelt oder weiterentwickelt werden. Die unsinnige Idee, Einkaufstüten aus Plastik zu verbieten, hat sich wohl doch nicht durchgesetzt. Diese stabilen Tüten nutzt man jahrelang, während die unzähligen Einzel-Plastverpackungen der Lebensmittel weiter auf den Müll kommen. Wieder ein Beispiel für undurchdachten Aktionismus und Dummheit.
Windräder sind nur als kleinere Hausgeräte akzeptabel, in der jetzigen Form (immer größer und größer) müssten sie als umweltschädlich verboten werden. Genauso die hässlichen Solar-Flächen, die maximal auf Hausdächern akzeptabel sind, nicht auf landwirtschaftlich nutzbaren Flächen.
Das E-Auto hat wohl nur auf kurzen Strecken, in der Stadt, seinen Sinn. Es allgemein zum Standard zu erheben, wird von allein scheitern.
Bei der häufigen Nasskälte und wolkenbedingter Düsternis in Deutschland sollte man auch einmal an die Wetterraketen denken, um Unwettern, Hochwasser und menschlichen Depressionen vorzubeugen, indem man die Wolken an geeigneter Stelle abregnen lässt.
Auf die Förderung der grünen Umwelt, z. B Verwendung widerstandsfähiger Baumsorten und Strauchbestand zwischen Feldern usw. brauche ich hier nicht weiter einzugehen.

Auch zur Arbeitspolitik wäre noch einiges zu sagen. Die sogenannten „Berufsgenossenschaften“ als bürokratischer „Wasserkopf“ könnten ohne weiteres in Rentenversicherung und Krankenkassen aufgelöst werden, wobei die Anzahl der Kassen auch fragwürdig ist. Auf Aus- und Weiterbildung der Arbeitslosen könnte mehr Wert gelegt werden.
Zur „Europäischen Union“, dem unsäglichen Bürokratiemonster mit seiner Verbots-Maschinerie wurde oben schon einiges gesagt. Diese hat die Inflation durch unmäßiges Gelddrucken angeheizt, Deutschland als Melkkuh für andere Länder genutzt, spitzfindige Verbote erlassen, wie die Düngemittelverordnung, das Maut-Verbot für Deutschland, was alle anderen dürfen (Diskriminierung) und vieles mehr … Einfach unfassbar, wie sich unsere Obrigkeit dieser Bevormundung kritiklos unterwirft. Vielleicht, um bei den Folgen von Politikfehlern auf andere zeigen zu können? Da stehe ich zur Meinung der AfD, ein „Europa der Vaterländer“ zu schaffen mit gegenseitiger Achtung der eigenen Kulturen und Besonderheiten und genügend Eigenständigkeit. Ideologischen Einheitsbrei hatten wir schon einmal und mögen ihn nicht mehr!
Als Rentner hat man etwas mehr Zeit für Politik, aber wir halten den Aufwand dafür sehr in Grenzen, denn es kommt erfahrungsgemäß trotz aller Anstrengungen vieles anders, als man denkt!
Damit möchte ich hier den Anhang meiner Memoiren beenden in der Hoffnung, dass mancher Leser und natürlich Leserin gut unterhalten wurde und Anregungen für sich daraus entnehmen konnte. Anfragen, auch

medizinischer Art, sind über E-Mail möglich.
Wie schon gesagt, bitte ich die öftere Wiederholung mancher meiner Ansichten zu entschuldigen, die auch unter dem Aspekt zu betrachten sind: „Steter Tropfen höhlt den Stein."

Lieber Leser, danke für Dein Interesse und alles Gute für die Zukunft!

Heidenau, 2023, Dr. med. Gunter Boden, Hausarzt i. R., gubolong@arcor.de